Ulrike Ravens-Sieberer
Alarcos Cieza

Lebensqualität und Gesundheitsökonomie in der Medizin

Lebensqualität und Gesundheitsökonomie in der Medizin

Konzepte · Methoden · Anwendung

Herausgegeben von
Ulrike Ravens-Sieberer
und Alarcos Cieza

Unter Mitarbeit von
Monika Bullinger,
Nicole von Steinbüchel
und Ernst Pöppel

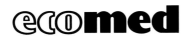

ecomed Umweltinformation

Dieses Buch wurde auf chlor- und säurefreiem Papier gedruckt. Unsere Verlagsprodukte bestehen aus umweltfreundlichen und ressourcenschonenden Materialien. Wir sind bemüht, die Umweltfreundlichkeit unserer Werke im Sinne wenig belastender Herstellverfahren der Ausgangsmaterialien sowie Verwendung ressourcenschonender Rohstoffe und einer umweltverträglichen Entsorgung ständig zu optimieren. Dabei sind wir bestrebt, die Qualität beizubehalten bzw. zu verbessern.
Schreiben Sie uns, wenn Sie hierzu Anregungen oder Fragen haben.

Die Deutsche Bibliothek – CIP-Einheitsaufnahme

Lebensqualität und Gesundheitsökonomie in der Medizin : Konzepte, Methoden, Anwendung /
Ulrike Ravens-Sieberer ; Alarcos Cieza. Unter Mitarbeit von Monika Bullinger.
Landsberg : ecomed, 2000
ISBN 3-609-20147-9

Die Erstellung dieses Buches erfolgte mit
freundlicher Unterstützung der Firma
MSD SHARP & DOHME GmbH, Haar

Lebensqualität und Gesundheitsökonomie in der Medizin
Konzepte · Methoden · Anwendung
© 2000 ecomed verlagsgesellschaft AG & Co. KG
Justus-von-Liebig-Straße 1, 86899 Landsberg
Telefon 0 81 91/1 25-0, Telefax 0 81 91/1 25-2 92, Internet: http://www.ecomed.de
Alle Rechte, insbesondere das Recht der Vervielfältigung und Verbreitung sowie der Übersetzung, vorbehalten. Kein Teil des Werkes darf in irgendeiner Form (durch Fotokopie, Mikrofilm oder ein anderes Verfahren) ohne schriftliche Genehmigung des Verlages reproduziert oder unter Verwendung elektronischer Systeme gespeichert, verarbeitet, vervielfältigt oder verbreitet werden.
Satz: m media, 86916 Kaufering
Druck: Kessler Verlagsdruckerei, 86399 Bobingen
Printed in Germany 820194/70055
ISBN 3-609-20147-9

Inhalt

Vorwort 7
U. Ravens-Sieberer, A. Cieza (Hamburg, München)

Geleitwort 9
U. Koch (Hamburg)

I **Gesundheitsbezogene Lebensqualität –
Ein theoretischer Rahmen** 11

I–1 Lebensqualität – Aktueller Stand und neuere Entwicklungen der internationalen
Lebensqualitätsforschung 13
M. Bullinger (Hamburg)

I–2 Lebensqualitätsforschung in Deutschland – Forschungsstand, Methoden,
Anwendungsbeispiele und Implikationen 25
U. Ravens-Sieberer, A. Cieza (Hamburg, München)

II **Methoden und Instrumente** 51

II–1 Verfahren zur Bewertung von Gesundheitszuständen und Lebensqualität 53
S. Böhmer, T. Kohlmann (Lübeck)

II–2 Der SF-36-Fragebogen zum Gesundheitszustand: Anwendung, Auswertung
und Interpretation 73
I. Kirchberger (Augsburg)

II–3 Das Nottingham Health Profile und das Sickness Impact Profile 86
T. Kohlmann (Lübeck)

II–4 Fragen zur Lebenszufriedenheit (FLZ^M) 98
G. Henrich, P. Herschbach (München)

II–5 Die Münchner-Lebensqualitäts-Dimensionen-Liste (MLDL) und der
Fragebogen „Alltagsleben" 111
M. Bullinger, I. Kirchberger, N. v. Steinbüchel (Hamburg)

III **Indikationsspezifische Erfassung der gesundheitsbezogenen
Lebensqualität in der Medizin** 125

III–1 Chirurgie 127
E. Eypasch (Köln)

III–2 Diabetes mellitus 135
I. Mühlhauser (Hamburg)

III–3 Onkologie 144
T. Küchler, M. Bullinger (Kiel, Hamburg)

III–4 Herz-Kreislauf-Erkrankungen 159
M. Rose (Berlin)

III–5 Asthma bronchiale 177
M. Morfeld, A. R. Wewel (Hamburg, St. Peter-Ording)

III–6 Psychiatrie 199
A. Karow, D. Naber (Hamburg)

III–7 HIV-Erkrankung und AIDS 212
H. Limm, F. Loher, F.-D. Goebel (München)

III–8	Kopfschmerz	229
	H. U. Gerbershagen, H. Limm, A. Cieza (Mainz, München)	
III–9	Epilepsie	243
	S. Heel, N. von Steinbüchel (München)	
III–10	Osteoporose	259
	M. G. Glüer (Kiel)	

IV Lebensqualitätserfassung bei Kindern und Jugendlichen ... 275

IV–1	Lebensqualitätsansätze in der Pädiatrie	277
	U. Ravens-Sieberer (Hamburg)	
IV–2	Methodologische Dilemmata und Perspektiven epidemiologischer, bewältigungs- und lebensqualitätsbezogener Forschung zu chronischer Erkrankung	293
	M. Noeker, F. Haverkamp (Bonn)	
IV–3	Pädiatrische Onkologie	306
	G. Calaminus (Düsseldorf)	

V Gesundheitsökonomie und Gesundheitsforschung ... 317

Gesundheitsökonomie

V–1	Gesundheitsbezogene Lebensqualität und Gesundheitsökonomie	
	J. Wasem, F. Hessel (Greifswald)	319
V–2	Gesundheitsökonomische Studien und der Einsatz von Lebensqualitätsindices am Beispiel des LQ-Indexes EQ-5D (EuroQol)	336
	W. Greiner, A. Uber (Hannover)	
V–3	Patientennutzen, Zahlungsbereitschaft und Lebensqualität	352
	Ch. Krauth, J. Rieger (Hannover)	
V–4	Lebensqualität als Parameter von medizinischen Entscheidungsanalysen	365
	U. Siebert, T. Kurth (Boston)	

Gesundheitsforschung

V–5	Gesundheitsbezogene Lebensqualität als Parameter der Gesundheit von Bevölkerungen	393
	B.-M. Bellach, M. Radoschewski (Berlin)	
V–6	Lebensqualität und Qualitätsmanagement im Krankenhaus	413
	O. Sangha, S. Schneeweiß (München, Boston)	
V–7	Evidenz-basierte Medizin und Lebensqualitätsmessung	422
	K. W. Lauterbach, M. Lüngen (Köln)	

VI Ausblick ... 433

VI–1	Lebensqualität: Künftige Bedeutung im Gesundheitsmanagement	435
	F. Porzsolt (Ulm)	
VI–2	Der Nutzen der Lebensqualitätsdiskussion für die Patienten	440
	P. Herschbach (München)	
VI–3	Gesundheitsbezogene Lebensqualität: Eine Anmerkung über verschiedene Menschenbilder und ethische Konsequenzen	446
	E. Pöppel (München)	

Herausgeber- und Autorenverzeichnis ... 451
Stichwortverzeichnis ... 455

Vorwort

Die gesundheitsbezogene Lebensqualität hat sich in der Medizin in kürzester Zeit als Zielparameter etabliert und erfährt im deutschsprachigen Raum eine zunehmende Verbreitung. Sie konnte sich zu einem relevanten Kriterium zur Evaluation und Bewertung von Therapien entwickeln und wird einbezogen in die Qualitätssicherung von Behandlungsprogrammen und gesundheitsökonomische Berechnungen zur Abschätzung der Kosten-Nutzen-Relation von Therapien. Dies erforderte einen interdisziplinären Diskurs und eine Konsensfindung von Sozialwissenschaftlern, Medizinern und Ökonomen, um – wie die WHO in ihrer Gesundheitsdefinition nahe legt – neben medizinischen auch psychosoziale Aspekte von Krankheit und Therapie für die Therapieindikation und- evaluation heranzuziehen.

Mit dem vorliegenden Buch möchten wir Ihnen einen Einblick in Forschungs- und Anwendungsfelder sowie über Möglichkeiten der Weiterbildung auf diesem Gebiet geben. Es ist in sechs Themenblöcke gegliedert, die zentrale Grundlagen des Begriffs Lebensqualität, verfügbare Methoden, wichtige Indikationen und neue interdisziplinäre Forschungsansätze fokussieren. Das Buch beschreibt die in deutscher Sprache zur Verfügung stehenden krankheitsspezifischen und -übergreifenden Messinstrumente und ihre Anwendung in unterschiedlichen Fachgebieten der Medizin und zeigt die theoretische und praktische Bedeutung der gesundheitsbezogenen Lebensqualität für angrenzende Gebiete, wie die Gesundheitsökonomie und Gesundheitsforschung, auf. In einem Ausblick werden Implikationen und Nutzen der Lebensqualitätsforschung in Deutschland kritisch diskutiert.

Das vorliegende Buch repräsentiert als ein Resultat interdisziplinärer Zusammenarbeit die erste deutschsprachige Monografie, die den theoretischen Rahmen der Entwicklung der Lebensqualitätsforschung und ihre praktische Umsetzung darstellt. Bedanken möchten wir uns daher besonders bei den zahlreichen Autorinnen und Autoren, die sich ausnahmslos spontan bereiterklärt haben, bei der Erstellung dieses Buches mitzuwirken. Dank gebührt an dieser Stelle auch unseren wissenschaftlichen Lehrern Monika Bullinger, Ernst Pöppel und Nicole von Steinbüchel, die uns zu Anregungen und neuen Einsichten verhalfen. Die Herausgeberinnen verbinden mit diesem Buch die Hoffnung, nicht nur eine Strukturierungshilfe und Übersicht für die praktische Arbeit zu geben, sondern auch das Thema der Lebensqualitätserfassung in verschiedenen Disziplinen der Medizin, in der Gesundheitsforschung und in der Gesundheitsökonomie einem breiten Kreis von Lesern näherzubringen.

Ulrike Ravens-Sieberer und Alarcos Cieza

Geleitwort

Es stellt inzwischen fast einen Regelfall dar, dass medizinische Fachkongresse wenigstens mit einigen Beiträgen Aspekte der Lebensqualität in ihrem Programm berücksichtigen. Skeptiker mögen diese Entwicklung als eine dem Zeitgeist folgende Pflichterfüllung abwerten, Optimisten interpretieren dies als klaren Hinweis auf einen in der Medizin stattfindenden Paradigmenwechsel. Die Frage, was eher die Realität trifft, ist nicht zu klären, zumal das eine das andere nicht ausschließt. Aus Sicht der medizinischen Psychologie ist es allerdings zu begrüßen, dass bei der Beurteilung von medizinischen Maßnahmen nicht nur Kriterien wie Symptomreduktion oder Lebenszeitverlängerung, sondern ergänzend hierzu auch die subjektiv wahrgenommenen Auswirkungen dieser Maßnahmen auf das Befinden, die Funktionsfähigkeit und sozialen Beziehungen der Betroffenen betrachtet werden. Dadurch wird nicht nur das Spektrum der Beurteilungsdimensionen erweitert, sondern auch die Rolle des „Nutzers" der medizinischen Leistungen gestärkt. So betrachtet läßt sich die Einbeziehung von lebensqualitätsbezogenen Aspekten bei der Auswahl und Gestaltung medizinisch-diagnostischer wie therapeutischer Maßnahmen auch als Beitrag zur Stärkung der Position (bzw. der Rechte) des Patienten verstehen.

Die Lebensqualitätsforschung hat sich in den letzten zwei Jahrzehnten sowohl unter methodischen wie inhaltlichen Aspekten als eigenständiger Themenschwerpunkt sehr dynamisch entwickelt. Als besondere Charakteristika sind zum einen die Interdisziplinarität der Forschungsansätze, zum anderen die intensive internationale Vernetzung dieser Forschung zu nennen. Das hier vorgelegte Buch steht unter dem Anspruch, die aktuellen Entwicklungstrends in der deutschsprachigen wie internationalen Lebensqualitätsforschung darzustellen.

Im Abschnitt II des Buches werden verschiedene generische Instrumente zur Messung von Lebensqualität beschrieben. Die einzelne Instrumente sind test-theoretisch sorgfältig geprüft. Ein besonderer Vorteil besteht weiterhin darin, dass dem Nutzer in der Regel ein größerer Bestand von Referenzdaten sowohl basierend auf Studien an klinischen wie nicht-klinischen Untersuchungsgruppen zur Verfügung steht. Damit ist eine Vergleichsmöglichkeit für die in eigenen Untersuchungen gewonnenen Daten gegeben.

Im letzten Jahrzehnt wurden neben diesen generischen Ansätzen zunehmend auch krankheits-, behandlungs- und institutionsspezifische Varianten entwickelt, zum Teil liegen diese auch als ergänzende Module vor. Sie tragen den situationsspezifischen Besonderheiten besser Rechnung. Beispiele für diese Entwicklungen sind in verschiedenen Kapiteln des III. Abschnitts des Buches dargestellt.

Kinder und Jugendliche fanden erst in den letzten Jahren eine stärkere Beachtung in der Lebensqualitätsforschung. Inzwischen gibt es aber auch hier eine Reihe von sorgfältig entwickelten und geprüften Messverfahren sowie gut dokumentierte Erfahrungen über deren Einsatz in der pädiatrischen Forschung. Im IV. Abschnitt sind diese Entwicklungen beschrieben.

Entscheidungen in der Gesundheitsversorgung sind bei der gegenwärtigen allgemeinen Verknappung von Ressourcen für gesundheitliche und soziale Leistungen stark durch ökonomische Betrachtungsweisen geprägt. Eine solche Orientierung birgt allerdings das Risiko, dass Aspekte der Qualität der medizinischen Versorgung – und dies schließt Lebensqualität als Beurteilungsdimension mit ein – in den Hintergrund treten bzw. vernachlässigt werden. Seit einigen Jahren gibt es nun Bemühungen, ökonomische und le-

Geleitwort

bensqualitätsbezogene Betrachtungen einander anzunähern bzw. sie mit einander zu verknüpfen. Die diesbezüglichen aktuellen Vorschläge bei dieser gleichermaßen anspruchsvollen wie schwierigen Aufgabenstellung werden im V. Abschnitt des Buches berichtet.

Den zuvor genannten vier inhaltlichen Schwerpunkten des Buches ist eine Einordnung und historische Betrachtung der Lebensqualitätsforschung vorangestellt, der Buchband schließt mit perspektivischen Betrachtungen.

Insgesamt gibt der vorgelegte Band damit einen außerordentlich konzentrierten, informativen und interessanten Überblick über den gegenwärtigen Stand der Lebensqualitätsforschung und der in ihr geführten Diskussionen. Das Buch unterstreicht den besonderen Stellenwert, den das Thema *Lebensqualität* inzwischen in der medizinischen Versorgung und Forschung erreicht hat.

Hamburg, im Juni 2000
Prof. Dr. Dr. UWE KOCH

I
Gesundheitsbezogene Lebensqualität – ein theoretischer Rahmen

Inhalt

I	**Gesundheitsbezogene Lebensqualität – Ein theoretischer Rahmen**
I – 1	Lebensqualität – Aktueller Stand und neuere Entwicklungen der internationalen Lebensqualitätsforschung M. BULLINGER (Hamburg)
I – 2	Lebensqualitätsforschung in Deutschland – Forschungsstand, Methoden, Anwendungsbeispiele, Implikationen U. RAVENS-SIEBERER, A. CIEZA (Hamburg, München)

I – 1
Lebensqualität – Aktueller Stand und neuere Entwicklungen der internationalen Lebensqualitätsforschung

Monika Bullinger, Hamburg

Hintergrund und Entwicklung der Lebensqualitätsforschung in der Medizin

Der Begriff Lebensqualität hat in der Medizin zwar eine kurze Geschichte, aber eine lange Vergangenheit. Die Erhaltung oder gar Verbesserung der Lebensqualität der Patienten ist seit jeher selbstverständlicher Teil ärztlichen Handelns. Am Beginn der Gespräche zwischen Ärzten und Patientinnen/en steht das Interesse an deren Wohlergehen. In der Frage: „Wie geht es Ihnen?" steckt viel von dem was heutzutage unter Lebensqualität verstanden wird (Troidl & Wood-Dauphinee 1980).

Als eigenständiger Terminus in die Medizin eingeführt wurde der Begriff Lebensqualität jedoch erst Anfang der 80er Jahre (Nayman & Levine 1981). Mit dieser Einführung verband sich der Versuch, die Lebensqualität der Patienten nicht nur unmittelbar in der klinischen Situation und im Arzt-Patient-Gespräch einzubeziehen, sondern sie auch erfassbar, d.h. messbar zu machen. Diese Entwicklung markiert den Beginn der Geschichte der Lebensqualitätsforschung und reflektiert die wissenschaftliche Beschäftigung mit dem Begriff Lebensqualität in der Medizin (Bullinger 1997). Im Zuge der WHO-Definition von Gesundheit, die nicht nur die körperlichen, sondern auch die psychischen und sozialen Aspekte des Wohlbefindens betonte, hatte sich das Verständnis von Gesundheit von einem eher begrenzten biologischen Modell zu einem erweiterten biopsychosozialen Modell gewandelt.

Infolge dieser Entwicklung wurden auch die Indikatoren des Gesundheitszustands, die üblicherweise in der Medizin verwandt werden (Überleben, Symptomreduktion) zunehmend skeptisch betrachtet hinsichtlich ihrer Aussagekraft über den Gesundheitszustand der Patienten. Es setzte sich zunehmend die Erkenntnis durch, dass es jenseits der klassischen biomedizinischen Messgrößen und Zielkriterien (Outcomes) noch andere Bereiche gibt, die zu erfassen wären, wenn die Effekte von Behandlungen auf den Patienten im Blickpunkt des Interesses stehen (Patrick & Erichson 1992).

Besonders intensiv diskutiert wurden diese Outcomes zunächst in der Onkologie, in der die Verlängerung des Lebens um wenige Monate (Lebensquantität) um den Preis deutlicher Therapienebenwirkungen kontrastiert wurde mit dem Verlust an Lebensqualität (Aaronson 1992). Darüber hinaus war im Rahmen der Bevölkerungsentwicklung abzusehen, dass der Anteil älterer Menschen in der Gesamtbevölkerung steigt, begleitet von einem Anstieg chronischer, längerfristig behandlungsbedürftiger Erkrankungen (Schölmerich & Thews 1992).

Diese Entwicklungen führten in der Epidemiologie und der Therapieforschung zu einem veränderten Focus auf Zielkriterien in der medizinischen Forschung. Sie bezogen erstmals nicht nur den mit klassischen Parametern erfassten Gesundheitszustand der Patientinnen und Patienten mit ein, sondern auch die „*erlebte Gesundheit*", d.h. die subjektive Repräsentation der Gesundheit aus Sicht der Betroffenen, die auch unter dem Begriff Lebensqualität bekannt wurde (Spilker 1996). Die damit verbunden Hinwendung zum Subjekt und die explizite Anerkennung der Bedeutung von Patientenäußerungen zur eigenen Gesundheit markierte einen Wandel in der Therapieforschung. Zusätzlich zur Erfassung der biomedizinischen Indikatoren des Gesundheitszustandes so wurde nun gefordert, sollten auch die Patienten selbst zu Wort kommen. Sie sollten ihren erlebten Gesundheitszustand beschreiben können, Therapie-Effekte auch in ihrer subjektiven Dimension beurteilen können und letztlich damit zu informierten und handlungsleitenden Partnern in der Arzt-Patient-Interaktion werden. Der humanistische Impetus, der im Begriff Lebensqualität mitschwingt, ist über die Jahre hin erhalten geblieben, hinzu kam aber die eher nüchtern zu betrachtende Rezeption des Begriffes in spezifischen Verwertungszusammenhängen. Besonders im Zusammenhang mit den Bewertungen von Therapieergebnissen ist die Lebensqualitätsforschung von der Pharmaindustrie mit großer Aufmerksamkeit zunehmend auch unter ökonomischem Aspekt bedacht worden, aber auch von vielen klinisch arbeitenden Kollegen, die auf der Suche nach der einem patientennahen Outcome-Kriterium waren.

Die Lebensqualität der Patienten ist eine Größe sowohl in der Bewertung von Therapien (im Rahmen klinischer Studien), als auch in der Frage nach dem Nutzen dieser Therapien im gesamtgesellschaftlichen Kontext (Gesundheitsökonomie). Eingesetzt wird der Begriff auch auf institutioneller Ebene zur Beschreibung von Versorgungsstrukturen (Qualitätssicherung). Und neuerdings im Bereich öffentlicher Gesundheit zur Beschreibung der Lebensqualität bestimmter Bevölkerungsgruppen (Epidemiologie) mit dem Ziel einer optimierten Gesundheitsversorgung (BULLINGER 1997).

Die Entwicklung der Lebensqualitätsforschung verlief dabei in drei Phasen. Die erste Phase in den 70er Jahren bezog sich auf konzeptuelle Auseinandersetzungen um den Begriff (mit der Frage, wie er zu definieren ist). Die zweite Phase beschäftigte sich in den 80er Jahren mit der Messbarkeit und Messmöglichkeiten des Begriffs (mit der Frage, wie sich Lebensqualität messen lässt), und in den 90er Jahren ging es um die Anwendung der erarbeiteten Lebensqualitätsmethoden in klinischen Zusammenhängen (mit der Frage nach den Ergebnissen der Lebensqualitätsforschung in klinischen, epidemiologischen, gesundheitsökonomischen Studien und Untersuchungen zur Qualitätssicherung).

Im Gegensatz zur empirischen Bearbeitung mit der Entwicklung von Messinstrumenten und neuerdings deren Einsatz im klinischen Kontext hat die konzeptuelle Auseinandersetzung mit dem Begriff Lebensqualitätsbegriff bisher nur wenig Raum eingenommen. Im Folgenden sollen Konzepte, Methoden und Anwendungsbereiche der Lebensqualitätsforschung genauer dargestellt werden, sowohl im nationalen als auch im internationalen Rahmen.

Konzeptuelle Grundlagen und theoretische Reflexionen

Der Versuch Lebensqualität nominal zu definieren, wurde von Sir CARL POPPER, einem der führenden Wissenschaftstheoretiker unserer Zeit, in einem persönlichen Gespräch mit einer wegwerfenden Handbewegung kommentiert: „Just forget it" (persönliche Kommunikation, H. TROIDL). Damit meinte POPPER nicht die Unmöglichkeit des Versuches einen komplexen Sachverhalt überhaupt zu definieren, sondern er hielt eine operationale Definition für sehr viel sinnvoller als eine nominale. Solche operationalen Definitionen versuchen, über Bestimmungsstücke des Phänomens und deren Beziehung zueinander das zu beschreibende Konstrukt sprachlich zu fassen. Im Sinne der operationalen Definition ist für die Bestimmungsstücke oder Komponenten der Lebensqualität inzwischen international ein Konsensus zu verzeichnen. Nach diesem Konsens sind mindestens drei Komponenten nämlich die psychische, die körperliche und die soziale Facette der Lebensqualität sowohl im Erleben als auch im Verhalten der Person von Interesse. Die operationalen Definitionen unterscheiden sich in der Einbeziehung weiterer Komponenten wie zum Beispiel der mentalen oder der spirituellen, im Prinzip aber definieren sie Lebensqualität heuristisch als multidimensionales Konstrukt, das die oben genannten Komponenten beinhaltet und das über die Äußerungen der betroffenen Personen zu erheben ist (CALMAN 1987). Jenseits dieser modellhaften Vorstellungen zur Lebensqualität gibt es aber im sozialwissenschaftlichen und philosophischen Bereich einige grundlegendere Überlegungen. Diese beziehen soziale Vergleichsprozesse, nutzentheoretische Erwägungen und Werthaltungstheorien mit ein (BULLINGER & NABER 1999).

Eine der wohl komplexesten Definitionen zur Lebensqualität liegt von der WHO aus der WHOQOL-Arbeitsgruppe vor (The WHOQOL Group 1993). Die Arbeitsgruppe Lebensqualität der WHO definiert Lebensqualität als die subjektive Wahrnehmung einer Person über ihre Stellung im Leben in Relation zur Kultur und den Wertsystemen, in denen sie lebt und in Bezug auf ihre Ziele, Erwartungen, Standards und Anliegen. Es handelt sich um ein Arbeitskonzept, das in komplexer Weise beeinflusst wird durch die körperliche Gesundheit, den psychologischen Zustand, den Grad der Unabhängigkeit, die sozialen Beziehungen und den hervorstechenden Eigenschaften der Umwelt (WHOQOL-Gruppe 1995). Hierbei werden mehrere Domänen (körperlich, psychologisch, sozial, funktional, umweltbezogen und werthaltungsbezogen) und darin lokalisierte Facetten einbezogen.

Trotz dieser theoretischen Auseinandersetzung, die in der operationalen Definition in Messinstrumenten ihren Niederschlag findet, bestehen nach wie vor Probleme mit der Differenzierung zwischen Gesundheitszustand und Lebensqualität. Im Prinzip, so könnte man sagen, beinhaltet Lebensqualität – wie auch in der WHO-Gesundheitsdefinition vorgeschlagen – das subjektive Erleben der wesentlichen Gesundheitsdimensionen nämlich der körperlichen, sozialen und psychischen. Damit wäre Lebensqualität synonym mit subjektiver oder erlebter Gesundheit im Gegensatz zu medizinisch erfassten gesundheitlichen Parametern. Vielen Kritikern geht diese Definition aber nicht weit genug, da, obwohl positiv zu bemerken ist, dass der Patient nach seiner Einschätzung gefragt wird, letztendlich die selbstberichtete Information über den Gesundheitszustand auf verhaltensnahe und funktionale Aspekte begrenzt ist. Wie der Befragte diese Aspekte bewertet, bleibe nach wie vor unklar. Gegner dieser Position wiederum sind der Meinung, dass in der Beschreibung von subjektiv erlebten Gesundheitszuständen sich diese Bewertung bereits widerspiegelt (HAYS et al. 1993) Ob die individuelle Relevanz von Komponenten der Lebensqualität unterschiedlich ist und deswegen eine Gewichtung der in Lebensqualitätfragebögen verwandten Einzelfragen bzw. Dimensionen von Nöten ist, bleibt ungelöst (GUYATT & COOK 1994).

Obwohl sich in der Literatur zum Thema Lebenszufriedenheit viele Autoren mit der Gewichtung beschäftigt haben, muss insgesamt festgehalten werden, dass die Untersuchungen hierzu keinen großen Erklärungsgewinn durch Einbeziehung von Gewichtungsdimensionen gefunden haben. Das mag ein methodisches Artefakt sein, dadurch begründet, dass wenn Befragte nach der Wichtigkeit von Lebensbereichen gefragt werden, sie tendenziell alle oder zumindest die meisten für „ziemlich" oder „sehr wichtig" halten, es kann aber auch reflektieren, dass diese Lebensbereiche in ihrer Wichtigkeit individuell über die Zeit variieren. Gerade die zeitlichen und individuellen Perspektiven der Lebensqualität, u.a. die Veränderung auch infolge von Bewältigungsprozessen und veränderten Wertmaßstäben, machen auf konzeptueller Ebene zu schaffen (GUYATT & COOK 1994).

Ein weiteres Problem berührt den Zusammenhang von Lebensqualität mit Prozessen der Krankheitsverarbeitung einerseits und Selbstkonzept andererseits. Verblüffend ist die Ähnlichkeit von Fragen, die in Selbstkonzeptfragebögen gestellt werden, mit denen zur Lebensqualität. Das impliziert, dass Lebensqualität sehr stark dem Selbstkonzept, möglicherweise auch dem Selbstwertgefühl, ähnelt. Auch die Beziehung zwischen psychischer Verfassung und Lebensqualität ist diskussionswürdig; viele Untersuchungen haben gezeigt, dass Lebensqualitätsbewertungen sehr stark mit Werten auf Depressivitätsskalen korrelieren (vgl. BECH 1996). Das gilt auch für das Verhältnis zwischen Krankheitsverarbeitung (Coping) und Lebensqualität. Korrelative Beziehungen zwischen Lebensqualität und Krankheitsverarbeitung lassen sich vor allen Dingen für depressive Verarbeitungsstile finden, aber auch für aktiv problemorientierte. Obwohl Coping sicherlich nicht ein Teilbereich der Lebensqualität ist, scheint es ein wichtiger beeinflussender Faktor zu sein, der einen beträchtlichen Anteil der Varianz des Lebensqualitätskonzepts erklärt.

Die bisherigen Forschungsarbeiten, die diese Ähnlichkeitsbeziehungen zwischen dem Lebensqualitätskonzept und anderen psychologischen Konstrukten nachgewiesen haben, müssen aber mit besonderer methodischer Vorsicht betrachtet werden. Rein korrelative gleichzeitige Beziehungen zwischen den Konzepten erlauben bekanntlich keine Aussagen über einen gerichteten Zusammenhang, dies ist nur über Längsschnittanalysen möglich. Generell zeigt sich, dass psychologische Prädiktoren selten mehr als 50% der Varianz des Kriteriums Lebensqualität erklären, so dass konzeptuell von einer Eigenständigkeit des Lebensqualitätskonstrukt auszugehen ist (vgl. BULLINGER & KIRCHBERGER 1998). Sicherlich sind im Bereich der theoretischen Fundierungen, z.B. vertreten durch den Facettentheoretischen Ansatz oder durch Strukturgleichungsmodelle, noch weitere Arbeiten vonnöten. Bisher aber hat vor allen Dingen für die praktischen Anwendung des Lebensqualitätskonzepts in der Medizin die operationale Definitionsebene ausgereicht. Dies wird von Klinikern auch nicht kritisiert, die im Gegensatz zu human-, sozial- und verhaltenswissenschaftlichen Kollegen, die Theorielosigkeit des Lebensqualitätskonzepts beklagen. Einige Konzepte der Lebensqualitätsforschung basieren auf offenen Befragungen von Personengruppen, die um die Nennung von Dimensionen und Bereichen der Lebensqualität gebeten wurden (LUDWIG 1991). Diese Arbeiten weisen auf die ubiquitäre Dimensionalität der Lebensqualitätsbereiche hin. Auch im internationalen Vergleich sind diese Nennungen zum Begriff ausgesprochen ähnlich, wie eine Arbeitsgruppe der Weltgesundheitsorganisation berichtet (ORLEY et al. 1994).

In der WHOQOL-Gruppe wurden nach simultaner Konzeption die Dimensionen und Items der Lebensqualität in jedem Land von einer Focusgruppe definiert, woraus dann ein an 4.500 Probanden getestetes Instrument entstand (WHO-QOL). Die ersten Ergebnisse legen nahe, dass die Ähnlichkeit zwischen den Lebensqualitätsdimensionen und dazugehörigen Items über verschiedene Kulturen hinweg ausgesprochen groß ist. Dies legt einen interkulturellen Konsens zum Thema Lebensqualität nahe: Lebensqualität erscheint dann als anthropologische Universalie. Die Frage ist hier allerdings, inwiefern diese Universalie defacto vorhanden ist oder ob es sich um ein Artefakt handelt, geprägt durch den Abstraktionsgrad mit der die offenen Antworten der Befragten kategorisiert und klassifiziert wurden. Auch andere Arbeitsgruppen, die mit der Übersetzung eines Lebensqualitätsinstruments in andere Sprachen arbeiten, gehen ebenfalls von der interkulturellen Übertragung des Konzepts aus und finden erstaunliche Übereinstimmungen in den Nennungen der Befragten (KELLER et al. 1998).

Inwieweit Lebenszufriedenheit mit Lebensqualität gleichzusetzen ist, ist ebenfalls Gegenstand einer Debatte. Die ersten epidemiologischen Untersuchungen zur Lebensqualität bedienen sich der Lebenszufriedenheitsskalen (GLATZER & ZAPF 1994). Lebenszufriedenheitsurteile stellen aber kognitive Repräsentationen von emotional erfahrenen Lebensbereichen dar. Zufriedenheitsratings, das ist aus der einschlägigen Literatur bekannt, sind meistens linksschief verteilt und nicht differenzierungsfähig hinsichtlich subtiler Behandlungsunterschiede. Darüber hinaus ist Lebenszufriedenheit als Konzept von einer ganzen Reihe nicht primär gesundheitsbezogener Einflussfaktoren abhängig, so dass die Varianzausschöpfung mit diesem Konzept in Bezug auf therapierelevante Fragestellungen möglicherweise gering ist. Lebenszufriedenheit korreliert aber mit Lebensqualität, so dass ein konzeptueller Bezug nicht abzusprechen ist (HUBER et al. 1988).

Methodische Aspekte in der internationalen Lebensqualitätsforschung

Ansätze zur Erfassung der Lebensqualität

Die Lebensqualitätsforschung hat im Bereich der Methodik unzweifelhaft viel Arbeit geleistet und auch Konsens erzielt. Konsens besteht einerseits hinsichtlich der Identifikation und operationalen Definition des Konstrukts, andererseits in der Entwicklung von Messinstrumenten, die sich nach psychometrischer Testung in verschiedenen Populationen als mehr oder weniger geeignet für die praktische Anwendung zeigen (BOWLING 1991). Bekannt ist inzwischen die Differenzierung in krankheitsspezifische und krankheitsübergreifende Fragebögen (generische), wobei letztere unabhängig vom Gesundheitszustand der Befragten einsetzbar sind und differenziert auf die Lebensqualitätsaspekte in Zusammenhang mit Erkrankungen oder Therapien eingehen. Ebenfalls bekannt ist die Differenzierung in uni- versus multidimensionale Messinstrumente. Bei ersteren sind Globalfragen und Indices zu nennen, bei letzteren Profilinstrumente bzw. Fragebogenbatterien, wobei letztere aufgrund der Fülle des Materials zunehmend weniger gebraucht werden.

Dass die Lebensqualität von Personen aus ihrer eigenen Sicht, d.h. im Selbstbericht zu erfassen ist, ist weitgehend akzeptiert. Selbst bei speziellen Populationen, wie psychiatrischen Patienten, neurologischen Patienten oder Kindern gilt als Priorität, die Lebensqualität im Selbstbericht zu erfassen, was nicht bedeutet, dass Angaben anderer Personen nicht einbezogen werden können. Diese sind allerdings nicht als Annäherungswerte (Proxy) für die Lebensqualität des Patienten zu sehen, sondern als eigenständige Informationen (BULLINGER & RAVENS-SIEBERER 1995).

Die Zahl der Messinstrumente zur Erfassung der Lebensqualität nähert sich an die 1500 Verfahren, darunter fallen sowohl Standardinstrumente, die an vielen Patientenpopulationen psychometrisch getestet und in klinischen Studien eingesetzt wurden, aber auch neu entwickelte, meist krankheitsspezifische Instrumente, die häufig nur in einer einzigen Studie ad hoc entwickelt und eingesetzt wurden. Aus dem Gesamt der Lebensqualitäts-Messinstrumente haben sich in den letzten Jahren in der internationalen Zusammenarbeit einige Verfahren herauskristallisiert, die häufig gebraucht werden (MCDOWELL & NEWELL 1987), z.B. internationale Arbeiten an Messinstrumenten.

Zunehmend bildet sich in jüngerer Zeit ein Interesse auch an der internationalen Nutzung von Lebensqualitätsinstrumenten, sowohl hinsichtlich kozeptueller Klärungen, methodischer Ansätze als auch praktischer Implikationen. Dabei werden verschiedene Bedeutungen des Begriffs „*international*" reflektiert:

- die politische (die Nation),
- die geographische (das Land),
- die anthropologische (die Kultur),
- die soziologische (die Gesellschaft) und
- die psychologische (die Indentität einer Bevölkerungsgruppe).

Das verbindende Element der Konnationen zum Begriff „*international*" ist die Sprache. Man kann davon ausgehen, dass der Begriff „*international*" mehr als eine Nation oder Kultur umfasst, auch verschiedene kulturelle Gruppen innerhalb einer Nation beinhalten kann. Internationale Lebensqualitätsforschung – so könnte man sagen – bezeichnet primär Aktivitäten verschiedener Länder im Lebensqualitätsforschungsfeld (z. B. Studien aus verschiedenen Ländern, die einen spezifischen Gesundheitszustand betreffen), die interkulturelle Lebensqualitätsforschung könnte darüber hinaus einen kollaborativen und vergleichsorientierten Ansatz bezeichnen (z.B. indem ein internationales Messinstrument benutzt oder entwickelt wird, um die Lebensqualität der Patienten mit einer bestimmten Gesundheitsstörung zu erfassen). Gegenüber der Möglichkeit Lebensqualität über verschiedene Kulturen hinweg zu erfassen bestehen einige Vorbehalte, so z.B. meint JOHNSON (1996), dass, obwohl einige Forscher sich wünschen würden ein Instrument zur Erfassung der Lebensqualität in Kulturen zur Verfügung zu haben, die den Vergleich einer Kultur mit einer anderen erlaubt, es ein solches Verfahren nicht gibt. Wenn man davon ausgeht, wie unterschiedlich in einzelnen Kulturen Gesundheit verstanden wird und welche sehr spezifischen Erkrankungsschwerpunkte sich in einigen Kulturen gebildet haben, kann man diese Äußerung nachvollziehen. Nichtsdestotrotz scheint es erlaubt, sich der Frage zu nähern, zumindest indem die prinzipielle Diskussionspunkte identifiziert werden. Diese sind:

1. Ist Lebensqualität überhaupt ein relevantes Konzept in einer speziellen Nation oder Kultur?
2. Teilen Nationen oder Kulturen identische Konzepte über Lebensqualität?
3. Können Lebensqualitätskonzepte mit Instrumenten oder Verfahren überhaupt erfasst werden?
4. Ist Lebensqualität über verschiedene Nationen oder Kulturen hinweg mit dem gleichen Instrument messbar?
5. Können Lebensqualitätsdaten über verschiedene Kulturen hinweg verglichen werden?
6. Bieten Lebensqualitätsdaten aus interkulturellen Studien eine tragfähige Basis für Entscheidungen im Gesundheitswesen?

Eine Voraussetzung für die Diskussion dieser verschiedenen Aspekte ist die Frage, in wie weit ein Instrument, das in einer bestimmten Sprache entwickelt worden ist in eine andere Sprache übersetzt werden kann. Hierzu haben HUI und TRIANDIS (1985) vier verschiedene Kriterien entwickelt,

- das Kriterium der funktionalen Äquivalenz (bezüglich der Adäquatheit der Übersetzung),
- das Kriterium der Skalenäquivalenz (bezüglich der Vergleichbarkeit der Antwortskalen),
- das Kriterium der operationalen Äquivalenz (bezüglich der Standardisierung psychometrischer Testverfahren) und
- das Kriterium der metrischen Äquivalenz (bezüglich der Ordnung der Skalenwerte entlang eines Kontinuums (HUI & TRIANDIS 1985).

Unter Berücksichtigung dieser Präzisierung kann man verschiedene Ebenen interkulturell entwickelter Instrumente unterscheiden, solche die universell in verschiedenen Kulturen einsetzbar sind, Kerninstrumente, die universell einsetzbar sind, die aber spezifische, zusätzliche nationale Module enthalten und Serien nationaler Instrumente, die sehr spezifisch für jede Kultur entwickelt wurden. In der Lebensqualitätsforschung existieren eine ganze Reihe von Arbeitsgruppen, die sich mit diesen Fragen beschäftigt haben, wie z.B. die Nottingham Health Profile-Gruppe, die EORTC-Gruppe, die IQOLA-Gruppe, die Sickness Impact Profile-Gruppe, die WHOQOL-Gruppe und die EUROQOL-Gruppe. Sie alle haben sich darum bemüht, einen Satz von Leitlinien zu entwickeln, wie die Instrumente von einer Kultur in eine andere übertragbar sind. Die verschiedenen Ansätze der Übertragbarkeit kann man in drei Perspektiven differenzieren:

1. dem sequentiellen Ansatz, der ein existierendes Instrument in eine andere Sprache überträgt (wie z.B. geschehen mit dem SF-36 Health Survey),
2. ein paralleler Ansatz, der ein Instrument aus Verfahren, die aus verschiedenen Kulturen stammen, zusammenstellt (z.B. der EORTC-QLQC 30-Ansatz) und
3. ein simultaner Ansatz, der eine kooperative, interkulturelle Entwicklung eines Messinstruments bezeichnet (z.B. der WHOQOL).

Unabhängig von der Typisierung der Entwicklung des Instruments bleiben aber drei Schritte zur Übertragung von einer Sprache in die andere von Bedeutung, nämlich die Übersetzung, die psychometrische Prüfung und die Normierung des Messinstrumentes.

Diese meisten der aktuellen Messinstrumente sind nach einem bestimmten Prozedere bearbeitet worden und haben drei Stufen durchlaufen,
- Übersetzung,
- psychometrische Testung und
- Normierung in entsprechenden Ländern.

Richtlinien zur Erstellung solcher international geprüfter Instrumente sind vorhanden, sie reichen von Empfehlungen der Übersetzung (Vorwärts-/Rückwärtsübersetzung mit Qualitätsrating und internationale Harmonisierung der Übersetzungen) über die psychometrische Testung (klassische psychometrische Parameter aber auch neuere, z.B. Item-Response-Theorie oder Rasch-Analysen) (RACZEK et al. 1998) bis hin zu Normierungsstudien, in denen anhand eines international festgelegten Kriterienkatalogs bevölkerungsrepräsentative Populationen befragt werden (ANDERSON et al. 1996, BULLINGER et al. 1998). Die drei Schritte der Übersetzung, Prüfung und Normierung sind bei einer ganzen Reihe von Messinstrumenten in verschiedenen Sprachen dokumentiert (SPILKER 1996). Dazu gehört bei den krankheitsübergreifenden Instrumenten z.B. der SF-36 (WARE & SHERBOURNE 1992), der WHOQOL und das Nottingham Health Profile (NHP) (HUNT et al. 1981). Bei den krankheitsspezifischen Instrumenten fehlt meist die Normierung, die Übersetzung und psychometrische Prüfung in verschiedenen Sprachen, ist aber vorhanden beim EORTC-Fragebogen (AARONSON et al. 1993).

Bei der *Übersetzung* von Fragebögen in andere Sprachen ist nicht nur die korrekte Übersetzung der Items selbst (Verständlichkeit, Bedeutungsäquivalenz, Umgangssprachlichkeit) von Bedeutung, sondern auch die adäquate Testung der Antwortkategorien (WARE & GANDEK 1998). Hier wird häufig mittels des Thurstone Rating Verfahrens geprüft, in wie weit die häufig intervallskalierten Likertantworten der Instrumente in den verschiedenen Sprachen den gleichen numerischen Werten entsprechen.

Bei den *psychometrischen Prüfungen* der Skaleneigenschaften wird häufig auf klassische testtheoretische Parameter rekurriert, wobei Faktorenanalysen konfirmatorisch genutzt werden (WARE et al. 1998) und mit Hilfe von Multitrait-Analysen geprüft werden (MAP-Programm; vgl. HAYES et al. 1993). Die *Normierung* involviert die Anwendung des Tests in bevölkerungsrepräsentativen Studien, woraus sowohl psychometrische Kennwerte entwickelt werden als auch Referenzpopulationen gewonnen werden können. Darüber hinaus können Instrumente über Normdatensätze verschiedener Länder miteinander verglichen werden.

Neuere Entwicklungen

Derzeit ändert sich der State of the Art in den internationalen Testbemühungen ständig, wobei eine Reihe von Verfahren, die im englischen Sprachraum krankheitsspezifisch entwickelt wurden, auch in andere Sprachen adaptiert wurden. Umgekehrt, wenn auch seltener, finden sich Übersetzungen eines in nicht-englischer Sprache entwickelten Instruments in andere Sprachen.

Auch in Form und Design der Fragebögen haben sich Veränderungen ergeben. Gemeinhin sind die Verfahren im Gegensatz zu den Anfangszeiten der Lebensqualitätsforschung ausgesprochen kurz, Skalen mit drei Items sind durchaus gängig. Insgesamt besteht das Bestreben, Instrumente zur Erfassung der Lebensqualität so einfach wie möglich zu halten, um die Patientenbelastung zu reduzieren.

Die meisten Verfahren liegen als Fragebogen zum Selbstausfüllen vor, häufig zusätzlich auch in Interviewform, was gerade im Schreiben beeinträchtigten Personen die Antwort erleichtert. Während nach psychologischer Fragebogenkonstruktion früher propagiert wurde, dass positiv und negativ formulierte Items sich abwechseln sollten, wobei die Items in einem zufälligen Zusammenhang zueinander stehen sollten, hat sich in letzter Zeit eingebürgert, die Verfahren inhaltlich zu strukturieren nach Fragekomplexen und die Fragen gleichmäßig auszurichten. Generell gilt, dass Befragungsinstrumente zur Lebensqualität transparent für die Befragten sind und nicht vergleichbar mit Persönlichkeitsinstrumenten, da keine Hypothesen über zugrundeliegende Charaktereigenschaften gebildet werden, sondern das Interesse an der aktuell vorgebrachten Sicht der Patienten besteht.

Neuere Methoden in der Fragebogenkonstruktion rekurrieren auch zunehmend auf das computeradaptierte Testen. Hierbei wird davon ausgegangen, dass die Kenntnis der Antworten auf zwei oder drei miteinander in Verbindung stehende Items genügen, um die Wahrscheinlichkeit weiterer Antworten abzuschätzen. Dies wird genutzt, um benutzerfreundliche computeradaptierte Fragebogenvorgaben zu konstruieren, in denen der Patient nur dann eine Serie von Fragen zu beantworten hat, wenn die vorherige Beantwortung nahelegt, dass hier ein Informationsgewinn zu erwarten ist. Wenn also die Kaskade der Wahrscheinlichkeiten bekannt ist, nach der eine Beantwortung von drei Fragen die Beantwortung restlicher Fragen repräsentiert, kann die Befragung der Patienten sehr viel ökonomischer und freundlicher gestaltet werden, als es bisher mit Hilfe der Fragebogen Paper-und-Pencil-Form der Fall ist.

Neu ist auch der Versuch, Items aus verschiedenen Messinstrumenten zu identifizieren, die dann in ein gemeinsames neues Messinstrument integriert werden. Dieser Ansatz trägt der Tatsache Rechnung, dass auf dem Kontinuum (Maßstab) zwischen höchster und niedrigster Lebensqualität bestimmte Zustände durch bestimmte Items zu definieren sind. Ein Maßschneidern von Messinstrumenten bedeutet dann, die Items auszuwählen, die einen bestimmten Punkt auf dem sich vorzustellenden Maßstab, für z.B. die „psychische Komponente der Lebensqualität", reflektieren (WARE 1996).

Weitere Neuigkeiten bestehen in der Entwicklung von Fragebögen für den Computer, wobei die Fragen auf dem Bildschirm erscheinen. Hierzu sind in letzter Zeit komplexe Programme entwickelt worden, die die Vorgabe der Fragebögen auf dem Bildschirm steuern und die gleichzeitig eine Eingabemaske in den Aufbau integriert haben, so dass direkt nach Eingabe der entsprechenden Daten durch den Patienten ein Informations- und Profilblatt ausgedruckt werden kann (WARE & GANDEK 1998).

In Bereich gesundheitsökonomisch einsetzbarer Messinstrumente ergeben sich ebenfalls Neuerungen. Zur Zeit wird versucht, aus Items des SF-36 das gesundheitsökonomische Instrument SF-6D zu konstruieren (BRAZIER et al. 1998). Die Vorversion wurde im englischen Sprachraum überprüft, im Deutschen steht das aber noch aus. Der SF-6D nutzt die Dimensionalität des SF-36, indem er 6 Dimensionen von der körperlichen Funktionsfähigkeit bis zum psychischen Befinden in jeweils 2 Ausprägungen miteinander verbindet, woraus über 9.000 Kombinationen entstehen. Aus diesen Kombinationen wurden nach Voranalysen 20 Szenarien ausgewählt, die in einer britischen Validierungsstudie an über 600 Befragten mit Hilfe sog. Standard gamble und visuellen Analogtechniken überprüft wurden. Hieraus ergab sich sowohl eine Gewichtung der einzelnen Gesundheitszustände als auch eine Information über deren Verteilung über die Bevölkerung. Die Validierung des SF-6D wird in verschiedenen Ländern derzeit geplant. Zu den bereits bestehenden Verfahren zur Erfassung der Lebensqualität im Rahmen gesundheitsökonomischer Studien (EUROQoL, QWB, HUI) stellt der SF-6D eine Ergänzung dar. Zudem gibt es eine zunehmende Zahl krankheitsspezifischer Verfahren, die gerade jetzt neu entwickelt und publiziert wurden, die aber noch nicht in genügend großen Fallzahl in Studien eingesetzt sind, um deren relativen Beitrag zur Lebensqualitätsforschung zu überprüfen. Generell ist die Frage nach der Auswahl betreffend generischer versus spezifischer Verfahren groß, die Vermutung, dass spezifische Verfahren immer sensitiver als übergreifende Methoden sind, ist genauso wenig berechtigt wie die Vermutung, dass krankheitsspezifische Verfahren gesundheitspolitisch nicht verwertbar seien (STEWART & WARE 1992).

Diskussion

Obwohl die Lebensqualitätsforschung erst in den letzten 15 Jahren einen deutlichen Aufschwung genommen hat, ist sie mit großem Interesse von Seiten der medizinischen Forschung aufgenommen worden, und hat sowohl hinsichtlich der Forschungsansätze als auch der Forschungsmethoden und auch zunehmend in deren Einsatz Früchte getragen. Die Lebensqualitätsforschung gehört mit zu den Forschungsbereichen, die sich systematisch darum bemüht haben, sowohl die konzeptuellen Grundlagen der Arbeit zu präzisieren als auch in der Entwicklung von Messverfahren den entsprechendem methodischen Standards zu genügen. Somit steht im Lebensqualitätsbereich eine Vielzahl von Messinstrumenten zur Verfügung, die psychometrisch geprüft, normiert und international verfügbar sind. Wenn auch immer wieder kritisch gefragt wird, in wie weit die Messinstrumente (meist kurze praktikable Verfahren) den komplexen Gegenstand der gesundheitsbezogenen Lebensqualität reflektieren, zeigen besonders die Anwendungsbereiche, dass die erzielten Ergebnisse nicht nur wissenschaftlich interessant, sondern auch klinisch relevant sein können (LYDICK & EPSTEIN 1996). Gerade in klinischen Studien allerdings bleibt zu prüfen, ob nach ersten Publikationen die Ergebnisse aus randomisierten klinischen Studien, die für oder gegen bestimmte Therapiestrategien im Hinblick auf die Lebensqualität sprechen, durch nachfolgende Studien gestützt werden können. Letztendlich wird in den nächsten Jahren ein Review entsprechend evidenzbasierter Kriterien in einzelnen klinischen Anwendungsgebieten anstehen.

Für die epidemiologische Forschung sind die Ergebnisse der Lebensqualitätsforschung insofern von Interesse, als sie im Zusammenhang mit der Analyse von Versorgungsstrukturen und der Frage nach dem Bedarf an Versorgung im Gesundheitssystem Anhaltspunkte für gesundheitspolitische Planungen liefern, z.B. indem sie Personengruppen identifizieren, die eines speziellen Versorgungsangebotes bedürfen. Darüber hinaus kann auch die Lebensqualität als Evaluationskriterium eingesetzt werden um die Effekte von Interventionen auch auf Bevölkerungsebene zu prüfen (community based interventions). Im klinischen Bereich kann die Lebensqualitätserfassung dazu eingesetzt werden auch in eng definierten Patientengruppen den Status quo der Lebensqualität sowie den Bedarf an Veränderung zu identifizieren und entsprechende Versorgungskonzepte zu entwickeln.

In klinischen Beobachtungsstudien (v.a. in randomisierten klinischen Studien) kann die Lebensqualität als ein zusätzliches Kriterium gelten, mit dem der Effekt der Therapien auf die Betroffenen erfasst werden kann, wobei hier auch die Angehörigen mit einbezogen werden können. Die Empfehlung pro oder kontra Therapiestrategien wird aber sicherlich nicht allein durch die Lebensqualitätsforschung zu erbringen sein, sondern im Zusammenhang mit klinisch-medizinischen Forschungsergebnissen und in kritischer Replikation der berichteten Ergebnisse.

Im Versorgungsbereich wird Lebensqualität als ein Kriterium der Qualität der Versorgung insgesamt eingesetzt werden. Schon jetzt bemühen sich große Kliniken oder auch Schwerpunktpraxen darum, zusätzlich zu den klinischen Dokumentationen ihrer Arbeit auch die Lebensqualität der Patienten vor und nach der Behandlung, möglichst auch im weiteren Verlauf zu erfragen, um hier eine Information über die Güte des Versorgungsangebots insgesamt zu erhalten. Nicht zuletzt werden Lebensqualitätsverfahren zunehmend auch in die noch recht jungen gesundheitsökonomischen Analysen mit einbezogen, z.B. im rehabilitationswissenschaftlichen Forschungsverbund zur Quantifizierung der Kosten-Nutzen-Relation von Rehabilitationsmaßnahmen.

Allerdings muss bei diesem zunehmenden Einsatz von Lebensqualitätsmessinstrumenten immer bedacht werden, dass die Operationalisierung der Lebensqualität entsprechend eines recht pragmatischen Modells geschehen ist und explizit die subjektive Gesundheit aus Sicht der Betroffenen widerspiegelt (unter der Voraussetzung, dass alle Maßnahmen getroffen worden sind, um diesen subjektiven Bericht nicht zu beeinflussen).

In wie weit die Lebensqualität als Gesamtsumme der in der WHO-Definition angesprochen Bereiche und deren Relation zu individuellen Zielen mit den vorhandenen Messinstrumenten erfasst wird, bleibt zu diskutieren. Ganz sicher sind weitere Entwicklungsarbeiten im Bereich der Lebensqualitätsforschung notwendig. Diese beziehen sich sowohl auf die konzeptuelle Fundierung und kritische Prüfung der theoretischen Basis der Lebensqualitätsforschung als auch der Performanz der derzeit eingesetzten Instrumente. Der Ansatz, spar-

Lebensqualität

I – 1

same Verfahren im Sinne computeradaptierter Technologien oder patientenfreundlicher Verfahren, wie z.B. Touch-Screen-Verfahren zu entwickeln, ist sicherlich sinnvoll. Zunehmend wird auch in der Forschung, im Vergleich verschiedener Lebensqualitätsmessinstrumente diskutiert, welche Verfahren für welche spezifischen Fragestellungen besonders geeignet sind, sowohl hinsichtlich der Patientenpopulation (krankheitsübergreifende versus spezifische Ansätze) als auch hinsichtlich der Fragestellung (deskriptive, prädiktive, evaluative Fragestellung). Bisher gibt es keinen Standard im Sinne eines einzelnen Instruments, die methodischen Anforderungen an ein Instrument, im Sinne seiner klinisch-praktischen Leistungsfähigkeit, sind aber klar umrissen. Diese beziehen sich auf die psychometrischen Eigenschaften, die Reichweite des Instruments, die Auswertungsstrategien und die Einsatzhäufigkeit.

In Bezug auf die Anwendung von Lebensqualitätsmessinstrumenten in der Forschung, aber auch in der Praxis haben sich zunehmend Arbeitsgruppen um sog. Leitlinien oder Guidelines zum Einsatz der Instrumente bemüht. Diese definieren sowohl die Art und Weise der Verwendung und Auswertung als auch die praktischen Bedingungen ihrer Verwertung. Insgesamt sind zwar die meisten Messinstrumente urheberrechtlich geschützt, die wenigsten aber verlangen, wie das von testpsychologischen Verfahren üblicherweise erwartet wird, einen Obulus für den Einsatz des Verfahrens im klinischen Bereich. Dieser Verzicht erscheint sinnvoll, denn es handelt sich bei diesen Instrumenten nicht im klassischen Sinne um psychodiagnostische Instrumente, d.h. im Einzelfall einzusetzende Verfahren, die relevant für Therapieentscheidungen im Rahmen der Psychotherapie z.B. sind, sondern um Evaluationsinstrumente für die Gesundheitsforschung. Allein der breite Einsatz dieser Instrumente für Forschungsfragestellung rechtfertigt nicht eine finanzielle Ausnutzung der Verfahren.

Die zukünftige Entwicklung der Lebensqualitätsforschung wird deutlich davon beeinflusst sein, in wie weit sich die Verfahren nicht nur als methodisch robust, sondern auch als klinisch aussagekräftig erweisen. Die kritische Prüfung hierzu wird durch die Anwendung der Verfahren in epidemiologischen Studien, in klinischen Studien, in Versorgungsanalysen und in der Gesundheitsökonomie sein. Wahrscheinlich werden erst in 10 Jahren entsprechende Ergebnisse in einzelnen Patientenpopulationen und Studientypen in genügend großer Zahl vorliegen, um im Sinne evidenzbasierter Medizin mit Hilfe von Metaanalysen oder per Pooling von Daten zu identifizieren, welche Verfahren am besten einsetzbar sind, welche Ergebnisse zu erwarten sind und in wie weit diese Ergebnisse auch klinisch handlungsleitend sind (z.B. sie innovative Therapieverfahren vorschlagen oder Bewertungen bereits vorhandener Therapieverfahren erlauben). Bis dahin gilt es, die gute methodische Vorarbeit im Bereich der Lebensqualitätsforschung zu nutzen, die erarbeiteten Messinstrumente einzusetzen, Erfahrungen zu sammeln und sie auszuwerten, um damit die empirische Basis für Aussagen über den Nutzen der Lebensqualitätsforschung zu verbreitern.

Literatur

AARONSON NK, ACQUADRO C, ALONSO J, APOLONE G et al.: International Quality of Life Assessment (IQOLA) Project. Quality Life Res 1 (1992) 349-351

AARONSON NK, AHMEDZAI S, BERGMAN B, BULLINGER M, CULL A, DUEZ NJ, FILIBERT A, FLECHTNER H, FLEISHMAN SB, DE HAES JC et al.: The European Organization for Research and Treatment of Cancer QLQ-C30: A Quality of Life Instrument for Use in International Clinical Trials in Oncology. J Nat Cancer Inst 85 (1993) 385-376

AARONSON NK, CULL AM, STEIN KAASA, SPRANGERS MAG: The European Organization for Research and Treatment of Cancer (EORTC) Modular Approach to Quality of Life Assessment in Oncology: An Update. In: SPILKER B (ed.): Quality of Life and Pharmaeconomics in Clinical Trials. Lippincott-Raven, Philadelphia (1996) 179-190

AARONSON NK: Assessing the Quality of Life of Patients in Cancer Clinical Trials: Common Problems and Common Sense Solutions. Eur J Cancer 28A (1992) 1304-1307

ANDERSON RT, AARONSON NK, LEPLÈGE AP, WILKIN D: International Use and Application of Generic Health-Related Quality of Life Instruments. In: SPILKER B (ed.):

Quality of Life and Pharmaeconomics in Clinical Trials. Lipincott-Raven, Philadelphia (1996) 613-632

BECH P: Quality of life measurements in major depression. European Psychiatry 11 (1996) 123-126

BAKER GA, SMITH DF, DEWEY M, JACOBY A, CHADWICK DW: The Initial Development of a Health-Related Quality of Life Model as an Outcome Measure in Epilepsy. Epilepsy Res 16 (1993) 65-81

BERGNER M, BOBBIT RA, CARTER WB, GILSON BS: The Sickness Impact Profile: Development and Final Revision of a Health Status Measure. Med Care 19 (1981) 780-805

BOWLING A: Measuring Health: A Review of Quality of Life Measurement Scales Milton Keynes, Philadelphia Open University Press (1991)

BRAZIER J et al.: Deriving a preferenced-based single index from the UK SF-36 Health Survey. Journal of Clinical Epidemiology Vol 51, No. 11 (1998) 1115-1128

BULLINGER M, RAVENS-SIEBERER U: Health-Related Quality of Life Assessment in Children: A Review of the Literature. Euro Rev Appl Psychol 45 (1995) 245-254

BULLINGER M: Gesundheitsbezogene Lebensqualität und subjektive Gesundheit. Psychotherapie, Psychosomatik und Medizinische Psychologie, 47 (1997) 76-91

BULLINGER M et al.: Translating health status questionnaires and evaluating their quality: The international Quality of Life Assessment Project approach. Journal of Clinical Epidemiology Vol 51, No. 11 (1998) 913-923

BULLINGER M, KIRCHBERBER I: SF-36 Fragebogen zum Gesundheitszustand. Hogrefe, Göttingen (1998)

BULPITT CJ, FLETCHER AE: Quality of Life and The Heart: Evaluation of Therapeutic Alternatives. Brit J Clin Practice. Symposium Suppl 73 (1994) 18-22

CALMAN KC: Definition and Dimensions of Quality of Life. In: AARONSON NK, BECKMAN J, BERNHEIM J, ZITTOUN R (ed.): The Quality of Life of Cancer Patients. Raven Press, New York (1987)

CELLA DF, TULSKY DS, GRAY G: The Functional Assessment of Cancer Therapy (FACT) Scale: Development and Validation of the General Measure. J Clin Oncol 11 (1993) 572-579

ELLERT U, BELLACH BM: Der SF-36 im Bundes-Gesundheitssurvey – Beschreibung einer aktuellen Normstichprobe. Sonderheft „Das Gesundheitswesen" im Druck (1999)

GANDEK B et al.: Tests of data quality, scaling assumptions, and reliability of the SF-36 in eleven countries: Results from the IQOLA Project. Journal of Clinical Epidemiology Vol 51, No. 11 (1998) 1149-1158

GLATZER W, ZAPF W: Lebensqualität in der Bundesrepublik Deutschland. Campus, Frankfurt (1984)

GUYATT GH, COOK DJ: Health Status, Quality of Life and the Individual.(Comment) JAMA 272 (1994) 630-631

HAYS RD, ANDERSON R, REVICKI D: Psychometric Considerations in Evaluating Health-Related Quality of Life Measures. Quality Life Res 2 (1993) 441-449

HAYS RD, STEWART AL, SHERBOURNE CD, MARSHALL GN: The 'States Versus Weights' Dilemma in Quality of Life Measurement. Quality Life Res 2 (1993) 167-168

HUBER D, HEINRICH G, HERSCHBACH P: Measuring the quality of life: a comparison between chronically ill patients and healthy persons. Pharmacopsychiatry 21 (1988) 453-455

HUI C, TRIANDIS HC: Measurement in cross-cultural psychology: a review and comparison of strategies. Cross-Cultural Psychology 16 (1985) 131-152

HUNT SM, MCEWEN J, MCKENNA SP, WILLIAMS J, PAPP E: The Nottingham Health Profile: Subjective Health Status and Medical Consultations. Soc Sci Med 15A (1981) 221-229

JOHNSON T: Cultural Considerations. In: SPILKER B (ed.): Quality of life and pharmaeconomics in clinical trials. Lippincott-Raven, Philadelphia, New York (1990) 511-516

KELLER SD et al.: Use of structural equitation modelling to test the construct validity of the SF-36 Health Survey in ten countries: Results from the IQOLA Project. Journal of Clinical Epidemiology Vol 51, No. 11 (1998) 1179-1188

LUDWIG M: Implizite Therapiebildung in der Lebensqualität. In: BULLINGER M, LUDWIG M, VON STEINBÜCHEL N (ed.): Lebensqualität bei kardiovaskulären Erkrankungen. Hogrefe, Stuttgart (1991) 3-12

LYDICK EG, EPSTEIN RS: Clinical Significance of Quality of Life Data. In: SPILKER B (ed.): Quality of Life and Pharmaeconomics in Clinical Trials. Lippincott-Raven, Philadelphia (1996) 461-466

MCDOWELL I, NEWELL C (eds.): Measuring Health: A Guide to Rating Scales and Questionnaires. Oxford University Press, New York (1987)

NABER D: A self-rating to measure subjective effects of neuroleptic drugs, relationship to objective psychopathology, quality of life, compliance and other clinical variables. International Clinical Psychopharmacology 10, Suppl. 3 (1995) 133-138

NAJMAN JM, LEVINE S: Evaluating the Impact of Medical Care and Technology on Quality of Life: A Review and Critique. Soc Sci Med 15F (1981) 107-115

ORLEY J and the WHOQOL-Group: The Development of the WHO Quality of Life Assessment Instruments

Lebensqualität

I – 1

(The WHOQOL). In: ORLEY J, KUYKEN W (eds.): Quality of Life Assessment: International Perspectives. Springer Verlag, Berlin (1994) 41-57

PATRICK DL, ERICKSON P: Health Status and Health Policy, Oxford University Press, New York (1992)

RACZEK AE et al.: Comparison of Rasch and Summated Rating Scales constructed from SF-36 Physical Functioning Items in seven countries: Results from the IQOLA Project. Journal of Clinical Epidemiology Vol. 51, No. 11 (1998) 1203-1214

SCHÖLMERICH P, THEWS G: „Lebensqualität" als Bewertungskriterium in der Medizin. Symposium der Akademie der Wissenschaften und der Literatur. Fischer, Stuttgart (1992)

SPILKER B: Introduction to the Field of Quality of Life Trials. In: SPILKER B (ed.): Quality of Life and Pharmaeconomics in Clinical Trials. Lippincott-Raven, Philadelphia (1996) 1-10

STEWART AL, WARE J: Measuring Function and Wellbeing. Duke University Press, Durham/NC (1992)

TROIDL H, WOOD-DAUPHINEE S, WILLIAMS I (eds.): Endpoints in Surgical Trials. Thieme, New York (1980)

WARE JE: The SF-36 Health Survey. In: SPILKER B (ed.): Quality of Life and Pharmaeconomics in Clinical Trials. Lippincott-Raven, Philadelphia (1996) 337-346

WARE JE, SHERBOURNE CD: The MOS 36 Item Short-Form Health Survey (SF-36): I. Conceptual Framework and Item Selection. Med Care 30 (1992) 473

WARE J, GANDEK B: Overview of the SF-36 Health Survey and the International Quality of Life Assessment (IQOLA) Project. Journal of Clinical Epidemiology Vol 51, No.11 (1998) 903-912

WARE J et al.: The factor structure fo the SF-36 Health Survey in 10 countries: Results from the IQOLA Project. Journal of Clinical Epidemiology Vol 51, No. 11 (1998) 1159-1165

The WHOQOL Group: The Development of the WHO Quality of Life Assessment Instrument (The WHOQOL). In: Quality of Life Assessment: International Perspectives. IPSEN Foundation Press, Paris (1993)

I – 2
Lebensqualitätsforschung in Deutschland – Forschungsstand, Methoden, Anwendungsbeispiele und Implikationen

Ulrike Ravens-Sieberer, Hamburg, und Alarcos Cieza, München

Forschungsstand

Seit der Einführung des Konstrukts Lebensqualität in die medizinische Forschung zeigt sich ein exponentieller Anstieg der Publikationen sowohl im internationalen wie auch im deutschsprachigen Raum. Nach einem Auszählen der Literaturangaben in medizinischen und psychologischen Datenbanken konnten von 1980 bis Juni 1999 über 20.000 Publikationen zum Thema im internationalen Sprachraum identifiziert werden. In einer systematischen Analyse wurde die im deutschsprachigen Raum von 1994 bis 1999 publizierte Literatur (991 Publikationen zum Thema „Gesundheitsbezogene Lebensqualität") ausgewertet hinsichtlich der Häufigkeit der untersuchten Krankheiten, der methodischer Zugänge und der Anwendungsbereiche der Forschung.

Die Datenbankauswahl und die Literaturauswahl zur Identifikation der deutschsprachigen Forschungsarbeiten erfolgte über Suchformulierung (Suchbegriff „Lebensqualität" in Abstract, Schlüsselwörter oder Titel) mit dem Index des Deutschen Instituts für Medizinische Dokumentation und Information (DIMDI). Es wurden die Datenbanken Medline, Psychinfo, Psychindex und Psytcom als relevant ausgewählt; „deutschsprachig" bedeutete die Erfüllung mindestens einer der nachfolgend genannten Kriterien:

- Publikation in deutscher Sprache,
- Publikationsort Deutschland oder Österreich oder die Schweiz,
- Ort der Studiendurchführung Deutschland oder Österreich oder die Schweiz,
- Kontaktadresse des Erstautors in Deutschland oder Österreich oder der Schweiz.

Bemerkenswert ist, dass nur etwa 10% der ausfindig gemachten internationalen Arbeiten deutschsprachige Publikationen oder aus dem deutschsprachigen Raum stammende Forschungsarbeiten ausmachen. Vor allem in den letzten 6

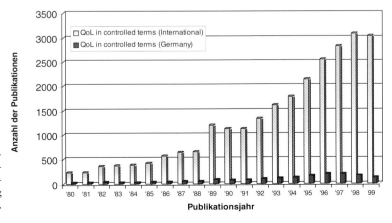

Abb. 1: Anzahl der Publikationen zum Thema Lebensqualität. Vergleich internationale – nationale Forschung (BRD), Medline 1980-1999.

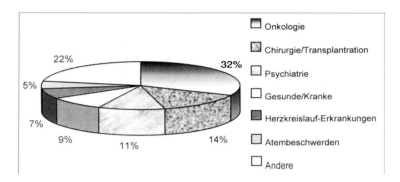

Abb. 2: Häufigkeiten der untersuchten Krankheiten BRD (n = 991 Publikationen, Medline 1994-1999)

Jahren (1994–1999) ist im deutschsprachigen Raum ein anwachsendes Forschungsinteresse zum Thema zu verzeichnen (*Abb. 1*).

Eine Betrachtung der Häufigkeit der thematisierten Krankheitsbilder (*Abb. 2*) lässt feststellen, dass – neben Krankheiten mit hoher Mortalitätsrate – Krankheiten, bei denen es zu krisenhaften Zuspitzungen, zum Teil mit lebensbedrohlichem Ausmaß, kommen kann und Krankheiten, deren Behandlung mit einem hohen Aufwand an Kosten verbunden sind, am häufigsten untersucht sind. Studien zur Lebensqualität krebskranker Patienten (Onkologie 32%) und transplantierter sowie chirurgisch behandelter Patienten (22%) überwiegen gegenüber anderen Krankheitsgruppen deutlich. Arbeiten zur Lebensqualität innerhalb der Psychiatrie machen 14% aller publizierten Studien aus. Arbeiten zu übergreifenden Fragestellungen gesunder und kranker Menschen allgemein (Erkrankungen nicht spezifiziert) sind mit 11% vertreten. Als weitere noch recht gut untersuchte Krankheitsgruppen sind Herz-Kreislauf-Erkrankungen (9%) und Erkrankungen der Atemwege (7%) zu nennen. Alle weiteren Krankheitsgruppen zusammengenommen betreffen insgesamt nur 5% aller Publikationen.

Betrachtet man nun die *methodischen Zugänge* der identifizierten Arbeiten (*Abb. 3*), so zeigt sich, dass es sich bei 47% der Publikationen um empirische Erhebungen zum Thema Lebensqualität handelt; 20% sind theoretisch-konzeptionelle Arbeiten inklusive Übersichtsarbeiten. 11% machen Arbeiten aus, die sich mit der Entwicklung und Erprobung von Test- und Messverfahren beschäftigen. In 22% der Publikationen wurde der Begriff „Lebensqualität" lediglich als Schlüsselwort verwendet; diese Kategorie beinhaltet beispielsweise Briefe und Kasuistiken, aber auch Arbeiten, in welchen eine intensivere Auseinandersetzung mit dem Thema Lebensqualität nicht erkennbar war.

Teilt man die *methodischen Zugänge nach Jahren* auf, so lässt sich eine massive Zunahme der empirischen Arbeiten ab 1995 erkennen, die Anzahl der Publikationen steigt ab diesem Zeitraum sprunghaft an (*Abb. 4*).

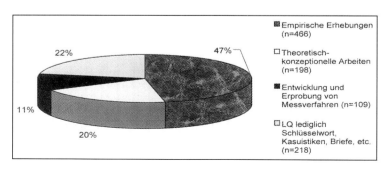

Abb. 3: Methodische Zugänge zur LQ-Forschung BRD (n = 991 Publikationen, Medline 1994-1999)

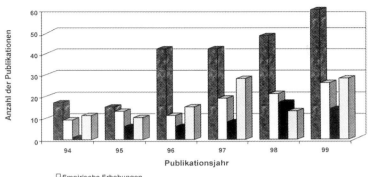

Abb. 4: Methodische Zugänge zur LQ-Forschung BRD aufgeteilt nach Jahren (n = 991 Publikationen, Medline 1994-1999)

Lässt man nun die Publikationen ausser Acht, die der Begriff Lebensqualität lediglich als Schlüsselwort verwendet, und betrachtet man die Häufigkeit der thematisierten Krankheitsbilder innerhalb der methodischen Zugänge (*Abb. 5*), wird die bereits angesprochene Überlegenheit des Bereiches der Onkologie bezüglich der Anzahl der entwickelten Lebensqualitätsinstrumente, der durchgeführten empirischen Studien und der theoretisch-konzeptionellen Überlegungen deutlich.

Besonders in der Onkologie, aber auch in der Psychiatrie und Neurologie besteht ein besonderes Interesse an der Neuentwicklung von Verfahren, spezifisch für bestimmte Patientengruppen. So ist es auch nicht verwunderlich, dass gerade in diesen Fächern eine Reihe von krankheitsspezifischen Verfahren erarbeitet wurde, die in einem Land meist psychometrisch geprüft vorhanden sind und die derzeit auch in verschiedenen anderen Ländern adaptiert werden. Der Einsatz solcher Verfahren in großen klinischen Studien ist in Ansätzen erkennbar, so z.B. in der Psychiatrie (Naber 1995), in der Neurologie (Baker et al. 1993) und in der Onkologie (z.B. Cella et al. 1993). Aber nicht nur innerhalb der Interventionsstudien, sondern auch innerhalb der Epidemiologie und der Gesundheitsökonomie ist die Anwendung solcher Verfahren heutzutage nicht mehr eine Rarität. Ein Überblick über diese Anwendungsbereiche und eine Übersicht der vorhandenen Lebensqualitätsinstrumente in Deutschland innerhalb der unterschiedlichen Krankheitsbilder sind in Kapitel III dieses Buches zu finden. In den folgenden Abschnitten ist demgegenüber eine Aufstellung der verfügbaren deutschsprachigen krankheitsübergreifenden Instrumente und ihrer Anwendungsbereiche in Deutschland gegeben.

Erhebungsmethoden

In der Lebensqualitätsforschung ist eine Vielzahl von Messinstrumenten zur Erfassung des Konzepts entwickelt worden, die einerseits in anderen Sprachen entwickelt wurden und in den deutschen Sprachraum zu übertragen sind, andererseits im deutschen Sprachraum neu entwickelt wurden und ebenfalls den entsprechenden Gütekriterien genügen (Bullinger et al. 1996). Eine große Anzahl von sowohl krankheitsspezifischen als auch krankheitsübergreifenden Instrumenten stammt aus dem angloamerikanischen Raum, in welchem die Messung des Gesundheitszustandes aus Sicht der Betroffenen eine lange Geschichte sowohl im Bereich der öffentlichen Gesundheit als auch der Epidemiologie hat.

Eine Recherche der verfügbaren deutschsprachigen Instrumente in der Test-Datenbank PSYTKOM des Deutschen Instituts für Medizinische Dokumentation und Information bis 1999 identifiziert 17 krankheitsübergreifende Instrumente für Erwachsene, wobei 8 der 17 Instrumente eine

Forschungsstand, Methoden, ...

I – 2

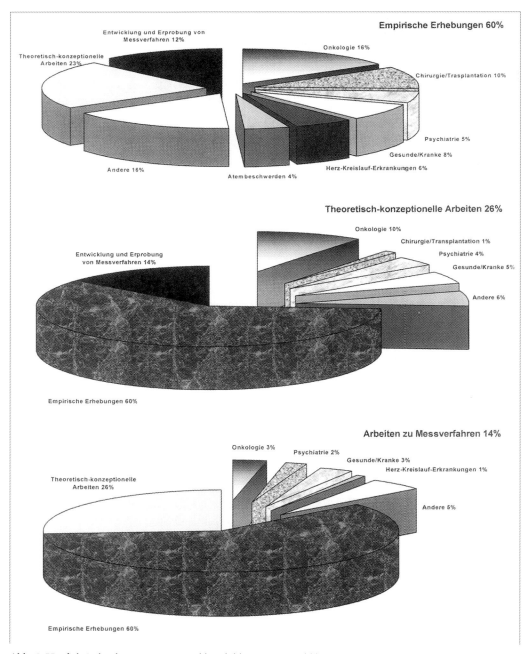

Abb. 5: Häufigkeit der thematisierten Krankheitsbilder (n = 991 Publikationen, Medline 1994-1999)

Adaptation validierter Messverfahren aus dem anglo-amerikanischen Bereich darstellen und 9 Instrumente originär in der deutschen Sprache entwickelt wurden.

Einen Überblick über die Gesamtheit der identifizierten generischen Instrumente, die in der deutschen Sprache vorliegen, gibt Tab. 1[1].

Obwohl einige der in die deutsche Sprache übersetzten krankheitsübergreifenden Instrumente innerhalb dieses Buches in verschiedenen Kapiteln detailliert beschrieben werden, sind in den folgenden Kapiteln, der Vollständigkeit halber, alle innerhalb dieser Recherche gefundenen deutschsprachigen krankheitsübergreifenden Instrumente beschrieben. Die Reihenfolge richtet sich hierbei nach dem Erscheinungsjahr der Instrumente.

Tabelle 1: Krankheitsübergreifende Instrumente zur gesundheitsbezogenen Lebensqualität

Verfahren	Autoren	Ursprungsland	Deutsche Übersetzung	Kennzeichen	Zeit
Affect Balance Scale (ABS)	BRADBURN (1969)	USA	BADURA et al. (1987)	Engl. 10 Items Dt. 9 Items	5 Min.
Quality of life Index nach SPITZER (QI-I)	SPITZER et al. 1981	UK	ROHDE et al. 1984	5 Items 1 Skala Fremdbeurteilung	5 Min.
Sickness-Impact-Profile (SIP)	BERGNER et al. 1981	USA	KESSLER et al. 1990	136 Items 12 Skalen Selbst-/Fremdbeurteilung	30 Min.
Nottingham Health Profile (NHP)	HUNT et al. 1981	UK	KOHLMANN et al. 1997	38 Items 6 Skalen Selbstbeurteilung	15 Min.
Fragebogen zur Lebenszufriedenheit (FLZ)	FAHRENBERG et al. 1986	D		56 Items 8 Skalen Selbstbeurteilung	15 Min.
Quality of Well-Being Index (QWB)	KAPLAN et al. 1981	USA	PORSZOLT et al. in Vorb.	99 Items 1 Skala Interviewversion	30 Min.
Skalen zur Erfassung der Lebensqualität (SEL)	AVERBECK et al. 1997	D		7 Skalen, 69 Items +Globalitem zur Lebenszufriedenheit Kurzform: 25 Items Selbstbeurteilung	15-45 Min.
European Quality of Life Instrument (EQ-5D)	EuroQoL Group 1990	International	GREINER et al. 1997	5 Items 1 Skala Selbstbeurteilung	5 Min.
Fragen zur Lebenszufriedenheit (FLZ^M)	HERSCHBACH & HENRICH 1991	D		2 Module mit je 16 Items Selbsteinschätzung	2-5 Min. pro Modul
Müchnener Lebensqualitäts-Dimensionsliste (MLDL)	HEINISCH et al. 1991	D		19 Items 4 Skalen Selbstbeurteilung	10 Min.

[1] Bitte beachten Sie, dass diese Aufstellung keinen Anspruch auf Vollständigkeit erhebt.

Tabelle 1: Krankheitsübergreifende Instrumente zur gesundheitsbezogenen Lebensqualität *(Fortsetzung)*

Verfahren	Autoren	Ursprungsland	Deutsche Übersetzung	Kennzeichen	Zeit
Short Form-36 Health Survey (SF-36)	WARE et al. 1992	USA	BULLINGER & KIRCHBERGER 1998	36 Items 8 Skalen Selbst-/ Fremdrating	15 Min.
Fragebogen Alltagsleben ALLTAG	BULLINGER et al. 1993	D		40 Items 4 Skalen Selbstbeurteilung	15 Min.
World Health Organization Quality of Life Assessment Instrument (WHO-QOL-100)	WHOQOL Group 1994	International		100 Items 6 Skalen Selbstbeurteilung	36 Min.
Nürnberger LQ-Fragebogen (NLQ)	OSWALD & FLEISCHMANN 1995	D		Lange Vers.: 39 Items Kurze Vers.:22 Items	15 Min. 8 Min.
Berliner LQ Profil (BeLP)	OLIVER 1991	USA	PRIEBE et al. 1995	75 Items 10 Skalen	30 Min.
Profil der Lebensqualität chronisch Kranker (PLC)	SIEGRIST et al. 1996	D		50 Items 7 Dimensionen	15-20 Min.
Lebenszufriedenheitsgraph (LZG)	FERRING & FILIPP 1997	D		Abhängig von Alter	max. 15 Min.

Affect Balance Scale

Das in seiner Originalversion von BRADBURN (1969) entwickelte Verfahren „Affect Balance Scale" (ABS) erfasst subjektives Wohlbefinden auf den statistisch unabhängigen Dimensionen „negatives emotionales Befinden" und „positives emotionales Befinden". Dadurch werden mit diesem Instrument die affektiven Komponenten des Wohlbefindens erfasst.

Das Ausmaß an Wohlbefinden ergibt sich aus der Aufrechnung emotional positiv und negativ bewerteter Alltagserlebnisse. Subjektives Wohlbefinden stellt demnach eine Balance zwischen positiven und negativen Gefühlen dar.

Das Verfahren beinhaltet in der deutschen Version von BADURA et al. (1987) neun Items (Originalversion zehn Items), anhand derer die Probanden oder Patienten einschätzen, wie ihre Stimmung in der letzten Zeit war. Die negative Dimension besteht aus fünf, die positive Dimension aus vier Items. Die Items werden mit „Ja" bzw. „Nein" beantwortet.

Anwendungsmöglichkeiten der Affect Balance Scale liegen in der Erfassung der subjektiv wahrgenommenen Lebensqualität bei z.B. körperlichen und psychischen Erkrankungen und bei der Krankheitsverarbeitung. Insbesondere im angloamerikanischen Sprachraum kommt das Verfahren häufig zur Anwendung.

Quality of Life Index nach SPITZER

Der „Quality of Life Index" nach SPITZER (Ql-I, engl. SPITZER et al. 1981, dt. ROHDE et al. 1984) ist das älteste Verfahren, welches zwar den Begriff Lebensqualität im Titel führt, aber lediglich wie ein APGAR-Score fünf fremdbeurteilte oder selbstbeurteilte Dimensionen (Aktivität, Alltagsleben, Gesundheit, Unterstützung und Zukunftsperspektive) mit je drei Antwortkategorien zu einem Indexwert zusammenfasst.

Die Stärke des Instruments liegt in der ökonomischen Erfassung multipler Aspekte der Lebensqualität für unterschiedliche Patientengruppen; die Schwäche in dem Interpretationsspielraum und der vergröbernden Formulierung der Kategorien. Obwohl der SPITZER-Index an einer Vielzahl von Personengruppen psychometrisch geprüft ist und früher häufig eingesetzt wurde, wird das Verfahren derzeit auf Grund seines Fremdrating-Charakters und seiner geringen Sensitivität für relativ gesunde Populationen nur selten eingesetzt.

Sickness Impact Profile

Das Sickness Impact Profile (SIP, engl. BERGNER et al. 1981, dt. KESSLER et al. 1990) wurde aus der Motivation heraus konzipiert, einen Fragebogen zu entwickeln, der die Einschätzung der Patienten bezüglich der Verbesserung ihres Gesundheitsstatus sensitiv erfasst. Dieses Instrument besteht aus 136 Items, die Alltagsaktivitäten beschreiben. Alle Items sind in der ersten Person formuliert und können sowohl von dem Patienten selbst als auch innerhalb einer Interviewsitzung durch eine weitere Person ausgefüllt werden. Jedes Item besitzt einen numerisch skalierten Wert, der das Ausmaß der Einschränkung des Patienten ausdrückt. Durch das Addieren der skalierten Werte aller Items und Multiplizieren mit 100 bekommt man einen Wert für die ganze Skala. Je höher der Wert ist, desto größer ist auch die Einschränkung. Man kann ebenso Werte für die verschiedenen Kategorien und Dimensionen, die durch die 136 Items abgedeckt werden, generieren:

Dimensionen	Kategorien
Physische	(1) Gehfähigkeit (2) Beweglichkeit (3) Körperpflege und Bewegung
Psychosoziale	(4) Kommunikation (5) Wachsamkeitsverhalten (6) Emotionales Verhalten (7) Soziale Interaktion
Sonstiges	(8) Schlafen und Erholung (9) Essen (10) Arbeit (11) Verwaltung der Hausarbeit (12) Hobbys und Freizeitaktivitäten

Das Sickness Impact Profile ist ein im angelsächsischen Sprachraum häufig verwendetes, umfassend psychometrisch geprüftes Fragebogenverfahren zur Selbsteinschätzung der Auswirkungen körperlicher Erkrankungen. Das Instrument ist im angloamerikanischen Sprachraum weit verbreitet und wurde auch in fast alle europäischen Sprachen übersetzt (BUCQUET 1992). Eine deutsche Version ist ebenso vorhanden und wurde bereits an Patienten mit unterschiedlichen Krankheitsbildern eingesetzt. Seit 1999 sind bevölkerungsrepräsentative Normdaten aus Ost- und Westdeutschland vorhanden.

Nottingham Health Profile

Das Ziel der Konstruktion des Nottingham Health Profile (NHP; engl. HUNT et al. 1981; dt. KOHLMANN et al. 1997) war es, wahrgenommene physische, soziale und emotionale Gesundheitsprobleme zu messen und das Ausmaß zu erfassen, in dem diese Probleme die Aktivitäten des täglichen Lebens berühren. Das Nottingham Health Profile ist ein zweiteiliges psychometrisches Instrument, das aus insgesamt 45 Items besteht. Der erste Teil bezieht sich auf subjektiv wahrgenommene Probleme aus den Bereichen: physische Mobilität, Schmerz, Schlaf, soziale Isolation, emotionale Reaktion, Energielosigkeit. Die 38 Items dieses Teiles sind als Aussagen formuliert und mit „ja" oder „nein" zu beantworten. Der zweite Teil des Fragebogens besteht aus sieben Items und bezieht sich auf das Ausmaß, in dem die geschilderten Probleme Einfluss auf Bereiche des täglichen Lebens nehmen. Die Bereiche, die mit diesen sieben Items abgedeckt werden, sind Beruf, Hausarbeit, soziales Leben, familiäres Leben, Sexualleben, Freizeit sowie Urlaub bzw. Reisen. Diese Items sind ebenfalls mit „ja" oder "nein" zu beantworten. Dieser 2. Teil wird in Deutschland selten angewendet.

KOHLMANN et al. (1997, *s. auch Kap. II-3*) übersetzten den Fragebogen ins Deutsche. Die deutsche Version des NHP wurde anhand von 10 Stichproben mit insgesamt über 1000 Gesunden und Patienten mit unterschiedlichen Krankheitsbildern psychometrisch geprüft und validiert. Die deutsche Version des NHP ist ein zuverlässiges und valides Instrument zur Messung des Gesundheitszustands einer Population von Jugendlichen oder Erwachsenen. Als Vorteil des Verfahrens ist seine leichte Verständlichkeit hervorzuheben. Der Einsatzbereich für den NHP liegt vor allem bei der Untersuchung von Patientenkollektiven mit mäßiggradigen bis ausgeprägten Erkrankungen und bei Erkrankungen und Störungen, die die körperliche Funktionsfähigkeit und Schmerzen betreffen, d.h. geringfügige Störungen werden nicht erfasst (PRIETO 1996).

Fragebogen zur Lebenszufriedenheit

Der Fragebogen zur Lebenszufriedenheit (FLZ; FAHRENBERG et al. 1986) versucht eine Operationalisierung des Konzepts der Lebenszufriedenheit, das von den Autoren als „die individuelle Bewertung der vergangenen und gegenwärtigen Lebensbedingungen und der Zukunftsperspektive" verstanden wird. Die Entwicklung geschah im Rahmen von Forschungsprojekten aus den Bereichen der Rehabilitations- und Persönlichkeitsforschung. Der Fragebogen besteht aus insgesamt 56 Items, die inhaltlich in acht Bereiche (Gesundheit, Arbeit und Beruf, finanzielle Lage, Freizeit, Ehe und Partnerschaft, Beziehung zu den eigenen Kindern, eigene Person und Sexualität) zu je sieben Items zusammengefasst sind.

Der Fragebogen ist allein zur Untersuchung relativ homogener Probandengruppen geeignet, um individuelle Ausprägungsgrade von Lebenszufriedenheit zu erfassen. Erfahrungen mit dem Verfahren liegen bislang nur im Bereich der Rehabilitation von Koronarpatienten vor. Darüber hinaus ließe sich der FLZ jedoch im Rahmen der Psychotherapie und der medizinischen Psychologie oder auch allgemein bei sozialwissenschaftlichen Studien anwenden.

Quality of Well-Being Index

Auch der Quality of Well-Being Index (QWB, KAPLAN & ANDERSON 1988) ist ein Instrument, das in Interviewform mit 99 Items verschiedene Lebensqualitätsbereiche im Zeitraum der letzten sechs bis acht Tage aus subjektiver Sicht erfasst. Dieses Instrument ist so strukturiert, dass Leitfragen zu einer detaillierten Untersuchung einzelner Probleme führen. Die Itemwerte werden gewichtet und zu einem Index integriert. Das QWB ist inzwischen zum Standardinstrument für gesundheitsökonomische Studien geworden (s. auch Kap. II-1). Es eignet sich besonders für Kosten-Nutzen-Analysen unterschiedlicher Therapien innerhalb und über verschiedene Krankheiten hinweg. In Deutschland ist es übersetzt und in psychometrischer Prüfung befindlich.

Skalen zur Erfassung der Lebensqualität

Die Skalen zur Erfassung der Lebensqualität (SEL, AVERBECK et al. 1989) sind ein Verfahren, das ursprünglich als Outcome-Variable zur Erforschung der Bewältigung einer Tumorerkrankung diente. Aus einem Itempool, der aus allen gängigen Lebensqualitätsfragebögen stammte, wurden ca. 600 Items ausgewählt. Durch die Anwendung dieser 600 Items an einer Stichprobe von Tumorpatienten und durch die Analyse der psychometrischen Eigenschaften der einzelnen Items entstand die ursprüngliche Version der SEL, die als SELT bezeichnet wurde. Durch die Anwendung des Instruments auf andere Krankheitsgruppen (HIV-Infizierte und Dialysepatienten) und auf eine Stichprobe von gesunden Probanden wurde die ursprüngliche Beschränkung auf Tumorpatienten überwunden. Der Name des Verfahrens wurde darauf folgend in SEL geändert.

Der Fragebogen SEL umfasst insgesamt 69 Items, von denen a priori sieben Skalen (Stimmung, objektive körperliche Beschwerden, objektives soziales Umfeld, subjektive körperliche Verfassung, Grundstimmung, subjektives soziales Umfeld, Lebensorientierung) zugeordnet sind. Mit einem separaten Item soll eine globale Abschätzung der Lebensqualität erfolgen und gleichzeitig eine Absicherung der Gültigkeit der Fragebogenergebnisse mittels Konfidenzintervall ermöglicht werden. Die Skalen erfassen den klinischen Status, die sozialen und ökonomischen Verhältnisse, die subjektive Bewertung der eigenen Lebenssituation sowie die vorhandenen Bewältigungsressourcen.

Im Sinne eines Modulsystems können auch einzelne Skalen des SEL verwendet werden. Für spezifische Zielpopulationen können durch Umformulierung einzelner Items bzw. der Skala der objektiven körperlichen Beschwerden weitere Testformen erstellt werden (s. Kap. III-6).

Neben der bis jetzt beschriebenen SEL-Langform liegt auch eine SEL-Kurzform mit 28 Items vor, für die ebenso entsprechende krankheitsspezifische Formen vorhanden sind.

Fragen nach subjektiv erlebten Defiziten der Lebensqualität, der Evaluation von Behandlungen sowie von Kosten-Nutzen-Analysen von Behandlungsmaßnahmen lassen sich durch den SEL, welcher als Einzel- wie auch Gruppentest durchführbar ist, erfassen.

Für die Einzelfalldiagnostik liegen Referenzwerte krankheitsspezifischer Stichproben vor, die allerdings keine Repräsentativität für sich beanspruchen.

European Quality of Life Instrument

Der „European Quality of Life Instrument (EQ-5D; EuroQol Group, 1990; dt. GREINER et al. 1997) ist ein einfaches Verfahren zur Erfassung von Gesundheitszuständen, das aus einer internationalen und interdisziplinären Gruppe von Forschern entstand. Beim EQ-5D werden fünf unterschiedliche Dimensionen (Mobilität, Selbstversorgung, Aktivität, Schmerz/Beschwerden, Angst/Depression) erfasst. Als Präferenz-basiertes Maß ergibt es einen Index von 0 bis 100, das den aktuellen Gesundheitszustand einer Person beschreibt. Dieses Maß lässt sich in gesundheitsökonomischen Analysen zur Gewichtung der Überlebenszeit (sog. QUALY) einsetzen (s. auch Kap. V-2).

Der ursprüngliche Fragebogen (EURO-QOL) wurde gleichzeitig in Englisch, Holländisch, Finnisch, Norwegisch und Schwedisch entwickelt (KIND 1996). Heute liegen in 19 Sprachen, auch in Deutsch, anerkannte Versionen vor. Als besondere Vorteile des Instruments sind seine Internationalität, seine Einsetzbarkeit in gesundheitsökonomischen Berechnungen sowie seine einfache Anwendung hervorzuheben.

Fragen zur Lebenszufriedenheit

Bei den Fragen zur Lebenszufriedenheit (FLZ^M; HERSCHBACH & HENRICH 1991) handelt es sich um eine Skala zur Selbsteinschätzung der Zufriedenheit in einzelnen Lebensbereichen, bezogen auf einen Zeitraum von vier Wochen vor der Befragung. Ursprünglich wurde der Fragebogen zur Erfassung der Lebenszufriedenheit bei Tumorpatienten entwickelt; heutzutage liegen auch Vergleichsdaten für andere Patientengruppen vor (s. Kap. II-4).

Das Verfahren gliedert sich in einen allgemeinen Teil, der acht Lebensbereiche (Freunde und Bekannte, Freizeitgestaltung und Hobbys, Gesundheit, Einkommen und finanzielle Sicherheit, Beruf und Arbeit, Wohnsituation, Familienleben und Kinder, Partnerschaft und Sexualität) umfasst, sowie in einen gesundheitsbezogenen Teil, der ebenfalls acht Bereiche (Körperliche Leistungsfähigkeit, Entspannungsfähigkeit und Ausgeglichenheit, Energie und Lebensfreude, Fortbewegungsfähigkeit, Seh- und Hörvermögen, Angstfreiheit, Beschwerde- und Schmerzfreiheit, Unabhängigkeit von Hilfe oder Pflege) abdeckt. Die Lebensbereiche werden sowohl hinsichtlich ihrer Wichtigkeit als auch nach der Zufriedenheit damit beurteilt. Wobei für die Auswertung beide Werte kombiniert werden und die Ergebnisse in einem runden Übersichtsprofil graphisch dargestellt werden können.

Das Verfahren kann entweder als Einzel- oder als Gruppentest durchgeführt werden. Er wird in Deutschland oft im klinischen Rahmen zur Evaluation von Rehabilitationsmaßnahmen bei Patienten mit verschiedenen Krankheitsbildern angewendet.

Münchner-Lebensqualitäts-Dimensionsliste

Das Ziel der Entwicklung der Münchner-Lebensqualitäts-Dimensionsliste (MLDL; HEINISCH et al. 1991) war, ein krankheitsübergreifendes System zu erstellen, das sowohl die aktuelle Zufriedenheit mit elementaren Dimensionen der Lebensqualität erhebt als auch die verhaltensbezogenen Aspekte von Wohlbefinden und Funktionsfähigkeit abbildet. Die Münchner-Lebensqualitäts-Dimensionsliste deckt mit 20 Items vier verschiedene Dimensionen ab (Körper, Psyche, Sozialleben und Alltagsleben). Die Antwortskala ist numerisch von 0 bis 10 für jedes Item vorgegeben.

Der Fragebogen MLDL ist besonders in der psychiatrischen Forschung häufig eingesetzt worden (s. auch Kap. II-5).

Short Form-36 Health Survey

Der Short Form-36 Health Survey (SF-36; engl. WARE & SHERBOURNE 1992; dt. BULLINGER & KICHBERGER 1998) ist ein 36 Fragen umfassendes Instrument, das innerhalb der Medical Outcome Study (MOS) in den USA entwickelt wurde. Bei der MOS handelt es sich um eine US-amerikanische Längsschnittstudie, bei welcher über einen Zeitraum von vier Jahren verschiedene Gesundheitsmaße bei Personen mit körperlichen oder psychiatrischen Erkrankungen erhoben wurden. Der SF-36-Gesundheitsfragebogen erfasst acht Dimensionen der subjektiven Gesundheit (körperliche Funktionsfähigkeit, körperliche Rollenfunktion, Schmerz, allgemeine Gesundheitswahrnehmung, Vitalität, soziale Funktionsfähigkeit, emotionale Rollenfunktion und psychisches Wohlbefinden). Wie in *Kap. II-2* ausführlich dargestellt, ergibt die Auswertung des SF-36 ein Profil der acht Skalen, die jeweils aus zwei bis zehn Items bestehen und einem Einzelitem, das die Veränderung der Gesundheit betrifft und kein Bestandteil der anderen acht Skalen ist. Die Dimensionen können zu zwei Summenscores zusammengefasst werden. Der SF-36-Gesundheitsfragebogen kann von Befragten ab dem 14. Lebensjahr entweder selbst ausgefüllt werden oder durch Interviewer per Telefon oder über ein direktes Interview erfragt werden. Er liegt in einer Selbstbeurteilung- und Fremdratingversion, sowohl in einer Akutform (eine Woche) als auch in einer chronischen Form (vier Wochen) vor (WARE 1996). Mit Hilfe der internationalen Quality of Life Assessment Arbeitsgruppe (IQOLA) wurde er in weit über 40 Sprachen übersetzt, wobei erst aus 15 Ländern Normdaten vorliegen (WARE 1996, AARONSON et al. 1993).

Neuere Entwicklungen sind die weitere Verkürzung des Verfahrens in den SF-12, der besonders geeignet für Screening-Untersuchung ist, die Erstellung des SF 6, der für internationale epidemiologische Studien besonders verwendbar ist und die Konstruktion eines gesundheitsökonomischen Indikators SF-6D (BRAZIER et al. 1998).

Der SF-36 wurde ins Deutsche übertragen, psychometrisch geprüft und normiert (BULLINGER & KIRCHBERGER 1998). Der SF-36 ist eines der Standardinstrumente der internationalen Lebensqualitätsforschung mit über einer Million verfügbarer Patientendaten.

Fragebogen Alltagsleben

Der Fragebogen Alltagsleben (ALLTAG; BULLINGER et al. 1993) wurde mit dem Ziel entwickelt, ein deutschsprachiges, einfaches, krankheitsübergreifendes, aber verhaltensorientiertes Verfahren zur Erfassung der gesundheitsbezogenen Lebensqualität zu konstruieren. Der Fragebogen besteht aus 42 Items, die vier Bereiche (psychische Verfassung, körperliches Befinden, Sozialleben, Funktionsfähigkeit im Alltagsleben, Lebensfreude und medizinische Versorgung) abdecken. Nach seiner Anwendung in unterschiedlichen Quer- und Längsschnittstudien (s. *Kap. II-5*) lassen die Ergebnisse erkennen, dass der ALLTAG-Fragebogen ein Instrument ist, mit dem sich therapiebezogene Veränderungen der Lebensqualität im Längsschnitt aufzeigen lassen und das Aussagen über die Effektivität verschiedener Behandlungsstrategien liefert. Er wird als ein praktikables und patientenfreundliches Instrument bewertet (BULLINGER et al. 1993).

World Health Organization Quality of Life Assessment Instrument

Entsprechend der Lebensqualitäts-Forschungsgruppe der WHO wurde der „World Health Organization Quality of Life Assessment Instrument" (WHO-QOL 100, ORLEY et al. 1994) nach einer interkulturellen Diskussion über relevante Dimensionen der Lebensqualität so entwickelt, dass in jeder Kultur entsprechend der übergeordneten Konzepte in Focus-Gruppen Items erarbeitet wurden, die dann übersetzt wurden, um in ein ursprüngliches Instrument mit 236 Items einzufließen (WHOQOL Group 1995). Dieses Instrument wurde in 15 Ländern an über 300 Personen, d.h. 4500 Personen, eingesetzt und psychometrisch geprüft, woraus der WHO-QOL 100 entstand. Dieser WHO-QOL 100 erfasst mit 24 Facetten und 6 Dimensionen (körperliche und psychologische Dimension, Unabhängigkeit, soziale Beziehungen, Umwelt und Spiritualität) die Lebensqualität von Patienten. In einer weiteren Untersuchung konnte der WHO-Fragebogen auf 24 Items reduziert werden (WHO-QOL BREF), dieser wird derzeit in verschiedensten Ländern zur psychometrischen Prüfung eingesetzt. Derzeit beginnen die Normierungsstudien für den WHO-QOL 100 auch in Deutschland. Die interkulturelle Entstehung des WHO-QOL ist als eine Stärke des Instruments zu betrachten, seine psychometrische Qualität muss aber im klinischen Einsatz international noch nachgewiesen werden.

Nürnberger LQ-Fragebogen

Der Nürnberger-Lebensqualitäts-Fragebogen (NLQ, OSWALD & FLEISCHMANN 1995) hat als Selbstbeurteilungsskala zum Ziel, das Ausmaß alters- und krankheitsbedingter Einschränkungen der Lebensqualität zusammenfassend zu bestimmen. Lebensqualität wird entsprechend den Überlegungen von CROOG et al. (1986) als ein Konstrukt verstanden, das durch die Dimensionen „Wohlbefinden und Zufriedenheit", „psychische Symptome", „Sexualität/Partnerschaft", „Arbeitsleistung und Zufriedenheit" und „Gemütszustand" zu beschreiben ist. Der NLQ besteht in seiner langen Version aus 39 Items mit jeweils vier Antwortkategorien. Eine Kurzfassung mit 22 Items ist ebenso vorhanden. Die Items sind zumeist als Beschwerden-Items ausformuliert. Obwohl dieser Test aus dem Nürnberger-Alters-Inventar (NAI) stammt, liegen Normwerte aus einer repräsentativen Stichprobe für Personen im Alter zwischen 25 bis 75 Jahren vor.

Berliner LQ Profil

Die Grundlage des Berliner Lebensqualitätsprofils (BeLP, PRIEBE et al. 1995) war das Lancashire Quality of Life Profile (OLIVER 1991), welches sich in der englischen Versorgungsforschung bewährt hat. Das Lancashire Quality of Life Profile wurde übersetzt und in einer Stichprobe mit deutschen Patienten hinsichtlich seiner Gütekriterien überprüft. Einige ursprüngliche Items wurden eliminiert, so dass das BeLP insgesamt kürzer als die englische Originalversion ist.

Anhand des BeLP werden 10 Lebensbereiche (Allgemeines Lebensgefühl, Arbeit, Freizeitgestaltung, Religion, Finanzen, Wohnung, Gesetz und Sicherheit, Familie, Freunde und Bekannte sowie schließlich Gesundheit) abgedeckt. Mittels maximal sieben Items zu jedem Bereich, die nach objektiven Situationen oder Ereignissen, Aktivitäten oder Kontakten des Betroffenen in den letzten vier Wochen bzw. im letzten Jahr abfragen, werden Merkmale der objektiven Lebensqualität erhoben. Anschließend werden die Patienten befragt, wie zufrieden sie mit den einzelnen Lebensbereichen allgemein sind, so dass eine subjektive Bewertung zu jedem Lebensbereich stattfindet. Dieses Instrument hat sich nach den ersten Erfahrungen innerhalb der psychiatrischen Praxis als einfach handhabbar erwiesen und kann laut den Autoren zumindest in der Gemeindepsychiatrie plausible und brauchbare Ergebnisse liefern.

Profil der Lebensqualität chronisch Kranker

Das Profil der Lebensqualität chronisch Kranker (PLC, SIEGRIST et al. 1996) ist ein einem theoretischen Modell entlehntes Verfahren, das zur Bewertung von Therapieprogrammen oder Maßnahmen hinsichtlich ihrer Auswirkungen auf die Lebensqualität chronisch kranker Menschen in den Bereichen des physischen, psychischen und sozialen Handlungsvermögens und Befindens entwickelt wurde.

Das PLC besteht aus einem Kernmodul mit 40 Items, sieben Fragen zur Soziodemografie, vier Zusatzfragen Z1-Z4 zur Erfassung der sozialen Unterstützung und aus krankheitsspezifischen bzw. inhaltlich-ergänzenden variablen Modulen. Das Kernmodul erfasst sechs Dimensionen der Lebensqualität (Leistungsvermögen, Genuss und Entspannungsfähigkeit, positive Stimmung, negative Stimmung, Kontaktvermögen und Zugehörigkeitsgefühl). Die Dimension Symptombelastung variiert krankheitsspezifisch und wird nur als Summenscore ermittelt und nach Krankheitsgruppen unterschiedlich operationalisiert. Das Verfahren kann sowohl zur Erfassung der Unterschiede zwischen Gruppen als auch zur Bestimmung der individuellen zeitlichen Lebensqualitätsveränderungen der einzelnen Patienten angewandt werden. Die Autoren empfehlen sowohl die Rückmeldung und Diskussion der Messergebnisse des PLC mit den Patienten, um subjektive Präferenzen der Patienten in die therapeutischen Entscheidungen mit einzubeziehen, als auch seinen Einsatz für Gruppenvergleiche in Quer- und Längsschnittstudien. Im deutschsprachigen Bereich wird das Instrument zunehmend eingesetzt.

Lebenszufriedenheits-Graph

Der Lebenszufriedenheits-Graph (LZG, FERRING & FILIPP 1997) stellt eine Methode dar, die erlauben soll, retrospektive Bewertungen des Lebens mit Blick auf unterschiedliche Zeitpunkte abzubilden und somit Lebenszufriedenheit in ihrem zeitlich-biographischen Verlauf zu rekonstruieren. Ausgehend von dem Alter von zehn Jahren sollten die Probanden in Fünf-Jahres-Abständen einschätzen, wie zufrieden sie mit ihrem Leben zu dem jeweiligen Alterszeitpunkt waren. Die erhaltenen Einschätzungen werden zu einer Lebenszufriedenheits-Kurve verbunden. Dabei wird Lebenszufriedenheit als ein Konstrukt verstanden, das interindividuell und intraindividuell variiert, das aber auch Gemeinsamkeiten bezüglich epochalnormierter Lebensereignisse innerhalb der unterschiedlichen Altersgruppen aufweist. Vor diesem Hintergrund kann man laut den Autoren vor allem mit Blick auf die Altersgruppenzugehörigkeit Unterschiede in der restrospektiven Bewertung feststellen, da sich verschiedene Geburtskohorten in der Bewertung ihres Lebens auch auf unterschiedliche epochal-normierte Ereignisse beziehen.

Der Lebenszufriedenheits-Graph ist eine Methode, die in Bezug auf ihre Gütekriterien weiterhin überprüft werden muss. Sie bedarf vor allem durch die wiederholte Anwendung an jüngeren Geburtsjahrgängen mit anders gelagerten Erfahrungen und Belastungen durch epochal-normierte Ereignisse einer weiteren Überprüfung. Insgesamt weisen die bisherigen Befunde das Verfahren jedoch als Methode aus, die inter- und intraindividuelle Variabilität in der lebensverlaufsbezogenen Zufriedenheit illustriert.

Anwendungsbeispiele

In den ersten Phasen der Lebensqualitätsforschung standen die theoretische Auseinandersetzung mit dem Konzept und die methodische Bearbeitung von Messinstrumenten im Vordergrund. Anwendungen der Lebensqualitätsforschung haben sich erst in den letzten Jahren verstärkt, nachdem die psychometrische Güte der entsprechenden Verfahren geprüft worden war. Frühe Querschnittsstudien, wie sie zur psychometrischen Testung und Validierung von Fragebögen durchgeführt wurden, gehören im strengen Sinn nicht zu den Anwendungen, da hier keine klinischen Aussagen angezielt werden.

Die Anwendung von Lebensqualitätserhebungen im klinischen Bereich erscheint dann besonders sinnvoll, wenn die gewonnenen Informationen auch handlungsrelevant werden und z.B. die Wahl spezifischer Therapieschemata nahelegen. Solange ein Indikationsschema fehlt, hängt die Entscheidung für oder gegen eine Lebensqualitätserfassung von dem Erkenntnisziel und entsprechenden Designs der Studie ab.

Im Bereich der Anwendung von Lebensqualitätsverfahren lassen sich 5 Bereiche differenzieren:

1. Kohortenstudien/Populationsstudien, in denen eine Population einmal (Querschnitt) oder über die Zeit (longitudinale Beobachtungsstudien) hinsichtlich ihrer Lebensqualität untersucht wird

2. Klinische Studien, in denen der Effekt von therapeutischen Maßnahmen auf die Lebensqualität von bestimmten Personen- oder Patientengruppen unter kontrollierten Bedingungen untersucht wird, z.B. randomisierte klinische Studien
3. Repräsentative Bevölkerungssurveys zur Verteilung von Lebensqualitätsratings in der Bevölkerung bzw. in spezifischen Erkrankungsgruppen (epidemiologische Studien)
4. Qualitätssicherung, in der Lebensqualität als ein Bewertungsparameter der Qualität der Versorgung gilt, z.B. Routinedokumentation der Lebensqualität in klinischen Versorgungseinrichtungen
5. Gesundheitsökonomische Studien unter Einbeziehung von Lebensqualitätsparametern zur Abschätzung des Benefits von Maßnahmen

In all diesen 5 aufgeführten Anwendungsbereichen, primär aber im Bereich der *Kohortenstudien*, ist in letzter Zeit eine Vielzahl von Veröffentlichungen erschienen, die Instrumente zur Erfassung der Lebensqualität mit einbeziehen (BULLINGER 1997).

Als Beispiel für eine Kohorten-Studie soll im Folgenden eine Untersuchung zur Lebensqualität chronisch kranker Menschen in der Stadt Hamburg in Zusammenarbeit mit der Behörde für Arbeit Gesundheit und Soziales dargestellt werden (BAGS- Studie).

Die Querschnittstudie wurde 1999 an der Abteilung für medizinische Psychologie der Universität Hamburg durchgeführt mit dem Ziel, die subjektive Gesundheit von in der Stadt Hamburg lebenden chronisch kranken Personen im Zusammenhang mit Erkrankung und Behandlung zu beschreiben. Personen aus verschiedenen Patientenorganisationen und Selbsthilfegruppen wurden mittels Telefoninterviews mit dem Fragebogen SF-12 zu ihrem Gesundheitszustand und anderen psychosozialen Parametern befragt. Insgesamt wurden 746 erwachsene Personen mit Diabetes mellitus, Rheuma und Schlaganfall in die Studie mit einbezogen, das Alter der Personen variierte von 26 bis 91 Jahren. Mit Hilfe der Patientenorganisationen für Diabetes-, Rheuma- und Schlaganfall-Betroffene wurden deren Mitglieder in einem Informationsbrief über die Studie unterrichtet und um Mitarbeit gebeten. Insgesamt 22% der angeschriebenen Personen nahmen teil, 207 (von 950) Diabetes-Betroffene, 251 (von 1980) Rheuma-Betroffene, 288 (von 750) Schlaganfall-Betroffene. Die Befragungen wurden zu den Themen gesundheitsbezogene Lebensqualität, psychosoziale Faktoren, Wahrnehmung von Versorgungsstrukturen und Lebensbedingungen in der Stadt durchgeführt, dabei wurden standardisierte Messinstrumente verwandt.

Abb. 6 stellt die Lebensqualitätsunterschiede der verschiedenen Erkrankungsgruppen im Vergleich mit der Normpopulation für die körperliche Sum-

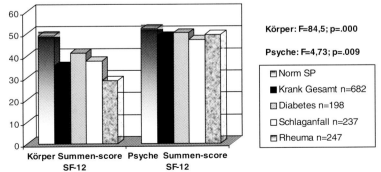

Abb. 6: Subjektive Gesundheit in der BAGS-Studie

menskala des SF-12 und die psychische Summenskala des SF-12 dar. Es ist zu erkennen, dass die befragten Patienten der drei Untergruppen, sowie insgesamt als Gesamtgruppe, eine signifikant niedrigere Lebensqualität in den beiden Dimensionen der Lebensqualität, Körper und Psyche, im Vergleich zur Normpopulation angaben. Die Ergebnisse zeigten Unterschiede zwischen den Patientengruppen primär im Bereich der körperlichen Dimension des SF-12, wobei die Rheuma-Betroffenen die größten Beeinträchtigungen der Lebensqualität angaben. In der psychischen Dimension der Lebensqualität waren diese Beeinträchtigungen weniger stark und weniger unterschiedlich zwischen den Diagnosegruppen. Mit Hilfe einer Regressionsanalyse wurden die Faktoren identifiziert, die zur Lebensqualität der einzelnen Betroffenen beitragen. Für die zwei durch den SF-12 erfassten Dimensionen der Lebensqualität waren dies die folgenden Faktoren:

- für die psychische Dimension
  - Belastung
  - Einsamkeit
- für die körperliche Dimension
  - Zufriedenheit mit der Versorgung in der Stadt
  - Komorbidität
  - Alter

In einem weiteren Schritt wurden geschlechtsdifferenzierte Analysen für die jeweiligen Betroffenengruppen durchgeführt, hierbei zeigte sich, dass die mit der Lebensqualität in Verbindung stehenden Variablen sich in der Art zwischen den Geschlechtern nicht unterscheiden, allerdings in der Intensität und dem Muster ihres Beitrags zur erklärten Varianz, wobei diese zwischen 22% und 60% schwankte.

Die Ergebnisse zeigen in methodischer Hinsicht, dass die Erfassung der Lebensqualität mit Telefoninterviews auch bei gesundheitlich stark beeinträchtigten Personengruppen möglich und durchführbar ist. Darüber hinaus zeigte sich inhaltlich, dass die Lebensqualität der Befragten sich zwischen den Diagnosegruppen unterscheidet und dass psychosoziale Faktoren für die Lebensqualität eine Rolle spielen und auch Geschlechtsunterschiede zu finden sind. Die Studie erlaubt damit, die Befindlichkeit spezifischer Personengruppen zu beleuchten und zum Gegenstand optimierter Gesundheitsangebote im regionalen Kontext zu machen.

Als weiteres Beispiel für Kohorten-/Populationsstudien kann eine *Längsschnitt-Interventions-Studie* von BULLINGER et al. (1996) mit zwei Messzeitpunkten dargestellt werden, in der die Lebensqualität bei Patienten mit peripherer arterieller Verschlusskrankheit (PAVK-Patienten) vor und nach Prostaglandintherapie untersucht wurde. In die Längschnittstudie wurden PAVK-Patienten im Fontane-Stadium 2 bis 4 einbezogen, wobei internistisch und chirurgisch betreute Patienten per Interview mit dem SF-36 befragt wurden. Ziel war es, die Wirkung der Prostaglandintherapie bei 308 älteren und multimorbiden Patienten zu erfassen. *Abb. 7* stellt die Lebensqualitätsbeurteilung der Patienten vor Behandlung mit Prostaglandin und eine Woche nach Beginn der Behandlung mit Prostaglandin auf den verschiedenen Subskalen des SF-36 dar. Zu erkennen ist eine signifikante Verbesserung der Lebensqualitätsbeurteilung auf nahezu allen Subskalen (Ausnahme soziale Funktionsfähigkeit).

Vergleicht man die Beurteilung der Lebensqualität der Patienten vor der Behandlung mit der Normpopulation (*Abb. 8*), so lässt sich feststellen, dass die Lebensqualität der Patienten mit arterieller Verschlusskrankheit von der Normpopulation signifikant abweicht, dahingehend, dass die Patienten für sich in allen Subskalen des SF-36 eine schlechtere Lebensqualität angeben. Dies speziell in den Subskalen körperliche Funktionsfähigkeit, Schmerz und emotionale Rollenfunktion.

Bei beiden Anwendungsbeispielen wurde die Lebensqualität der Patienten für verschiedene Bereiche detailliert dargestellt, einmal im Querschnitt, einmal im Längsschnitt, es wurden aber keine Kontrollgruppen in die Studie einbezogen.

Im Verhältnis zu den Kohortenstudien sind *randomisierte klinische Studien* noch relativ rar, zumindest im deutschsprachigen Raum. Für den amerikanischen Sprachraum ist dies anders, was damit zu erklären ist, dass dort die Einbeziehung

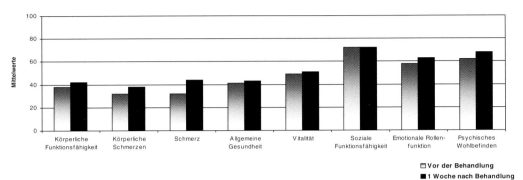

Abb. 7: PAVK-Studie: Arterielle Verschlusskrankheit (BULLINGER et al. 1996)

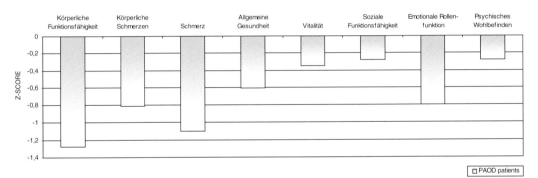

Abb. 8: PAVK-Studie: Arterielle Verschlusskrankheit (BULLINGER et al. 1996)

von Lebensqualitätsparametern in klinischen Prüfungen durch die Richtlinien der Federal Drug Administration (FDA) empfohlen wird. Die Identifikation eines zusätzlichen Nutzens von Studien durch Einbeziehung der Lebensqualität ist im angloamerikanischen Sprachraum im Bereich klinischer Studien obsolet; so wird in der Onkologie der EORTC-Fragebogen zur differenzierten Erfassung der Effekte unterschiedlicher Chemotherapiestrategien bei Krebspatienten bzw. auch zur vergleichenden Erfassung der Effekte von chirurgischen versus medikamentösen Verfahren bei Mammakarzinomen zunehmend einbezogen (AARONSON et al. 1996). Der Einsatz von Lebensqualitätserhebungen in klinischen Studien ist vor allem dann sehr verbreitet, wenn der Eingriff klinisch bedeutsame Veränderungen in Befinden und Funktionsfähigkeit des Patienten erwarten lässt. Die Qualität, Richtung und Intensität solcher Veränderungen hängt sowohl von der Grundkrankheit als auch von der Art der Therapie ab.

Für alle Studiendesigns gilt, dass die Lebensqualitätserhebungen parallel zu den klinischen Untersuchungen stattfinden sollten, um Zusammenhänge zwischen medizinischen und psychosozialen Daten analysieren zu können. Bei Längsschnittstudien sind geeignete Messzeitpunkte vor dem Eingriff, unmittelbar danach und anlässlich der Nachsorgetermine. Wenn Interesse an intensiver

Dokumentation der Lebensqualität besteht, z.B. im Rahmen neuer Interventionstechniken, kann zwischen den klinischen Terminen ein engeres Raster der Messzeitpunkte gewählt werden.

Als Beispiel für eine randomisierte klinische Studie soll an dieser Stelle eine Untersuchung von KÜCHLER (1996) zum Einfluss psychosozialer Betreuung auf Lebensqualität und Überlebenszeit von Patienten mit gastrointestinalen Tumoren dargestellt werden. Ziel der Studie war es, die Wirkung der psychosozialen Betreuung nach einem neuen Konzept versus einer Standardbehandlung auf Lebensqualität und Überlebenszeit zu untersuchen. Hauptziele der Betreuung waren die Unterstützung bei der Anpassung an Diagnose, Behandlung und Behandlungsfolgen, Stärkung eines aktiven kämpferischen Umgangs mit der Erkrankung und den entsprechenden Belastungen sowie die Förderung von Hoffnung und Zuversicht. Ein weiteres Ziel war die Verbesserung der Kommunikation zwischen Patient, den Behandelnden und der Familie des Patienten. Es handelte sich um eine randomisierte prospektive Studie mit sechs Messzeitpunkten. Das für die Untersuchung zentrale Konstrukt der subjektiven Lebensqualität wurde mit Hilfe standardisierter Fragebögen erfasst. Als Hauptinstrumente sind hier der im Rahmen der European Organisation for Research and Treatment of Cancer (EORTC) entwickelte Lebensqualitätsfragebogen (AARONSON et al. 1993) sowie die deutsche Version der Mental Adjustment to Cancer Scale (MAC-Skala) (GREER et al. 1989) zu nennen. Die Erfassung der Lebensqualität mit dem Selbstbeurteilungsinstrument der European Organisation for Research and Treatment of Cancer (EORTC-Fragebogen) erfolgte dabei vor Intervention und in regelmäßigen Abständen bis zwei Jahren nach Intervention. Die Stichprobe bildeten 271 diagnostizierte Patienten mit gastrointestinalem Tumor, unterteilt in eine Experimentalgruppe von 136 Patienten und eine Kontrollgruppe von 135 Patienten. Die Befragung wurde in einem Zentrum der Universität Kiel durchgeführt. Nach Aufnahme in die Klinik wurden alle Patienten mit gastrointestinalen Tumoren auf ihre Diagnose hin gescreent und die Aufnahmekriterien überprüft. Danach wurde eine Einverständniserklärung von den Patienten eingeholt, diese wurden nach Geschlecht stratifiziert, wonach eine Randomisierung der Patienten in eine Experimental- und Kontrollgruppe erfolgte. Nach Randomisierung fand die erste Lebensqualitätserfassung präoperativ mit dem EORTC-Lebensqualitätsfragebogen statt. Die Patienten der Experimentalgruppe erhielten während des gesamten stationären Aufenthalts eine psychosoziale Betreuung; es wurde ebenso eine Dokumentation der psychosozialen Betreuung vorgenommen. Die Patienten der Kontrollgruppe erhielten keine psychosoziale Betreuung, jedoch wurden alle medizinischen Interventionen genauestens dokumentiert. Die zweite Erhebung mit dem Lebensqualitätsfragebogen EORTC fand 14 Tage nach Operation mit einer postoperativen Fassung statt. Die weiteren Lebensqualitätsnachbefragungen wurden 3 Monate, 6 Monate, 12 Monate und 24 Monate im Verlauf nach Entlassung aus der Klinik durchgeführt.

Die Analyse der Lebensqualitätsdaten gestaltete sich aufgrund von Überlebenszeitunterschieden zwischen den beiden Gruppen schwierig; bezieht man nur die Daten der überlebenden Patienten ein, so lässt sich feststellen, dass die Patienten von der Gesamtbehandlung auch in Bezug auf ihre Lebensqualität im Nachbeobachtungszeitraum profitieren. Bezieht man die verstorbenen Patienten in die Analyse mit ein, so wird in der Gesamtstichprobe das präoperative Ausgangsniveau nicht mehr erreicht; gleichzeitig lassen sich Un-

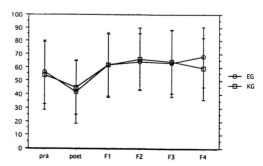

Abb. 9: „Lebensqualität insgesamt", Verlauf bis 2 Jahre postoperativ – nur überlebende Patienten (KÜCHLER et al. 1996)

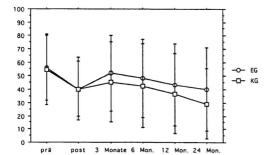

Abb. 10: „Lebensqualität insgesamt", Verlauf bis 2 Jahre postoperativ – einschließlich verstorbener Patienten (n = 271) (KÜCHLER et al. 1996)

terschiede in der Lebensqualität zwischen Experimentalgruppe und Kontrollgruppe nachweisen. Unter methodischen Gesichtspunkten macht dieser Untersuchungsteil damit auch auf ein in der Literatur wenig beachtetes Problem der Lebensqualitätsmessung aufmerksam.

Relativ neu in der Forschungslandschaft ist der *epidemiologische Einsatz* von Lebensqualitätsverfahren. In Studienbeispielen aus Deutschland können hierfür sowohl die Normstudie zum Short Form 36 Health Survey als auch der Gesundheitssurvey des Robert-Koch-Institutes (BELLACH et al. 1999) herangezogen werden.

Bei der Normstudie zum SF-36 wurde der Fragebogen zur Gewinnung von Normdaten und zur Einschätzung des Einflusses von soziodemographischen Merkmalen und des Gesundheitsstatus des SF-36 an 3000 repräsentativ ausgewählten Personen in Ost- und Westdeutschland im Alter von 14 bis 85 Jahren eingesetzt. Es handelte sich dabei um eine Querschnittsstudie im Rahmen einer Infratest-Mehrteambefragung, bei der die ausgewählten Personen den SF-36 während einer Bus-Befragung im Selbstbericht ausfüllten. *Abb. 11* stellt die Geschlechts- und Bundeslandeffekte der Befragung dar. Im Profil der Ergebnisse über die verschiedenen Subskalen des SF-36 lassen sich signifikante Unterschiede zwischen den alten Bundesländern dahingehend erkennen, dass die Personen in den alten Bundesländern ihre Lebensqualität signifikant besser einschätzen als die Personen in den neuen Bundesländern. Zusätzlich lässt sich aus der Abbildung entnehmen, dass Frauen ihre Lebensqualität im Vergleich zu Männern geringer einschätzen. Vor allen Dingen Frauen aus den neuen Bundesländern geben für sich über alle Subskalen hinweg die geringste Lebensqualität im Vergleich zu den anderen Gruppen an. Die differenzierte Erhebung der Normpopulation hinsichtlich Alter, Geschlecht, aber auch Erhebung verschiedener Diagnosen bzw. Erkrankungsgruppen erlaubt eine differenzierte Darstellung der Lebensqualitätsbeurteilung von verschiedenen Patientengruppen im Vergleich zur alters- und geschlechtsspezifischen Normpopulation in Deutschland. In *Abb. 12* ist die Lebensqualität von diabetischen Patienten im Vergleich zu der Normpopulation dargestellt. Hierbei wurde die Normpopulation sowohl alters- und geschlechtsspezifisch als auch einmal als Normpopulation dargestellt. Aus der Abbildung ist zu erkennen, dass diabetische Patienten ihre Lebensqualität über alle Subskalen hinweg signifikant niedriger einschätzen.

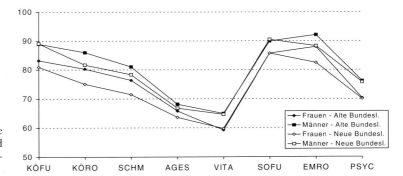

Abb. 11: Normstichprobe SF-36: Geschlechts- und Bundeslandeffekte (BULLINGER & KIRCHBERGER 1998)

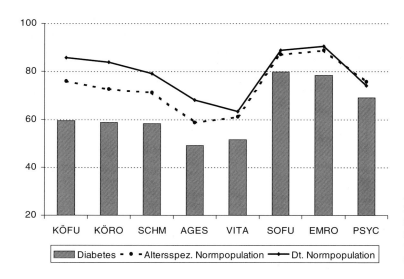

Abb. 12: SF-36 für Patienten mit Diabetes im Vergleich zur alters- und geschlechtsspezifischen Normpopulation (BULLINGER & KIRCHBERGER 1998)

Als weiteres Beispiel für den Einsatz von Lebensqualitätsinstrumenten in epidimiologischen Studien ist die Durchführung des Gesundheitssurveys des Robert-Koch-Institutes im Jahre 97/98, bei dem der SF-36 an über 7000 Personen aus einer repräsentativen Stichprobe der deutschen Bevölkerung eingesetzt wurde. Die Ergebnisse der Lebensqualitätserhebung im Rahmen dieser bevölkerungrepräsentativen Studie werden im *Kap. V – 5* von BELLACH und RADOSCHEWSKI genauer vorgestellt.

Die Erfassung der Lebensqualität in *Qualitätssicherungsstudien* erfolgt auf Basis der drei von DONABEDIAN (1966) dargestellten Ebenen

1. Strukturqualität,
2. Prozessqualität und
3. Ergebnisqualität.

Die Erfassung der Lebensqualität ist hier als Teil der Ergebnisqualität zu betrachten, wie zum Beispiel im Rahmen einer vom Bundesministerium für Gesundheit geförderten großen multizentrischen Feldstudie „Modellprogramm des BMG zur Versorgungsunterstützung".

Zentrales Ziel dieses vom BMG geförderten Modellprogramms zur Verbesserung der Versorgung Krebskranker war es, anhand der Tracerdiagnosen Mammakarzinom, Rektumkarzinom und Lungenkarzinom die medizinische Versorgung flächendeckend zu erfassen und die Versorgungsrealität zu bewerten. Damit soll die Qualität der Versorgung belegt, ggf. optimiert werden.

In den seit 1995 geförderten Feldstudien (LIT) werden von 9 ausgewählten Tumorzentren und onkologischen Schwerpunkten innerhalb Deutschlands routinefähige Verfahren der Qualitätssicherung im Bereich der onkologischen Versorgung entwickelt und erprobt. In den Studien werden die strukturellen Voraussetzungen, die Abläufe und das Ergebnis der Behandlung von Krebspatienten („Tracerdiagnosen": Mammakarzinom, Rektumkarzinom und Lungenkarzinom) anhand von Richtlinien für Diagnostik, Therapie und Nachsorge evaluiert. Einen wesentlichen Schwerpunkt der Studien stellt die direkte Befragung der Patienten dar, wobei vor allem die Dokumentation der Lebensqualität (subjektive Befindlichkeit) und die psychosoziale Situation im Vordergrund stehen. In den Feldstudien wird die Lebensqualität aller Patienten der beteiligten Tumorzentren und Zentren mit onkologischem Schwerpunkt erfasst, bei denen im Zwei-Jahres-Zeitraum ein Mamma-, Rektum- oder Lungenkarzinom neu diagnostiziert wird. Voraussetzung ist die schriftliche Zustimmung der Patienten. Bei einer vollständigen Erfassung kann von einer Zahl von ca.

6000 Patienten bezüglich der Tracerdiagnosen ausgegangen werden.

Die Erfassung der Lebensqualität der Patienten erfolgt durch Selbstbeurteilung der Patienten und durch Fremdbeurteilung durch den Arzt, mittels postalischer halbjährlicher Befragung über einen Zeitraum von fünf Jahren. Für die Erfassung der Lebensqualität der Patienten wurde die Verwendung des Lebensqualitätsmessinstruments der European Organization for Research and Treatment of Cancer (EORTC), der EORTC QLQ C-30 (dt. Version) mit den jeweiligen diagnosespezifischen Modulen (LC-13 (Lunge), BR-23 (Mamma), CR-38 (Rektum) ausgewählt. Die Lebensqualitätserfassung durch die Ärzte erfolgt mit dem SPITZER-Index. Einen zentralen Stellenwert im methodischen Ablauf der Feldstudien nimmt die Studienbegleitung durch zwei Referenzzentren ein (Institut für Psychosomatische Medizin der Technischen Universität München und Institut für Biometrie und Epidemiologie der Ludwig-Maximilians-Universität München), die die Einzelheiten der Evaluation und Dokumentation der Lebensqualität mit den jeweiligen Zentren abstimmen und koordinieren und die Auswertung der Lebensqualitätsdaten begleiten.

Das bisher wichtigste vorläufige Ergebnis der Studie stellt die Koordination und Vereinheitlichung der Lebensqualitätsdatenerfassung in den 9 Feldstudienzentren dar. Bereits zum jetzigen Zeitpunkt kann von einer hohen Akzeptanz der Lebensqualitätsbefragung von Seiten der beteiligten Ärzte und Patienten ausgegangen werden. Aus jetziger Sicht scheint sich die Erfassung der Lebensqualität in die Gesamtbehandlung der Regelversorgung integrieren zu lassen. Zur Auswertung der

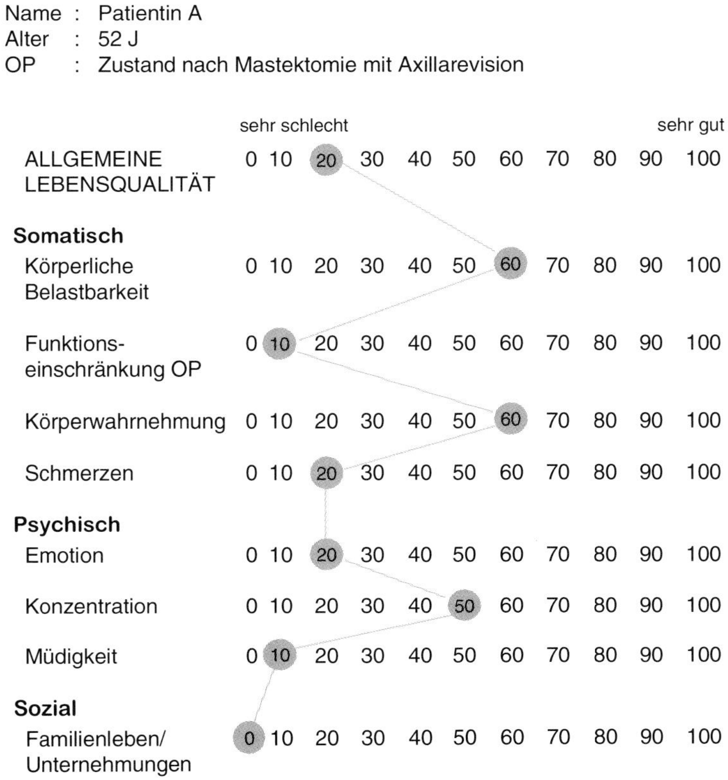

Name : Patientin A
Alter : 52 J
OP : Zustand nach Mastektomie mit Axillarevision

	sehr schlecht									sehr gut
ALLGEMEINE LEBENSQUALITÄT	0	10	(20)	30	40	50	60	70	80	90	100
Somatisch											
Körperliche Belastbarkeit	0	10	20	30	40	50	(60)	70	80	90	100
Funktionseinschränkung OP	0	(10)	20	30	40	50	60	70	80	90	100
Körperwahrnehmung	0	10	20	30	40	50	(60)	70	80	90	100
Schmerzen	0	10	(20)	30	40	50	60	70	80	90	100
Psychisch											
Emotion	0	10	(20)	30	40	50	60	70	80	90	100
Konzentration	0	10	20	30	40	(50)	60	70	80	90	100
Müdigkeit	0	(10)	20	30	40	50	60	70	80	90	100
Sozial											
Familienleben/ Unternehmungen	(0)	10	20	30	40	50	60	70	80	90	100

Abb. 13: Profildarstellung EORTC (LORENZ & KOLLER 1998)

Lebensqualitätsdaten auf einer individuellen Basis wurde von LORENZ & KOLLER (1998) eine Profildarstellung von Lebensqualitätswerten ausgewählter Bereiche des EORTC-Fragebogens entwickelt, die bei einem Vorliegen von Norm- oder Referenzdaten die Einordnung einzelner Patienten in Risikogruppen zulässt. Die Profildarstellungen sollen den Ärzten schnelle Rückmeldung und Visualisierung der Ergebnisse im Einzelfall ermöglichen und können als Krankenblätter abgeheftet werden.

Ökonomische Evaluationen von Gesundheitsleistungen gewinnen in den letzen Jahren auch in Deutschland immer mehr an Bedeutung. Als Anwendungsbeispiel für diesen Bereich soll im Folgenden eine Studie von GREINER (1999), bei der die Berechnung von Lebensqualität im Zusammenhang mit Kosten-Nutzen-Analysen am Beispiel der Transplantationsmedizin mit einbezogen wurden, dargestellt werden.

Bei dieser empirischen Untersuchung der Kosten und Nutzen von Leber- und Nierentransplantationen wurde die Anwendbarkeit der Methodik der Lebensqualitätserfassung mittels Indizes im Feldversuch belegt. Dabei erwies sich bei allen verwendeten Studienformen die Überlegenheit der Nierentransplantation gegenüber der Dialyse, während die Lebertransplantation weitaus mehr Kosten verursacht als die Alternativbehandlung und auch bezüglich Kostenwirksamkeit sowie Kosten-Nutzwert-Quotienten wesentlich ungünstigere Ergebnisse gezeigt hat. Beide Transplantationsarten gehören zu den hochtechnologischen Medizinverfahren. Für Nierentransplantationen konnte deren Potential, die Lebensqualität der Patienten zu erhöhen und bereits mittelfristig zu Einspareffekten für die Kostenträger beizutragen, nachgewiesen werden. Die Studie kommt zu dem Ergebnis, dass sowohl aus Patienten- wie aus Krankenversicherungssicht eine Ausweitung der Zahl der Nierentransplantationen uneingeschränkt zu begrüßen ist. Die Lebensqualitätsgewinne, die durch eine erfolgreiche Lebertransplantation möglich sind, sind schon jetzt evident. Hier würde vor allem eine Senkung der hohen Mortalität nach der Operation das Kosten-Nutzen-Verhältnis wirksam verbessern.

Methodisch hat die Studie die Eignung des Euro QoL für Interventionen gezeigt, wie Transplantationen einen erheblichen Effekt auf das Patientenwohlbefinden haben. Da bei diesem Lebensqualitätsmessinstrument der Indexwert mittels zwei verschiedener Methoden ermittelt werden kann (Wert der visuellen Analogskala und EuroQoL-Indexwert), ist außerdem eine Überprüfung der qualitativen Komponente bei der QALY-Berechnung möglich. Generische Instrumente, die Lebensqualitätswerte auf einen einzigen Wert reduzieren, können im Rahmen von Kosten-Nutzwert-Analysen für die Berechnung von qualitätskorrigierten Lebensjahren (QALYs) eingesetzt werden. Dazu wird die Restlebenszeit mit der gemessenen Lebensqualität gewichtet und der so errechnete Wert verschiedener Behandlungsalternativen miteinander verglichen. Bei gegebenem Budget kann mittels des Kriteriums „Kosten pro gewonnenem QALY" über die Ressourcenallokation nach dem Grundsatz der Maximierung des Gesamtnutzen entschieden werden. Die Standardisierung dieser Methoden mittels Guidelines oder Richtlinien kann zur Qualitätssicherung der Studien und zu größerer Akzeptanz bei verschieden Adressaten führen und so die Methodik der Wirtschaftlichkeitsuntersuchung zur Entscheidungsunterstützung bei der Ressourcenallokation im Gesundheitswesen mit heranziehen.

Implikationen

In den 20 Jahren ihres Bestehens hat sich die Thematisierung von Lebensqualität von einem Außenseiter-Thema zu einem integralen Bestandteil der Evaluationsforschung in der Medizin entwickelt. Für die Sozial- und Verhaltenswissenschaften, speziell die Psychologie, hat die Lebensqualitätsforschung darüber hinaus eine Möglichkeit zur Kooperation mit den medizinischen Fächern geboten. Im Rahmen der Kritik an den klassischen Zielkriterien ist die Lebensqualität in den Vordergrund des ärztlichen Handelns getreten und damit die psychologische Situation der Patienten. Im Zuge der gesundheitspolitischen Diskussion ist aber auch die methodische Qualität psychologischer Expertise in der Frage der

Evaluation medizinischer Leistungen zur Sprache gekommen. Grundlage für diese Entwicklung in Richtung Kooperation zwischen Medizin und Psychologie ist einerseits die zunehmende Ressourcen-Knappheit in der Medizin, die die Outcomes der medizinischen Therapien in Frage stellt, andererseits aber auch eine Hinwendung zum Subjekt in der Medizin, die Frage also, wie man im individuellen Fall dem Patienten gerecht werden und wie unter Wahrung seiner Autonomie entschieden werden kann.

Im internationalen Raum hat sich die Lebensqualitätsforschung rasch von vereinzelten nationalen Bestrebungen hin zur Schaffung von übergreifenden Kooperationsstrukturen entwickelt. Hierbei ist sicherlich nicht ohne Bedeutung, dass im Zuge der europäischen Vereinigung und auch der Harmonisierung der Arzneimittelzulassungen eine Vereinheitlichung des diagnostischen und evaluativen Instrumentariums zumindest in Europa vorrangig ist.

Zum Stand der Forschung im deutschsprachigen Raum kann zusammenfassend festgestellt werden, dass sich die Lebensqualitätsforschung im Vergleich zur internationalen Forschung nach verzögertem Beginn etabliert hat und dass der Anteil empirischer Studien zunimmt, wobei hier populationsbezogene Studien überwiegen und klinische Studien noch weitgehend rar sind. Nach anfänglicher Skepsis ist das Konzept Lebensqualität im deutschsprachigen Raum weitgehend akzeptiert, die Anwendung von Messinstrumenten zur Lebensqualität ist im Bereich der universitären Forschung hoch, in anderen Bereichen (z.B. Industrie, Versorgung) aber noch ausbaufähig.

Die Stärken der Entwicklung im Bereich der Lebensqualitätsforschung liegen nicht so sehr im konzeptuellen, deutlich aber im methodischen und zunehmend auch im anwendungsbezogenen Bereich. Dies sollte allerdings nicht darüber hinwegtäuschen, dass das Feld mit einigen grundlegenden Schwierigkeiten und Problemen zu kämpfen hat. Dazu gehört einerseits die konzeptuelle Verankerung des Begriffes „Lebensqualität" in einer fundierten Theorie, des Weiteren die Frage der Messbarkeit der Lebensqualität über den Selbstbericht der Patienten und schließlich die Frage des Nutzens von Lebensqualitätsuntersuchungen für die Patienten, für die in der Medizin Tätigen und für das medizinische Versorgungssystem insgesamt.

Offene Fragen der Lebensqualitätsforschung bestehen also in der individuellen Relevanz des Lebensqualitätskonzepts bzw. dem Problem des Repräsentierens individueller Lebensqualitätsdimensionen durch standardisierte Instrumente, der Frage nach der Übereinstimmung von Selbst- und Fremdbericht, der begrifflichen Übereinstimmung zwischen Wohlbefinden, Depression und Lebensqualität, der Gewichtung von Lebensqualitätsindikatoren, der klinischen Relevanz von Lebensqualitätserhebungen in der Praxis und der Frage, was für den Patienten wichtiger ist: Gesundheitszustand oder Lebensqualität. Obwohl inzwischen Konsens darüber herrscht, dass Lebensqualität ein mehrdimensionales Konstrukt ist, das auch multidimensional erhoben werden und sich auf Patientenaussagen stützen sollte, wird immer wieder bezweifelt, ob dies der richtige Lösungsweg zur Operationalisierung eines komplexen Konstrukts ist.

Die Erforschung der Lebensqualität von Patienten gewinnt zunehmend auch in klinischen Bereichen an Bedeutung und erlaubt Aussagen darüber, welche Patientengruppen von welchen Behandlungsstrategien hinsichtlich ihrer Lebensmöglichkeiten am meisten profitieren. Diese Informationen können in das Gespräch zwischen Arzt und Patient einfließen, z.B. dann, wenn eine Entscheidung zwischen therapeutischen Handlungsalternativen erforderlich ist. Der dazu in Studien erforderliche Aufwand ist sicher nicht unbeträchtlich, aber lohnenswert. Die Berücksichtigung der Patientenperspektive in der Lebensqualitätsforschung leistet in diesem Sinne einen Beitrag zur patientenorientierten Medizin.

Vor dem Hintergrund dieser Implikationen für Forschung und Praxis verdient die Erfassung der Lebensqualität des Patienten in Zukunft größere Beachtung, konzeptuelle, methodische und praktische Ansätze liegen bereits vor. Obwohl dem Begriff Lebensqualität (historisch-tradiert) in der Medizin mit gewisser Skepsis begegnet wurde, zeigt das sich zunehmend entwickelte Forschungsfeld der Lebensqualitätserfassung, dass die Lebensqualität von Patienten definierbar und erfassbar ist und dass ein entsprechender Einsatz von Verfahren zu neuen Erkenntnissen über die Wirkung von Behandlungen führen kann.

Zum Problem der Messbarkeit ist zu sagen, dass die bisher existierenden krankheitsübergreifenden und krankheitsspezifischen Ansätze einen beschränkten, allerdings methodisch akzeptablen Zugang zur Erforschung der Lebensqualität darstellen. Wie valide dieser Bericht ist und wie weit auch inhaltliche Kriterien der individuellen und impliziten Rekonstruktion des Begriffes Lebensqualität bei den einzelnen Patienten damit abgebildet werden, ist nach wie vor fraglich.

Im Bereich der Anwendung der Lebensqualitätsforschung findet sich sehr häufig eine bemerkenswerte Konvergenz der Ergebnisse. Hier stellt sich die Frage, inwieweit Lebensqualitätsmessinstrumente subtil genug differenzielle Behandlungseffekte abprüfen, oder auch, inwieweit sie von Einflüssen der Situation, der Stimmung oder der Antworttendenzen abhängig sind. Andererseits können kognitive Prozesse wie z.B. Krankheitsbewältigung, gesundheitsbezogene Kontrollüberzeugungen oder – weiter gefasst – auch persönlichkeitsgebundene Einstellungen zu Erkrankung und Behandlung die Lebensqualitätsäußerungen eventuell stärker als die medizinischen Behandlungen beeinflussen. Auch aus psychosomatischer oder psychotherapeutischer Sicht sind solche Überlegungen interessant: sie weisen darauf hin, dass Verarbeitungsprozesse, wie sie sowohl in der Psychoanalyse als auch in der Verhaltensmedizin aufgedeckt werden, auch von Bedeutung dafür sind, wie Menschen sich im Zusammenhang mit Erkrankung und Behandlung bzgl. ihrer Lebensqualität einschätzen. Eine Konsequenz aus der empirischen Fundierung der Rolle solcher psycho-sozialer Prädiktoren ist, psychologische Verfahren der Beratung als auch der Psychotherapie als unterstützende Maßnahmen im ärztlichen Team gezielt miteinzubeziehen, um auf eine Lebensqualitätsverbesserung bei den Patienten hinzuwirken.

Die Realisierung von Lebensqualitätsstudien erfordert die Bereitschaft von Klinikern, sich der Lebensqualitätsforschung zu widmen. Das setzt sowohl eine interdisziplinäre Zusammenarbeit verschiedener medizinischer sowie sozialwissenschaftlicher Disziplinen voraus als auch einen Konsens darüber, dass – wie die WHO in ihrer Gesundheitsdefinition nahe legt – neben medizinischen auch psychosoziale Aspekte von Krankheit und Therapie für Therapieevaluation und Therapieindikation von Bedeutung sind.

Lebensqualität für die Verbesserung der Versorgung bedeutet also einerseits die Sensibilisierung der Arzt-Patient-Beziehung, besonders im Rahmen der Aufklärung unter Berücksichtigung von Art und Ausmaß des Erkrankung, andererseits bedeutet Lebensqualitätsforschung aber auch die Berücksichtigung der Ergebnisse klinisch-wissenschaftlicher Studien zur Evaluation medizinischer Interventionen.

Eine kritische Reflexion des Wertes des Lebensqualitätszielkriteriums in der Medizin legt auch eine Skepsis gegenüber der Umsetzung der Forschungsergebnisse nahe. Zwar sind, wie aus klinischen Studien ersichtlich, Informationen aus Lebensqualitätsstudien über die positive Wirkung bestimmter Behandlungen im Vergleich zu anderen auf die Lebensqualität zu finden. Allerdings ist gerade bei Divergenz von klinischen und Lebensqualitätsergebnissen fraglich, welchen Stellenwert die Lebensqualitätsveränderungen im Rahmen der individuellen Therapieplanung bzw. im weiteren gesundheitspolitischen Umfeld haben können. Wenn die Verbesserung der Lebensqualität von Patienten tatsächlich primäres Ziel für medizinisches Handeln wird, wird dies kostenintensiv, weil sie nicht nur allein mit klassischen medizinischen Maßnahmen realisierbar und Gegenstand intensiven gesellschaftlichen Diskurses sein wird.

Die Lebensqualitätsforschung kann und soll ein intensives Gespräch mit dem Patienten und die differenzierte Therapieindikation aus klinischer Erfahrung nicht ersetzen, sie kann aber dazu beitragen, das Ergebnis medizinischer Maßnahmen für den Patienten wissenschaftlich nachvollziehbar zu dokumentieren und Informationen darüber zu liefern, wie medizinisches Handeln durch Kenntnis der Auswirkungen von Therapie auf das Erleben und Verhalten des Patienten weiter zu optimieren ist.

Der Dialog zwischen Medizin und Psychologie ist mit dem Thema Lebensqualität offener denn je und wissenschaftlich wie theoretisch ertragreich: Zusammenarbeiten tut not, um zu eruieren, was Gesundheit im Erleben des einzelnen Patienten bedeutet und wie ein therapeutischer Gesundheitszugewinn von den Patienten erfahren wird.

Literatur

AARONSON NK, AHMEDZAI S, BERGMAN B, BULLINGER M, CULL A, DUEZ NJ, FILIBERTI A, FLECHTNER H, FLEISHMAN SB, DE HAES JC et al.: The European Organization for Research and Treatment of Cancer QLQ-C30: A Quality of Life Instrument for Use in International Clinical Trials in Oncology. J Nat Cancer Inst 85 (1993) 385-376

AVERBECK M, LEIBERICH P, GROTE-KUSCH MT, OLBRICH E, SCHRÖDER A, BRIEGER M, SCHUMACHER K: Skalen zur Erfassung der Lebensqualität (SEL) (Manual, SEL-Langfrom, SEL-Kurzform, Auswertungsblatt). Swets, Frankfurt (1997)

BADURA B, KAUFHOLD G, LEHMANN H, PFAFF H, SCHOTT T, WALTZ M: Leben mit dem Herzinfarkt. Eine sozialepidemiologische Studie. Springer, Berlin (1987)

BAKER GA, SMITH DF, DEWEY M, JACOBY A, CHADWICK DW: The Initial Development of a Health-Related Quality of Life Model as an Outcome Measure in Epilepsy. Epilepsy Res 16 (1993) 65-81

BELLACH BM: Der Bundesgesundheitssurvey 1998. Erfahrungen, Ergebnisse, Perspektiven. Gesundheitswesen 61 (1999) 55-56

BERGNER M, BOBBIT RA, CARTER WB, GILSON BS: The Sickness Impact Profile: Development and Final Revision of a Health Status Measure. Med Care 19 (1981) 780-805

BRADBURN NM: The structure of psychological well-being. Aldine, Chicago (1969)

BRAZIER J et al.: Deriving a preferenced-based single index from the UK SF-36 Health Survey. Journal of Clinical Epidemiology. Vol 51, No. 11 (1998) 1115-1128

BUCQUET D (ed.): European Guide to the Nottingham Health Profile. Dauphin: Imprimerie Air (1992)

BULLINGER M: Gesundheitsbezogene Lebensqualität und subjektive Gesundheit. Psychotherapie, Psychosomatik und Medizinische Psychologie. 47 (1997) 76-91

BULLINGER M, KIRCHBERGER I, VON STEINBÜCHEL N: Der Fragebogen Alltagsleben – ein Instrument zur Erfassung der Lebensqualität. Zeitschrift für Medizinische Psychologie 2 (1993) 121-131

BULLINGER M, CACHOVAN M, CREUTZIG A, DIEHM C, GRUSS J, HEIDRICH H, KIRCHBERGER I, LOEPRECHT H, ROGATTI W: Development of an illness-specific instrument for assessment of quality of life in patients with arterial occlusive disease. VASA 25 (1996) 32-40

BULLINGER M, KIRCHBERGER I: SF-36 Fragebogen zum Gesundheitszustand. Hogrefe, Göttingen (1998)

CELLA DF, TULSKY DS, GRAY G: The Functional Assessment of Cancer Therapy (FACT) Scale: Development and Validation of the General Measure. J Clin Oncol 11 (1993) 572-579

CROOG SH, LEVINE S, TESTA MA et al.: The effects of antihypertensive therapy on the quality of life. New England Journal of Medicine 314 (1986) 1657-1664

DONABEDIAN A: Evaluationg the quality of medical care. Milbank Memorial Fund Quarterly Suppl 44 (1996) 166-206

EUROQOL GROUP. EuroQol – A new facility for the measurement of health-related quality of life. Health Policy 16 (1990) 199-208

FAHRENBERG J, MYRTEK M, WILK D, KREUTEL K: Multimodale Erfassung der Lebenszufriedenheit: Eine Untersuchung an Herz-Kreislauf-Patienten. Psychotherapie und Medizinische Psychologie 36 (1986) 347-354

FANSHEL S, BUSH JW: A health-status index and its application to health-services outcomes. Operations Research 18 (1970) 1021-1066

FERRING D, FILIPP SH: Retrospektive Bewertungen des eigenen Lebens: Der Lebenszufriedenheits-Graph. Zeitschrift für Entwicklungspsychologie und Pädagogische Psychologie 29 (1) (1997) 83-95

GREER S, BAUCHNER H, ZUCKERMAN B: The Denver Developmental Screening Test: how good is its predictive validity? Dev Med Child Neurol 31 (1989) 774-781

GREINER W, SCHULENBURG J-M, GRAF VD, CLAES C, UBER A, SCHÖFFSKI O. Die deutsche Version des EuroQol-Fragebogens – Ein Lebensqualitätsinstrument zum Einsatz in Kosten-Nutzwert-Analysen. In: BRAUN W, SCHALTENBRAND R (Hrsg.): Pharmakoökonomie – Methodik, Machbarkeit und Notwendigkeit, Berichtsband zum 1. Symposium. Witten, Germany (1995) 202-217

GREINER W: Die Messung indirekter Kosten in ökonomischen Evaluationsstudien am Beispiel krankheitsbedingter Produktivitätsverluste. In: Homo Oeconomicus, Bd. 13 (1995) 167-188

GREINER W: Ökonomische Evaluation von Gesundheitsleistungen – Fragestellungen, Methoden und Grenzen dargestellt am Beispiel der Transplantationsmedizin. In: GÄFGEN G, OBERENDER P (Hrsg.): Gesundheitsökonomische Beiträge, Band 31. Nomos, Baden-Baden (1999)

HEINISCH M, LUDWIG M, BULLINGER M: Psychometrische Testung der Münchner Lebensqualitäts Dimensionen Liste (MLDL). In: BULLINGER M, LUDWIG M, STEINBÜCHEL N VON (Hrsg.): Lebensqualität bei kardiovaskulären Erkrankungen – Grundlagen und Methoden der Erfassung. Hogrefe, Stuttgart (1991) 73-90

HENRICH G, HERSCHBACH P, RAD MV: „Lebensqualitaet" in den alten und neuen Bundeslaendern. Psychotherapie, Psychosomatik, Medizinische Psychologie 42 (1992) 31-32

HERSCHBACH P, HENRICH G: Der Fragebogen als methodischer Zugang zur Erfassung von „Lebensqualitaet" in der Onkologie. In: SCHWARZ R, BERNHARD J, FLECHTNER H, KUECHLER T, HUERNY C (Hrsg.): Lebensqualitaet in der Onkologie. Zuckschwerdt, München (1991) 34-46

HERSCHBACH P, HENRICH G.: Der Fragebogen als methodischer Zugang zur Erfassung von „Lebensqualität" in der Onkologie. In: SCHWARZ R, BERNHARD J, FLECHTNER H, KÜCHLER TL, HÜRNY C (Hrsg.): Lebensqualität in der Onkologie. Zuckschwerdt, München (1991) 34-46

HUNT SM, MCEWEN J, MCKENNA SP, WILLIAMS J, PAPP E: The Nottingham Health Profile: Subjective Health Status and Medical Consultations. Soc. Sci. Med. 15A, 221-229. International Clinical Psychopharmacology 10, Suppl. 3 interpretation guide. Boston (1981) 133-138

KAPLAN RM, ANDERSON JP, WU AW, MATHEWS WC, KOZIN F, ORENSTEIN D: The quality of well-being scale: applications to AIDS, cystic fibrosis and artritis. Medical Care 27 (1989) 27-43

KESSLER SK, JÄCKEL WH, CZISKE R, POTTHOFF P, JACOBI E: Sickness Impact Measurement Scales: Validierung einer deutschen Version. Zeitschrift für Rheumatologie 49 (Suppl. 1) (1990) 48

KIND P: The EuroQol instrument: An index of health-related quality of life In: SPILKER B (ed.): Quality of life and pharmacoeconomics in clinical trials. Lippincott-Raven (1996)

KIND P, ROSSER R, WILLIAMS A: Valuation of quality of life. Some psychometric evidence. In: JONES-LEE MW (ed.): The value of life and safety. Amsterdam. North-Holland Publishing Company (1982) 159-170

KOHLMANN T, BULLINGER M, RASPE HH: Die deutsche Form des Nottingham Health Profiles – Skalenstruktur, Reliabilität und Validität. Zeitschrift für Sozial- und Präventivmedizin 42 (1997) 175-185

KOLLER M, LORENZ W: Quality of life research in patients with rectal cancer: traditional approaches versus a problem-solving oriented perspective. Langenbecks Arch Surg 383 (1998) 427-436

KÜCHLER TH, RAPPAT S, HOLST K, GRAUL J, WOOD-DAUPHINEE S, HENNE-BRUNS D, SCHREIBER HW: Zum Einfluss psychosozialer Betreuung auf Lebensqualität und Überlebenszeit von Patienten mit gastrointestinalen Tumoren. Forum Deutsche Krebsgesellschaft 11 (1996) 452-466

NABER D: A self-rating to measure subjective effects of neuroleptic drugs, relationships to objective psychopathology, quality of life, compliance and other clinical variables. Int Clin Psychopharmacol 10 (1995) 133-138

OLIVER JP: The social care directive: Development of quality of life profile for use in community services for the mentally ill. Soc Work Soc Sci Rex 3 (1991) 5-45

ORLEY J and the WHOQOL-Group (1994): The Development of the WHO Quality of Life Assessment Instruments (The WHOQOL). In: ORLEY J, KUYKEN W. (Hrsg.): Quality of Life Assessment: International Perspectives. Springer Verlag, Berlin (1994) 41-57

OSWALD WD, FLEISCHMANN UM: Nürnberger-Alters-Inventar, NAI-Kurzmanual. Nürnberg: Universität Erlangen-Nürnberg (1995)

PRIEBE S, GRUYTERS T, HEINZE M, HOFFMANN C, JÄKEL A: Subjektive Evaluationskriterien in der psychiatrischen Versorgung – Erhebungsmethoden für Forschung und Praxis. Psychiatrische Praxis 22 (1995) 140-144

PRIETO L, ALONSO J, VILADRICH MC, ANTO JM: Scaling the Spanish version of the Nottingham Health Profile: Evidence of limited value of item weights. Journal of Clinical Epidemiology 49 (1996) 31-38

ROHDE H, RAU E, GEBBENSLEBEN B: Ergebnisse der Bestimmung des Lebensqualitätsindex nach Spitzer in der multizentrischen Magenkarzinom-TNM-Studie. In: ROHDE H, TROIDL H (Hrsg.): Das Magenkarzinom. Stuttgart (Thieme) (1984) 74-79

SIEGRIST J, BROER M, JUNGE A: Profil der Lebensqualität chronisch Kranker (PLC). Beltz, Göttingen (1996)

SPITZER WO, DOBSON AJ, HALL J et al.: Measuring the quality of life of cancer patients. A concise QL-Index for use by physicians. J Chron Dis 34 (1981) 585-597

WARE JE, SHERBOURNE CD: The MOS 36-Item short form health survey (SF-36). Medical Care 6 (1992) 473-483

WARE JE: The SF-36 Health Survey. In: SPILKER B (Hrsg.): Quality of Life and Pharmaeconomics in Clinical Trials. Lippincott-Raven, Philadelphia (1996) 337-346

WHOQOL Group: The World Health Organization Quality of Life Assessment (WHOQOL): Position-paper from the World Health Organization. Soc Sci Med 41 (1995) 1403–1409

II
Methoden und Instrumente

Inhalt

II	**Methoden und Instrumente**
II – 1	Verfahren zur Bewertung von Gesundheitszuständen und Lebensqualität S. Böhmer, T. Kohlmann (Lübeck)
II – 2	Der SF-36-Fragebogen zum Gesundheitszustand: Anwendungen, Auswertung und Interpretation I. Kirchberger (Augsburg)
II – 3	Das Nottingham Health Profile und das Sickness Impact Profile T. Kohlmann (Lübeck)
II – 4	Fragen zur Lebenszufriedenheit (FLZ^M) G. Henrich, P. Herschbach (München)
II – 5	Die Münchner-Lebensqualitäts-Dimensionen-Liste (MLDL) und der Fragebogen „Alltagsleben" M. Bullinger, I. Kirchberger, N. v. Steinbüchel (Hamburg)

II – 1
Verfahren zur Bewertung von Gesundheitszuständen und Lebensqualität

Sonja Böhmer und Thomas Kohlmann, Lübeck

Unter dem Schlagwort der *„gesundheitsbezogenen Lebensqualität"* haben in den vergangenen 20 Jahren subjektive Aspekte des körperlichen und seelischen Befindens verstärkt Eingang in die medizinisch-evaluative, die gesundheitsökonomische und die versorgungsepidemiologische Forschung gefunden. Eine entsprechend große Zahl von zumeist standardisierten Messinstrumenten wurde im Lauf der Jahre entwickelt und in zahlreichen empirischen Studien eingesetzt. Während besonders in der Anfangsphase dieser Entwicklung einfache Methoden der Skalierung im Vordergund standen, mit deren Hilfe die mit Fragebögen, in Interviews oder durch Beobachtung erhobenen Einzeldaten zu aggregierten Messwerten zusammengefasst wurden (z.B. durch Berechnung ungewichteter Summenwerte), sind gerade in den vergangenen Jahren in einigen Gebieten der Lebensqualitätsforschung differenziertere Methoden zur Bewertung und weiterführenden Analyse von Angaben über die subjektive Gesundheit entwickelt worden.

Wegen der Verschiedenheit der in diesem Bereich vorhandenen Konzepte und methodischen Ansätze zur Bewertung von Gesundheitszuständen und Lebensqualität ist es kaum möglich, die bisher verwendeten Verfahren in einem einheitlichen Bezugsrahmen darzustellen und zu diskutieren. So existieren zahlreiche *psychometrische Methoden*, die eine Gewichtung und Aggregierung der Einzelangaben anhand expliziter messtheoretischer Vorgaben ermöglichen. Im Kontext der *„individualisierten Messung der Lebensqualität"* wurden Versuche unternommen, in stärkerem Maße die subjektive Bedeutung und Wertigkeit einzelner Gesundheitsprobleme in die Messmethodik einzubeziehen. Nicht zuletzt wurde die Lebensqualitätsmessung im Feld der gesundheitsökonomischen Evaluation sowohl konzeptuell als auch methodisch um eine wichtige Perspektive, die *nutzentheoretische Betrachtung*, ergänzt und erweitert. Die folgenden Ausführungen werden deshalb einige der heute verfügbaren Bewertungsverfahren nur exemplarisch behandeln können. Besonderes Gewicht wird dabei jedoch auf die im Bereich der nutzentheoretischen Ansätze verwendeten Methoden gelegt werden, da diese Ansätze einem inhaltlich vergleichsweise geschlossenen Modell zugerechnet werden können und wegen ihrer Anwendung in der Gesundheitsökonomie heute eine wachsende Bedeutung erlangt haben.

Psychometrische Methoden

Die in der Lebensqualitätsforschung erfassten Aspekte des Gesundheitszustands werden im Allgemeinen durch „multiple Indikatoren" gemessen, d.h. durch Abfrage mehrerer Items, die sich jeweils auf denselben Problembereich (z.B. Funktionseinschränkungen, Schmerzen, Schlafprobleme) beziehen. Bei der Zusammenfassung der so erhaltenen Informationen zu einem Skalenwert, der die Ausprägung des entsprechenden Problems beschreibt, können unterschiedliche Methoden der Skalierung angewandt werden. Die einfachste Methode besteht in der Bildung eines ungewichteten Summenwerts. Die den Antwortkategorien zugewiesenen numerischen Werte der Items werden dabei ohne weitere Umrechnung addiert und gegebenfalls durch die Anzahl der Items dividiert. Dieses Verfahren der Berechnung eines einfachen additiven Scores zeichnet sich zwar durch sehr hohe Praktikabilität aus, lässt aber einige messtheoretische Eigenschaften

Verfahren zur Bewertung

II – 1

einzelner Items und ihrer Antwortkategorien, die für die Skalenbildung vielleicht bedeutsam sind, außer Acht. So bleibt es z.B. unberücksichtigt, dass Items die zu messenden Aspekte mehr oder weniger gut abbilden, die in den Items repräsentierten Gesundheitsprobleme unterschiedliche Schweregrade aufweisen oder die Antwortvorgaben dem zumeist angenommenen Äquidistanzmodell (gleiche Abstände zwischen den Antwortvorgaben) in unterschiedlichem Maße entsprechen können.

Um diese skalierungsbezogenen Unsicherheiten zu kontrollieren, wurden in der Lebensqualitätsforschung bisher sehr unterschiedliche psychometrische Methoden eingesetzt. Diese umfassen sowohl vergleichsweise einfache Verfahren wie etwa die „Linearisierung" eines Mittelwertverlaufes durch geeignete Wahl der Kategorienscores (WARE et al. 1992) als auch komplexere Methoden aus dem Bereich der Faktorwertberechnung oder klassischer Skalierungsmethoden der mathematischen Psychologie. Im Folgenden soll eine Auswahl dieser Methoden anhand von einigen konkreten Beispielen dargestellt werden. Der *SF-36-Fragebogen* gehört zu den methodisch am besten untersuchten Instrumenten zur Messung der gesundheitsbezogenen Lebensqualität. Bereits während der ersten Entwicklungsschritte wurde die Skalierung einzelner Items statistisch überprüft. Dabei wurde festgestellt, dass u.a. die Einzelfrage nach dem allgemeinen Gesundheitszustand („Wie würden Sie Ihren Gesundheitszustand im Allgemeinen beschreiben?") mit den fünf Antwortkategorien „ausgezeichnet", „sehr gut", „gut", „weniger gut" und „schlecht" wahrscheinlich nicht der Annahme gleichabständiger Kategorien genügt. Eine äquidistante Codierung der fünf Kategorien mit den fortlaufenden Ziffern 1, 2, ..., 5 würde demnach nicht den tatsächlichen Abständen zwischen den Antwortvorgaben entsprechen. Die Ungleichabständigkeit, die im wesentlichen in einem geringeren Abstand zwischen den Kategorien „ausgezeichnet" und „sehr gut" bzw. einem größeren Abstand zwischen „gut" und „weniger gut" zum Ausdruck kam, zeigte sich auch in einem nicht-linearen Verlauf der nach Kategorien getrennt betrachteten

Mittelwerte des Gesamtwertes einer aus insgesamt sieben Items bestehenden Gesundheitsskala (WARE et al. 1992). In *Abb. 1* ist dieser nichtlineare Mittelwertsverlauf bei äquidistant codierten Items wiedergegeben. Die Abbildung zeigt auch, wie nach einer Re-Codierung insbesondere der Scores der Antwortkategorien „sehr gut" und „gut" ein nahezu vollständig linearer Verlauf der Mittelwerte erzielt werden konnte. Dieses Beispiel lässt erkennen, wie auch mit einfachen statistischen Methoden relevante Skalierungsfragen im Kontext der Lebensqualitätsforschung bearbeitet werden können. Das Prinzip der „Linearisierung" von Mittelwertsverläufen bildet im Übrigen die statistische Grundlage weiterführender Verfahren der „optimalen Skalierung", mit denen die Kategorienscores mehrerer Items gleichzeitig angepasst werden können.

Ebenfalls für den SF-36-Fragebogen wurde das Problem der unterschiedlichen Gewichtung von

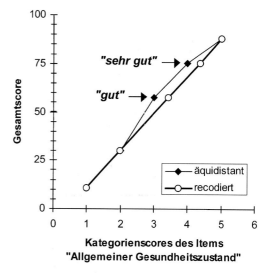

Abb. 1: Linearisierung des Mittelwertverlaufs durch Recodierung von Kategorienscores.
Die gleichabständig codierten Antwortkategorien der Frage nach dem allgemeinen Gesundheitszustand zeigen einen leicht kurvilinearen Zusammenhang mit dem aus sieben Items gebildeten Gesamtscore. Nach Recodierung der fünf Kategorien (insbesondere der Kategorien „sehr gut" und „gut") ergibt sich ein nahezu völlig linearer Zusammenhang (WARE et al. 1992).

Items bei der Bildung von Skalenwerten auf der Basis von faktorenanalytischen Ergebnissen untersucht: Die faktoranalytische Bestimmung der den acht Subskalen des Fragebogens zugrunde liegenden Dimensionen ergab, dass diese im Wesentlichen zwei primären Komponenten, einer die körperlichen und einer die psychischen Aspekte umfassenden Dimension zugeordnet werden können. Einzelne Subskalen waren mit je einer der beiden Komponenten hoch assoziiert, während andere Subskalen Elemente beider Komponenten repräsentierten. Die Hauptfrage bei der Skalenberechnung bestand darin, die Einzelwerte der Subskalen in geeigneter Weise zusammenzufassen, so dass dieser Sachverhalt angemessen berücksichtigt wurde. Zu diesem Zweck führten die Entwickler des SF-36-Fragebogens eine Hauptkomponentenanalyse mit orthogonaler Rotation durch und bestimmten anhand der Ergebnisse die Gewichte (Faktorscore-Koeffizienten) für die Summenwertbildung (WARE et al. 1994). In Abb. 2 sind die Faktorladungen der Subskalen auf den beiden extrahierten Komponenten sowie die entsprechenden Faktorscore-Koeffizienten dargestellt. Es ist zu sehen, dass einige Subskalen die körperliche und die psychische Dimension gut markieren, während die Subskalen „Soziale Funktionsfähigkeit" und „Vitalität" auf beiden Komponenten in vergleichbarer Höhe laden. Durch die Anwendung der Faktorscore-Koeffizienten als Gewichte bei der Berechnung der Summenwerte wird nicht nur diese Struktur der Komponentenladungen berücksichtigt, die Gewichtung erzeugt darüber hinaus Summenwerte, die gemäß der orthogonalen Rotation unkorreliert sind. Die so berechneten Summenwerte erhalten dadurch eine empirische Basis und reflektieren gleichzeitig mit der Orthogonalität der Komponenten eine wichtige theoretische Vorannahme. Die anhand amerikanischer Daten errechnete Struktur der Faktorladungen sowie die entsprechenden Gewichte für die Summenwertbildung konnten in internationalen Vergleichsstudien weitgehend repliziert werden (WARE et al. 1998).

Eine ähnliche Problemstellung wie bei der Gewichtung der Subkalen des SF-36 Fragebogens wurde

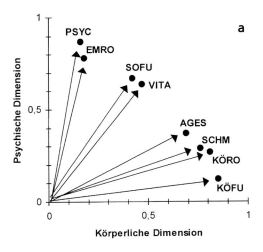

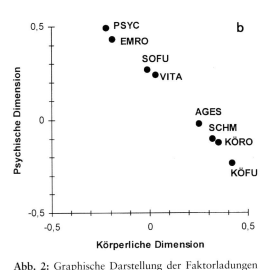

Abb. 2: Graphische Darstellung der Faktorladungen (Abbildung a) und der Faktorscore-Koeffizienten (Abbildung b) aus einer Hauptkomponentenanalyse amerikanischer SF-36-Daten (WARE et al. 1994).
Die Subskalen Psychisches Wohlbefinden (PSYC), Emotionale Rollenfunktion (EMRO), Allgemeine Gesundheitswahrnehmung (AGES), Körperliche Schmerzen (SCHM), Körperliche Rollenfunktion (KÖRO) und Körperliche Funktionsfähigkeit (KÖFU) können eindeutig der psychischen bzw. der körperlichen Dimension zugeordnet werden. Die Subskalen Soziale Funktionsfähigkeit (SOFU) und Vitalität (VITA) laden jedoch auf beiden Komponenten.

von McKenna et al. (1981) im Zusammenhang mit der Gewichtung der Items des *Nottingham Health Profile* (NHP) verfolgt. Der NHP-Fragebogen enthält 38 Items mit einer dichotomen Antwortvorgabe (ja/nein-Format). Die Items selbst sind in der Form von Aussagen formuliert („Ich bin andauernd müde", „Ich habe nachts Schmerzen"), die sechs Subdimensionen zugeordnet sind. Die Inhalte der Items legen die Vermutung nahe, dass in den Aussagen Probleme mit unterschiedlichem Schweregrad angesprochen werden. Da diese Unterschiede bei einer einfachen, d.h. ungewichteten Scoreberechnung nicht in die Summenwertbildung eingehen würden, haben die Entwickler des Instruments den Versuch unternommen, durch Anwendung eines komplexen psychometrischen Modells geeignete Gewichtungsfaktoren zu finden. Hierzu wurde das von Thurstone in die mathematische Psychologie eingeführte „Gesetz vom Vergleichsurteil" (vgl. Coombs et al. 1975) herangezogen. Nach diesem Gesetz unterliegen die in Paarvergleichen beobachteten Präferenzen in vielen Fällen einer formalen statistischen Struktur, die sich durch die Analyse der „Dominanzmatrix" quantitativ bestimmen lässt. Die Skalenwerte der in den Paarvergleichen vorgegebenen Items werden dabei anhand einer Auswertung der die Präferenzurteile enthaltenden Kreuztabelle errechnet. Die Ergebnisse der Berechnungen von McKenna et al. für die NHP-Skala „Schlafprobleme" werden in *Abb. 3* gezeigt. Wie zu sehen ist, erhält das Item mit dem höchsten Schweregrad („Ich liege nachts die meiste Zeit wach") einen mehr als doppelt so hohen Skalenwert wie das Item mit dem niedrigsten Schweregrad („Ich wache in den frühen Morgenstunden vorzeitig auf"). Ähnliche Befunde wurden bei Analysen nach dem Modell von Thurstone auch in anderen Ländern erzielt (Bucquet 1992). Durch die Gewichtung der NHP-Items anhand dieser empirischen Ergebnisse können die zwischen den Items bestehenden Unterschiede bei der Berechnung des Summenwerts in angemessener Weise berücksichtigt werden. Ein Nachteil des Verfahrens ist jedoch, dass es einer aufwendigen Erhebung bedarf, um die für die Dominanzmatrix benötigten Angaben zu erhalten. Allein bei den nur fünf Items der Skala „Schlafprobleme" mußte jede befragte Person 10 Vergleichsurteile abgeben. Darüber hinaus konnte gezeigt werden, dass die Berechnung gewichteter NHP-Summenwerte nicht zu einer wesentlichen Verbesserung der psychometrischen Eigenschaften des Instruments führt (Prieto et al. 1996) – ein Ergebnis, das in ähnlicher Form wahrscheinlich auch auf andere Gewichtungsmethoden zutrifft.

Abschließend soll eine Skalierungsmethode skizziert werden, die erst in der letzten Zeit besondere Aufmerksamkeit in der Lebensqualitätsforschung gefunden hat, obwohl die entsprechenden

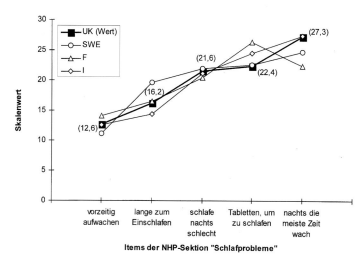

Abb. 3: Gewichtung der fünf Items der Subskala „Schlafprobleme" aus dem Nottingham Health Profile. Die Abbildung zeigt die anhand von Paarvergleichen nach dem Gesetz vom Vergleichsurteil (Thurstone) in England (UK, 1981), Schweden (SWE), Frankreich (F) und Italien (I) errechneten Gewichtungsfaktoren (Bucquet 1992). Die Items unterscheiden sich deutlich hinsichtlich des Schweregrads der in ihnen angesprochenen Probleme. Von Ausnahmen abgesehen, stimmen die internationalen Ergebnisse gut überein.

Analyseverfahren in der allgemeinen psychometrischen Methodik seit vielen Jahren angewandt werden. Beim „Rasch-Modell" und den mit ihm verwandten Modellen aus dem Bereich der Item-Response-Theorie (vgl. VAN DER LINDEN & HAMBLETON 1997) handelt es sich um eine Gruppe besonders vielseitiger Verfahren zur Skalierung multipler Indikatoren. Sie beruhen auf expliziten messtheoretischen Konzepten und ermöglichen dadurch eine strenge empirische Überprüfung grundlegender Eigenschaften (z.B. Eindimensionalität) von Messinstrumenten. Darüber hinaus sind sie in der Lage, spezifische Merkmale der untersuchten Items (z.B. den Schweregrad der erfassten Probleme oder die Diskriminationsfähigkeit der Items) in die Bestimmung der Skalenwerte einfließen zu lassen. Besondere Attraktivität gewinnen diese Verfahren dadurch, dass mit ihnen direkte Vergleiche der messtheoretischen Eigenschaften verschiedener Instrumente durchgeführt werden können.

Die zuletzt genannte Auswertungsfragestellung lag einer Untersuchung des SF-36-Gesundheitsfragebogens und des NHP zugrunde (PRIETO et al. 1997). In einer Stichprobe von 321 männlichen Patienten mit chronisch-obstruktiven Lungenerkrankungen wurde u.a. mit Hilfe des Rasch-Modells überprüft, ob die auf inhaltlich ähnliche Aspekte der Lebensqualität bezogenen Subskalen der beiden Fragebögen vergleichbare methodische Eigenschaften besitzen. Dabei wurden einerseits die Modellparameter betrachtet, in denen der Schweregrad der angesprochenen Probleme zum Ausdruck kommt (die sog. „Kalibrierung" der Items), zum anderen wurde die „Infit-Statistik" der Items als Maß für die Güte der Anpassung an das Rasch-Modell berechnet. Diese Ergebnisparameter weisen im Allgemeinen auf günstige Messeigenschaften eines Instruments hin, wenn die Kalibrierungen auf einen möglichst großen Wertebereich verteilt sind und die Infit-Statistiken innerhalb eines Bereichs von -2 bis +2 liegen.

Abb. 4 zeigt als Beispiel die in der zitierten Studie erzielten Ergebnisse für die Subskalen „körperliche Funktionsfähigkeit" des SF-36 und „physische Mobilität" des NHP. Die Kalibrierung der Items ist nach diesen Ergebnissen bei beiden Instrumenten über einen ähnlichen Wertebereich verteilt. Demgegenüber weisen die Infit-Statistiken auf eine geringere Modellanpassung der SF-36-Subskala hin, da bei dieser Skala 6 der 10 Items außerhalb des günstigen Bereichs lagen, während dies bei der NHP-Subskala nur auf ein Item zutraf.

Wie dieses Beispiel zeigt, können mit modernen psychometrischen Skalierungsmethoden relevan-

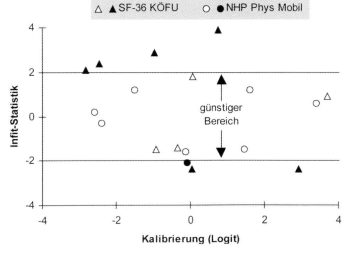

Abb. 4: Ergebnisse der Item-Kalibrierung nach dem Rasch-Modell für die Subskalen Körperliche Funktionsfähigkeit (KÖFU) des SF-36 und Physische Mobilität (Phys Mobil) des NHP (PRIETO et al. 1997).
Die X-Achse zeigt die Lage der Items auf der Schweregrad-Dimension, auf der Y-Achse ist die Infit-Statistik aufgetragen (günstige Werte liegen im Intervall zwischen -2 und +2). Die Items beider Instrumente sind zufriedenstellend über das Schweregrad-Spektrum verteilt. Einige Items der SF-36-Skala haben ungünstige Infit-Werte.

te, methodisch und inhaltlich interessierende Messeigenschaften von Erhebungsinstrumenten analysiert werden. Das Rasch-Modell und die mit ihm verwandten Verfahren können nicht nur im Rahmen der Neuentwicklung von Erhebungsverfahren eingesetzt werden, sie eignen sich insbesondere für vergleichende Analysen, in denen die methodische Äquivalenz bzw. Unterschiedlichkeit von Instrumenten z.B. im nationalen und internationalen Vergleich überprüft werden soll (BJORNER et al. 1998, RACZEK et al. 1998).

„Individualisierte Messung der Lebensqualität"

Gemäß der theoretischen Grundlagen der Lebensqualitätsmessung sollen individuelle gesundheits- und krankheitsbezogene Wahrnehmungen und Bewertungen von Personen erfasst werden. Trotz dieser Betonung der subjektiven Sicht der Betroffenen wurde gegen die herkömmlichen Erhebungsmethoden (SF-36, NHP o.ä.) teilweise zu Recht eingewandt, diese würden die individuelle Perspektive der Betroffenen nur unvollständig widerspiegeln und nicht ausreichend auf die im Einzelfall womöglich sehr unterschiedliche Relevanzbeurteilung von gesundheitlichen Problemen eingehen (vgl. HICKEY et al. 1996). Als Alternative zu den dominierenden Instrumenten mit fester Vorgabe der zu erfassenden Problembereiche wurden deshalb verschiedene Methoden vorgeschlagen. Ihnen ist gemeinsam, dass sie versuchen, gesundheitsrelevante Beeinträchtigungen und deren Bewertung „individualisiert" zu messen, indem sie nicht nur eine individuelle Beurteilung des Beeinträchtigungsgrades sondern gleichzeitig eine individuelle Bestimmung der beeinträchtigten Lebensbereiche enthalten.

So werden etwa in der Kurzform des *Schedule for Evaluation of Individual Quality of Life* (SEIQoL-DW, HICKEY et al. 1996) die im Interview befragten Patienten zunächst gebeten, fünf für sie wichtige Lebensbereiche zu nennen. Für diese Lebensbereiche sollen die Befragten dann angeben, in welchem Maße sie sich in diesen Bereichen eingeschränkt fühlen (0 = schlechtester Zustand, 100 = bestmöglicher Zustand) und, in einem weiteren Schritt, wie wichtig jeder einzelne dieser Lebensbereiche jeweils ist. Die so erhobenen Daten können in einer vollständig individualisierten Weise als Profil der Wichtigkeits- und Beeinträchtigungsangaben dargestellt oder durch multiplikative Verknüpfung der beiden Angaben zu einem Gesamtwert zusammengefasst werden.

Das Prinzip der individualisierten Messung gesundheitlicher Beeinträchtigungen wird auch im Ansatz von PATERSON (1996) und dem von ihr entwickelten *MYMOP-Fragebogen* („Measure Yourself Medical Outcome Profile") verfolgt. In der Baseline-Version dieses Fragebogens werden die Patienten gebeten, relevante Gesundheitsprobleme (Symptome, Funktionseinschränkungen, usw.) selbst zu nennen. In der Folgeversion des Fragebogens wird dann für genau diese Probleme erfasst, ob und welche Änderungen sich in der Zwischenzeit ergeben haben. Die bei Patienten in der primärärztlichen Versorgung erhobenen Daten zeigten, dass die individualisierten Messwerte eine höhere Änderungssensitivität aufwiesen als die mit herkömmlichen Methoden erfassten Parameter der subjektiven Gesundheit.

Bereits vor der Entwicklung der eben beschriebenen Instrumente zur individualisierten und gleichzeitig diagnoseübergreifenden Messung wurden auf dem Gebiet der Rheumatologie spezielle Methoden, sog. „Problem Elicitation"-Techniken (PET) angewandt. Auch bei diesen Verfahren (z.B. zur Erfassung der krankheitsbedingten Funktionseinschränkung) werden die Problembereiche und deren Wichtigkeit zunächst anhand freier Patientenangaben identifiziert. Beispiele für diese Messverfahren in der Rheumatologie sind etwa der *MACTAR*-Fragebogen („McMaster-Toronto Arthritis Patient Function Preference Questionnaire", TUGWELL et al. 1987) oder das *Disease Repercussion Profile* (CARR 1996). Die von TUGWELL et al. (1990) berichtete größere Sensitivität der PET-Verfahren gegenüber vergleichbaren Standardinstrumenten konnte in weiteren Studien jedoch nicht durchgängig bestätigt werden (vgl. BUCHBINDER et al. 1995, BEURSKENS et al. 1996).

Insgesamt betrachtet, scheinen die Verfahren zur individualisierten Messung der gesundheitsbezogenen Lebensqualität durchaus eine Alternative zu traditionellen, stärker vorstrukturierten Methoden darzustellen. Besonders wegen ihrer Betonung der individuellen Relevanz gesundheitlicher Probleme wird mit ihrer Anwendung die subjektive Perspektive noch deutlicher akzentuiert. Wahrscheinlich kann mit diesem Ansatz der Verlauf des subjektiven Gesundheitszustands im Einzelfall weitaus patientennäher abgebildet werden als dies mit herkömmlichen Methoden möglich ist. Dieser Vorteil der individualisierten Verfahren ist aber geichzeitig ein gravierender Nachteil: Während bei der Einzelfallbetrachtung die Fokussierung auf genau die in diesem Einzelfall vorliegenden Probleme erwünscht sein kann, mag es bei der Gegenüberstellung von Gruppen von Patienten (z.B. in kontrollierten Studien) geradezu irreführend sein, wenn Veränderungen in sehr unterschiedlichen Einzelproblemen miteinander verglichen werden. Dies gilt insbesondere, wenn entsprechende Ergebnisse zur Beurteilung der therapeutischen Wirksamkeit oder für Allokationsentscheidungen herangezogen werden sollen (CAIRNS 1996). Darüber hinaus sind die individualisierten Verfahren mit einer Reihe methodischer Probleme verbunden. So ist es u.a. eine offene Frage, wie die im Einzelfall erhobenen Angaben so zu einem Messwert aggregiert werden können, dass Vergleiche zwischen Messzeitpunkten oder Personen überhaupt zulässig sind. Schließlich kann es bei der Auswahl der zu einem gegebenen Zeitpunkt gravierendsten Probleme zu verfälschenden Effekten einer „Regression zur Mitte" kommen, da gravierende Probleme häufig eine natürliche Tendenz zur Verbesserung aufweisen. Insofern stellen die individualisierten Verfahren gegenwärtig eher eine Ergänzung als eine umfassende Alternative zu den verfügbaren Standardverfahren dar.

Nutzentheoretische Ansätze in der Lebensqualitätsforschung

Die nutzentheoretischen Ansätze zur Messung der gesundheitsbezogenen Lebensqualität wurden in erster Linie für die Zwecke der gesundheitsökonomischen Evaluation entwickelt. Während die herkömmlichen („deskriptiven") Methoden der Lebensqualitätsmessung, wie sie u.a. in Instrumenten wie dem *Sickness Impact Profile*, dem *Nottingham Health Profile* oder dem *SF-36-Gesundheitsfragebogen* verwendet werden, die erhobenen Angaben zur subjektiven Gesundheit in der Form mehrdimensionaler Messwerte („Profile") darstellen, werden die verschiedenen Einzelaspekte in der nutzentheoretischen Messung zu einer einzigen Maßzahl („Index") zusammengefasst. Die derart hohe Aggregation und Verdichtung der gemessenen Information ist im Bereich der gesundheitsökonomischen Evaluation erforderlich, weil nur dadurch eine sinnvoll interpretierbare Gegenüberstellung des subjektiven Nutzens (z.B. durch eine Änderung des Gesundheitszustands) und der hierfür anfallenden Kosten ermöglicht wird.

Gesundheitsökonomische Kosten-Nutzwert-Analyse: QALYs

Die Art der gesundheitsökonomischen Analyse, in der nutzentheoretisch gemessene Daten zur Lebensqualität berücksichtigt werden, heißt „Kosten-Nutzwert-Analyse" (engl.: cost-utility analysis, CUA; vgl. DRUMMOND et al. 1997, GREINER 1999). Sie unterscheidet sich von anderen gesundheitsökonomischen Analyseformen wie der Kosten-Wirksamkeits-Analyse (cost-effectiveness analysis, CEA) und der Kosten-Nutzen-Analyse (cost-benefit analysis, CBA), bei denen nicht der subjektiv bewertete Gesundheitszustand, sondern „objektive" Sachverhalte wie z.B. die therapiebedingte Blutdruckveränderung oder die Anzahl vermiedener Neuerkrankungen (CEA) bzw. in Geldeinheiten bewertete Effekte (CBA) den entsprechenden Kosten gegenübergestellt werden. Kosten-Nutzwert-Analysen werden speziell in solchen Situationen durchgeführt, in denen Aspekte der Lebensqualität zu den wesentlichen Zielgrößen einer medizinischen Intervention gehören und „objektive" Indikatoren bzw. monetär bewertete Effekte nicht oder nur mit Schwierigkeiten erhoben werden können. Darüber hinaus haben Kosten-Nutzwert-Analysen den Vorteil, dass durch die einheitliche „Währung", in der die gesundheitlichen Effekte gemessen werden, wenigstens im Prinzip direkte Vergleiche auch zwischen sehr unterschiedlichen Diagnose-, Indikations- oder Therapiegruppen erfolgen können.

Die genannte Währung, in der die Effekte in der gesundheitsökonomisch ausgerichteten Lebensqualitätsforschung gemessen werden, berücksichtigt zusätzlich zu den Nutzwerten, die mit den erreichten Gesundheitszuständen verbunden sind, auch die zeitliche Dauer, während der diese Gesundheitszustände vorliegen. Nutzwerte und Zeitdauer werden dabei durch Bildung einer mit den Nutzwerten gewichteten Summe der Zeiteinheiten (z.B. Jahre) miteinander verrechnet. Über der Zeitachse aufgetragen ergibt sich so eine Fläche unter der Nutzwertkurve, die als Maß für die „qualitätsberichtigten Lebensjahre" (quality-adjusted life years, QALYs) interpretiert werden kann (vgl. *Abb. 5*). Auf diese Weise ist es besonders gut möglich, die zwischen einzelnen gesundheitsbezogenen Maßnahmen bestehenden Unterschiede in den Überlebenszeiten in einer Analyse angemessen zu berücksichtigen.

Nach einer Berechnung der durch verschiedene medizinische Maßnahmen erreichbaren QALYs können diese zueinander, insbesondere aber zu den Kosten der einzelnen Maßnahmen in Beziehung gesetzt werden. Dadurch ist es möglich, in gesundheitsökonomisch vergleichenden Analysen z.B. Aussagen darüber zu treffen, „was ein QALY kostet", welche (zusätzlichen) Kosten also bei den jeweils untersuchten Maßnahmen mit dem Gewinn eines qualitätsberichtigten Lebensjahres verbunden sind.

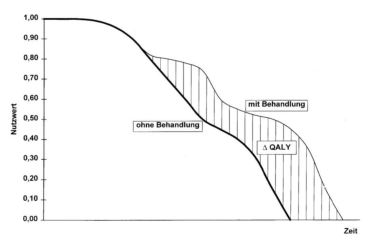

Abb. 5: Nutzwertkurven.
Über der (durchschnittlichen) Lebenszeit werden die Nutzwerte von Gesundheitszuständen (eines Individuums oder gemittelt über eine Gruppe von Personen) aufgetragen. In dem dargestellten Beispiel liegt zu Beginn absolute Gesundheit vor. Ihr wird der Nutzwert 1,0 zugeschrieben. Der Gesundheitszustand verschlechtert sich stetig im Lauf der Zeit und führt irgendwann zum Tod (Nutzwert = 0,0). Wird eine bestimmte Behandlung in Anspruch genommen, dann verschlechtert sich der Gesundheitszustand zwar ebenfalls stetig, die Lebensqualität ist aber zu jedem Zeitpunkt höher, als wenn die Behandlung nicht erfolgt. Zusätzlich führt die Behandlung zu einer Verlängerung der Lebenszeit. Die Fläche zwischen den Kurven (Δ QALY) kann als Maß für die „qualitätsadjustierten Lebensjahre" interpretiert werden, die durch die Behandlung gewonnen wurden. Dieses Maß ist also eine Kombination aus Lebensqualität und Überlebenszeit. Die QALYs lassen sich zu den Behandlungskosten in Beziehung setzen.

Wie bereits diese sehr gestraffte Darstellung der Grundsätze der Kosten-Nutzwert-Analyse zeigt, begründet sich der hohe Aggregationsgrad bei der Berechnung von Lebensqualitätsindizes in der gesundheitsökonomischen Analyse weniger durch konzeptuelle Überlegungen darüber, ob die subjektive Gesundheit tatsächlich als eindimensionales Konstrukt zu fassen ist. Vielmehr ist die Berechnung eines einzigen Skalenwerts durch die Notwendigkeit seines Bezugs auf eine (ebenfalls eindimensionale) Menge an Kosten motiviert. Nur wenn Lebensqualität als singuläre Größe bestimmt wird, ist es möglich, sie als Nenner in einem Kosten-Nutzwert- oder Kosten-QALY-Quotienten zu verwenden.

Präferenzurteile als Grundlage der nutzentheoretischen Bewertung

Bisher wurde dargestellt, was unter einer Kosten-Nutzwert-Analyse zu verstehen ist und wann sie angewendet werden sollte. Doch was ist überhaupt ein Nutzwert und wie kann er bestimmt werden? Meistens werden die Begriffe „Nutzwert" und „Präferenz(-wert)" synonym zueinander gebraucht. Je eher ein Gesundheitszustand gegenüber einem anderen präferiert wird, desto größer ist der Nutzen, der ihm zugesprochen wird. Präferenzwerte werden auf ordinalem Skalenniveau dadurch gewonnen, dass man Personen bittet, verschiedene Gesundheitszustände dem Präferenzgrad entsprechend in eine Rangreihe zu bringen. Sollen die Präferenzwerte einem höheren als dem ordinalen Skalenniveau entsprechen, dann muß jedem Gesundheitszustand ein Wert zugeschrieben werden, der die Stärke repräsentiert, mit der dieser Gesundheitszustand vor allen anderen möglichen Gesundheitszuständen präferiert wird.

Zur quantitativen Bestimmung solcher Präferenzwerte wurden verschiedene empirische Erhebungsmethoden entwickelt, u.a. die „Rating-Skala-", die „Standard Gamble-" und die „Time Trade-Off-Methode" (PATRICK & ERICKSON 1993). In der Regel handelt es sich dabei um Verfahren der (mündlichen, schriftlichen oder am Computer durchgeführten) Befragung, bei denen die Probanden in systematisch vorstrukturierter Weise Präferenzurteile abgeben sollen. Aus diesen Präferenzurteilen, die nur in Ausnahmefällen zu einer direkten Quantifizierung der Nutzwerte führen, können durch geeignete Algorithmen die gesuchten Präferenzwerte errechnet werden. Im folgenden Abschnitt geben wir eine kurze Einführung in diese drei Methoden.

Rating-Skala-, Standard Gamble- und Time Trade-Off-Methode zur Nutzwertbestimmung

Bei der Bestimmung von Präferenzwerten mittels einer *Rating-Skala* (RS) werden die Probanden gebeten, den eigenen aktuellen Gesundheitszustand oder eine Reihe vorgegebener, jedoch fiktiver Gesundheitszustände durch Zuordnung zu einem Punktwert auf einer z.B. an den Endpunkten „schlechtest möglicher" und „bestmöglicher Gesundheitszustand" verankerten numerischen oder einer visuellen Analog-Skala zu bewerten (vgl. *Abb. 6*). Die Abstände zwischen den Skalenpunkten der Rating-Skala sollen die Abstände zwischen den Präferenzen für die bewerteten Gesundheitszustände abbilden. Üblicherweise umfasst eine solche Skala die Werte von 0 bis 100, wobei 0 den am wenigsten wünschenswerten (z.B. Tod) und 100 den wünschenswertesten Zustand repräsentiert.

Hauptvorteil der RS-Methode ist ihre einfache Anwendung und hohe Praktikabilität auch in schriftlichen Befragungen. Bei der Beurteilung mehrerer Gesundheitszustände lässt sich die Konsistenz der Angaben dadurch erhöhen, dass die Probanden aufgefordert werden, die vorgegebenen Zustände vor der numerischen Bewertung zunächst in eine Rangreihe zu bringen. Der hohen Praktikabilität steht als Nachteil die geringe theoretische Fundierung der Methode gegenüber. So lässt sich sagen, dass es sich bei den mit der RS-Methode gewonnenen Angaben nicht um nutzentheoretische Bewertungen im engeren Sinne handelt.

Im Unterschied zur RS-Methode basiert das *Standard Gamble* (SG) direkt auf den grundlegenden Axiomen der Nutzen-Theorie, die häufig im Zusammenhang mit der Analyse von Entschei-

Verfahren zur Bewertung

II – 1

Bitte denken Sie über die folgenden Gesundheitszustände nach. Bitte geben Sie an, wie gut oder schlecht jeder dieser Zustände für jemanden wie Sie wäre. Stellen Sie sich jeweils vor, dass er den Rest ihres Lebens andauert.
Bitte ziehen Sie eine Linie von jedem Kästchen zu einem beliebigen Punkt auf der Skala, der angibt, wie gut oder wie schlecht der beschriebene Gesundheitszustand ist. Ihre Linien dürfen sich kreuzen.

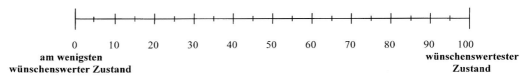

Abb. 6: Beispiel für die Bewertung von Gesundheitszuständen mittels einer Rating-Skala.
Der Proband wird gebeten, einen oder mehrere Gesundheitszustände auf einer Rating-Skala mit den Endpunkten „am wenigsten wünschenswerter Gesundheitszustand" und „wünschenswertester Gesundheitszustand" zu bewerten. Hierbei gibt es gibt zwei Varianten: entweder soll der Proband seinen eigenen Gesundheitszustand auf der Rating-Skala platzieren, oder er soll sich – wie in diesem Beispiel – vorgegebene Zustände vorstellen und sie auf der Skala einordnen.

dungen und in spieltheoretischen Ansätzen angewendet wird (VON NEUMANN & MORGENSTERN 1953). Diese Methode ist für die Messung von Präferenzwerten für chronische Gesundheitszustände geeignet, die als schlimmer oder als weniger schlimm als der Tod angesehen werden. Wird ein bestimmter chronischer Gesundheitszustand i vom Probanden dem Tod vorgezogen, dann hat der Proband im SG zwei Alternativen (vgl. *Abb. 7*): Die erste Alternative ist, sich einer Behandlung zu unterziehen, die zwei mögliche Ergebnisse hat: der Patient wird mit der Wahrscheinlichkeit p wieder gesund oder der Patient stirbt sofort mit der Wahrscheinlichkeit $1-p$. Anders ausgedrückt besteht die Alternative 1 also darin, eine Behandlung einzugehen, deren Ausgang unsicher ist. Die zweite Alternative ist, dass der Patient sicher den vorgegebenen chronischen Zustand i beibehalten wird. Die Wahrscheinlichkeit p wird im Rahmen des Standard Gamble so lange variiert, bis der Proband unsicher darüber ist, ob er das Risiko einer Behand-

lung eingehen will, oder ob er sich lieber chronisch im Zustand i befinden möchte. An diesem sogenannten Indifferenzpunkt zeigt sich der Präferenzwert für den Zustand i als $h_i = p$.

Ein Beispiel: Ein fünfzigjähriger Proband soll sich vorstellen, dass er durch einen Gehirntumor sein Augenlicht verloren hat. Er soll sich nun entscheiden, ob er eine Operation am Gehirn durchführen lassen will, die mit einer Wahrscheinlichkeit von 0,6 erfolgreich ist und nach der er wieder sehen kann. Allerdings ist diese Gehirnoperation nicht ohne Risiko. Mit einer Wahrscheinlichkeit von 0,4 (1 – 0,6) wird er sie nicht überleben. Der Proband kann sich aber auch gegen die Operation entscheiden. Ohne den Eingriff bleibt er für den Rest seines Lebens blind. Unter den gegebenen Umständen (Erfolgswahrscheinlichkeit = 0,6 und Wahrscheinlichkeit, nicht zu überleben = 0,4) entscheidet der Proband sich gegen die Operation. Im Standard Gamble wird nun die Wahrscheinlichkeit, dass der Eingriff erfolgreich ist, sys-

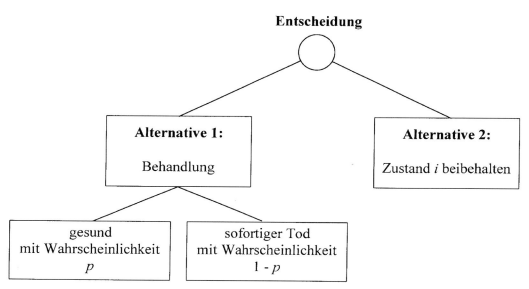

Abb. 7: Darstellung der Entscheidungssituation im Standard Gamble.
Der Proband hat zwei Alternativen: Er unterzieht sich wegen eines bestimmten (tatsächlich vorliegenden / fiktiv vorgegebenen) chronischen Gesundheitszustandes einer Behandlung, deren Ausgang unsicher ist („gesund mit Wahrscheinlichkeit p" vs. „sofortiger Tod mit Wahrscheinlichkeit $1-p$"). Oder seine Gesundheit bleibt unverändert in dem beschriebenen Zustand. p wird experimentell solange variiert, bis der Proband unsicher darüber ist, für welche der beiden Alternativen er sich entscheiden soll (Indifferenzpunkt).

tematisch variiert. Wir nehmen an, dass der Proband bei einer Erfolgswahrscheinlichkeit von 0,8 unsicher ist, ob er sich auf das Risiko des Eingriffes einlassen soll, oder ob er lieber für den Rest seines Lebens blind bleiben möchte. Dies ist der Indifferenzpunkt. Der Präferenzwert $h_i = p$ für den Zustand „durch einen Gehirntumor blind sein" ist dementsprechend in diesem Beispiel 0,8.

In der praktischen Anwendung hat sich die Methode des Standard Gamble teilweise als schwierig erwiesen, da Probanden nicht immer in der Lage waren, Präferenzen auf der Basis von Wahrscheinlichkeitsaussagen zu artikulieren. Als Alternative wurde deshalb von TORRANCE et al. (1972) die *Time Trade-Off Technik* (TTO) als spezielle Methode zur Bestimmung von gesundheitsbezogenen Nutzwerten entwickelt. Auch bei dieser Methode wird eine Entscheidung zwischen zwei Alternativen verlangt, die Entscheidungsalternativen werden jedoch hier nicht durch Erfolgswahrscheinlichkeiten, sondern durch einen therapiebedingten Verlust an Lebenszeit charakterisiert.

Der Proband wird bei dieser Methode vor zwei Alternativen gestellt (vgl. *Abb. 8*): Entweder kann er in dem chronischen Zustand i für die Zeit t bleiben und dann sterben (Alternative 1). Die Zeit t entspricht dabei entweder der verbleibenden Lebenserwartung oder wird als ein anderer Zeitraum definiert (z.B. 10 Jahre). Die Alternative hierzu ist, dass der Proband gesund ist für die Zeit x und dann stirbt, wobei x kleiner ist als t (Alternative 2). Der Proband muß bei der Wahl der zweiten Alternative also einen Verlust an Lebenszeit akzeptieren. Im Rahmen der TTO-Methode wird die Zeit x bzw. der Verlust an Lebenszeit $t-x$ so lange variiert, bis der Proband unsicher ist, welche Alternative er wählen soll. Der Präferenzwert für den Zustand i ergibt sich dann an diesem Punkt als $h_i = x/t$.

Nimmt man den Gesundheitszustand „blind durch Gehirntumor" aus dem obigen Beispiel, könnte

II – 1

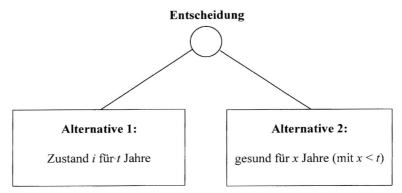

Abb. 8: Darstellung der Entscheidungssituation beim Time Trade-Off.
Der Proband soll sich für eine von zwei Alternativen entscheiden: Entweder bleibt er in einem bestimmten (tatsächlich vorliegenden / fiktiv vorgegebenen) chronischen Gesundheitszustand i für t Jahre, oder er ist für die Zeit x (mit $x < t$) vollkommen gesund. Der Zeitraum x wird experimentell so lange variiert, bis der Proband unsicher ist, für welche Alternative er sich entscheiden soll (Indifferenzpunkt).

die dem Probanden zu Beginn des TTO-Interviews angebotenen Alternativen lauten: Für die nächsten 30 Jahre im Zustand der Blindheit zu bleiben (Alternative 1, t = 30 Jahre) oder nach einer Behandlung wieder sehen zu können, dafür jedoch fünf Lebensjahre zu opfern (Alternative 2, x = 25 Jahre). Wenn sich der Proband in dieser Situation z.B. für Alternative 2 entscheidet, würde im weiteren Verlauf des Interviews die Zeit x verkürzt werden, bis der Proband eine sichere Entscheidung nicht mehr treffen kann. Würde dieser Indifferenzpunkt bei x = 20 Jahre bzw. bei einem Verzicht auf 10 Lebensjahre erreicht sein, wäre der Präferenzwert $h_i = x/t$ für den Gesundheitsstatus „blind sein" in diesem Falle 20/30 d.h. 0,67.

Deskriptive Systeme zur indirekten Bestimmung von Lebensqualitäts-Nutzwerten

In erster Linie können die gerade skizzierten Methoden dazu verwendet werden, den Nutzwert eines „realen" (z.B. des gegenwärtigen) Gesundheitszustands einer Person durch Befragung dieser Person selbst zu bestimmen. Zur Nutzwert-Erhebung in einer konkreten Studie müssten diese Erhebungsverfahren bei allen in die Studie eingeschlossenen Personen durchgeführt werden. Wegen des hohen Aufwands, der insbesondere mit der Anwendung der SG- und TTO-Methoden in jedem Einzelfall verbunden ist, wurden vereinfachte Erhebungsweisen entwickelt. Diese machen nur eine einmalige, im Vorfeld der eigentlichen Datenerhebung in einem geeigneten Referenzkollektiv durchgeführte nutzwertbezogene „Normierung" verschiedener Gesundheitszustände erforderlich. Hierzu wird zunächst ein deskriptives System relevanter Gesundheits-Dimensionen (z.B. körperliches Allgemeinbefinden, Schmerz, Funktionseinschränkung, psychische Verfassung) und entsprechend abgestufter Beeinträchtigungsgrade (z.B. keine, geringe, mäßige, starke Schmerzen) entwickelt. Auf der Grundlage dieses Systems werden explizite Beschreibungen von Gesundheitszuständen festgelegt, die ein möglichst breites Spektrum verschiedener Stufen der gesundheitlichen Beeinträchtigung widerspiegeln. In einem Referenzkollektiv werden diese „Vignetten" einer Präferenzbeurteilung durch Anwendung eines der oben genannten Verfahren unterzogen. Anhand der so gewonnenen Präferenzwerte können die mit den verschiedenen Beeinträchtigungen assoziierten Nutzwertverluste mit statistischen Methoden berechnet werden. Hierzu eignen sich z.B. regressionsanalytische Modelle, bei denen die diskreten Beeinträchtigungsgrade als Faktorstufen in die Vorhersagegleichung aufgenommen werden. Nach Berechnung eines solchen „Tarifs" in der

Tabelle 1: Vergleich von Instrumenten zur nutzentheoretischen Messung des Gesundheitszustandes und der gesundheitsbezogenen Lebensqualität

	QWB	HUI-Mark-2	EQ-5D	SF-6D	15D
Autor(en)	KAPLAN & ANDERSON (1988)	TORRANCE et al. (1996)	The EuroQol Group (1990; dt.: 1998)	BRAZIER et al. (1998)	SINTONEN (1995)
Anzahl der Dimensionen	4	7	5	6	15
Dimensionen	• Mobilität • physische Aktivität • soziale Aktivität • Symptom- und Problem-Komplex	• körperliche Funktions-fähigkeit • Selbstfürsorge • sensorische und Kommu-nikations-Fähigkeiten • Lern- und Schulfähigkeit • Schmerz und Beschwerden • Emotion • Fruchtbarkeit[1]	• Beweglichkeit / Mobilität • allgemeine Tätigkeiten • Selbstfürsorge • Schmerzen / körperliche Beschwerden • Ängstlichkeit / Niedergeschlagen-heit	• körperliche Funktions-fähigkeit • Rollen-funktion • soziale Funktions-fähigkeit • Schmerz • psychisches Wohlbefinden • Vitalität	• Mobilität • alltägliche Tätigkeiten • Sehvermögen • Gehör • Sprache • Atmung • Schlaf • Essen • Ausscheidung / Verdauung • Denken und Gedächtnis • Beschwerden und Symptome • Depressivität • Anspannung • Vitalität • Sexualität

[1] soweit in der untersuchten Gruppe anwendbar

Form einer Tabelle, in der jeder im deskriptiven System enthaltenen Beeinträchtigung der entsprechende Nutzwertverlust zugeordnet ist, muss in späteren Erhebungen mit einem geeigneten Erhebungsinstrument nur noch festgestellt werden, welcher Gesundheitszustand bei einer bestimmten Person vorliegt. Der Nutzwert dieses Gesundheitszustands ergibt sich dann aus dem im Referenzkollektiv mit den aufwendigen Mitteln der Nutzwertquantifizierung bestimmten Tarif.

Die Auswahl eines geeigneten Referenzkollektivs kann indessen schwierig sein, da aus theoretischer Sicht zwar Personen aus der (gesunden) Allgemeinbevölkerung eine optimale Referenzquelle darstellen würden, diese Personen aber vielleicht nicht ausreichend gut in der Lage sind, subjektive Urteile über Gesundheitszustände abzugeben, die sie selbst noch nie persönlich erfahren haben. Trotz dieser Probleme hat sich die beschriebene Methodik bei der Entwicklung von Instrumenten zur (indirekten) nutzentheoretischen Lebensqualitätsmessung gut bewährt. International sind gegenwärtig mehrere solcher Messinstrumente verfügbar. Die im folgenden Abschnitt enthaltenen Kurzbeschreibungen sollen einen Überblick über einige dieser Instrumente geben (vgl. *Tab. 1*).

Überblick über wichtige Erhebungsinstrumente der nutzentheoretischen Lebensqualitätsmessung

Quality of Well-Being Scale (QWB)

Die Quality of Well-Being Scale (QWB) von KAPLAN und ANDERSON (1988) war einer der ersten Gesundheitsindizes, der ein breites Spektrum gesundheitlicher Einschränkungen erfasste und sich der konzeptuellen und methodischen Aufgabe der Kombination von Länge und Qualität des Lebens zu einem einzigen Wert (QALY) stellte. In der Originalversion handelt es sich um ein leitfadengestütztes Interview, das die Dimensionen Mobilität (MOB), physische und soziale Aktivität (PAC und SAC) und einen sogenannten „Symptom-Problem-Komplex" (CPX), d.h. das Auftreten von insgesamt 26 Symptomen/Problemen erfasst.

Der Score für das Wohlbefinden einer Person reicht von 1 (vollständiges Wohlbefinden) bis 0 (Tod) und wird nach der Formel $W = 1 + (CPXwt) + (MOBwt) + (PACwt) + (SACwt)$ berechnet, wobei wt den entsprechenden Präferenzwert für den jeweiligen Faktor bezeichnet. Die Präferenzwerte sind negativ, da sie die Reduktion des Wohlbefindens durch jede einzelne funktionale Kategorie widerspiegeln.

Wie die Präferenzgewichte für die verschiedenen gesundheitlichen Beeinträchtigungen genau bestimmt worden sind, wird leider in den verfügbaren Publikation der Arbeitsgruppe nicht eindeutig dokumentiert. Anscheinend wurde in verschiedenen Stichproben ein Kategorien-Scaling mittels Karten durchgeführt, auf denen ausgewählte Gesundheitszustands-Szenarien anhand der QWB-Dimensionen MOB, PAC, SAC und CPX dargestellt waren. Die Aufgabe der Probanden bestand darin, die Karten 11 Kategorien zuzuordnen, (0 = ‚genau so schlimm wie tot' bis 10 = ‚vollkommen gesund').

In Nordamerika wurde die QWB-Skala in verschiedenen Bevölkerungs- und klinischen Studien sowohl bei akuten als auch bei chronischen Krankheitszuständen Erwachsener eingesetzt (z.B. bei Atemwegserkrankungen: KAPLAN & RIES 1996; Morbus Alzheimer: KERNER et al. 1998; HIV: KAPLAN et al. 1997a).

Zusätzlich zur Interview-Version wurde ein Selbstausfüllfragebogen (QWB-SA, KAPLAN et al. 1997b) entwickelt, dessen deutschsprachige Übersetzung sich gegenwärtig in der psychometrischen Überprüfung befindet. In der Selbstausfüllversion werden Fragen zu fünf gesundheitsbezogenen Dimensionen gestellt: zu akuten und chronischen Symptomen, Selbstversorgung, Mobilität, physischer Aktivität und zu Alltagstätigkeiten. Im Unterschied zum QWB-Interview erfragt der QWB-Fragebogen für die Dimension CPX nicht nur das Auftreten von 26, sondern von insgesamt 58 Symptomen und Problemen. Das Vorliegen chronischer Symptome/Probleme wird dabei im Ja/Nein-Format erhoben; für die akuten Symptome/Probleme ist anzugeben, ob sie jeweils an einem oder mehreren der letzten drei Tage aufgetreten sind. Nach den Befunden von KAPLAN et al. (1997b) sind die mit der neuen Fragebogen-Version und die mit der Interview-Version gewonnenen Messergebnisse gut vergleichbar.

Health Utilities Index (HUI)

In einer langen Entwicklungsarbeit der Arbeitsgruppe um GEORGE W. TORRANCE sind insgesamt drei aufeinander aufbauende Versionen des Health Utilities Index entwickelt worden (FEENY et al. 1995; TORRANCE et al. 1995). Die erste Version, der HUI-Mark-1, war ein rein pädiatrisches Instrument, das zum Teil auf der Quality of Well-Being Scale (QWB) basierte. Das ursprüngliche Anwendungsgebiet des HUI-Mark-2 war die pädiatrische Onkologie, später wurde er auch für den Einsatz bei Erwachsenen weiterentwickelt. Die jüngste Version des HUI-Systems, der HUI-Mark-3, ist ebenfalls bei Erwachsenen und Kindern einsetzbar. Die drei Versionen des Health Utilities Index unterscheiden sich in der Anzahl der Dimensionen, mit denen der Gesundheitszustand klassifiziert werden kann. So stehen im HUI-1 vier, im HUI-2 sieben und im HUI-3 acht Dimensionen zur Beschreibung der gesundheitlichen Beeinträchtigungen zur Verfügung. Stellvertretend für das gesamte HUI-System wird im Folgenden der HUI-Mark-2 genauer vorgestellt.

Die Dimensionen, mit denen beim HUI-2 der gesundheitliche Status erfasst wird, sind in *Tab. 1* aufgeführt. „Fruchtbarkeit" wurde als Dimension in das Klassifikationssystem des HUI-2 aufgenommen, da Fertilitäts-Probleme häufig zu den Spätfolgen von Krebs(-behandlungen) im jüngeren Lebensalter gehören. Zur Klassifikation des Gesundheitszustandes stehen bei jeder der sieben Dimensionen drei bis fünf Stufen zur Verfügung, auf denen jeweils der Grad der Beeinträchtigung beschrieben werden kann.

Der HUI-Mark-2 liegt in verschiedenen Formaten vor: als Interview und als Fragebogen, zur Selbst- und zur Fremdbeurteilung. Die mit den HUI-2-Instrumenten erhobenen Daten können sowohl deskriptiv als auch mit nutzentheoretischer Gewichtung verwendet werden. Die Präferenzwerte für die Gesundheitszustände wurden in Interviews mit Eltern von krebskranken Kindern und Eltern von gleichaltrigen Kindern aus der Allgemeinbevölkerung mittels einer visuellen Analogskala (0 = am wenigsten wünschenswert; 100 = am wünschenswertesten) und der Standard-Gamble-Methode bestimmt. Das Vorgehen bei der Bestimmung der Präferenzwerte und die Berechnung der Nutzwerte des HUI-2 werden bei TORRANCE et al. (1996) sehr ausführlich dargestellt.

EuroQol (EQ-5D)

Die beiden bisher vorgestellten Instrumente, die Quality of Well-Being Scale und der Health Utilities Index, stammen beide aus dem angloamerikanischen Sprachraum. Ende der 80er Jahre schloss sich auch in Europa eine Gruppe von Forschern mit dem Ziel zusammen, ein generisches, nutzentheoretisch konzipiertes Instrument für evaluative und/oder klinische Studien zu entwickeln. In dieser Kooperative entstand der EuroQol (EQ-5D), ein kurzer, mittlerweile in mehreren europäischen Sprachen verfügbarer Fragebogen (EUROQOL GROUP 1990, KIND 1996, GRAF VON DER SCHULENBURG et al. 1998).

Im EQ-5D wird der Gesundheitszustand auf fünf Dimensionen beschrieben, die „Beweglichkeit/Mobilität", „Für sich selbst sorgen", „allgemeine Tätigkeiten (z.B. Arbeit, Studium, Hausarbeit, Familien- oder Freizeitaktivitäten)", „Schmerzen/körperliche Beschwerden" und „Ängstlichkeit/Niedergeschlagenheit" heißen (vgl. *Tab. 1*). Für jeden dieser Funktionsbereiche kann angegeben werden, ob dort keine, einige oder extreme Probleme aufgetreten sind. Es ist möglich, diese fünf Fragen noch durch eine Skalierungsaufgabe zu ergänzen: Die befragten Personen sollen dabei ihren eigenen Gesundheitsstatus auf einer Rating-Skala einschätzen (0 = der schlechteste, 100 = der beste Gesundheitszustand). Der Einsatz dieser Skala ist aber zur nutzentheoretischen Lebensqualitätsmessung mit dem EuroQol nicht erforderlich.

Die Prüfung der deutschsprachigen Version des EuroQol auf Reliabilität, Praktikabilität und Validität erfolgte in einer nationalen Bevölkerungsstichprobe (GRAF VON DER SCHULENBURG et al. 1998). Zusätzlich wurde der EQ-5D auch in klinischen Gruppen einer psychometrischen Überprüfung unterzogen, so z.B. bei Rehabilitanden mit Erkrankungen des Stütz- und Bewegungsapparates (SEITZ et al. 1999). Für die Ableitung des Indexwertes wurden mehrere mathematische Modelle auf der Basis der Rating-Skala- und der Time Trade-Off-Methode entwickelt. Die TTO-Methode führte zu einem additiven, die RS-Methode zu einem multiplikativen Modell für die Ableitung des Indexwertes (zu näheren Einzelheiten siehe GRAF VON DER SCHULENBURG et al. 1998, CLAES et al. 1999).

Der EuroQol hat sich sowohl bei sehr vielen verschiedenen Krankheitsbildern als auch auf der Bevölkerungsebene als valides, reliables und sehr praktikables Instrument herausgestellt. Es wird empfohlen, den EQ-5D als Komponente einer Messbatterie einzusetzen und ihn aufgrund seiner vergleichsweise niedrigen Sensitivität durch krankheitsspezifische Fragen/Verfahren zu ergänzen (GRAF VON DER SCHULENBURG et al. 1998). Einen guten Eindruck von den Anwendungsmöglichkeiten des EQ-5D in klinischen Studien gibt der Bericht vom Treffen der EuroQol Gruppe im Oktober 1998 in Hannover (GREINER et al. 1999).

Short Form Health State Classification (SF-6D)

Dieser Fragebogen ist das Ergebnis der Bemühungen von BRAZIER et al. (1998), ein Profilmessinstrument zum Gesundheitsstatus – den Short Form 36 (SF-36)-Fragebogen – mit dem QALY-Ansatz zu verbinden, um einen präferenzbasierten Index für die Lebensqualität ableiten zu können. Auf dem Weg vom SF-36 zum SF-6D mussten von der Arbeitsgruppe einzelne Probleme gelöst werden. So sollte beispielsweise der Wortlaut der SF-36-Items möglichst unverändert bestehen bleiben, da das abgeleitete nutzentheoretische Instrument auf bestehende, mit dem SF-36 erhobene Datensätze anwendbar sein sollte. Einzelheiten über das Vorgehen bei der Modifikation des SF-36 zum SF-6D können bei BRAZIER et al. (1988) nachgelesen werden.

Der SF-6D besteht aus den sechs Dimensionen körperliche Funktionsfähigkeit, Rollenfunktion, soziale Funktionsfähigkeit, Schmerz, psychisches Wohlbefinden und Vitalität, zu denen jeweils zwei bis sechs abgestufte Statements (z.B. „you have no bodily pain" bis „you have severe bodily pain") als Antwortmöglichkeiten zur Verfügung stehen.

Die multidimensionalen Gesundheitszustände der SF-6D-Klassifikation wurden mittels einer Rating-Skala und der Technik des Standard Gamble von Patienten, Studenten und von Angehörigen medizinischer Berufsgruppen bewertet. Die so gewonnenen Präferenzwerte flossen in statistische Modelle zur Bestimmung des Indexwertes ein. Die Algorithmen können auf bestehende SF-36-Datensätze angewendet und bei der Bestimmung von Kosten-Nutzwert-Relationen eingesetzt werden.

Da es sich um ein recht neues Instrument handelt, ist der SF-6D bisher nur auf Englisch verfügbar. An der weiteren psychometrischen Prüfung und Erprobung des Instruments wird derzeit gearbeitet.

15D-Fragebogen

In Finnland wurde Mitte der 90er Jahre der 15D-Fragebogen entwickelt (SINTONEN 1995). Mit diesem erkrankungsunspezifischen Fragebogen können Gesundheitszustände auf 15 Dimensionen (vgl. *Tab. 1*) beschrieben werden. Für jede dieser Dimensionen stehen fünf abgestufte Antwortalternativen zur Verfügung (z.B. von „I can hear normally" bis „I am completely deaf").

Mit dem 15D-Fragebogen lässt sich sowohl das Profil eines Gesundheitszustandes anhand der Einzelangaben beschreiben, als auch ein Index-Wert für die gesundheitsbezogene Lebensqualität bestimmen. Die nutzentheoretische Bewertung der Gesundheitszustände erfolgte mittels eines komplexen Systems aus neun Skalierungsaufgaben. Eine Aufgabe bestand beispielsweise darin, auf einer Rating-Skala anzugeben, wie wichtig die einzelnen Dimensionen für die Gesundheit sind. In anderen Aufgaben sollten der eigene Gesundheitszustand oder andere beschriebene Gesundheitszustände bewertet werden. Jeder Proband erhielt drei der neun Skalierungsaufgaben. Genauere Informationen über die Aufgaben und die angewendete Methode können dem oben genannten Arbeitsbericht von Sintonen entnommen werden.

Der 15D-Fragebogen ist primär für die Evaluation von Behandlungsmethoden gedacht, kann aber auch bei anderen Fragestellungen, etwa bei dem Vergleich der gesundheitsbezogenen Lebensqualität von Patientensubgruppen (z.B. Kannisto et al. 1998), eingesetzt werden. Sintonen selbst bewertet den 15D-Fragebogen als das wahrscheinlich sensitivste und umfassendste nutzentheoretische Lebensqualitätsmessinstrument. Eine deutschsprachige Version des Fragebogens liegt gegenwärtig noch nicht vor.

Resümee

Es ist ein gemeinsames Merkmal aller in diesem Kapitel beschriebenen Erhebungsinstrumente, dass sie der quantitativen Messung der gesundheitsbezogenen Lebensqualität dienen, also empirische Sachverhalte in numerische Relationen abbilden sollen. Demgegenüber finden sich erhebliche Unterschiede in der spezifischen Art und Weise, in der bei den betrachteten Instrumenten die Überführung empirisch beobachteter Sachverhalte (z.B. die Reaktionen von Befragten auf Items eines Fragebogens) in quantitative Messwerte im Sinne einer Zusammenfassung und Bewertung erfolgt. Die Ansätze reichen dabei auf der Ebene der Skalierung von der einfachen Summenwertbildung bis hin zu komplexen psychometrischen Verfahren und axiomatisch fundierten Methoden der nutzentheoretischen Messung, auf der Ebene der Standardisierung von der vollständig vorstrukturierten Erhebung bis zur völlig individualisierten Erfassung der Lebensqualität.

Diese z.T. grundsätzlichen Unterschiede belegen, dass es im Bereich der Lebensqualitätsmessung gegenwärtig keinen „Gold Standard" gibt. Die Auswahl und Anwendung eines bestimmten Verfahrens in einer konkreten Studie ist naturgemäß primär von der Untersuchungsfragestellung abhängig. Während die standardisierten deskriptiven Instrumente wie etwa der SF-36-Fragebogen oder das Nottingham Health Profile besonders gut geeignet erscheinen, wenn eine möglichst differenzierte Beschreibung und Analyse der subjektiven Gesundheit *auf Gruppenebene* erfolgen soll, können die *im konkreten Einzelfall* vorliegenden Gesundheitsprobleme und ihr diachroner Verlauf mit den individualisierten Techniken wahrscheinlich genauer und facettenreicher erfasst werden. In *Studien mit gesundheitsökonomischer Ausrichtung* und für Fragen der Ressourcenallokation stehen die nutzentheoretischen Methoden im Vordergrund, da nur sie ein Aggregationsniveau erreichen, das dem Anschein nach zur sachgerechten Beantwortung dieser Fragen notwendig ist.

Soweit allerdings die konkrete Wahl eines Messinstruments durch die Fragestellung einer Studie nicht klar determiniert wird, ist die Entscheidung für oder gegen einen der dargestellten Erhebungs- und Bewertungsansätze alles andere als eine triviale Aufgabe. Dies liegt nicht nur an den erheblichen methodischen und anwendungspraktischen Unterschieden zwischen den Instrumenten, durch die unmittelbare Vergleiche der messtheoretischen Eigenschaften (u.a. Reliabilität, Validität und Änderungssensitivität) sehr erschwert werden. Die Übereinstimmung der mit verschiedenen Verfahren erzielten Messergebnisse ist in manchen Fällen, z.B. beim Vergleich der deskriptiven und nutzentheoretischen Erhebungsmethoden (Revicki & Kaplan 1993), so gering, dass davon ausgegangen werden muss, dass diese Verfahren nicht dieselben Konstrukte erfassen.

Zuletzt ist anzumerken, dass der Grad an theoretischer Fundierung und an Komplexität der bei der Instrumentenentwicklung und -validierung eingesetzten statistischen Modelle keine Gewähr für in jeder Hinsicht zufriedenstellende Messmethoden bietet. Selbst bei den sehr paradigmenstreng entwickelten nutzentheoretischen Instrumenten ergaben sich aufgrund neuerer Untersuchungen Hinweise auf die Verletzung grundlegender Anwendungsvoraussetzungen wie z.B. der Annahme eines zeitunabhängigen Nutzwertverhältnisses oder der Risikoneutralität (vgl. GUILLEMIN 1999, BALA et al. 1999, LENERT et al. 1999).

Zu den vordringlichen Aufgaben der Methodenforschung im Bereich der gesundheitsbezogenen Lebensqualität gehört deshalb ohne Zweifel die auf breiter Basis durchzuführende Untersuchung der messtheoretischen Eigenschaften der Erhebungsinstrumente und die genaue Bestimmung der geeigneten Anwendungsfelder und notwendigen Anwendungsvoraussetzungen. Die besten Möglichkeiten für derartige Analysen bieten direkte Vergleichsstudien, in denen Erhebungsinstrumente, die verschiedene Erhebungs- und Bewertungskonzepte repräsentieren, simultan angewandt werden.

Literatur

BALA MV, WOOD LL, ZARKIN GA, NORTON EC, GAFNI A, O'BRIEN BJ: Are health states „timeless"? The case of the standard gamble method. Journal of Clinical Epidemiology 52 (1999) 1047-1053

BEURSKENS AJHM, DE VET HCW, KÖKE, AJA: Responsiveness of functional status in low back pain: a comparison of different instruments. Pain 65 (1996) 71-76

BJORNER JB, KREINER S, WARE JE, DAMSGAARD MT, BECH P: Differential item functioning in the Danish translation of the SF-36. J Journal of Clinical Epidemiology 51 (1998) 1189-1202

BRAZIER J, USHERWOOD T, HARPER R, THOMAS K: Deriving a preference-based single index from the UK SF-36 Health Survey. Journal of Clinical Epidemiology 51 No. 11 (1998) 1115-1128

BUCHBINDER R, BOMBARDIER C, YEUNG M, TUGWELL P: Which outcome measures should be used in rheumatoid arthritis clinical trials? Clinical and quality-of-life measures' responsiveness to treatment in a randomized controlled trial. Arthritis & Rheumatism 38 (1995) 1568-1580

BUCQUET D (ed.): European Guide to the Nottingham Health Profile. Dauphin: Imprimerie Air (1992)

BULLINGER M, KIRCHBERGER I: SF-36-Fragebogen zum Gesundheitszustand. Handanweisung. Hogrefe, Göttingen (1998)

CAIRNS J: Measuring health outcomes. Condition specific and patient specific measures are of limited use when allocating resources. British Medical Journal 313 (1996) 6

CARR AJ: A patient-centered approach to evaluation and treatment in rheumatoid arthritis: The development of a clinical tool to measure patient-perceived handicap. British Journal of Rheumatology 35 (1996) 921-932

CLAES C, GREINER W, UBER A, GRAF VON DER SCHULENBURG JM: An interview-based comparison of the TTO and VAS values given to the EQ-5D states of health by the general german population. In: GREINER W, GRAF VON DER SCHULENBURG JM, PIERCY J: EuroQol, Plenary Meeting 1st – 2nd October 1998. Discussion papers. Uni-Verlag Witte, Hannover (1999)

COOBMS CH, DAWES RM, TVERSKY A: Mathematische Psychologie. Beltz, Weinheim (1975)

DRUMMOND MF, O'BRIEN BJ, STODDART GL, TORRANCE GW: Cost-utility analysis. In: Methods for the economic evaluation of health care programmes. Second edition. Oxford University Press (1997) 139-192

EUROQOL GROUP: EuroQol – a new facility for the measurement of health-related quality of life. Health Policy 16 (1990) 199-208

FEENY D, FURLONG W, BOYLE M, TORRANCE GW: Multi-attribute health status classifications systems – Health Utilities Index. Pharmacoeconomics 7 (1995) 490-502

GRAF VON DER SCHULENBURG JM, CLAES C, GREINER W, UBER A: Die deutsche Version des EuroQol-Fragebogens. Zeitschrift für Gesundheitswissenschaften 6. Jg. H. 1 (1998) 3-20

GREINER W, GRAF VON DER SCHULENBURG JM, PIERCY J: EuroQol, Plenary Meeting 1st – 2nd October 1998. Discussion papers. Uni-Verlag Witte, Hannover (1999)

GUILLEMIN F: The value of utility: assumptions underlying preferences and quality adjusted life years. Journal of Rheumatology 26 (1999) 1861-1863

HICKEY AM, BURY G, O'BOYLE CA, BRADLEY F, O'KELLY FD, SHANNON W: A new short form individual quality of life measure (SEIQoL-DW): application in a cohort of individuals with HIV/AIDS. British Medical Journal 313 (1996) 29-33

KANNISTO M, MERIKANTO J, ALARANTA H, HOKKANEN H, SINTONEN H: Comparison of health related quality of life in three subgroups of spinal cord injury patients. Spinal Cord. 36(3) (1998) 193-199

KAPLAN RM, ANDERSON JP: A general health policy model: Update and applications. Health Services Research 23(2) (1988) 203-235

KAPLAN RM, ANDERSON JP: The Quality of Well-Being Scale: rationale for a single quality of life index. In: WALKER SR, ROSSER R (eds.): Quality of life: Assessment and application. London: MTP Press (1988) 51-77

KAPLAN RM, PATTERSON TL, KERNER DN, ATKINSON JH, HEATON RK, GRANT I, HNRC GROUP: The Quality of Well-Being Scale in asymptomatic HIV-infected patients. Quality of Life Research, 6 (1997a) 507-514

KAPLAN RM, RIES AL (eds.): Cost-effectiveness of pulmonary rehabilitation. Pulmonary Rehabilitation 91 (1996) 379-398

KAPLAN RM, SIEBER WJ, GANIATS TG: The Quality of Well-Being Scale: Comparison of the interviewer-administered version with a self-administered questionnaire. Psychology and Health Vol. 12 (1997b) 783-791

KERNER DN, PATTERSON TL, GRANT I, KAPLAN RM: Validity of the Quality of Well-Being Scale for Patients with Alzheimer's Disease. Journal of Aging and Health 10 (1998) 44-61

KIND P: The EuroQol instrument: an index of health-related quality of life. In: Quality of life and pharmacoeconomics in clinical trials. (2nd edn) (ed B. SPILKER), Lippincott-Raven, Philadelphia (1996) 191-201

LENERT LA, TREADWELL JR, SCHWARTZ CE: Association between health status and utilities. Implications for policy. Medical Care 37 (1999) 479-489

MCKENNA SP, HUNT SM, MCEWEN J: Weighting the seriousness of perceived health problems using Thurstone's method of paired comparisons. International Journal of Epidemiology 10 (1981) 93-97

PATERSON C: Measuring outcomes in primary care: a patient generated measure, MYMOP, compared with the SF-36 health survey. British Medical Journal 312 (1996) 1016-1020

PATRICK DL & ERICKSON P: Health status and health policy – Quality of life in health care evaluation and resource allocation. Darin: Assigning values to health states. Oxford University Press (1993) 176 ff.

PRIETO L, ALONSO J, FERRER M, ANTO JM: Are results of the SF-36 Health Survey and the Nottingham Health Profile similar? A comparison of COPD patients. Journal of Clinical Epidemiology 50 (1997) 463-473

PRIETO L, ALONSO J, VILADRICH MC, ANTO JM: Scaling the Spanish version of the Nottingham Health Profile: Evidence of limited value of item weights. Journal of Clinical Epidemiology 49 (1996) 31-38

RACZEK AE, WARE JE, BJORNER JB, GANDEK B, HALEY SM, AARONSON NK, APOLONE G, BECH P, BRAZIER J E, BULLINGER M, SULLIVAN M: Comparison of Rasch and summated rating scales constructed from SF-36 physical functioning items in seven countries: Results from the IQOLA project. Journal of Clinical Epidemiology 51 (1998) 1203-1214

REVICKI DA, KAPLAN RM: Relationship between psychometric and utility-based approaches to the measurement of health-related quality of life. Quality of Life Research 2(6) (1993) 477-487

SEITZ R, LEIDL R, JACOBI E: Die psychometrischen Eigenschaften des EuroQol bei Rehabilitanden mit Erkrankungen des Stütz- und Bewegungsapparates. Zeitschrift für Gesundheitswissenschaften 7. Jg. H. 3 (1999) 210-232

SINTONEN H: The 15D-Measure of health-related quality of life. II Feasibility, reliability and validity of its valuation system. Working Paper 42, National Health and Medical Research Council, National Centre for Health Program Evaluation (1995)

TORRANCE GW, FEENY DH, FURLONG WJ, BARR RD, ZHANG Y, WANG Q: Multiattribute utility function for a comprehensive health status classification system – Health Utilities Index Mark 2. Medical Care Vol. 34 No. 7 (1996) 702-722

TORRANCE GW, FURLONG W, FEENY D, BOYLE M: Multiattribute preference functions – Health Utilities Index. Pharmacoeconomics 7 (1995) 503-520

TORRANCE GW, THOMAS W, SACKET D: A utility maximation model for evaluation of health care programs. Health Services Research 7(2) Summer (1972) 118-133

TUGWELL P, BOMBARDIER C, BUCHANAN WW, GOLDSMITH C, GRACE E et al.: Methotrexate in rheumatoid arthritis. Impact on quality of life assessed by traditional standard-item and individualized patient preference health status questionnaires. Archives of Internal Medicine 150 (1990) 59-62

TUGWELL P, BOMBARDIER C, BUCHANAN WW, GRACE E, GOLDSMITH CH, HANNA B: The MACTAR Patient Preference Disability Questionnaire. Journal of Rheumatology 14 (1987) 446-451

VAN DER LINDEN W, HAMBLETON RK (eds.): Handbook of modern item response theory. New York: Springer (1997)

VON NEUMANN J, MORGENSTERN O: Theory of games and economic behaviour. 3rd ed. New York: Wiley (1953)

WARE JE, KOSINSKI M, GANDEK B, AARONSON NK, APOLONE G, BECH P, BRAZIER J, BULLINGER M, KAASA S, LEPLÈGE A, PRIETO L, SULLIVAN M: The factor structure of the SF-36 Health Survey in 10 countries: results from the IQOLA project. Journal of Clinical Epidemiology 51 (1998) 1159-1165

Verfahren zur Bewertung

II – 1

WARE JE, KOSINSKI M, KELLER SD: SF-36 physical and mental health summary scales: a user's manual. Boston: Health Institute (1994)

WARE JE, NELSON EC, SHERBOURNE CD, STEWART AL: Preliminary tests of a 6-item general health survey: A patient application. In: STEWART AL, WARE JE (eds.). Measuring functioning and well-being. Durham: Duke University Press, (1992) 291-303

II – 2
Der SF-36-Fragebogen zum Gesundheitszustand: Anwendung, Auswertung und Interpretation

INGE KIRCHBERGER, Augsburg

In den 20 Jahren ihres Bestehens hat die Lebensqualitätsforschung sowohl theoretische Beiträge zur Definition und Operationalisierung des Konstruktes „Lebensqualität" erbracht als auch eine Reihe von Messinstrumenten zur Erfassung der gesundheitsbezogenen Lebensqualität entwickelt. Diese Messinstrumente lassen sich in Verfahren, die die gesundheitsbezogene Lebensqualität von Populationen krankheitsübergreifend erfassen, sog. „generic instruments", und in krankheitsspezifische Verfahren differenzieren. Mit Hilfe der krankheitsübergreifenden Messinstrumente soll ein Indikator für die subjektive Gesundheit von Populationen gewonnen werden, der unabhängig vom aktuellen Gesundheitszustand für verschiedene Forschungszwecke verwandt werden kann. Eine Vielzahl krankheitsübergreifender Messinstrumente liegt aus dem angloamerikanischen Sprachraum vor. Hierzu gehören Verfahren wie das Sickness Impact Profile, das Nottingham Health Profile oder die Quality of Wellbeing Scale.

Parallel zur Entwicklung kulturübergreifender Messinstrumente für den internationalen Gebrauch, wie z.B. dem WHO-QOL, wurde versucht, die im angloamerikanischen Bereich verfügbaren Messinstrumente zur Erfassung der gesundheitsbezogenen Lebensqualität auch in anderen Kulturkreisen einsetzbar zu machen (BULLINGER et al. 1996). Eines dieser Instrumente, das bezüglich seiner psychometrischen Qualität, Vielfalt der Einsatzmöglichkeiten, Ökonomie und Verbreitung international führend ist, ist der Short Form-36 Health Survey (SF-36). Dieser Fragebogen ist die gekürzte Version eines in der Medical Outcomes Study (MOS) entwickelten, umfassenden Messinstrumentes, wobei die Auswahl und Reduktion der Fragen auf einer Reihe empirisch-rigoroser Tests beruht (WARE & SHERBOURNE 1992). Das Instrument, dem eine über 20-jährige Entwicklungsarbeit zugrunde liegt, hat sich in der letzten Zeit als Standardinstrumentarium zur Erfassung der subjektiven Gesundheit herauskristallisiert, dessen Gebrauch zunehmend auch internationale Zulassungsbehörden, wie z.B. die Federal Drug Administration – zumindest informell – empfehlen.

Theoretische Grundlagen der Entwicklung des SF-36

Grundlage für die Entwicklung des SF-36 Health Surveys war der Versuch, im Rahmen der sogenannten Medical Outcome Study die Leistung von Versicherungssystemen in Amerika zu prüfen. In diesem Forschungsprojekt, das bereits 1960 begonnen wurde, wurden eine Reihe von Verfahren entwickelt, die unterschiedliche Aspekte der Gesundheit aus Sicht der Patienten zu operationalisieren versuchten. Die ursprüngliche, sehr umfangreiche Fragensammlung wurde reduziert auf ein 100 Items umfassendes Instrument (NORC), das in der Medical Outcome Studie eingesetzt wurde. Auf der Grundlage dieser Entwicklungsarbeit wurden nach empirischen Verfahren die Items ausgewählt, die ein Subkonstrukt der subjektiven Gesundheit methodisch adäquat repräsentieren. Basis für die Definition der subjektiven Gesundheit waren hier sowohl aus anderen Arbeiten vorliegende theoretische Ansätze als auch in Expertensitzungen zusammen mit Patienten identifizierte relevante Bereiche der gesundheitsbezogenen Lebensqualität. Wesentlich für die Itemformulierung war eine möglichst verhaltensnahe Identifikation dieser

SF-36-Fragebogen

II – 2

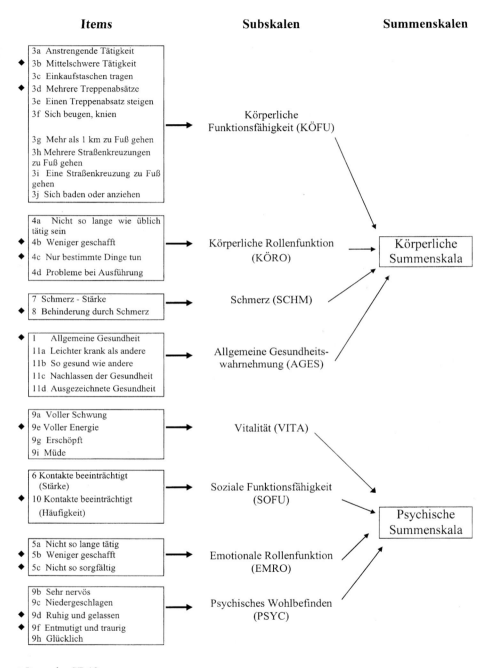

◆ Items des SF-12

Abb. 1: Items und Dimensionen des SF-36- und SF-12-Fragebogens

Konstrukte und die Ökonomie in der Itemformulierung. Methodisch orientierte sich das dem NORC zugrundeliegende Reduktionsverfahren zur Erstellung des SF-36 an der Analyse latenter Merkmalsstrukturen mit Hilfe pfad-analytischer Modelle, die entsprechend der zugrundeliegenden Theorie in der Konstruktion des Fragebogens an der Repräsentation der körperlichen und psychischen Dimension der Gesundheit orientiert waren und eine Bidimensionalität des Messinstrumentes nahelegten.

Aufbau des Fragebogens

Der SF-36 Health Survey erfaßt mit 35 Items acht Dimensionen der subjektiven Gesundheit: die körperliche Funktionsfähigkeit, körperliche Rollenfunktion, körperliche Schmerzen, allgemeine Gesundheitswahrnehmung, Vitalität, soziale Funktionsfähigkeit, emotionale Rollenfunktion und psychisches Wohlbefinden. Mit einem Einzelitem wird der aktuelle Gesundheitszustand im Vergleich zum vergangenen Jahr erfragt. Die Aufgabe der Patienten besteht darin, für jedes der Items die Antwortalternative anzukreuzen, die ihrem Erleben am nächsten kommt. Die Antwortkategorien beim SF-36 variieren. Sie reichen von dichotomen „ja - nein" Antworten bis hin zu sechsstufigen Likert-Antwortskalen.

Die Zuordnung der Items zu den Subskalen ist in *Abb. 1* dargestellt. Die acht Subskalen lassen sich faktorenanalytisch zwei Grunddimensionen der subjektiven Gesundheit zuordnen: der körperlichen und der psychischen Gesundheit. Die Subskala „Körperliche Funktionsfähigkeit" zeigt hierbei die stärkste Ladung auf dem körperlichen Faktor, die Subskala „Psychisches Wohlbefinden" den stärksten Zusammenhang mit der psychischen Dimension.

Neben dem SF-36 existiert eine zwölf Items umfassende Kurzform, der SF-12, mit dem durch Gewichtung der zwölf Items die körperliche und psychische Summenskala ermittelt werden kann, jedoch keine Profildarstellung der acht Subskalen möglich ist.

Verfügbare Versionen des SF-36

Der ursprünglich für die Anwendung in den Vereinigten Staaten entwickelte SF-36 wird für den internationalen Gebrauch übersetzt und adaptiert durch das International Quality of Life Assessment (IQOLA) Project (AARONSON et al. 1992). Der SF-36 ist derzeit in mehr als 40 Sprachen verfügbar. Für 12 Länder liegen auch Bevölkerungsnormen vor.

Die Entwicklung und Bearbeitung der deutschen Form des SF-36 folgte den standardisierten Richtlinien des IQOLA-Projekts (BULLINGER et al. 1995). Diese Richtlinien sehen eine Vorwärts- und Rückwärtsübersetzung des amerikanischen Original-

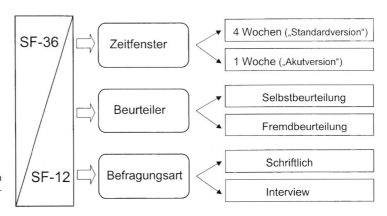

Abb. 2: Verfügbare Versionen des SF-36- und SF-12-Fragebogens

fragebogens mit Qualitätseinschätzung durch zwei unabhängige Übersetzer vor. Nach einer Pilottestung und der Überprüfung der Ordinal- und Intervallskalenqualität der Likert-skalierten Items wurde der SF-36 in Studien mit Personen mit unterschiedlichem Gesundheitszustand eingesetzt. Anhand der Daten dieser rund 2000 Personen wurden die psychometrischen Eigenschaften des deutschen SF-36 analysiert (KIRCHBERGER et al. 1995). Der letzte Schritt in der Entwicklung des deutschen SF-36 bestand in der Normierung. Hierzu wurde der SF-36 von einer repräsentativen Stichprobe (n = 2914) der ost- und westdeutschen Bevölkerung ausgefüllt.

In deutscher Sprache liegt der SF-36 in der Version 1.3 vor, ebenso die Kurzform SF-12. Je nach Kontext der Anwendung besteht die Möglichkeit, unter verschiedenen Fragebogenformen auszuwählen. Während Inhalt und Abfolge der Items identisch sind, unterscheiden sich die Versionen hinsichtlich des Zeitbezugs der Fragen (1 Woche „Akutversion" oder 4 Wochen „Standardversion"), des Beurteilers (Selbstbeurteilung oder Fremdbeurteilung) und der Art der Befragung (schriftlich oder Interview) (*Abb. 2*).

Anwendungsbereiche

Der SF-36-Gesundheitsfragebogen gehört zu den krankheitsübergreifenden Verfahren, die die subjektive Gesundheit verschiedener Populationen unabhängig von ihrem Gesundheitszustand aus der Sicht der Betroffenen erfassen. Insofern ist der Einsatzbereich in Bezug auf die Populationen breit; sowohl gesunde Personen im Alter von 14 bis zum höchsten Lebensalter können mit dem Verfahren untersucht werden, als auch erkrankte Populationen unterschiedlicher Erkrankungsgruppen.

Die bisherigen Einsatzbereiche des SF-36, vor allem im angloamerikanischen Sprachraum, sind höchst vielfältig. Im amerikanischen Manual zum SF-36 Health Survey ist der Einsatz des Verfahrens sowohl bei Populationen aus der sog. somatischen Medizin als auch bei psychischen Erkrankungen dargestellt (WARE et al. 1993). Es existieren Publikationen über die Anwendung des SF-36 bei 130 verschiedenen Erkrankungen (MANOCCHIA et al. 1998). Die Anzahl der Erkrankungen für die mehrere Studien publiziert sind und Ergebnisse mit dem SF-36 studienübergreifend verglichen werden können, nimmt stetig zu. Bereits mehr als 20 Publikationen mit SF-36-Daten finden sich für Patienten mit Depression, Diabetes, Hypertonie, Rückenschmerzen und Arthritis.

Der SF-36 wird eingesetzt, um in Querschnittstudien den Gesundheitszustand von Patienten mit unterschiedlichen Erkrankungen zu beschreiben oder die Auswirkungen von ambulanten oder stationären Behandlungsmaßnahmen auf die Lebensqualität zu evaluieren. Der Fragebogen wird häufig erfolgreich in randomisierten klinischen Studien zur Frage der Wirksamkeit verschiedener pharmakologischer Therapieformen angewandt.

Die Verwendung des Fragebogens zur Indikationsstellung einer Behandlung oder zur Evaluation von individuellen Behandlungsmaßnahmen ist bisher weniger verbreitet als der gruppenbezogene statistische Vergleich. Obwohl prinzipiell einsetzbar in der individuellen klinischen Diagnostik, liegt zur Frage des prognostischen Wertes von SF-36-Untersuchungen bzw. der Frage der differentiellen Therapieindikation bisher auch international nur ein ungenügendes Datenmaterial vor. Es ist zwar bekannt, dass SF-36-Werte prädiktiv sind für Einschränkungen im Gesundheitszustand im Zeitverlauf von 5 Jahren, inwieweit dies allerdings für die individuelle Behandlungsplanung relevant ist, ist weiteren Studien abzuwarten.

Zur Evaluation und Diagnostik von Institutionen der medizinischen Versorgung wird der amerikanische SF-36 in den USA jedoch bereits häufig als Routineinstrument mitgeführt (GARRAT et al. 1993). Damit eröffnet sich jenseits des speziellen Spektrums klinischer Studien für den SF-36 zunehmend auch in Deutschland eine Anwendungsmöglichkeit im Bereich der Outcome-Messung und Qualitätssicherung medizinischer Versorgungssysteme. Der routinemäßige Einsatz des SF-36 in deutschen Rehabilitationskliniken wird diskutiert und der SF-36 in Pilotstudien zur Prüfung der Wirkung unterschiedlicher Rehabilitationsmaßnahmen eingesetzt.

Generell zeigt sich jenseits des Bereiches der Rehabilitationsforschung, dass der SF-36 oder auch die Kurzform SF-12 im Rahmen der gesundheitlichen Versorgungsplanung von Bedeutung ist. Zunehmend wird in epidemiologischen Studien bzw. in Public Health-Studien die gesundheitsbezogene Lebensqualität miteinbezogen, um Prävalenzen von Einschränkungen bzw. Planungsgrundlagen für Interventionen im Gesundheitssystem zu erhalten. So ist der SF-36 beispielsweise auch Bestandteil des deutschen Bundes-Gesundheitssurveys, einer repräsentativen Untersuchung zum Gesundheitszustand der deutschen Bevölkerung, die 1997/98 vom Robert-Koch-Institut in Berlin durchgeführt wurde.

Ein neuer Indikationsbereich des SF-36, der sich zunehmend ausdifferenziert, sind gesundheitsökonomische Fragestellungen. Obwohl der SF-36 primär als multidimensionales Messinstrument ausgelegt ist, das zu acht Bereichen des Erlebens und Verhaltens Auskunft gibt, wurde in jüngerer Zeit durch die Konstruktion zweier Summenwert-Indizes, bei denen die SF-36-Skalen zusammengefasst werden zu einem Score für die psychische und die körperliche Gesundheit, der Einbezug in ökonomische Analysen oder Gewichtungen von Überlebenszeiten (QUALY's) erleichtert. Darüber hinaus wurde auf der Grundlage der Items des SF-36 ein Utility-Index, der SF-6D, entwickelt (BRAZIER et al. 1998). Dieser Fragebogen liegt in einer britischen Version vor und wurde dort in einer kleinen Anwendungsstudie überprüft. Die Replikation der Bewertungen und Modellierungen des SF-6D in Deutschland steht bislang noch aus.

Die Anwendungsmöglichkeiten einer anderen Weiterentwicklung des SF-36, der Kurzform SF-12, unterscheiden sich prinzipiell nicht von den klinischen und epidemiologischen Indikationen des SF-36. Allerdings liegen bisher zum SF-12 im Verhältnis zum SF-36 weniger empirische Daten vor.

Durchführung der Befragung mit dem SF-36

Die Güte der Informationen, die mit dem SF-36 zu erhalten sind, hängt von der Instruktion und dem Kontext ab, in dem der SF-36 den Probanden vorgegeben wird. Es ist beim Ausfüllen des Fragebogens durch den Patienten darauf zu achten, dass die Patienten in einem ruhigen Raum mit vorheriger Instruktion auf die generelle Notwendigkeit und die spezifischen Ausfüll-Anforderungen des SF-36 vorbereitet wurden. Eine kontinuierliche Präsenz einer Betreuungsperson ist während des Ausfüllens des SF-36 im Allgemeinen nicht notwendig, aber möglicherweise bei älteren, sehr jungen oder intellektuell eingeschränkten Populationen sinnvoll.

Die Bearbeitungszeit des SF-36 wurde in einer Reihe von Untersuchungen empirisch erhoben. Sie schwankt zwischen 7 und 15 Minuten, die durchschnittliche Bearbeitungsdauer beträgt 10 Minuten. Beim SF-12 reduziert sich die Ausfüllzeit auf durchschnittlich 3 Minuten.

Studien zeigten, dass auch ältere Menschen durchaus in der Lage sind, den SF-36-Fragebogen selbständig zu bearbeiten. Hierbei muß jedoch mit einer längeren Bearbeitungszeit gerechnet werden. Um älteren Personen die Lesbarkeit der Fragen und das Ausfüllen des Fragebogens zu erleichtern, kann man den Fragebogen in einer größeren Schrift gestalten. Darüber hinaus empfiehlt sich, die ausgefüllten Fragebögen von einem Mitarbeiter des Forschungsteams auf Vollständigkeit überprüfen zu lassen und beim Probanden den Grund für das Nichtbeantworten der Frage zu ermitteln. Als Alternative zum Selbstausfüllen des Fragebogens hat sich besonders bei älteren Menschen, gesundheitlich oder mental schwerer beeinträchtigten Personen die Befragung in Interviewform bewährt. Durch den direkten Kontakt mit dem Interviewer wird eine vollständige Beantwortung der Fragen unterstützt. Bei der Interpretation der Daten ist allerdings zu beachten, dass beim Face-to-face-Interview die Antworten eher im Sinne sozialer Erwünschtheit abgegeben werden.

Der SF-36 wurde ebenfalls erfolgreich in Bevölkerungsstudien diverser Länder in Form eines Telefoninterviews angewandt. Es ist anzunehmen, dass für gesunde Populationen hierfür keine Einschränkungen bestehen. Die Studien wiesen jedoch auch darauf hin, dass ähnlich wie beim Face-to-face-Interview auch bei der Befragung mittels Telefon im Vergleich zur postalischen Befragung eine geringe Tendenz zur positiveren Bewertung des Gesundheitszustandes besteht (McHorney et al. 1994).

Probleme mit der Beantwortung einiger Items ergeben sich manchmal bei der Anwendung des Fragebogens bei hospitalisierten Patienten. Fragen nach Tätigkeiten des Alltagslebens wie z.B. Einkaufstaschen heben, Sport treiben etc. können von diesen Patienten im Prinzip nicht beantwortet werden. Bei einer derartigen Patientenpopulation empfiehlt es sich die Patienten darauf hinzuweisen, dass sie fragliche Items in dem Sinne beantworten sollen, ob sie die gefragte Tätigkeit ausführen könnten, wenn sie die Möglichkeit dazu hätten (z.B. wenn Sie einkaufen gehen würden, könnten Sie dann die Einkaufstaschen tragen?).

Eine Möglichkeit der Durchführung von SF-36-Erhebungen jenseits der einfachen Papier-Bleistift-Fragebogen-Form besteht darin, den SF-36 auch in computergestützte Diagnostik miteinzubeziehen und die Patienten z.B. mit Hilfe von Laptops zur eigenen Dateneingabe anzuleiten. Langfristig erscheint eine solche Datenerfassung gerade bei jüngeren, computergewohnten Personen sowie im Rahmen der routinemäßigen Dokumentation von Eingangs- und Ausgangsuntersuchungen durchaus sinnvoll.

Auswertung

Die Auswertung des Fragebogens ist international standardisiert und in den Handbüchern zum Fragebogen detailliert beschrieben (Bullinger & Kirchberger 1998). Sie kann damit sowohl mit einfachsten Mitteln per Hand erfolgen als auch mit gängigen Statistikprogrammen (SPSS, SAS) auf effiziente Weise durchgeführt werden. Dem deutschen Handbuch zum Fragebogen liegen Auswertungsprogramme für SPSS und SAS auf Diskette bei, womit die standardisierte Berechnung der Subskalen und Summenskalen für SF-36 und SF-12 problemlos nachvollzogen werden kann.

Berechnung der Subskalen für den SF-36

Jeder Antwortmöglichkeit des SF-36 ist auf dem Fragebogen ein numerischer Wert zugeordnet. Die Subskalenbildung erfolgt in drei Schritten:
- 10 Items werden umkodiert oder rekalibriert,
- durch Addition der Items werden Skalenrohwerte berechnet,
- die Skalenrohwerte werden in eine 0-100 Skala transformiert, so dass ein höherer Wert einem besseren Gesundheitszustand entspricht.

Ein Skalenwert wird gebildet, wenn mindestens 50% der Fragen beantwortet wurden. In diesem Fall werden fehlende Items durch den Mittelwert der vorhandenen Items der entsprechenden Subskala ersetzt.

Berechnung der Summenskalen für den SF-36 oder SF-12

Bei der Auswertung der Skalen auf höherer Abstraktionsebene, nämlich den psychischen und körperlichen Summenwerten, erfolgt nach der Umpolung der Items eine Gewichtung der Antworten. Hierfür werden die Regressionskoeffizienten für den körperlichen und den psychischen Faktor aus der amerikanischen Bevölkerungsstichprobe verwendet. Die Koeffizienten sind den Scoring-Anweisungen in den Handbüchern zu entnehmen bzw. in die Auswertungsprogramme für SPSS und SAS bereits einbezogen. Nach Gewichtung und Addition der Itemwerte erfolgt eine Transformation der beiden Summenskalen in Werte, die an der amerikanischen Normstichprobe standardisiert sind. Mittelwerte von 50 und Standardabweichungen von 10 wurden in der US-Normstichprobe erreicht.

In einer Prüfung der Vergleichbarkeit der Summenskalen aus SF-36 und SF-12 in zehn Ländern konnten in allen Ländern die Summenskalen des SF-36 und des SF-12 unabhängig von der Verwendung US-amerikanischer oder landesspezifischer Gewichte repliziert werden (WARE et al. 1998). Es zeigte sich, dass die SF-36-Summenskalen 80 bis 85% der Varianz der acht Subskalen und die SF-12 Items 87 bis 94% der Varianz der SF-36-Summenskalen erklärten.

Interpretation von SF-36 Ergebnissen am Beispiel der ESCAT-Studie

Die erhaltenen Werte pro SF-36-Subskala bzw. -Summenskala stellen eine Quantifizierung der subjektiven Gesundheit aus Sicht der Befragten dar. Die Scores lassen sich abhängig von der Fragestellung und dem Ziel der Studie in unterschiedlicher Weise interpretieren. Das Spektrum der Interpretationsmöglichkeiten der SF-36-Ergebnisse soll im Folgenden anhand der Ergebnisse einer randomisierten Studie aus der Herzchirurgie aufgezeigt werden.

Fragestellung und Methodik des Early Self Controlled Antikoagulation Trials (ESCAT)

In der ESCAT-Studie (Early Self-Controlled Antikoagulation Trial) sollte die Lebensqualität von Patienten nach mechanischem Herzklappenersatz beschrieben werden. Der Herzklappenersatz ist der zweithäufigste Eingriff in der Herzchirurgie, der in der Bundesrepublik im Jahr 1992 allein 9430 Mal durchgeführt wurde. Beim überwiegenden Teil der Patienten wird die erkrankte Herzklappe durch eine mechanische Prothese ersetzt, weniger als 20% erhalten eine biologische Herzklappe. Der Vorteil der mechanischen Herzklappe liegt in der längeren Haltbarkeit, erfordert aber eine lebenslange Kontrolle der Blutgerinnung und Antikoagulationstherapie wegen des Risikos der Bildung von Blutgerinnseln. Obwohl der Herzklappenersatz eine Standardtherapie in der Herzchirurgie darstellt, gibt es wenig Studienergebnisse zur Frage, wie sich die Lebensqualität der Betroffenen nach der Operation darstellt.

In der ESCAT-Studie sollte daher mehreren Fragestellungen nachgegangen werden:
- In welchem Ausmaß profitieren Patienten hinsichtlich ihrer Lebensqualität vom Herzklappenersatz (Vergleich prä vs. post OP; Vergleich mit gesunder Bevölkerung oder anderen Patientengruppen)?
- Bestehen Unterschiede in der Lebensqualität zwischen Patienten mit drei unterschiedlichen Arten von mechanischen Herzklappenprothesen?
- Welchen Einfluss hat die Art der Blutgerinnungskontrolle (Selbstkontrolle vs. Bestimmung durch den Hausarzt) auf die Lebensqualität der Patienten?

Die Studie wurde durchgeführt in monozentrischem, randomisiertem Design. 1200 Patienten des Herzzentrums Nordrhein-Westfalen in Bad Oeynhausen (Studienleiter: Dr. H. KÖRTKE) wurden randomisiert in drei Therapiegruppen, die unterschiedliche Arten von mechanischen Herzklappenprothesen erhielten. In einem zweiten Randomisierungsschritt wurden die Patienten zwei Arten der Blutgerinnungskontrolle (konventionell durch den Hausarzt versus Selbstbestimmung durch den Patienten) zugeteilt (KÖRTKE & KÖRFER, in Druck).

Zur Erfassung der Lebensqualität wurden zwei Messinstrumente eingesetzt: der SF-36-Gesundheitsfragebogen und ein neu entwickelter Fragebogen, der spezifische Fragen zur Situation nach dem Herzklappenersatz (z.B. Geräusch der Herzklappe, Unsicherheit in der Gerinnungskontrolle) beinhaltet. Der SF-36 erschien aus mehreren Gründen geeignet zum Einsatz in der Studie:
- Nachgewiesene Sensitivität bezüglich therapiebedingten Veränderungen der Lebensqualität
- Vorliegen von bevölkerungsrepräsentativen Normwerten zur Interpretation der Ergebnisse
- Vorliegen von Vergleichswerten für klinische Populationen
- Internationale Vergleichbarkeit der Ergebnisse

Hingegen konnte von einem krankheitsübergreifendem Messinstrument wie dem SF-36 nicht

SF-36-Fragebogen

erwartet werden, dass er in der Lage ist, die Unterschiede zwischen Patienten mit verschiedenen Herzklappentypen oder unterschiedlichen Arten der Blutgerinnungskontrolle zu differenzieren. Zur Beleuchtung dieser Fragestellung wurde der SF-36 mit einem krankheitsspezifischen Messinstrument ergänzt. Die Kombination von generischen und spezifischen Instrumenten ist inzwischen eine weit verbreitete und erfolgversprechende Strategie um mit geringem Mehraufwand die Vorteile beider Messansätze vereinen zu können.

Darstellung und Interpretation der Ergebnisse

Die im Folgenden berichteten Ergebnisse der Studie beziehen sich auf eine Zwischenauswertung von 420 Patienten und sollen beispielhaft die Darstellung und Interpretation von SF-36-Daten aufzeigen.

Profildarstellung

Aus der Berechnung der acht Subskalen des SF-36 und der Darstellung der Mittelwerte für die Patienten vor und sechs Monate nach dem Herzklappenersatz ergeben sich mehrere Ansätze zur Interpretation.

Der erste Ansatz berücksichtigt die Relation zwischen der möglichen Skalenbreite (0-100 Wertebereich) und den tatsächlich erreichten Werten der Patientengruppe. So zeigen die Ergebnisse, dass die mittleren Subskalenwerte vor Operation zwischen 25 und 60 liegen, also in Relation zur Skalenbreite von 100 einen schlechten bis mäßigen Gesundheitszustand angeben.

Die Transformation aller Subskalen auf 0 bis 100 ermöglicht auch einen Vergleich der Subskalen untereinander. So kann festgestellt werden, dass die Patienten weitaus stärker im Bereich der körperlichen Rollenfunktion eingeschränkt sind, als z.B. in der sozialen Funktionsfähigkeit, die sich als am wenigsten reduziert darstellt (*Abb. 3*).

Beim Vergleich der Subskalen ist jedoch die unterschiedliche Art der Skalenkonstruktion zu berücksichtigen. Die Subskalen „Vitalität", „Psychisches Wohlbefinden" und „Allgemeine Gesundheitswahrnehmung" sind bipolar konstruiert und bilden eine größere Spannweite von positiven und negativen Gesundheitszuständen ab. Mittlere Skalenwerte werden hier erreicht, wenn die Befragten keine Einschränkungen in diesen Bereichen angeben. Ein Wert von 100 kann jedoch nur vorliegen, wenn die Befragten ihren Gesundheitszustand als besonders positiv bewerten. Die verbleibenden fünf Subskalen weisen hingegen eine unipolare Skalenkonstruktion auf. Hohe Skalenwerte bedeuten hier, dass keine Einschränkungen der Gesundheit vorliegen.

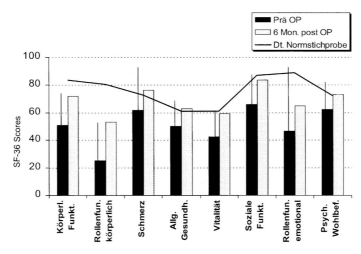

Abb. 3: Patienten vor und 6 Monate nach mechanischem Herzklappenersatz (n = 420)

Diese unterschiedliche Art der Skalenkonstruktion erklärt das Auftreten von niedrigeren Mittelwerten in den bipolaren Subskalen, das durchgängig bei allen Population beobachtet wird.

In der Konstruktion der Skalen ist weiterhin begründet, dass die beiden Subskalen zur Rollenfunktion weit höhere Standardabweichungen hervorbringen, als die übrigen Subskalen. In der Herzklappenstudie ist es vor allem die Subskala „Emotionale Rollenfunktion", die eine vergleichbar hohe Standardabweichung von 40 Skalenpunkten aufweist. Verantwortlich für die hohen Standardabweichungen der Rollenfunktionsskalen sind die dichotomen Antwortskalen der Items. Die Beschränkung auf zwei, statt wie bei den anderen Fragen auf bis zu sechs Antwortmöglichkeiten, reduziert die Anzahl von möglichen Antwortstufen und erlaubt damit nur eine grobe Abbildung der Rollenfunktion. Die relative Grobheit dieser Skalen führt dazu, dass subtilere Veränderungen in der Rollenfunktion in Follow-up-Studien von diesen Skalen nicht wiedergegeben werden können. Berechnet man die Effektstärke als Maß für die Veränderungssensitivität einer Skala so findet man in der ESCAT-Studie eine geringe Effektstärke in Höhe von 0,35 für die Subskala „Emotionale Rollenfunktion", während die übrigen Subskalen mittlere Effektstärken zwischen 0,45 („Schmerz") und 0,78 („Körperliche Funktionsfähigkeit") aufweisen. Zur Verbesserung der Rollenfunktionsskalen soll in der neuen Version 2.0 des SF-36 der Austausch der dichotomen Antwortskala gegen eine fünfstufige Likert-Skala beitragen. In einem Test der neuen Version 2.0 in Großbritannien konnte die erwartete Verbesserung der Skalenqualität bereits bestätigt werden (JENKINSON et al. 1999).

Betrachtet man die Mittelwertsveränderungen vom prä- zum postoperativen Erhebungszeitpunkt, so kann kann ein Zuwachs von 11 („Psychisches Wohlbefinden") bis 28 („Körperliche Rollenfunktion") Skalenpunkten verzeichnet werden. Diese Veränderungen erwiesen sich als statistisch signifikant, was bekanntlich in engem Zusammenhang mit dem Stichprobenumfang steht. Ebenso wichtig wie die statistische Signifikanz einer Messwertveränderung ist die Frage, ob Veränderungen dieser Größenordnung tatsächlich eine subjektiv und klinisch relevante Veränderung des Wohlbefindens darstellen. Zu dieser Frage liegen zahlreiche Untersuchungen vor, aus denen geschlossen werden kann, dass eine Veränderung um 5 Punkte einen relevanten Unterschied ausmacht. Ein Anstieg des Mittelwerts von 51 auf 72, wie er in der ESCAT-Studie in der Subskala „Körperliche Funktionsfähigkeit" zu finden ist, kann demnach nicht nur als signifikante Veränderung, sondern als relevante Verbesserung des Gesundheitszustandes interpretiert werden.

Diese Verbesserung kann nochmals konkretisiert und veranschaulicht werden, indem man vom Abstraktionsniveau der Subskalen eine Stufe hinabsteigt auf die Ebene der Items. Ausgewählt wurde ein Item der Subskala „Körperliche Funktionsfähigkeit", das nach der Fähigkeit fragt, einen

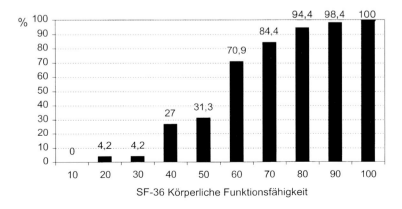

Abb. 4: Anteil der Personen der Normstichprobe, die ohne Probleme einen Treppenabsatz steigen können in Abhangigkeit vom erreichten Wert der SF-36-Subskala „Körperliche Funktionsfähigkeit"

SF-36-Fragebogen

II – 2

Treppenabsatz steigen zu können. In *Abb. 4* ist für die deutsche Normstichprobe der prozentuelle Anteil der Personen aufgetragen, die ohne Probleme einen Treppenabsatz steigen können, in Abhängigkeit vom Wert, der in der Subskala „Körperliche Funktionsfähigkeit" erreicht wurde. 31% der Patienten mit einem Subskalenwert von 50 sind in der Lage, einen Treppenabsatz zu bewältigen, während bei einem Subskalenwert von 70 dieser Anteil an Patienten bereits bei 84% liegt. Eine Erhöhung des Subskalenwertes „Körperliche Funktionsfähigkeit" von 51 auf 72, wie in der ESCAT-Studie, kann somit dahingehend interpretiert werden, dass der Anteil der Patienten, die problemlos einen Treppenabsatz steigen können, sich im Beobachtungszeitraum nahezu verdreifacht hat.

Normorientierte Interpretation

Vor allem für Querschnittsstudien ist es von großer Wichtigkeit, Daten anderer Populationen zur vergleichenden Interpretation heranziehen zu können. Hierzu stehen dem Anwender des SF-36 Daten von repräsentativen Bevölkerungsstichproben aus 12 Ländern zur Verfügung. Zur Normierung des SF-36 in Deutschland wurden im Jahr 1994 2914 Personen im Alter ab 14 Jahre in den alten und neuen Bundesländern befragt. Die Daten der Normstichprobe inklusive der notwendigen demographischen Angaben werden dem Anwender des SF-36 zusammen mit dem Handbuch auf einer Diskette für eigene Analysen bereitgestellt.

Die Ergänzung der *Abb. 3* mit den SF-36-Scores für die deutsche Normstichprobe macht deutlich, dass die Einschränkungen der Herzklappenpatienten überwiegend im Bereich der körperlichen Funktionsfähigkeit und der Rollenfunktion liegen und die Patienten vor dem Ersatz der Herzklappe erheblich in ihrem Gesundheitszustand beeinträchtigt sind. Die Beeinträchtigungen in den bipolaren Skalen „Vitalität" und „Allgemeine Gesundheitswahrnehmung" sind weniger stark, da – wie schon erwähnt – aufgrund der Skalenkonstruktion auch gesunde Personen in diesen Subskalen nur mittlere Durchschnittswerte erreichen.

Für differenziertere Vergleiche mit der deutschen Bevölkerungsstichprobe besteht aufgrund der Bereitstellung der Normdaten auf Diskette für jeden Anwender die Möglichkeit eine Vergleichsgruppe zu selektieren, die bezüglich soziodemographischer und klinischer Charakteristika vergleichbar mit seiner Studienpopulation ist. Abweichungen von der Normstichprobe können als z-Werte [(Mittelwert der Studienpopulation – Mittelwert der Normpopulation): Standardabweichung der Normpopulation] dargestellt werden.

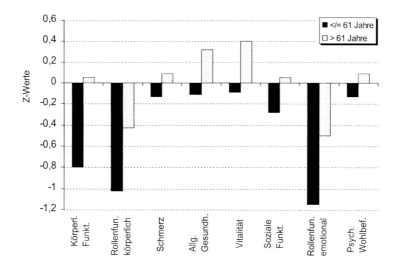

Abb. 5: Abweichungen von der Normpopulation 6 Monate nach Herzklappenersatz für jüngere und ältere Patienten (n = 420)

So wurde in *Abb. 5* der Frage nachgegangen, ob jüngere Patienten nach Herzklappenersatz vergleichbare Abweichungen von der gleichaltrigen Normpopulation aufweisen, wie ältere Patienten. Aus den Daten der Normstichprobe wurden zwei Vergleichskollektive ausgewählt, die in Alter und Geschlecht den beiden Patientengruppen entsprachen und die z-Werte berechnet. Die Ergebnisse in *Abb. 5* zeigen, dass bei den jüngeren Patienten postoperativ noch größere Abweichungen von der gesunden Normpopulation bestehen. Während die älteren Patienten sich nach der Operation hinsichtlich ihrer körperlichen Funktionsfähigkeit nicht mehr von der Normpopulation unterscheiden, geben die jüngeren Patienten Beeinträchtigungen an, die deutlich über denen des Normkollektivs liegen. Dieser interessante Befund läßt sich vermutlich damit begründen, dass die jüngeren Patienten überwiegend im Berufsleben stehen und damit größeren Anforderungen ausgesetzt sind, als die älteren, vorwiegend berenteten Patienten.

Summenskalen

Die Berechnung der körperlichen und psychischen Summenskala für den SF-36 verdeutlicht nochmals sowohl das Ausmaß (Abweichung von der Normpopulation), als auch die Art der gesundheitlichen Beeinträchtigung (physisch vs. psychisch) von Patienten mit einer erkrankten Herzklappe (*Abb. 6*). Beim Vergleich mit anderen Erkrankungsgruppen zeigt sich, dass diese Patientengruppe vor allem im körperlichen Bereich schwerer eingeschränkt ist, als Patienten mit Diabetes, Rückenschmerzen, Allergien oder Hauterkrankungen. Die Summenskalen eignen sich auch für eine komprimierte Darstellung des unterschiedlichen Ausmaßes an körperlichen oder psychischen Beeinträchtigungen durch eine Erkrankung. In *Abb. 6* zeigt sich, dass Patienten mit Diabetes, erkrankter Herzklappe und Rückenschmerzen die größten Einschränkungen im körperlichen Bereich aufweisen, während Personen mit Allergien und chronischen Hauterkrankungen überwiegend in ihrem psychischen Befinden beeinträchtigt sind.

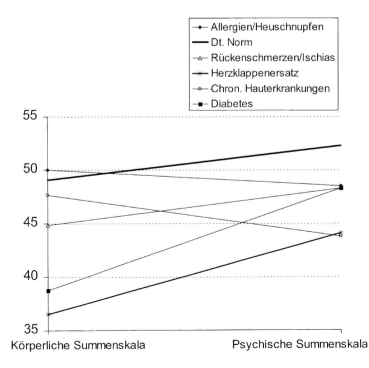

Abb. 6: Vergleich von Patienten vor Herzklappenersatz mit anderen Patientengruppen hinsichtlich der SF-36-Summenskalen

Diskussion und Ausblick

Der SF-36-Health Survey ist ein ursprünglich aus dem amerikanischen Sprachraum stammendes Verfahren, das international in verschiedene Sprachen adaptiert vorliegt und in den meisten Sprachen mit guten Ergebnissen psychometrisch getestet und normiert wurde. In Deutschland konnte die deskriptive und evaluative Funktion des SF-36 an einer Reihe von Populationen nachgewiesen werden.

Wie am Beispiel des Einsatzes des Fragebogens in einer klinischen Studie zum Herzklappenersatz veranschaulicht wurde, kann mit dem SF-36 einer Reihe von Fragestellungen nachgegangen werden. Die standardisierte Auswertung und das Vorliegen von repräsentativen Bevölkerungsdaten und klinischen Vergleichsgruppen trägt dazu bei, eine große Spannweite von Informationen aus den erhobenen Daten zu gewinnen.

Die Anwendungsbereiche des SF-36 und seiner Kurzform, dem SF-12, sind vielfältig und reichen von der Bewertung medizinischer Therapien in klinischen Studien über epidemiologische und Public Health-Studien bis hin zu gesundheitsökonomischen Fragestellungen. Die ständigen Bemühungen der Fragebogenautoren, das Instrument weiterzuentwickeln und für unterschiedlichste Fragestellungen nutzbar zu machen, sind als positiv hervorzuheben. Hier ist die fortschreitende internationale Prüfung des SF-12-Fragebogens zu nennen, die Entwicklung von Scoringalternativen in Form der Zusammenfassung der Items in zwei Summenskalen und der jüngst publizierte Utility-Index SF-6D, der den Einsatz in gesundheitsökonomischen Studien erleichtert. Daneben befindet sich in der Testphase eine Fragebogenform mit dem zeitlichen Bezug auf die letzten 24 Stunden, mit der eine engmaschigere Erhebung des Gesundheitszustandes ermöglicht werden soll. Eine Weiterentwicklung, die ein Höchstmaß an Ökonomie verspricht, ist der SF-8. Dieser Fragebogen soll mit je einem Item die acht Dimensionen des SF-36 erfassen und neben der Profildarstellung eine Berechnung von Summenskalen erlauben. Über diese Tendenzen in der Weiterentwicklung des Fragebogens informiert die amerikanische Forschungsgruppe über deren Homepages im Internet (www.iqola.org, www.sf-36.com, www.qmetric.com).

Die Anwendung des SF-36 in mehreren Ländern offenbarte neben einer Reihe von positiven Eigenschaften des Instruments auch gewisse Schwächen hinsichtlich der Formulierung einiger Instruktionen und Fragen und der Wahl der Antwortskalen. Diese führten zu einer veränderten Version 2.0 des Fragebogens, die bereits in Großbritannien mit Erfolg getestet wurde. Eine offizielle deutsche Version 2.0 liegt jedoch noch nicht vor, so dass aktuell der Einsatz der bewährten Version 1.3 angeraten werden kann.

Die bisherige Nachfrage nach dem SF-36-Fragebogen zeigte, dass in den verschiedenen Anwendungsbereichen die Verfügbarkeit eines methodisch robusten, ökonomischen und standardisierten Verfahrens als positiv eingeschätzt wird. Der SF-36-Gesundheitsfragebogen ermöglicht eine Erfassung von subjektiver Gesundheit und die Kommunikation darüber, in einer Art, die das Konstrukt vielleicht nicht vollständig ausleuchtet, aber eine empirisch testbare Perspektive der Lebensqualität aus Patientensicht darstellt. Weitere Anwendungen des Verfahrens, die derzeit im deutschsprachigen Raum intensiv durchgeführt werden, werden zunehmend mehr Gewissheit über den Wert des SF-36 für epidemiologische Studien, Patientenversorgung, klinische Forschung und Gesundheitsökonomie erbringen.

Literatur

AARONSON NK, ACQUADRO C, ALONSO J et al.: International Quality of Life Assessment (IQOLA) Project. Quality of Life Research 1 (1992) 349-351

BRAZIER J, USHERWOOD T, HARPER R, THOMAS K: Deriving a perference-based single index from the UK SF-36 Health Survey. J Clin Epidemiol 11 (1998) 1115-1128

BULLINGER M, KIRCHBERGER I: SF-36 Fragebogen zum Gesundheitszustand. Handanweisung. Hogrefe, Göttingen (1998)

BULLINGER M, CELLA D, ANDERSON R, AARONSON NK: Creating and evaluating cross-national instruments.

In: SPILKER B (ed.): Quality of life and pharmaeconomics in clinical trials. Lippincott-Raven, Philadephia (1996) 659-668

BULLINGER M, KIRCHBERGER I, WARE J: Der deutsche SF-36 Health Survey. Übersetzung und psychometrische Testung eines krankheitsübergreifenden Instruments zur Erfassung der gesundheitsbezogenen Lebensqualität. Zeitschrift für Gesundheitswissenschaften 3 (1995) 21-36

GARRATT AM, RUTA DA, ABDELA MI, BUCKINGHAM JK, RUSSELL IT: The SF-36 health survey questionnaire: An outcome measure suitable for routine use within the NHS? British Medical Journal 306 (1993) 1440-1444

JENKINSON C, STEWART-BROWN S, PETERSEN S, PAICE C: Assessment of the SF-36 version 2 in the United Kingdom. J Epidemiol Community Health 1 (1999) 46-50

KIRCHBERGER I, STEINBÜCHEL N VON, DIETZE S, GLADIGAU V, SCHUSTER K, BULLINGER M: Erfassung der Lebensqualität von Hypertoniepatienten mit der Short Form-36 (SF-36). Herz/Kreislauf 27 (1995) 19-24

KÖRTKE H, KÖRFER R: INR self-management following mechanical heart valve replacement. Is an early start advantageous? Annals of Thoratic Surgery, in Druck.

MANOCCHIA M, BAYLISS MS, CONNOR J, KELLER SD, SHIELY J-C, TSAI C, VORIS RA, WARE JE: SF-36 Health Survey Annotated Bibliography: Second Edition (1988-1996). The Health Assessment Lab, New England Medical Center, Boston, MA (1998)

MCHORNEY CA, KOSINSKI M, WARE JE: Comparisons of the costs and quality of norms for the SF-36 survey collected by mail versus telephone interview: Results from a national survey. Medical Care 32 (1994) 551-567

WARE JE, GANDEK B, KOSINSKI M, AARONSON NK, APOLONE G, BRAZIER J, BULLINGER M, KAASA S, LEPLEGE A, PRIETO L, SULLIVAN M, THUNEDBORG K: The equivalence of SF-36 summary health scores estimated using standard and country-specific algorithms in 10 countries: results from the IQOLA project. J Clin Epidemiol 11 (1998) 1167-1170

WARE JE, SHERBOURNE CD: The MOS 36-item Short-Form Health Survey (SF-36): I. Conceptual framework and item selection. Medical Care 30 (1992) 473-483

WARE JE, SNOW KK, KOSINSKI M, GANDEK B: SF-36 Health Survey manual and interpretation guide. New England Medical Center, The Health Institute, Boston, MA (1993)

II – 3
Das Nottingham Health Profile und das Sickness Impact Profile

Thomas Kohlmann, Lübeck

Das *Nottingham Health Profile* (NHP) und das *Sickness Impact Profile* (SIP) gehören der Pionier-Generation von Erhebungsverfahren an, die sich der Messung dessen widmen, was wir heute im weiteren Sinne als gesundheitsbezogene Lebensqualität bezeichnen würden. Diese Formulierung ist deshalb notwendig, weil zu der Zeit, als diese beiden Instrumente konzeptualisiert und praktisch entwickelt wurden (etwa ab 1973), das Modewort „Lebensqualität" im Bereich der medizinischen Forschung noch nicht gebräuchlich war. Wahrscheinlich handelt es sich beim NHP und dem SIP überhaupt um die beiden ersten Instrumente zur standardisierten Messung subjektiver Gesundheitsaspekte. Zwar wurden in engem zeitlichen Zusammenhang zu ihrer Entwicklung bereits die Grundlagen für weitere der noch heute verwendeten und zum Teil sehr bekannten Instrumente geschaffen – so lässt sich die Entwicklung der Vorläufer des SF-36-Fragebogens oder der QWB-Skala ebenfalls auf die Mitte der 70er Jahre zurückverfolgen – NHP und SIP scheinen aber die beiden ersten Instrumente gewesen zu sein, die damals bereits in anwendungsfähigen Endversionen zur Verfügung standen.

Trotz ihres Alters zählen NHP und SIP noch heute, mehr als 25 Jahre nach ihrer Erstentwicklung, zu den international wichtigsten und am häufigsten angewandten Verfahren der „Lebensqualitätsmessung". Wie man sehen wird, führte die damals zeitlich fast parallele Entwicklung in England und den USA zu zwei Messverfahren, denen eine ganze Reihe von Merkmalen gemeinsam ist. In vielen interessanten Details haben die Entwickler von NHP und SIP jedoch auch ganz verschiedene Lösungen gewählt. Diese Gemeinsamkeiten und Unterschiede sollen im Folgenden genauer herausgearbeitet und beschrieben werden.

Entwicklung und psychometrische Testung

Nottingham Health Profile

Die Entwicklung des NHP geht zurück auf etwa die Zeit um 1975, als am Department of Community Medicine in Nottingham zunächst durch Martini und McDowell, später durch Hunt, McKenna und McEwen die Vorarbeiten zum NHP begannen. Auf der Grundlage unstandardisierter Interviews mit über 700 akut oder chronisch erkrankten Patienten wurden rund 2000 Aussagen über krankheitsbedingte Beeinträchtigungen in verschiedenen Lebensbereichen identifiziert, inhaltlich geordnet und thematischen Bereichen zugewiesen (Hunt & McEwen 1980). Nach Ausschluss von mehrdeutigen, redundanten oder sprachlich unangemessenen Aussagen wurde ein Itempool von 138 Aussagen gebildet, der nach Durchführung einer Reihe von Pilotstudien auf 82 Items aus 12 thematischen Bereichen und schließlich auf 38 Items aus nur noch sechs Themenbereichen reduziert werden konnte. Als Endversion des Instruments lag damit ein standardisierter schriftlicher Fragebogen vor, der Aussagen zur Selbstbeschreibung krankheitsbedingter Probleme umfasste. Um die Beantwortung der Items möglichst konsistent und einfach zu gestalten, wurde ein dichotomes „ja/nein" Antwortformat gewählt. Die sechs Sektionen der Endfassung des NHP, die entsprechende Anzahl der Items und einige Itembeispiele sind in *Tab. 1* wiedergegeben.

Wie sich in der Liste der Themenbereiche bereits andeutet, haben die Autoren des NHP nicht das Ziel verfolgt, ein eindimensionales Messin-

Tabelle 1: Skalen und Beispielitems aus dem Nottingham Health Profile

Skala	Anzahl Items	Beispielitem
Energieverlust	3	Ich bin andauernd müde.
Schmerz	8	Ich habe nachts Schmerzen.
Emotionale Reaktionen	9	Ich fühle mich niedergeschlagen.
Schlafprobleme	5	Ich nehme Tabletten, um schlafen zu können.
Soziale Isolation	5	Ich fühle mich einsam.
Physische Mobilität	8	Ich kann mich nur innerhalb des Hauses bewegen.

strument zu entwickeln. Vielmehr sollte der Grad der gesundheitlichen Beeinträchtigungen für jede der Skalen getrennt, für das Gesamtinstrument in der Form eines Profils dargestellt werden. Um innerhalb jeder Skala die unterschiedlichen Schweregrade der in den Items enthaltenen Beeinträchtigungen bei der Bildung der Skalenwerte berücksichtigen zu können, wurden umfangreiche Erhebungen an mehr als 1000 Personen durchgeführt und Gewichtungsfaktoren anhand der Paarvergleichsmethode von THURSTONE bestimmt (MCKENNA et al. 1981).

Die psychometrische Prüfung der Endversion des Fragebogens erfolgte zwischen 1978 und 1981 im Rahmen von rund 10 verschiedenen Teilstudien, in denen systematisch Aspekte der Reliabilität, Validität und Änderungssensitivität untersucht wurden (MCEWEN 1988, HUNT & MCKENNA 1992). Die Fähigkeit des Instruments, Veränderungen im Zeitverlauf abzubilden, Patientengruppen mit unterschiedlich stark ausgeprägten Gesundheitsstörungen zu unterscheiden und zuverlässige Messwerte zu liefern, wurde in Stichproben von Gesunden und Kranken unterschiedlichen Alters und sozialer Herkunft überprüft.

Die weitere Verwendung eines in der Entwicklungsphase mitgeführten Komplementärteils mit Fragen zu Funktionseinschränkungen in sieben Bereichen (z.B. berufliche und häusliche Arbeit, Sozialleben, Freizeit) wurde in der Folgezeit von den Autoren des NHP nicht mehr empfohlen, da ausreichend qualifizierte Alternativinstrumente zur Verfügung standen. Ebenso zeigten spätere Analysen, dass auf die zunächst als erforderlich betrachtete Gewichtung der Items bei der Skalenwertberechnung verzichtet werden kann, ohne dass damit ein zu großer Informationsverlust verbunden wäre (PRIETO et al. 1996).

Zu den Vorteilen des NHP gehören neben seiner Anwendung in einer Vielzahl von Studien und den dadurch gegebenen Vergleichsmöglichkeiten seine sehr hohe Praktikabilität, die nur von wenigen anderen Messinstrumenten dieser Art erreicht wird. Wie die Inhalte der Items erkennen lassen, richtet sich das NHP jedoch in erster Linie an Personen mit manifesten Gesundheitsproblemen und ist für eine Anwendung bei Befragten mit nur geringfügigen gesundheitlichen Beeinträchtigungen, etwa im Rahmen epidemiologischer Surveys, weniger gut geeignet (KIND & CARR-HILL 1987).

Das NHP wurde nach strengen methodischen Richtlinien in nahezu alle europäischen Sprachen übersetzt (BUCQUET 1992). Seit einigen Jahren ist eine autorisierte deutsche Übersetzung des NHP verfügbar, die in Deutschland, Österreich und der Schweiz in einer Reihe von Studien in unterschiedlichen Patientengruppen und in epidemiologischen Untersuchungen eingesetzt wurde. Auf der Basis dieser Studien konnten zahlreiche Hinweise auf die günstigen psychometrischen Eigenschaften der deutschsprachigen Fassung des NHP dokumentiert werden (KOHLMANN et al. 1997). Seit 1999 liegen auch für das NHP bevölkerungsrepräsentative Normdaten aus Ost- und Westdeutschland vor.

Die internationale EQUAL-Arbeitgruppe (European Association for Quality of Life and Health Status Measurement), der neben den Autoren des Originalinstruments (SONJA HUNT, STEPHEN MC-KENNA) Wissenschaftler aus vielen europäischen Ländern angehören, richtet jährliche Tagungen aus, auf denen sowohl neue mit dem NHP erzielte Studienergebnisse als auch allgemeine methodische und konzeptionelle Fragen der Lebensqualitätsforschung diskutiert werden.

Sickness Impact Profile

In ähnlicher Weise wie beim NHP-Fragebogen wurden die später in das SIP aufgenommenen Items durch umfangreiche Vorstudien gewonnen. Hierbei wurden zunächst schriftliche Erhebungsbögen mit offenen Fragen über krankheitsbezogene Störungen im Alltagsleben an Patienten, ihre Angehörigen und professionelle Helfer ausgegeben (BERGNER et al. 1976, 1981). Die Angaben aus über 1100 Befragungen wurden um Items aus publizierten Materialien ergänzt und gemäß der theoretischen Vorgaben eines umfassenden „Modells des Krankheitsverhaltens" auf ihre Eignung für das zu entwickelnde Instrument überprüft. Nach diesen Vorgaben sollten die Fragebogenitems drei Voraussetzungen erfüllen. Sie sollten

- einen expliziten Verhaltensbezug aufweisen (und nicht etwa nur mentale Zustände beschreiben),
- die Art der involvierten Beeinträchtigung und
- ihren Schweregrad möglichst eindeutig beschreiben.

Die Durchsicht der im Itempool gesammelten Aussagen ergab nach Ausschluss von Items, die diesen Vorgaben nicht entsprachen, eine vorläufige Sammlung von 312 Items, die insgesamt 14 inhaltlichen Kategorien zugeordnet werden konnten.

Diese Entwicklungsversion des Instruments wurde 1973 zunächst in einer Feldstudie erprobt und einer Revision unterzogen. Die revidierte Fassung mit nur noch 189 zum Teil auch sprachlich überarbeiteten Items wurde 1974 im Rahmen einer weiteren Feldstudie eingesetzt. Anhand der Ergebnisse dieser Studie und einer weiteren 1976 an einer großen Stichprobe durchgeführten Validierungstudie wurde die dann nur noch 136 Items umfassende Endversion des SIP entwickelt, wie sie auch heute noch angewandt wird.

Von den ursprünglich 14 inhaltlichen Kategorien der ersten Version waren in der Endversion noch 12 vertreten. Diese 12 Unterskalen können einerseits getrennt ausgewertet werden, anhand korrelationsstatistischer Analysen konnte andererseits gezeigt werden, dass sich drei dieser Kategorien zu einer *Dimension körperlicher Beeinträchtigungen*, weitere vier zu einer *Dimension psychosozialer Beeinträchtigungen* zusammenfassen lassen. Darüber hinaus ist es möglich, einen alle Unterskalen umfassenden *Gesamtwert* zu bilden. Wie im NHP sind die Items des SIP als Aussagen in der ersten Person formuliert, sie werden jedoch nicht durch „ja/nein" Angaben, sondern durch ankreuzen zutreffender Items (durch einen Interviewer oder den Befragten selbst) beantwortet. *Tab. 2* zeigt die 12 Kategorien und die übergeordneten Dimensionen der Endversion des SIP.

Der Berechnung der Kategorien-, Dimensions- und Gesamtwerte des SIP liegt eine wie beim NHP am Schweregrad der in den Items beschriebenen Beeinträchtigungen orientierte Gewichtung zugrunde. Die Gewichtungsfaktoren wurden anhand der durchschnittlichen Einschätzungen bestimmt, die verschiedene Gruppen von Beurteilern (zunächst von Angehörigen der Gesundheitsberufe, später auch von Laien) in einem mehrstufigen Verfahren auf einer 15 Punkte umfassenden Schweregrad-Skala abgaben. Durch geeignete Normierung der Gewichtungsfaktoren ergeben sich bei der Berechnung der Scores Skalenwerte im Bereich zwischen 0 (keine Beeinträchtigung) und 100 (stärkste Beeinträchtigung).

Neben dem SF-36-Fragebogen und dem NHP gehört das SIP zu den am häufigsten in der internationalen Literatur verwendeten Messinstrumenten. Dies ist sicherlich auch dem Umstand zu verdanken, dass es sich um ein konzeptuell und methodisch sehr sorgfältig ausgearbeitetes Erhebungsverfahren handelt, das zudem eine inhaltliche Breite erreicht, wie sie in anderen In-

Tabelle 2: Skalen, Dimensionen und Beispielitems aus dem Sickness Impact Profile

Skala (engl. Bezeichnung/Abkürzung)	Anzahl Items	Dimension	Beispielitem
Örtliche Gebundenheit (Mobility/M)	10	Physisch	Ich bleibe in einem Raum.
Beweglichkeit (Ambulation/A)	12	Physisch	Ich gehe gar nicht mehr zu Fuß.
Körperpflege und Bewegung (Body Care and Movement/BCM)	23	Physisch	Ich stehe nur kurze Zeit.
Soziale Interaktion (Social Interaction/SI)	20	Psychosozial	Ich bleibe einen großen Teil der Zeit allein.
Verhalten bei hoher Belastung (Alertness Behavior/AB)	10	Psychosozial	Ich mache mehr Fehler als üblich.
Emotionales Verhalten (Emotional Behavior/EB)	9	Psychosozial	Ich lache oder weine plötzlich.
Verständigung (Communication/C)	9	Psychosozial	Andere haben Schwierigkeiten, mich zu verstehen.
Schlaf und Ruhe (Sleep and Rest/SR)	7		Ich sitze halb schlafend herum.
Essen (Eating/E)	9		Ich esse weniger als üblich.
Arbeit (Work/W)	9		Ich mache nur leichte Arbeit.
Hausarbeit (House Management/HM)	10		Ich mache keine schweren Arbeiten am oder im Haus.
Erholung und Pausen (Recreation and Pastimes/RP)	8		Ich gehe seltener zur Unterhaltung aus.

strumenten kaum repräsentiert ist. Dabei ist jedoch zu erwähnen, dass eine der häufigsten Gesundheitsstörungen, der Schmerz, in den Skalen des SIP nicht vertreten ist. Insofern eignet sich das SIP nur bedingt für Erhebungen in Patientengruppen, bei denen schmerzbedingte Beeinträchtigungen im Vordergrund stehen.

Durch die Anwendung in zahlreichen Studien liegen für das SIP vielfältige Anwendungserfahrungen vor. Die aus diesen Studien berichteten Ergebnisse deuten auf gute psychometrische Eigenschaften des Instruments hin (McDowell & Newell 1996). In einer umfassenden Übersichtsarbeit haben de Bruin et al. (1992) die bis dahin verfügbaren Informationen über die psychometrischen Eigenschaften des SIP zusammengetragen und vergleichend dargestellt. Als Schätzungen für die Reliabilität der SIP-Skalen ergaben sich für den Gesamtwert Alpha-Koeffizienten von über 0,90. Die beiden Dimensionsscores erreichten Werte zwischen 0,65 und 0,93 und die Einzelskalen Werte zwischen 0,45 und 0,95. Ähnlich zufriedenstellende Ergebnisse fanden sich im Bereich der kriterienbezogenen und der Konstruktvalidität. Die Korrelationen der entsprechenden SIP-Skalen mit thematisch verwandten Messinstrumenten lagen in der Größenordnung von etwa 0,50 bis 0,70.

Mit einem Umfang von 136 Items ist das SIP das mit Abstand umfangreichste „generische" Instrument zur Messung der gesundheitsbezogenen Lebensqualität. Die durch seinen Umfang bedingten Grenzen der Praktikabilität haben dazu geführt, dass eine Reihe von verkürzten Fassungen erarbeitet und als Alternative zur Langform vorgeschlagen wurden (u.a. SULLIVAN et al. 1993, DE BRUIN et al. 1994, VAN STRATEN et al. 1997). Die wahrscheinlich bekannteste und in der Forschung am besten eingeführte „Kurzform" ist die von ROLAND & MORRIS (1983) auf der Grundlage des SIP entwickelte Skala zur Messung von Funktionseinschränkungen bei Personen mit Rückenschmerzen.

Im Unterschied zu den meisten der in mehreren Sprachen verfügbaren Instrumente gibt es beim SIP keine internationale Gruppe, die sich der methodisch kontrollierten Übersetzung und Validierung angenommen hätte. Es existiert derzeit auch keine autorisierte deutschsprachige Fassung. Vielmehr finden sich mindestens zwei unterschiedliche Übersetzungsvarianten, von denen bisher jedoch keine einer systematischen methodischen Überprüfung unterzogen wurde (DOHRENBUSCH 1988, POTTHOFF 1989).

Ergebnisse direkter Vergleichsstudien

Angesichts der Häufigkeit, mit der die beiden Instrumente in der Lebensqualitätsforschung bisher angewandt wurden, ist es nur schwer verständlich, dass es in der internationalen Literatur nur eine relativ kleine Anzahl von Studien gibt, in denen ein direkter methodischer Vergleich angestellt wurde. Dies mag einerseits durch die hohe Itemzahl im SIP bedingt sein. Durch sie können vielleicht weitere generische Instrumente nur in ausgesprochenen Methodenstudien, nicht aber in üblichen klinischen oder epidemiologischen Studien mit inhaltlicher Ausrichtung in die Erhebungen eingeschlossen werden. Auf der anderen Seite existieren nur wenige methodisch gut kontrollierte Übersetzungen des SIP, so dass sich seine Verwendung mit wenigen Ausnahmen (z.B. Schweden, Niederlande) auf den anglo-amerikanischen Sprachraum beschränkt.

Eine vergleichsweise hohe Übereinstimmung der mit beiden Instrumenten erzielten Ergebnisse konnten VISSER et al. (1994) in einer Studie an 59 Patienten mit Angina pectoris feststellen. Zur Untersuchung der kriterienbezogenen Validität überprüften die Autoren die Diskriminationsfähigkeit der beiden Instrumente im Hinblick auf die drei Stufen der NYHA-Klassifikation in einer nichtparametrischen Varianzanalyse. Es zeigte sich bei vier der sechs Subskalen des NHP und bei sechs der 12 Subskalen des SIP ein signifikanter Unterschied zwischen den NYHA-Gruppen. Im korrelationsstatistischen Vergleich inhaltlich verwandter Unterskalen ergaben sich erwartungskonforme Korrelationen, die von 0,47 (SIP Schlaf und Ruhe, NHP Schlaf) bis zu 0,84 (SIP Emotionales Verhalten, NHP Emotionale Reaktionen) reichten. Ein von den Autoren berechneter „NHP-Gesamtwert" korrelierte unter 0,82 mit dem SIP-Gesamtwert.

Ähnliche Befunde zeigte eine niederländische Längsschnittstudie. Auf der Basis einer vergleichsweise kleinen Fallzahl wurden von VISSER et al. (1995) 20 Patienten nach Herzinfarkt, 16 Schlaganfallpatienten und eine Gruppe von 17 nach Alter und Geschlecht vergleichbaren Kontrollen 2-mal im Abstand von zwei Wochen mit dem NHP und dem SIP befragt. Für die Subskalen des NHP ergaben sich Test-Retest-Korrelationen im Bereich von 0,65 bis 0,88. Beim SIP betrugen diese Korrelationen zwischen 0,80 und 0,86 (physische bzw. psychosoziale Dimension und Gesamtwert). Die Prüfung der Unterschiede zwischen den Untersuchungsgruppen zeigte erwartungskonform gerichtete, jedoch aufgrund der kleinen Fallzahlen bei nur einer Minderheit der NHP- bzw. SIP-Unterskalen statistisch signifikante Ergebnisse. Die zum Ausfüllen der Fragebögen benötigte Zeit lag beim NHP bei durchschnittlich 7,9 Minuten, beim SIP jedoch bei durchschnittlich 21 Minuten.

ESSINK-BOT et al. (1996) fanden in ihrer Studie an 63 Dialysepatienten, die u.a. den NHP und

SIP ausfüllten, eine geringfügig höhere innere Konsistenz der NHP-Unterskalen (Mittelwert des Koeffizienten Alpha: NHP 0,67, SIP 0,65). Während NHP und SIP mit Daten zur Funktionseinschränkung in ähnlicher Höhe korrelierten, waren die NHP-Unterskalen mit den zum Vergleich herangezogenen Angst- und Depressionsmaßen (STAI, SDS-Zung) stärker als die SIP-Skalen assoziiert. Insgesamt zeigte sich, auch anhand der Ergebnisse einer Faktorenanalyse, dass die SIP-Skalen deutlicher die Domäne der körperlichen Beeinträchtigungen abbilden, die NHP-Skalen eher dem Bereich psychomentaler Probleme („Distress") zugeordnet sind.

Insgesamt scheinen diese Vergleichsstudien die Vermutung nahezulegen, dass NHP und SIP ähnliche Messeigenschaften aufweisen. Aufgrund der stärkeren inhaltlichen Ausdifferenzierung der SIP-Einzelskalen ist es möglich, dass Unterschiede zwischen Gruppen oder Veränderungen im Zeitverlauf mit dem SIP leichter zu entdecken sind – insbesondere dann, wenn diese in sehr speziellen Problembereichen auftreten. Die von TAYLOR et al. (1998) bei Herzinfarktpatienten beobachtete höhere Änderungssensitivität der SIP-Skalen gegenüber den Skalen des NHP und des McMaster Health Inventory Questionnaire sind möglicherweise auf diesen Sachverhalt zurückzuführen. Wie Studien an Patienten mit Rückenleiden (STUCKI et al. 1995) oder Lungenkrankheiten (GUYATT et al. 1999) belegen, kann sich bei Anwendung der höher aggregierten Dimensionswerte oder des SIP-Gesamtwerts die Sensitivität bzw. Diskriminationsfähigkeit – z.B. im Vergleich zu diagnosespezifischen Instrumenten – jedoch in relevantem Umfang vermindern.

Ein Anwendungsbeispiel: Lebensqualität bei rheumatoider Arthritis

Die rheumatoide Arthritis (RA) ist eine entzündliche Gelenkerkrankung mit einem zumeist chronischen Verlauf, ihre Primärsymptome sind Schmerzen, Schwellungen und Steifigkeit in den betroffenen Gelenken. Die von dieser Krankheit betroffenen Patienten müssen mit zum Teil erheblichen Funktionseinschränkungen insbesondere bei Alltagstätigkeiten, aber auch mit krankheitsbedingten Beeinträchtigungen in anderen Lebensbereichen rechnen.

Zur Analyse der kriterienbezogenen Validität einer schwedischen Übersetzung des SIP wurde der Fragebogen in einer Gruppe von 99 klinisch behandelten Patientinnen mit einer klassischen RA, bei 60 im Rahmen einer Bevölkerungsstudie als RA-Fälle identifizierten Frauen sowie in einer nicht an RA erkrankten Kontrollgruppe (n = 112) aus derselben Bevölkerungsstudie angewandt (SULLIVAN et al. 1990, AHLMEN et al. 1990). Nach den Ergebnissen nichtparametrischer Varianzanalysen zeigten sich statistisch signifikante und erwartungskonform gerichtete Unterschiede sowohl zwischen den beiden in der Bevölkerungsstudie erfassten Gruppen mit und ohne RA als auch zwischen den beiden Gruppen mit RA. Bei der klinisch behandelten Gruppe fanden sich besonders hoch ausgeprägte Beeinträchtigungen in den der physischen Dimension zugehörigen SIP-Skalen (A, M, BCM) und in weiteren Skalen, die primär auf körperliche Funktionseinschränkungen bezogen sind (u.a. Work und HM). Bei den der psychosozialen Dimension zugeordneten Unterskalen waren hingegen nur geringere, in einigen Fällen jedoch statistisch signifikante Unterschiede feststellbar (vgl. *Abb. 1*).

Wie diese Ergebnisse belegen, war das SIP gut in der Lage, die erwarteten Gruppenunterschiede empirisch abzubilden. Das Instrument bewies seine Diskriminationsfähigkeit dabei nicht nur bei der Gegenüberstellung der an RA erkrankten Patientinnen mit den nicht erkrankten Frauen, es konnten darüber hinaus Unterschiede zwischen den beiden nach klinischen Kriterien unterschiedlich schwer erkrankten RA-Gruppen aufgezeigt werden. Die in der klinischen RA-Gruppe gefundene hohe Auslenkung in der SIP-Kategorie „Schlaf und Ruhe" verdeutlicht, dass generische Messinstrumente wie das SIP in besonderer Weise zur Identifikation von Problembereichen beitragen können, die sich nicht un-

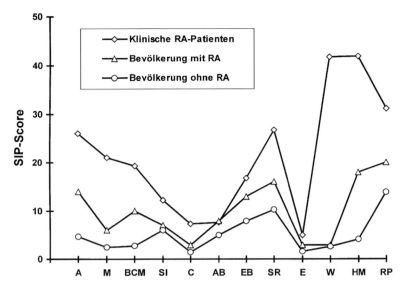

Abb. 1: Mittelwerte der SIP-Skalen von Patientinnen mit klassischer RA (n = 99), Frauen mit wahrscheinlicher RA aus der Bevölkerung (n = 60) und Frauen ohne RA-Erkrankung (n = 112; AHLMEN et al. 1990). Die Markierungen oberhalb des Profils der RA-Patientinnen zeigen statistisch signifikante Unterschiede zwischen den beiden RA-Gruppen (klinische RA-Patientinnen, RA-Fälle aus der Bevölkerung) an. Die Skalenbezeichnungen auf der X-Achse entsprechen den Abkürzungen des englischen Originalinstruments (vgl. Tab. 2).

mittelbar aus den Primärsymptomen einer Krankheit ableiten lassen.

Analog zu den Befunden der schwedischen Studie sind in *Abb.* 2 die Mittelwertsprofile des NHP für zwei in Deutschland untersuchte Stichproben dargestellt. Dabei handelt es sich zum einen um eine Gruppe von 62 RA-Patienten, die sich zum Zeitpunkt der Befragung in einer stationären Rehabilitationsbehandlung befanden, zum anderen um eine Stichprobe von 308 Personen aus der erwachsenen Bevölkerung der Hansestadt Lübeck (vgl. KOHLMANN et al. 1997). In der postalisch durchgeführten Lübecker Bevölkerungsstudie wurden die Befragten zusätzlich um Angaben darüber gebeten, ob sie aktuell unter Schmerzen in verschiedenen Körperregionen leiden. Anhand dieser Angaben wurde das in *Abb.* 2 für die Bevölkerungsstichprobe wiedergegebene Mittelwertsprofil zusätzlich getrennt für Personen ohne Schmerzen, mit Schmerzen in höchstens zwei Körperregionen und mit Schmerzen in drei oder mehr Körperregionen gezeichnet.

Mit Ausnahme der Skala „Soziale Isolation" finden sich in allen Unterskalen des NHP manifeste und statistisch gesicherte (p < 0,05) Unterschiede zwischen der untersuchten RA-Patientengruppe und der Bevölkerungsstichprobe. Die in der Abbildung ohne Kontrolle von Geschlecht und Alter dargestellten Unterschiede bleiben auch nach statistischer Berücksichtigung dieser demographischen Variablen erhalten. In ähnlicher Weise wie bei der mit dem SIP durchgeführten Untersuchung ergeben sich auch bei diesem Auswertungsbeispiel in der erkrankten Gruppe deutlich ungünstigere Werte in den Skalen „Energieverlust", „Schmerz", „Schlafprobleme" und „Physische Mobilität".

Betrachtet man nur die Profile der Bevölkerungsstichprobe, so zeigen sich erwartungskonforme Unterschiede zwischen den Gruppen mit unterschiedlicher Anzahl schmerzhafter Körperregionen. Diese Unterschiede stellen sich (wiederum mit Ausnahme der Skala „Soziale Isolation") auch hier statistisch signifikant dar. Das NHP

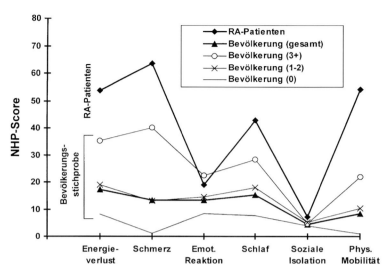

Abb. 2: Mittelwerte der NHP-Skalen von Rehabilitations-Patienten mit RA (n = 62) und erwachsenen Einwohnern der Hansestadt Lübeck (n = 308; KOHLMANN et al. 1997). In der Bevölkerungsstichprobe wird zusätzlich zwischen Personen unterschieden, die am Tag der postalischen Befragung keine aktuellen Schmerzen (0), Schmerzen in höchsten zwei Körperregionen (1-2) oder Schmerzen in drei und mehr Körperregionen (3+) hatten.

kann demnach nicht nur zwischen den Gruppen mit und ohne RA unterscheiden, sondern diskriminiert ebenso zwischen Bevölkerungsgruppen mit unterschiedlich hoher Schmerzbelastung.

Besonders hinzuweisen ist in diesem Zusammenhang auf die niedrigen Mittelwerte der NHP-Skalen in der Gruppe ohne aktuelle Schmerzen. Diese Mittelwerte verdeutlichen, dass bei der Anwendung des NHP in Gruppen ohne bzw. mit nur geringfügigen gesundheitlichen Beeinträchtigungen mit erheblichen „Bodeneffekten", d.h. mit einem hohen Anteil von Befragten, die den niedrigsten Skalenwert aufweisen, gerechnet werden muss. Sobald jedoch mehr als nur geringfügige Gesundheitsstörungen vorliegen – in unserem Beispiel aktuelle Schmerzen, werden diese in angemessener Weise vom NHP und seinen Unterskalen erfasst.

Resümee

Wie die Beschreibung der Entwicklung und methodischen Prüfung der beiden Messinstrumente sowie die Ergebnisse der verfügbaren Vergleichsstudien zeigten, handelt es sich beim NHP und SIP um Messverfahren, die im Hinblick auf eine Reihe inhaltlicher Aspekte psychometrischer Eigenschaften eine hohe Ähnlichkeit aufweisen. NHP und SIP erfüllen die klassischen Gütekriterien der Reliablität, Validität und Änderungssensitivität in etwa gleichem Umfang, sie erreichen oder übertreffen dabei die bei derartigen Erhebungsverfahren geforderten Standards. Beide Instrumente durchliefen einen mehrfach gestuften und methodisch kontrollierten Entwicklungsprozess, wurden in diesem Zusammenhang erprobt und validiert und später in zahlreichen klinischen und epidemiologischen Studien eingesetzt. In *Tab. 3* sind die wichtigsten dieser Gemeinsamkeiten von NHP und SIP dargestellt.

Die *Tab. 3* zeigt aber auch, dass zwischen den beiden Instrumenten durchaus Unterschiede bestehen, die bei einer Auswahl des einen oder anderen Verfahrens ausschlaggebend sein können. Während etwa der Entwicklung des SIP von Beginn an ein explizites, streng formuliertes Konzept (das Konzept der funktions- und verhaltens-

Tabelle 3: Eigenschaften von NHP und SIP im Vergleich

	NHP	SIP
Strenges theoretisches Konzept bei der Instrumentenentwicklung	+/-	+
Erzeugung der Items anhand von Patientenangaben	+	+/-
Intensive Felderprobung	+	+
Psychometrische Validierung	+	+
Empirische Gewichtung der Items	+	+/-
Häufige Verwendung in klinischen/epidemiologischen Studien	+	+
Skalenwertberechnung auf verschiedenen Aggregationsniveaus	-	+
Praktikabilität	+	-
Übersetzungen nach standardisiertem Protokoll	+	-
Verfügbarkeit von Normdaten	+	-
In der Tabelle bedeuten: + trifft zu, -/+ trifft teilweise zu, - trifft nicht oder nur begrenzt zu		

bezogenen Gesundheitsstörung, vgl. BERGNER et al. 1976) zugrunde lag, wurde bei der Entwicklung des NHP auf ein solches explizites Konzept bewusst verzichtet und der thematischen Struktur, wie sie sich aus den Selbstberichten der befragten Personen ergab, größeres Gewicht beigemessen. Die im NHP enthaltenen Aussagen düften sich in diesem Sinne stärker an den Perspektiven der Betroffenen orientieren als die Items des SIP, bei deren Formulierung, Auswahl und inhaltlicher Gruppierung eher die Sichtweise professioneller Helfer maßgeblich war. Dies lässt sich auch anhand der bei der Item-Gewichtung verwendeten Methoden belegen. Die im NHP berücksichtigten Gewichte wurden allein auf der Grundlage der Präferenzurteile von Laien gewonnen, demgegenüber erfolgte die Gewichtung der SIP-Items zumindest im ersten Schritt im Wesentlichen auf der Basis der Bewertungen durch Angehörige der Gesundheitsberufe.

Die Skalierung des NHP beschränkt sich auf die Bestimmung von sechs einzelnen Skalenwerten, für die eine weitere Zusammenfassung zu Summenwerten nicht vorgesehen ist. Für das SIP können hingegen neben den Einzelskalen höher aggregierte Scores einschließlich eines Gesamtwertes berechnet werden. Dadurch bietet das SIP größere Flexibilität bei der Analyse und Darstellung von Lebensqualitätsdaten und ermöglicht Auswertungen auf sehr unterschiedlichen Ebenen der Datenreduktion bis hin zur alleinigen Betrachtung des Gesamtwertes. Nimmt man zu dieser höheren Flexibilität bei der Skalenberechnung die beim SIP gegebene Möglichkeit der Datenerhebung in der Form des Interviews hinzu, so kann in dieser Hinsicht von vielseitigeren Nutzungsmöglichkeiten dieses Instruments ausgegangen werden.

Allerdings ist das SIP dem NHP in Bezug auf bestimmte Aspekte deutlich unterlegen. So kann der Anwender des SIP – im Unterschied zum NHP, für dessen Originalversion und die meisten der in andere Sprachen übersetzten Versionen umfangreiche Referenzdaten aus Patientenstichproben und Normkollektiven zur Verfügung stehen – nur auf einen geringen Bestand an genuinen Vergleichsdaten zurückgreifen. Dabei handelt es sich in der Regel nicht um explizite Normdaten, sondern um Daten, die im Zusammenhang mit Methodenstudien oder in klinischen Studien mit dem SIP gewonnen und in der Regel nur als summarische Statistiken und nicht in erschöpfenden Tabellen dargestellt sind.

Ein weiterer Aspekt betrifft die Praktikabilität. Mit einer Zahl von über 130 Einzelfragen erreicht das SIP zwar einen Differenzierungsgrad, wie ihn kaum ein anderes Messinstrument bietet. Erkauft wird dieser Vorteil aber mit einer in vielen Anwendungsfällen wahrscheinlich nicht tolerierbaren Einbuße an Praktikabilität und Akzeptanz. Nachdem empirisch gezeigt werden konnte, dass die psychometrischen Eigenschaften des SIP etwa denen weitaus kürzerer Instrumente entsprechen, ist es fraglich, ob allein die thematische Ausdifferenzierung eine gegenüber kürzeren Erhebungsverfahren (z.B. NHP, SF-36) rund vierfach höhere Itemzahl rechtfertigt. Man wird in diesem Sinne das SIP als Gesamtinstrument nur für solche Studien auswählen, bei denen die in ihm enthaltenen Unterskalen genau die zu untersuchenden Fragestellungen abdecken. Im Einzelfall kann es auch sinnvoll sein, einzelne Unterskalen auszuwählen und nur diese in einer Erhebung zu verwenden. Da die Items der Unterskalen im SIP blockweise angeordnet sind, dürfte dies ohne relevante Einflüsse auf die Messeigenschaften der Skalen möglich sein.

Literatur

AHLMEN EM, BENGTSSON CB, SULLIVAN BM, BJELLE A: A comparison of overall health between patients with rheumatoid arthritis and a population with and without rheumatoid arthritis. Scandinavian Journal of Rheumatology 19 (1990) 413-421

BERGNER M, BOBBITT RA, KRESSEL S, POLLARD WE, GILSON BS, MORRIS JR: The Sickness Impact Profile: Conceptual formulation and methodology for the development of a health status measure. International Journal of Health Services 6 (1976) 393-415

BERGNER M, BOBBITT RA, CARTER WA, GILSON BS: The Sickness Impact Profile: Development and final revision of a health status measure. Medical Care 19 (1981) 787-805

BUCQUET D (ed.): European Guide to the Nottingham Health Profile. Dauphin: Imprimerie Air (1992)

DE BRUIN AF, DE WITTE LP, STEVENS F, DIEDERIKS JPM: Sickness Impact Profile: The state of the art of a generic functional status measure. Social Science and Medicine 35 (1992) 1003-1014

DE BRUIN AF, BUYS M, DE WITTE LP, DIEDERIKS JPM: The Sickness Impact Profile: SIP68, a short generic version. First evaluation of the reliability and reproducibility. Journal of Clinical Epidemiology 47 (1994) 863-871

DOHRENBUSCH R: Stress- und Krankheitsbewältigung bei Patienten mit chronisch-entzündlichen Erkrankungen: Rheumatoider Arthritis, Spondylitis ankylosans und chronisch-entzündlichen Darmerkrankungen. Friedrich-Wilhelms-Universität, Bonn (1988)

ESSINK-BOT ML, KRABBE PF, VAN AGT HM, BONSEL GJ: NHP or SIP – a comparative study in renal insufficiency associated with anemia. Quality of Life Research 5 (1996) 91-100

GUYATT GH, KING DR, FEENY DH, STUBBING D, GOLDSTEIN RS: Generic and specific measurement of health-related quality of life in a clinical trial of respiratory rehabilitation. Journal of Clinical Epidemiology 52 (1999) 187-192

HUNT SM, MCEWEN J: The development of a subjective health indicator. Sociology of Health and Illness 3 (1980) 231-246

KIND P, CARR-HILL R: The Nottingham Health Profile: A useful tool for epidemiologists? Social Science and Medicine 25 (1987) 905-910

KOHLMANN T, BULLINGER M, KIRCHBERGER-BLUMSTEIN I: Die deutsche Version des Nottingham Health Profile (NHP): Übersetzungsmethodik und psychometrische Validierung. Sozial- und Präventivmedizin 42 (1997) 175-185

MCDOWELL I, NEWELL C: Measuring health, 2nd ed. Oxford Univertsity Press, New York (1996)

MCEWEN J: The Nottingham Health Profile. In: WALKER SR, ROSSER RM (eds.): Quality of life: Assessment and application. MTP Press, Lancaster (1988) 95-111

MCKENNA SP, HUNT SM, MCEWEN J: Weighting the seriousness of perceived health problems using Thurstone's method of paired comparisons. International Journal of Epidemiology 10 (1981) 93-97

POTTHOFF P: Sickness Impact Profile / D. München: Infratest Gesundheitsforschung (1989)

PRIETO L, ALONSO J, VILADRICH MC, ANTO JM: Scaling the Spanish version of the Nottingham Health Profile: Evidence of limited value of item weights. Journal of Clinical Epidemiology 49 (1996) 31-38

STUCKI G, LIANG MH, FOSSEL AH, KATZ JN: Relative responsiveness of condition-specific and generic health status measures in degenerative lumbar spinal stenosis. Journal of Clinical Epidemiology 48 (1995) 1369-1378

ROLAND M, MORRIS R: A study of the natural history of back pain. 1. Development of a reliable and sensitive measure of disability in low-back pain. Spine 8 (1983) 141-144

SULLIVAN M, AHLMEN M, BJELLE A: Health status assessment in rheumatoid arthritis. I: Further work on the validity of the Sickness Impact Profile. Journal of Rheumatology 17 (1990) 439-447

SULLIVAN M, AHLMEN M, BJELLE A, KARLSSON J: Health

status assessment in rheumatoid arthritis. II: Evaluation of a modified shorter Sickness Impact profile. Journal of Rheumatology 20 (1993) 1500-1507

TAYLOR R, KIRBY B, BURDON D, CAVES R: The assessment of recovery in patients after myocardial infarction using three generic quality-of-life measures. Journal of Cardiopulmonary Rehabilitation 18 (1998) 139-144

VAN STRATEN A, DE HAAN RJ, LIMBURG M, SCHULING J, BOSSUYT PM, VAN DEN BOS GA: A stroke-adapted 30-item version of the Sickness Impact Profile to assess quality of life (SA-SIP30). Stroke 28 (1997) 2155-2161

VISSER MC, FLETCHER AE, PARR G, SIMPSON A, BULPITT CJ: A comparison of three quality of life instruments in subjects with angina pectoris: The Sickness Impact Profile, the Nottingham Health Profile, and the Quality of Well-Being Scale. Journal of Clinical Epidemiology 47 (1994) 157-163

VISSER MC, KOUDSTAAL PJ, ERDMAN RAM, DECKERS JW, PASSCHIER J, VAN GIJN J, GROBBEE DE: Measuring quality of life in patients with myocardial infarction or stroke: A feasibility study of four questionnaires in the Netherlands. Journal of Epidemiology and Community Health 49 (1995) 513-517

Anhang: Die deutsche Version des Nottingham Health Profile*

> Im Folgenden finden Sie eine Liste von Problemen, die man im Alltag haben kann. Bitte gehen Sie die Liste sorgfältig durch und kreuzen Sie bei jeder Aussage an, ob diese zur Zeit für Sie zutrifft (Ja) oder nicht zutrifft (Nein).

Bitte beantworten Sie jede Frage.

Wenn Sie nicht sicher sind, ob Sie mit Ja oder Nein antworten sollen, kreuzen Sie die Antwort an, die am ehesten zutrifft.

	Ja	Nein
Ich bin andauernd müde	[1]	[2]
Ich habe nachts Schmerzen	[1]	[2]
Ich fühle mich niedergeschlagen	[1]	[2]
Ich habe unerträgliche Schmerzen	[1]	[2]
Ich nehme Tabletten, um schlafen zu können	[1]	[2]
Ich habe vergessen, wie es ist, Freude zu empfinden	[1]	[2]
Ich fühle mich gereizt	[1]	[2]
Ich finde es schmerzhaft, meine Körperposition zu verändern	[1]	[2]
Ich fühle mich einsam	[1]	[2]
Ich kann mich nur innerhalb des Hauses bewegen	[1]	[2]
Es fällt mir schwer, mich zu bücken	[1]	[2]
Alles strengt mich an	[1]	[2]
Ich wache in den frühen Morgenstunden vorzeitig auf	[1]	[2]
Ich kann überhaupt nicht gehen	[1]	[2]
Es fällt mir schwer, zu anderen Menschen Kontakt aufzunehmen	[1]	[2]
Die Tage ziehen sich hin	[1]	[2]
Ich habe Schwierigkeiten, Treppen oder Stufen hinauf- oder hinunterzugehen	[1]	[2]
Es fällt mir schwer, mich zu strecken und nach Gegenständen zu greifen	[1]	[2]

*NHP © 1980 (HUNT, MC KENNA & MC EVEN)

Bitte denken Sie daran: Wenn Sie sich nicht sicher sind, ob Sie ob Sie mit Ja oder Nein antworten sollen, kreuzen Sie die Antwort an, die am ehesten zutrifft.

	Ja	Nein
Ich habe Schmerzen beim Gehen	[1]	[2]
Mir reißt in letzter Zeit oft der Geduldsfaden	[1]	[2]
Ich fühle, dass ich niemandem nahestehe	[1]	[2]
Ich liege nachts die meiste Zeit wach	[1]	[2]
Ich habe das Gefühl, die Kontrolle zu verlieren	[1]	[2]
Ich habe Schmerzen, wenn ich stehe	[1]	[2]
Es fällt mir schwer, mich selbst anzuziehen	[1]	[2]
Meine Energie lässt schnell nach	[1]	[2]
Es fällt mir schwer, lange zu stehen (z.B. am Spülbecken, an der Bushaltestelle)	[1]	[2]
Ich habe ständig Schmerzen	[1]	[2]
Ich brauche lange zum Einschlafen	[1]	[2]
Ich habe das Gefühl, für andere Menschen eine Last zu sein	[1]	[2]
Sorgen halten mich nachts wach	[1]	[2]
Ich fühle, dass das Leben nicht lebenswert ist	[1]	[2]
Ich schlafe nachts schlecht	[1]	[2]
Es fällt mir schwer, mit anderen Menschen auszukommen	[1]	[2]
Ich brauche Hilfe, wenn ich mich außer Haus bewegen will (z.B. einen Stock oder jemanden der mich stützt)	[1]	[2]
Ich habe Schmerzen, wenn ich Treppen oder Stufen hinauf- oder hinabgehe	[1]	[2]
Ich wache deprimiert auf	[1]	[2]
Ich habe Schmerzen, wenn ich sitze	[1]	[2]

II – 4
Fragen zur Lebenszufriedenheit (FLZ^M)

GERHARD HENRICH und PETER HERSCHBACH, München

Heute besteht weitgehend Einigkeit darüber, dass zwei Merkmale das Konzept „Lebensqualität" (LQ) wesentlich bestimmten: Mehrdimensionalität und Subjektivität. Die Kombination dieser Merkmale bei der Definition der LQ erfordert konsequenterweise eine personenbezogene Gewichtung der einzelnen Dimensionen, da es nach empirischen Befunden und klinischer Erfahrung im Hinblick auf die subjektive Wichtigkeit von Lebensbereichen eine große inter- (und intra)individuelle Variation gibt.

Die FLZ^M („Fragen zur Lebenszufriedenheit^Module"; HENRICH & HERSCHBACH in press) sind ein Fragebogen, der ein subjektives Konzept der LQ unter Berücksichtigung der individuellen Gewichtung der einzelnen Aspekte operationalisiert. Er erfasst sowohl generische Aspekte der LQ von Gesunden und Kranken in einem allgemeinen Modul, als auch krankheits- und behandlungsspezifische Aspekte in spezifischen Modulen. Im Vergleich zu anderen, national und international gebräuchlichen gesundheitsbezogenen LQ-Messinstrumenten wie der SF-36 MOS Health Scale, dem Nottingham Health Profile (NHP) oder dem EORTC (für Krebspatienten), die mit einem Teil ihrer Items bzw. Skalen nach der Funktionsfähigkeit im Alltag fragen, stellen die FLZ^M konsequent die *subjektive Bewertung* der Funktionsfähigkeit in verschiedenen Lebensbereichen in den Vordergrund. Dies wird erreicht durch Fragen nach der Wichtigkeit der Lebensbereiche für die LQ und nach der Zufriedenheit in den gleichen Lebensbereichen. Der Zusammenhang der FLZ^M mit den genannten und ähnlichen Fragebögen ist nicht sehr hoch, so dass die FLZ^M auch eher als Ergänzung denn als Alternative zu diesen Messinstrumenten zu sehen ist.

Im Folgenden wird die Entwicklung der FLZ^M beschrieben, die Form des Fragebogens, sein Einsatzbereich und seine Auswertung, die Ergebnisse der psychometrischen Prüfung mit verschiedenen Item- und Testkennwerten, die Normdaten und Vergleichsstichproben und die demnächst verfügbaren internationalen Versionen.

Entwicklungsphasen

Die Entwicklung der FLZ^M hat sich seit 1986 über mehrere Phasen mit Datenerhebung an gesunden und kranken Personen erstreckt, in denen aufgrund von statistischen Analysen und der Rückmeldung der Testpersonen Zahl und Formulierung der Items, Zahl und Verbalisierung der Antwortkategorien und Form der Instruktion modifiziert und optimiert wurde.

Die Zusammenstellung der Items für die Ausgangsversionen der Module erfolgte anhand von Literaturstudien, Expertenbefragung und Patienteninterviews. Die Zahl der Items wurde mit Hilfe von Hauptkomponenten- und Itemanalysen

- für die „Allgemeine Lebenszufriedenheit" von 16 auf 8
- für die „Zufriedenheit mit der Gesundheit" von 13 auf 8

reduziert, indem Items entfernt oder zusammengefasst wurden.

Die Skalierung der Zufriedenheit, die ursprünglich symmetrisch war und nur vier Ausprägungen hatte, wurde verändert und ist nun unsymmetrisch mit zwei negativen und drei positiven Formulierungen. Der Grund dafür war, dass sich viele Antworten auf die ursprünglich zwei positiven Kategorien konzentrierten. Durch die Veränderung wurde die Differenzierungsmöglichkeit im positiven Bereich vergrößert. Die Skalierung

FLZ^M Fragen zur Lebenszufriedenheit — 1. Allgemeiner Teil

Bei den folgenden Fragen geht es darum, wie **zufrieden** Sie mit Ihrem Leben und mit einzelnen Aspekten Ihres Lebens sind. Außerdem sollen Sie angeben, wie **wichtig** einzelne Lebensbereiche (z.B. Beruf oder Freizeit) für Ihre Zufriedenheit und Ihr Wohlbefinden sind.

Bitte beantworten Sie **alle** Fragen, auch diejenigen, die scheinbar nicht auf Sie zutreffen: Wenn Sie z.B. keinen Partner haben, können Sie bei der Frage nach der "Partnerschaft" trotzdem angeben, wie wichtig Ihnen das wäre und wie zufrieden Sie mit der derzeitigen Situation (ohne Partner) sind.

Lassen Sie sich nicht davon beeinflussen, ob Sie sich im Augenblick gut oder schlecht fühlen, sondern versuchen Sie, bei Ihrer Beurteilung **die letzten vier Wochen** zu berücksichtigen.

Bitte kreuzen Sie zunächst an, **wie wichtig** jeder einzelne Lebensbereich für Ihre Zufriedenheit insgesamt ist. Bevor Sie beginnen, schauen Sie bitte erst alle Bereiche an.

Wie **wichtig** ist (sind) für Sie ...   nicht wichtig | etwas wichtig | ziemlich wichtig | sehr wichtig | extrem wichtig

1. Freunde / Bekannte
2. Freizeitgestaltung / Hobbies
3. Gesundheit
4. Einkommen / finanzielle Sicherheit
5. Beruf / Arbeit
6. Wohnsituation
7. Familienleben / Kinder
8. Partnerschaft / Sexualität

Bitte kreuzen Sie nun an, wie **zufrieden** Sie in den einzelnen Lebensbereichen sind.

Wie **zufrieden** sind Sie mit ...   unzufrieden | eher unzufrieden | eher zufrieden | ziemlich zufrieden | sehr zufrieden

1. Freunden / Bekannten
2. Freizeitgestaltung / Hobbies
3. Gesundheit
4. Einkommen / finanzielle Sicherheit
5. Beruf / Arbeit
6. Wohnsituation
7. Familienleben / Kinder
8. Partnerschaft / Sexualität

Wie zufrieden sind Sie mit Ihrem Leben **insgesamt**, wenn Sie alle Aspekte zusammennehmen?

© HeHe München 1990

Abb. 1: Module FLZ^M-A „Allgemeine Lebenszufriedenheit" und FLZ^M-G „Zufriedenheit mit der Gesundheit"

FLZ^M

II – 4

FLZ^M Fragen zur Lebenszufriedenheit — 2. Gesundheit

Im Folgenden ist der Bereich "Gesundheit" in verschiedene Aspekte unterteilt. Sie sollen auch hier wieder angeben, wie **wichtig** Ihnen einzelne Aspekte sind, und wie **zufrieden** Sie damit sind.

Bitte beantworten Sie **alle** Fragen. Lassen Sie sich nicht davon beeinflussen, ob Sie sich im Augenblick gut oder schlecht fühlen, sondern versuchen Sie, bei Ihrer Beurteilung die letzten **vier Wochen** zu berücksichtigen.

Bitte kreuzen Sie zunächst an, wie **wichtig** jeder einzelne Aspekt für Ihre Gesundheit ist. Bevor Sie beginnen, schauen Sie bitte erst alle Aspekte an.

Wie **wichtig** ist (sind) für Sie ...
	nicht wichtig	etwas wichtig	ziemlich wichtig	sehr wichtig	extrem wichtig
1. Körperliche Leistungsfähigkeit	☐	☐	☐	☐	☐
2. Entspannungsfähigkeit / Ausgeglichenheit	☐	☐	☐	☐	☐
3. Energie / Lebensfreude	☐	☐	☐	☐	☐
4. Fortbewegungsfähigkeit (z.B. gehen, Auto fahren)	☐	☐	☐	☐	☐
5. Seh- und Hörvermögen	☐	☐	☐	☐	☐
6. Angstfreiheit	☐	☐	☐	☐	☐
7. Beschwerde- und Schmerzfreiheit	☐	☐	☐	☐	☐
8. Unabhängigkeit von Hilfe / Pflege	☐	☐	☐	☐	☐

Bitte kreuzen Sie nun an, wie **zufrieden** Sie mit den einzelnen Aspekten sind.

Wie **zufrieden** sind Sie mit Ihrer (Ihrem) ...
	un-zufrieden	eher un-zufrieden	eher zufrieden	ziemlich zufrieden	sehr zufrieden
1. Körperlichen Leistungsfähigkeit	☐	☐	☐	☐	☐
2. Entspannungsfähigkeit / Ausgeglichenheit	☐	☐	☐	☐	☐
3. Energie / Lebensfreude	☐	☐	☐	☐	☐
4. Fortbewegungsfähigkeit (z.B. gehen, Auto fahren)	☐	☐	☐	☐	☐
5. Seh- und Hörvermögen	☐	☐	☐	☐	☐
6. Ausmaß von Angst	☐	☐	☐	☐	☐
7. Ausmaß von Beschwerden und Schmerzen	☐	☐	☐	☐	☐
8. Unabhängigkeit von Hilfe / Pflege	☐	☐	☐	☐	☐

© HeHe München 1990

Abb. 1: Module FLZ^M-A „Allgemeine Lebenszufriedenheit" und FLZ^M-G „Zufriedenheit mit der Gesundheit" (*Fortsetzung*)

der Wichtigkeit, die ursprünglich ebenfalls nur vier Kategorien hatte („nicht wichtig" bis „sehr wichtig"), wurde um die Kategorie „extrem wichtig" erweitert, was eine Reduktion der Linksschiefe der Verteilung bewirkte.

Fünf Antwortkategorien haben sich auch in einer Reliabilitätsstudie (mit simulierten Daten) als optimal herausgestellt und in der Praxis bewährt. Dies stellt ein Kompromiss zwischen dem Differenzierungsbedarf des Untersuchers und dem Differenzierungsvermögen des Befragten dar. Die verbalen Verankerungen der Antwortkategorien (von „nicht" bis „extrem wichtig" und „unzufrieden" bis „sehr zufrieden") sind zum Teil einer sozialwissenschaftlichen Studie entnommen, die empirisch belegt, dass die Abstände zwischen den vorgegebenen Skalenstufen für den Antwortenden psychologisch (in etwa) gleich groß sind.

Beschreibung der FLZ^M

Der Fragebogen wird vom Probanden ausgefüllt; verfügbar sind derzeit zwei Module, ein allgemeines Modul FLZ^M-A „Allgemeine Lebenszufriedenheit" und ein Modul FLZ^M-G „Zufriedenheit mit der Gesundheit" (*Abb. 1*). Drei spezifische, krankheitsbezogene Module befinden sich in der Entwicklungs- oder Erprobungsphase (für gastrointestinale Erkrankungen, Wachstumshormonmangel und zur Bewertung der äußeren Erscheinung).

Jedes Modul umfasst eine DIN-A4-Seite und enthält Instruktion und Items. Nach den bisherigen Erfahrungen sind die FLZ^M gut verständlich und können auch von älteren Probanden oder Patienten mit akuter und schwerer Erkrankung in wenigen Minuten ausgefüllt werden. Die *face validity* trägt zu ihrer hohen Akzeptanz bei. Ein Indiz dafür ist das geringen Ausmaß an „missing data" in den repräsentativen Stichproben (*vgl. Tab. 1*) und den Patientenstichproben.

In der Instruktion wird darauf hingewiesen, dass ein Zeitraum von vier Wochen zu beurteilen sei („Zeitfenster"). Dies soll Lebenszufriedenheit (LZ) von dem psychologischen Konstrukt „Befindlichkeit" abgrenzen, das den momentanen Zustand beschreibt und im Laufe eines Tages variieren kann. Die Items werden zunächst von der befragten Person nach der „subjektiven Wichtigkeit" beurteilt („wie wichtig ist ... für Ihre Zufriedenheit insgesamt"). In dieser Form wird das Prinzip der individuellen Gewichtung realisiert. Im zweiten Schritt wird nach der Zufriedenheit gefragt. Die Beantwortung erfolgt jeweils auf einer fünfstufigen Likertskala.

Die „Allgemeine Lebenszufriedenheit" bezieht sich auf acht Lebensbereiche, die für alle Menschen relevant sind („Freunde / Bekannte", „Freizeitgestaltung / Hobbies" bis „Partnerschaft / Sexualität" – *vgl. Abb. 1 und 2*). Es kann daher von sehr verschiedenen Personengruppen beantwortet werden und ermöglicht entsprechende Vergleiche.

„Gesundheit" ist eine der globalen Beurteilungsdimensionen des allgemeinen Moduls und wird in dem Modul FLZ^M-G in der beschriebenen Form spezifiziert. Die Dimensionen sind hier „Körperliche Leistungsfähigkeit", „Entspannungsfähigkeit / Ausgeglichenheit" bis „Unabhängigkeit von Hilfe / Pflege" (*vgl. Abb. 1*).

Einsatzbereich[1]

Die Module FLZ^M-A „Allgemeine Lebenszufriedenheit" und FLZ^M-G „Zufriedenheit mit der Gesundheit" können zur Bestimmung der allgemeinen und gesundheitsbezogenen subjektiven Lebensqualität bei Patienten und bei Gesunden eingesetzt werden. Sie eignen sich zur Durchführung in Gruppen (z.B. in wissenschaftlichen Studien) und zur individuellen Untersuchung einzelner Personen. Der Einsatz im Längsschnitt ermöglicht z.B. die Beurteilung des Krankheitsverlaufs und der erwünschten und unerwünschten Wirkungen von therapeutischen Maßnahmen, aber auch die Indikationsstellung für zusätzliche (v.a. psychologische) Maßnahmen.

---

[1] Einsatz nur nach Rücksprache mit den Testautoren.

Eine Studie mit den FLZ^M aus dem Bereich der Onkologie möge für den letztgenannten Einsatzbereich als Beispiel dienen. Untersucht wurden zwei alternative Rekonstruktionsverfahren nach totaler Gastrektomie wegen Magenkarzinoms (RODER et al. 1992). Da Operationen bei malignen Erkrankungen des Magens die Überlebenszeit der Patienten kaum verlängern, sind Aspekte der LQ für die Indikationsstellung von großer Bedeutung. Hauptergebnis der Studie war, dass die Patienten nach der (aufwendigeren) Pouch-Rekonstruktion weniger Beschwerden hatten, mit ihrem Leben im Allgemeinen und ihrer Gesundheit im Besonderen zufriedener waren und außerdem psychosoziale Belastungen besser bewältigten. In Korrelationsanalysen stellte sich heraus, dass die postoperative LQ wesentlich bedingt war durch die Variablen Hungergefühl, Veränderung der Ernährung und (relativem) Körpergewicht. Hieraus lassen sich im Einzelfall Anhaltspunkte für zusätzliche Maßnahmen ableiten.

Auswertung

Die Werte für „wichtig" und „zufrieden" werden in der Auswertung kombiniert, um eine Aussage über die „gewichtete Zufriedenheit" (gZ) zu machen. Beide Skalen sind im Fragebogen mit den Werten 1 bis 5 verschlüsselt. Um sie multiplizieren zu können, müssen sie wie folgt rekodiert werden: Von dem Wert für „wichtig" (W) wird 1 subtrahiert. Das hat den Effekt, dass die erste Kategorie „nicht wichtig" mit 0 kodiert wird und alle damit multiplizierten Zufriedenheitswerte ebenfalls 0 werden. Inhaltlich bedeutet das, dass ein Lebensbereich, der dem Probanden „nicht wichtig" ist, auch nicht zu seiner LZ insgesamt beiträgt, weder positiv noch negativ.

Da die Skala für „zufrieden" (Z) bipolar ist, muß sie so rekodiert werden, dass die „weder zufrieden / noch unzufrieden"-Kategorie den Wert 0 erhält. Diese „weder/noch"-Kategorie kommt in der Skala jedoch nicht explizit vor, sie liegt zwischen den Werten 2 und 3. Daher wird von den Originalwerten 2,5 subtrahiert, oder – um Dezimalstellen zu vermeiden – die Formel $(2*Z - 5)$ angewendet. Ohne diese Transformation würde eine Person, die in einem wichtigen Lebensbereich sehr *un*zufrieden ist, den gleichen Wert erhalten, wie eine Person, die in einem *un*wichtigen Bereich sehr zufrieden ist.

Die Gewichtungsformel lautet folglich:
$gZ = (W - 1) * (2*Z - 5)$.

In den gZ-Werten gibt es quantitative „Sprünge", die man psychologisch nur schwer begründen kann. Es empfiehlt sich also, die Skala in Ränge zu transformieren oder bei der Datenanalyse nonparametrische Verfahren einzusetzen.

Das Maß für die globale LZ (bezogen auf den Inhalt des jeweiligen Moduls) ergibt sich aus der Addition der gZ-Werte.[2] Kombinationen mit „Unzufriedenheit" (Rating für „zufrieden" = 1 oder 2) haben einen negativen gZ-Wert zum Ergebnis, was zu einer Verminderung des Summenwerts führt: Unzufriedenheit in einzelnen Lebensbereichen reduziert die LZ insgesamt. Der theoretische Wertebereich der gZ-Werte erstreckt sich von -12 bis +20, der des Summenwerts von -96 bis +160.

Abb. 2 zeigt eine Form der graphischen Darstellung der FLZ^M-Ergebnisse, die sich vor allem für Einzelfälle bewährt hat. Dabei werden die acht gewichteten Zufriedenheitswerte in einem Netzdiagramm abgebildet. Sie spannen auf diese Weise eine Fläche auf, die die globale LZ repräsentiert: je größer die Fläche desto größer die LZ. Der Abstand der Einzelpunkte vom Kreismittelpunkt beschreibt den Beitrag der einzelnen Lebensbereiche zur Gesamtzufriedenheit. Der Summenwert (transformiert auf den Bereich 0 bis 100 = Prozent der maximalen LZ) ist zusätzlich als „Barometer" auf der linken Seite dargestellt.

---

[2] Auch für die Addition der acht gZ-Werte zu dem Summenwert der LZ sollte man strenggenommen die rangtransformierten Werte nehmen (jeweils -11, um der Bipolarität Rechnung zu tragen). Allerdings korrelieren die beiden alternativen Summenwerte (in der Repräsentativstichprobe) 0,93.

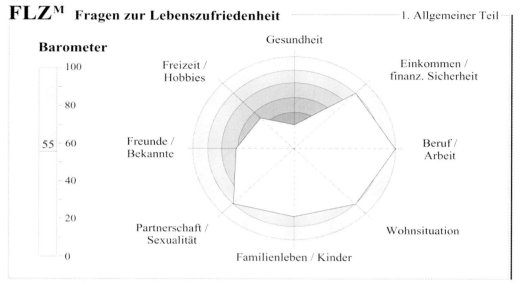

Abb. 2: Graphische Darstellung der Ergebnisse der FLZ^M-A „Allgemeine Lebenszufriedenheit"

Psychometrische Prüfung

Die abschließende Bestimmung der Item- und Testkennwerte erfolgte an drei repräsentativen Stichproben der Bundesrepublik Deutschland (n = 7796 insgesamt; Alter: Mittelwert = 46,0 Jahre, Standardabweichung = 17,6; Geschlecht: 47,0% männlich; Familienstand: 62,4% verheiratet; Berufssituation: 40,6% vollzeit beschäftigt). Die Datenerhebung erfolgte 1991, 1994 und 1995 durch zwei sozialwissenschaftliche Institute. Die Grundgesamtheit setzt sich aus allen Personen deutscher Staatsangehörigkeit zusammen, die zum Befragungszeitraum wenigstens das 18. Lebensjahr vollendet hatten. Die FLZ^M wurden den Befragten zum Selbstausfüllen vorgelegt.

Die psychometrische Prüfung schließt neben den genannten Stichproben zahlreiche Gruppen von Patienten und Gesunden ein, die im Rahmen von Studien der Autoren oder von Kollegen aus anderen Instituten erfasst wurden und die hier nicht im einzelnen beschrieben werden können.[3]

Itemkennwerte

Tab. 1 enthält Kennwerte der Items und der Summenwerte der Module FLZ^M-A (Stichprobe 1994) und FLZ^M-G (Stichprobe 1995). Es handelt sich um den Prozentsatz der missing data (Spalte 1), Mittelwert und Standardabweichung (Spalte 2 und 3), Boden- und Deckeneffekt (Spalte 4 und 5), Part-whole-Korrelation der Items mit dem Skalenwert bzw. Cronbach's α für die Skala (Spalte 6) und die Test-Retest-Korrelation, die vorläufig an einer kleinen Stichprobe von Medizin-Studenten (n = 45) mit zwei Messungen im Abstand von einer Woche berechnet wurde (Spalte 7).

Die Häufigkeit von „missing data" bei der FLZ^M-A ist insgesamt als sehr gering zu bezeichnen. Die Itemmittelwerte der gZ liegen relativ zentral in dem möglichen Wertebereich, Bodeneffekte sind zu vernachlässigen, Deckeneffekte sind relativ gering angesichts der repräsentativen Bevölkerungsstichprobe. Die Part-whole-Korrelationen zwischen Items und Skala liegen (mit einer Ausnahme) zwischen 0,50 und 0,60 und damit im angestrebten Bereich. Die Retest-Reliabilität ist in Anbetracht der kleinen, homogenen Stichprobe befriedigend.

---

[3] Wir möchten uns bei allen Kollegen und Kolleginnen sehr herzlich bedanken, die uns ihre Daten zur Verfügung gestellt haben.

Tabelle 1: Werteverteilung und Itemkennwerte der FLZ^M-A „Allgemeine Lebenszufriedenheit" (n = 2562) und der FLZ^M-G „Zufriedenheit mit der Gesundheit" (n = 2226)

		m.d.	M	SD	BE	DE	r(it)	r(tt)
FLZ^M-A	Freunde / Bekannte	1,0%	8,1	6,3	0,0%	10,3%	0,51	0,68
	Freizeitgestaltung / Hobbies	1,2%	6,3	6,3	0,1%	7,5%	0,54	0,62
	Gesundheit	0,8%	8,1	7,5	1,7%	14,6%	0,56	0,85
	Einkommen / finanz. Sicherheit	1,0%	6,5	7,3	1,8%	9,7%	0,57	0,80
	Beruf / Arbeit	3,9%	5,5	7,3	2,0%	7,6%	0,55	0,69
	Wohnsituation	1,1%	8,3	6,4	0,6%	9,6%	0,57	0,57
	Familienleben / Kinder	1,7%	9,8	6,9	0,2%	19,8%	0,55	0,70
	Partnerschaft / Sexualität	2,1%	7,9	7,7	1,0%	16,4%	0,52	0,83
	Summenwert	**1,1%**	**60,5**	**37,3**	**0,0%**	**1,6%**	**0,82**	**0,87**
FLZ^M-G	Körperl. Leistungsfähigkeit	0,3%	8,1	7,0	1,1%	10,9%	0,74	0,68
	Entspannungsfähigkeit / Ausgegl.	0,5%	7,4	6,5	0,4%	7,8%	0,65	0,76
	Energie / Lebensfreude	0,5%	9,1	6,5	0,3%	13,6%	0,70	0,69
	Fortbewegungsfähigkeit	0,7%	9,1	7,0	0,2%	15,3%	0,64	0,60*
	Seh- und Hörvermögen	0,4%	11,0	7,0	0,6%	24,5%	0,64	0,91
	Angstfreiheit	1,0%	8,1	6,7	0,8%	10,8%	0,62	0,75
	Beschwerde- und Schmerzfreiheit	0,4%	9,1	7,4	0,9%	16,5%	0,74	0,82
	Unabhängigkeit von Hilfe / Pflege	0,5%	12,5	6,7	0,5%	31,2%	0,66	0,54
	Summenwert	**0,4%**	**74,4**	**41,5**	**0,0%**	**3,4%**	**0,89**	**0,85**

*nach Entfernung von 6 Ausreißern

m.d. = missing data
M, SD = Mittelwert, Standardabweichung
BE, DE = Boden-, Deckeneffekt
r(it) = Interne Konsistenz (Items: Part-whole-Korrelation; Summenwert: Cronbach's α)
r(tt) = Test-Retest Reliabilität (Studenten; N = 45; zeitl. Abstand: 1 Woche)

Die Zahl der fehlenden Daten ist bei den FLZ^M-G noch geringer, der Deckeneffekt bei dieser (überwiegend gesunden) Stichprobe erwartungsgemäß höher. Die Skalen sind homogener, was sich an den hohen Part-whole-Korrelationen zeigt, die Test-Retest-Koeffizienten wiederum befriedigend, obwohl die Mittelwerte der Gesundheitswerte der Medizin-Studenten relativ hoch sind und ihre Variation folglich relativ gering ist.

Testkennwerte

Reliabilität

Die interne Konsistenz als Maß der Reliabilität der Skalen kann als hoch bezeichnet werden (Zeilen „Summenwert" der *Tab. 1*). Cronbach's α liegt bei 0,82 und 0,89. Die Retest-Reliabilität (in der Studenten-Stichprobe) ist für die beide Skalenwerte ebenfalls ausreichend hoch (0,87 bzw. 0,85).

Tabelle 2: Korrelationen des FLZ^M-A- Summenwerts „Allgemeine Lebenszufriedenheit" und des FLZ^M-G-Summenwerts „Zufriedenheit mit der Gesundheit" mit etablierten Fragebogen

Fragebogen /Skalen	FLZ^M-A	FLZ^M-G	N	Beschreibung
GWB General Well-Being Schedule	0,63		57	Ulcus Patienten
FPI Freiburger Persönlichkeitsinventar				
Skala R1 „Lebenszufriedenheit"	0,53		164	Krebspatienten
FLZ „Lebenszufriedenheit"				
(FAHRENBERG et al. 1986)	0,61	0,56	135	Krankenschwestern/-pfleger
SF-36 MOS Health Scale			3102	Schmerzpatienten (chron.)
Mental component summary	0,42	0,64		
Physical component summary	0,10	0,40		
NHP Nottingham Health Profile			3210	Schmerzpatienten (chron.)
Skala „Energy"	– 0,32	– 0,51		
Skala „Pain"	– 0,16	– 0,46		
Skala „Emotional reaction"	– 0,43	– 0,55		
Skala „Sleep"	– 0,17	– 0,38		
Skala „Social isolation"	– 0,40	– 0,39		
Skala „Physical mobility"	– 0,14	– 0,46		
SCL-90-R Symptom Checklist				
Skala „Somatization"	– 0,34		2503	Bevölkerung BRD
	– 0,06	– 0,44	81	Urolog. Patienten
Skala „Depression"	– 0,40		2503	Bevölkerung BRD
	– 0,33	– 0,59	81	Urolog. Patienten
BDI Beck Depression Inventory	– 0,51	– 0,55	180	Psychosomatische Patienten
STAI State-Trait-Anxiety-Inventory				
Trait anxiety	– 0,48	– 0,54	1486	Schmerzpatienten (chron.)
B-L Beschwerdeliste	– 0,37	0,61	1637	Durchschn. r von 9 verschiedenen Stichproben Gesunder
	– 0,39	0,43	978	Durchschn. r von 7 verschiedenen Stichproben Gesunder
Bfs Befindlichkeit	– 0,25	– 0,42	209	Herzinfarkt-Patienten
Karnofsky Performance Scale	0,16	0,35	365	Krebspatienten
	0,16		198	Krebspatienten
	0,27		83	Krebspatienten

Validität

Die FLZ^M nehmen aufgrund ihrer Konzeption und Entwicklung *inhaltliche Validität* für sich in Anspruch.

Darüber hinaus liegen zahlreiche Hinweise für ihre *Konstruktvalidität* vor. Es handelt sich dabei vor allem um Zusammenhänge mit etablierten Skalen in verschiedenen Stichproben von Gesunden und Patienten, die eine Bestimmung der Verwandtschaft mit bzw. eine Abgrenzung gegenüber anderen Konzepten erlauben (konvergente und diskriminative Validität).

Konvergente Validität

Tab. 2 zeigt solche Zusammenhänge (Pearson Produkt-Moment-Korrelationen) zwischen den FLZ^M-Summenwerten und etablierten Maßen der LQ, der physischen und psychischen Belastung.

Tab. 2 enthält jeweils die Bezeichnung des Messinstruments, das zur Validierung eingesetzt wurde (Spalte 1), den Korrelationskoeffizienten (für FLZ^M-A Spalte 2, für FLZ^M-G Spalte 3), die Größe (Spalte 4) und eine Kurzbezeichnung (Spalte 5) der Stichprobe, an der die Untersuchung durchgeführt wurde.

Der FLZ^M-A Summenwert korreliert ausreichend hoch mit anderen subjektiven Konzepten der LQ (LZ oder Wohlbefinden), kaum dagegen mit dem in der Medizin häufig als LQ-Maß (miss-)interpretierten Fremdrating des „Funktionsstatus" (Karnofsky-Index). Auch der Zusammenhang mit den gesundheitsbezogenen LQ-Maßen der „modernen" SF-36 MOS Health Scale ist relativ gering, was an deren „Gesundheitsbezogenheit" liegt und daran, dass die SF-36 im Wesentlichen ein „Funktionieren" des Probanden ohne subjektive Gewichtung und Bewertung erfasst. Die Zusammenhänge mit den Skalen des NHP liegen in der gleichen Größenordnung, wobei die eher psychologischen („emotional reactions", „social isolation") höher korrelieren als die eher somatischen („pain", „sleep").

Tab. 2 enthält einige Zusammenhänge mit Maßen der „physischen Belastung", die allerdings als Selbstrating der Patienten eine subjektive Bewertung der „Beschwerden" erfassen und insofern nicht klar von der psychischen Belastung abzugrenzen sind. Die zahlreichen Studien, in denen die sehr gebräuchliche Beschwerdenliste (B-L) eingesetzt wurde, lieferten Zusammenhänge zwischen 0,29 und 0,52. Der Zusammenhang mit der Skala „Somatisierung" der SCL-90-R, bei der es sich letztendlich auch um eine Beschwerdenliste handelt, ist in etwa gleich hoch.

Eher „psychische" Belastungen wie Angst und Depressivität korrelieren mittelhoch. Wichtig für die Abgrenzung der FLZ^M gegenüber dem Konzept der „Befindlichkeit" (momentaner Zustand) ist der geringe Zusammenhang mit der Befindlichkeitsskala Bfs.

Mit dem FLZ^M-G-Summenwert konnte man im Durchschnitt höhere Zusammenhänge erwarten, da die gesundheitsbezogenen LQ und die Belastungsmaße vom Konzept her ähnlicher sind. Dies ist auch in der Tat der Fall. Der höchste Zusammenhang ist der mit dem „mental component summary" der SF-36 MOS Health Scale mit einer gemeinsamen Varianz von 41%. Der Zusammenhang mit dem Fremdrating „Karnofsky-Index" ist auch hier gering.

Die (subjektiven) Beschwerden, die psychische Belastung, die Befindlichkeit und die Depressivität korrelieren im Durchschnitt um 0,50, was angesichts der erwarteten Beziehung zwischen diesen Konzepten und der „Zufriedenheit mit der Gesundheit" plausibel erscheint.

Diskriminative Validität

Ein weiterer Beitrag zur Konstruktvalidierung der FLZ^M besteht in dem Nachweis, dass sich Gruppen in den FLZ^M-Werten unterscheiden, von deren unterschiedlicher LZ man ausgehen muss. Ein Beispiel dafür ist eine Stichprobe von arbeitssuchenden Frauen (n = 3083), deren LZ, gemessen mit den FLZ^M-A, gegenüber der (weiblichen) Normstichprobe (n = 1054; BRD-West, 1991) insgesamt reduziert ist (Mittelwert von 32,6 vs. 62,1; Mann-Whitney U-Test: z - corrected for ties = -21,8; p = 0,000), deren gZ für den Lebensbereich „Beruf/Arbeit" aber überproportional gering ausfällt (Abweichung von -1,27 SD; Mann-Whitney U-Test: z - corrected for ties = -30,4; p = 0,000).

Ein anderes Beispiel ist der Vergleich von repräsentativen Stichproben aus den BRD-Ost und -West im Jahr 1991. Wie aufgrund der damaligen wirtschaftlichen Situation zu erwarten war, unterscheidet sich die gZ am höchsten in den Bereichen „Einkommen" (Mann-Whitney U-Test: z - corrected for ties = -22,8; p = 0,000) und „Beruf" (Mann-Whitney U-Test: z - corrected for ties = -12,3; p = 0,000), es gibt jedoch auch deutliche Unterschiede bei „Freizeit", „Wohnsituation" und „Gesundheit" - jeweils zugunsten der alten Bundesländer. Diese Unterschiede sind nicht (nur) eine Konsequenz der „Realität", sondern vielmehr der in der BRD-Ost besonders großen Diskrepanz zwischen der Erwartung der Bevölkerung und der (wahrgenommenen) Realität (HENRICH et al. 1992).

Änderungssensitivität

Die FLZ^M weisen strukturelle Eigenschaften auf, die die Änderungssensitivität fördern (Anzahl von Items, Anzahl von Antwortalternativen je Item, großer Skalenbereich der gZ und des Summenwerts, Auswertung auf Itembasis). Aus einer Reihe von Therapiestudien liegen positive Erfahrungen vor, in denen die FLZ^M therapiebegleitend im Verlauf eingesetzt wurden, andere Studien befinden sich zur Zeit in der Phase der Datenerhebung.

Abb. 3 demonstriert die Änderungssensitivität der FLZ^M-Summenwerte anhand der Ergebnisse einer Hormonsubstitutionstherapie bei 120 Patienten mit Wachstumshormondefizit. Während der Baseline (ein Monat vorher bis Therapiebeginn) zeigt sich keine relevante Veränderung der subjektiven LQ. Die Verbesserung zwischen Behandlungsbeginn (Monat 0) und der Messung nach drei Monaten ist auf dem 1%-Niveau signifikant (Wilcoxon Matched-Pairs Signed-Ranks Test: $z = -2,78$; $p = 0,005$ bzw. $z = -3,24$; $p = 0,001$), bei dem FLZ^M-A Summenwert ist eine weitere Verbesserung zwischen Monat 3 und 6 zu beobachten ($z = -2,60$; $p = 0,009$). Die Wilcoxon z-Werte für die Differenz zwischen Monat 0 und 6 als Indikatoren für die Änderungssensitivität der FLZ^M Summenwerte (FLZ^M-A: 4,78; FLZ^M-G: 4,05) sind höher als die von sieben der acht Skalenwerte der SF-36 MOS Health Scale aus der gleichen Stichprobe (zwischen 0,56 bis 5,33) und vergleichbar mit denen der beiden Globalwerte (physical component summary: 2,07; mental component summary 4,06).

Normwerte

Für das Modul FLZ^M-A „Allgemeine Lebenszufriedenheit" liegen Normwerte für die Bevölkerung der Bundesrepublik Deutschland ab 18 Jahren von zwei Erhebungszeitpunkten vor (1991 und 1994), für das Modul FLZ^M-G „Zufriedenheit mit der Gesundheit" von einem (1995). *Tab. 3* enthält die Normdaten der Summenwerte, die in den repräsentativen Stichproben normalverteilt sind, aus den Stichproben von 1994 und 1995 getrennt nach Alter und Geschlecht. Das FLZ^M-Manual enthält auch entsprechende Vergleichswerte für die FLZ^M-Einzelitems.

Obwohl die bivariate, lineare Beziehung der „Allgemeinen Lebenszufriedenheit" zu Alter und Geschlecht gering ist ($r = -0,08$ bzw. $-0,04$), ist es häufig sinnvoll, eine Person in Bezug auf eine Untergruppe ihres Geschlechts und Alters zu beurteilen. Zwischen der „Zufriedenheit mit der

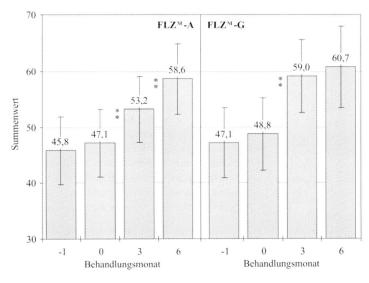

Abb. 3: Änderung der FLZ^M-Summenwerte während der Hormonsubstitutionstherapie bei Patienten mit Wachstumshormondefizit (n = 120; Monat -1 bis 0 = Baseline ohne Behandlung; Wilcoxon Matched-Pairs Signed-Ranks Test: ** = $p \leq 0,010$; 95% Konfidenzintervalle der Mittelwerte)

Tabelle 3: Normwerte für den FLZ^M-A-Summenwert „Allgemeine Lebenszufriedenheit" und den FLZ^M-G-Summenwert „Zufriedenheit mit der Gesundheit" aus einer repräsentativen Stichprobe der Bevölkerung der Bundesrepublik Deutschland

	Alter (Jahre)	M	SD	N	Männer M	Männer SD	Männer N	Frauen M	Frauen SD	Frauen N
FLZ^M-A	≤ 25	62,5	37,1	276	61,4	38,8	151	63,9	35,0	125
FLZ^M-A	26 to 35	62,2	36,1	534	63,7	34,7	270	60,6	37,4	264
FLZ^M-A	36 to 45	63,5	38,1	434	62,8	38,6	205	64,2	37,7	229
FLZ^M-A	46 to 55	59,9	36,1	403	59,9	34,5	182	59,9	37,5	222
FLZ^M-A	56 to 65	63,0	39,5	460	65,2	40,4	224	61,0	38,6	236
FLZ^M-A	> 65	51,8	35,7	427	57,0	36,6	164	48,6	34,8	262
FLZ^M-A	Summenwert	60,5	37,3	2534	62,0	37,3	1197	59,1	37,3	1338
FLZ^M-G	≤ 25	92,5	38,4	281	92,4	38,0	160	92,5	39,1	121
FLZ^M-G	26 to 35	88,9	41,5	466	93,5	44,0	229	84,4	38,5	237
FLZ^M-G	36 to 45	82,7	38,4	365	80,9	37,8	175	84,3	39,1	189
FLZ^M-G	46 to 55	69,6	34,4	373	73,1	35,4	173	66,5	33,3	199
FLZ^M-G	56 to 65	62,2	37,6	378	62,3	39,8	176	62,1	35,6	202
FLZ^M-G	> 65	50,7	41,9	356	55,2	41,0	130	48,0	42,2	226
FLZ^M-G	Summenwert	74,4	41,5	2218	77,8	42,0	1044	71,4	40,9	1174

M, SD, N = Mittelwert, Standardabweichung, Stichprobengröße

Gesundheit" und dem Alter gibt es erwartungsgemäß eine substantielle Korrelation ($r = -0,36$; die Korrelation mit dem Geschlecht ist dagegen gering: $r = -0,08$).

Vergleichsgruppen

Neben den Daten aus den repräsentativen Bevölkerungsstichproben liegen für das Modul FLZ^M-A Vergleichsdaten von 34 Patientengruppen (n = 10887 insgesamt) und 14 Gruppen mit gesunden Probanden (n = 6614 insgesamt) vor, für das Modul FLZ^M-G von 27 Patientengruppen (n = 10167 insgesamt) und 7 Gruppen mit gesunden Probanden (n = 1537 insgesamt).

Tab. 4 zeigt die Verteilungskennwerte aus den verschiedenen Patientenstichproben (jeweils vom 1. Messzeitpunkt, wenn mehrere Messungen verfügbar sind). Die Stichproben sind sortiert nach dem Mittelwert des FLZ^M-A-Summenwerts. Patienten mit psychosomatischen/psychiatrischen Erkrankungen weisen die schlechteste subjektive LQ auf, sie ist zum Teil weit schlechter als die von Patienten mit schweren körperlichen Erkrankungen. Die Spannweite der Mittelwerte ist sehr groß, Gruppen mit der gleichen Diagnose erscheinen – in Abhängigkeit von anderen Stichprobencharakteristika – an ganz verschiedenen Positionen in der Rangreihe. Die LQ von chronisch Kranken ist dabei häufig besser, als man es erwarten würde, in wenigen Fällen (z.B. bei Krebspatienten in Remission) sogar besser als die LQ der Bevölkerung, in vielen Fällen besser als die LQ von Gesunden mit psychosozialen Problemen (z.B. Arbeitslose, Inanspruchnehmer von psychosozialen Beratungsstellen oder Angehörige von Patienten).

Tab. 4 bestätigt die klinische Erfahrung, dass die „objektive Krankheitsschwere" nicht sehr hoch mit der subjektiven LQ korreliert.

Methoden und Instrumente

Tabelle 4: Verteilungsmerkmale des FLZ^M-A-Summenwerts „Allgemeine Lebenszufriedenheit" und des FLZ^M-G Summenwerts „Zufriedenheit mit der Gesundheit" aus verschiedenen Patientenstichproben

	FLZ^M-A			FLZ^M-G		
Stichprobe	M	SD	N	M	SD	N
Psychosomat. Erkrankung	7,3	33,3	2646	-4,9	35,2	2591
Psychosomat. Erkrankung	16,8	33,4	189	5,4	31,3	189
Funkt. Dyspepsie	19,4	33,0	30	19,4	36,7	29
Borderline	20,1	37,8	36			
AIDS	24,4	32,5	46	41,0	45,1	45
Parkinson	39,4	29,5	307	15,3	39,8	312
Morbus Crohn	40,5	35,2	599	39,2	37,0	599
Schmerz (chronisch)	40,7	33,9	3228	16,8	39,2	3230
Colitis Ulcerosa	41,0	31,5	337	36,2	34,9	337
Krebs (akut)	41,7	30,3	378	21,3	41,8	378
Ulcus pepticum	42,1	29,8	34	39,9	34,5	34
Diabetes	44,2	35,1	105	46,2	39,4	106
HIV positiv	44,5	36,5	68	62,4	37,9	69
Wachstumshormondefizit	45,8	33,8	120	47,1	35,0	120
Krebs (akut/ambulant)	46,1	33,1	199			
Hämophile	47,5	33,0	119	61,2	35,8	119
Ulcus pepticum	47,8	33,9	58			
Diabetes Typ I	49,5	33,7	365	61,2	39,8	375
Morbus Crohn	49,6	29,2	27			
Krebs (akut/stationär)	49,8	34,3	84			
Diabetes Typ II	50,1	32,8	172	43,4	42,4	182
Diabetes	50,5	31,0	388	39,2	41,3	381
Mukoviszidose	52,4	35,8	70	69,8	35,8	70
Krebs (Rehabilitation)	54,7	34,6	189	36,9	45,8	195
Krebs (akut)	57,1	30,0	151			
Infarkt (Rehabilitation)	57,6	31,3	189	45,8	38,9	191
Urolog. Erkrankung (chronisch)	61,6	34,4	81	60,3	40,5	81
Krebs (Rehabilitation)	62,8	34,0	146	53,5	38,7	145
Krebs (Rehabilitation)	62,9	32,5	141	51,9	40,2	142
Krebs (5 Jahres-Katamnese)	64,6	31,8	145			
Magen-Ca. (Remission)	64,6	28,5	58	60,5	37,3	58
Oesophagus-Ca. (Remission)	68,2	29,2	70	51,3	50,2	78
Melanom (vor der OP)	68,9	30,6	50	69,1	36,4	50
Morbus Hodgkin (Remission)	73,2	31,1	61	79,9	32,1	61

M, SD, N = Mittelwert, Standardabweichung, Stichprobengröße

Internationale Versionen

Beide FLZ^M-Module stehen demnächst in englischer, US-amerikanischer, holländischer, spanischer und italienischer Sprache zur Verfügung. Die Entwicklung der internationalen Versionen schließt die Hin- und Rückübersetzung durch zwei unabhängige bilinguale Übersetzer ein, die Überprüfung der Übersetzungen durch die Testautoren, Diskussion von Abweichungen mit den Übersetzern, probeweisen Einsatz der übersetzten Fragebogen und Berücksichtigung der Rückmeldung der Probanden.

Für Spanien liegen bereits Normdaten aus einer repräsentativen Bevölkerungsstichprobe (n = 896) vor. Die kreuzkulturelle psychometrische Überprüfung wird nach Abschluss der derzeit laufenden Datenerhebung durchgeführt. Erst dann wird eine definitive Aussage über die Eignung der internationalen Versionen für den Einsatz in dem jeweiligen Land und für kreuzkulturelle Vergleiche möglich sein.

Zusammenfassung

Die FLZ^M-„Fragen zur Lebenszufriedenheit" sind ein Messinstrument zur Erfassung der allgemeinen und gesundheitsbezogenen Lebensqualität. Es handelt sich um einen standardisierten, ökonomischen Fragebogen, der das Konzept der subjektiven Lebensqualität operationalisiert. In den Modulen FLZ^M-A „Allgemeine Lebenszufriedenheit" und FLZ^M-G „Zufriedenheit mit der Gesundheit" werden acht allgemeine und acht gesundheitsbezogene Lebensbereiche von den Probanden sowohl nach Zufriedenheit als auch nach Wichtigkeit beurteilt. Je Item wird eine gewichtete Zufriedenheit berechnet, die Items werden je Modul zu einem Summenwert addiert.

Die FLZ^M wurden im Verlaufe ihrer Entwicklung psychometrisch geprüft und normiert. Sie können zur Bestimmung der allgemeinen und gesundheitsbezogenen subjektiven Lebensqualität bei Patienten und bei Gesunden eingesetzt werden. Sie eignen sich zur Durchführung in Gruppen (z.B. in wissenschaftlichen Studien) und zur individuellen Untersuchung einzelner Personen. Die Interpretation kann durch eine graphische Aufbereitung der Ergebnisse in Form eines Netzdiagramms erleichtert werden. Der Einsatz im Längsschnitt ermöglicht z.B. die Beurteilung des Krankheitsverlaufs und der erwünschten und unerwünschten Wirkungen von therapeutischen Maßnahmen. Zusätzlich zu den Normwerten aus repräsentativen Bevölkerungsstichproben liegen Vergleichsdaten von ca. 10900 Patienten aus verschiedenen Diagnosegruppen sowie von ca. 6600 gesunden Personen vor.

Die aktuellen Weiterentwicklungen beziehen sich auf die Konzeption zusätzlicher krankheits- und behandlungsspezifischer Module, die Übertragung in verschiedene Sprachen und die kreuzkulturelle Validierung für andere Länder.

Literatur

Fahrenberg J, Myrtek M, Wilk D, Kreutel K: Multidimensionale Erfassung der Lebenszufriedenheit: Eine Untersuchung an Herz-Kreislauf-Patienten. Psychotherapie, Psychosomatik, Medizinische Psychologie 36 (1986) 347-354

Henrich G, Herschbach P: Questions an Life Satisfaction (FLZ^M) — A short questionnaire for assessing subjective quality of life. European Journal of Psychological Assessment (in press)

Henrich G, Herschbach P, von Rad M: „Lebensqualität" in den alten und neuen Bundesländern. Psychotherapie, Psychosomatik, Medizinische Psychologie 42 (1992) 31-32

Roder JD, Herschbach P, Henrich G, Nagel M, Böttcher K, Siewert JR: Lebensqualität nach totaler Gastrektomie wegen Magenkarzinoms. Ösophagojejunoplicatio mit Pouch versus Ösophagojejunostomie ohne Pouch. Deutsche Medizinische Wochenschrift 117 (1992) 241-247

II – 5
Die Münchner-Lebensqualitäts-Dimensionen-Liste (MLDL) und der Fragebogen „Alltagsleben"

Monika Bullinger, Inge Kirchberger und Nicole von Steinbüchel, Hamburg

Einleitung

Entsprechend der Definition von Gesundheit durch die Weltgesundheitsorganisation sind für die Beurteilung des Gesundheitszustandes einer Person nicht nur somatische Indikatoren wie Laborergebnisse, klinisch diagnostische Befunde, Symptomatik oder Überlebenszeit von Bedeutung, sondern auch, wie diese Person sich fühlt und wie sie mit anderen Menschen und in ihrem Alltag zurechtkommt (Bullinger 1990, Bullinger 1994, Rosser 1988, Spilker 1996). Im Vordergrund steht also das Wohlbefinden, das in der Psychologie jüngst wiederentdeckt wurde (z.B. Abele & Becker 1991, Stewart et al. 1981). Zur Bezeichnung dieser – um die psychosoziale Dimension erweiterten – subjektiven Wahrnehmung von Gesundheit hat sich der Begriff der gesundheitsbezogenen Lebensqualität etabliert (Bullinger & Pöppel 1988).

Eine operationale Definition fasst gesundheitsbezogene Lebensqualität auf als ein multidimensionales Konstrukt, das körperliche, emotionale, mentale, soziale und verhaltensbezogene Komponenten des Wohlbefindens und der Funktionsfähigkeit aus Sicht der Patienten und/oder von Beobachtern beinhaltet (Bullinger & Ludwig 1990, von Steinbüchel 1995), wobei hinsichtlich dieser Komponenten interkulturell weitgehende Übereinstimmung besteht, so dass sie möglicherweise kulturübergreifend als Universalien des Erlebens und Verhaltens von Personen gelten können (Sartorius 1987, WHOQOL-Group 1994, Bullinger et al. 1993, Bullinger et al. 1996, Bullinger & Hasford, 1991, Orley 1994).

Einem patientenzentrierten Lebensqualitätskonzept entsprechend sollten die Patienten selbst Auskunft über ihr Erleben und Verhalten geben. Ein wichtiger Aspekt der patientenzentrierten Lebensqualitätsforschung ist, dass der Patient/die Patientin zum Experten seines/ihres Befindens erklärt wird. Verwandte beurteilen die Lebensqualität des Patienten von einer anderen Perspektive, ihre Urteile sind keinesfalls gleichzusetzen oder vergleichbar mit selbstbeurteilten Angaben. In Studien zeigte sich eine Diskrepanz zwischen Selbst- und Fremdangaben zur Lebensqualität, wobei Ärzte die Lebensqualität ihrer Patienten tendenziell niedriger einstufen als dies die Patienten selbst taten (vgl. Maddox & Douglass 1973, Pearlman & Uhlmann 1988, Hays et al. 1995).

Bei der Erfassung von Lebensqualität lässt sich die krankheitsübergreifende im Vergleich zu einer krankheitsspezifischen Erfassung unterscheiden.

Die meisten der gängigen Verfahren setzen Items ein, die die Ebene von berichteten Verhaltensweisen bzw. von Gefühlszuständen erfassen. Andere Instrumente reflektieren eine bewusste, auf Ist-Soll-Vergleichen basierende kognitive Beurteilung der Lebensqualität, wie dies Beurteilungen der Zufriedenheit darstellen. Die Messung der Lebenszufriedenheit – als eine mögliche Form der Erfassung von Lebensqualität – stellt im soziologischen Ansatz eine seit langem in der Lebensqualitätsforschung etablierte Methode dar (z.B. Herschbach & Henrich 1991).

Obwohl im deutschen Sprachraum Studien und Instrumente zur Erfassung der Lebenszufriedenheit existieren (Glatzer & Zapf 1984, Henrich et al. 1992, Herschbach & Henrich 1991), werden diese erst in jüngerer Zeit in der Medizin genützt.

Die vorliegende Arbeit beschreibt zwei Verfahren zur verhaltensnahen (*Fragebogen Alltagsleben* – BULLINGER et al. 1993) bzw. bewertungsbezogenen Erfassung der Lebensqualität (MLDL – V. STEINBÜCHEL et al. 1999), die auf der Basis von Antworten von Gesunden und Patienten auf offene Fragen zum Thema Lebensqualität beruhen. Beide Verfahren wurden Mitte der 80er Jahre entwickelt, wobei hier die psychometrische Prüfung anhand von verschiedenen Gruppen gesunder und erkrankter Personen dargestellt wird.

Mit der Erhebung der Zufriedenheit mit verschiedenen Lebensbereichen (MLDL) geht ein Abgleich von Wunschvorstellungen, Erwartungen und zukunftsorientierten Vorstellungen mit gegenwärtigen Erfahrungen, Erlebnissen und Bewertungen in die Messung ein. Mit der Erhebung verhaltensnaher Parameter (Alltag) wird der Funktionalität des Lebensqualitätskonzepts Rechnung getragen.

Entwicklung der Fragebögen

Die Münchner Lebensqualitätsdimensionsliste (MLDL)

Ziel war es, ein krankheitsübergreifendes System zu entwickeln, das sowohl die aktuelle Zufriedenheit mit elementaren Dimensionen der Lebensqualität erhebt als auch die verhaltensbezogenen Aspekte von Wohlbefinden und Funktionsfähigkeit abbildet. Zur Bestimmung dieser Dimensionen wurde eine offene Befragung von Probanden und Patienten mit verschiedensten Erkrankungen gewählt, um über deren subjektive Theorien zu einer Definition und Operationalisierung des Konstrukts Lebensqualität zu gelangen (HEINISCH et al. 1991, LUDWIG 1991).

Dabei wurden Fragen gestellt wie:
- Was macht Ihnen in Ihrem Leben Freude?
- Worauf können Sie in Ihrem Leben nur schwer verzichten?
- Was versteht man allgemein unter dem Begriff „Lebensqualität"?
- Ordnen Sie nach Wichtigkeit jene Faktoren (z.B. Ereignisse, Gefühle, Dinge, Situationen), die für Ihre Lebensqualität wichtig sind.

Das nach inhaltsanalytischem Vorgehen von sieben Experten (Psychologen, medizinisch-technische Assistenten und Mediziner) entwickelte Kategoriensystem bestand aus 19 Kategorien, denen insgesamt über 8000 Antworten zugeordnet wurden und beinhaltete vier Dimensionen, denen die 19 spezifischen Aspekte der Lebensqualität zugeordnet werden (LUDWIG 1991). Diese vier Dimensionen deckten sich mit den in theoretischen und empirischen Arbeiten publizierten vier Dimensionen der Lebensqualität in psychischer, körperlicher, sozialer und funktionaler Hinsicht.

Das Ergebnis der Antwortanalyse verdeutlichte, dass Lebensqualität in einem definierten Vorstellungsraum konzeptualisiert wird: alle Nennungen konnten den vier Dimensionen zugeordnet werden. Für die Ermittlung der Lebensqualität ergibt sich daraus zweierlei: zum einen ermöglicht die begrenzte Anzahl der Bereiche, auf die sich verschiedene Menschen in ihren Definitionen beziehen, überhaupt erst die Mess- und Vergleichbarkeit von Lebensqualität. Zum anderen wird deutlich, dass es bei der Beurteilung von Lebensqualität eines mehrere Dimensionen umfassenden „Bedeutungsraumes" bedarf: Deshalb repräsentieren Lebensqualitätsstudien, die z.B. ausschließlich das physische Befinden erfassen, das Konstrukt nicht in seiner Komplexität. Bei der Konstruktion der MLDL wurde auf die offenen Antworten, im Kategoriensystem klassifiziert, zurückgegriffen.

Die 19 Items der MLDL sind den vier Subskalen Physis, Psyche, Sozialleben und Alltagsleben zugeordnet. Die Skala Physis besteht aus den Items Gesundheit, körperliche Leistungsfähigkeit, geistige Leistungsfähigkeit, medizinische Behandlung und Umgang mit Krankheit. Der Skala Psyche werden folgende Items zugeordnet: Wohlbefinden, Selbstwert, Anerkennung und Entspannung. Unter die Skala Sozialleben fallen die Items Ehe/Partner, Sexualleben, Familie, Freunde und Unterstützung. Mit der Skala Alltagsleben werden die Items Beruf, Finanzen, Wohnung, Freizeit und Selbständigkeit im Alltag erhoben. Schließlich zielt ein Item auf das „Leben allgemein" ab und wird keiner Skala zugeordnet. Es handelt sich bei der MLDL um einen State-Fragebogen, der die aktuelle Zufriedenheit mit verschiedenen Lebensbereichen erfragt und nicht Lebenszufriedenheit als Persönlichkeitscharakteristikum thematisiert. Bei der MLDL ist die Antwortskala numerisch von 0 bis 10 vorgegeben: Erfasst wird die Zufriedenheit mit den jeweiligen Aspekten der Lebensqualität im Zeitraum der vergangenen Woche. (In der ursprünglichen Version des Fragebogens wurden auch die „Wichtigkeit" sowie der „Veränderungswunsch" bzw. der „Veränderungsglaube" hinsichtlich dieser Bereiche erfasst).

Der Fragebogen ALLTAG
MLDL und ALLTAG sind aufeinander bezogen, so dass die kognitive und verhaltensnahe Bewertung von Lebensqualitätsdimensionen möglich wird. Beim Fragebogen „Alltagsleben" wurden 42 Items zugeordnet, die funktionale Aspekte des täglichen Lebens erfassen. Ziel der Fragebogenkonstruktion war es, einen kurzen, patientenfreundlichen, aber dennoch mehrdimensionalen und theoretisch fundierten Ansatz zur Erfassung der Lebensqualität zu erhalten. Bei der Auswahl der 42 Items wurde darauf Wert gelegt, die Items positiv zu formulieren, in einfache Form zu fassen und möglichst nah am Verhalten der Person zu orientieren. Als Beurteilungsebene wurde eine fünfstufige Likert-Skala reichend von „gar nicht" (1) über „nur mit Mühe" (2), „halbwegs" (3) „ganz gut" (4) bis „problemlos" (5) gewählt. Die dazugehörige Frage für die Itembeantwortung lautete „Konnten Sie in der vergangenen Woche ..." (zum Beispiel mit Appetit essen). Die Antwortskalierung wurde bei 31 Personen (Durchschnittsalter 35,1 Jahre, 51% weiblich) auf Äquidistanz geprüft, indem jede Antwortmöglichkeit anhand von 100 mm Visualanalogskalen mit den Polen „fähig" und „unfähig" in randomisierter Reihenfolge beurteilt wurde. Dabei ergaben sich für die Antwortkategorien nach Transformation auf einer Beurteilungsskala von 1 bis 5 folgende Werte: „gar nicht" 1,2, „nur mit Mühe" 2,1, „halbwegs" 2,9, „ganz gut" 4,2 und „problemlos" 4,9.

Die errechneten Werte liegen damit nahe an den erwarteten und weisen auf die Äquidistanz der Antwortmöglichkeiten beziehungsweise ihren Intervallskalencharakter hin.

Die Items des Fragebogens erfassen folgende Subskalen: die psychische Verfassung, das körperliche Befinden, das Sozialleben und Funktionsfähigkeit im Alltagsleben mit je neun Items, sowie die Lebensfreude und die medizinische Versorgung mit je drei Items. Ein hoher Skalenwert reflektiert hohe Lebensqualität.

Der Fragebogen Alltagsleben wurde in verschiedenen Quer- und Längsschnittstudien eingesetzt.

Studienpopulationen

Die MLDL wurde in verschiedenen Querschnittstudien und einigen Längsschnittstudien (VON STEINBÜCHEL et al. 1995) eingesetzt, wobei in einigen Studien zur verhaltensnahen Erfassung der Lebensqualität der Fragebogen „ALLTAG" (BULLINGER et al. 1993) eingesetzt wurde. Des weiteren wurde das Nottingham Health Profile (NHP) (HUNT et al. 1981, KOHLMANN et al. 1997) sowie Messinstrumente zum psychischen Befinden z.B. das „Profile of Mood States" (POMS) (BULLINGER et al. 1990) verwendet. Für die erkrankten Populationen wurden außerdem speziell auf Therapie und Erkrankung der Patienten abzielende Beschwerdelisten entwickelt und eingesetzt (z.B. VON STEINBÜCHEL 1995, VON STEINBÜCHEL & HAECKEL 1991) oder auch andere Instrumente der krankheitsspezifischen Erfassung der Lebensqualität (DODRILL et al. 1980, WU et al. 1991).

Im Folgenden werden die Studienpopulationen beschrieben.

Epilepsie-Patienten (n = 203)
In dieser Pilotstudie wurde anhand der gängigen psychometrischen Gütekriterien zur Fragebogenbeurteilung geprüft, welche Verfahren zur umfassenden Erhebung der Lebensqualität von Patienten mit Epilepsie in klinischen Studien geeignet sind. In die Studie wurden nach klini-

schen Einschlusskriterien jeweils 101 mit Phenytoin und 102 mit Carbamazepin monotherapeutisch behandelte Epilepsiepatienten aus Klinikambulanzen und Praxen von niedergelassenen Neurologen und Nervenärzten einbezogen. Das Alter der Patienten lag bei 43,7 Jahren (SD 12,5), 42% waren weiblich. Die Patienten füllten mehrere krankheitsspezifische und krankheitsübergreifende Fragebogen zur Lebensqualität aus (VON STEINBÜCHEL et al. 1994).

Patienten mit arterieller Verschlusskrankheit (AVK) (n = 99)
Diese Untersuchung wurde durchgeführt, um einen Fragebogen zur Erfassung der Lebensqualität von Patienten mit Claudicatio Intermittens u.a. durch Korrelationen mit der MLDL und Alltagsleben zu validieren. 99 Patienten mit Claudicatio Intermittens, die sich in ambulanter oder stationärer Behandlung in der angiologischen Abteilung einer Universitätsklinik bzw. in einer Rehabilitationsklinik befanden, gaben mittels mehrerer krankheitsübergreifender und einem krankheitsspezifischen Fragebogen Auskunft über ihre Lebensqualität. Die Patienten waren im Durchschnitt 60,1 Jahre alt (SD 8,7), 24% waren Frauen.

Hypertonie-Patienten (n = 153)
In dieser Querschnittstudie zur psychometrischen Testung eines krankheitsspezifischen Fragebogens für Hypertoniker wurde neben mehreren krankheitsübergreifenden und krankheitsspezifischen Messinstrumenten die MLDL und der Alltagsfragebogen eingesetzt. Die Rekrutierung und Befragung der Patienten erfolgte in sieben allgemeinärztlichen Praxen (KIRCHBERGER et al. 1995, VON STEINBÜCHEL et al. 1994). Die Patienten waren im Durchschnitt 61 Jahre alt (SD 11,2), 57,5 % der Patienten waren weiblich.

Medizinstudierende (n = 375)
Im Rahmen einer Vorlesung füllten 350 Medizinstudenten des vierten Semesters Fragebogen zur Lebensqualität, darunter auch die MLDL, aus. Diese Querschnittstudie liefert Referenzdaten für eine junge und gesunde Population (HEINISCH et al. 1991). Die Studierenden waren im Mittel 23,1 Jahre alt (SD 23,1), davon waren 40,9% Frauen.

Patienten mit venöser Insuffizienz (n = 100)
In dieser Studie sollte die psychometrische Eignung verschiedener krankheitsübergreifender und -spezifischer Fragebogen zur Erfassung der Lebensqualität von Patienten mit venöser Insuffizienz überprüft werden. Die Patienten wurden im Rahmen der betriebsärztlichen Untersuchung im Werk eines deutschen Automobilherstellers rekrutiert und hinsichtlich ihrer Lebensqualität befragt. Das Durchschnittsalter betrug 47 Jahre (SD 8,4), 12% waren weiblich.

Ältere gesunde Personen (n = 100)
Im Rahmen der Studie zur venösen Insuffizienz wurden, bei gleichem Vorgehen, auch Mitarbeiter des Automobilwerks befragt, die nach betriebsärztlichem Befund nicht unter venösen Erkrankungen litten und als gesund galten. Diese Gruppe war im Durchschnitt 35 Jahre alt (SD 8,2), 12% waren weiblich.

Patientinnen mit adrenogenitalem Syndrom (AGS) (n = 48)
Zur Erfassung der Lebensqualität von 48 erwachsenen Frauen (Durchschnittsalter 30 Jahre) mit adrenogenitalem Syndrom wurde die MLDL und der Fragebogen ALLTAG mit anderen krankheitsübergreifenden und krankheitsspezifischen Messinstrumenten in einer Querschnittstudie eingesetzt (KUHNLE-KRAHL et al. 1995). Es handelte sich nur um Frauen im Durchschnitt von 28,2 Jahren (SD 7,1).

Desweiteren war der Fragebogen „Alltagsleben" in zwei Längsschnittstudien an 110 Nierenzellkarzinom-Patienten und an 113 Patienten nach Herzoperation eingesetzt worden.

Methodische Prüfung

Neuere psychometrische Ansätze zur gesundheitsbezogenen Lebensqualität stellen den Wert der Faktorenanalyse in der Entwicklung von Messinstrumenten zur gesundheitsbezogenen Lebensqualität in der medizinischen Outcome-Forschung in Frage (STEWART & WARE 1992). Sie präferieren den oben angeführten konfirmatorischen Prüfungsansatz (z.B. MAP-Analyse oder strukturanalytische Verfahren), bei welchem sozusagen ex post geprüft wird, inwieweit sich die theoretische Zuordnung auch in den Daten replizieren lässt. Daher wird in den vorliegenden Analysen ausschließlich auf diesen Ansatz eingegangen.

Die psychometrische Prüfung des Fragebogens MLDL und des Fragebogen ALLTAG beinhaltet eine Testung der Reliabilität (interne Konsistenz, d.h. Cronbach's α) und des Kriteriums der Validität.

Neben diesen Methoden aus dem Bereich der klassischen Testtheorie wurde die Skalenstruktur des Instruments auf der Grundlage eines „Multi-Trait/Multi-Item"-Ansatzes überprüft. Mit dem „Multitrait Analysis Program" (MAP) (HAYS et al. 1988) wird festgestellt, in welchem Maße die einer Subskala zugeordneten Items tatsächlich höher mit der eigenen Skala korrelieren als mit anderen Subskalen. Das MAP-Programm liefert neben dieser konfirmatorischen Prüfung der postulierten Skalenstruktur („Skalenfit") weitere Angaben zu Häufigkeitsverteilungen der Items (Decken- und Bodeneffekte), internen Konsistenzen (Cronbach's α) und Skaleninterkorrelationen.

Die Berechnung der konvergenten Validität erfolgte über die Korrelation der Subskalen des Fragebogens MLDL und ALLTAG mit Subskalen anderer Messinstrumente, die ähnliche Konstrukte messen (z.B. Subskala „Psyche" der MLDL und Subskala „Emotionale Reaktionen" des NHP). Als Beitrag zur Konstruktvalidierung wurden bei den Patienten mit Hypertonie, Diabetes, Epilepsie und der jungen, gesunden Kontrollgruppe Faktorenanalysen mit der Vorgabe der Extraktion von vier Faktoren und orthogonaler Rotation nach Varimaxkriterien durchgeführt. Die erwartete Zuordnung der Items fand sich zum größeren Teil in der empirischen Ladungsverteilung der Variablen wieder.

Die diskriminante Validität, d.h. die Diskriminationsfähigkeit des Verfahrens wurde aus dem Vergleich der Skalenwerte der Studienpopulationen, die sich in ihrem Gesundheitszustand unterscheiden, erschlossen. Im Folgenden wird der Skalenfit und die interne Konsistenz der Verfahren berichtet sowie deren Interkorrelation und Diskriminationsfähigkeit.

Ergebnisse

Ergebnisse zur MLDL

Reliabilität
Tab. 1 zeigt die Zuordnung der Items zu den Subskalen sowie die Mittelwerte und Standardabweichungen jedes Items der MLDL. Hier wird die Tendenz zu einer rechtsgipfligen Antwortverteilung, d.h. einer positiven Einschätzung der Zufriedenheit mit verschiedenen Lebensbereichen deutlich.

Der Skalenfit der MLDL variiert von Studie zu Studie. Den besten mittleren Skalenfit beim MLDL über alle Studien hinweg weist die Subskala „Psyche" (87,51 %) auf, gefolgt von der Subskala „Sozialleben" (83,84 %), „Körper" (80,67 %) und der Subskala „Alltagsleben", die mit einem Skalenfit von 71,32 % kein zufriedenstellendes Ergebnis erzielt. Die Cronbach's α-Koeffizienten erreichen mit Ausnahme der Skala „Alltagsleben" und der Skala „Sozialleben" weit über dem Kriterium $\alpha = 0.70$ (NUNNALLY 1978) liegende Werte. Die hier nicht dargestellten „Test-Retest"-Korrelationen sind weniger hoch; die MLDL-Werte der Subskalen „Körper" und „Psyche" liegen in zwei Studien (AVK, Epilepsie) meist unter, selten knapp über dem Kriterium von $r = 0.70$.

Ein Vergleich der standardisierten Mittelwerte der Subdimensionen des Fragebogens MLDL (s. Tab. 1) zeigt, dass Studenten und die Patienten mit venöser Insuffizienz sowie deren gesunde Kontrollgruppe, bestehend aus Mitarbeitern eines Automobilwerkes, überwiegend die höchsten Zufriedenheitswerte angeben. Im mittleren Bereich der Rangfolge liegen die Patienten mit leichteren oder gut eingestellten chronischen Erkrankungen (Hypertonie, Epilepsie, AGS). AVK-Patienten sind im Vergleich zu den anderen Stichproben besonders im körperlichen und psychi-

Tabelle 1: Missing Data, Verteilungscharakteristika, Skalenstruktur und Reliabilität der MLDL-Subskalen pro Studienstichprobe

	Missing data %	Mittelwert (0-10)	St.abw. sd	Boden %	Decke %	Skalen-fit %	Cronbach's Alpha
AVK-Patienten (n = 99)							
- Körper	0,0	6,32	1,69	0,0	3,0	66,7	0,73
- Psyche	0,0	6,68	2,14	1,0	10,1	91,7	0,87
- Sozialleben	12,1	7,44	2,36	1,0	18,2	100,0	0,88
- Alltagsleben	0,0	7,86	1,92	1,0	17,2	73,3	0,82
- Summenwert	3,0	7,11	1,74	0,0	1,0	82,5	0,93
Epilepsie-Pat. (n = 203)							
- Körper	0,0	6,92	2,16	0,0	5,9	93,3	0,84
- Psyche	1,0	7,13	2,04	0,0	5,9	91,7	0,84
- Sozialleben	3,0	7,12	2,32	0,0	7,4	100,0	0,86
- Alltagsleben	0,0	7,43	1,80	0,0	5,4	53,3	0,73
- Summenwert	1,0	7,15	1,85	0,0	1,0	84,6	0,92
Hypertonie-Pat. (n = 153)							
- Körper	1,3	6,97	1,92	0,0	4,6	66,7	0,85
- Psyche	2,0	6,87	2,18	0,7	6,6	91,7	0,91
- Sozialleben	13,7	7,72	1,92	0,0	9,9	86,7	0,85
- Alltagsleben	2,0	8,07	2,38	0,0	12,5	93,3	0,87
- Summenwert	10,5	7,40	1,83	0,0	2,0	84,2	0,95
Venen-Insuffizienz-Pat. (n = 100)							
- Körper	2,0	7,45	1,97	0,0	0,0	93,3	0,92
- Psyche	0,0	7,79	1,86	0,0	0,0	83,3	0,91
- Sozialleben	0,0	8,63	1,64	0,0	0,0	91,7	0,92
- Alltagsleben	0,0	8,19	1,67	0,0	0,0	53,3	0,83
- Summenwert	0,0	8,00	1,60	0,0	0,0	79,6	0,96
Studenten (n = 374)							
- Körper	6,4	7,61	1,39	0,3	1,9	86,7	0,74
- Psyche	0,5	7,16	2,07	0,3	2,2	100,0	0,82
- Sozialleben	5,4	7,20	1,86	0,3	4,0	86,7	0,77
- Alltagsleben	0,5	7,20	1,55	0,3	1,9	73,3	0,67
- Summenwert	2,1	7,30	1,29	0,3	0,0	86,0	0,88
Kontrollgruppe Venen (n = 100)							
- Körper	4,0	7,57	1,84	0,0	8,1	60,0	0,63
- Psyche	1,0	8,34	1,26	0,0	3,0	91,7	0,82
- Sozialleben	2,0	8,68	1,28	0,0	13,1	66,7	0,69
- Alltagsleben	1,0	8,27	1,21	0,0	7,1	80,0	0,73
- Summenwert	2,0	8,19	1,12	0,0	1,0	74,1	0,85
AGS-Patientinnen (n = 48)							
- Körper	10,4	7,24	1,63	0,0	2,3	80,0	0,81
- Psyche	8,3	6,93	1,89	0,0	2,3	91,7	0,85
- Sozialleben	20,8	6,84	2,01	0,0	2,3	60,0	0,80
- Alltagsleben	10,4	7,62	1,41	0,0	6,8	60,0	0,66
- Summenwert	10,4	7,19	1,37	0,0	0,0	71,9	0,90

schen Bereich eingeschränkt, jedoch relativ zufrieden mit ihrem Alltagsleben und den sozialen Beziehungen. Auf eine statistische Signifikanzprüfung über eine aggregierte Gruppe der Unterschiede wurde aufgrund der unterschiedlichen soziodemographischen Charakteristika der Kollektive verzichtet.

Ergebnisse zum Fragebogen ALLTAG

Die psychometrische Prüfung des Fragebogens Alltagsleben zeigt konsistent über die dargestellten Quer- und Längsschnittstudien hinweg zufriedenstellende bis gute Eigenschaften hinsichtlich Reliabilität, Validität, Sensitivität und Diskriminationsfähigkeit. Die internen Konsistenzkoeffizienten liegen bei den einzelnen Skalen von weit über r = .80, mit Ausnahme bei der Skala „Medizinische Versorgung" (vgl. Tab. 2).

Die Test-Retest-Reliabilitäten liegen um r = 0,60. Offene Fragen beziehen sich auf die Erhöhung der faktoriellen Validität im Sinne erhöhter

Tabelle 2: Verteilungscharakteristika, Skalenstruktur und Reliabilität der Subskalen des Fragebogens ALLTAG pro Studienstichprobe

	Mittelwert	St.abw. sd	Boden %	Decke %	Skalen-fit %	Cronbach's Alpha
Nierenzellkarzinom (n = 110)						
- Psyche[1]	32,35	7,72	0,0	4,9	88,9	0,90
- Körper[1]	28,5	7,05	8,8	2,1	100,0	0,86
- Sozialleben[1]	32,91	7,07	0,0	4,9	97,8	0,82
- Alltagsleben[1]	25,99	9,68	2,1	11,8	100,0	0,92
Med. Versorg.[2]	12,81	1,52	2,9	16,7	93,3	0,51
- Summenwert[3]	143,48	31,45	0,0	1,1	84,8	0,96
Herzoperation (n = 113)						
- Psyche	33,53	5,54	0,0	1,8	80,1	0,86
- Körper	30,78	5,78	0,0	0,0	71,1	0,82
- Sozialleben	33,39	6,64	0,0	0,0	75,6	0,85
- Alltagsleben	32,48	6,81	0,0	9,0	84,4	0,88
Med. Versorg.	12,24	1,88	0,0	9,7	93,3	0,68
- Summenwert	153,27	24,76	0,0	0,0	77,6	0,95
Epilepsie (n = 203)						
- Psyche	37,16	6,02	0,0	8,4	82,2	0,89
- Körper	36,62	6,01	0,0	2,5	80,1	0,83
- Sozialleben	35,69	7,64	0,0	9,4	75,8	0,87
- Alltagsleben	37,75	5,92	0,0	10,3	84,4	0,84
Med. Versorg.	12,40	2,57	5,0	28,1	100,0	0,75
- Summenwert	172,11	26,1	0,0	0,0	81,4	0,96
Studenten (n = 350)						
- Psyche	36,80	5,60	0,0	10,1	88,9	0,88
- Körper	37,69	5,15	0,0	7,1	82,2	0,84
- Sozialleben	35,05	7,04	0,0	8,9	73,3	0,84
- Alltagsleben	38,44	4,96	0,0	10,6	80,1	0,83
Med. Versorg.	12,78	2,59	9,0	41,7	100,0	0,76
- Summenwert	273,25	23,34	0,0	3,1	83,3	0,95

[1] Range 9_45, [2] Range 3_15, [3] Range 42_210

Diskriminanz der Items zwischen den Skalen. Bisher hierzu durchgeführte Faktorenanalysen und Skalierungsalternativen haben allerdings gezeigt, dass eine leicht veränderte Itemzuordnung zu den Skalen nur unwesentliche Vorteile hinsichtlich der Reliabilität und faktoriellen Validität erbringt (GROSS 1992). Bei der konvergenten Validität sind Korrelationskoeffizienten um r = 0,60 zu finden und hinsichtlich der diskriminanten Validität ist der Fragebogen in der Lage, entsprechend klinischer Kriteriengruppen hinsichtlich ihrer Lebensqualität zu differenzieren. Allerdings müssen weitere Analysen speziell auch zur Konstruktvalidität durchgeführt werden. Die Sensitivität kann vorläufig erschlossen werden aus der Veränderung der Alltagsleben-Subskalen von vor zu nach einem klinischen Ereignis, wie Operation (Herzoperierten-Studie) beziehungsweise Medikation (Nierenzellkarzinom-Studie). Hier ist zu beachten, dass das gewählte Verfahren eine grobe Exploration der Sensitivität darstellt, die durch spezielle statistische Analysen zu erweitern ist. Im Vergleich der Subscores des Fragebogens Alltagsleben über die verschiedenen Studienpopulationen hinweg ergibt sich, obwohl keine Spezifitätsprüfung im eigentlichen Sinne durchgeführt wurde, dass der Fragebogen besonders in den Dimensionen „Körper" und „Alltag" Mittelwertunterschiede zwischen gesunden und erkrankten Personen anzeigt. Zudem zeigt sich, dass in allen Gruppen die psychische Komponente, gefolgt von der körperlichen Komponente von Bedeutung für das Globalrating der Lebensqualität ist. Allerdings deuten die zu hohen Skaleninterkorrelationen darauf hin, dass die Komponenten nicht unabhängig voneinander sind und die Lebensqualität im Erleben der Patienten ein integratives Phänomen ist, in dem sich psychische, körperlich, soziale und funktionale Aspekte verbinden.

Zusammenhänge der Subskalen innerhalb und zwischen den Verfahren

Bei den Interkorrelationen der MLDL-Subskalen einschließlich des Summenwertes untereinander haben die Koeffizienten der Subskalen-Korrelationen hohe Werte (bei der MLDL zwischen .49 und .72); die Interkorrelationen mit dem Summenscore fallen entsprechend noch höher aus (bei der MLDL zwischen .82 und .88). Beim Fragebogen ALLTAG sind die Skaleninterkorrelationen ähnlich hoch.

Wie *Tab. 3* zeigt, korrelierten die Subskalen des Fragebogens „Alltagsleben" meist über r = 0.50 mit den thematisch ähnlichen Subskalen der MLDL (z.B. MLDL „Psyche" und Alltagsleben „Psyche"). Die hier nicht berichteten Korrelationen zwischen der MLDL und dem NHP sind gering, selbst in Subskalen ähnlicher Thematik.

Tabelle 3: Korrelation der Subskalen der MLDL mit den Subskalen des Fragebogen ALLTAG

	MLDL				
	Körper	Psyche	Sozialleben	Alltag	Summenwert
• AVK-Patienten ALLTAG					
- Körper	.60	.60	.53	.51	.63
- Psyche	.49	.60	.43	.50	.58
- Sozialleben	.46	.50	.76	.46	.65
- Alltagsleben	.54	.56	.53	.54	.63
- Med. Versorgung	.35	.38	.28	.33	.38
• Epilepsie-Patienten ALLTAG					
- Körper	.57	.46	.50	.55	.59

Tabelle 3: Korrelation der Subskalen der MLDL mit den Subskalen des Fragebogen ALLTAG (*Fortsetzung*)

	MLDL				
	Körper	Psyche	Sozialleben	Alltag	Summenwert
- Psyche	.49	.50	.40	.52	.54
- Sozialleben	.38	.27	.73	.45	.57
- Alltagsleben	.50	.51	.49	.54	.59
- Med. Versorgung	.43	.34	.22	.29	.35
• **Hypertonie-Patienten** ALLTAG					
- Körper	.61	.63	.40	.35	.58
- Psyche	.53	.61	.50	.52	.64
- Sozialleben	.46	.56	.72	.49	.68
- Alltagsleben	.57	.65	.50	.50	.67
- Med. Versorgung	.60	.57	.34	.43	.54
• **Studenten** ALLTAG					
- Körper	.47	.43	.32	.34	.44
- Psyche	.39	.56	.47	.39	.58
- Sozialleben	.33	.41	.71	.38	.53
- Alltagsleben	.40	.45	.37	.41	.49
- Med. Versorgung	.48	.16	.27	.22	.28
• **Venöse Insuff. Pat.** ALLTAG					
- Körper	.49	.66	.45	.58	.62
- Psyche	.49	.71	.58	.68	.68
- Sozialleben	.42	.60	.67	.61	.63
- Alltagsleben	.45	.59	.43	.69	.57
- Med. Versorgung	.31	.18*	.20	.22	.28
• **Kontrollgruppe Venen** ALLTAG					
- Körper	.47	.60	.44	.52	.63
- Psyche	.42	.58	.39	.50	.61
- Sozialleben	.17*	.45	.63	.49	.49
- Alltagsleben	.35	.55	.41	.57	.58
- Med. Versorgung	.56	.19*	.04*	.23	.40
• **AGS-Patientinnen** ALLTAG					
- Körper	.44	.54	.33	.37	.34
- Psyche	.42	.48	.44	.45	.44
- Sozialleben	.28	.40	.67	.42	.42
- Alltagsleben	.33	.39	.34	.44	.31
- Med. Versorgung	.59	.47	.36	.24	.41

Anmerkung: nicht-markierte Koeffizienten sind signifikant ($p \leq 0.05$), die mit * markierten Koeffizienten sind nicht signifikant

Ein Grund hierfür mag in der Tatsache liegen, dass die MLDL-Lebensqualität abstrakter, allgemeiner und umfassender misst als das sehr verhaltens- und funktionsorientierte NHP, dessen Korrelationen mit dem Alltagsfragebogen höher liegen.

Beim Fragebogen ALLTAG zeigt sich ebenfalls eine hohe Lebensqualität der Studenten, wobei aber die Nierenzellkarzinom-Patienten besonders im Summenwert eine fast 50% niedrigere Lebensqualität angeben (Tab. 2).

Zusammenfassung und Diskussion

Lebensqualität wird mittlerweile zunehmend als Zielkriterium in der Evaluation von medizinischen Maßnahmen akzeptiert, sowohl im Bereich der Prävention als auch im Bereich der Therapie und im Bereich der Rehabilitation wirkt. Publikationen hierzu finden sich im Bereich der Onkologie (BULLINGER 1989, 1995, KIRCHBERGER et al. 1993), aber auch in der Epileptologie (z.B. BAKER et al. 1994, CRAMER 1996, VON STEINBÜCHEL 1995) oder in der AIDS-Forschung (VON STEINBÜCHEL 1994, Wu et al. 1991).

Im internationalen Sprachraum zählen derzeit z.B. die „Short Form-36" (SF-36 Health Survey), der Medical Outcome Study (BULLINGER et al. 1995, STEWART & WARE 1992) oder das „Nottingham Health Profile" (NHP) (HUNT et al. 1981) zu den am weit verbreitetsten krankheitsübergreifenden Instrumenten. Zu den krankheitsspezifischen Instrumenten wurden im onkologischen Bereich der „European Organization for Research and Treatment of Cancer" (EORTC) (AARONSON et al. 1993) entwickelt, für Epilepsie zählt das „Quality of Life in Epilepsy Inventory" (QOLIE-89) (DEVINSKY & VICKERY 1994) oder für den HIV-Bereich das aus der Medical Outcomes Studie der „MOS-HIV" (Wu et al. 1991) zu den gebräuchlichsten Fragebögen.

Die psychometrische Überprüfung der MLDL und des Fragebogens ALLTAG bei den hier kurz beschriebenen gesunden und erkrankten Personengruppen zeigt, dass beide Fragebögen von den Patienten gut akzeptiert werden, verständlich sind und in kurzer Zeit auszufüllen sind.

Die internen Konsistenzen der Subskalen sind befriedigend, mit Ausnahme von der Subskala ALLTAG im MLDL, die sich in den Stichproben mit jungen Probanden (Studenten, AGS) als wenig konsistent erwies. Die Werte deuten darauf hin, dass sowohl die MLDL als auch der Fragebogen zum Alltagsleben (ALLTAG) zum Gruppenvergleich herangezogen werden kann; dem weitaus strengeren Kriterium zum Vergleich von Individuen (interne Konsistenz > .85) genügen sie jedoch nicht. Selten stellte sich heraus, dass die Items der Subskala zum Teil mit anderen Subskalen höher korrelieren, als mit der eigenen Skala, was sich in einem geringen „Skalenfit" niederschlug (und allerdings populationsabhängig schwankte). Da Cronbach's α als Maß für die interne Konsistenz von der Anzahl der Items abhängt, ließe sich durch Hinzufügen von Fragen die interne Konsistenz erhöhen, jedoch auf Kosten der Ökonomie und Praktikabilität.

Bei Fragebögen, die wie die MLDL oder der Fragebogen „Alltagsleben" bemüht sind, ein sehr breit gefächertes Konstrukt mit einem Minimum an Items zu erfassen, sind solche heterogenen Items als Kompromiss zu einer homogenen aber inhaltlich eingeschränkteren Skala zu bewerten.

Auch ein Effekt des Gesundheitszustandes ist zu diskutieren. So ist möglicherweise bei gesunden Probanden die Dimension Alltagsleben stärker an Dimensionen wie psychisches und physisches Wohlbefinden gekoppelt als dies bei erkrankten Personen der Fall ist. Generell ergibt sich eine akzeptable Differenzierungsfähigkeit zwischen Probandengruppen bei den Skalen. Es zeigt sich auch ein deutlicher Zusammenhang der MLDL mit dem Fragebogen „Alltagsleben" in den sich inhaltlich ähnelnden Subskalen.

Die Erfassung der Lebenszufriedenheit als ein Indikator der Lebensqualität ist zwar nicht neu, wurde aber erst jüngst explizit als solcher in klinischen Studien eingeführt. Ein Problem bei dieser Art Einsatz von Zufriedenheitsskalen ist die schiefe Verteilung der Items, d.h. die tendenzielle Ausrichtung auf positive Urteile der Zufriedenheitsbereiche, was therapiebedingte Unterschiede durch Deckeneffekte in den Skalen potenziell schwer entdeckbar macht. Für die Wichtigkeitsbeurteilung zeigte sich in früheren Analysen der MLDL generell die Tendenz, die erfragten Lebensqualitätsdimensionen – eher undifferenziert – als „wichtig" einzuschätzen. Beim Fragebogen Alltagsleben, über dessen Reliabilität und Validität bereits in früheren Studien berichtet wurde, ist die Bandbreite der Antworten besonders bei der klinischen Population höher. Aber auch hier trifft wie für die MLDL die hohe Skaleninterkorrelation zu. Die Ergebnisse der Studie mit Medizinstudenten deuten darauf hin, dass in gesunden Populationen die Sensitivität der MLDL eher gering ist; bei erkrankten Populationen verweist die Varianz der vorliegenden Werte darauf, dass von einer guten Responsivität des Instrumentes ausgegangen werden kann – dies gilt auch für den Fragebogen ALLTAG. Auch einige Längsschnittstudien z.B. bei Patienten mit Diabetes-Typ-I oder -Typ-II und Polyneuropathie sowie bei HIV-infizierten Patienten (VON STEINBÜCHEL 1994) und Patienten mit allergischer Rhinitis (ZANDER et al. 1993) oder Schizophrenie (FRANZ et al. 1996) unter unterschiedlicher Medikation deuten eine gute Sensitivität des Instrumentes an.

Der Fragebogen MLDL ist besonders in der psychiatrischen Forschung häufig eingesetzt worden, der Fragebogen Alltagsleben wird in einzelnen Studien verwandt und als ein praktikables und patientenfreundliches Instrument bewertet. Beide Verfahren sind derzeit im Zuge der Internationalisierung der Lebensqualitätsforschung etwas weniger nachgefragt worden, allerdings zeigt sich in letzter Zeit ein zunehmendes Interesse, u.a. auch wegen der guten Praktizierbarkeit und akzeptablen psychometrischen Qualität der Verfahren. Weitere Studien werden zeigen, welche Rolle nationale Lebensqualitätsinstrumente in der deutschen Lebensqualitätsforschung spielen. Deren internationale Bedeutung wird auch davon abhängen, inwiefern die vorhandenen Übersetzungen in Englisch und in anderen Sprachen genutzt werden, um die psychometrischen Eigenschaften und die klinischen Anpassungskraft der Verfahren auch in anders sprachigen Patientengruppen zu prüfen.

Literatur

AARONSON NK, AHMEDZAI S, BULLINGER M: Validation of the EORTC QLQ 30. Journal of the National Cancer Institute, 85 (1993) 365-376

ABELE A, BECKER P: Wohlbefinden. Juventa, Weinheim (1991)

BAKER GA, JACOBY A, SMITH DF, DEWEY M, JOHNSON AL, CHADWICK D: Quality of life in epilepsy: The Liverpool Initiative. In: TRIMBLE MR, DODSON WE (eds.): Epilepsy and quality of life. Raven Press, New York (1994) 135-150

BULLINGER M: Forschungsinstrumente zur Erfassung der Lebensqualität bei Krebs. In: VERRES R, HASENBRING M (Hrsg.): Psychosoziale Aspekte der Krebsforschung (Psychosoziale Onkologie). Springer, Berlin (1989) 45-54

BULLINGER M: Lebensqualität – ein neues Bewertungskriterium für den Therapieerfolg. In: PÖPPEL E, BULLINGER M (Hrsg.): Kurzlehrbuch der Medizinischen Psychologie. VHC Verlagsanstalt Edition Medizin, Weinheim, (1990) 257-269

BULLINGER M: Trends in der internationalen Lebensqualitätsforschung. Zeitschrift für Prävention und Rehabilitation 6 (1994) 136-145

BULLINGER M: Methoden zur Lebensqualitätsbewertung in der Onkologie. In: SCHMOLL H-J, HÖFFKEN K, POSSINGER K (Hrsg.): Kompendium Internistische Onkologie. Springer, Berlin. (1995) 1339-1351

BULLINGER M, ANDERSON R, CELLA D, AARONSON N: Developing and evaluating cross-cultural instruments from minimum requirements to optimal models. In: SPILKER B (ed.): Quality of life and pharmaeconomics in clinical trials. Lippincott-Raven, Philadelphia (1996) 83-91

BULLINGER M, CELLA D, ANDERSON R, AARONSON NK: Developing and evaluating cross-national instruments from minimum requirements to optimal models. Quality of Life Research 2 (1993) 451-459

BULLINGER M, HASFORD J: Evaluating quality of life measures in german clinical trials. Controlled Clinical Trials 12 (1991) 915-1055

BULLINGER M, HEINISCH M, LUDWIG M, GEIER S: Skalen zur Erfassung des Wohlbefindens. Psychometrische Überprüfung des Profile of Mood States (POMS) und des Psychological General Wellbeing Index (PGWB).

Zeitschrift für Differentielle und Diagnostische Psychologie, 11 (1990) 53-61

BULLINGER M, KIRCHBERGER I, VON STEINBÜCHEL N: Der Fragebogen Alltagsleben – ein Instrument zur Erfassung der Lebensqualität. Zeitschrift für Medizinische Psychologie 2 (1993) 121-131

BULLINGER M, KIRCHBERGER I, WARE J: Der deutsche SF-36 Health Survey. Übersetzung und psychometrische Testung eines krankheitsübergreifenden Instrumentes zur Erfassung der gesundheitsbezogenen Lebensqualität. Zeitschrift für Gesundheitswissenschaften 1 (1995) 21-36

BULLINGER M, LUDWIG M: Lebensqualität in der Medizin. In: Höfling H, Butollo W (Hrsg.): Psychologie für Menschenwürde und Lebensqualität. Dt. Psychologen Verlag, Bonn (1990) 336-345

BULLINGER M, PÖPPEL E: Lebensqualität in der Medizin: Schlagwort oder Forschungsansatz. Deutsches Ärzteblatt 85 (1988) 679-680.

CRAMER JA: Quality of Life Assessment for People with Epilepsy. In: SPILKER B (Ed.): Quality of life and pharmaeconomics in clinical trials. Lippincott-Raven, Philadelphia (1996) 909-918

DEVINSKY O, VICKERY B: US developments of quality of life in epilepsy. In: TRIMBLE MR, DODSON WE (eds.): Epilepsy and quality of life. Raven Press, New York (1994) 123-133

DODRILL C, BATZEL L, QUEISSER H, TEMKIN N: An objective method for the assessment of psychological and social problems among epileptics. Epilepsia 21 (1980) 123-135

FRANZ M, PLÜDDEMANN K, GRUPPE H, GALLHOFER B: Modifikation und Anwendung der Münchner Lebensqualitäts-Dimensionen Liste bei schizophrenen Patienten. In: MÖLLER HJ, ENGEL R, HOFF P (Hrsg.): Befunderhebung in der Psychiatrie: Negativsymptomatik, Lebensqualität und andere neue Entwicklungen. Springer, Wien (1996) 103-111

GLATZER W, ZAPF W: Lebensqualität in der Bundesrepublik Deutschland. Campus, Frankfurt (1984)

HAYS R, VICKREY BG, HERMAN BP, PERRINE K, CRAMER J, MEADOR K, SPRITZER K, DEVINSKY O: Agreement between self reports and proxy reports of quality of life in epilepsy patients. Quality of Life Research. 4 (1995) 159-168

HAYS R, HAYASHI T, CARSON S, WARE J: User's guide for the Multitrait Analysis Program (MAP). Rand Cooperation Report No. N-2786-RC (1988)

HEINISCH M, LUDWIG M, BULLINGER M: Psychometrische Testung der Münchner Lebensqualitäts-Dimensionen Liste (MLDL). In: BULLINGER M, LUDWIG M, VON STEINBÜCHEL N (Hrsg.): Lebensqualität bei kardiovaskulären Erkrankungen – Grundlagen und Methoden der Erfassung. Hogrefe, Stuttgart (1991) 73-90

HENRICH G, HERSCHBACH P, VON RAD M: Lebensqualität in den alten und neuen Bundesländern. Psychotherapie und Medizinische Psychologie 42 (1992) 31-32

HERSCHBACH P, HENRICH G: Der Fragebogen als methodischer Zugang zur Erfassung von „Lebensqualität" in der Onkologie. In: SCHWARZ R, BERNHARD J, FLECHTNER H, KUECHLER T, HUERNY C (Hrsg.): Lebensqualität in der Onkologie. Zuckschwerdt, München (1991) 34-46

HUNT SM, MCEWEN J, MCKENNA SP, WILLIAMS J, PAPP E: The Nottingham Health Profile: Subjective health status and medical consultations. Social Science & Medicine 15a (1981) 221-229

KIRCHBERGER I, ULLRICH A, LUDWIG M, MÜLLER-UIBRIG M, BULLINGER M: Lebensqualität von Brustkrebs-Patientinnen im Verlauf der stationären Nachsorge. In: MUTHNY A, HAAG G (Hrsg.): Onkologie im psychosozialen Kontext. Spektrum psychoonkologischer Forschung. Zentrale Ergebnisse und klinische Bedeutung. Asanger, Heidelberg (1993) 247-259

KIRCHBERGER I, VON STEINBÜCHEL N, DIETZE S, GLADIGAU V, SCHUSTER K, BULLINGER M: Erfassung der Lebensqualität von Hypertonie-Patienten mit der Short Form (SF-36). Herz-Kreislauf 27 (1995) 19-24

KOHLMANN TH, BULLINGER M, KIRCHBERGER I: Die deutsche Version des Nottingham Health Profile (NHP): Übersetzungsmethodik und psychometrische Validierung. Sozial- und Präventivmedizin 42 (1997) 175-185

KUHNLE-KRAHL U, BULLINGER M, SCHWARZ HP: The quality of life in adult female patients with congenital adrenal hyperplasia: A comprehensive study of the impact of genital malformations and chronic disease on female patients life. European Journal of Pediatry 154 (1995) 708-716

LUDWIG M: Lebensqualität auf der Basis subjektiver Theoriebildung. In: BULLINGER M, LUDWIG M, VON STEINBÜCHEL N (Hrsg.): Lebensqualität bei kardiovaskulären Erkrankungen. Hogrefe, Göttingen (1991) 24-34)

MADDOX G, DOUGLASS EB: Self-assessments of health. Journal of Health and Social Behavior 14 (1973) 87-93

NUNNALLY JC: Psychometric theory (2. ed.). McGraw-Hill, New York (1978)

ORLEY J: The World Health Organisation: Quality of life project. In: TRIMBLE MR, DODSON WE (eds.): Epilepsy and quality of life. Raven Press, New York (1994) 99-107

PEARLMAN RA, UHLMANN RF: Quality of life in chronic

disease: perceptions of elderly patients. Journal of Gerontology: Medical Science 43 (1988) 25-30

Rosser R: Quality of life: consensus, controversy and concern. In: Walker SR, Rosser RM (eds.): Quality of life: assessment and application. MTP Press, Lancaster (1988) 53-62

Sartorius N: Cross-Cultural Comparions of Data about Quality of Life: A Sample Issues. In: Aaronson NK, Beckmann J (eds.): The quality of life of cancer patients. Raven Press, New York (1987) 1075-1077

Spilker B (ed.): Quality of life and pharmaeconomics in clinical trials. Lippincott-Raven, Philadelphia (1996)

von Steinbüchel N (1994): Gesundheitsbezogene Lebensqualität bei HIV-positiven Menschen. In: Jäger H (Hrsg.): Möglichkeiten der individualisierten Therapie. ecomed, Landsberg/Lech (1994) 337-340

von Steinbüchel N: Gesundheitsbezogene Lebensqualität als Beurteilungskriterium für Behandlungseffekte bei Patienten mit Epilepsie. Zeitschrift für Rehabilitation und Prävention 7 (1995) 39-46

von Steinbüchel N, Haeckel R: Entwicklung eines Fragebogens zur Erfassung des physischen Befindens von Hypertonikern. In: Bullinger M, Ludwig M, von Steinbüchel N (Hrsg.): Lebensqualität bei kardiovaskulären Erkrankungen. Hogrefe, Göttingen (1991) 110-126

von Steinbüchel N, Kirchberger I, Bullinger M, Hiltbrunner B, Pöppel E, Zander K, Stodieck S, Bauer G, Soucek D, Hiedl P, Scheidereiter U: Erfassung der Lebensqualität von Patienten mit Epilepsie: Psychometrische Testung von Fragebögen im Rahmen einer Querschnitsstudie. Zeitschrift für Medizinische Psychologie 3 (1994) 72-81

von Steinbüchel N, Kirchberger I, Dietze S, Gladigau V, Schuster K, Schmaltz B, König B, Leopold C, Bullinger M: Assessement of the quality of life of hypertensive patients – development and psychometric testing of Likert-, VAS- and Faces-version of a new quality of life questionnaire. Paper presented at the Inaugural Meeting of the International Health-Related Quality of Life Society, Brüssel, Belgien (1994, Februar)

von Steinbüchel N, Siebert A, Krauth S: Lebensqualität bei Patienten mit diabetischer Polyneuropathie. Abstract zur 30. Jahrestagung der deutschen diabetischen Gesellschaft, Nürnberg (1995, Mai)

von Steinbüchel N, Bullinger M, Kirchberger I: Die Münchner Lebensqualitätsdimensionsliste (MLDL). Entwicklung und Prüfung eines Verfahrens zur krankheitsübergreifenden Erfassung der Lebensqualität. Zeitschrift für Medizinische Psychologie 3 (1999) 99-112

Stewart AL, Ware JE: Measuring functioning and wellbeing: the Medical Outcome approach. Duke University Press, Durham, North Carolina (1992)

Stewart AL, Ware JE, Brook RH: Advances in the measurement of functional status: Construction of aggregate indices. Medical Care 19 (1981) 473-488

The WHOQOL-Group: The development of the WHO quality of life assessment instruments (WHOQOL). In: Orley J, Kuyken W (eds.): Quality of life assessment: International perspectives. Springer, Berlin (1994) 41-57

Wu AW, Rubin HR, Mathews WCX, Ware JE, Brysk LT, Hardy WD, Bozette SA, Spector SA, Richmand DD: A health status questionnaire using 30 items from the Medical Outcome Study. Preliminary validation in persons with early HIV infection. Medical Care 29 (1991) 786-798

Zander K, Beck K, Neues P, Scheidereiter U, Bullinger M: Lebensqualität: Methodik und Profil bei der saisonalen und der perannialen Rhinokonjunktivitis. In: Mösges-Schlöndorff H (Hrsg.): Topische Therapie der allergischen Rhinitis. Biermann Verlag, Frankfurt (1993) 69-79

Zander KJ, Palitzsch M, Kirchberger I, Poppinger J, Jägel-Guedes E, Jäger H, von Steinbüchel N, Bullinger M: HIV-Infektion und gesundheitsbezogene Lebensqualität: Psychometrische Prüfung der deutschsprachigen Version des MOS-HIV-Fragebogens zur Therapieerfolgskontrolle. AIDS Forschung 5 (1994) 241-249

III
Indikationsspezifische Erfassung der gesundheitsbezogenen Lebensqualität in der Medizin

Inhalt

III		Indikationsspezifische Erfassung der gesundheitsbezogenen Lebensqualität in der Medizin
	III – 1	Chirurgie E. Eypasch (Köln)
	III – 2	Diabetes mellitus I. Mühlhauser (Hamburg)
	III – 3	Onkologie T. Küchler, M. Bullinger (Kiel, Hamburg)
	III – 4	Herz-Kreislauf-Erkrankungen M. Rose (Berlin)
	III – 5	Asthma bronchiale M. Morfeld, A. R. Wewel (Hamburg, St. Peter-Ording)
	III – 6	Psychiatrie A. Karow, D. Naber (Hamburg)
	III – 7	HIV-Erkrankung und AIDS H. Limm, F. Loher, F.-D. Göbel (München)
	III – 8	Kopfschmerz H. U. Gerbershagen, H. Limm, A. Cieza (Mainz, München)
	III – 9	Epilepsie S. Heel, N. v. Steinbüchel (München)
	III – 10	Osteoporose M. G. Glüer (Kiel)

III – 1
Chirurgie

Ernst Eypasch, Köln

Hintergrund und Entwicklung

Wenn Visick, der Initiator der Befindlichkeitsmessung in der Chirurgie, sich mit einem unzufriedenen Patienten mit einem schlechten Therapieergebnis nach Magenresektion beschäftigte, besuchte er ihn Sonntag nachmittags in seiner Familie zu Hause (Visick 1948). Er erkundigte sich im familiären Umfeld nach den Beschwerden des Patienten, unterhielt sich sehr lange mit seiner Ehefrau und beschäftigte sich intensiv mit dem sozialen und psychologischen Umfeld des sogenannten Therapieversagers: –„ Visick IV".

Trotz dieser frühen Orientierung zur Lebensqualität in der Chirurgie bereits in den 40er Jahren, dauerte es Jahrzehnte bis Troidl, die gesundheitsbezogene Lebensqualität in der Chirurgie in den 70er Jahren wieder in das Zentrum der Diskussion brachte. Damals, 1974 ging es um die optimale Rekonstruktionstechnik nach Totalentfernung des Magens wegen eines Karzinoms (Troidl 1987). Hier standen sich sowohl denkbar einfache Naht- und Rekonstruktionsformen auf der einen Seite sowie aufwendigere und kompliziertere Operationstechniken durch Bildung eines Ersatzmagens auf der anderen Seite gegenüber.

Egal, ob Chirurgen die Überlebensdauer nach Magenkrebsoperationen eher optimistisch oder pessimistisch betrachteten, die Befindlichkeit der Patienten bei palliativen Operationen rückte immer mehr in den Vordergrund, gewann aber auch bei offenbar kurativen also heilenden Operationen zunehmend an Bedeutung.

Sporadische Hinweise aus der Literatur, so zum Beispiel von Lawrence, hatten eine deutliche Befindlichkeitsverbesserung von Patienten gezeigt, bei denen in einem zweiten Operationsschritt statt der einfachen Rekonstruktion ein Ersatzmagen angelegt wurde. Die chirurgischen Lehrbücher, damals und auch zur heutigen Zeit, beschreiben zwar über 60 Rekonstruktionstechniken nach Magenteil- oder -totalentfernung, Informationen zur Befindlichkeit und Lebensqualität des Patienten waren und sind bis heute jedoch eine Rarität.

Zu Beginn der von Troidl initiierten Studie im Jahre 1974 war eine valide Messung der Lebensqualität von Patienten in der Chirurgie nicht möglich (Troidl 1987). Die verfügbaren Skalen nach Visick und Karnofsky waren zwar einfach und praktikabel, gestatten jedoch keine valide Messung, da sie nur einzelne Dimensionen der Lebensqualität erfassten oder keinen formal korrekten Vailidierungsprozess durchlaufen hatten. Daher entwickelte Troidl einen auf klinischem Hausverstand beruhenden Fragebogen, der sich nach Appetit, Hunger, Antriebslosigkeit, Schmerzen, Völlegefühl, Sodbrennen, Schluckstörungen, der möglichen Nahrungsmenge, Diätverhalten, Dumping, Durchfall, Müdigkeit und Abgeschlagenheit erkundigte. Wie sich später herausstellte, waren diese Aspekte auch in validierten Fragebögen wichtige Kriterien der Lebensqualität. Erst viele Jahre später wurde der Gastrointestinale Lebensqualitätsindex gemeinsam mit kanadischen Methodologen entwickelt und mit dem ursprünglichen Troidl-Index verglichen (Eypasch 1993). Eine Zwischenanalyse der inzwischen abgeschlossenen randomisierten Studie zur Lebensqualität nach Gastrektomie bei einfacher Ösophagojejunostomie oder komplizierter Pouchrekonstruktion nach Ersatzmagen zeigte, dass die Patienten nach drei und sechs Monaten mit einer Pouchrekonstruktion eine signifikant bessere Lebensqualität hatten (Eypasch 1998).

Der Lebensqualität des Patienten begegnet man in der Chirurgie in fünf nahezu modellhaften,

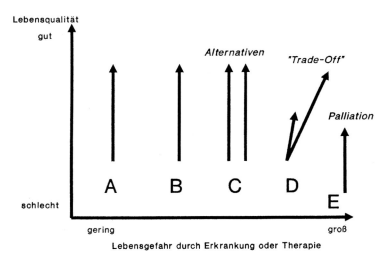

Abb. 1: Klinische Standardsituationen nach WHITE (1967)

fast standardisierbaren Situationen, wie sie von WHITE beschrieben wurden (WHITE 1967). In einem Koordinatensystem mit der Lebensqualität auf der Ordinate und den verschiedenen Situationen auf der Abszisse kann die Lebensqualitätsverbesserung der Patienten plakativ dargestellt werden (*Abb. 1*).

In der Situation *A* handelt es sich in der Regel um eine einfache Befindlichkeitsstörung ohne Lebensgefahr. Typische Beispiele sind der Leistenbruch oder die Gallensteinerkrankung. Hier kann durch relativ überschaubare und in der Regel risikoarme Eingriffe die Lebensqualität des Patienten deutlich verbessert werden.

In der Standardsituation *B* liegt eine schon gravierendere Befindlichkeitsstörung des Patienten vor, deren Spontanverlauf und auch operative Therapie durchaus mit einem gewissen Risiko auch für das Leben behaftet sind. Typische Beispiele hierfür sind Magen- und Dickdarmteil- oder -totalentfernungen bei Krebserkrankungen, die arterielle Verschlusskrankheit der Beine sowie auch die großen Organtransplantationen. Auch in diesen Situationen kann die Befindlichkeit des Patienten durch den operativen Eingriff deutlich verbessert werden, wenn auch einhergehend mit einem gewissen Operationsrisiko, ja sogar einer Mortalität im Bereich von bis zu 5%.

In der Situation *C* stehen Patient und Chirurg vor klaren therapeutischen Alternativen. Beispiele hierfür sind die schon erwähnte Rekonstruktionstechnik nach Totalentfernung des Magens, die Frage, ob bei einem arteriellen Verschluss am Bein ein Bypass oder eine Thrombendarteriektomie durchgeführt werden soll, die Frage des Überbrückens eines Aortenaneurysmas, sei es durch einen endoluminalen Stent oder durch eine transabdominelle Operation oder auch die Behandlung eines autonomen Adenoms der Schilddrüse entweder durch Operation oder durch eine Radiojodbestrahlung. Randomisierte Studien sind ein Musterbeispiel, um derartige therapeutische Alternativen im Hinblick auf die Lebensqualitätsverbesserung des Patienten zu untersuchen.

In der Standardsituation *D* stehen Patient und Chirurg vor einer echten Risikoabwägung oder „*Trade-off-Situation*" (TORRANCE 1990). Welches Operationsrisiko sind Patient und Chirurg gewillt zu tragen und für welche Verbesserung der Lebensqualität zu „investieren"? In dieser Situation kommt der Aufklärung des Patienten und der Diskussion mit diesem mündigen und aufgeklärten Patienten eine besondere Rolle zu. Beispiele für solche Therapiesituationen sind die Rekonstruktionstechniken nach Brustkrebsoperationen sowie die Ersatzenddarmbildung (Pouchrekonstruktion) bei der Colitis ulcerosa oder der familiären Polyposis.

In der Situation *E* leidet der Patient unter einer schweren, bedrohlichen und die Lebenserwartung deutlich einschränkenden Erkrankung. In dieser inkurablen Lage, wo für den Patienten kein zeitlicher Gewinn an Lebensdauer mehr zu erzielen ist, wird die *Lebensqualität* und deren Verbesserung zum einzigen sinnvollen Ziel der Behandlung – die klassische Situation der Palliation. Hier, wie zum Beispiel beim nicht mehr kurativ operablen Krebs der Speiseröhre, des Magens oder der Bauchspeicheldrüse kommt es nur noch auf Verbesserung der Lebensqualität des Patienten an.

Inzwischen müsste eine Standardsituation *F* dem Schema hinzugefügt werden für zum Beispiel prophylaktische Operationen (RÜHLAND 1999). Beispiele sind vorbeugende Krebsoperationen der Schilddrüse oder Brustdrüse bei einem genetisch festgestellten Karzinom, das sich in der Zukunft manifestieren wird. Hier geht es bei einem beschwerdefreien Patienten darum, bei einem gewissen Operationsrisiko, zukünftige Krebsentstehungen zu vermeiden.

Lebensqualität – Beispiele aus der chirurgischen Praxis

Ein einfaches Beispiel für die Lebensqualitätsverbesserung in der Chirurgie ist die operative Behandlung des Leistenbruchs – Standardsituation *A*. Nach der „Revolution" der endoskopischen Chirurgie stehen heute sowohl offene, das heißt durch Hautschnitt von außen durchgeführte Rekonstruktionsformen sowie zahlreichen Modifikationen von Bauchspiegelungsoperationen zur Verfügung. Gemeinsam ist den neuen Techniken der sogenannte spannungsfreie Verschluss der Bruchpforte durch Einlage eines nichtresorbierbaren Kunststoffnetzes.

Wer oder was soll nun entscheiden, welche Operation bei welchen Patienten zum Einsatz kommt? Soll der Chirurg allein entscheiden? Soll er die einfachste und sicherste, vielleicht aber viel schmerzhaftere Operation wählen? Welchen Einfluss haben Modeströmungen in der Chirurgie und der Einfluss der medizin-technischen Industrie, die teurere und materialintensive Operationsverfahren propagiert? Was, wenn nicht die Lebensqualität des Patienten und seine aufgeklärte Entscheidung über die Charakteristika der verfügbaren Operationen die Wahl des Operationsverfahren bestimmen soll?

Inzwischen sind zum Thema Leistenbruchbehandlung – übrigens die häufigste Operation überhaupt – zahlreiche Studien durchgeführt worden, Kongresse und Konsensuskonferenzen abgehalten worden, Übersichtsartikel geschrieben, sowie Metaanalysen verfasst worden, die den Rahmen dieser Abhandlung bei weitem sprengen. Nur wenige Studien haben sich konkret mit dem Aspekt der Lebensqualität beschäftigt. WELLWOOD und STOKER haben im British Medical Journal 1998 einen randomisierten Vergleich zwischen der Lichtenstein-Operation (Netzeinlage von außen) und einer endoskopischen „*TAPP-Operation*" (Netzeinlage durch Bauchspiegelung) publiziert (WELLWOOD 1998). Die endoskopische Operationsmethode konnte bei weniger Patienten ambulant durchgeführt werden, war am ersten Tag etwas schmerzhafter als die offene Operation, ging mit mehr Problemen bei der Harnentleerung einher, führte aber zu einer schnelleren Erholung der Patienten. Der Gesundheitszustand der Patienten im Verlauf nach der Operation wurde im Längsschnitt mit dem SF-36-Fragebogen gemessen. Sieben von acht Dimensionen der Lebensqualität zeigten hier ein besseres Ergebnis zu Gunsten der Laparoskopie, wobei fünf Dimensionen *signifikant* besser waren. Einen Monat nach der Operation waren 84% der Patienten mit der Laparoskopie zufrieden, während dies nur bei 70% der offen operierten Patienten der Fall war. In dieser Studie war die Laparoskopie noch 330 britische Pfund teurer als die offene Operation, was als Nachteil gewertet wurde. Diese detaillierte und verständliche Information vor allem zur Lebensqualität kann heute den Patienten sinnvoll vermittelt und erklärt werden, dergestalt, dass gemeinsam mit den Patienten das individuell optimale Operationsverfahren gewählt werden kann. Man könnte dies fast als „Speisekartenchirurgie" bezeichnen, Resultat einer Vielfalt, die moderne Operationstechniken und die Einbindung des mündigen Patienten ermöglicht haben.

Ein typisches Beispiel aus der chirurgischen Praxis für die Standardsituation B, also Befindlichkeitsstörung und Lebensqualitätsverbesserung bei einem bestimmten operativen Risiko ist die Behandlung der Sigmadivertikulitis oder des Dickdarmkrebses. In den 90er Jahren entwickelte sich die operative Möglichkeit, diese Erkrankungen durch Bauchspiegelungsoperationen mit Dickdarmteilentfernung zu behandeln und durch aufwendige und sehr teure Rekonstruktionsmethoden eine Wiederherstellung der Darmkontinuität zu erzielen. Diese Operationsverfahren waren und sind mit einem sehr hohen Materialaufwand verbunden und wurden daher von zahlreichen Kliniken nur sehr zurückhaltend eingesetzt um das von den Krankenkassen vorgegebene Budget nicht zu überziehen.

Der hinreichend bekannte ökonomische Druck zur Kostenreduktion veranlasste uns daher, im Rahmen einer Kosten-Nutzen-Analyse die Effektivität dieser Operationen zu untersuchen (EYPASCH 1999). Nach über einjährigen intensiven Diskussionen mit den Kostenträgern gelang es erfreulicherweise, den Verband der Angestelltenkrankenkassen (VDAK) zu einer Unterstützung der Studie mit einem großzügigen Betrag zu gewinnen. Bedauerlicherweise war jedoch nicht die zu erwartende deutliche und frühe Lebensqualitätsverbesserung der Patienten Behandlungsgrund für die Krankenkassen sondern vielmehr das von den Initiatoren der Studie herausgestellte Faktum, dass im Rahmen der Bauchspiegelungschirurgie viel weniger behandlungsbedürftige und darum wiederum teure Bauchwandbrüche (Narbenhernien) entstehen.

Unter diesen Voraussetzungen wurde daher von zwei chirurgischen Kliniken, einer Universitätsklinik sowie einem Krankenhaus der Grund- und Regelversorgung eine nicht-randomisierte Vergleichsstudie von 1996 bis 1999 durchgeführt, in der jeweils 30 Patienten offen oder laparoskopisch operiert wurden. Die Koordination der Studie erfolgte durch das Institut für Gesundheitsökonomie und Klinische Epidemiologie der Universität zu Köln sowie durch die Chirurgische Klinik des St. Hildegardis-Krankenhauses in Köln-Lindenthal. Die Firma GEBERA für wirtschaftliche Beratung dokumentierte und berechnete die Fallkosten. Zur Messung des Material- und Personaleinsatzes wurden insgesamt zwei medizinische Doktoranden sowie zwei wirtschaftswissenschaftliche Diplomanden vor Ort und prospektiv eingesetzt. Die Kostenberechnung erfolgte detailliert anhand der Methode der Fa. GEBERA, die an anderer Stelle beschrieben ist (EYPASCH 1999).

Die Lebensqualitätsmessung erfolgte prospektiv durch insgesamt drei parallel eingesetzte Indices zur Lebensqualität bzw. zum Gesundheitszustand: den SF-36-Fragebogen nach WARE, den EuroQOL-Index sowie den von unserer Arbeitsgruppe interdisziplinär und in mehreren Sprachen entwickelten Gastrointestinalen Lebensqualitätsindex (GLQI) (TARLOV 1983, SCHULENBURG 1998, EYPASCH 1993). Die Patienten wurden präoperativ sowie im Längsschnitt drei Wochen, drei Monate und ein Jahr nach der Operation untersucht. Nach den bekannten Publikationen aus der Literatur von TORRANCE und SCHÖFFSKI handelte es sich bei der genannten Untersuchung um eine sogenannte Kosten-Nutzwert-Analyse, die aber eher als Kosten-Lebensqualitäts-Analyse bezeichnet werden sollte (TORRANCE 1990, SCHÖFFSKI 1998).

Die Kostenanalyse, die hier eine untergeordnete Rolle spielt, zeigte, dass die Bauchspiegelungsoperation entgegen den geäußerten Erwartungen insgesamt kostengünstiger war und für 9.400 DM durchgeführt werden konnte. Demgegenüber kostete die offene Operation 10.800 DM. Zwar waren die Kosten für das sogenannte "*Operationsmodul*" der laparoskopischen Operation aufgrund der zahlreichen verbrauchten Einmalmaterialien bei der Operation größer. Bei sämtlichen anderen Modulen wie dem OP-Personal, der Intensivpflege, der Normalstationspflege, den weiteren medizinischen Leistungen sowie den Basis- und Hotelkosten schnitt die Bauchspiegelungschirurgie

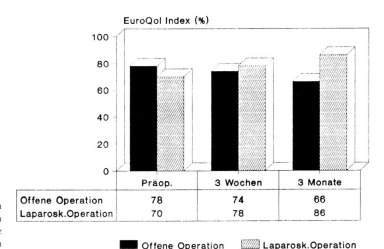

Abb. 2: Lebensqualität nach Dickdarmteilentfernung durch offene oder laparoskopische Operation gemessen durch den EuroQol-Index

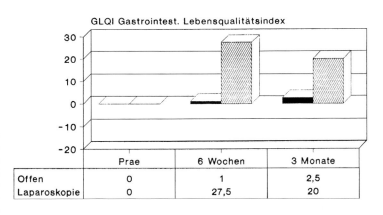

Abb. 3: Lebensqualität nach Dickdarmteilentfernung durch offene oder laparoskopische Operation gemessen durch den Gastrointestinalen Lebensqualitätsindex (GLQI). Der präoperative Wert des Index ist als Referenz auf 0 gesetzt.

jedoch aufgrund einer kürzeren Verweildauer deutlich besser ab.

Bei den Lebensqualitätsmessungen mit dem EuroQOL-, GLQI- und SF-36-Fragebogen zeigte sich präoperativ eine vergleichbare Lebensqualität der beiden Patientengruppen, die offen oder laparoskopisch operiert wurden. Parallel zeigten alle drei Instrumente zum Zeitpunkt drei Wochen und drei Monate eine schnellere Erholung der Lebensqualität bzw. eine bessere Lebensqualität bei den durch Bauchspiegelung operierten Patienten mit Dickdarmerkrankungen (*Abb. 2 und 3*). Bei den wenigen, bereits ein Jahr nach der Operation nachuntersuchten Patienten zeigte sich eine vergleichbare Lebensqualität in beiden Behandlungsgruppen. Erwähnenswert ist noch, dass in der Gruppe der offen operierten Patienten eine erwartungsgemäß hohe Anzahl von Patienten mit Bauchwandbrüchen (10%) beobachtet wurde, die in naher Zukunft einer weiteren operativen Behandlung bedarf.

Für den an Lebensqualität interessierten Chirurgen zeigt sich also hier eine deutliche, frühe und schnelle Verbesserung der Lebensqualität nach endoskopischen Operationen. Selbst den Ökonomen gegenüber kann diese Operationstechnik als sogar kostengünstigere Alternative mit verbesserter Lebensqualität, daher also als echte sinnvolle Innovation, vertreten werden. Leider besteht derzeit noch das offene Problem, mit welchem Interesse und Sachverstand die Kostenträger die Information dieser Studie in Fragen der Ressourcenallokation oder auch Qualitätssicherung in der Chirurgie einfließen lassen.

Gesundheitsbezogene Lebensqualität in der Chirurgie – die Rolle des Patienten

Wie kann die Entwicklung der Lebensqualitätsforschung in der Chirurgie weitergehen? Zumindest in den operativen Fächern besteht eine deutliche Interessensdivergenz zwischen Chirurgen und Patienten. In seinem schon bekannten Interestogramm hat BENGMARK das hervorstechende Interesse der operativ tätigen Ärzte für das manuelle, also die operative Technik herausgestellt (*Abb. 4*). Patienten demgegenüber haben ein völlig anderes Interestogramm und verständlicherweise interessieren sie sich weniger für operative Details, sondern vielmehr für eine mitfühlende, empathische Aufklärung über ihre Situation, für den möglichst schmerzarmen perioperativen Verlauf sowie für das Endergebnis der Behandlung, also den Befindlichkeitszustand und die Prognose (*Abb. 5*). Überlagert wird dieses Interestogramm der Patienten noch durch eine tiefsitzende Unzufriedenheit und Unsicherheit gegenüber den Fähigkeiten und Techniken der modernen Apparatemedizin, wie dies auch von MILES LITTLE herausgestellt wurde (LITTLE 1995). In dieser Situation der Interessensdivergenz der beteiligten Parteien ist dringend ein patientenorientiertes Handeln gefragt. Ein Beispiel hierfür ist der Internationale Prostata-Symptomen-Score, mit dem eine Lebensqualitäts-adaptierte Therapie realisiert werden kann. Wie WECKERMANN und HARZMANN beschreiben, wird mit dem Internationalen Prostata-Symptomen-Score zunächst die symptomatische Beeinträchtigung durch Prostataerkrankungen befragt (WECKERMANN 1999). In einer weiteren Frage wird dann eruiert, wie sehr die *Emotionslage* des Patienten durch diese störende Symptomatik beeinträchtigt wird und schließlich erfolgt drittens eine „*Standard-Gamble*" Bewertung, wie der Patient sich fühlen würde, wenn die Symptome für den Rest des Lebens bestehen blieben. Aufgrund dieser relativ einfachen Fragen lässt sich sowohl die Beeinträchtigung der Lebensqualität und die Dringlichkeit eines Therapiewunsches feststellen. In der Allgemein- und Unfallchirurgie gibt es zahlreiche Beispiele, auf die eine solche Lebensqualitäts-adaptierte und sich an den Präferenzen des Patienten

- Aufklärung, Empathie
- Präoperative Diagnostik
- Anästhesie
- *Operation, Technik*
- Schmerzen
- Postoperative Therapie
- Nachsorge, Follow-up
- Prognose

Bengmark, Theor. Surg. 1989

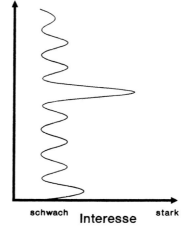

Abb. 4: Interestogramm der Chirurgen modifiziert nach BENGMARK

- Aufklärung, *Empathie*
- Präoperative Diagnostik
- Anästhesie
- Operation, Technik
- *Schmerzen*
- Postoperative Therapie
- Nachsorge, Follow-up
- *Prognose*

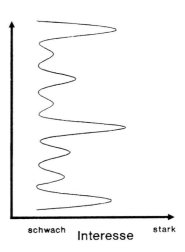

Abb. 5: Interestogramm der Patienten modifiziert nach BENGMARK
Bengmark, Theor. Surg. 1989

schwach **Interesse** stark

orientierende Behandlung durchgeführt werden könnte. Beispiele sind Medikation oder Operation bei der gastroösophagealen Refluxkrankheit, konservative Therapie oder operative Intervention bei Divertikulitis und Hämorrhoiden. Weitere Beispiele sind die Arthrosen von Knie- und Hüftgelenk oder auch die arterielle Verschlusskrankheit mit ihren zahlreichen Therapieoptionen wie konservative Behandlung, radiologisch-interventionelle Techniken oder offene operative Rekonstruktionsoperationen. Bei all diesen Beispielen kann in Zukunft eine Symptom- und Lebensqualitätsorientierte Therapie gemeinsam mit dem Patienten besprochen und durchgeführt werden.

Die Lebensqualitätsmessung zumindest in der Chirurgie hat in den letzten 20 Jahren deutliche Fortschritte erzielt. Einfache und klinisch brauchbare Indices sind an klinischen Patientengruppen von Klinikern entwickelt worden. Schon FEINSTEIN, der Begründer der klinischen Epidemiologie stellte heraus, dass Kliniker hier ihre Hausaufgaben, d.h. die Entwicklung und Anwendung geeigneter Instrument selber machen müssen. Bereits in den 80er Jahren wurden solche Indices in prospektive, zum Teil auch randomisierte Beobachtungsstudien eingebracht. Erfreulicherweise sind heute umfassende klinische Studien ohne Lebensqualitätskriterien kaum noch denkbar. Ein gutes Beispiel sind die Kosten-Lebensqualitätsanalysen. Darüber hinaus sollten jedoch Indices auch in klinische Entscheidungsprozesse der *Alltagsroutine* eingebracht werden und nicht nur für Studien reserviert bleiben.

Lebensqualitätsinformationen sind kein Selbstzweck sondern müssen an den Patienten zur Therapieentscheidung weitergegeben werden. Unter Einbeziehung des Wunsches oder der Präferenz eines Patienten kann dann eine Lebensqualitätsadaptierte Therapie durchgeführt werden. Die Patienten werden sicher in Zukunft eine größere Verantwortung und Mündigkeit für diese Lebensqualitäts-adaptierten Therapieoptionen übernehmen können und müssen.

Literatur

BULLINGER M, KIRCHBERGER I, WARE JE: Der deutsche SF-36 Health Survey. Zeitschrift für Gesundheitswissenschaften 3.1 (1995) 21-36

EYPASCH E, WOOD-DAUPHINEE S et al.: Der Gastrointestinale Lebensqualitätsindex (GLQI): Ein klinimetrischer Index zur Befindlichkeitsmessung in der gastroenterologischen Chirurgie. Chirurg 64 (1993) 264-274

EYPASCH E, LANGEN R, TROIDL H: Lebensqualität nach Gastrektomie beim Magenkarzinom: Einfachste Lösung oder elegante Pouch-Rekonstruktion? Eine kurze Zwischenanalyse. In: EYPASCH et al.: Chirurgische Interaktion. Hüthig Verlag, Heidelberg (1998) 215-219

EYPASCH et al.: Die minimalinvasive Therapie lohnt –

Betriebs- und volkswirtschaftlicher Erfolg – Studie an zwei Kölner Kliniken. Führen und Wirtschaften 16 (1999) 36-39

LITTLE M: Humane Medicine. Cambridge University Press, Cambridge (1995) 15

RÜHLAND D: Präventive Chirurgie : Kosten-Nutzen-Relation. Chirurg 70 (1999) 340-344

SCHÖFFSKI O, GLASER P, SCHULENBURG JM: Gesundheitsökonomische Evaluationen. Springer Verlag, Heidelberg (1998)

SCHULENBURG JM, CLAES C, GREINER W, UBER A: Die deutsche Version des EuroQol-Fragebogens. Z.f. Gesundheitswiss. 6 Jg. 11.1 (1998) 3-20

TORRANCE GW: Methods for the Economic Evaluation of Health Care Programmes. Oxford Medical Publications, Oxford (1990)

TARLOV AR, WARE J, GREENFIELD S et al.: The medical outcomes study: An application of methods for monitoring the results of medical care. JAMA 262 (1983) 925-932

TROIDL H, KUSCHE J, VESTWEBER KH, EYPASCH E, MAUL U: Pouch versus esophagojejunostomy after total gastrectomy: a randomized clinical trial. World J Surg 11 (1987) 699-712

VISICK AH: A study of failures after gastrectomy. Ann R Coll Surg (Engl) 3 (1948) 266-284

WECKERMANN D, WAWROSCHEK F: Medikamentöse Therapie des benigne Prostatahyperplasie-Syndroms. Münch Med Wschr 141 (1999) 26-30

WELLWOOD et al.: Randomised controlled trial of laparoscopic versus open mesh repair for inguinal hernia: outcome and cost . Br Med J 317 (1998) 103-110

WHITE KE: Improved medical care statistics and health services system. Pub Health Rep 82 (1967) 847

III – 2
Diabetes mellitus

Ingrid Mühlhauser, Hamburg

Einleitung

Der Diabetes mellitus ist mit einer Prävalenz von ca. 5% eine der häufigsten chronischen Erkrankungen und stellt im Rahmen der WHO-Klassifikation der Non-Communicable Diseases (NCD) wegen seiner akuten und chronischen Komplikationen bis hin zur Exzess-Mortalität eine erhebliche Belastung für den einzelnen Betroffenen, im Sinne von Public Health aber auch für das Öffentliche Gesundheitswesen unserer Staaten dar. Der Diabetes ist durch ein Defizit in der Verfügbarkeit oder Wirksamkeit des Insulins als dem zentralen Hormon der Stoffwechsel-Regulation charakterisiert, was zu einer Erhöhung des Blutglukose-Spiegels und anderer metabolischer Abnormitäten führt. Dabei sind im Wesentlichen zwei unterschiedliche Formen des Diabetes mellitus zu unterscheiden. Der Typ-1-Diabetes mellitus, bei entsprechender genetischer Disposition durch einen Autoimmunprozess ausgelöst, führt zu einer Zerstörung der Insulin-produzierenden Zellen des endokrinen Pankreas, bedarf daher der lebenslangen Insulin-Substitutions-Therapie und tritt zumeist in jüngerem Lebensalter (Kindes-, Adoleszenten- und junges Erwachsenen-Alter) auf. Mehr als 95% der Patienten sind dem Typ-2-Diabetes mellitus zuzurechnen, der durch ein genetisch determiniertes, aber ätiologisch noch ungeklärtes Zusammentreffen von allmählichem Versagen der Insulinsekretion und verringerter Insulin-Sensitivität des Organismus zumeist erst in höherem Lebensalter ausgelöst wird und für die Mehrzahl der Betroffenen eine Facette der geriatrischen Multimorbidität darstellt. Überhöhte Blut-Glukose-Spiegel können ab einem gewissen Grad Symptome hervorrufen wie

- Durst,
- Polyurie,
- Abgeschlagenheit,
- Schwäche,
- Infektionsabwehrschwäche,
- Benommenheit bis zur Bewusstlosigkeit und
- Tod durch Coma diabetikum.

Durch iatrogene Fehler bei der Blutglukose-senkenden Therapie kann es auch zu Hypoglykämien mit zunehmenden zerebralen Ausfällen bis zur Bewusstlosigkeit kommen. Die Hypoglykämie ist die häufigste und gefährlichste akute Nebenwirkung der antidiabetischen Therapie. Langfristig ist der diabetische Patient bei unzureichender Kompensation des Stoffwechsels mit dem Risiko mikroangiopathischer Folgeschäden belastet; diese führen zu Organkomplikationen, wie Erblindung, Nierenversagen und die Notwendigkeit zur Amputation an den unteren Extremitäten, wofür der Diabetes eine führende Ursache geworden ist. Andererseits sind Patienten mit Diabetes mellitus auch durch ein erhöhtes Risiko makroangiopathischer Gefäßschäden und Organkomplikationen belastet; dies manifestiert sich in exzessiven Raten für das Auftreten von Myokardinfarkten, Schlaganfällen und der peripheren arteriellen Verschlusskrankheit. Zu einem wesentlichen Anteil sind diese Folgeschäden des Diabetes an den kleinen und den großen Gefäßen durch eine kontinuierliche Selbsttherapie der Glukosestoffwechselstörung und der Behandlung anderer Gefäß-Risiken vermeidbar. Dies erfordert einerseits eine dauerhafte Motivation der Betroffenen zu einer aufwendigen Dauerbehandlung; andererseits werden bei unzufriedenstellenden Ergebnissen nicht selten Selbstvorwürfe ausgelöst. Der Erfolg der Eigentherapie hängt – auch bei effektiven Maßnahmen bezüglich Information, Training und Motivation der Betroffenen durch die Therapieeinrichtungen des Gesundheitssystems – von der Persönlichkeit der Patienten und ihrer Sozialklassen-Zugehörigkeit ab. Hier sind in Zukunft gezielte Anstrengungen zur Verbesserung der Therapieergebnisse bei Sub-Kollektiven von Betroffenen erforderlich.

Grundsätzlich zielt die Behandlung des Diabetes mellitus als einer Gruppe von chronischen Erkrankungen auf eine Vermeidung akuter Komplikationen und langfristiger Folgeerkrankungen durch eine kontinuierliche Stoffwechsel-Kompensation ab. Solange dies erreicht werden kann, ist die Erkrankung symptomlos. Die Behandlung des Diabetes wird von dem betroffenen Patienten selbstverantwortlich durchgeführt und umfasst Stoffwechsel-Selbstkontrollen, die Verabreichung und Dosisanpassung von Medikamenten sowie die Beachtung von Regeln zur Ernährung und zum Tagesablauf (BERGER 2000). Der Patient ist daher nicht nur durch Symptome und Behinderungen sondern auch durch die Anforderungen belastet, die im Rahmen der Eigentherapie an ihn gestellt werden.

Insofern ist gerade beim Diabetes mellitus die Betonung von Wohlbefinden und Funktionsfähigkeit im Sinne von Lebensqualität als ein eigenständiger Therapieziel-Bereich unumstritten. Ängste vor akuten und chronischen Komplikationen, als Behinderungen empfundene Einschränkungen im beruflichen und privaten Leben und Vorurteile von Mitmenschen sowie der erforderliche Aufwand bei der Therapie-Durchführung stellen unmittelbare Bedrohungen einer optimalen Lebensqualität dar, auch ohne dass physische Beschwerden oder klassische Symptome auftreten.

Trotzdem hat das Konzept der Lebensqualität im Rahmen der Therapieziel-Definition und der Behandlungsstrategien der klinischen Diabetologie bis in die jüngste Gegenwart hinein kaum eine Rolle gespielt. Im Gegenteil wurden zur Durchsetzung metabolischer Zielsetzungen Methoden einer strikten Reglementierung der Ernährung propagiert, die allen Bestrebungen trotz des Diabetes ein psychosoziales Wohlbefinden zu erreichen, entgegengesetzt waren. Der Breslauer Pädiater KARL STOLTE hat bereits Ende der 20er Jahre darauf hingewiesen, dass das durch den Diät-Terror bei den diabetischen Kindern hervorgerufene Unglücks-Gefühl seinerseits eine Verschlechterung der Stoffwechsellage verursacht – abgesehen davon, dass die Diätvorschriften jeglicher naturwissenschaftlicher Grundlage entbehren. So hat STOLTE über eine Verbesserung der Lebensqualität der diabetischen Kinder durch Aufhebung von als Zwängen empfundenen therapeutischen Restriktionen in Ernährung und Tagesablauf versucht, eine Verbesserung der Stoffwechsellage und der somatischen Entwicklung zu erreichen (BERGER 1999). Auf den Konsensus der Lehrmeinungen haben diese frühen Bestrebungen einer Patienten-zentrierten, deren Befindlichkeit, psychosoziale Belastungen und Bedürfnisse einbeziehenden Therapieziel-Definition keinerlei Einfluss gehabt.

Im Gegenteil sind die Meinungsbildner der klinischen Diabetologie den Vorstellungen von einer Erweiterung der Therapieziele um die Begriffe von Wohlbefinden und Funktionsfähigkeit im psychosozialen und emotionalen Bereich stets mit Ablehnung entgegengetreten und haben das Primat der klinisch chemischen Variablen als Surrogat-Parameter für eine günstige somatische Prognose des Diabetes in den Vordergrund gestellt.

Erst in den letzten zehn Jahren ist es durch die schrittweise Übernahme von Rechten und Pflichten der Patienten in Diagnostik und Therapie ihrer Erkrankung zwangsläufig zu einem Umdenken gekommen. Übernimmt der Patient selbstverantwortlich wesentliche Teile seiner Behandlung, so wird er seine individuellen Interessen im Sinne des psychosozialen Wohlbefindens zur Geltung bringen – oder sich dem Therapiekonzept verweigern. So sind die Auswirkungen einer Behandlungsstrategie für die Lebensqualität der betroffenen Patienten zu einem wesentlichen Faktor für Akzeptanz, Praktikabilität und Effizienz von Behandlungsstrategien oder Pharmazeutika geworden.

Widerstand gegen die Aufnahme der Lebensqualität in den Katalog der Therapieziele (im Sinne des *patient-oriented outcome*) hatte sich immer wieder auf die Annahme fokussiert, dass sich eine vom Patienten aktuell als positiv empfundene Lebensqualität und das erfolgreiche Anstreben der metabolischen Therapieziele ausschlössen. In einer versorgungsepidemiologischen Untersuchung einer repräsentativen Kohorte von Type-1-Diabetikern im Ärztekammerbezirk Nordrhein konnten wir allerdings kürzlich nachweisen, daß metabolische Therapieziele und sozialmedizinische Messgrößen einerseits und die Lebensqualität und Therapiezufriedenheit andererseits weitgehend eigenständige Behandlungsziele darstellen und nur gering miteinander assoziiert sind (BOTT et al. 1998). Sind Hyperglykämie-bedingte Symptome (im Zustand einer sehr schlechten Stoffwechseleinstellung) ausgeschlossen, so ergibt sich auch bei Typ-2-Diabetes kaum eine Assoziation zwischen dem HbA1c-Wert (Labor-Parameter zur Beurteilung der Langzeit-Blutzucker-Einstellung) und der Lebensqualität oder dem Wohlbefinden (BOTT 2000). Für jeglichen Diabetes-Typ gilt es festzuhalten, dass akute oder chronische Krankheitssymptome ausgelöst durch eine schlechte Behandlung abzugrenzen sind gegenüber Erhebungen von Therapiezufriedenheit und krankheitsspezifischer Lebensqualität.

Schließlich konnten die methodologischen Grundlagen zu validen Quantifizierungen der Lebensqualität in ihren unterschiedlichen Dimensionen geschaffen werden; dabei sind insbesondere Präferenz-bezogene Messinstrumente zu erwähnen; sie ermöglichen, die von den Patienten in den verschiedenen Bereichen der Lebensqualität empfundenen Belastungen/Einschränkungen in Bezug auf ihre individuellen Präferenzen zu gewichten.

Die Messbarkeit der Lebensqualität in ihren unterschiedlichen Domänen steht heute außer Zweifel; sie ist im internationalen Bereich zur Routine in der Evaluation von Therapie-Strategien bei Diabetes mellitus geworden (BRADLEY 1996). Zudem sind Standards und Kriterien für die Erhebung der Lebensqualität und zur Interpretation ihrer Ergebnisse im Rahmen der evidence-based medicine formuliert worden (GUYATT et al. 1997)

Wiewohl also inzwischen die Einbeziehung der Lebensqualität in die Evaluation einer Therapie bei chronischen Erkrankungen international allgemein akzeptiert ist, so ist dieses Element bislang noch nicht in strukturierte Konzepte des Qualitätsmanagements übernommen worden. Das mag im Wesentlichen daran liegen, dass dieser Bereich einer Patienten-zentrierten Betreuung der Quantifizierung ungleich schwieriger zugänglich ist, als ein als wesentlich anerkannter Laborparameter, wie z.B. das glykosylierte Hämoglobin (HbA1c). Wird allerdings „eine durch den Diabetes möglichst wenig eingeschränkte Lebensqualität" als ein *patient-oriented outcome* der Behandlung des Diabetes akzeptiert, so sind stringente Forderungen an die Messung dieses Therapiezieles zu stellen.

Auf diesem Sektor sind in jüngster Zeit auch in der klinischen Diabetologie Fortschritte erzielt worden. Dazu war es notwendig Instrumente zu entwickeln, mit denen die Meinungen und Empfindungen der Patienten standardisiert über Fragebogen erhoben werden können.

Die Messung der gesundheitsbezogenen Lebensqualität bei Diabetes

Nach BULLINGER (1997) wird unter der gesundheitsbezogenen Lebensqualität ein Komplex aus physischen, psychischen und sozialen Befindlichkeiten verstanden. Davon sollten abgegrenzt werden Elemente der sozialen Unterstützung, der Krankheitsbewältigung und von Kontrollüberzeugungen oder psychosozialer Verhaltensmuster. Die Therapiezufriedenheit ist nur ein Teilaspekt der gesundheitsbezogenen Lebensqualität; diesbezüglich ist eine Unschärfe der Begrifflichkeit zu vermeiden. In ähnlicher Weise ist eine begriffliche Abgrenzung von der Erfassung der quality-adjusted-life years (QUALYs), die im Wesentlichen Patientenpräferenzen und Lebensqualität im Rahmen eines gesundheitsökonomischen Ansatzes interpretieren, erforderlich.

So wurden im Rahmen des St. Vincent Declaration Action Programms der WHO-Euro/International Diabetes Federation-Euro von BRADLEY und GAMSU (1994) für die Working Group „Psychological Well-being" ein „well-being questionnaire" und ein „Diabetes Treatment Satisfaction Questionnaire DTQS" erarbeitet und als Grundlage für die systematische Erfassung der Lebensqualität bei Personen mit Diabetes in Europa vorgeschlagen.

Der von der Arbeitsgruppe vorgeschlagene „Wellbeing Questionnaire" zielt allerdings auf eine globale (krankheitsübergreifende) Lebensqualität ab (z.B. werden die Patienten aufgefordert, unter # 4 die Aussage „My life is pretty full" gradiert zu bejahen oder zu verneinen). Derartig globale Skalen hängen in erheblichem Ausmaß von Bedingungen ab, die den Betroffenen außerhalb oder gar unabhängig von dem Erleben seiner Erkrankung beeinflussen.

So hat die Verwendung globaler Skalen in der Diabetologie dahingehend zu unerwarteten Ergebnissen geführt, dass Patienten mit schwersten Behinderungen (Amputationen, Erblindungen) als Folgeschäden der Erkrankung zum Teil bessere Ergebnisse bei globalen Lebensqualitäts-Erhebungen aufwiesen als Patienten ohne derartige Behinderungen. Demgegenüber zielen krankheitsspezifische Erhebungsinstrumente auf die Erfassung von Behinderungen und Einschränkungen der Lebensqualität ab, die sich auf eine bestimmte Erkrankung und die entsprechenden Therapie-Anforderungen beziehen. So werden im Bereich des Diabetes mit der „Angst vor Unterzuckerungen" Beeinträchtigungen der Lebensqualität erfasst, die bei anderen Erkrankungen keine Rolle spielen. Mit derartigen Diabetes-spezifischen Erfassungsmethoden wird die Möglichkeit der Qualitäts-Sicherung der Behandlung im Hinblick auf das *patient-oriented outcome* Therapieziel der Lebensqualität eröffnet; andererseits können mit dieser Methodik vergleichende Untersuchungen zu unterschiedlichen Therapie-Strategien aber auch zu Zentrums-Differenzen in der Therapie-Qualität durchgeführt werden. Schließlich ergibt sich die Möglichkeit, in einem Zentrum im Rahmen von Querschnitts- oder auch in prospektiven Untersuchungen spezifische Mängel bei der Erreichung der patientenzentrierten Therapieziele zu identifizieren.

Die valide Erfassung der Lebensqualität in ihren unterschiedlichen Domänen erfolgt durch die standardisierte Befragung der Betroffenen und, in besonderen Fällen, von deren Bezugspersonen. Für die Messinstrumente sind eine Reihe von Anforderungen formuliert worden; diese lassen sich unter den Begriffen der Validität (inhaltliche, Kriteriums- und Konstrukt-Validität) und der Reliabilität (Messgenauigkeit und Zuverlässigkeit des Instruments berechenbar über seine interne Konsistenz und seine Reproduzierbarkeit) subsummieren (BOTT 2000). Für die Beurteilung der Messinstrumente bzw. der Studien zur Lebensqualität sind eine Reihe von Forderungen aufgestellt worden, die den Voraussetzungen für eine evidence-based medicine entsprechen (GUYATT et al. 1997); eine Veränderung in der siebenstufigen Likert-Skala um 0.5 wurde als eine minimale relevante Verbesserung der Lebensqualität akzeptiert (GUYATT et al. 1998). Auf dieser Grundlage wird eine Kalkulation der number needed to treat (NNT) für eine bedeutsame Verbesserung der Lebensqualität in kontrollierten Interventionen möglich.

Die Lebensqualitätsforschung in der Diabetologie weist zwar über MEDLINE für die Jahre 1991 bis 1998 590 Originalarbeiten aus; die überwiegende Mehrzahl dieser Studien ist aber wegen methodischer Defizite nicht dazu geeignet, relevante Befunde inklusive von Schlussfolgerungen für die praktische Diabetologie zu zeitigen. Bisher mangelt es vor allem an validen, Diabetes-spezifischen Fragebögen zur Lebensqualität, die ausreichend sensitiv sind, um potenzielle Vorteile bestimmter Therapiestrategien abzubilden; auch die Erfassung individueller Ziele und Präferenzen der Betroffenen ist bisher nicht genügend berücksichtigt worden (BOTT 2000).

Verfügbare Messinstrumente zur Quantifizierung von Lebensqualität und Therapiezufriedenheit bei Typ-1- und Typ-2-Diabetes

An globalen Skalen können auch in der Diabetologie Instrumente verwandt werden, die ausreichend evaluiert sind, zeitökonomisch einsetzbar sind und sich als geeignet zum Vergleich unterschiedlicher Populationen erwiesen haben. Dazu gehört der SF-36, der international bekannteste Fragebogen zur Erfassung der globalen Lebensqualität, der auch für den deutschsprachigen Raum psychometrisch im Detail getestet worden ist (BOTT 2000). Ein um die Erfassung des Handlungs- und Leistungsvermögens ergänzte Messung der Befindlichkeit stellt der von SIEGRIST und Mitarbeitern erarbeitete PLC Fragebogen (Profil der Lebensqualität Chronisch Kranker) dar (SIEGRIST et al. 1996).

Demgegenüber steht die Entwicklung von Diabetes-spezifischen Skalen zur gezielten Erhebung der Lebensqualität im Zusammenhang mit den unterschiedlichen Typen und Krankheitsphasen des Diabetes mellitus noch im Anfang. Ausreichend validierte Messinstrumente für die routinemäßige Anwendung in der Routine der praktischen Diabetologie sind derzeit noch nicht verfügbar. In Workshops und in einzelnen klinisch-epidemiologischen Studien sind eine Reihe von diabetes-spezifischen Skalen mit unterschiedlichem Erfolg angewendet worden.

So wurden im Rahmen des St. Vincent Action Programms der WHO-Europe und der IDF-Europe die beiden bereits erwähnten Instrumente, der *Well-being Questionnaire* und der *Treatment Satisfaction Questionnaire* eingesetzt (BRADLEY 1994). Dabei handelt es sich bei Ersterem jedoch eher um eine Skala zur Erfassung des globalen Wohlbefindens, wobei sich einzelne Subskalen in deutschen Stichproben nicht reproduzieren ließen (BOTT 2000); während der zweite Fragebogen durchaus eine Diabetes-bedingte Therapiezufriedenheit erfassen kann. Ein vollständiges Bild der Lebensqualität lässt sich aus diesen beiden Skalen jedoch nicht abbilden. Zusätzliche Aspekte der Lebensqualität werden im Hinblick auf die seitens der Betroffenen empfundene Bedeutung des Diabetes für verschiedene Lebensbereiche (Beruf, Familienleben, soziale Kontakte etc.) von einer Fortschreibung dieser Skalen erfasst (BRADLEY 1996). Eine Validierung dieser Messinstrumente für unterschiedliche Populationen von Personen mit Diabetes erscheint derzeit noch unvollständig.

Auch die im Rahmen des DCCT eingesetzten Diabetes-spezifischen Fragebögen DQOL mit ihren diversen Subskalen (DCCT 1998) erscheinen als zu limitiert, um das Konstrukt der Lebensqualität adäquat abbilden zu können. In der Tat, waren diese Instrumente nicht in der Lage, bei Abbruch des DCCT Unterschiede zwischen den Patienten der beiden Therapie-Arme, der konventionell behandelten und der mittels einer intensivierten Insulintherapie behandelten Patienten, darzustellen (DCCT 1996). Dieser Befund steht im Gegensatz zu den erheblichen Unterschieden in der Therapiequalität, Progression der Spätschäden, Inzidenz schwerer Hypoglykämien und dem Behandlungsaufwand für die Betroffenen zwischen den beiden Therapie-Strategien. Daraus scheint sich ein Mangel an Sensitivität der verwandten Mess-Skalen zu ergeben. Es ist daher bedauerlich, dass hierzulande deutsche Versionen der DCCT Skalen Verwendung finden, ohne dass entsprechende Validierungen vorliegen.

In ähnlicher Weise scheinen die im Rahmen der UKPDS verwandten Instrumente zur Erfassung der globalen und der Diabetes-spezifischen Lebensqualität bei Patienten mit Typ-2-Diabetes mangelhafte Sensitivität aufzuweisen, da zwischen den Gruppen der konventionell und der intensiviert behandelten Patienten keine diesbezüglichen Unterschiede erfasst werden konnten (UK PROSPECTIVE DIABETES STUDY GROUP 1999).

Das in Skandinavien entwickelte Instrument zur Darstellung der Diabetes-spezifischen Lebensqualität QLsc (Quality of life: Status and Change) beinhaltet subjektive Einschätzungen von Wohlbefinden und Gewichtung einzelner Lebensbereiche sowie retrospektive Einschätzungen von Veränderungen im zeitlich-krankheitsbedingten Verlauf (HÖRNQVIST et al. 1993). Ein Validierung des vergleichsweise komplexen Instruments in deutscher Sprache liegt nicht vor.

In Deutschland haben WAADT et al. (1992) und HIRSCH (1996) Diabetes-spezifische Instrumente, den Belastungsfragebogen zur Mehrdimensionalität der Lebensqualität und spezifischen Therapieanforderungen bei Typ-1- und Typ-2-Diabetes und eine kombinierte Skala für Typ-2-Diabetiker, vorgeschlagen. Beide Instrumente haben allerdings noch keine überregionale Verbreitung gefunden. Ohnehin erscheint die Verwendung einheitlicher Fragebögen bei Patienten mit Typ-1- und Typ-2-Diabetes wenig aussichtsreich zu sein.

Bott hat in jüngster Zeit neuartige Skalen zur Erfassung der Diabetes-spezifischen Lebensqualität entwickelt und an größeren Kohorten und an einer repräsentativen Population von Typ-1-Diabetikern validiert (Bott et al. 1998, Bott 2000).

DSQOLS, ein neuartiges krankheitsspezifisches Instrument zur Erfassung von Lebensqualität und Therapiezufriedenheit bei Typ-1-Diabetes

In einem methodisch komplexen Ansatz wurden Subskalen mit je 10 Items zu der Wichtung der individuellen Behandlungsziele durch den Patienten und der Zufriedenheit mit dem gegenwärtigen Behandlungsergebnis mit einer 44 Items umfassenden Erhebung zu den von dem Patienten als Diabetes-bedingt empfundenen Behinderungen und Belastungen kombiniert. Die Wertungen der Patienten wurden jeweils über eine sechsstufige Likert Skala ermittelt. Der dreiteilige Fragebogen wird durch die Patienten selbständig ausgefüllt; dies nimmt etwa 15 Minuten in Anspruch. In einer Querschnittstudie an einem repräsentativen Kollektiv von 657 Typ-1-Diabetikern, von denen 95% den Bogen vollständig ausfüllten, wurde der DSQOLS validiert (Bott et al. 1998).

Die Summe der Produkte der beiden Einschätzungen der Patienten zur Wichtung ihrer Therapieziele und zur Zufriedenheit mit dem Behandlungsergebnis bildet das Maß für die Therapieziel-gewichtete Behandlungszufriedenheit (*preference-weighted treatment satisfaction score, PWTSS*).

Hier ergeben sich enge Beziehungen zum Informationsstand der Patienten und zu der praktizierten Behandlungsstrategie. So werden Patienten, die eine rigide Diät-Therapie bei konventioneller Insulinbehandlung praktizieren, Flexibilität der Insulintherapie und eine Befreiung von den Ernährungsregeln nicht für möglich halten – und daher auch nicht als wünschenswerte Therapieziele angeben können. Auch der sozio-ökonomische Status (SES) des Patienten steht in Beziehung zu seiner Bewertung der Therapieziel-Bedeutung und der Zufriedenheit mit der aktuellen Behandlungsqualität (Mühlhauser et al. 1998). Trotz höheren HbA1c-Werten waren Patienten mit niedrigem SES eher davon überzeugt, vor Folgeschäden des Diabetes geschützt zu sein – ein Befund, der auf Schichten-spezifische Unterschiede in der Gesundheitsmotivation der chronisch Kranken hinweist (Bott et al. 1998).

Der Hauptteil des DSQOLS widmet sich mit 44 Items den vier klassischen Domänen der Lebensqualität im Sinne der physischen, emotionalen und sozialen Belastungen sowie den Alltagsbelastungen durch die Erkrankung. Daraus haben Bott et al. (1998, 2000) auf der Grundlage von Faktoren-Analysen sechs homogene Subskalen abgeleitet: soziale Kontakte, Flexibilität der Freizeitgestaltung und Leistungsfähigkeit, körperliche Symptome, Zukunftsängste, Belastungen durch Diät-Vorschriften und Alltags-Belastungen und -Behinderungen durch die Erkrankung und die Notwendigkeit der kontinuierlichen Eigen-Therapie.

Die statistischen Korrelationen der einzelnen Subskalen der Lebensqualität zu den HbA1c-Werten waren gering. Dadurch kommt erneut zum Ausdruck, dass eine gute Stoffwechseleinstellung und das Anstreben einer hohen Lebensqualität in ihren verschiedenen Bereichen von den Betroffenen weitgehend als voneinander unabhängige, eigenständige Therapieziele angesehen werden. In Abhängigkeit vom SES ergaben sich deutliche Einschränkungen der Therapiezufriedenheit bei häufigerem Auftreten von symptomatischen Hypoglykämien und bei HbA1c-Werten von > 9%. Letzteres dürfte sich unmittelbar über die Auslösung von physischen Symptomen auswirken. Erwartungsgemäß war – neben dem Vorliegen von Folgeschäden des Diabetes – die liberalisierte Ernährung (d.h. die Aufhebung der überkommenen rigiden Diät-Vorschriften) besonders stark mit den Skalen der Lebensqualität assoziiert. Auch Unterschiede in der Flexibilität der Insulintherapie wirkten sich deutlich in verschiedenen Domänen der Lebensqualitäts-Erhebung aus. Damit wird mit dem DSQOL eine Diskriminations-Sensitivität erreicht, die eine vergleichende Evaluation von unterschiedlichen Therapie-Strategien im Hinblick auf die Lebensqualität erlaubt – eine Eigenschaft, welche bei entsprechenden Analysen im Rahmen des DCCT offenbar nicht erreicht worden ist (DCCT 1996). Diese Effekte waren im Hinblick auf die Therapieziel-gewichtete Behandlungszufriedenheit weniger stark ausgeprägt und kamen in der globalen Skala zum Wohlbefinden kaum noch zum Ausdruck. Darin spiegeln sich die individuellen Unterschiede im Informationsstand der Patienten und ihren Erwartungen an eine optimale Therapie aber auch hinsichtlich ihres SES wieder.

Die Kategorisierung der Patienten über eine Clusteranalyse auf der Grundlage ihrer Therapieziel-Angaben ergab die Charakterisierung von zwei unterschiedlichen Kollektiven: beide Gruppen gaben der guten Blutzucker-Einstellung eine hohe Priorität als Therapieziel. Eine Gruppe von Patienten fiel jedoch durch weitgehend unrealistische Therapieziel-Vorstellungen auf; bei diesen Patienten bestand nur eine geringe Bereitschaft, häufige Blutzuckerselbstkontrollen vorzunehmen, während auch leichte Hypoglykämien, wenn irgend möglich, vermieden werden sollten; dass sie an einem Diabetes leiden, wollten diese Patienten ihren Mitmenschen gegenüber nach Möglichkeit nicht offenbaren. Beide Gruppen von Patienten waren innerhalb des Gesamtkollektivs mit n = ca. 320 etwa gleich groß. Patienten mit unrealistischen Therapiezielmustern hatten eine schlechtere Stoffwechseleinstellung aber eine bessere Therapiezufriedenheit – während sie in allen sechs Lebensqualitätsskalen schlechtere Werte hatten; niedriger SES, seltenere Stoffwechselselbstkontrollen und die häufigere Verwendung überholter Insulintherapie-Strategien in dieser Gruppe mag auf motivationale Unterschiede zwischen den Patienten-Clustern hinweisen. Weitergehende Untersuchungen stellten dar, dass Patienten mit unrealistischen Therapiezielen am wenigsten von intensivierten Insulin-Therapie-Formen für ihre Lebensqualität profitierten. Bei inadäquat informierten Patienten, die nicht an einem strukturierten Therapie- und Schulungs-Programm teilgenommen hatten, fand sich das Paradoxon von hohen Therapie-Zufriedenheitswerten mit schlechter Lebensqualität; entsprechende Diskongruenzen zwischen Therapiezufriedenheit und Lebensqualität traten auf, wenn Patienten „möglichst selten den Blutzucker messen" als prioritäres Therapieziel definierten.

Derartige Differenzierungen der Patienten nach ihren Therapieziel-Vorstellungen sollten dazu beitragen können, individuelle Präferenzen der Patienten hinsichtlich ihrer Behandlungsziele, aber auch der von ihnen bevorzugten Behandlungsformen zu erfassen; und zur Grundlage der Therapieempfehlungen zu machen.

Die umfangreiche Evaluation des DSQOL erfolgte im Rahmen einer Querschnittsstudie an einer repräsentativen Population von Typ-1-Diabetikern. Dabei zeichnete sich eine gegenüber früheren Instrumenten hohe Sensitivität ab. Darüber hinaus konnte kürzlich die Sensitivität des DSQOL in einer prospektiven Studie an 100 Typ-1-Diabetikern, die im Rahmen eines strukturierten Therapie- und Schulungs-Programms auf eine intensivierte Insulin-Therapie eingestellt wurden, überprüft werden. Ein Jahr nach der Intervention wurden Verbesserungen bei den Items physische Symptome, Zukunftsängste, Ernährungsbehinderungen und Therapiezufriedenheit festgestellt, während sich für das globale Wohlbefinden und auf den Sektoren soziale Beziehungen und Alltagsbelastungen keine nachhaltigen Verbesserungen ergaben (BOTT 2000).

Für spezielle Fragestellungen im Zusammenhang mit der Einführung alternativer Verfahren der Insulintherapie (z.B. Insulinpumpen-Therapie; inhalative Insulin-Therapie) oder innovativer Insulin-Analoga wurde eine Differenzierung des DSQOL-Instruments entwickelt, für die überwiegend gute psychometrische Kennwerte vorgelegt werden konnten. In Zukunft werden neuartige Therapiekonzepte oder Pharmaka in zunehmendem Maße über ihre positiven Wirkungen auf die Lebensqualität (bei ansonsten unveränderter Wirksamkeit und Sicherheit) propagiert werden. In diesem Zusammenhang ist vermehrt auf die methodische Qualität der Messung der verschiedenen Domänen der Lebensqualität zu achten. So besteht bei vielen Patienten in Bezug auf neue

Therapieformen eine starke Erwartungshaltung, die sich auf die Skalen für die Therapiezufriedenheit auswirken kann, insbesondere wenn Therapieformen unverblindet miteinander verglichen werden. Daraus können sich Widersprüchlichkeiten der Befundkonstellation ergeben: so wurde für das kurzwirkende Insulin-Analogon Lispro eine Verbesserung der Therapiezufriedenheit berichtet, ohne dass es in den unterschiedlichen Domänen der Lebensqualität zu entsprechenden positiven Wirkungen gekommen ist (KOTSANOS et al. 1997).

Aufgrund der systematischen Evaluation des DSQOL hinsichtlich Validität, Reliabilität und Sensitivität erscheint dieses Instrument für den Einsatz in der Qualitätssicherung der medizinischen Betreuung von Typ-1-Diabetikern im Hinblick auf Lebensqualität und Therapiezufriedenheit als primäre Behandlungsziele (*patient-oriented outcomes*) in besonderem Maße geeignet.

Im Rahmen von noch nicht abgeschlossenen Arbeiten konnte kürzlich von BOTT (2000) auch für Typ-2-Diabetiker ein dem DSQOL ähnliches Instrumentarium zur Erfassung von krankheitsspezifischer Lebensqualität und Therapiezufriedenheit entwickelt werden. Wiederum wurden neun verschiedene, aufgrund der Präferenz der Patienten gewichtete Therapieziele mit dem empfundenen Grad des Behandlungserfolges zu dem Konstrukt der Therapieziel-gewichteten Behandlungszufriedenheit kombiniert und den sechs homogenen Subskalen der Belastungs-Items (Diabetes-spezifische Lebensqualität) an die Seite gestellt. Systematische Evaluationen dieses Instruments stehen noch aus, wobei sich wegen der Multimorbidität und des fortgeschrittenen Alters der Patienten möglicherweise Sensitivitäts-Probleme in der Erfassung Diabetes-bezogener Einschränkungen der Lebensqualität ergeben mögen.

Lebensqualität und Therapiezufriedenheit als Faktoren in der individuellen Entscheidung für Zielsetzung und Strategie der Behandlung

Mit der Forderung nach dem *informed choice* als Grundlage für die Entscheidung des chronisch kranken Patienten für ein Therapieziel und die entsprechende Behandlungsstrategie treten die individuellen Vorstellungen und Präferenzen des Betroffenen in das Zentrum medizinischer Entscheidungsprozesse. Dazu sind intensive Beratungen zwischen dem Patienten und den Mitgliedern des Behandlungs-Teams erforderlich. Grundlage für derartige Entscheidungsprozesse sollte – neben der Analyse des Diabetes-bezogenen Wissensstandes des Patienten – insbesondere eine Darstellung seiner Präferenzen hinsichtlich der Therapieziele und seiner Vorstellungen zu prioritären Aspekten der Lebensqualität sein. So ist der Vorschlag gemacht worden, Befragungen nach der Art des DSQOL vor einem entsprechenden ärztlichen Gespräch computergestützt auszuwerten und als individuelle Gesichtspunkte in die Erwägungen zur Therapiezieldefinition miteinzubeziehen. Dieses Verfahren mag als eine Grundlage für das Arzt-Patienten-Gespräch oder auch für eine Gruppentherapeutische Sitzung dienen. Im Hinblick auf die strukturierte Einbeziehung des informierten Patienten in die medizinischen Entscheidungsprozesse zu der von ihm durchzuführenden Eigentherapie chronischer Erkrankungen besteht derzeit noch ein immenser Forschungsbedarf. In Ergänzung zu einer systematischen Information des Patienten über das Evidenz-basierte Wissen hinsichtlich der *patient-oriented outcomes* von Therapieoptionen mögen validierte Erhebungen zur Lebensqualität und Therapiezufriedenheit des Einzelnen dazu beitragen, dass der Patient die ihm zustehende aktiv entscheidende Rolle bei der Auswahl unter alternativen Therapieoptionen einnehmen kann. Diese Entwicklung zum „informed choice" von Ziel und Strategie der Behandlung erscheint in der klinischen Diabetologie von großer Dringlichkeit, um Diskrepanzen zwischen ärztlichen Behandlungsritualen und den genuinen Interessen der Patienten zu verhindern.

Literatur

Berger M: Die bedarfsgerechte Insulintherapie bei freier Kost. Der Beitrag von Karl Stolte zur klinischen Diabetologie. Kirchheim, Mainz (1999)

Berger M (Hrsg.): Diabetes mellitus. 2. Aufl. Urban & Fischer, München, Wien, Baltimore (2000)

Bott U, Mühlhauser I, Overmann H, Berger M: Validation of a diabetes-specific quality-of-life scale for patients with Type 1 diabetes. Diabetes Care 21 (1998) 757-769

Bott U: Die Messung der Lebensqualität. In: Berger M (Hrsg.): Diabetes mellitus. 2. Auflage. Urban & Fischer, München, Wien, Baltimore (2000), Kap. 11

Bradley C: Measuring quality of life in diabetes. In: Marshall SM, Home PD, Rizza RA (Hrsg.): The Diabetes Annual. Elsevier Science, Amsterdam (1996) 207-224

Bradley C, Gamsu DS: Guidelines for encouraging psychological well-being: Report of a working group of the World Health Organization Regional Office for Europe and International Diabetes Federation European region St. Vincent Declaration Action programme for Diabetes. Diabetic Medicine 11 (1994) 510-516

Bullinger M: Gesundheitsbezogene Lebensqualität und subjektive Gesundheit. Psychotherapie, Psychosomatik, Medizinische Psychologie. 47 (1997) 76-91

DCCT: Reliability and validity of a diabetes quality-of-life measure for the diabetes control and complications trial. Diabetes Care 11 (1988) 725-732

DCCT: Influence of intensive diabetes treatment on quality of life outcomes in the Diabetes Control and Complications Trial. Diabetes Care 19 (1996) 195-203

Guyatt GH, Naylor CD, Juniper E, Heyland DK, Jaeschke R, Cook D: Users' guides to the medical literature. XII. How to use articles about health-related quality of life. J Am Med Ass 277 (1997) 1232-1237

Guyatt GH, Juniper E, Walter S, Griffith L, Goldstein RS: Interpreting treatment effects in randomised trials. Brit Med J 316 (1998) 690-693

Hirsch A, Bartholomae C, Volmer T: Messinstrumente zur Lebensqualität von Menschen mit Typ-II Diabetes. Diabetes und Stoffwechsel 5 (1996) 112

Hörnqvist JO, Wikby A, Hansson B, Andersson PO: Quality of life: status and change (QLsc) reliability, validity and sensitivity of generic assessment approach tailored for diabetes. Quality of Life Research 17 (1993) 263-279

Kotsanos JG, Vignati L, Huster W, Andrejasich C, Boggs MB, Jacobson AM, Marrero D: Health-related quality-of-life results from multinational clinical trials of insulin Lispro. Diabetes Care 20 (1997) 948-958

Mühlhauser I, Overmann H, Bender R, Bott U, Jörgens V, Trautner Ch, Siegrist J, Berger M: Social status and the quality of care for adult people with Type 1 (insulin-dependent) diabetes mellitus – a population-based study. Diabetologia 41 (1998) 1139-1150

Siegrist J, Broer M, Junge A: Profil der Lebensqualität chronisch Kranker. Beltz Test GmbH, Göttingen (1996)

UK PROSPECTIVE DIABETES STUDY GROUP: Quality of life in Type 2 diabetic patients is affected by complications but not by intensive policies to improve blood glucose or blood pressure control (UKPDS 37). Diabetes Care 22 (1999) 1125-1136

Waadt S, Herschbach P, Duran G, Henrich G, Hillebrand F, Strian F: Entwicklung eines Fragebogens zu Behandlungsproblemen und Therapiezielzuweisung bei Patienten mit Diabetes mellitus. Praxis Klin Verhaltensmed Rehab 20 (1992) 306-312

III – 3
Onkologie

THOMAS KÜCHLER, Kiel, und MONIKA BULLINGER, Hamburg

Zusammenfassung

In Anerkennung psychosozialer Aspekte der Krebserkrankung und ihrer Behandlung hat sich in den letzten 20 Jahren der Begriff der gesundheitsbezogenen Lebensqualität als Zielkriterium auch in onkologisch-chirurgischen Studien etabliert. Es liegt eine Reihe sowohl krankheitsübergreifender als auch krankheitsspezifischer Verfahren zur Erfassung der Lebensqualität in der Onkologie vor, die auf der Grundlage methodischer Richtlinien entwickelt wurden. Die meisten dieser Instrumente genügen psychometrischen Gütekriterien und sind damit zum Einsatz bei Krebspatienten geeignet. Obwohl die Anwendung von Lebensqualitätsmessinstrumenten in onkologischen Studien zunimmt, ist für den deutschen Sprachraum nach wie vor Entwicklungsbedarf sowohl im Bereich der Implementierung von Lebensqualitätsstudien in der Onkologie als auch in der Entwicklung von diagnose- und/oder behandlungsspezifischen Instrumenten vorhanden. Diese Aufgaben werden in der deutschen Onkologie in der Arbeitsgemeinschaft Psychoonkologie (PSO) der Deutschen Krebsgesellschaft sowie vom Referenzzentrum „Lebensqualität in der Onkologie" (gefördert durch die Deutsche Krebshilfe e. V.) realisiert.

Einleitung

Die Diskussion über die Auswirkungen von Erkrankung und Behandlung auf die Lebensqualität von Patienten (NAJMAN & LEVINE 1981, PATRICK & ERIKSON 1988) ist besonders intensiv in der Onkologie geführt worden (AARONSON & BECKMANN 1987). Die Hinwendung zur Lebensqualität in der Onkologie reflektiert nicht nur eine Sensibilisierung für die psychosoziale Dimension von Krankheit und Behandlung, sondern entspringt auch einer zunehmenden Skepsis gegenüber der Aussagekraft von etablierten Indikatoren in klinischen Studien wie Überlebenszeit oder Symptomatik (BAROFSKY 1996).

Ziel der Lebensqualitätsforschung in der Onkologie ist es, die aktuelle Verfassung von Patientengruppen zu beschreiben, einzelne Behandlungsstrategien auch hinsichtlich der Lebensqualität zu bewerten, dabei auch zwischen Therapiealternativen zu entscheiden, und die Betreuung der Patienten unter anderem auch durch das Angebot psychologischer Hilfen zu verbessern (BERNHARD et al. 1996). Die Lebensqualität ist aber auch auf der Ebene des Gesundheitsversorgungssystems ein zunehmend bedeutsames Zielkriterium. Hier geht es einerseits darum, die Gesundheitsversorgung zu planen, andererseits den Nutzen einer Therapie gegenüber ihren Kosten auch im Hinblick auf die Lebensqualität zu bewerten. Die Erfassung der Lebensqualität ist somit sowohl deskriptiv im Bereich der Epidemiologie als auch evaluativ im Bereich der Therapieforschung und gesundheitsökonomisch im Bereich der Bewertung der Leistung von Gesundheitssystemen von Bedeutung (BULLINGER 1996, BERZON et al. 1996).

Anders ausgedrückt: Lebensqualität hat ihren Platz in der täglichen klinischen Praxis, wo der Begriff am ehesten mit dem Begriff „Patientenorientierung" korrespondiert, in klinischen Studien im Sinne von Therapieoptimierung und eben in der Qualitätssicherung.

Geschichte des Lebensqualitätskonzeptes

Obwohl der Begriff „Lebensqualität" bereits 1920 erstmals erwähnt wird (PIGOU im Zusammenhang mit Arbeitsumgebung), fand er erst in den 70er Jahren Eingang in die Wissenschaft, zunächst die Sozialwissenschaft. 1970 wird Lebensqualität im Bericht an den amerikanischen Präsidenten („Toward Balanced Growth: Quantity with Quality") in der Diskussion über die Grenzen des (wirtschaftlichen) Wachstums gleichrangig zum Wachstum gestellt. Nachfolgende Untersuchungen zu den „Lebensbedingungen" der Amerikaner versuchten Lebensqualität zu objektivieren, indem – hier sehr vereinfacht – die Anzahl der Fernseher etc. pro Quadratmeter Wohnraum gezählt wurden (CAMPBELL et al. 1976). Die Autoren weisen allerdings schon dort darauf hin, dass es darum geht, wirklich qualitative Maße einzuführen.

Seit ca. 1980 ist Lebensqualität auch ein Begriff in der Medizin, wobei er zunächst nur von der WHO in global gesundheitspolitischen Zusammenhängen gesehen wurde. Entsprechend waren die Zielvorstellungen der WHO, zu einem Index ähnlich dem Karnofski-Index zu kommen, der die gesamte Befindlichkeit des untersuchten Kollektivs in einer Maßzahl zusammenfasst. Aufgrund der unstrittigen Mehrdimensionalität des LQ-Konzeptes wurde diese Vorstellung nicht weiter verfolgt. Statt dessen begann in der Folge die Entwicklung von multidimensionalen Lebensqualitätsfragebögen, die in der Folge zu den drei heute hauptsächlich verwendeten Fragebögen (EORTC-QLQ-C 30, SF 36 – JOHN WARE, FACT – DAVID CELLA) führte.

Das Lebensqualitätskonzept

Lebensqualität ist wenigstens ein *philosophischer*, ein *politischer*, ein *ökonomischer*, ein *sozialwissenschaftlicher* und neuerdings eben auch ein *medizinischer* Begriff, und in jedem der genannten Bereiche verursacht er methodische Probleme, am deutlichsten in der Politik und in der Ökonomie. In der Philosophie steht die Abgrenzung zum Glücksbegriff noch aus, aber immerhin hat dort bereits ARISTOTELES das zentrale messtheoretische Problem der LQ-Forschung formuliert: „....und oft ändert derselbe Mensch seine Meinung. Wird er krank, so ist es Gesundheit, und wenn er gesund ist, so ist es das Geld." Anders ausgedrückt:

1. Lebensqualität bedeutet für Kranke etwas grundsätzlich anderes als für Gesunde.
2. Die Bedeutung (Bewertung) einzelner Aspekte von LQ ist individuell höchst unterschiedlich.

HOFSTÄTTER hat hierzu mit seiner „*Zufriedenheitsformel*" einen wesentlichen Beitrag geleistet (*Abb. 1*).

$$\frac{\text{Bewertung dessen was einer hat}}{\text{Erwartung}} = \text{Zufriedenheit}$$

Abb. 1: Zufriedenheitsformel

In der Onkologie ganz allgemein ist in Bezug auf Lebensqualität – sieht man einmal von der inflationären Handhabung des Begriffes in Publikationsabstracts ab — eine erfreuliche Bescheidenheit festzustellen: LQ wird in der Regel mit der Abwesenheit wesentlicher Krankheitssymptome und Behandlungsnebenwirkungen gleichgesetzt. Die Kritik an einer solchen Betrachtungsweise ist allerdings dort berechtigt, wo dabei die psychosozialen Aspekte vernachlässigt werden, die ja unstrittig nicht nur bei schweren und/oder chronischen Krankheiten ein wesentlicher Bestandteil des individuellen Befindens sind.

Bis hierher zusammengefasst, ist es angesichts der angedeuteten Komplexität des Konstruktes Lebensqualität verständlich, dass der Philosoph KARL POPPER uns folgenden Rat gibt:

„Never try to define Quality of Life!" (mündl. Mitteilung an H. TROIDL 1988).

Entsprechend stellt das nachfolgende Lebensqualitätsmodell (KÜCHLER & SCHREIBER 1989, *Abb. 2*) auch keine Definition dar, sondern lediglich eine *Konzeptualisierung*, die denjenigen, die Lebensqualität untersuchen wollen, eine Orientierung ermöglichen soll.

Bei der theoretischen Fundierung und Operationalisierung dessen, was unter Lebensqualität zu verstehen ist, steht ganz deutlich der Selbstbericht der Patienten über eigenes Erleben und Verhalten im Vordergrund (CALMAN 1987). *Methodische Arbeiten* beziehen sich auf die Entwicklung

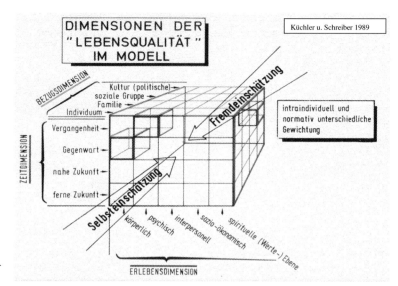

Abb. 2: Lebensqualitätsmodell

und Prüfung von Verfahren zur Lebensqualitätserfassung, ihren adäquaten Einsatz und ihre statistische Auswertung (GUYATT et al. 1996). Hier ist in den letzten Jahren eine Reihe von Instrumenten zur Erfassung der Lebensqualität vorgelegt worden (BOWLING 1991, MCDOWELL & NEWELL 1987, WESTHOFF 1993). Es fehlt also nicht an Verfahren, sondern an Orientierungshilfen für die Auswahl der Instrumente, die aus inhaltlichen, methodischen und praktischen Gründen für onkologische Studienfragestellungen geeignet sind. Praktische Erwägungen setzen sich mit der Durchführung von Lebensqualitätserhebungen im klinischen Kontext auseinander und schließen die Motivation der an der Untersuchung beteiligten Organisationen, Monitoring, sowie Dokumentation des Datenflusses und Auswertung ein (AARONSON 1989).

Kriterien zur Beurteilung von Lebensqualitätsinstrumenten

In der Vielzahl der „Lebensqualität"-Instrumente finden sich sowohl ältere Verfahren, die der Gesundheitsforschung im amerikanischen Sprachraum entstammen, als auch jüngere Neuentwicklungen für spezifische Patientengruppen, z.B. Patienten mit Krebserkrankungen.

Generell lassen sich die Verfahren nach folgenden Gesichtspunkten klassifizieren:

1. Übergreifende versus spezifische Verfahren, d.h. Instrumente, die die Lebensqualität der Patienten über verschiedene Erkrankungen, Funktionszustände oder Therapien hinweg oder spezifisch dafür erfassen.
2. Einzelne versus multiple Komponenten der Lebensqualität, d.h. Verfahren, die die Lebensqualität auf einer einzelnen Skala abbilden gegenüber Profilen von verschiedenen Lebensqualitätsdimensionen.
3. Selbst- versus Fremdbeurteilungsverfahren, d.h. Verfahren, bei denen die Patienten ihre Lebensqualität selbst beurteilen, z.B. durch Fragebögen oder Interviews, gegenüber Fremdeinschätzungen durch z.B. Ärzte, Pfleger oder Familienangehörige.
4. Verhaltensnahe versus bewertungsbezogene Instrumente, d.h. Verfahren, die die Verhaltensweisen abbilden gegenüber Verfahren, die eine eigene Beurteilung der Patienten zu seiner eigenen Verfassung, d.h. ein Werturteil, erfordern.

Um als Lebensqualitätsmessinstrument ausgewiesen zu sein, sollte ein Instrument multidimensional, vom Patienten beurteilbar sein und die subjektive Erfahrung des Patienten reflektieren (ANDERSON et al. 1996).

Darüber hinaus sollte es folgende Merkmale besitzen (WARE 1987):

1. Es sollte konzeptuell fundiert sein, d.h. den Gegenstandsbereich Lebensqualität durch einen empirisch oder theoretisch nachvollziehbaren Zugang adäquat abdecken.
2. Es sollte testtheoretischen Gütekriterien genügen, d.h. reliabel (zuverlässig), valide (gültig) und sensitiv (therapieinduzierte Veränderungen abbilden) sein.
3. Es sollte patientenfreundlich sein, d.h. kurz, einfach, verständlich, akzeptabel, praktikabel und leicht auswertbar.
4. Es sollten seine Messwerte klinisch interpretierbar sein. Unter anderem mit Hilfe von Referenzgruppen oder einem entsprechenden Manual sollte zu entscheiden sein, welche Bedeutung die mit dem Messinstrument erhobenen Werte für die Population haben.

Bezüglich der *konzeptuellen Fundierung* ist zu fordern, dass in der Beschreibung eines Verfahrens die theoretische Fundierung und die Beschreibung eines zugrundeliegenden Messmodelles gegeben wird. Nur aufgrund der konzeptuellen Basis und intendierten Zielrichtung eines Verfahrens ist seine Eignung für einen bestimmten Verwendungszweck nachher auch beurteilbar (SCHIPPER et al. 1996).

Die *testtheoretischen Gütekriterien* sind in einer Reihe von Arbeiten diskutiert worden (NUNALLY 1978, WARE 1987). Zu ihrer Beurteilung sollten zumindest Ergebnisse von Reliabilitätsuntersuchungen (Zuverlässigkeit des Instruments) vorliegen zur internen Konsistenz (Cronbach's α sollte über dem kritischen Wert von $\alpha = .70$ liegen) und zur Test-Retest-Reliabilität der Korrelationskoeffizienten (sollte über dem kritischen Wert von $r = .70$ liegen). Bei den Validitätsprüfungen (Gültigkeit des Instruments) sind sowohl Angaben zur inhaltlichen Validität gefordert als auch zur Kriteriums- bzw. Konstruktvalidität. Bei der Kriteriumsvalidität wird die konvergente Validierung des Verfahrens mit einem anderen Fragebogen oder einem Außenkriterium, z.B. der Schweregrad der Erkrankung, zugrundegelegt, bei der diskriminanten Validierung die Fähigkeit des Instrumentes, verschiedene Subgruppen von Patienten z.B. nach klinischem Symptombild zu differenzieren. Die Konstruktvalidität von Fragebögen, früher über Methoden der Faktorenanalyse erhoben, wird zunehmend durch die konfirmatorische Prüfung der Skalenstruktur mit Hilfe von Multitrait-Ansätzen durchgeführt. Die Sensitivität (Veränderungsempfindlichkeit) eines Messinstrumentes kann im Vergleich der Werte von vor zu nach einer Behandlung als Effektstärke bzw. als relative Effektstärke im Vergleich mit einem anderen Maß angegeben werden.

Die *Praktikabilität* der Verfahren ist ersichtlich sowohl aus der Anzahl fehlender Werte beim Einsatz des Verfahrens in verschiedenen Untersuchungsgruppen als auch beim Zeitaufwand der Beantwortung in Relation zur Fragenanzahl. Darüber hinaus ist eine direkte Einschätzung durch den Patienten bzgl. der Klarheit, Verständlichkeit und Intimität der Fragen als Erhebungsmethode der Praktikabilität zunehmend in Verwendung (BULLINGER 1996).

Die *klinische Interpretierbarkeit* der Scores stellt das vielleicht am schwierigsten erfüllbare Kriterium dar. Oft ist das Ausmaß einer Veränderung im Vergleich zu einem Ausgangswert nur statistisch, nicht aber inhaltlich, zu interpretieren. Hier geben Ankerwerte wie die Veränderung der Lebensqualität im Vergleich zu anderen Daten, z.B. Arzturteil oder Urteil des Patienten, Verbesserung oder Verschlechterung seines Zustandes sowie Informationen aus dem klinischen Bild als Äquivalent der Fragen im Fragebogen eine Interpretationshilfe (WARE & KELLER 1996, LYDICK & EPSTEIN 1996).

Verfügbare Messinstrumente

Krankheitsübergreifende Skalen

Das Sickness Impact Profile (s. auch Kap. II – 3)

Anglo-amerikanische Verfahren aus der Gesundheitsforschung beziehen sich auf die integrative Erhebung der Komponenten der Lebensqualität in Form von Profilen oder Indizes. Dazu gehört das im anglo-amerikanischen Sprachraum verbreitete *Sickness Impact Profile* (BERGNER et al. 1981, DAMIANO et al. 1996), ein Instrument, das mit 136 Items in Interviewform oder im Selbstbericht den Einfluss der Krankheit auf verschiedene Ebenen des Erlebens reflektiert.

Das ursprüngliche Ziel der Entwicklung war, ein Maß für den wahrgenommenen Gesundheitszustand zu entwickeln, das ein deskriptives Profil von Veränderungen im Verhalten einer Person in Bezug auf die Erkrankung darzustellen erlaubt. Das *Sickness Impact Profile* umfasst 12 Kategorien:

1. Schlaf und Ruhe,
2. Essen,
3. Arbeit,
4. Selbstversorgung,
5. Erholung und Hobbies,
6. Gehfähigkeit,
7. Mobilität,
8. Körperpflege und Bewegung,
9. Soziale Interaktion,
10. Aufmerksamkeitsverhalten,
11. Emotionales Verhalten und
12. Kommunikation.

Es können Scores pro Skala, je nach Hauptdimension (körperlich oder psychosozial) oder auch ein Gesamtwert gebildet werden, wobei die Scoreberechnung über Itemgewichtungen zustande kommt. Die Bearbeitungszeit im Interview beträgt für das *Sickness Impact Profile* etwa 20 bis 30 Minuten, wobei aber bei älteren oder multimorbiden Patienten längere Zeiten gerechnet werden müssen. Eine Selbstbeurteilung in Fragebogenform ist ebenfalls existent. Geeignet ist das *Sickness Impact Profile* für Erwachsene, für heterogene Patientenpopulationen und die Allgemeinbevölkerung.

Im deutschen Sprachraum existieren drei verschiedene Übersetzungen, von denen eine auch eine psychometrische Prüfung erfahren hat, hier wurden bei 192 Patienten mit Krankheiten des Stütz- und Bewegungsapparates akzeptable Test-Retest-Korrelationen von .81, Cronbach's α = .83 für den Summenwert gefunden (KESSLER et al. 1990). Den Vorteilen des *Sickness Impact Profiles*, nämlich seine klare Struktur und umfassende Berücksichtigung verschiedener Dimensionen der Gesundheit stehen Nachteile gegenüber, sowohl die Vielzahl der Items als auch die Tatsache, dass das *Sickness Impact Profile* in den Items negativ formuliert ist.

Das Nottingham Health Profile (s. auch Kap. II – 3)

Das *Nottingham Health Profile* (HUNT et al. 1981, MCEWEN & MCKENNA 1996) ist ein im englischen Sprachraum entwickeltes Instrument zur Erfassung der subjektiven Gesundheit.

Es besteht aus 38 Items, die sechs Dimensionen zugeordnet werden:

1. körperliche Mobilität,
2. Schmerz,
3. Schlafstörungen,
4. soziale Isolation,
5. emotionale Beeinträchtigungen und
6. Energieverlust.

Als vollstandardisiertes Verfahren zur Selbstbeurteilung ist es ebenso geeignet wie zur Interviewdurchführung. Die Antwortkategorisierung mit „ja" oder „nein" ist einfach. Die Auswertung bezieht sich auf den prozentualen Anteil der mit „ja" beantworteten Items. In einer Reihe von Validierungsstudien des englischen Orginals wurden die Reliabilität und Validität des *Nottingham Health Profiles* bestätigt (MCEWEN & MCKENNA 1996). In der deutschen Übersetzung und Prüfung bei 1000 Personen zeigten sich akzeptable psychometrische Werte (KOHLMANN et al. 1997).

Der Vorteil des *Nottingham Health Profiles* ist seine Kürze und ökonomische Ausrichtung bei gleichzeitiger Wahrung der Multidimensionalität.

Allerdings fällt, wie beim *Sickness Impact Profile*, beim *Nottingham Health Profile* die negative Item-Formulierung auf, und es ist vor allem bei sehr beeinträchtigen Personen differenzierungsfähig.

Der SF-36 Health Survey (s. auch Kap. II – 2)

Der *SF-36 Health Survey* wurde aus dem Instrumentarium der amerikanischen *Medical Outcome Study* nach empirischen Gesichtspunkten konstruiert (STEWART & WARE 1992, WARE 1996). Der *SF-36 Health Survey* misst mit 36 Items 8 Dimensionen der subjektiven Gesundheit. Er ist nach einem Messmodell konzipiert, das sowohl die psychische als auch die körperliche Dimension von Wohlbefinden und Funktionsfähigkeit erfasst. Die acht im SF-36 erfassten Dimensionen sind:

1. körperliche Funktion,
2. Rollenfunktion in körperlicher Hinsicht,
3. soziale Funktion,
4. Vitalität,
5. Schmerz,
6. Rollenfunktion in emotionaler Hinsicht,
7. geistige Gesundheit und allgemeine Gesundheitswahrnehmung.

Die Skalen können zu zwei Summenskalen zusammengefaßt werden, eine für die körperliche und eine für die geistige Gesundheit. Es existiert auch eine Kurzform SF-12. Auffallend beim SF-36 sind die häufig wechselnden Antwortkategorien von einfachen „ja-nein"-Antworten bis zu sechsstufigen Antwortkategorien.

Der SF-36 wurde von der Internationalen Lebensqualitätsarbeitsgruppe (*International Quality of Life Project Group*) nach einem definierten Protokoll in über 15 verschiedene Sprachen übersetzt und in den jeweiligen Ländern psychometrisch getestet, sowie in einigen Ländern ebenfalls normiert (AARONSON et al. 1994). Im deutschen Sprachraum liegt ein Manual zum SF-36 vor, das die Übersetzung, die psychometrische Prüfung an über 1000 erkrankten Personengruppen aus verschiedenen klinischen Studien und die Normierung an einer repräsentativen Bevölkerungsgruppe (n = 300) darstellt (BULLINGER 1994, BULLINGER & KIRCHBERGER 1998).

In seinem Ursprungsland und inzwischen auch weltweit ist der SF-36 in eine nicht mehr überblickbare Zahl von klinischen Studien einbezogen worden. Diese Studien zeigen übereinstimmend eine exzellente psychometrische Qualität des SF-36 hinsichtlich der Reliabilität (Test-Retest, interne Konsistenz), der Skalenstruktur (faktorielle bzw. diskriminante Validität) und der Konstrukt- und Kriteriumsvalidität (BULLINGER 1997).

Der SF-36 ist ein ökonomisches, psychometrisch robustes und vielfältig einsetzbares Instrument zur Erfassung der subjektiven Gesundheit. Kritikwürdig ist die mangelnde Berücksichtigung der sozialen Dimensionen der Lebensqualität und die etwas unübersichtliche Präsentationsform. In der Zwischenzeit hat sich der SF-36 als Instrument zu einem Standardverfahren zur Erfassung der subjektiven Gesundheit etabliert, es existiert auch eine Kurzform (S-12).

Es ist allerdings darauf hinzuweisen, dass erste Studien bei onkologischen Patienten im Vergleich zu onkologisch orientierten LQ-Fragebögen eine eher niedrige Veränderungssensitivität des SF-36 erbrachten (RZEHAK & KÜCHLER et al. in Vorb.)

Der WHO-Quality of Life-Fragebogen (WHOQOL)

Ein neues Verfahren innerhalb der krankheitsübergreifenden Messinstrumente ist die Entwicklung des Fragebogens der Weltgesundheitsorganisation WHOQOL (ORLEY et al. 1994, SZABO et al. 1996). Es handelt sich hierbei um den Versuch, Items zur Lebensqualität nicht aus einem kulturgebundenen Modell von Wohlbefinden und Funktionsfähigkeit abzuleiten, sondern in jeder Kultur eine Möglichkeit zu schaffen, spezifische Items zu formulieren (ORLEY et al. 1995).

Einzigartig am WHOQOL sind sowohl seine Entwicklungsgeschichte als auch der trotz der kurzen Zeit seines Bestehens bereits existierende empirische Hintergrund. Die erste Stufe in der

Entwicklung des WHOQOL war eine Serie von Zusammenkünften von Gesundheitsforschern aus verschiedensten Ländern rund um die Erde, die sich auf relevante Domänen der Lebensqualität einigten. In der zweiten Stufe definierten Fokusgruppen in den jeweiligen Ländern eine Reihe beliebig vieler Items zu diesen Domänen. Diese sind

1. die körperliche Dimension,
2. die psychologische Dimension,
3. der Grad der Unabhängigkeit,
4. soziale Beziehungen,
5. die Umwelt und
6. spirituelle, religiöse und persönliche Überzeugungen.

Aus dem nun in der ersten Stufe vorliegenden Datensatz von über 4500 Personen wurde eine psychometrisch geprüfte Kurzversion des WHO-Fragebogens mit über 100 Items entwickelt, die in der vierten Stufe in einer Reihe nationaler Studien mit unterschiedlichen Populationen im Längsschnitt eingesetzt wurden (The WHOQOL Group, 1998). Die bisher berichteten psychometrischen Eigenschaften der WHOQOL-Domänen und ihrer Facetten sind zufriedenstellend, wobei der Bogen in allen befragten Kulturen einsetzbar ist. Da es sich beim WHOQOL um ein noch nicht vollständig entwickeltes Instrument handelt, ist eine abschließende Bewertung für die Eignung auch bei Krebspatienten noch nicht möglich. Bisherige Analysen legen aber nahe, dass sich der WHOQOL gerade aufgrund der interkulturellen Grundlagen seiner Entwicklung weit verbreiten wird.

Weitere Verfahren

In internationalen Textbüchern über Messinstrumente zur Erfassung der Lebensqualität lassen sich eine Reihe weiterer Instrumente zur Erfassung der gesundheitsbezogenen Lebensqualität finden (NAUGHTON et al. 1996). Dazu gehören im internationalen Sprachraum gebräuchliche Instrumente wie der *McMaster Health* Index (CHAMBERS 1996) bzw. funktionsbezogene Instrumente wie die Dartmouth *COOP Charts* (NELSON et al. 1996) oder der *Health Assessment Questionnaire* (RAMEY et al. 1996) sowie Messinstrumente, die nur eine oder wenige Dimensionen der Lebensqualität erfassen, wie z.B. der PGWB *Psychological General Wellbeing* Index oder auch Befindlichkeitsskalen wie das POMS *Profile of Mood States* (BULLINGER 1991).

Instrumente der klinischen Psychiatrie und Psychologie liegen in deutscher Sprache ebenfalls validiert vor, so z.B. die *Psychological Adjustment to Illness Scale* (PAIS: DEROGATIS & FLEMMING 1996) oder die Symptom Check List 90 SCL 90 (DEROGATIS & DEROGATIS 1996, FRANKE 1992). Diese Verfahren messen zwar relevante Dimensionen der Lebensqualität aus Sicht der Patienten, sie sind aber ursprünglich für andere Fragestellungen entwickelt worden (der PAIS zur Frage der Adaptation an eine Erkrankung, der SCL-90 zur psychiatrischen Diagnostik). Andere Instrumente, wie der Spitzer Lebensqualitäts-Index (SPITZER et al. 1981), der lediglich in deutscher Übersetzung vorliegt, psychometrisch aber nur unzureichend geprüft wurde, gehören zwar zu den historisch ältesten Instrumenten der Lebensqualitätsforschung, haben aber auch aufgrund ihres Fremdbericht-Charakters und des Interpretationsspielraumes der Skalen an Bedeutung in der Forschung verloren.

Im deutschen Sprachraum ursprünglich entwickelte Verfahren sind erst in den letzten Jahren zunehmend veröffentlicht worden. Hierzu gehören die Erlangener Selbstbeurteilungslisten SELT (AVERBECK et al. 1989) sowie das Kieler-Interview zur subjektiven Situation KISS (HASENBRING et al. 1989), der Fragebogen Alltagsleben (BULLINGER et al. 1993) bzw. Zufriedenheitslisten wie der FELZ (HENRICH & HERSCHBACH 1992) oder die MLDL, die Münchner Lebensereignis-Dimensionsliste (BULLINGER 1996). Obwohl diese Verfahren psychometrisch geprüft sind und zunehmend in Studien eingesetzt werden, ist ihre Verwendung im internationalen Sprachraum durch die geringe Bekanntheit der Skalen noch nicht etabliert. Darüber hinaus sind Angaben zur Güte der Verfahren in der Anwendung bei Krebspatienten zum Teil nur recht spärlich.

Eine weitere Gruppe von Instrumenten bezieht sich auf gesundheitsökonomische Verfahren zur

Erfassung der sogenannten „Utilities", d.h. bzw. des in einem Zahlenwert oder Index ausgedrückten Nutzens eines Behandlungsergebnisses für die Patienten (REVICKI 1996). Hier existieren speziell in der Gesundheitsökonomie entwickelte direkte Präferenzmaße wie z.B. *Standard Gamble* (Beurteilung der Patienten-Präferenz von Szenarien zunehmenden Risikos) bzw. *Time Trade Off* (vom Patienten hypothetisch gegebene Lebenszeit für einen Behandlungserfolg). Darüber hinaus gibt es weitere Instrumente wie den *Health Utilities*-Index (FEENY et al. 1996) oder die *Quality of Wellbeing Scale* (QWB, KAPLAN et al. 1976), die mit 151 Items Fragen zu 7 Dimensionen der subjektiven Gesundheit im Interview stellt und diese dann zu einem Skalenwert zwischen 0 und 1 aggregiert.

Ein neues gesundheitsökonomisches Verfahren ist der EUROQOL-Fragebogen (KIND et al. 1996), der zu 6 Dimensionen der Gesundheit mit 6 inhaltlich definierten Gesundheitszuständen und unterschiedlichen Schweregraden innerhalb dieser Gesundheitszustände ein System von 216 Szenarien zur Beurteilung des Gesundheitszustandes (mit Gewichten) vorgibt.

Onkologie-spezifische Instrumente

Die älteste und gebräuchlichste Skala zur Fremdbeurteilung von Behandlungseffekten in der Onkologie ist der Karnofsky-Index, der in 11 Kategorien den Grad der Funktionseinschränkung hinsichtlich Gesundheitszustand, körperlicher Aktivität, Arbeit und Selbstversorgung auf einer Skala von 0 bis 100 abbildet. Obwohl weit verbreitet und auch als Lebensqualitätsmessinstrument früher benutzt, bildet der *Karnofsky-Performance-Score* primär den Funktionszustand des Patienten ab und dies aus ärztlicher Sicht. Ähnlich ist der Spitzer-Index (SPITZER et al. 1981) zwar ein kurzes und gebäuchliches Fremdbeurteilungsinstrument, das in 3 Beurteilungskategorien auf 5 Komponenten der Lebensqualität eingeht, letztendlich aber liegt eine Schwäche des Verfahrens in dem Interpretationsspielraum der Klassifizierungen und in der vergröbernden Formulierung der Kategorien. Während beim Karnofsky-Index die Reliabilitätskoeffizienten, vor allem die Interrater-Reliabilitäten, ausgesprochen gering sind, sind diese beim *Spitzer-Quality of Life-Index* besser.

Als nächster Schritt vollzog sich die Erfassung der Lebensqualität von Patienten mit Hilfe von sogenannten *linear analog self assessment scales* (LASA), d.h. Visualanalog-Skalen.

Die bekannteste ist die von SELBY und Kollegen (1984), die in einer Therapieverlaufsstudie mit 231 Brustkrebspatientinnen eingesetzt wurde. Im deutschen Sprachraum entwickelte sich die Adaptation dieser Skalen relativ schnell. Allerdings liegen aus dem deutschen Sprachraum nur wenige Publikationen zu psychometrischen Eigenschaften dieser Verfahren vor. Obwohl sie wegen ihrer Ökonomie weiterhin eingesetzt werden, sind LASA-Skalen in der aktuellen Lebensqualitätsforschung eher als krankheitsspezifische Zusatzinstrumente akzeptiert. Im Folgenden werden die wichtigsten, d.h. psychometrisch geprüften, häufig eingesetzten und in deutscher Sprache verfügbaren Instrumente zur Erfassung der Lebensqualität bei Krebspatienten vorgestellt.

Der EORTC-QLQ-C-30-Fragebogen

Die EORTC (*European Organisation for Research and Treatment of Cancer*) hat im Jahre 1980 eine Arbeitsgruppe gegründet mit dem Auftrag, ein Instrument zur Erfassung der Lebensqualität von Krebspatienten in onkologisch-klinischen Studien zu entwickeln. Die Grundidee dieser Instrumententwicklung war ein modulares Prinzip; es sollte sowohl in einem Kerninstrument (*Core*) eine Reihe von für alle Krebspatienten wesentlichen Dimensionen abgedeckt werden als auch in einem Zusatzinstrument (*Supplement*) die jeweils spezifischen Probleme von Patienten mit bestimmten Krebserkrankungen reflektiert werden (z.B. Lungenkarzinom, Mammakarzinom etc.). Die erste Generation des Fragebogens bestand aus 36 Items (QLQ- C-36) (AARONSON et al. 1993). Die Autoren prüften das Verfahren an 537 Lungenkrebspatienten und modifizierten den Fragebogen.

Die aktuelle Version, der QLQ-C-30, 2.0, beinhaltet 5 funktionale Skalen (körperlich, emotional, sozial und kognitive Funktionen sowie Rollenfunktion), 3 Symptomskalen (Müdigkeit, Schmerz, Übelkeit/Erbrechen) sowie eine Reihe von Einzelitems zu Atemnot, Schlafstörungen, Appetitverlust, Verstopfung, Diarrhoe und finanziellen Folgen der Erkrankung (AARONSON et al. 1996) mit insgesamt 30 Fragen. Wie auch sein Vorläufer wurde der QLQ-C-30 in einem internationalen Feldtest in einer Population von Lungenkrebspatienten geprüft, die aus 12 Ländern stammen (vgl. AARONSON et al. 1996). Die psychometrischen Ergebnisse dieser Feldstudie waren akzeptabel, weiter werden aus Studien zu Lungenkrebs, Ovarialkarzinom und anderen Krebsformen gute psychometrische Ergebnisse ersichtlich.

Inzwischen (1999) liegt der QLQ-C-30, 2.0 in standardisierter Übersetzung in 26 Sprachen vor und hat sich zu dem *Standardinstrument in der europäischen Onkologie* entwickelt.

Spezifisch für den EORTC-Fragebogen ist die Entwicklung von weiteren diagnose- und/oder behandlungsspezifischen Modulen. Hier ist im Sinne der Praktikabilität zwischen „offiziellen" Modulen der EORTC Studygroup on Quality of Life (diese sind in internationalen Fieldstudies getestet) und „Adhoc" – Modulen (diese sind in der Regel nur unilingual getestet) zu unterscheiden. So gibt es für den deutschen Sprachraum ca. 30 verschiedene Adhoc-Module allein für onkologische Studien[1], die für spezielle Fragestellungen entwickelt wurden. Weiterhin entsteht derzeit eine Datenbank, in der die Lebensqualitätsdaten aus verschiedenen Studien zusammengeführt werden. Ziel dieser Entwicklung ist es, zu Referenzwerten bei den wichtigsten Tumordiagnosen, -stadien und -behandlungsmodalitäten zu kommen.

Der Functional Assessment of Cancer Therapy-Fragebogen (FACT)

Eine neuere Entwicklung im Krebsbereich stellen die FACT-Skalen für Krebspatienten und analog die FAHI-Skalen für HIV-infizierte Patienten dar (CELLA et al. 1993, CELLA & BONOMI 1996). Die Entwicklung und erste Validierung des FACT-Instrumentes erfolgte in den 4 Phasen:

- der Item-Erstellung,
- Item-Reduktion,
- Skalenkonstruktion und
- psychometrischen Evaluation.

Aus dieser Information resultierte dann die Konstruktion des FACT-G, der als übergreifende Form anwendbar für alle Patienten mit Krebserkrankungen ist und der mit 29 Items das körperliche, psychische und soziale Wohlbefinden, die Beziehung zum Arzt, das emotionale und funktionale Wohlbefinden und einen Gesamtwert erfasst. Zusätzliche Skalen beziehen sich auf die Erfassung der Lebensqualität von Patienten mit Anorexie und Kachexie (FACT-CT: 18 Items), von krebsbedingter Anämie oder Müdigkeit (FACT-F: 21 Items), Brustkrebs (FACT-B: 9 Items), Blasenkrebs (FACT-BL: 12 Items), Knochenmarktransplantationen (FACT-BMT: 12 Items), Hirntumor (FACT-BR: 19 Items), Kolonkarzinom (FACT-CO: 9 Items), Zervixkarzinom (FACT-CX: 15 Items), Kopf-, Halskarzinom (FACT-H/N: 11 Items), Lungenkrebs (FACT-L: 9 Items), Ovarialkarzinom (FACT-O: 12 Items), Prostatakarzinom (FACT-P: 12 Items) und HIV-Infektion (FAHI: 9 Items). Die psychometrische Prüfung des 29 Item-FACT-G wurde an einer Gruppe von 630 Patienten unterschiedlicher Krebsdiagnosen vorgenommen. Der FACT-G-Gesamtwert zeigte dabei akzeptable Reliabilität, Validität und Sensitivität.

Derzeit wird der FACT im Rahmen eines definierten Studienprotokolls durch zweimalige Vorwärtsübersetzung und einmalige Rückwärtsübersetzung ähnlich wie der EORTC QLQ-C-30, 2.0 in verschiedene Sprachen übersetzt, darunter auch deutsch. Bisher aus verschiedenen Ländern vorliegende psychometrische Daten zum FACT le-

---

[1] Zu erfragen im Referenzzentrum Lebensqualität in der Onkologie der CAU zu Kiel

gen nahe, dass die psychometrischen Eigenschaften des FACT's mit Ausnahme der sozialen und der emotionalen Skala akzeptabel sind. Die Struktur des FACT erlaubt, ähnlich wie beim EORTC-Fragebogen, den Einsatz in verschiedenen Gruppen von Krebspatienten in übergreifender und spezifischer Weise. Es bleibt für die weitere Entwicklung abzuwarten, inwieweit sich die „cultural bias", die diesem amerikanischen Instrument noch anhaften, neutralisiert werden können.

Der Functional Living Index Cancer (FLIC)

Der Functional Living Index Cancer (SCHIPPER et al. 1984, CLINCH 1996) wurde ursprünglich im Rahmen eines amerikanischen Forschungsprojektes zur Wirkung von Chemotherapie Ende der 70er Jahre entwickelt. Dieser wurde dann an 350 Patienten erstmals auf psychometrische Eigenschaften geprüft. In seiner aktuellen Version erfasst der FLIC mit 22 Fragen in 5 Subskalen die Dimensionen

1. körperliches Wohlbefinden,
2. psychologisches Wohlbefinden,
3. soziales Wohlbefinden,
4. Krebs als Lebensproblem und
5. Übelkeit.

Die Items sind in Frageform gestellt. Die Antwortskala ist eine siebenstufige Skala mit definierten Endpunkten, die je nach Frage unterschiedlich formuliert sind. Besonderer Wert bei der Entwicklung der Skalen wurde auf die Einfachheit des Ausdruckes gelegt, unter anderem aufgrund des hohen Prozentsatzes funktional analphabetischer Personen in Nordamerika. Der Fragebogen kann auch in Interviewform vorgegeben werden.

Eine konfirmatorische Prüfung der ursprünglichen FLIC-Scores wurde in einer Studie mit 438 Lungenkrebspatienten durchgeführt. Hier wurde nach Faktorenanalyse eine identische Faktorenstruktur des FLIC gefunden. In einer weiteren Studie zeigte sich, dass die interne Konsistenz des FLIC hoch ist und die Validität gut. Die Sensitivität des FLIC's wurde in einer Reihe von Studien mit unterschiedlichen Fallzahlen geprüft. Die meisten dieser Studien zeigen, dass der FLIC in klinischen Studien in der Lage ist, unterschiedliche Dosierungen von Chemotherapeutika in ihrem Effekt auf die Lebensqualität zu identifizieren, sowohl im direkten Kurzzeitverlauf der Therapie als auch im Langzeitverlauf bis 12 Monate nach der Therapie (CLINCH 1996).

Quality of Life Cancer Scale

Die *Quality of Life Cancer Scale* (QOLCA) (PADILLA et al. 1996), entwickelte sich aus der Notwendigkeit eines kurzen, einfachen, leicht anzuwendenden, reliablen und validen Maßes für das Wohlbefinden von Personen mit Krebserkrankungen, das sowohl das körperliche Wohlbefinden und damit verbundene Beeinträchtigung durch Symptome als auch die psychologische, soziale und spirituelle Dimension des Wohlbefindens mit einbezieht. Ursprünglich als *Quality of Life* Index benannt, ist die *Quality of Life Scale* QOLCA ein Verfahren, das für Patienten mit unterschiedlichen Krebsarten einzusetzen ist. Es hat sowohl eine krebsübergreifende, sogenannte *„generic version"*, als auch populationsspezifische Versionen z.B. für Personen mit Magen-Darm-Erkrankungen, gynäkologischen Krebsformen oder Knochenmarktransplantationen. Das Instrument QOLCA hat 30 Items und arbeitet mit Visual-Analog-Skalen. Die bisher vorhandenen neuen Studien zur Reliabilität und Validität des QOLCA bei Krebspatienten unterschiedlicher Diagnose zeigen durchgehend eine hohe interne Konsistenz für die Subskalen und die gemeinsame Skala. Eine faktorenanalytische Studie des QOLCA in einer Gruppe von 227 Patienten zeigt eine gute Replikation der ursprünglichen Faktorenstruktur. Der QOLCA ist derzeit noch nicht in deutscher Sprache vorhanden.

Weitere krankheitsspezifische Verfahren

Das Cancer Inventary of Problem Situations (CIPS (HEINRICH et al. 1984)) war ein ursprünglich für die Rehabilitation von Krebspatienten entwickelter Fragebogen (über 150 Items), der in einer Kurzversion von 40 Items in verschiene Sprachen, darunter auch ins Deutsche übersetzt wurde (BERNHARD et al. 1986). Auch die QTWIST Methode (GELBER et al. 1996) zählt zu den spezifischen Verfahren: Hier wird die Zeit ohne beeinträchtigende Symptome als Indikator der Lebensqualität gewertet.

Im deutschen Sprachraum sind mit Ausnahme spezifischer Modulentwicklungen im Rahmen des EORTC-Fragebogens nur wenige spezifisch für Krebspatienten entwickelte Instrumente vorhanden, die entsprechend psychometrisch getestet oder auch publiziert sind. Besonders hervorzuheben ist die Arbeit von EYPASCH et al. aus der Gruppe um HANS TROIDL in Köln, der einen gastrointestinalen Lebensqualitätsindex entwickelt hat (EYPASCH et al. 1990).

Anwendung von Lebensqualitätsinstrumenten

Die Zunahme der Artikel zum Thema Lebensqualität in der Onkologie im Medline-Suchsystem ist beeindruckend: Ausgehend von einem Artikel im Jahre 1969 beläuft sich die Gesamtzahl auf 8773 Artikel. In diesem Zeitraum beziehen sich fast 2000 Artikel auf Lebensqualität und Krebserkrankungen, das sind 22% aller Lebensqualitätsartikel (GOODYEAR & FRAUMENI 1996). In ihrem Überblick über Lebensqualitätserforschung in onkologischen klinischen Studien nennen GOODYEAR und FRAUMENI (1996) 10 Instrumente, die ausreichende psychometrische Eigenschaften besitzen. Darunter befinden sich die bereits dargestellten Verfahren: der EORTC, QLQ- C-30-Fragebogen (AARONSON et al. 1996), der FACT-Fragebogen (*Functional Assessment of Cancer Therapy*) (CELLA & BONOMI 1996), der FLIC (*Functional Living Index Cancer*) (CLINCH 1996), der *Quality of Life* Index QOLCA (PADILLA et al. 1996), der SF-36 *Health Survey* (WARE 1996) sowie der Spitzer'sche Lebensqualitätsbogen (SPITZER 1981). Darüber hinaus werden auch spezifische Instrumente genannt, wie z.B. die bereits länger in der Literatur vorhandene *Rotterdam Symptom Check List* (VAN KNIPPENBERG & NEGT 1990).

Die Verfügbarkeit von Messinstrumenten zur Erfassung der Lebensqualität hat sich zumindest international in den letzten Jahren deutlich verbessert. Auf der einen Seite existiert eine Vielzahl von Instrumenten, vor allem populationsübergreifende aber auch zunehmend krebsspezifische, die zum Einsatz kommen können. Zudem ist die internationale Adaptation von Messinstrumenten in einigen Fällen so weit vorangeschritten, dass man den Einsatz der Verfahren im deutschen Sprachraum empfehlen kann (BULLINGER et al. 1996). Darüber hinaus liegen inzwischen einige Studien zum relativen Vergleich der psychometrischen Güte verschiedener Messinstrumente vor. So zum Beispiel eine Studie zum Vergleich zwischen FACT und FLIC (CELLA et al. 1993), wobei hier eine hohe Korrelation zwischen FLIC und FACT von $r = .79$ festgestellt wurde. In weiteren Studien korrelierten *Profile of Mood States* und *Performance Status* um $r = .60$ mit dem FLIC. In einer Gruppe neudiagnostizierter Brustkrebspatientinnen zeigten über 1 Jahr sowohl der CIPS, der FLIC und der Karnofsky *Performance*-Index eine Veränderung der Stimmung und Lebensqualität über die Zeit, aber keinen Unterschied zwischen Therapiegruppen.

Eine neuere Studie in Deutschland vergleicht gerade den *Quality of Wellbeing*-Index, den EORTC-Fragebogen und den SF-36 und fand hohe Korrelationen zwischen EORTC und SF-36, niedrige aber zur *Quality of Wellbeing Scale*, die im deutschen Sprachraum auch nicht gut akzeptiert war (PORSZOLT, persönliche Mitteilung). Relativ gute psychometrische Eigenschaften der deutschen Skalen Alltagsleben und MLDL, wie auch des *Nottingham Health Profile* fanden sich in einer Studie an Mammakarzinom-Patientinnen sowie an Nierenzellkarzinom-operierten Patienten. Hier war allerdings zu bemerken, dass die Veränderungssensitivität der Verfahren relativ gering war (BULLINGER 1996).

Schlussbetrachtung

Die Lebensqualitätsforschung hat sich bisher primär auf die methodisch adäquate Entwicklung von Messinstrumenten konzentriert, die prinzipiell in epidemiologischen, klinischen und gesundheitsökonomischen Studien einsetzbar sind und die auch im Rahmen der Routinediagnostik und Dokumentation, auch im individuellen Patientenkontakt, verwendet werden können.

Die Entwicklung der Verfahren zur Erfassung der Lebensqualität ist also schnell vorangeschritten. Dennoch fehlen trotz vorhandener internationaler Messinstrumente und deren deutscher Übersetzung sowohl neue – im deutschen Sprachraum entwickelte - krebsspezifische Verfahren als auch Studien, die die relative Leistungsfähigkeit der Verfahren vergleichend prüfen (BULLINGER 1997).

Der Einsatz von Lebensqualitätsinstrumenten in der Onkologie war bisher noch immer recht zögerlich. Die meisten Informationen finden sich in deskriptiven Studien zur Lebensqualität spezieller Patientengruppen (im Querschnitt oder Verlauf). Der Einsatz solcher Instrumente (in der Regel der QLQ-C-30) in klinischen Studien nimmt in Deutschland jedoch enorm zu. Im Rahmen der Bemühungen zur Förderung der onkologischen Studienkultur durch die Deutsche Krebsgesellschaft (Studienhaus, Clearinghouse etc.) werden derzeit Qualitätskriterien zur Zertifizierung von onkologischen Studien auch für den Bereich „Lebensqualitätserhebung" diskutiert und voraussichtlich im Jahr 2000 verabschiedet. Hier wird versucht, an den internationalen Standard anzuknüpfen. In den sog. Clinical Trials Groups (z.B. in den USA) wird auf Basis definierter Protokolle auch das Zielkriterium „Lebensqualität" erhoben, meistens in Studien zum Mammakarzinom oder Lungenkarzinom. Aus diesen Studien liegen auch erste Metaanalysen zu den Ergebnissen klinischer Studien mit dem Zielkriterium „Lebensqualität" vor, ebenfalls vorwiegend im Bereich des Mammakarzinoms.

Es ist zu hoffen, dass der Schwung, der die Lebensqualitätsforschung in der Onkologie bisher auszeichnete, sowohl in den klinischen Studien als auch in der psychosozialen Onkologie erhalten bleibt, damit die Lebensqualität als Zielkriterium des Behandlungsergebnisses weiter empirisch fundiert wird und nach ethischer Rechtfertigung handlungsleitend bleibt (LEVINE 1996).

Literatur

AARONSON NK: Quality of Life Assessment in Clinical Trials: Methodologic Issues. Contrib Clin Trials 10 (1989) 195-208

AARONSON NK, BECKMANN J: Quality of Life of Cancer Patients. Raven Press, New York (1987)

AARONSON NK, ACQUADRO C, ALONSO J, APOLONE G et al.: International Quality of Life Assessment (IQOLA) Project. Quality Life Res. 1 (1992) 349-351

AARONSON NK, AHMEDZAI S, BULLINGER M for the EORTC Quality of Life Group: Validation of the EORTC QLQ 30. J Natl Cancer Inst 85 (1993) 365-376

AARONSON NK, CULL AM, STEIN KAASA, SPRANGERS MAG: The European Organization for Research and Treatment of Cancer (EORTC) Modular Approach to Quality of Life Assessment in Oncology: An Update. In: SPILKER B (ed.): Quality of Life and Pharmaeconomics in Clinical Trials. Lippincott-Raven, Philadelphia (1996) 179-190

ANDERSON RT, AARONSON NK, LEPLÈGE AP, WILKIN D: International Use and Application of Generic Health-Related Quality of Life Instruments. In: SPILKER B (ed.): Quality of Life and Pharmaeconomics in Clinical Trials. Lippincott-Raven, Philadelphia (1996) 613-632

AVERBECK M, GROTE-KUSCH M, LEIBERICH P, OLBRICH E, SCHÖBEL S, SCHRÖDER A: Skalen zur Erfassung der Lebensqualität (SELT). Institut für Psychologie I und Medizinsche Kliniken. Friedrich-Alexander Universität, Erlangen-Nürnberg (1989)

BAROFSKY I: Cancer: Psychological Aspects. In: Spilker, B. (ed) Quality of Life and Pharmaeconomics in Clinical Trials. Lippincott-Raven, Philadelphia (1996) 993-1002

BERGNER M, BOBBIT RA, CARTER WB, GILSON BS: The Sickness Impact Profile: Development and Final Revision of a Health Status Measure. Med Care 19 (1981) 780-805

BERNHARD J, HÜRNY DT, COATES A, GELBER RD: Apllying Quality of Life Principles in International Cancer Clinical Trials. In: SPILKER B (ed.): Quality of Life and Pharmaeconomics in Clinical Trials. Lippincott-Raven, Philadelphia (1996) 693-706

BERZON RA, MAUSKOPF JA, SIMEON GP: Choosing a Health Profile (Descriptive) and/or a Patient-Preference (Utility) Measure for a Clinical Trial. In: SPILKER B (ed.): Quality of Life and Pharmaeconomics. Lippincott-Raven, Philadelphia (1996) 375-380

BULLINGER M: Gesundheitsbezogene Lebensqualität und subjektive Gesundheit. Psychother Psychosom med Psychol 47 (1997) 76-91

BULLINGER M: Gesundheitsbezogene Lebensqualität und subjektive Gesundheit. Überblick über den Stand der

Forschung zu einem neuen Evaluationskriterium in der Medizin. Zt. Psychotherapie, Psychosomatik und Medizinische Psychologie, Heft 3-4, 47. Jahrgang, Georg Thieme Verlag (1997) 77-91

Bowling A: Measuring Health: A Review of Quality of Life Measurment Scales Milton Keynes, Open University Press, Philadelphia (1991)

Bullinger M: Quality of Life - Definition, Conceptualization and Implications: A Methodologists View. Theor Surg 6 (1991) 143-148

Bullinger M: Methoden zur Lebensqualitätsbewertung in der Onkologie. In: Schmoll H-J, Höffgen K, Possinger K (eds.): Kompendium Internistischer Onkologie, Springer, Berlin (1996) 1339-1351

Bullinger M, Kirchberger I: Der SF-36 Fragebogen zum Gesundheitszustand – Handbuch für die deutschsprachige Fragebogen-Version. Hogrefe, Göttingen (1998)

Bullinger M, Kirchberger I, von Steinbüchel N: Der Fragebogen Alltagsleben – ein Verfahren zur Erfassung der gesundheitsbezogenen Lebensqualität. Z Med Psychol 2 (1993) 121-131

Bullinger M, Kirchberger I, Ware J: Der deutsche SF-36 Health Survey. Übersetzung und psychometrische Testung eines krankheitsübergreifenden Instrumentes zur Erfassung der gesundheitsbezogenen Lebensqualität. Z f Gesundheitswiss 1 (1995) 21-36

Bullinger M, Power MJ, Aaronson NK, Cella DF, Anderson RT: Creating and Evaluating Cross-Cultural Instruments. In: Spilker B (ed.): Quality of Life and Pharmaeconomics in Clinical Trials. Lippincott-Raven, Philadelphia (1996) 659-668

Calman KC: Definition and Dimensions of Quality of Life. In: Aaronson N, Beckman J, Bernheim J, Zittoun R (eds.): The Quality of Life of Cancer Patients, Raven Press, New York (1987)

Cella DF, Bonomi AE: The Functional Assessment of Cancer THerapy (FACT) and Functional Assessment of HIV Infection (FAHI) Quality of Life Measurement System. In: Spilker B (ed.): Quality of Life and Pharmaeconimics in Clinical Trials. Lippincott-Raven, Philadelphia (1996) 203-214

Cella D, Tulsky DS, Gray G: The Functional Assessment of Cancer Therapy (FACT) Scale: Development and Validation of the General Measure. J Clin Oncol 11 (1993) 572-579

Chambers LW: The McMaster Health Index Questionnaire. In: Spilker B (ed.): Quality of Life and Pharmaeconomics in Clinical Trials. Lippincott-Raven, Philadelphia (1996) 267-280

Clinch JJ: The Functional Living Index-Cancer: Ten Years Later. In: Spilker B (ed.): Quality of Life and Pharmaeconomics in Clinical Trials. Lippincott-Raven, Philadelphia (1996) 215-226

Damiano AM: The Sickness Impact Profile. In: Spilker B (ed.): Quality of Life and Pharmaeconomics in Clinical Trials, Lippincott-Raven, Philadelphia (1996) 347-354

Derogatis, LR, Derogatis MF: SCL-90 and the BSI. In: Spilker B (ed.): Quality of Life and Pharmaeconomics in Clinical Trials. Lippincott-Raven, Philadelphia (1996) 323-336

Derogatis LR, Fleming MP: Psychological Dajustment to Illness Scale: PAIS and PAIS-SR. In: Spilker B (ed.): Quality of Life and Pharmaeconomics in Clinical Trials. Lippincott-Raven, Philadelphia (1996) 287-300

Eypasch E, Troidl H, Wood-Dauphinee S, Williams JI, Reinecke K, Ure B, Neugebauer E: Quality of Life and gastrointestinal Surgery – a clinimetric Approach to developing an Instrument for its Measurement. Theoretical Surgery 5 (1990) 3-10

Franke GH: Eine weitere Überprüfung der Symptomcheckliste (SCL-90-R) als Forschungsinstrument. Diagostika 38 (1992) 160-167

Feeny DH, Torrance GW, Furlong WJ: Health Utilities Index. In: Spilker B (ed.): Quality of Life and Pharmaeconomics in Clinical Trials. Lippincott-Raven, Philadelphia (1996) 239-252

Gelber RD, Cole,BF, Gelber S, Goldhirsch A: The Q-TWiST Method. In: Spilker B (ed.): Quality of LIfe and Pharmaeconomics in Clinical Trials. Lippincott-Raven, Philadelphia (1996) 437-444

Goodyear MDE, Fraumeni MA: Incorporating Quality of LIfe Assessment into Clinical Cancer Trials. In: Spilker B (ed.): Quality of Life and Pharmaecomonics in Clinical Trials. Lippincott-Raven, Philadelphia (1996) 1003-1014

Guyat H, Jaeschke R, Feeny DH, Patrick DL: Measurements in Clinical Trials: Choosing the Right Approach. In: Spilker B (ed.): Quality of Life and Pharmaeconomics in Clincal Trials. Lippincott-Raven, Philadelphia (1996) 41-48

Hasenbring M, Kurtz B, Marienfeld G: Erfahrungen mit dem Kieler Interview zur subjektiven Situation (KISS). In: Verres R, Hasenbring M (eds.): Psychosoziale Onkologie. Jahrbuch der medizinischen Psychologie. Springer, Berlin, Heidelberg, New York, Tokyo (1989) 68-84

Henrich G, Herschbach P, von Rad M: Lebensqualität in den alten und neuen Bundesländern. Psychother Med Psychol 42 (1992) 31-32

Heinrich RL, Schag CC, Ganz PA: Living with Cancer: THe Cancer Inventory of Problem Situations. J Clin Psychol 40 (1984) 972-980

Hunt SM, McEwen J, McKenna SP, Williams J, Papp E: The Nottingham Health Profile: Subjektive Health

Status and Medical Consultations. Soc Sci Med 15a (1981) 221-229

KAPLAN RM, BUSH JW, BERRY CC: Health Status: Types of Validity and the Index of Wellbeing. Health Services Research 11 (1976) 487-507

KIND P: The EuroQoL Instrument: An Index of Health-Related Quality of Life. In: SPILKER B (ed.): Quality of Life and Pharmaeconomics in Clinical Trials. Lippincott-Raven, Philadelphia (1996) 191-202

VAN KNIPPENBERG FCE, NEGT JP: Measuring Psychological and Physical Distress in Cancer Patients: Structure and Application of the Rotterdam Symptom Checklist. Br J Cancer 62 (1990) 1034-1038.

KOHLMANN T, BULLINGER M, KIRCHBERGER-BLEIMSTEIN I: Die deutsche Form des Nottingham Health Profiles - Skalenstruktur, Reliabilität und Validität; Soz-Präventiv Med 42 (1997) 175-185

KÜCHLER T, SCHREIBER HW: „Lebensqualität in der Allgemeinchirurgie - Konzepte und praktische Möglichkeiten der Messung". Hamburger Ärzteblatt 43 (1989) 246-250

KÜCHLER T: „Lebensqualität post operationem". Habilitationsschrift, Hamburg (1992)

KÜCHLER TH, GRAUL J, HENNE-BRUNS D, HOLST K, RAPPAT S, SCHREIBER HW: „Evaluation der Effekte medizinpsychologischer Betreuung auf Lebensqualität und Überlebenszeit von Patienten mit gastrointestinalen Tumoren in der chirurgischen Akutbehandlung – eine prospektive Studie". Abschlussbericht an das BMFT (1996)

LEVINE RJ: Quality of Life Assessments in Clinical Trials: An Ethical Perspective. In: SPILKER B (ed.): Quality of Life and Pharmaeconomics in Clinical Trials. Lippincott-Raven, Philadelphia (1996) 489-496

LYDICK EG, EPSTEIN RS: Clinical Significance of Quality of Life Data. In: SPILKER B (ed.): Quality of Life and Pharmaeconomics in Clinical Trials. Lippincott-Raven, Philadelphia (1996) 461-466

MCDOWELL I, NEWELL C: Measuring Health: A Guide to Rating Scales and Questionnaires. Oxford University Press, New York (1987)

MCEWEN J, MCKENNA SP: Nottingham Health Profile. In: SPILKER B (ed.): Quality of Life and Pharmaeconomics in Clinical Trials, Lippincott-Raven, Philadelphia (1996) 281-286

NAJMAN JM, LEVINE S: Evaluating the Impact of Medical Care and Technology on Quality of Life: A Review and Critique. Soc Sci Med 15F (1981) 107-115

NAUGHTON MJ, SHUMAKER SA, ANDERSON RT, CZAJKOWSKI SM: Psychological Aspects of Health-Related Quality of Life Measurement: Test and Scales. In: SPILKER B (ed.): Quality of Life and Pharmaeconomics in Clinical Trials. Lippincott-Raven, Philadelphia (1996) 117-132

NELSON EC, WASSON JH, JOHNSON DJ, HAYS RD: Dartmouth COOP Functional Health Assessment Charts: Brief Measures for Clinical Practice. In: SPILKER B (ed.): Quality of Life and Pharmaeconomics in Clinical Trials, Lippincott-Raven, Philadelphia (1996) 161-168

NUNNALLY JC: Psychometric Theory. McGraw-Hill, New York (1978)

Padilla GV, Grant MM, Ferrell BR, Presant CA: Quality of Life-Cancer. In: SPILKER B (ed.): Quality of Life and Pharmaeconomics in Clinical Trials. Lippincott-Raven, Philadelphia (1996) 301-308

ORLEY J and the WHOQOL Group: The Development of the WHO Quality of Life Assessment Instruments (The WHOQOL). In: ORLEY J, KUYKEN W (eds.): Quality of Life Assessment: International Perspectives. Springer Verlag, Berlin (1994) 41-57

PATRICK DL, ERICKSON P: Health Status and Health Policy. Oxford University Press, New York (1992)

RAMEY DR, FRIES JF, SINGH G: The Health Assessment Questionnaire 1995-Status and Review. In: SPILKER B (ed.): Quality of Life and Pharmaeconomics in Clinical Trials. Lippincott-Raven, Philadelphia (1996) 227-238

REVICKI DA: Relationship of Pharmaeconomics and Health-Related Quality of Life. In: SPILKER B (ed.): Quality of Life and Pharmaeconomics in Clinical Trials. Lippincott-Raven, Philadelphia (1996) 1077-1084

SARTORIUS N: A WHO Method for the Assessment of Health-Related Quality of Life (WHO QOL). In: WALKER SR, ROSSER RM (eds.): Quality of Life Assessment: Key Issues in the 1990's. Kluwer Academic Publishers, Boston (1993) 201-207

SCHIPPER H, CLINCH J, MCMURRAY A, LEVITT M: Measuring the Quality of Life of Cancer Patients: The Functional Living Index Cancer: Development and Validation. J Clin Oncol 2 (1984) 472-483

SCHIPPER H, CLINCH JJ, OLWENY CLM: Quality of Life Studies: Definition and Conceptual Issues. In: SPILKER B (ed.): Quality of Life and Pharmaeconomics in Clinical Trials. Lippincott-Raven, Philadelphia (1996) 11-24

SCHWARZ R, BERNHARD J, FLECHTNER H, KÜCHLER T, HÜRNY C: „Lebensqualität in der Onkologie", Aktuelle Onkologie 63, Zuckschwerdt Verlag München, Bern, Wien, San Francisco (1991)

SCHWARZ R, BERNHARD J, FLECHTNER H, KÜCHLER T, HÜRNY C: „Lebensqualität in der Onkologie II", Aktuelle Onkologie 82, Zuckschwerdt Verlag München, Bern, Wien, San Francisco (1995)

Selby PJ, Chapman JA, Etazadi-Amoli J, Dalley D, Boyd NF: The Development of a Method for Assessing the Quality of Life of Cancer Patients. Br J Cancer 50 (1984) 13-22

Spilker B: Introduction to the Field of Quality of Life Trials. In: Spilker B (ed.): Quality of Life and Pharmacoeconomics in Clinical Trials. Lippincott-Raven, Philadelphia (1996) 1-10

Spitzer WO, Dobson AJ, Hall J, Chesterman E, Levi J, Shepherd R, Battista RN, Catchlove BR: Measuring the Quality of LIfe of Cancer Patients. A Concise QL-Index for Use by Physicians. J Chron Dis 34 (1981) 585-597

Stewart AL, Ware J: Measuring Function and Well-being. Duke University Press, Durham/NC (1992)

Szabo S, the WHOQOL Group: The World Health Organization Quality of Life (WHOQOL) Assessment Instrument. In: Spilker B (ed.): Quality of Life and Pharmaeconomics. Lippincott-Raven, Philadelphia (1996) 355-362

The WHOQOL Group: The World Health Organization Quality of Life Assessment (WHOQOL): Development and General Psychometric Properties. Social Sciences Medicine, Vol. 46, No. 12 (1998) 1569-1585

Ware JE: Standards for Validating Health Measures. Definition and Content. J Chron Dis 40 (1987) 503-512

Ware JE: The SF-36 Health Survey. In: Spilker B (ed.): Quality of Life and Pharmaeconomics in Clinical Trials, Lippincott-Raven, Philadelphia (1996) 337-346

Ware JE, Keller SD: Interpreting General Health Measures. In: Spilker B (ed.): Quality of Life and Pharmaeconomics in Clinical Trials. Lippincott-Raven, Philadelphia (1996) 445-460

Westhoff G: Handbuch Psychosozialer Messinstrumente. Hogrefe, Stuttgart (1993)

III – 4
Herz-Kreislauf-Erkrankungen

Matthias Rose, Berlin

Einleitung

Die Zielsetzungen und Ansätze der Lebensqualitäts-Messung bei kardiovaskulären Erkrankungen sind notwendigerweise ebenso heterogen wie die kardiovaskulären Erkrankungen selbst. Da sich die Probleme eines primär asymptomatischen Hypertoniekranken grundsätzlich von denen eines schwer herzinsuffizienten Patienten oder eines Patienten nach Implantation eines intrakardialen Defibrilliators unterscheiden, lässt sich eine Aussage zu *der* Lebensqualität Herz-Kreislauf-Kranker nicht sinnvoll treffen. Im Folgenden soll skizziert werden, welche Fragestellungen bei welchen kardiologischen Krankheitsbildern mit Lebensqualitätsaspekten typischerweise in Verbindung gebracht werden (*Tab. 1*).

Tabelle 1: Anwendungsbeispiele der Lebensqualitätsforschung bei kardiovaskulären Erkrankungen

Typische Fragestellungen	Methoden	typisches Anwendungsfeld
Wird die Lebensqualität durch die Nebenwirkungen der Therapie reduziert?	DRQL HRQL	Hypertonie
Verbessert eine effiziente Therapie die Lebensqualität?	DRQL HRQL	Herzinsuffizienz, KHK
Hängen Lebensqualität und Compliance zusammen?	HRQL QOL	Hypertonie
Bietet die Lebensqualität einen unabhängigen Prädiktor des somatischen Verlaufes?	HRQL QOL	Herzinsuffizienz
Bietet die Lebensqualität eine Entscheidungshilfe zwischen ansonsten gleichwertigen Therapien?	Utility HRQL	Hypertonie, KHK
Bietet die Lebensqualität eine Entscheidungshilfe bei der Therapie kritischer oder infauster Erkrankungen?	QOL Utility	Reanimation Myocardinfarkt
Hilft die Lebensqualität beim Verstehen der subjektiven Wahrnehmung medizinischer Maßnahmen?	HRQL	intrakardiale Defibrillation
Kann die Lebensqualität einen Indikator zusätzlichen, psychotherapeutischen Interventionsbedarfes darstellen?	HRQL	intrakardiale Defibrillation
Kann die Lebensqualität als Legitimation kostenintensiver Therapien gegenüber den Kostenträgern dienen?	HRQL QOL	Herztransplantation
Kann die Lebensqualität als Instrument der Kostensteuerung bei knapper werdenden Ressourcen dienen?	QOL Utility	Herztransplantation Herzinsuffizienz

QOL: allgemeine Lebensqualität (overall/global Quality of Life), HRQL: gesundheitsbezogene Lebensqualität (Health related Quality of Life), DRQL: erkrankungsspezifische subjektive Beeinträchtigung (Disease related Quality of Life)

Es finden sich sowohl Ansätze, die die allgemeine Lebensqualität in ihrem Wortsinn erfassen (,QOL'), wie weit häufiger Arbeiten, die die ,Gesundheitsbezogene Lebensqualität' als mehrdimensionales Konstrukt aus verschiedenen Befindensbereichen erfassen (,HRQL'), neben Untersuchungen, die die erkrankungsspezifischen subjektiven Beeinträchtigungen erfassen und diese als ,Lebensqualitäts-Aspekte' interpretieren (,DRQL'). Gerade in jüngerer Zeit finden sich vor allem bei kostenrelevanten Maßnahmen auch vermehrt Messansätze aus der Utility-Forschung, die als Einzelmaße auch gesundheitsökonomische Fragen mit dem Begriff der Lebensqualität in Verbindung bringen können.

Trotz des großen Interesses und der regen Forschungsaktivität gestalten sich daher auch die Aussagen zu der Lebensqualität bestimmter Krankheitsentitäten oder dem Effekt einzelner Therapien schwierig, da ein Konsens über adäquate Methoden noch fehlt. So fällt auf, dass nur ein kleiner Teil der kontrollierten, randomisierten Studien Lebensqualitätsaspekte mituntersucht hat. In dem Cochrane Controlled Trails Register finden sich 1996 bei nur 3,6% der Studien zu kardiovaskulären Erkrankungen systematische Lebensqualitäts-Erhebungen. Dies ist gegenüber 1980 mit 0,34% zwar eine deutliche Zunahme, ist insgesamt aber immer noch relativ wenig. In den dort referierten Arbeiten wurden 62 verschiedene, etablierte Instrumente eingesetzt, 22% der Autoren entwickelten eigene Bögen und bei 3% waren die Methoden unklar (SANDERS et al. 1998).

Im Folgenden sollen einige der derzeit gebräuchlichsten erkrankungsbezogenen Instrumente für ausgewählte kardiovaskuläre Erkrankungsgruppen dargestellt werden. Im Anschluss findet sich eine kurze Darstellung des derzeitigen Forschungsstandes für diese Erkrankungsgruppen.

Erkrankungsbezogene Lebensqualitäts-Instrumente

Im Unterschied zu den allgemeinen, weit häufiger angewandten und bekannten Instrumenten zur gesundheitsbezogenen Lebensqualitätsmessung (HRQL), wie dem SF-36, WHOQOL, NHP, SIP oder PGWB, sind die erkrankungsbezogenen Lebensqualitätsinstrumente weit weniger verbreitet und meist schlechter validiert und dokumentiert. Sie sind meist von primär klinisch tätigen Arbeitsgruppen für spezifische Fragestellungen entwickelt worden. Bekanntermaßen besteht ein Vorteil erkrankungsspezifischer Instrumente darin, die erkrankungstypischen Symptome und spezifischen Alltagseinschränkungen besser abzubilden, als dies mit den allgemeinen HRQL- oder QOL-Fragebögen möglich ist. Dadurch können mit diesen Instrumenten z.B. Veränderungen durch therapeutische Interventionen sensibler erfasst werden, die in allgemeineren HRQL-Fragebögen oder gar Fragebögen zur globalen Lebensqualität unentdeckt bleiben würden. Welcher Fragebogen, bzw. welche Art Untersuchungsansatz am geeignetsten ist, hängt natürlich von der jeweiligen Fragestellung ab.

Mit den vorliegenden erkrankungsspezifischen Instrumenten gelingt es unterschiedlich gut, gleichzeitig auch dem Verständnis des Lebensqualitätsbegriffes als mehrdimensionales Konstrukt gerecht zu werden, d.h. über rein körperliche Symptomlisten hinaus gleichfalls die erkrankungsspezifischen Dimensionen des psychischen Wohlbefindens, der Alltagsfunktionsfähigkeit und der sozialen Einbindung adäquat mitzuerfassen.

Hypertonie

Wie weiter unten aufgeführt, sind die Symptome der Hypertonie eher unspezifische Symptome, so dass gut begründet erscheint, dass in vielen der vorliegenden Studien zu den subjektiven Belastungen der Hypertonie Beschwerde- oder Lebensqualitäts-Fragebögen mit allgemeinerer Ausrichtung eingesetzt werden, wie z.B. der Gießener Beschwerdebogen (GBB), die SCL-90R, das NHP oder der SF-36. Diese bieten den Vorteil, dass die Fragebögen meist besser validiert werden konnten als erkrankungsbezogene Instrumente und darüber hinaus auch mit anderen Erkrankungsentitäten vergleichbar sind.

So ist zu verstehen, dass sich kaum spezifische Instrumente auf dem Markt mit einer größeren Verbreitung finden. Einer der erkrankungsbezogenen Bögen ist das „Symptom Questionnaire for Hypertensive Patients", das BULPITT und Mitarbeiter 1974 vorgelegt haben. Die Fragen beziehen sich entweder auf mögliche Hochdrucksymptome, die durch eine Therapie gelindert werden können, oder auf Nebenwirkungen, wie sie von Medikamenten zur antihypertensiven Therapie bekannt sind. Die Männer werden zusätzliche nach möglichen Sexualstörungen befragt.

Der Fragebogen besteht aus 35 Items, die nach dem Vorhandensein, bzw. nach Frequenz und Stärke möglicher Symptome fragen. Aus heutiger Sicht weniger günstig erscheint dabei, dass die meisten Fragen nur mit einer Ja/Nein-Antwortoption ausgestattet sind, statt mit einer mittlerweile eher üblichen 5- oder 7- stufigen Likert-Skala (trifft genau zu, trifft etwas zu,...), die eine bessere Streuung der Antworten ermöglicht und das Material besser abbilden kann.

Im Jahr 1970 wurde dieser Fragebogen erstmals bei 477 Patienten einer Bluthochdruck-Klinik und an einer gesunden Kontrollgruppe von 78 Personen eingesetzt, um zu ermitteln, welche Symptome bei behandelten Hypertonikern häufiger auftreten als bei Normotonikern. Wie bei anderen Fragebögen zu unspezifischen Symptomen zeigten sich auch hier neben den Unterschieden zwischen Patienten und Kontrollen, auch Unterschiede zwischen den Geschlechter-, Alters- und ethnischen Gruppen.

Die Autoren empfahlen in ihrer Arbeit den Symptomfragebogen als ein nützliches Instrument für Studien zur antihypertensiven Medikation (BULPITT et al. 1974), doch blieb der Einsatz seither aufgrund der obengenannten Gründe auf einige Arbeiten beschränkt.

Im deutschsprachigen Raum entwickelten von STEINBÜCHEL und HAEKEL (VON STEINBÜCHEL et al. 1991) einen „Fragebogen zur Erfassung des psychischen Befindens von Hypertonikern". Dieser stellt unseres Wissen bisher die einzige deutschsprachige Validierung eines erkrankungsbezogenen Fragebogens zur Hypertonie dar. Hierzu wurden 59 Hypertoniekranke, 42 Diabeteskranke und 62 gesunde Kontrollpersonen in altersparallelisierten Gruppen untersucht. Die Endversion des Fragebogens enthält Items wie „Lautes Herzklopfen, Druckgefühl in der Brust mit Engegefühl, Schwindel, Reizbarkeit/Ungeduld, Mundtrockenheit, etc.", die in einen Beschwerde-Summenscore zusammengefasst werden, der sich signifikant von Diabetikern und Gesunden unterschied, sinnfällig mit der MLDL und dem PGWB korrelierte, sich aber als von der Höhe des Blutdrucks unabhängig erwies.

In der Folge der Veröffentlichung des Fragebogens sind unseres Wissen jedoch keine größeren Studien mit dem Instrument durchgeführt worden.

Koronare Herzkrankheit

Der Seattle Angina Questionnaire (SAQ) (SPERTUS et al. 1994, DOUGHERTY et al. 1998) ist als einer von drei im Folgenden dargestellten Fragebögen zur Angina Pectoris am stärksten symptomnah konstruiert. So erfassen die Items vor allem die mit der Angina assoziierten Beschwerden und die Einschränkungen der Alltagsfunktionsfähigkeit, während andere gesundheitsbezogene Lebensqualitätsaspekte, wie das psychische Befinden oder die soziale Einbindung nicht repräsentiert sind. Der Fragebogen kommt mit 19 Items aus, die auf 5 Skalen binden (*Tab. 2*). Trotz der geringen Itemzahl einzelner Skalen, weist er eine gute bis sehr gute interne Stabiliät der Skalen auf. Bis auf das Einzelitem ‚Angina stability' ist auch die Test-Retest-Reliabilität mit Test-Retest-Korrelationen nach 2 Wochen von 58-80 als gut anzusehen. Leider ist in den uns vorliegenden Publikationen nicht dokumentiert, wie die Korrelationen zu den Skalen des zur Validierung genutzten SF-36 ausfallen. Entsprechend der Konstruktion des SAQ weist er eine gute Diskriminationskraft sowohl zwischen KHK-Patienten in verschiedenen Erkrankungsstadien (Canadian Cardiovascular Society Classifikation, CCSC I-III) auf, wie zwischen Kranken und Gesunden. Auch die Veränderungssensitivität im Verlauf erscheint als sehr günstig, weshalb er sich unseres Erachtens vor allem als Instrument zur symptomnahen Therapieevaluation eignet. Aussagen zur gesundheitsbezogenen Lebensqualität (HRQL) in dem Sinne des oben angeführten, allgemeinen Konsenses der multidimensionalen Erfassung kann man mit den SAQ jedoch nicht treffen, da wesentliche Aspekte der HRQL nicht erfasst werden (*Tab. 2*).

Der Quality of Life Index – Cardiac Version IV wird z.Zt. in einer großen Studie in den USA eingesetzt und stellt derzeit wahrscheinlich das verbreiteste erkrankungsspezifische Instrument in diesem Bereich dar (GRADY et al. 1995). Im Unterschied zum SAQ orientieren sich die Fragen des QLI primär am HRQL-Konstrukt, d.h. es werden viel stärker auch allgemeinere Lebensquali-täts-Aspekte berücksichtigt, wie z.B. „emotional support from your family, sex life, peace of mind, family happiness" etc. Damit erklärt sich auch die geringere Veränderungssensibilität dieser Skalen im Verlauf einer therapeutischen Intervention (*Tab. 2*). Wenngleich die beschwerdeassozierten Skalen erwartungsgemäß sensitiv auf eine Verbesserung der medizinischen Therapie reagieren, erfordert die Interpretation des Summenscores aber gewisse Erläuterungen. Im Unterschied zu vielen anderen auf dem Markt befindlichen Instrumenten ist hier besondere Sorgfalt für die Bildung des Summenscores verwandt worden. So ist der Patient aufgefordert, zu jeder Frage nach seiner Zufriedenheit mit bestimmten körperlichen, psychischen oder sozialen Funktionen auch die Wichtigkeit dieses Bereiches für ihn anzugeben.

Tabelle 2: Vergleich zwischen erkrankungsbezogenen Lebensqualität-Instrumenten bei der KHK

	Seattle Angina Questionnaire SAQ	Quality of Life Index Cardiac Version III QLI	Angina Pectoris QoL Questionnaire APQLQ
Autoren	SPERTUS et al.	FERRANS & POWERS	WIKLUND
Kontakt	John Spertus MD MPH HSR&D Field Program (152) Seattle VA Medical Center, 1660 Columbian Way, Seattle, Washington 98108 USA	Carol Ferrans, College of Nursing, University of Illinois 845 S. Damen Ave. Room 746 Chicago IL 60612-7350 USA cferrans@uic.edu	Ingela Wiklund, Astra Hässle AB, Kärrag 5, S-43183 Mölndal, Schweden ingela.wiklund@hassle.se.astra.co
Itemzahl	19	35 (+ 35 Items Gewichtung)	22 +3 +9
Skalenzahl	5 Skalen	4 Skalen + 1 Summenmaß	1 Summenmaß + 3 Einzelitems + 1 Modul
Reliabilität Interne Konsistenz	α Physical limitation ,89 Angina frequency ,87 Angina stability - Treatment statisfaction ,77 Disease perception ,66	α Family ,70 Health and functioning ,89 Psychosocial/spiritual ,88 Socioeconomic ,78 Total QLI ,93	α Sleep - Sexual activity - Climatic conditions - Patient complaints - Total APQLQ ,93
Test-Retest-Reliabilität	r Physical limitation ,72 Angina frequency ,80 Angina stability ,33 Treatment statisfaction ,58 Disease perception ,67	r Family ,69 Health and functioning ,72 Psychosocial/spiritual ,76 Socioeconomic ,68 Total QLI ,79	r Sleep - Sexual activity - Climatic conditions - Patient complaints - Total APQLQ* ,84

Tabelle 2: Vergleich zwischen erkrankungsbezogenen Lebensqualität-Instrumenten bei der KHK (*Fortsetzung*)

	Seattle Angina Questionnaire SAQ	Quality of Life Index Cardiac Version III QLI	Angina Pectoris Qol Questionnaire APQLQ
Validität Augenschein Validität	Fragen orientieren sich an körperbezogenen Symptomen und Funktionen	Fragen orientieren sich am multidimensionalen HRQL Konstrukt	Fragen erfassen vor allem die physische und psychische Leistungsfähigkeit
Konstrukt Validität	Validierung mit SF-36 (keine Angabe der Höhe der Korrelationen)	Validierung mit Life Satisfaction Scale (Cambell 1976) r=.61-.93 Faktorielle Validität 91% Varianzaufklärung	Validierung mit PWGB r=.41 (mit Total APQLQ)
Sensitivität Diskrimination Erkrankungs- stadien CCSC I / II / III	p< Physical limitation ,01 Angina frequency ,001 Angina stability ,01 Treatment statisfaction ns Disease perception ,01	p< Family ns Health and functioning ,10 Psychosocial/spiritual ns Socioeconomic ns Total QLI ns	p< Sleep ** ns Sexual activity ** ,05 Climatic conditions ** ,10 Patient complaints ** ,05 Total APQLQ** ,001
Diskrimination Verlauf nach 3 Monaten Bahandlung QUART Protokoll	p< Physical limitation ns Angina frequency ,001 Angina stability ,001 Treatment statisfaction ,001 Disease perception ,001	p< Family ns Health and functioning ,001 Psychosocial/spiritual ns Socioeconomic ,001 Total QLI ,001	keine Angaben in englischsprachigen Studien
Zusammenfassung	sehr symptomnah, daher gut veränderungssensibel keine Repräsentation der HRQL-Dimensionen	veränderungssensibel representiert zudem HRQL-Dimensionen Mischung verschiedener Lebensqualität-Ansätze	veränderungssensibel, representiert zudem HRQL-Dimensionen unbefriedigene internationale Dokumentation der Validierung und Subskalen
Empfehlungen	Therapieevaluation zur Erfassung der HRQL in Kombination mit SF-36	eigenständige Evaluation der HRQL bei Herz-Kreislauf-Patienten Einsatz gegen Kombination aus SAQ & SF-36 abwägen	fraglich ob Vorteile gegenüber Kombination aus SAQ & SF-36

* APQLQ in etwas differenter Zusammensetzung (s. WILSON et al. 1991), ** Diskrimination CCSC 0 vs CCSC I-V, alle Daten stammen aus den Publikationen von DOUGHERTY et al. 1998, WILSON et al. 1991 und SPERTUS et al. 1994.

Damit kann aus der Kombination von Zufriedenheit und Bedeutung eines Bereiches ein Gesamtscore erstellt werden, der tatsächlich der ‚allgemeinen Zufriedenheit' des Patienten nahekommen dürfte. Problematisch erscheint hierfür jedoch, dass der Fragebogen Items auf sehr unterschiedlichen Aggregationsstufen beeinhaltet. So scheint aus methodischer Sicht fraglich, wie ein Gesamtscore zu interpretieren ist, in dem veränderungssensitive Fragen nach dem aktuellen körperlichen Zustand (State), wie z.B. „How satisfied are you with: Your ability to breathe without shortness of breath", mit veränderungsinsensitiven Fragen nach Persönlichkeitsmerkmalen oder Überzeugungen (Traits), wie z.B. „How satisfied are you with: Your faith in God?" verrechnet wurden. Es kann zumindest nicht verwundern, dass der QLI mit dem Summenscore nicht zwischen verschiedenen Erkrankungsstadien (CCSC) differenzieren kann, da die erwähnten Traitmerkmale nicht von den Erkrankungsstadien abhängen.

Insgesamt eignet sich der QLI damit zum Einsatz als eigenständiges HRQL-Instrument, mit einen Schwerpunkt kardiovaskulärer Erkrankungen, da an diesen Kollektiven die Items ausgewählt wurden und eine ständig wachsende Zahl an Veröffentlichung hiermit vorliegt. Der Vorteil liegt vielleicht insbesondere darin, daß auch in der individuellen Behandlung von Herzpatienten mit den Gewichtungen der Items für den behandelnden Arzt transparent wird, welche Einschränkungen, seien es physische, psychische oder soziale für den Patienten besonders belastend sind. Dennoch muss man sich bei der Auswahl der Items fragen, ob die dargestellte Spezifität der Fragen für Herzkranke tatsächlich einen ausreichender Vorteil darstellt, z.B. gegenüber dem Einsatz des SF-36, der aufgrund des äußerst breiten Einsatzes zudem den Vergleich mit anderen Erkrankungsentitäten bietet und auch bei Herzpatienten auf den entsprechenden Skalen veränderungssensibel ist.

Der APQLQ (MARQUIS et al. 1995, WILSON et al. 1991, WIKLUND 1988) nimmt im Vergleich zu den beiden zuvor vorgestellen Bögen eine Zwischenstellung ein. So sind mehr Items erkrankungsspezifischer als im QLI, aber auch mehr Items gehen weiter über die Erfassung primär körperlicher Beschwerden und Funktionen hinaus als im SAQ. Leider sind die Kennwerte der Validierung in der englischsprachigen Literatur weniger differenziert dokumentiert als bei den vorangehenden Instrumenten. Die ursprünglichen Veröffentlichungen liegen für die schwedische Version vor. Methodisch problematisch erscheint zudem die Bildung einer ungewichteten Summenskala, da weder theoretisch angenommen werden kann, noch empirisch belegt wurde, dass alle vier Subskalen (Psychical Activities, Somatic symptoms, Emotional disstress, Life satisfaction) die gleiche Bedeutung für den postulierten Gesamtscore haben. Damit erscheint die Korrelation zum PWGI mit r=.43, ebenso wenig aussagekräftig, wie der Cronbachα - Wert von ‚84 bei 19 Items (Cronbachα ist u.a. abhängig von der Anzahl der Items). Die Nutzung der einzelnen Skalen erscheint inhaltlich erheblich sinnvoller, wofür aber keine Kennwerte angegeben wurden. Insgesamt ist die Auswahl der Items aber durchaus interessant, was die Diskriminationskraft des Gesamtscores zwischen Patienten mit unterschiedlicher Ausprägung der KHK trotz der gemachten Einschränkungen zeigt. Leider liegen uns keine Daten zur Veränderungssensitivität vor.

Zusammenfassend kann man sagen, dass der APQLQ durchaus eine interessante Auswahl der Items aufweist, die mit den Subskalen Psychical Activities, Somatic symptoms, Emotional disstress, Life satisfaction, auch die HRQL-Aspekte besser abdecken als der SAQ und zudem veränderungssensitiver sein könnten als der QLI. Leider sind die uns vorliegenden englischsprachigen Dokumentationen der Validierung wenig umfassend.

Herzinsuffizienz

Bei der enormen Anzahl an Patienten mit Herzinsuffizienz und der damit bedingten enormen Anzahl von Arbeiten über die Herzinsuffizienz finden sich auch hier sehr viele verschiedene eingesetzte Instrumente verschiedener Zielsetzungen. Das z.Zt. sicher verbreitetste erkrankungsbezogende validierte Instrument ist jedoch der ‚Minnesota Living with Heart Failure Questionnaire (LHFQ)'. Dieser wurde 1987 von RECTOR et al. (1987) vorgelegt und stellt eine Auswahl von 21 Fragen auf dem Boden des SIP dar. Das ursprünglich untersuchte Kollektiv bestand aus 83 Patienten, die sich in etwa zu gleichen Teilen den NYHA-Klassen I bis III zuordnen ließen, mit einer mittleren Ejektionsfraktion von 26 ± 7%. Erfragt wird inwieweit die Herzerkrankung den Patienten im letzten Monat von verschiedenen Aktivitäten des täglichen Lebens abgehalten hat, wie etwa „working around the house or yard, sexual activities", bzw. inwieweit die Herzerkrankung psychische oder soziale Auswirkungen hat: „making you worry", „making you feel depressed", „making you feel you are a burden to your family or friends" .

Die Test-Retest-Beziehung, bei einer Wiederholungsmessung nach 1 Monat weist eine gute Reliabilität mit einem gewichteten kappa von 0.84 auf. Auch die geprüfte Sensitivität zwischen verschiedenen Erkrankungsstadien, erwies sich als gut. So konnte der LHFQ zwischen den drei NYHA-Klassen I bis III gut differenzieren. Eine Beziehung zur Ejektionsfraktion ergab sich auch hier, wie bei allen anderen Studien oder Instrumenten nicht. Die Sensitivität im Verlauf wurde in der Ursprungsveröffentlichung nicht geprüft. Mittlerweile liegen aber auch hierüber Arbeiten vor, die eine gute Veränderungssensitivität bei funktionell wirksamen Therapien nachweisen (SPERTUS et al. 1994). Eine deutsche Version ist kürzlich von JÜNGER et al. (2000) vorgelegt worden.

Herzrhythmusstörungen

Spezifische Instrumente zur Erfassung der Beschwerden bei Rhythmusstörungen sind vereinzelt erwähnt (ANSELME et al. 1999), haben unseres Wissens bisher aber keine größere Verbreitung gefunden.

Studienergebnisse

Hypertonie

Hypertonie und Lebensqualität

Die Arbeiten zur Lebensqualität bei Hypertonie stellten bis Anfang der 90er Jahre den größten Anteil der Arbeiten zu einem isolierten Krankheitsbild in der Lebensqualitätsforschung überhaupt dar. Die meisten Autoren betrachten die Hypertonie als symptomlos (GALTON 1973, RITZ et al. 1985), während andere von einem Vorhandensein bestimmter Symptome wie Kopfschmerz, Schwindel, Müdigkeit, Herzkopfen, Schweißneigung, Angespanntheit, Unruhe oder Nervosität sprechen (ROBINSON 1969, BULPITT et al. 1974, CROOG et al. 1986, SIEGRIST et al. 1987), die jedoch als sehr unspezifisch angesehen werden müssen (MANN et al. 1985). Diese Symptome, die bei einer Vielzahl von Patienten in niedriger Intensität zu beobachten seien, besserten sich zum Teil unter suffizienter Blutdruckeinstellung, was nach SCHANDRY die Assoziation mit dem erhöhten Blutdruck belege (SCHANDRY 1993). Die einzige größere deutschsprachige Untersuchung an 416 Männern von SIEGRIST et al. (1987) zeigte aber nur in einem von 13 Items einen Unterschied zwischen behandelten und unbehandelten Hypertonikern, nämlich dass die *behandelten* Patienten nachts öfter aufwachten. Auch VON STEINBÜCHEL und HAEKEL (1991) fanden bei 59 von ihnen untersuchten Patienten keinen Zusammenhang zwischen Blutdruckhöhe und einem speziell entwickelten Hypertoniebeschwerdescore (Korrelation r =.10) (der Fragebogen wurde oben dargestellt).

Letztlich leiden alle derartigen Untersuchungen unter dem Problem des sog. „Labelings". Wenn den Patienten erst einmal die Diagnose „Hypertonie" mitgeteilt wurde, ist nicht mehr zu trennen, welche Symptome physiologisch bedingt sind und welche „lediglich" attribuiert werden. Auch die zum Teil zu beobachtende Besserung von Beschwerden durch die Therapie ist dadurch natürlich nicht ausgenommen, da die Patienten durch Selbstmessung von einer suffizienten Therapie wissen.

Therapie der Hypertonie

Die mit Abstand meisten Arbeiten in dem Feld sind zu diesem Punkt vorgelegt worden. Denn da der positive Effekt einer effizienten Blutdrucksenkung in somatischer Hinsicht außer Frage steht, man aber davon ausgehen muss, dass mindestens 1/3 der Patienten nicht in gewünschtem Umfang therapieadhärent sind (BURKE et al. 1997, FELDMAN et al. 1998), ist die Frage nach den Gründen der schlechten Akzeptanz der Medikation von extrem großer Bedeutung. Da die Hypertonie selbst kaum zu aktuellen Beeinträchtigungen führt (s. oben), wird häufig die Therapie als belastender als die Erkrankung selbst empfunden. Zumal das Auftreten unerwünschter Arzneimittelwirkungen unmittelbar erlebbar ist, im Unterschied zu dem Nicht-Auftreten eines Ereignisses, das der Arzt zu verhindern sucht. Da angenommen werden muss, dass die Nebenwirkungen der Medikation in dieser Situation eng mit der Compliance verbunden sind, gewinnt die Kenntnis der subjektiven Auswirkungen einer Medikation eine zentrale Rolle in der Hochdrucktherapie.

Eine methodisch wegweisende Untersuchung haben CROOG et al. (1986) vorgelegt, in der sie in einer randomisierten, doppelblinden Studie an 761 Männern nachweisen konnten, daß Captopril hinsichtlich der gesundheitsbezogenen Lebensqualität (ad hoc-Instrument) und anderer Einzelaspekte, wie dem der sexuellen Funktionsfähigkeit, der visuell-motorischen Fähigkeiten oder der Arbeitsleistung, deutlich einer Medikation mit Methyldopa oder Propranolol überlegen war. Spätere Untersuchungen mit moderneren β-Blockern (Atenolol) konnten die Überlegenheit des ACE-Hemmers jedoch nicht durchgängig bestätigen (FLETCHER et al. 1992) oder sahen bei der Behandlung der milden Hypertonie sogar Vorteile der β-Blocker gegenüber den ACE-Hemmern (Acebutolol vs. Enalapril, TOMHS-Studie, n = 902, ad hoc-Instrument) (GRIMM-RH et al. 1997). Da bekanntermaßen die ACE-Hemmer über die Interaktion mit dem Kallikrein-System zu Hustenreiz disponieren, schlägt sich dieser Effekt in entsprechend konstruierten Lebensqualitätsinstrumenten negativ in der Dimension des physisches Wohlbefinden nieder, was u.a. zur Einführung der ACE-Rezeptorblocker führte, die diese Nebenwirkung nicht aufweisen. Die negativen Auswirkungen auf die Sexualfunktionen der Männer, die vor allem die Gabe der β-Blocker begleiten, sind, wie auch der Hustenreiz, offenbar von der Höhe der Blutdrucksenkung und damit der Höhe der jeweiligen Dosierung abhängig. So gab in der Hypertension Optimal Treatment Study (HOT) von den 610 untersuchten Patienten insbesondere die Gruppe mit einem diastolischen Zieldruck von < 80 mmHg entsprechende Nebenwirkungen an (WIKLUND et al. 1997), während die Gruppe mit < 90 mmHg Zieldruck hierüber nicht klagte (SSA-P, PGWB).

Hinsichtlich der generellen Lebensqualitätseinschätzung kommen aber alle größeren Studien zu dem Schluss, dass die Medikation die Lebensqualität der Behandelten insgesamt *nicht* beeinträchtigt (THOMS) (GRIMM-RH et al. 1997), sondern eher positiv beeinflusst (HOT) (WIKLUND et al. 1997). Aber man muss erneut darauf hinweisen, dass der positiv verstärkende Effekt des Bewusstseins einer erfolgreichen Blutdrucksenkung mit dem reinen Effekt der Physiologie sicher konfundiert ist, zumal Patienten unter Studienbedingungen durch eine gesteigerte Aufmerksamkeit zusätzlich gratifiziert werden.

Das Problem der Compliance scheint damit nicht allein auf die Nebenwirkungen der Medikation zurückzuführen zu sein. Schon der Umstand, dass überhaupt Medikamente genommen werden sollen und der Patient damit täglich mit der Erkrankung konfrontiert ist, kann bei bestimmten Personen so belastend wirken, dass die möglichen Konsequenzen therapieinadhärenten Verhaltens verdrängt werden.

Entstehung der Hypertonie

Hypertonikern wurden in vielen Studien bestimmte Persönlichkeitsmerkmale zugeschrieben, die als kausal für die Entstehung der Hypertonie angesehen wurden, wie z.B. höherer Neurotizismus (BROSE et al. 1987, COELHO et al. 1989), größere Angstneigung (Trait-Angst) (BROSE et al. 1987, COELHO et al. 1989, BAER et al. 1979) oder Depressivität (GOLDBERG et al. 1980, SULLIVAN et al. 1981). Diese Unterschiede bestanden dabei aber jeweils nur zwischen Gesunden und Patienten, die schon in medizinischer Behandlung waren. Untersuchung an *unselegierten* Stichproben der Normalbevölkerung, d.h zwischen Gesunden und Hypertonikern, die ihre Blutdruckhöhe nicht kannten, bzw. nicht in Behandlung waren, konnten die oben berichteten Zusammenhänge in der Regel nicht bestätigen oder fanden sogar umgekehrte Korrelationen (IRVINE et al. 1989, JOHNSON et al. 1987, STEPTOE et al. 1982), so dass krankheitsreaktive Veränderungen oder eine therapiebedingte Beeinflussung der psychologischen Parameter sehr wahrscheinlich sind.

So erscheint es geradezu adäquat, dass Personen, die sich nach der Diagnosestellung durch den Arzt als chronisch Kranke verstehen müssen, eher dysphorisch gestimmt sind und langfristig auch Veränderungen in ihrer Persönlichkeit aufweisen können, die auch mit reduzierten Lebenqualitätswerten einhergehen. Es scheint derzeit nicht angezeigt, die reduzierte Lebensqualität oder depressive Persönlichkeitsstruktur als kausal für die Entwicklung der Hypertonie anzusehen.

Eine weitere methodische Schwierigkeit zeigen ältere Studien auf der Basis von Gelegenheitsblutdruckwerten, von denen wir heute wissen, dass diese in besonderer Weise von den Erhebungsbedingungen beeinflusst sind (MIDDEKE 1992). So kann man annehmen, dass sich bei bestimmten Personen zwar unter den artifiziellen Messbedingungen psychophysiologische Kovariationen nachweisen lassen, die aber so keineswegs in Alltagssituationen vorkommen oder Relevanz besitzen müssen (OBRIST et al. 1987, STEPTOE et al. 1991, TEMPLER 1993). Aufgrund der seit Mitte der 80er Jahre für Routineuntersuchungen verfügbaren Möglichkeit ambulanter automatischer Messungen, sind schon einige systematische Untersuchungen unter Feldbedingungen veröffentlicht worden. Neben augenscheinlichen Zusammenhängen von Blutdruck und protokolliertem Tagesgeschehen (HARSHFIELD et al. 1984, SOKOLOVW 1979) scheinen bei paralleler Erfassung der Befindlichkeit eher dysphorische Stimmungszustände mit Blutdruckerhöhungen verbunden zu sein (STEPTOE et al. 1982, JAMES et al. 1986, VAN-EGEREN et al. 1988, RÜDDEL et al. 1993). Die Zusammenhänge sind jedoch schwach ausgeprägt, so dass in den Stichproben individuell durchaus auch entgegengesetzte Effekte möglich scheinen (TEMPLER 1993), die im Einzelfall person- und kontextspezifisch determiert sein könnten.

Fasst man die methodisch einwandfrei durchgeführten Studien zusammen (TEMPLER 1993) kann man sagen, dass eine größere Neigung entstehenden Ärger nach innen zu richten („Anger-In') mit einer Erhöhung des diastolischen Blutdrucks einher geht. Die Relevanz dessen für eine Fixierung der Blutdruckwerte im Sinne der Manifestation einer Hypertonie erscheint möglich, ist bisher aber nicht belegt.

Koronare Herzkrankheit

Koronare Herzkrankheit und Lebensqualität

Alle uns vorliegenden Arbeiten zur Lebensqualität von KHK-Patienten gehen von einer gegenüber Gesunden deutlich eingeschränkten Lebensqualität aus. Viele der Arbeiten erfassen dabei aber nur Veränderungen in der Belastungsfähigkeit und postulieren lediglich einen Zusammenhang mit der subjektiven Lebensqualität. Die naheliegende Annahme ist hier, dass je stärker die Einschränkung der koronaren Durchblutung ist, desto eher und mehr Beschwerden sollten auftreten und je mehr Beschwerden auftreten, desto geringer sollte die Lebensqualität sein. Inwieweit sich diese Annahme bestätigen lässt, hängt vor allem von der Interpretation des Messansatzes ab.

Untersuchungen zwischen dem Grad coronar angiographisch dokumentierter Minderperfusion und psychometrisch erhobenen Beschwerden liegen uns nicht vor. Ein Zusammenhang zwischen der klinischen Einteilung des Schwergrads der KHK gemäß der Canadian Cardiovascular Society Classification (CCSC) und den Beschwerden lässt sich jedoch nachweisen. In einem erkrankungsbezogenen Lebensqualitäts-Instrument, wie dem SAQ (Fragebogen wurde oben dargestellt) geben die Patienten mit den CCSC Stadien I/II/III auf 4 der 5 Skalen unterschiedliche Belastungen hinsichtlich der ‚physical limitation', ‚angina frequency', ‚angina stability' und ihrer ‚disease perception' an. Es finden sich in dem gleichen Kollektiv jedoch nur in zwei der zehn Skalen der gesundheitsbezogenen Lebensqualitätsmessung mit dem SF-36 ('general health', 'physical component') Unterschiede. Die anderen Skalen des SF-36 ('body pain', 'role physical', 'social functioning', 'vitality', 'mental health', 'physical functioning' 'role emotional' 'mental component') sind von den CCSC Stadien unabhängig (DOUGHERTY et al. 1998).

D.h. von der naheliegenden Annahme einer Kausalkette Minderperfusion → Beschwerden → geringe Lebensqualität belegt ist lediglich der Zusammenhang zwischen CCSC Stadien und KHK-typischen Beschwerden. Was nicht verwunderlich ist, da in die CCSC Stadien ohnehin die subjektiven Beschwerden bei bestimmten Belastungen eingehen. Kein Zusammenhang besteht offenbar zu den anderen nicht direkt KHK bezogenen HRQL Dimensionen. Wie einleitend besprochen, ist die Aussage, ob die KHK damit 'Lebensqualität' mindert, nur in Bezug auf ein bestimmtes Verständnis des 'Lebensqualitäts'-Begriffes zu entscheiden. Im Sinne der WHO Definition der gesundheitsbezogenen Lebensqualität muss man sagen, dass offenbar nur eine der Dimensionen, die des physischen Wohlbefindens, alteriert ist. Die anderen Dimensionen sind offenbar von anderen Faktoren stärker deteminiert als von der KHK (CCSC I-III), weshalb von einer globalen Minderung der Lebensqualität durch die KHK nicht ausgegangen werden kann.

Therapie der KHK

NISSINEN et al. (1991) verglich den Effekt transdermaler Nitrosysteme (Glyceroltrinitrat) mit der lang wirksamer oraler Nitrate hinsichtlich der Lebensqualität mit Hilfe des PGWB, des APQLQ (Fragebogen wurde oben dargestellt) und eines speziell erstellten Angina Impact Questionnaires (n = 112). Er fand für beide Applikationsarten eine Verbesserung der erkrankungsbezogenen Lebensqualität, wobei die Patienten mit den Nitropflastern eine stärkere Besserung auf den Skalen Vitalität und Emotionale Funktionen zeigten, während FLETCHER et al. (1988) einen eher nachteiligen Effekt der transdermalen Nitrosysteme im SIP fanden (n = 427).

In der Angina Pectoris Study in Stockholm (APSIS) (REHNQVIST et al. 1996) wurden 809 Patienten mit stabiler Angina pectoris in einer randomisierten Doppelblind-Studie hinsichtlich des Effektes von β-Blockern (Metoprolol) versus Ca^{++}-Antagonisten (Verapamil) auf kardiale Ereignisse (Myocardinfarkt, instabile AP, Apoplex) und subjektive Variablen hin (Schlaf, Lebenszufriedenheit) über eine Zeitraum von im Durchschnitt 3,4 Jahren untersucht. In beiden Gruppen traten in dem Zeitraum bei ca. 30% der Patienten kardiale Ereignisse ein, die kardiale Mortalität betrug jeweils 4,7%. 11% setzten den β-Blocker, 14,6% den Ca^{++}-Antagonisten aufgrund von Nebenwirkungen ab. Das subjektive Schlaferleben und ein Index „Psychosomatischer Symptome" (Cornell Medical Index) besserte sich unterschiedlos unter beiden Therapien, während die Lebenszufriedenheit keine Veränderungen zeigte. D.h. analog zu den Aussagen in dem vorhergehenden Abschnitt, spiegelt sich auch hier in den erkrankungsbezogenen Lebensqualitäts-Instrumenten ein positiver Effekt der antianginösen Medikation wieder, der sich jedoch nicht auf die allgemeineren Aspekte der Lebensqualität, respektive Lebenszufriedenheit auswirkt.

Werden wie in der QUART Studie (n = 107) (DOUGHERTY et al. 1998) verschiedene Lebensqualitäts-Instrumente eingesetzt, lässt sich mit Hilfe eines erkrankungsbezogenen Lebensqualität-Instrumentes (SAQ, Fragebogen wurde oben dargestellt) gut demonstrieren, daß nach drei Monaten Therapie entsprechend des QUART-Protokolls, sich die Anginastabilität, -frequenz, Behandlungszufriedenheit und Krankheitsperzeption verbesserten, während sich bei der parallelen Messung mit dem SF-36 keine signifikanten Veränderungen zeigten.

Der zusätzliche Einsatz eines Ca^{++}-Antagonisten (Felodipine) zu einer bestehenden β-Blocker Therapie, wie er von RONNEVIK et al. (RONNEVIK et al. 1995) untersucht wurde (n = 128), zeigt auch bei einem erkrankungsbezogenen Instrument, wie dem APQLQ, dem allgemeinen PGWB und einer Sleep Dysfunction Scale, keinen positiven Effekt für einen der Lebensqualitäts-Bereiche.

In der Coronary Artery Surgery Study (CASS) (ROGERS et al. 1990) wurden selbst gewählte Lebensqualitäts-Indizes über 10 Jahre nach Randomisation zwischen einer Gruppe mit Bypass-OP und ausschließlicher Medikation verglichen. Die Indizes Beschäftigungsstatus, Freizeitfunktion, Anzahl der Krankenhauseinweisungen und pectanginöse Beschwerden waren initial in der Bypass-Gruppe denen der reinen Medikation überlegen, der Vorteil verschwand jedoch über die 10 Jahre. In dem neueren Emory Angioplasty Versus Surgery Trial (EAST) wurden 394 Patienten mit PTCA vs. Bypass-OP hinsichtlich Mortalität, Herzinfarktinzidenz, Herzfunktion, Lebensqualität und Therapiekosten verglichen. Es zeigte sich, dass zwischen den Gruppen nach drei Jahren keine Unterschiede zwischen den primären Endpunkten bestanden. Auch die initial höheren Behandlungskosten der Bypass-Gruppe nivellierten sich durch häufigere Nachbehandlungen bei der PTCA-Gruppe, so dass die gesamten Behandlungskosten für die drei Jahre 23.734 bzw. 23.310 $ betrugen (WEINTRAUB et al. 1995). Die Lebensqualitätsaspekte sind mit der CCSC-Klasse, der Medikation, des Arbeitsstatus und einigen ad hoc-Fragen zum allgemeinen Gesundheitsgefühl jedoch eher unbefriedigend erfasst worden.

Methodisch suffizienter habe WESTIN et al. (1997) die Lebensqualität an 413 Patienten mit der gleichen Fragestellung untersucht, wobei neben der PTCA und Bypass-Gruppe (CABG) auch Patienten nach Myokardinfarkt (AMI) eingeschlossen wurden. Zum Einsatz kam ein Set verschiedener etablierter Selbsteinschätzungsbögen (SSA-P, STAI, CPRS, HAD). Hier fand sich in den Gruppen mit AMI und CABG einen Monat nach dem Indexereignis eine deutlich höhere ängstliche Depressivität und eine Einschränkung ihrer sexuellen Erlebnisfähigkeit im Vergleich zu den Kontrollen und den PTCA-Patienten. Nach einem Jahr normalisierte sich die ängstliche Depressivität, die Unterschiede hinsichtlich der Sexualfunktion blieben jedoch erhalten.

Auch bei einem Vergleich zwischen PTCA und ausschließlicher Medikation bei Eingefäßerkrankung (ACME, STRAUSS et al. 1995) schnitt die PTCA hinsichtlich der subjektiven Outcomevariablen günstiger ab (PGWB).

Lebensqualität nach kritischen Ereignissen

Vor allem unter dem Aspekt des Kostendrucks wird häufig diskutiert, inwieweit die Bereitstellung von Wiederbelebungsmöglichkeiten sinnvoll sind, da oft von einer drastischen Einschränkung der Lebensqualität nach erfolgreicher Reanimation ausgegangen wird. Von den 3130 Herzstillständen, die HSU et al. (1996) in einer US-amerikanischen Studie berücksichtigten, überlebten 93 Patienten, von denen 66% retrospektiv keine Verschlechterung ihrer Lebensqualität gegenüber der Zeit vor dem Herzstillstand angaben, 54% schätzten auch ihren funktionellen Status als in etwa gleich ein (ad hoc-Instrument).

Um die Höhe der verbliebenen Lebensqualität besser quantifizieren zu können, setzten NICOL et al. (1999) bei 96 der einen Myocardinfarkt-Überlebenden den Health-Utility-Index Mark 3 (HUI-3) ein. Ein Instrument was ein integratives Maß zu Verfügung stellt, das zwischen 1 (vollständige Gesundheit) und 0 (Tod) variieren kann. Hier zeigte sich, dass die Zeit zwischen Herztod und Reanimation (CPR) entscheidend für die spätere Lebensqualität ist. Patienten, bei denen < 2 Minuten vergangen waren, wiesen im Mittel Werte von 0,81 auf, bei denen 3 bis 10 Minuten vergingen, Werte von 0,76, und Patienten, die erst mehr als 10 Minuten nach dem Infarkt wiederbelebt werden konnten, zeigen im Mittel eine Einschränkung auf Werte von 0,65. Die Werte der Früh-Reanimierten liegen damit kaum unter denen der Normalbevölkerung (0,85 ± 0,10) bzw. denen ohne chronische Erkrankungen (0,91 ± 0,08). Man kann damit also nicht schließen, dass eine erfolgreiche CPR mit qualitativ schlechtem Outcome verbunden ist.

Herzinsuffizienz

Herzinsuffizienz und Lebensqualität

Die allgemeine Lebensqualität der Patienten mit Herzinsuffizienz ist gegenüber Gesunden deutlich eingeschränkt. In der SUPPORT-Studie (JAAGOSILD et al. 1998), einer prospektiven Kohortenstudie, wurden 1390 Patienten mit schwerer Herzinsuffizienz (NYHA III-IV) 180 Tage nach einer akuten Exerbation hinsichtlich ihrer Lebensqualität interviewt. Sie gaben im Mittel einen Utility-Score von 0,60 an (0 = Tod, 1 = perfekte Gesundheit), wobei 58,2% die direkte Frage nach ihrer Lebensqualität mit „good, very good or excellent" beantworteten. In allen Studien findet sich erwartungsgemäß eine Assoziation mit der klinisch orientierten NYHA-Klassifikation (n = 308; LHFQ; Fragebogen wurde oben dargestellt) (Gorkin et al. 1993). Dies liegt nahe, da in der Klassifikation das subjektive Belastungserleben miterfasst wird. Zusammenhänge zwischen Lebensqualität und objektiven Parametern der Herzfunktion wie der Ejektionsfaktion oder der kardiorespiratorischen Kapazität finden sich jedoch nicht (Wenger 1989, Gorkin et al. 1993). Die gemeinhin gemachte Annahme (Wilson et al. 1995) einer einfachen Kausalkette zwischen objektiven Befunden → subjektiven Beschwerden → Lebensqualität gilt also auch bei der Herzinsuffizienz nicht. Wie auch bei anderen Krankheitsbildern korrelieren der objektive Befund und das Befinden nur gering (Rose et al. 1998).

Therapie der Herzinsuffizienz

Eine Besserung der HRQL konnte sowohl unter der Therapie mit Carvedilol, Digoxin, Diuretika und ACE Hemmern (PRECISE-Trial, n = 1094; ad hoc-HRQL-Score) (Packer et al. 1996a, Packer et al. 1996b) nachgewiesen werden, wobei aber auch Studien existieren, die keine positiven Effekte bei einzelnen Substanzen, wie z.B. Ramipril nachweisen konnten (n = 223; SHFQ, PGWB, Sleep Dysfunction Scale) (Gundersen et al. 1995). Hinderlich zum Vergleich der Studien ist auch hier die bestehenden Vielfalt der eingesetzten Instrumente, wenngleich sich zunehmend der Einsatz des ‚Minnesota Living with Heart Failure Questionnaires' (LHFQ) als krankheitsspezifisches Instrument durchzusetzen scheint (Rector et al. 1987) (der Fragebogen wurde oben beschrieben).

Aber auch nicht-medikamentöse Maßnahmen, wie körperliches Training (Belardinelli et al. 1999, Kavanagh et al. 1996) konnten in kontrollierten Studien nicht nur die kardiale Funktion, sondern auch die Lebensqualität über einen Beobachtungszeitraum von einem Jahr bessern (LHFQ, SG). Rich et al. (1995) wiesen nach, dass insbesondere ältere Patienten von einem verbesserten Behandlungsmanagement profitieren können. So gelang es in einer prospektiven, randomisierten Studie an 282 Patienten > 70 Jahre durch eine spezielle Schulung der Patienten durch Schwestern und Ärzte, sowie regelmäßige telefonische oder persönliche Kontakte nach Entlassung, sowohl die erkrankungsbezogene Lebensqualität zu verbessern (CHQ), wie auch die Anzahl der stationären Wiederaufnahmen um 56,2 % gegenüber der Kontrollgruppe zu reduzieren, was die Behandlungskosten um 460 $/Fall in dem Beobachtungszeitraum von 90 Tagen senkte (Rich et al. 1995).

Der große positive und dauerhafte Effekt einer Transplantation hinsichtlich der Lebensqualitätsdaten ist seit langem für viele Transplantationen aus vitaler Indikation heraus bekannt und lässt sich auch für die Herztransplantierten nachweisen (Riether et al. 1992, Leyendecker et al. 1993), was immer öfter auch als ein weiteres Argument in den Verhandlungen gegenüber den Krankenkassen genutzt wird.

Lebensqualität als Prädiktor der somatischen Prognose

Besonders interessant erscheint uns die an 5025 Patienten durchgeführte SOLVD-Studie hinsichtlich der Bedeutung der Lebensqualitätsmessungen zu sein. Hier zeigte sich, dass die HRQL einen *unabhängigen* Prädiktor darstellte für die Mortalität wie für die Herzinsuffizienz bedingten Krankhauseinweisungen und zwar kontrolliert für die Effekte der Ejektionsfraktion, des Alters, der medikamentösen Behandlung und der NYHA-Klassifikation (Konstam et al. 1996).

Hier bieten sich verschiedene Aspekte der Interpretation an, die miteinander in Verbindung stehen: Zum Ersten ist bekannt, dass eine höhere Lebensqualität mit einer höheren Compliance verbunden ist (Testa et al. 1996), zum Zweiten ist anzunehmen, dass die Patienten bei positiverer Einschätzung ihrer Situation auch eine höhere Selbstkompetenzerwartung aufweisen, die u.a. mit längerer körperlicher Betätigung verbunden sein dürfte, was seinerseits von Vorteil ist, und zum dritten gilt, dass die soziale Einbindung, als ein Aspekt der HRQL, als effizienter ‚Stressbuffer' angesehen wird (SOMMER et al. 1991). Nimmt man an, dass psychosoziale Stressoren ihrerseits eher einen ungünstigen Einfluss auf den somatischen Outcome haben, begründet sich auch hiermit ein positiver Effekt aktuell höherer Lebensqualität für den somatischen Verlauf.

Herzrhythmusstörungen

Herzrhythmusstörungen und Schrittmachertherapie

Kennzeichnend für die Arrhythmien ist, dass sie im Unterschied zur KHK oder Herzinsuffizienz plötzlich und für den Patienten oft völlig unkontrollierbar eintreten. Da sie zugleich das Herz als Symbol des Lebens treffen, sind sie immer auch mit der Konnotation des plötzlichen Todes verbunden. Daher wird oft vermutet, dass die Patienten vor allem eine höhere ängstliche Gespanntheit aufweisen würden, solange bis eine suffiziente medikamentöse Therapie gefunden wurde oder ein Schrittmacher implantiert ist. Die Implantation eines Schrittmachers kann dabei seinerseits zu Akzeptanzproblemen und Störungen des Körperschemas führen.

Bei den Studien zu den Rhythmusstörung fällt auf, dass sehr viele der kontrollierten Studien die systematisch Lebensqualitäts-Aspekte mit berücksichtigt haben mit sehr kleinen Fallzahlen n < 25 publiziert werden, während in vielen der großen Studien, wie z.B. in der CASH-, MADIT- oder AVID-Studie, keine systematischen Lebensqualitätsmessungen vorgenommen oder bisher publiziert wurden. So ist es kaum möglich, eine Abschätzung vorzunehmen, wie stark die Lebensqualität der Patienten allein durch die subjektive Repräsentanz der Arrhythmie-Erkrankung gegenüber Gesunden reduziert ist. Jedenfalls führt die Implantation eines Schrittmachers insgesamt zu einer Verbesserung des psychischen Wohlbefindens (CATIPOVIC et al. 1990) und der gesundheitsbezogenen Lebensqualität (LI et al. 1990).

Mehrere Studien haben sich mit dem Effekt des Schrittmachermodus beschäftigt, dabei kommen die meisten zu dem Schluß, dass der DDD-Mode (DDDR, DDD, DDIR) gegenüber dem VVIR-Mode nicht nur günstige Auswirkungen auf die kardiale Funktion, sondern auch auf die subjektiv wahrnehmbare Lebensqualität hat (LAU et al. 1994, LUKL et al. 1994, LINDE-EDELSTAM et al. 1992), wenngleich einzelne Arbeiten diesen Effekt nicht nachweisen konnten (DEHARO et al. 1996). Die Art des DDD-Mode spielt dabei offenbar ebenso wenig eine nachweisbare Rolle (PROVENIER et al. 1999), wie die Länge der AV-Verzögerung (FRIELINGSDORF et al. 1996).

Aber auch für die Radiofrequenz-Katheterablation bei Vorhofflattern werden positive Effekte der Behandlung für die symptomspezifische Wahrnehmung durch die Patienten beschrieben (ANSELME et al. 1999).

Implantierbarer Defibrillator

In den verschiedenen großen Studien (CAST, CIDS, CASH, MADIT, AVID) zum Vergleich zwischen antiarrhythmischer medikamentöser Therapie und implantierbarem intrakardialen Defibrillator (ICD) hat sich der ICD hinsichtlich der Überlebenswahrscheinlichkeit bei Ventrikulären Arrhythmien als vorteilhaft erwiesen (SCHAUMANN 1999). Das psychische Erleben der intrakardialen Defibrillation stellt gegenüber der Medikation jedoch eine besondere Anforderungssituation für den Patienten dar. Mit der Inkorporation des ICD ist der Patient ständig sowohl mit der Angst vor den Schmerzen beim Auslösen des Defibrillators als auch mit der Angst vor einem Nichtauslösen und damit seinem plötzlichen Herztod konfrontiert. Im Unterschied zur Medikation gibt er zudem jedwede Kontrolle über sich und seine Erkrankung ab. Da aus gesundheitspsychologischen Arbeiten bekannt ist, welche große Bedeutung der sogenannten Kontrollerwartung oder im Speziellen der

Selbstkompetenzerwartung für die subjektive Lebensqualität zukommt, war zu erwarten, dass die Patienten auch bei einem ansonsten guten körperlichen Zustand eine eingeschränkte Lebensqualität angeben. Bei antiarrhythmischer Behandlung nach Infarkt bleiben die Patienten mit dauerhafter antiarrhythmischer Medikation (Amiodaron) jedoch auf dem eher schlechten Niveau der unmittelbaren Post-Infarktzeit, während die Patienten mit ICD demgegenüber eine deutliche Erholung ihrer Lebensqualitätswerte zeigen (CIDS, n = 168, MHI, NHP, IRVINE et al. 1999). Dies gilt vor allem für die Patienten, bei denen keine Defibrillationen ausgelöst werden. In kleineren kontrollierten Studien lässt sich ein deutlicher Zusammenhang zwischen häufigeren Defibrillationen und einer Einschränkung der Lebensqualität nachweisen. Dies betrifft ca. 15% der Patienten, die eine deutlich reduzierte gesundheitsbezogene Lebensqualität (HERRMANN et al. 1997) angeben, während der Rest der ICD-Patienten eine in etwa ähnliche gesundheitsbezogene Lebensqualität in den meisten Dimensionen hat wie KHK-Patienten. Die KHK-Patienten haben im Mittel sogar mehr Angst (HERRMANN et al. 1997). Eine besondere Einschränkung der Lebensqualität scheint vor allem aus dem Gefühl zu resultieren, der ICD störe bestimmte soziale Funktionen. So klagten 68% darüber, dass ihre Kleidung nicht mehr passen würde und 50% der Patienten fühlten sich in ihrer Sexualfunktion beeinträchtigt (DUBIN et al. 1996). Dabei werden die stärksten Einschränkungen der gesundheitsbezogenen Lebensqualität (SIP) ca. 6 Monate nach Implantation empfunden, wovon die meisten Dimensionen nach 12 Monaten wieder dem Pretransplantationsniveau nahekommen (MAY et al. 1995).

Wie bei der Herzinsuffizienz scheint auch bei den Rhythmusstörungen nach AMI ein Zusammenhang zwischen psychosozialen Variablen und dem weiteren somatischen Verlauf zu bestehen. So konnte in einer der großen Studien (CAST) z.B. der sozialen Unterstützung und einer größeren Angstneigung ein von den somatischen Prädiktoren unabhängiger Wert für die Vorhersage der Mortalität innerhalb des ersten Jahres nach AMI zugesprochen werden (THOMAS et al. 1997, FRIEDMANN & THOMAS 1995).

Ausblick

Die weitaus meisten der heute in den Industrienationen behandelten Patienten sind chronisch Kranke, wovon die Mehrzahl an Herz-Kreislauf-Erkrankungen leidet. Da nur in Ausnahmefällen für diese Patienten Aussicht auf eine kurative Therapie besteht, zielt die Therapie neben der Lebensverlägerung seit jeher vor allem auf eine Besserung des subjektiven Wohlbefindens ab.

Dass seit jüngerer Zeit versucht wird, die Wirksamkeit verschiedenster Therapien auf dieses Ziel hin auch wissenschaftlich zu untersuchen, könnte den Beginn einer Umorientierung der klinischen Medizin darstellen, die langfristig von erheblicher Bedeutung wäre. So wird in den verschiedenen dargestellten Forschungsansätzen durchgängig der Wunsch deutlich, den Patienten und sein Urteil wieder in die Behandlungsentscheidungen miteinzubeziehen. Nach Jahrzehnten in denen der Arzt anhand ‚objektiver' Daten auf das Wohlbefinden seines Patienten schloss, stellt sich die moderne Medizin hiermit jetzt offenbar der Frage, inwieweit dieses ärztliche Urteil mit dem des Patienten tatsächlich übereinstimmt, oder anders formuliert, ob die Besserung objektiver Befunde tatsächlich mit der Besserung subjektiven Befindens einhergeht.

Die theoretische Beschäftigung mit dieser Problematik könnte von noch größerer Bedeutung sein, als die tatsächlich mit den Fragebögen zu gewinnenden Erkenntnisse. Denn der seit den 90er Jahren zu beobachtende Boom einer breiten klinischen Anwendung der Lebensqualitätsmessungen birgt, wie oben referiert, noch erhebliche methodische Probleme in sich. Nachdem die konzeptionelle Diskussion in den 70ern und die Entwicklung der Methoden in den 80ern weitgehend in kleinen Fachzirkeln stattgefunden haben, stehen jetzt viele Instrumente zur breiten klinischen Anwendung zur Verfügung. Da im Unterschied zu anderen neuen, z.B. laborchemischen

Methoden die Verteilung eines Fragebogens relativ simpel ist, besteht eine nicht unerhebliche Gefahr von Fehlinterpretationen aufgrund mangelnder methodischer Vorkenntnisse der Anwender, die zur Diskreditierung der Lebensqualitätsforschung insgesamt führen könnten.

Daher besteht eine wichtige Herausforderung der Lebensqualitätsforschung heute meines Erachtens darin, die klinischen Nutzer ausreichend über die Vor- und Nachteile bestimmter Messansätze zu informieren, um eine Über- wie Unterschätzung der Bedeutung der Messung des subjektiven Befindens der Patienten zu vermeiden.

Literatur

ANSELME F, SAOUDI N, POTY H, DOUILLET R, CRIBIER A: Radiofrequency catheter ablation of common atrial flutter: significance of palpitations and quality-of-life evaluation in patients with proven isthmus block. Circulation 99(4) (1999) 534-540

BAER PE, COLLINS FH, BOURIANOFF GG, KETCHEL MF: Assessing personality factors in essential hypertension with a brief self-report instrument. Psychosom Med 41(4) (1979) 321-330

BELARDINELLI R, GEORGIOU D, CIANCI G, PURCARO A: Randomized, controlled trial of long-term moderate exercise training in chronic heart failure: effects on functional capacity, quality of life, and clinical outcome. Circulation 99(9) (1999) 1173-1182

BROSE N, O'NEILL RD, BOUTELLE MG, ANDERSON SM, FILLENZ M: Effects of an anxiogenic benzodiazepine receptor ligand on motor activity and dopamine release in nucleus accumbens and striatum in the rat. J Neurosci 7(9) (1987) 2917-2926

BULPITT C, DOLLERY CT: A symptom questionnaire for hypertensive patients. J Chronic Dis 27(6) (1974) 309-323

BURKE LE, DUNBAR JJ, HILL MN: Compliance with cardiovascular disease prevention strategies: a review of the research. Ann Behav Med 19(3) (1997) 239-263

CATIPOVIC VK, SKRINJARIC S, MRDENOVIC S, MUJIC N, CATIPOVIC B, ANDRIC M, VIZNER L, LAUC A: Emotion profiles and quality-of-life of paced patients. Pacing Clin Electrophysiol 13(4) (1990) 399-404

COELHO R, HUGHES AM, DA-FONSECA A.F, BOND MR: Essential hypertension: the relationship of psychological factors to the severity of hypertension. J Psychosom Res 33(2) (1989) 187-196

CROOG SH, LEVINE S, TESTA MA, BROWN B, BULPITT CJ, JENKINS CD, KLERMAN GL, WILLIAMS GH: The effects of antihypertensive therapy on the quality of life. N Engl J Med 314(26) (1986) 1657-1664

CROOG SH, LEVINE S, TESTA MA, BROWN B, BULPITT CJ, JENKINS CD, KLERMAN GL, WILLIAMS GH : The effects of antihypertensive therapy on the quality of life. N Engl J Med 314(26) (1986) 1657-1664

DEHARO JC, BADIER M, THIRION X, RITTER P, PROVENIER F, GRAUX P, GUILLOT C, MUGICA J, JORDAENS L, DJIANE P: A randomized, single-blind crossover comparison of the effects of chronic DDD and dual sensor VVIR pacing mode on quality-of-life and cardiopulmonary performance in complete heart block. Pacing Clin Electrophysiol 19(9) (1996) 1320-1326

DOUGHERTY CM, DEWHURST T, NICHOL WP, SPERTUS J: Comparison of three quality of life instruments in stable angina pectoris: Seattle Angina Questionnaire, Short Form Health Survey (SF-36), and Quality of Life Index-Cardiac Version III. J Clin Epidemiol 51(7) (1998) 569-575

DUBIN AM, BATSFORD WP, LEWIS RJ, ROSENFELD LE: Quality-of-life in patients receiving implantable cardioverter defibrillators at or before age 40. Pacing Clin Electrophysiol 19 (11 Pt 1) (1996) 1555-1559

FELDMAN R, BACHER M, CAMPBELL N, DROVER A, CHOCKALINGAM A (1998): Adherence to pharmacologic management of hypertension. Can J Public Health 89(5) (1998) I16-I18

FLETCHER A, MCLOONE P, BULPITT C: Quality of life on angina therapy: a randomised controlled trial of transdermal glyceryl trinitrate against placebo. Lancet 2(8601) (1998) 4-8

FLETCHER AE, BULPITT CJ, CHASE DM, COLLINS WC, FURBERG CD, GOGGIN TK, HEWETT AJ, NEISS AM: Quality of life with three antihypertensive treatments. Cilazapril, atenolol, nifedipine. Hypertension 19(6 Pt 1) (1992) 499-507

FRIEDMANN E, THOMAS SA: Pet ownership, social support, and one-year survival after acute myocardial infarction in the Cardiac Arrhythmia Suppression Trial (CAST). Am J Cardiol 76(17) (1995)

FRIELINGSDORF J, DESEO T, GERBER AE, BERTEL O: A comparison of quality-of-life in patients with dual chamber pacemakers and individually programmed atrioventricular delays [see comments]. Pacing Clin Electrophysiol 19(8) (1996) 1147-1154

GALTON L: The silent disease. Hypertension. Crown, New York (1973)

GOLDBERG EL, COMSTOCK GW, GRAVES CG (1980): Psychosocial factors and blood pressure. Psychol Med 10(2) (1980) 243-255

GORKIN L, NORVELL NK, ROSEN RC, CHARLES E, SHUMAKER SA, MCINTYRE KM, CAPONE RJ, KOSTIS J, NIAURA R, WOODS P: Assessment of quality of life as observed from the baseline data of the Studies of Left Ventricular Dysfunction (SOLVD) trial quality-of-life substudy. Am J Cardiol 71(12) (1993) 1069-1073

GRADY KL, JALOWIEC A, WHITE WC, PIFARRE R, KIRKLIN JK, BOURGE RC, COSTANZO MR: Predictors of quality of life in patients with advanced heart failure awaiting transplantation. J Heart Lung Transplant 14(1 Pt 1) (1995) 2-10

GRIMM-RHJ, GRANDITS GA, CUTLER JA, STEWART AL, MCDONALD RH, SVENDSEN K, PRINEAS RJ, LIEBSON PR: Relationships of quality-of-life measures to long-term lifestyle and drug treatment in the Treatment of Mild Hypertension Study [see comments]. Arch Intern Med 157(6) 1997) 638-648

GUNDERSEN T, WIKLUND I, SWEDBERG K, AMTORP O, REMES J, NILSSON B (1995): Effects of 12 weeks of ramipril treatment on the quality of life in patients with moderate congestive heart failure: results of a placebo-controlled trial. Ramipril Study Group. Cardiovasc Drugs Ther 9(4) (1995) 589-594

HARSHFIELD GA, PICKERING TG, BLANK S, LINDAHL C, STROUD L, LARAGH JH: Ambulatory blood pressure monitoring: recorders, applications and analyses. In: WEBER MA, DRAYER JIM (eds.): Ambulatory blood pressure monitoring. Steinkopff-Verlag, Darmstadt (1984)

HERRMANN C, VON-ZUR-MÜHLEN F, SCHAUMANN A, BUSS U, KEMPER S, WANTZEN C, GONSKA BD: Standardized assessment of psychological well-being and quality-of-life in patients with implanted defibrillators. Pacing Clin Electrophysiol 20(1 Pt 1) (1997) 95-103

HSU JW, MADSEN CD, CALLAHAM ML: Quality-of-life and formal functional testing of survivors of out-of-hospital cardiac arrest correlates poorly with traditional neurologic outcome scales. Ann Emerg Med 28(6) (1996) 597-605

IRVINE J, DORIAN P, SMITH J, O'BRIAN B, BAKER B, GENT M, ROBERTS R, CONNOLLY S: Quality of Life Comparison between the Implantable Cardioverter Defibrillator and Amiodarone. Psychosom Med 61 (1999) 114

IRVINE MJ, GARNER DM, OLMSTED MP, LOGAN AG: Personality differences between hypertensive and normotensive individuals: influence of knowledge of hypertension status. Psychosom Med 51(5) (1989) 537-549

JAAGOSILD P, DAWSON NV, THOMAS C, WENGER NS, TSEVAT J, KNAUS WA, CALIFF RM, GOLDMAN L, VIDAILLET H, CONNORS-AFJ: Outcomes of acute exacerbation of severe congestive heart failure: quality of life, resource use, and survival. SUPPORT Investigators. The Study to Understand Prognosis and Preferences for Outcomes and Risks of Treatments. Arch Intern Med 158(10) (1998) 1081-1089

JAMES GD, YEE LS, HARSHFIELD GA, BLANK SG, PICKERING TG: The influence of happiness, anger, and anxiety on the blood pressure of borderline hypertensives. Psychosom Med 48(7) (1986) 502-508

JOHNSON EH, SCHORK NJ, SPIELBERGER CD: Emotional and familial determinants of elevated blood pressure in black and white adolescent females. J Psychosom Res 31(6) (1987) 731-741

JÜNGER J, SCHELLBERG D, RAUPP G, HERZOG W, HAASS M: Criterion Validity of Generic versus Disease Specific Quality of Life Measures in Patients with Congestive Heart Failure (CHF). Psychosom Med 62 (2000) 135

KAVANAGH T, MYERS MG, BAIGRIE RS, MERTENS DJ, SAWYER P, SHEPHARD RJ: Quality of life and cardiorespiratory function in chronic heart failure: effects of 12 months' aerobic training. Heart 76(1) (1996) 42-49

KONSTAM V, SALEM D, POULEUR H, KOSTIS J, GORKIN L, SHUMAKER S, MOTTARD I, WOODS P, KONSTAM MA, YUSUF S: Baseline quality of life as a predictor of mortality and hospitalization in 5,025 patients with congestive heart failure. SOLVD Investigations. Studies of Left Ventricular Dysfunction Investigators. Am J Cardiol 78(8) (1996) 890-895

LAU CP, TAI YT, LEE PW, CHEUNG B, TANG MO, LAM WK: Quality-of-life in DDDR pacing: atrioventricular synchrony or rate adaptation? Pacing Clin Electrophysiol 17(11 Pt 2) (1994) 1838-1843

LEYENDECKER B, BARTHOLOMEW U, NEUHAUS R, HORHOLD M, BLUMHARDT G, NEUHAUS P, KLAPP BF: Quality of life of liver transplant recipients. A pilot study. Transplantation 56(3) (1993) 561-567

LI CK, SHANDLING AH, NOLASCO M, THOMAS LA, MESSENGER JC, WARREN J: Atrial automatic tachycardia-reversion pacemakers: their economic viability and impact on quality-of-life. Pacing Clin Electrophysiol 13(5) (1990) 639-645

LINDE-EDELSTAM C, NORDLANDER R, UNDEN AL, ORTH GK, RYDEN L: Quality-of-life in patients treated with atrioventricular synchronous pacing compared to rate modulated ventricular pacing: a long-term, double-blind, crossover study. Pacing Clin Electrophysiol 15(10 Pt 1) (1992) 1467-1476

LUKL J, DOUPAL V, HEINC P (1994): Quality-of-life during DDD and dual sensor VVIR pacing. Pacing Clin Electrophysiol 17(11 Pt 2) (1994) 1844-1848

MANN JFE, RITZ E: Klinische Diagnostik. In: GANTEN T, RITZ E (Hrsg.): Lehrbuch der Hypertonie. Schattauer, Stuttgart (1985)

Marquis P, Fayol C, Joire JE, Leplege A: Psychometric properties of a specific quality of life questionnaire in angina pectoris patients. Qual Life Res 4(6) (1995) 540-546

May CD, Smith PR, Murdock CJ, Davis MJ: The impact of the implantable cardioverter defibrillator on quality-of-life. Pacing Clin Electrophysiol 18(7) (1995) 1411-1418

Middeke M: Praxishypertonie. In: Middeke M (ed.): Ambulante Blutdruck-Langzeitmessung (ABDM). Thieme Verlag, Stuttgart (1992) 48-55

Nichol G, Stiell IG, Hebert P, Wells GA, Vandemheen K, Laupacis A: What is the quality of life for survivors of cardiac arrest? A prospective study [see comments]. Acad Emerg Med 6(2) (1999) 95-102

Nissinen A, Wiklund I, Lahti T, Akkila J, Wilson A, Wahl M, Puska P: Anti-anginal therapy and quality of life. A comparison of the effects of transdermal nitroglycerin and long-acting oral nitrates. J Clin Epidemiol 44(9) (1991) 989-997

Obrist PA, Light KC, James SA, Strogatz DS: Cardiovascular responses to stress: I. Measures of myocardial response and relationship to high resting systolic pressure and parental hypertension. Psychophysiology 24(1) (1987) 65-78

Packer M, Bristow MR, Cohn JN, Colucci WS, Fowler MB, Gilbert EM, Shusterman NH: The effect of carvedilol on morbidity and mortality in patients with chronic heart failure. U.S. Carvedilol Heart Failure Study Group [see comments]. N Engl J Med 334(21) (1996a) 1349-1355

Packer M, Colucci WS, Sackner BJ, Liang CS, Goldscher DA, Freeman I, Kukin ML, Kinhal V, Udelson JE, Klapholz M, Gottlieb SS, Pearle D, Cody RJ, Gregory JJ, Kantrowitz NE, LeJemtel TH, Young ST, Lukas MA, Shusterman NH: Double-blind, placebo-controlled study of the effects of carvedilol in patients with moderate to severe heart failure. The PRECISE Trial. Prospective Randomized Evaluation of Carvedilol on Symptoms and Exercise [see comments]. Circulation 94(11) (1996b) 2793-2799

Provenier F, Boudrez H, Deharo JC, Djiane P, Jordaens L: Quality of life in patients with complete heart block and paroxysmal atrial tachyarrhythmias: a comparison of permanent DDIR versus DDDR pacing with mode switch to DDIR. Pacing Clin Electrophysiol 22 (3) (1999) 462-468

Rector TS, Kubo SH, Cohn JN: Patients' Self Assessment of Their Congestive Heart Failure. Heart Failure (1987) 198-209

Rehnqvist N, Hjemdahl P, Billing E, Bjorkander I, Eriksson SV, Forslund L, Held C, Nasman P, Wallen NH: Effects of metoprolol vs. verapamil in patients with stable angina pectoris. The Angina Prognosis Study in Stockholm (APSIS) [published erratum appears in Eur Heart J 1996 Mar; 17(3):483]. Eur.Heart J 17(1) (1996) 76-81

Rich MW, Beckham V, Wittenberg C, Leven CL, Freedland KE, Carney RM: A multidisciplinary intervention to prevent the readmission of elderly patients with congestive heart failure [see comments]. N Engl J Med 333(18) (1995) 1190-1195

Riether AM, Smith SL, Lewison BJ, Cotsonis GA, Epstein CM: Quality-of-life changes and psychiatric and neurocognitive outcome after heart and liver transplantation. Transplantation 54(3) (1992) 444-450

Ritz E, Gless KH: Primäre Hypertonie. In: Ganten T, Ritz E (Hrsg.): Lehrbuch der Hypertonie. Schattauer, Stuttgart (1985)

Robinson JO: Symptoms and the discovery of high blood pressure. J Psychosom Res 13(2) (1969) 157-161

Rogers WJ, Coggin CJ, Gersh BJ, Fisher LD, Myers WO, Oberman A, Sheffield LT: Ten-year follow-up of quality of life in patients randomized to receive medical therapy or coronary artery bypass graft surgery. The Coronary Artery Surgery Study (CASS) [see comments]. Circulation 82(5) (1990) 1647-1658

Ronnevik PK, Silke B, Ostergaard O: Felodipine in addition to beta-adrenergic blockade for angina pectoris. a multicentre, randomized, placebo-controlled trial. Eur.Heart J 16(11) (1995) 1535-1541

Rose M, Burkert U, Scholler G, Schirop T, Danzer G, Klapp BF: Determinants of the quality of life of patients with diabetes under intensified insulin therapy. Diabetes Care 21 (11) (1998) 1876-1885

Rüddel H, Schächinger H, Quirrenbach S, Otten H: Ärgerausdruck und Blutdruck im 24-Stundenverlauf. In: Hodapp V, Schwenkmezger P (Hrsg.), Ärger und Ärgerausdruck. Huber Verlag, Bern (1993) 217-226

Sanders C, Egger M, Donovan J, Tallon D, Frankel S: Reporting on quality of life in randomised controlled trials: bibliographic study. BMJ 317(7167) (1998) 1191-1194

Schandry R: Hypertonie und Lebensqualität. Quintessenz Verlag, München (1993)

Schaumann A: Managing atrial tachyarrhythmias in patients with implantable cardioverter defibrillators. Am J Cardiol 83(5B) (1999) 214D-217D

Siegrist J, Matschinger H, Motz W: Untreated hypertensives and their quality of life. J Hypertens Suppl 5(1) (1987) S15-S20

Sokolow M: Data obtained with ambulatory blood pressure recorder. In: Clement DL (ed.): Blood Pressure Variability. Lancester: MTB, Lancester (1979) 19-23

Sommer G, Fydrich T: Entwicklung und Überprüfung eines Fragebogens zur sozialen Unterstützung (F-SOZU) Development and evaluation of a questionnaire on social support. Diagnostica 37(2) (1991) 160-178

Spertus JA, Winder JA, Dewhurst TA, Deyo RA, Fihn SD: Monitoring the quality of life in patients with coronary artery disease. Am J Cardiol 74(12) (1994) 1240-1244

Steptoe A, Johnston D: Clinical Applications of Cardiovascular Assessment. Psychological Assessment 3(3) (1991) 337-349

Steptoe A, Melville D, Ross A: Essential hypertension and psychological functioning: a study of factory workers. Br J Clin Psychol 21(Pt 4) (1982) 303-311

Strauss WE, Fortin T, Hartigan P, Folland ED, Parisi AF: A comparison of quality of life scores in patients with angina pectoris after angioplasty compared with after medical therapy. Outcomes of a randomized clinical trial. Veterans Affairs Study of Angioplasty Compared to Medical Therapy Investigators. Circulation 92(7) (1995) 1710-1719

Sullivan PA, Procci WR, DeQuattro V, Schoentgen S, Levine D, van-der-Meulen J, Bornheimer JF: Anger, anxiety, guilt and increased basal and stress-induced neurogenic tone: causes or effects in primary hypertension? Clin Sci 61 Suppl 7 (1981) 389s-392s

Templer KJ (1993): Blutdruck, Verhalten und Persönlichkeit. Eine psychophysiologische Feld- und Labor-Studie am Arbeitsplatz. Bern: Huber Verlag

Testa MA, Simonson DC: Assessment of quality-of-life outcomes [see comments]. N Engl J Med 334(13) (1996) 835-840

Thomas SA, Friedmann E, Wimbush F, Schron E: Psychological factors and survival in the Canadian arrhythmia suppression trial (CAST): a reexamination. Am J Crit Care 6(2) (1997) 116-126

Van-Egeren LF, Madarasmi S: A computer-assisted diary (CAD) for ambulatory blood pressure monitoring. Am J Hypertens 1(3 Pt 3) (1988) 179S-185S

von Steinbüchel N, Haekel RJ: Entwicklung eines Fragebogens zur Erfassung des psychischen Befindens von Hypertonikern. In: Bullinger M, Ludwig M, von Steinbüchel N (Hrsg.): Lebensqualität bei cardiovaskulären Erkrankungen. Hogrefe, Göttingen (1991) 110-125

Weintraub WS, Mauldin PD, Becker E, Kosinski AS, King SB: A comparison of the costs of and quality of life after coronary angioplasty or coronary surgery for multivessel coronary artery disease. Results from the Emory Angioplasty Versus Surgery Trial (EAST). Circulation 92(10) (1995) 2831-2840

Wenger NK: Quality of life: can it and should it be assessed in patients with heart failure? Cardiology 76(5) (1989) 391-398

Westin L, Carlsson R, Israelsson B, Willenheimer R, Cline C, McNeil TF: Quality of life in patients with ischaemic heart disease: a prospective controlled study. J Intern Med 242(3) (1997) 239-247

Wiklund I: Mätmomg av livskavalitet vid kardiovaskulära sjukdomar. Scand J Behav Ther 17 ((Suppl. 18)) (1988) 87-98

Wiklund I, Halling K, Ryden BT, Fletcher A: Does lowering the blood pressure improve the mood? Quality-of-life results from the Hypertension Optimal Treatment (HOT) study [see comments]. Blood Press 6(6) (1997) 357-364

Wilson A, Wiklund I, Lahti T, Wahl M: A summary index for the assessment of quality of life in angina pectoris. J Clin Epidemiol, 44(9) (1991) 981-988

Wilson IB, Cleary PD: Linking clinical variables with health-related quality of life. A conceptual model of patient outcomes. JAMA 273(1) (1995) 59-65

III – 5
Asthma bronchiale

Matthias Morfeld, Hamburg, und Alexandra R. Wewel, St. Peter-Ording

Einleitung

Asthma bronchiale gehört zu den häufigsten Atemwegserkrankungen der heutigen Zeit und kann im Sinne einer Volkskrankheit gesehen werden.

Der Kostenaufwand, der durch Asthma bronchiale für das Gesundheitswesen entsteht, ist beträchtlich. So wird das jährliche Gesamtaufkommen für Asthma in der Bundesrepublik nach vorsichtiger Schätzung mit ca. 5,1 Milliarden DM angegeben (Barnes et al. 1996, Nowak et al. 1996).

Sämtliche Untersuchungen zur weltweiten Prävalenz des Asthma bronchiale gehen von einer Zunahme der Verbreitung aus. Auf wesentliche Entwicklungen in diesem Zusammenhang wird weiter unten konkret eingegangen.

Ein Anliegen, das den Verlauf des Asthmas und dessen Behandlung erst seit den letzten Jahren mehr oder weniger intensiv kennzeichnet, ist die Verbindung mit Konzepten der gesundheitsbezogenen Lebensqualität. Was für den angloamerikanischen Raum (USA, Kanada) und Großbritannien bereits seit 2 Jahrzehnten und länger üblich ist, gilt für die Bundesrepublik erst seit den frühen Arbeiten von Petermann: die zielgerichtete Aufnahme und Diskussion gesundheitsbezogener Lebensqualität für Menschen mit Asthma bronchiale (Petermann et al. 1987). Dabei findet diese Konzeption insbesondere bei der Analyse von rehabilitativen Schulungsmaßnahmen Anwendung. In Untersuchungen, bei denen der Erfolg einer Intervention mittels strukturierter Patientenschulung eingeschätzt werden soll, werden asthmaspezifische Instrumente zur Erfassung der Lebensqualität eingesetzt.

Betrachtet man hingegen die Zulassungsprüfung neuer Asthmamedikamente – diese spielen bei der Behandlung des Asthmas eine wesentliche Rolle – so zeigt sich, dass in den USA und England die Ergebnisse über den Erfolg/Misserfolg neuer Medikamente wesentlich über den Einsatz von Instrumenten zur Erfassung der gesundheitsbezogenen Lebensqualität mitbestimmt werden. Für Deutschland lassen sich nur wenige Ergebnisse präsentieren. Dies mag zum einen daran liegen, dass nur wenige Asthmamedikamente in Deutschland entwickelt werden – jedoch auch daran, dass die gesundheitsbezogene Lebensqualitätsforschung in Deutschland auch erst begonnen hat (Bullinger & Pöppel 1988).

Im Folgenden wird der Versuch unternommen – ausgehend von einer kurzen Einführung über das Asthma bronchiale, seine Bedeutung, Behandlung und Therapie – etwas Licht in das Dickicht von mittlerweile einigen existierenden Instrumenten zur Erfassung der asthmaspezifischen Lebensqualität zu bringen. Zum anderen wird konkret aufgezeigt, für welche spezifischen Asthmasymptome bekannte Beeinträchtigungen der Lebensqualität denkbar sind und welchen Einfluss diese auf welche subjektiv selbstberichteten Lebensqualitätsdimensionen haben können.

Weiterhin wird anhand ausgewerteter Literatur gezeigt, auf welchen Ebenen der Asthmatherapie, -rehabilitation und -schulung das Konzept der gesundheitsbezogenen Lebensqualität Eingang gefunden hat.

Im abschließenden Teil der Darstellung wird auf die Möglichkeiten der gesundheitsökonomischen Evaluation des Asthma bronchiale eingegangen. Dabei wird das Konzept der Kosten-Effektivitäts-Analyse und die dafür notwendigen asthmaspezifischen Parameter kurz beschrieben.

Epidemiologie

Asthma bronchiale ist eine der häufigsten chronischen Erkrankungen, ca. 5 bis 10% der Erwachsenen und 10 bis 15% der Kinder sind betroffen. In der BRD betrifft diese Erkrankung ca. 4 Mio. Patienten mit steigender Prävalenz (NOWAK et al. 1996).

Die Häufigkeit variiert weltweit. Die ISAAC-Studie (International Study of Asthma and Allergies in Childhood) befragte weltweit in 56 Ländern 1/2 Mio. Kinder zwischen 13 und 14 Jahren.

Erste Ergebnisse liegen vor und zeigen, dass die Asthmahäufigkeit in den osteuropäischen und südostasiatischen Ländern mit 2 bis 3,5% am geringsten ist; am stärksten sind England, Neuseeland und Australien mit 30% betroffen. Die BRD liegt im mittleren Bereich. Vermutlich liegen die Ursachen im westlichen Industrie-Lebensstil. Hinweise auf diese Annahme zeigen sich auch in anderen bereits durchgeführten epidemiologischen Untersuchungen (BJORKSTEN et al. 1998).

Ein Vergleich zwischen den alten und neuen Bundesländern zeigt, dass in der westdeutschen Bevölkerung eine höhere Prävalenz an Überempfindlichkeit der Atemwege bzw. Asthmasymptomen vorliegt. In einer EG-Studie (European Respiratory Health Survey) in Hamburg und Erfurt zeigte sich beispielsweise, dass in Erfurt deutlich seltener über asthmatische und allergische Symptome berichtet wurde als in Hamburg (HEINRICH 1995).

Auch bei Kindern zeigt der deutsch-deutsche Vergleich Unterschiede hinsichtlich der Asthmaprävalenz. So ergab die für Kinder wohl umfangreichste Studie von v. MUTIUS, dass bei 6081 untersuchten Kindern in München und Leipzig bei 9,3% der Münchner und bei 7,3% der Leipziger Kinder vom Arzt Asthma diagnostiziert wurde (weitere allergische Krankheiten, wie z.B. Heuschnupfen zeigten Raten von 8,6% bzw. 2,4%) (v. MUTIUS & NICOLAI 1989). Ähnliche Ergebnisse konnten von KRÄMER et al. (1992) in einer Studie mit 4000 Kindern gefunden werden: dabei wurde bei 6-jährigen Kindern aus Sachsen und Sachsen-Anhalt gegenüber Kindern aus Nordrhein-Westfalen seltener die Diagnose „Asthma bronchiale" und „Heuschnupfen" gestellt (KRÄMER 1992). Neuere Daten von NICOLAI und v. MUTIUS (1997) bestätigen den gefundenen Unterschied (NICOLAI & v. MUTIUS 1997).

Hinweise auf Ursachen dieser innerdeutschen Unterschiede können nur vage aufgezeigt werden. Gegenwärtig werden zwei mögliche Gründe diskutiert: zum einen die unterschiedliche Zusammensetzung der Luftbelastung, wobei in Ostdeutschland eine stärkere Belastung durch Kohlefeuerung, in Westdeutschland mehr Belastung durch Stickoxide besteht (bedingt durch den dichteren Kfz-Verkehr); zum anderen die frühzeitige Desensibilisierung gegenüber ausgewählten Erregern im Kleinkindalter – in der ehemaligen DDR wurde dies durch den frühen und regelmäßigen Besuch von Kinderkrippen ermöglicht. Beide Erklärungsansätze bedürfen jedoch noch einer ausführlichen Überprüfung – die tatsächliche Ursache der gefundenen Unterschiede ist letztlich noch unklar.

Durch diese und andere Daten zählt Asthma bronchiale zu den sog. Volkskrankheiten, und mit Zunahme der Erkrankungen nehmen medikamentöser und finanzieller Aufwand zu. Parallel dazu vermehren sich die Krankenhausaufenthalte sowie die Arbeits- und Erwerbsunfähigkeiten. Je früher der Therapiebeginn, desto geringer ist das subjektive Leiden und die Einschränkung der Lebensqualität. Krankenhausaufenthalte können verringert werden, die Arbeitsfähigkeit bleibt erhalten.

Die Kostenschätzungen für Asthma bronchiale liegen bei ca. 5,1 Mrd. DM. Die Gesamtkosten der Lungenerkrankungen belaufen sich auf ca. 37 Mrd. DM und liegen damit über denen der kardiovaskulären Erkrankungen (33 Mrd. DM) (NOWAK et al. 1996). Die weltweit vorkommenden Lungenerkrankungen haben also zu einer erheblichen volkswirtschaftlichen und ökonomischen Belastung geführt, aber auch zu einer großen Anstrengung von Experten in der ganzen Welt, die gemeinsam Behandlungsrichtlinien erarbeitet haben. Bei richtiger Anwendung für eine Lungenerkrankung ermöglichen diese lange krankheitsfreie Intervalle, die die Lebensqualität verbessern und die Leistungsfähigkeit des Asthmatikers langfristig erhalten.

Asthma bronchiale ist durch diese Behandlungsstrategien heute im Vergleich zu früher gut therapierbar. Voraussetzung ist die exakte Diagnosestellung, die Akzeptanz der Erkrankung durch den Patienten und das Erstellen eines Medikamentenkonzeptes nach den anerkannten Richtlinien mit kontinuierlicher individueller Betreuung des Patienten. Er bedarf einer Schulung mit dem Ziel, über weite Abschnitte seiner Krankheitsgeschichte ein sicheres eigenständiges Krankheitsmanagement zu betreiben, um so eine gute Lebensqualität zu erhalten.

Bei der Asthmaerkrankung werden vier Schweregrade unterschieden, die in den nachfolgenden Abschnitten noch genauer beschrieben werden. Ausgehend von den ca. vier Millionen Asthmatikern in Deutschland leiden 75% der Patienten an einem intermittierenden bzw. präklinischen bis leichten Asthma. 20% der Patienten leiden an einem mittelschweren, 5% aller Patienten an einem schweren Asthma. Dabei sind Übergänge von der einen Form in die andere möglich. Die heutigen Therapiekonzepte lassen eine „Up and down-Regulation" zu, was der Patient erlernen kann, wenn ihm die Zusammenhänge der Erkrankung, d.h. z.B. die Physiologie der Atmung und die Wirkungsweise der Medikamente vermittelt werden.

Trotz weltweit vergleichbarer Behandlungsmöglichkeiten ist in der Bundesrepublik Deutschland die Asthma-Mortalität im Vergleich zu anderen Ländern (Dänemark, Kanada, USA, Israel, Holland) sehr hoch (NOWAK 1994).

Dies ist vor dem Hintergrund der Verbesserung der therapeutischen Möglichkeiten erschreckend. Diese sollte eigentlich eine verbesserte medizinische Betreuung und damit einen Rückgang der Mortalität nach sich ziehen.

Fazit aus zahlreichen Untersuchungen zur Mortalität ist, dass durch einen übergreifenden Therapieansatz Todesfälle zum großen Teil vermieden werden könnten.

Studien zeigen, dass Asthmanotfälle mit intensiver kostenhoher Betreuung durch effiziente medikamentöse Therapie und Schulungsmaßnahmen bis zu 20% verhindert werden könnten (WORTH 1997).

Kostenaufstellungen zeigen jedoch, dass Schulungsmaßnahmen zur Compliancesteigerung des Patienten und die Arzneimittelkosten gemeinsam nur einen Kostenanteil von ca. 30% einnehmen (NOWAK et al. 1996).

Definition

Asthma bronchiale ist eine chronische Atemwegserkrankung, die mit einer variablen und reversiblen Atemwegsobstruktion einhergeht, ausgelöst durch einen Krampf der Bronchialmuskulatur und ursächlich auf einer chronischen Entzündung der Bronchialschleimhaut beruhend (NOLTE 1995).

Mittels eines standardisierten Provokationstests mit einem externen Reiz (z.B. Histamin, Metacholin, Carbachol) läßt sich beim Asthma bronchiale eine bronchiale Hyperreagibilität nachweisen, d.h. die Bereitschaft der Atemwege auf Reize mit einer Engstellung zu reagieren. Diese bronchiale Hyperreagibilität – auch Hyperreaktivität genannt – wird durch die Entzündungssituation in der Schleimhaut vermittelt und ist jedoch nicht, wie früher angenommen, asthmaspezifisch, sondern kommt auch bei zahlreichen Erkrankungen der Atemwege vor (z.B. bei einer Rhinoconjunctivitis allergica, im Zustand nach einer Pneumonie oder Pertussis-Erkrankung) (NOLTE 1995). Im Rahmen dieser chronischen Schleimhautentzündung kommt es zu Umbau und Veränderung der Schleimhautstrukturen, insbesondere der schleimbildenden Zellen (z.B. Becherzellen). Dies erklärt das Auftreten von zähem, vermehrtem Schleim.

Symptome

Gekennzeichnet ist das Asthma bronchiale vor allem durch anfallsweise auftretende Luftnot, die sich durch die variable und reversible Atemwegsobstruktion erklären lässt.

Jede Obstruktion fördert den chronischen Entzündungsprozess der Schleimhaut, insbesondere je länger sie anhält, und damit die Progredienz der Erkrankung. Wie später noch erläutert wird, besteht ein primäres Ziel der Asthmabehandlung in der raschen Weitstellung der Bronchien und in einer dauerhaften Schutzfunktion für die Bronchialschleimhaut.

Nicht immer äußert sich das Asthma jedoch in Atemnotanfällen. Auch Husten ohne Infektzeichen, Räusperzwang, Schleimexpektoration und Kurzatmigkeit, pfeifende Atmung sowie das in der Auskultation zu hörende Giemen und Brummen sind typische Symptome und treten vorwiegend auch schon bei bereits geringgradiger Atemwegsenge auf. Ein zirkadianer Rhythmus beim Asthma bronchiale ist bekannt. Eine tageszeitliche physiologische Verstärkung der Bronchialobstruktion liegt in den Nachtstunden und am frühen Morgen (meist zwischen 3 und 5 Uhr) vor und führt als Sekundärsymptom zu Schlafstörungen sowie zu körperlichem und geistigem Leistungsabfall (LORENZ 1998).

Auslöser

Die Ätiologie des Asthma bronchiale ist vielseitig. Es besteht als prädisponierender Faktor eine genetische Anlage zur Atopie. Die Familienanamnese hinsichtlich des Auftretens allergischer Erkrankungen ist häufig positiv, ebenso die Eigenanamnese. D.h. es treten beim Asthmakranken bzw. bei den Eltern oder direkten Vorfahren oftmals Erkrankungen aus dem allergischen Formenkreis auf (Neurodermitis constitutionalis, Rhinoconjunctivitis allergica, Asthma bronchiale). Auch das Auftreten von rezidivierenden obstruktiven Bronchitiden – insbesondere nach dem 3. Lebensjahr – weist auf die Entwicklung eines Asthma bronchiale hin. Kausale Faktoren sind in Allergietests (z.B. Prick, Epicutantest, Gesamt-IgE im Serum, RAST) nachweisbar. Andere mögliche Auslöser sind nicht so leicht nachzuweisen, werden aber vom Patienten berichtet und müssen für eine optimale Therapieeinstellung berücksichtigt werden. Die nachfolgende *Tab. 1* fasst die möglichen Auslöser des Asthma bronchiale zusammen:

Tabelle 1: Auslöser des Asthma bronchiale (LORENZ 1998)

Allergene	Triggerfaktoren	Fördernde Faktoren
Häusliche Umgebung Hausstaubmilben, Haustiere, Schimmelpilze etc.	Körperliche Anstrengung	Rauchen, Passivrauchen
Umwelt Pollen, Schimmelpilze etc.	Respiratorische Infektionen	Umweltstoffe Stickstoffdioxid, Ozon, Schwefeldioxid etc.
Beruf Bäckermehle, Friseurdämpfe etc.	Wetter Kälte, Nebel etc.	Geburtsgewicht unter 2.500 g
Nahrungsmittel (selten)	Stressoren psychische Erregung etc.	
Chemikalien Duftstoffe etc.	Mechanische Reize Lachen, Husten, Hyperventilation etc.	
Medikamente Acetylsalicylsäure, β-Rezeptorenblocker etc.		

Therapie

Die Behandlung des Asthma bronchiale stützt sich auf mehrere Säulen. Die medikamentöse Therapie hat im Rahmen der Gesamtbehandlung den wichtigsten Stellenwert neben physiotherapeutischer Intervention, Vermeidung kausaler oder das Asthma unterhaltender Faktoren sowie strukturierter Patientenschulungen.

Während vor Jahrzehnten die systemische Medikation als einzige Applikationsform zur Verfügung stand, hat sich im Rahmen der pharmakologischen Weiterentwicklung beim Asthma bronchiale die topische, d.h. lokale – direkt an den Ort des Krankheitsgeschehens vorgenommene – Applikation entwickelt. Dies hat zu einem deutlich verbesserten Wirkungs-/Nebenwirkungsverhältnis geführt und hat so einen direkten Einfluss auf die gesundheitsbezogene Lebensqualität der Patienten. Im Folgenden wird der aktuelle Stand der medikamentösen Therapie dargestellt und kritisch gewürdigt.

Dauermedikation (Controller = Wächter)

Die Dauermedikation stellt die Basistherapie dar. Eine regelmäßige Anwendung von Medikamenten hat das Ziel, die asthmatische Entzündungsreaktion zu unterdrücken und dadurch langfristig eine Kontrolle der Symptome und einen günstigen Krankheitsverlauf zu erreichen. Dabei werden in erster Linie antiinflammatorisch wirkende Substanzen eingesetzt:

- inhalative Glukokortikoide – bei Asthma-Schweregrad II-IV in ansteigender Dosierung
- DNCG/Nedocromil – meist als erster Therapieversuch insbesondere bei Kindern mit leichtem Asthma bronchiale
- orale Glukokortikoide – Schweregrad IV
- Leukotrienantagonisten – additiver Einsatz möglich bei Schweregrad II und III als steroidsparende Therapie

Folgende weitere regelmäßig anzuwendende antiobstruktiv-wirkende Substanzen sind im aktuellen Therapieschema als Dauermedikation ab Schweregrad III vorgesehen:

- inhalative langwirksame β_2-Sympathomimetika (bei fehlender Compliance auch als orale Gabe möglich)
- retardiertes Theophyllin (Kontrolle des Medikamenten-Blutspiegels nötig)

Bedarfsmedikation (Reliever = Öffner)

Bedarfsmedikation bedeutet die Durchführung einer symptomatischen Behandlung von Obstruktion und Dyspnoe. D.h. diese Therapie ist der Akutsituation vorbehalten. Die Ausnahme bildet eine prophylaktische Anwendung vor Belastungssituationen z.B. Sport, Allergenkontakt.

Die Häufigkeit der Anwendung muss beachtet werden, um bei exzessivem Gebrauch evtl. das Grundkonzept der Therapie zu überdenken und die Dauermedikation zu modellieren.

Folgende Substanzen können für die Bedarfsmedikation eingesetzt werden:

- inhalative kurzwirksame β_2-Sympathomimetika
- inhalative Anticholinergika
- Kombinationsprodukte aus kurzwirksamen β_2-Sympathomimetika und Anticholinergika
- Zur Notfalltherapie: Theophyllin (z.B. als Trinkampulle), orales Glukokortikoid.

Tab. 2 zeigt die aktuellen Therapierichtlinien der Deutschen Atemwegsliga in der Gegenüberstellung des Schweregrades der Erkrankung und den dazu entsprechenden Symptomen (WETTENGEL et al. 1998).

Die Bedeutung des Lebensqualitätskonzeptes für Asthma bronchiale

Wie in den einleitenden Beiträgen bereits ausführlich erläutert wurde, bezieht sich die gesundheitsbezogene Lebensqualität insbesondere auf vier wesentliche Aspekte:

- Körperliche Beschwerden,
- Psychische Beeinträchtigung,

Asthma bronchiale

III – 5

Tabelle 2: Therapierichtlinien und Schweregrade des Asthma bronchiale

Schweregrad I: *Intermittierendes Asthma* Symptome: Bis zu 2x tagsüber/ Woche Bis zu 2x nachts/ Monat Lungenfunktion im Intervall: Unauffällig	Schweregrad II: *Leichtes persistierendes Asthma* Symptome: Bis zu 1x täglich Mehr als 2x nachts/ Monat Lungenfunktion im Intervall: Unauffällig	Schweregrad III: *Mittelschweres Asthma* Symptome: Täglich Mehr als 1x nachts/ Woche Lungenfunktion: FEV1, PEF 60-80% des Solls	Schweregrad IV: *Schweres Asthma* Symptome: Ständig tagsüber Häufig nachts Lungenfunktion: FEV1, PEF <60% des Solls
Bedarfsmedikation (Reliever) Z. B.: Kurzwirksames inhalatives β_2-Mimetikum Anticholinergikum			
	Dauermedikation (Controller)		
			Orale Glukokortikoide
		Langwirksame inhalative β_2-Mimetika Theophyllin	✓
	Inhalative Glukokortikoide Alternativ: DNCG, Nedocromil	✓	✓

- Soziale Beziehungen,
- Funktionseinschränkungen im Alltag, (*vgl. Kap. I – 1*).

Von daher wird im Folgenden zuerst eine Einschätzung dahingehend vorgenommen, wie eine chronische Atemwegserkrankung in diesen vier Ebenen wirkt, welche Folgen daraus entstehen und wie Verfahren der Lebensqualitätsmessung auf diesen Ebenen mit klinischen Parametern zusammenhängen oder wie Aspekte der täglichen Lebensführung von diesen Instrumenten erfasst werden können. Dabei wird bei jeder dieser vorgestellten Ebenen Bezug zu konkreten Forschungsergebnissen aus der Literatur genommen. Die Vorgehensweise wird dabei so gewählt, dass krankheitsspezifische Aspekte in den Vordergrund gestellt werden und darunter Folgen für die gesundheitsbezogene Lebensqualität diskutiert werden.

Asthmaspezifische Symptome (Aspekte der Krankheit) und ihre Auswirkungen auf die Lebensqualität

Kurzatmigkeit, Husten und Auswurf

Je nach Schweregrad der bronchialen Obstruktion treten Beschwerden wie Husten und Räusperzwang auf, die bei zunehmender Atemwegsverengung in Kurzatmigkeit und Dyspnoe (anfallsartige Atemnot) gipfeln. Derartige Symptome zeigen dem Patienten seine Leistungsgrenze in der körperlichen Aktivität auf. Eine medikamentöse Intervention mittels Inhalation ist notwendig, um diese Beschwerden rasch zu lindern und in den Aktivitäten fortfahren zu können. Bei einem schweren Asthmatiker treten derartige Beschwerden jedoch auch schon in Ruhe auf.

Bezogen auf die gesundheitsbezogene Lebensqualität treten mittels dieser Symptomatik nicht nur offensichtlich körperliche Beschwerden ein, sondern der Asthmatiker ist sowohl in seinen sozialen Beziehungen wie auch in seinen Alltagsfunktionen stark eingeschränkt. Zudem ist durch die Wahrnehmung von Räusperzwang und vermehrtem Auswurf durch seine Umwelt von einer zunehmenden psychischen Beeinträchtigung des Asthmatikers auszugehen. In diesem Zusammenhang ist die permanente Aufrechterhaltung von Ängsten durch die Selbstreflektion der Symptomatik zu sehen.

Allergien

Das exogen allergische Asthma wird wie oben erläutert durch Allergien modelliert. Hier kommt zusätzlich zu den Einschränkungen, hervorgerufen durch die Asthma-Erkrankung an sich, die Rücksichtnahme auf sämtliche möglichen allergieauslösenden Reize hinzu. Hierunter sind insbesondere Pollen, Hausstaubmilben, Tierhaare sowie Nahrungsmittel, Duftstoffe und Medikamente zu zählen. Daraus ergibt sich eine Einschränkung des Asthmatikers sowohl in seiner alltäglichen Lebensführung (Aufenthalt im Freiem, Festlichkeiten etc.) wie auch daraus resultierend in seinen sozialen Beziehungen. Bei Missachtung resultieren körperliche Beschwerden als wesentliche Aspekte gesundheitsbezogener Lebensqualität. In diesem Falle empfindet der Patient nicht selten die Beschwerden als Bestrafung und dies führt konsekutiv zu einer psychischen Beeinträchtigung.

Medikamentöse Behandlung und Folgen

Inhalation (Dosieraerosole, Pulverinhalatoren)

Die medikamentöse Therapie ist eine wesentliche Säule bei der Behandlung des Asthma bronchiale. Dabei ist der Patient angehalten ab Schweregrad II der Erkrankung konsequent regelmäßig und zwar täglich mehrmals zu inhalieren. Je nach Inhalationssystem ist diese medikamentöse Therapie mit zeitlichem Aufwand verbunden, was einen temporären Rückzug aus dem Alltagsleben bzw. bei einem offensiven Umgang mit der Erkrankung die Wahrnehmung durch das soziale Umfeld (Arbeit, Familie, Sport) erzwingt. Hieraus ergeben sich grundsätzlich zwei Strategien im Umgang mit einer medikamentenpflichtigen chronischen Erkrankung. Auf der einen Seite ist der Patient bei einem passiven Umgang immer unter Druck, die passende „heimliche" Situation zu suchen. Dies führt zu einem permanenten Zwang, der wiederum als möglicher Auslöser von Asthma-Anfällen in Frage kommen kann (Stress als Asthmaauslöser).

Ein offensiver Umgang erfordert bei häufigem Umgebungswechsel ein ständig neues Einstimmen der Umwelt auf die Begleitumstände einer chronischen Erkrankung. Diese Form des Umgangs vermeidet sicherlich eher Stresssituationen und -reaktionen, führt aber häufig zu einem Gefühl der Lästigkeit, ständiger Aufklärung und Rechtfertigung (Selbststigmatisierung).

Cortison-Langzeitfolgen

Cortison-Langzeitfolgen treten nur im Rahmen einer systemisch wirksamen Dauermedikation auf. Dies betrifft nach heutigen Studienergebnissen Patienten mit schwerem Asthma. Eine wesentliche Hürde vor dem rechtzeitigen Einsatz von Kortikoiden (sowohl in der inhalativen Dauertherapie als auch in Form der kurzzeitigen systemischen Stoßtherapie in der Notfallbehandlung) ist die unspezifische Verbreitung der Patienteneinstellung, dass es sich hierbei um einen stark nebenwirkungsreichen Wirkstoff handelt. Diese Einstellung basiert sicherlich zu einem großen Teil darauf, dass die Menge und Dauer des Cortisoneinsatzes von den Patienten undifferenziert bewertet wird. Dies mag daher rühren, dass im frühen Entwicklungsstadium des Cortisons die Nebenwirkungen nur schwerlich steuerbar waren und zu gravierenden körperlichen Beschwerden führten (Stammfettsucht, Vollmondgesicht, Infektanfälligkeit, Osteoporose, Pergamentpapierhaut).

Gegenwärtig befindet sich die Cortisonentwicklung und das Wissen über bzw. die Steuerung von Anwendungsmöglichkeiten in einem Stadium, in dem davon ausgegangen werden kann, dass die medizinisch fundierte Gabe im Rahmen einer topischen Dauertherapie ebenso wie die kurzzeitige systemische Applikation bei akuten Exazerbationen, die Lebensqualität und auch die Überlebensrate positiv beeinflussen.

Zusammenfassung medikamentöser Therapie bei Asthma bronchiale

Eine gute Asthmatherapie bedeutet nicht wenig Medikamente einzusetzen (z. B. kein inhalatives Kortikoid), sondern den Verlauf der Erkrankung stabil zu halten.

Unter dem stabilen Verlauf des Asthmas können sämtliche Aspekte der gesundheitsbezogenen Lebensqualität subsummiert werden. Somit führt die medikamentöse Einstellung als ein Standbein einer integrierten holistischen Behandlung neben Allergenvermeidung, physikalischer Therapie und strukturierten Patientenschulungen zu einer wesentlichen Verbesserung der Lebensqualität.

Asthmaselbstmanagement (positive Aspekte)

Trotz der enormen Belastung der Erkrankung – sowohl für das Gesundheitswesen allgemein, aber auch im Besonderen für den einzelnen Patienten – existieren gegenwärtig eine Reihe wohl abgestimmter Möglichkeiten, dem Asthma erfolgreich zu begegnen – auch um die gesundheitsbezogene Lebensqualität zu verbessern. Die medikamentösen Möglichkeiten wurden bereits oben konkret dargestellt.

Unter dem Selbstmanagement einer chronischen Erkrankung – wie es das Asthma bronchiale ist – versteht man die angeleitete Selbständigkeit des Patienten, aktiv mit seiner Erkrankung umzugehen. Hierzu gehören die Auseinandersetzung mit seiner Erkrankung, das Training seiner Selbstwahrnehmung (mit und ohne Hilfsmittel) und die symptomorientierte Anpassung an den Verlauf der Erkrankung.

Zur Auseinandersetzung mit der Erkrankung gehören neben einem fundierten medizinischen Wissen (Anatomie, Physiologie und Pathophysiologie der Atmung, Kenntnis möglicher Auslöser, Therapierichtlinien, Inhalationstechniken) gleichwertig auch die Wahrnehmung der psychologischen Seite einer chronischen Erkrankung (Entspannungstraining, Selbstwahrnehmung, Körpersensitivierung). Unmittelbar zu dieser Ebene des Selbstmanagements gehört auch das Verhaltenstraining, das auf dem eben angesprochenem Wissen basieren muss. Dies beinhaltet Übungen zum Verhalten in Notfallsituationen und in alltäglichen Situationen des Soziallebens. Die Verbindung der Wissens- mit der Körperebene wird mittels physiotherapeutischer Betreuung (Atemgymnastik etc.) erreicht (PETERMANN 1995).

Peak-Flow-Metrie

Ein wesentliches Instrument der Selbstwahrnehmung mittels Hilfsmittel ist die durch den Asthmatiker selbst durchgeführte Peak-Flow-Metrie. Hierbei handelt es sich um ein einfaches mechanisches, nicht geeichtes, kleines Messinstrument, das die Geschwindigkeit des Atemflusses beim Ausatmen am Mund des Patienten misst (in l/min) und somit ein objektives Maß für den Grad der Atemwegsobstruktion ist. Man kann diese Möglichkeit der Selbstkontrolle des Asthmatikers mit der Blutzuckerkontrolle des Diabetikers vergleichen. Anhand der täglich gemessenen Werte – bezogen auf den persönlichen Bestwert des Patienten – kann eine Anpassung an den Verlauf der Erkrankung durch den Patienten eigenständig erfolgen. Z.B. sollte bei Peak-Flow-Abfall mit absehbarer Exazerbation der Erkrankung durch den Patienten eine medikamentöse Reaktion sowie entsprechende Verhaltensmodifikation eingeleitet werden. Somit kann die Kombination aus selbständiger Durchführung eines Funktionstests (Selbständigkeit des Patienten) sowie die darauf basierende Antwort durch Medikamente und Verhaltensregulation als wesentlicher Bestandteil einer gesundheitsbezogenen Lebensqualität gesehen werden. Diese Möglichkeit verleiht dem Patienten weitestgehende Freiheit und breiten Einfluss auf die eigene Therapie (WORTH 1997).

Compliance und Schulung

Die oben erläuterten Aspekte des angewandten Selbstmanagements einer chronischen Erkrankung werden dem Asthmapatienten im Rahmen eines strukturierten Schulungsprogramms vermittelt. Es existieren mehrere gut evaluierte Schulungsmodelle, die auf eine Verhaltensänderung des Patienten abzielen hinsichtlich einer Verbesserung im Umgang mit der chronischen Erkrankung sowie ihrer Akzeptanz. Voraussetzung ist die ausreichende Kooperationsbereitschaft und Motivation des Patienten. In zahlreichen Untersuchungen konnte nach einem gelungenen Patiententraining eine verbesserte Compliance bei den Betroffenen erreicht werden und dadurch ein signifikanter Rückgang von Krankenhausnotfalleinweisungen und Krankheitsfehltagen im Arbeitsverhältnis nachgewiesen werden. Insofern wird durch Schulungsmaßnahmen zusätzlich auch eine Kosteneinsparung im Gesundheitswesen erzielt. Insgesamt führt die Kombination dieser Ergebnisse zu einer entscheidenden Verbesserung der gesundheitsbezogenen Lebensqualität – und zwar auf allen Ebenen. Auf der psychischen Ebene wird der Umgang des Patienten mit seiner Erkrankung verbessert, die soziale Komponente wird entscheidend durch die aktivere Teilnahme am Familien- und Arbeitsleben, sowie durch eine stetigere Präsenz im Erwerbsleben verbessert. Die Funktionskapazität des Asthmatikers erhält durch das ständige Selbstmanagement und die aktive Auseinandersetzung mit der Erkrankung mehr Stetigkeit und die körperliche Belastbarkeit steigt aufgrund der stets gut an den Krankheitsverlauf angepassten Medikation.

Zusammenfassung wesentlicher Symptome und Aspekte des Asthma bronchiale und ihre Implikationen für die gesundheitsbezogene Lebensqualität

Im Vorangegangen wurden die wesentlichsten Krankheitssymptome des Asthma bronchiale genannt und die damit verbundenen Einschränkungen, aber auch Vorteile für die gesundheitsbezogene Lebensqualität aufgezeigt. Sicherlich handelt es sich hierbei nur um einen Ausschnitt des Panoramas „Asthma und Lebensqualität", zeigt aber in kurzer Form, worin die Chancen für eine Intervention zur Verbesserung der Lebensqualität liegen.

In diesem Zusammenhang scheint es noch wichtig auf folgende, nicht ganz so bedeutsame Aspekte einzugehen.

Weniger ausführlich muss vielleicht der Bereich der ungesunden Lebensweisen behandelt werden. Wenn chronische Atemwegserkrankungen besprochen werden, liegt es auf der Hand, auf das Rauchen einzugehen. Das Rauchen gilt als Asthma-unterhaltender Faktor: dadurch, dass es auch eine Zerstörung der Bronchialschleimhaut zur Folge hat, unterstützt es die beim Asthma vorliegende chronische Entzündung der Schleimhaut und verhindert die Regenerationsfähigkeit des Flimmerepithels. Dies führt zu zusätzlicher Bildung eines zähen Sputums und damit zur Verstärkung der Atemwegsobstruktion.

Ein weiterer kurz zu erwähnender Aspekt ist „Asthma und Sport". Asthma ist keine Kontraindikation für sportliche Aktivität. Dosiertes Training wirkt einem Abbau der thoraxstabilisierenden Muskulatur entgegen und erhält somit die Beweglichkeit des Thorax. Es gelten einige Richtlinien, die insbesondere Vorsicht beim anstrengungs- und allergieinduziertem Asthma gebieten.

Hier zeigt sich, dass Asthma einen sehr breiten Raum in der persönlichen Lebensweise des Einzelnen einnimmt und zudem modellierbar über Verhaltensweisen ist. Demgegenüber wird jedoch der gesellschaftliche Aspekt einer chronischen Krankheit anders diskutiert.

Es kann somit geschlossen werden, dass es beim Asthma bronchiale nicht ausschließlich um eine persönliche Gefährdung der Betroffenen geht, sondern dass die Erkrankung durchaus eine gesellschaftliche Perspektive besitzt, unter der das Konzept der gesundheitsbezogenen Lebensqualität nur unzureichend integriert scheint. In welche Dimensionalität dieses Konzept jedoch bereits vorgedrungen ist, wird deutlich, wenn die bisher aufgezeigten Aspekte des Asthmas den bisher entwickelten Verfahren der asthmaspezifischen Erfassung der Lebensqualität gegenüber gestellt werden.

Instrumente zur Erfassung der gesundheitsbezogenen Lebensqualität – generisch und asthmaspezifisch

Gegenwärtig existieren für eine Vielzahl von Krankheitsbildern, insbesondere für Tumorerkrankungen, eine Reihe erfahrungsgeleiteter Instrumente zur Erfassung der gesundheitsbezogenen Lebensqualität. Für den Bereich der chronischen Atemwegserkrankungen und hier insbesondere für den Bereich Asthma bronchiale scheint es hingegen so, dass sich bisher kein einheitlicher Standard durchgesetzt hat, und die bisher entwickelten Instrumente verschiedene Dimensionen der Lebensqualität unterschiedlich gewichtet in den Vordergrund rücken.

Bei einer Reihe von Verfahren stehen eher krankheitsspezifische Aspekte wie Dyspnoe und Husten/Auswurf (Ebene der körperlichen Symptome) im Vordergrund. Auf der anderen Seite betonen andere Instrumente eher den Aspekt der „sozialen Beweglichkeit", der durch die Krankheit hinsichtlich zu vermeidender körperlicher Anstrengungen, Medikamentenpflichtigkeit und/oder bezüglich dem Vorhandensein von Allergien eingeschränkt ist (Ebene der sozialen Beziehungen, psychischer Beeinträchtigung und Funktionseinschränkung).

MÜHLIG et al. legten in einem Beitrag zu methodischen Problemen bei der Erfassung der Lebensqualität bei Asthma bereits eine aussagekräftige Übersicht vor, in der sie bezogen auf vier krankheitsspezifische Instrumente, die einzelnen Ebenen der Lebensqualität in den Instrumenten identifizieren (MÜHLIG & PETERMANN 1998).

Bevor dies in einer weitergehenden Fassung auch unternommen wird, sollen in einer Übersicht die Instrumente, die sich spezifisch mit der Erfassung der gesundheitsbezogenen Lebensqualität für Asthma bronchiale auseinandersetzen, vorgestellt werden. Eingeleitet wird diese Übersicht mit den wesentlichen generischen Instrumenten zur Deskription der gesundheitsbezogenen Lebensqualität, die sich zudem auch in einer Reihe von grundlegenden Untersuchungen zu asthmaspezifischen Fragestellungen wiederfinden lassen (BOUSQUET et al. 1994, MARKS et al. 1993, RUTTEN VAN MOLKEN et al. 1995).

In der gesichteten Literatur werden in der Regel generische Verfahren mit spezifischen, insbesondere für chronische Atemwegserkrankungen entwickelten Instrumenten gepaart eingesetzt. Dabei handelt es sich insbesondere um das Sickness Impact Profile, das Nottingham Health Profile, den SF-36 und den WHOQOL (BIEFANG 1999).

Generische Instrumente

Als Beispiel läßt sich berichten, dass BOUSQUET et al. eine Validierungsstudie für den SF-36 bei Asthmapatienten vorgenommen haben. Sie untersuchten 225 Patienten mit Asthma verschiedener Schweregrade (Stufe 1-4 mit FEV 1 von 131 - 25% des Solls). Als Ergebnis berichteten sie, dass alle 9 SF-36 Dimensionen hochsignifikant mit dem Schweregrad des Asthmas und den klinischen Parametern korrelierten. 8 Dimensionen korrelierten zusätzlich hoch signifikant mit den FEV 1. Insgesamt ergab sich eine interne Konsistenz mit einem Cronbach's α von .91 für das gesamte Instrument. Die Autoren schließen aus diesen Ergebnissen, dass der SF-36 sehr gut für die Messung der Lebensqualität der Asthmatiker verwendet werden kann. Trotzdem differenzieren sie ihre Ergebnisse dahingehend, dass besonders die physische Rollenfunktion, Schmerz und die allgemeine Gesundheitswahrnehmung mit dem Schweregrad des Asthmas korrelierten. Die anderen Skalen hingegen zeigten weniger signifikante Ergebnisse. Dabei wiesen sie daraufhin, dass auch andere generische Instrumente in Kombination mit asthmaspezifischen Bögen, in ausgewählten Dimensionen substantielle Korrelationen zeigten. So zeigt beispielsweise das SIP und als spezifisches Instrument der St. George`s Fragebogen keine Korrelation mit der Lungenfunktion, jedoch hingegen gute Ergebnisse im Zusammenhang mit dem klinischen Status des Patienten. Der hier nicht näher beschriebene quality of well-being score korreliert beispielsweise signi-

Tabelle 3: Generische Instrumente zur Erfassung der Lebensqualität

Instrument	Autor	Zusammensetzung/ Anwendung	Psychometrische Kennwerte
SIP	(HÜTTER 1997)	111 Items dichotome Items 6 Dimensionen 9 Skalen (1,3/4/10/19,5,6,18,20)	Cronbach's α: .40 - .86 für alle Skalen; (total score = .85 - .93)
SF-36	(BULLINGER 1995)	36 Items 3 Dimensionen 8 Skalen (1,2,3,4,5,10,16,18,19)	Cronbach's α: .57 – .94 für alle Skalen
NHP	(HUNT 1989)	38 Items dichotome Items 6 Skalen (1,2,3/4/10,5,8,19)	Cronbach's α: .65 - .85 für alle Skalen
WHOQOL	(WHOQOL 1994)	100 Items 5-stufige Items 6 Dimension 24 Skalen (1,2,3,4,5,7,8,10,14,15,17,19,20)	Cronbach's α: .67 - .94 für alle Skalen, (total score =.81)

Legende der Dimensionen
1 Symptome; 2 Emotionen; 3 Tgl. Aktivitäten; 4 Arbeitsaktivitäten; 5 Soziale Beziehungen;
6 Asthmaspezifisches Vermeidungsverhalten (Erkältungen)/Gesundheit/Ernährung; 7 Sexualität;
8 Müdigkeit/Schlaf; 9 Umweltreize; 10 Mobilität; 11 Sport; 12 Ferien; 13 Dysphorische Zustände; 14 Psychische Folgen; 15 Medikamente; 16 Selbstwahrnehmung d. Erkrankung.; 17 mastery;
18 Wohlbefinden, 19 Energie/Vitalität, 20 sozioökonomischer Status

fikant mit dem FEV 1, der unten beschriebene LAQ (Living with Asthma Questionnaire) korreliert hoch mit den Peak-Flow-Werten bei Asthmatikern (BOUSQUET et al. 1994).

In Überleitung zu den asthmaspezifischen Instrumenten kann bereits an dieser Stelle darauf hingewiesen werden, dass die Wahl des jeweiligen Instruments auf der einen Seite von der spezifischen Fragestellung – beispielsweise klinische Studie vs. epidemiologische Studie – und auf der anderen Seite vom Vorhandensein ausgewählter Funktionsparameter abhängt. Die Existenz etlicher Ergebnisse zu spezifischen Instrumenten ist hier bereits sehr hilfreich und wird im Folgenden nochmals in einer Übersicht (*Tab. 3*) dargestellt.

In Anlehnung an eine von MÜHLIG und PETERMANN 1998 zusammengestellte Übersicht wesentlicher Instrumente für Asthma bronchiale und chronische Bronchitis werden hier ausschließlich Instrumente vorgestellt, die das Asthma bronchiale und die spezifische, damit verbundene gesundheitsbezogene Lebensqualität zum Gegenstand haben (*Tab. 4*). Die dabei erwähnten psychometrischen Kennwerte entstammen aus der genannten Literatur (MÜHLIG & PETERMANN 1998).

Asthma bronchiale
III – 5

Tabelle 4: Asthmaspezifische Instrumente zur Erfassung der Lebensqualität

Instrument	Autor	Zusammensetzung/ Anwendung	Psychometrische Kennwerte
CRQ (Chronic Respiratory Questionnaire) oder CRDQ	(GUYATT 1987)	Ca. 15-25 Minuten 20 Items 7-stufige Likertskala 4 Dimensionen (1,2,8,17)	Gute konvergente, prediktive Validität
AQ 20 (Asthma Questionnaire 20)	(BARLEY et al. 1998)	Ca. 3 Minuten 20 Items 3-stufige Items 6 Dimensionen (1,2,3,4,5,9)	Gute konvergente, prediktive Validität
AQ 30 (Asthma Questionnaire 30)	(BARLEY et al. 1998)	Ca. 3 Minuten 30 Items 3-stufige Items 7 Dimensionen (1,2,3,4,5,7,9)	Gute konvergente, prediktive Validität
ASA (Analogue Scale for Asthma)	(QUIRK & JONES 1990)	20-25 Minuten 76 Items 7 Dimensionen (1,4,5,6,10,15,16)	Gute prediktive Validität
ASS (Attitudes of Asthma Scale)	(SIBBALD 1988)	10 Minuten 31 Items	
QOL-RIQ (Quality of Life for Respiratory Illness Questionnaire	(MAILLE et al. 1997)	15 Minuten 55 Items 7 Dimensionen (1,2,3,4,5,6,7)	Split-half Reliabilität .68 - .89 (total score = .92) Gute Konstruktvalidität
LAQ (Living with Asthma Questionnaire)	(HYLAND 1991)	15-20 Minuten 68 Items 10 Dimensionen (3,4,5,6,8,10,11,12, 13,15)	Gute konvergente Validität (SIP, r =.66), prediktive Validität (PEF, r =.44)
FLA (Fragebogen zur Lebensqualität bei Asthma) deutsche Form des LAQ	(DEUCHERT 1994)	10 Minuten 40 Items 10 Dimensionen (3,4,5,6,7,8,10,11,1, 13)	Cronbach's α .58 - .88 (total score=.89) Schlechte Konstruktvalidität u. Veränderungssensitivität
AQLQ (Asthma Quality of Life Questionnaire)	(JUNIPER et al. 1993)	20 Minuten 32 Items 7-stufige Likertskala 4 Dimensionen (1,2,3/4,9) Kostenpflichtig!!	Reliabilität >.9 Veränderungssensitiv

Tabelle 4: Asthmaspezifische Instrumente zur Erfassung der Lebensqualität (*Fortsetzung*)

Instrument	Autor	Zusammensetzung/ Anwendung	Psychometrische Kennwerte
FAP (Fragebogen für Asthmapatienten)	(SCHANDRY 1994)	20 Minuten 68 Items 6 Dimensionen (1,2,3,6,14,18)	Cronbach's α .85-.95 (total score=.97)
SGRQ (St. George's Respiratory Questionnaire)	(JONES et al. 1992)	10 Minuten 76 Items 3 Dimensionen (1,3/4)	Gute Reliabilität, hohe Korrelation mit generischen Maßen (SIP, QWBI), hohe prediktive Validität
AIR-Index (Asthma Impact Record-Index)	(LETRAIT et al. 1996)	20-25 Minuten 63 Items 4 Dimensionen (1,3/4,5,14)	Cronbach's α .79 -.85 (total score=.94), test-retest-Reliabilität = .97 Hohe Korrelation mit generischen Maßen (r=.66, SIP)
AQLQ (Asthma Quality of Life Questionnaire)	(MARKS et al. 1992, MARKS et al. 1993)	5 Minuten 20 Items dichotome Items 4 Dimensionen (1,2/3,5,6)	Cronbach's α .92, Test-retest Stabilität

Legende der Dimensionen s.*Tab. 3*

Spezifische Instrumente für die Bewertung der gesundheitsbezogenen LQ bei Asthma bronchiale

Im Folgenden wird anhand ausgewählter Untersuchungen aufgezeigt, mit welchen Zielsetzungen und Fragestellungen Lebensqualität mittels asthmaspezifischer Instrumente erhoben wurde. Hierzu zählen neben besonderer Fragestellungen zur Rehabilitation, die in einem gesonderten Abschnitt dieses Kapitels behandelt werden, in erster Linie Untersuchungen, die der Entwicklung einheitlicher Symptomfragebögen, der Bewertung und Inanspruchnahme medizinischer Dienstleistungen sowie der Güte von bestimmten Funktionsparametern dienen.

Lebensqualität und Notfallsituationen bei Asthmatikern

ROWE und OXMAN haben auf der Notaufnahme in drei verschiedenen Krankenhäusern bei 52 Asthmatikern im Alter zwischen 18 bis 64 Jahren die unterschiedliche Lebensqualität der Patienten mittels SIP, AQLQ und einem Symptomfragebogen erhoben. Davon standen 43 Patienten für einen zweiten Messzeitpunkt nach 7 bis 10 Tagen erneut zur Verfügung. In einem ersten Schritt wurden dabei die Instrumente untereinander verglichen. Es zeigte sich eine mittlere Korrelation zwischen dem total score und dem AQLQ (r = .49; p < 0.001). Höhere Korrelationen zeigten sich zwischen den physischen Werten des SIP und den AQLQ-Symptomwerten (r = .58; p < 0.0001), sowie der Einschränkung der Aktivitäten (r = .50; p < 0.0001). Geringe Korrelationen zeigten sich zwischen der Lungenfunktion und des AQLQ mit Ausnahme der Aktivitätseinschränkung (r = .44; p < 0.0001); hohe Korrelationen ergaben sich zwischen den Symptomen und dem AQLQ (r > .6; p < 0.0001).

Die Autoren schließen aus diesen Ergebnissen, eine hohe Bereitschaft des AQLQ kleine Veränderungen im Patientenstatus wie Lungenfunktion und Symptomscore abzubilden. Die Test-Retest-Reliabilität bei Patienten mit einem stabilen Asthma war in allen Dimensionen des AQLQ substanziell (Intra-Klassen-Korrelation > .9).

Insgesamt zeigte sich der AQLQ reliabel, valide und in seiner Akzeptanz einsetzbar für ambulante Studien bei Patienten, die mit einem sich verschlechterndem Asthma eine Notaufnahme aufsuchen (ROWE & OXMAN 1993).

Symptomscore und Lebensqualität

Eine Untersuchung von EISNER et al. weist in ihrem Gegenstand in eine ähnliche Richtung. Die Autoren griffen den Umstand auf, dass nach wie vor ein standardisierter Symptomscore für die Einschätzung des Asthmaschweregrades fehlt. Aus diesem Grunde entwickelten sie einen eigenen Bogen (severety-of-asthma score) und setzten diesen bei Hausärzten (150 Patienten), bei Allergologen (217 Patienten) und bei Pulmologen (384 Patienten) ein. Zusätzlich erhoben sie die Lebensqualität mit dem SF-36 und dem AQLQ. Die Güte ihres entwickelten Instrumentes zur Vereinheitlichung der Symptomschwere schlossen sie sowohl aus der internen Konsistenz des neu entwickelten Instrumentes, wie auch aus akzeptablen Korrelationen des gleichen mit dem SF-36 und dem AQLQ (EISNER et al. 1998).

Selbstkontrolle und Lebensqualität

Weiter oben wurde bereits auf den substanziellen Beitrag der regelmäßigen Peak-Flow-Messung bei Asthmatikern auf den Krankheitsverlauf und daraus resultierender Behandlungsmodifikationen hingewiesen. Dass der Stellenwert der Peak-Flow-Messung zum Selbstmanagement beim Asthma bronchiale jedoch auch durchaus ambivalent gesehen werden kann, zeigt eine randomisierte Untersuchung von TURNER et al. (1998).

Hierbei bestand die Annahme, dass es im Wesentlichen auf die Schulung des Patienten an sich ankommt und nicht so sehr auf die Art der Verlaufsmessung. In zwei Gruppen wurden Patienten mit einem mittelschweren Asthma bronchiale in einem ambulanten Setting daraufhin untersucht, welchen Einfluss zum einen die Peak-Flow-Metrie und zum anderen die Messung und Wahrnehmung von Symptomen auf die Beherrschung von Notfallsituationen hat. Die Patienten beider Gruppen führten eine Dokumentation ihres selbständigen Krankheitsmanagements durch. Insgesamt wurden 92 erwachsene Patienten untersucht, die alle mit inhalierbaren Kortikosteroiden behandelt wurden. Jeder Patient wurde innerhalb eines 6 Monate dauernden individuellen Patiententrainings unterrichtet. 44 Patienten wurden randomisiert der Peak-Flow-Gruppe und 48 der Symptom-Gruppe zugewiesen. Alle wesentlichen krankheitsspezifischen Parameter sowie die Lebensqualität (gemessen mittels AQLQ) wurden in einer Baseline und über die Studienperiode hinaus erhoben. Es zeigte sich, dass sich zwar innerhalb der Gruppen signifikante Unterschiede hinsichtlich FEV 1, Symptomscore und Lebensqualität ergaben, jedoch keine Unterschiede zwischen den Gruppen. Die Autoren schließen aus ihren Ergebnissen, dass Schulungen der Patienten, Selbstwahrnehmung des Krankheitsverlaufes (mit und ohne Peak-Flow) sowie regelmäßige medizinische Untersuchungen und die Kenntnis des Umgangs in einer Notfallsituation effektive Bausteine in der Kontrolle des Asthmas und der Lebensqualität sind, und die routinisierte Peak-Flow-Kontrolle nicht als einziger Weg im Rahmen des vom Patienten durchgeführten selbständigen Asthmamanagement beschritten werden darf (TURNER et al. 1998).

Abhängigkeit der Lebensqualität von sozioökonomischen und demografischen Faktoren

Die oben ausgeführten Studien zeigen exemplarisch auf, für welche Gebiete bereits mehr oder weniger etablierte Instrumente für die Beschreibung gesundheitsbezogener Lebensqualität bei Asthmatikern eingesetzt wurden und Entscheidungshilfen für Therapie und Versorgung mitbeeinflusst haben.

In Rückgriff auf die bereits erwähnten methodischen und soziodemografischen Implikationen der gesundheitsbezogenen Lebensqualität bei Asthma soll abschließend noch eine Studie von APTER et al. dargestellt werden, deren Ergebnisse als Hinweis auf einen in vielerlei Hinsicht rücksichtsvollen Einsatz der Lebensqualität in Studien dienen soll. Die Autoren weisen auf den Einfluss demografischer und sozioökonomischer Faktoren auf die gesundheitsbezogene Lebensqualität bei Asthmatikern hin. Hierzu untersuchten sie 50 ambulante Patienten mit leichtem bis mittelschwerem Asthma, deren mittleres Alter 46 Jahre betrug. 29 dieser Asthmatiker gehörten zu einer ethnischen Minorität und 16 besaßen weniger als 12 Jahre Bildung. Als Lebensqualitätsinstrumente wurde der SF-36 (physischer Summenwert = 37;+/- 10, psychischer Summenwert = 45;+/- 13) und der AQLQ (mittlerer Score 4.12;+/- 1.42) eingesetzt. In einer univariaten Analyse zeigten sich nächtliches Erwachen, der Medikamentengebrauch, die Häufigkeit von Krankenhauseinweisungen, die Zugehörigkeit zu einer ethnischen Gruppe (Afro-Amerikaner, Weiße, Hispanier) und der sozioökonomische Status (niedrige Bildung, Arbeitslosigkeit, Familieneinkommen unter 20.000 $, Sozialhilfe, keine Krankenversicherung) als wesentliche Einflussfaktoren. Diese Faktoren erklärten 67% der Varianz des AQLQ und 48% Varianz des physischen Summenwertes des SF-36. Somit verteilt sich ein Großteil der Varianz der Lebensqualität auf diese Faktoren. Mit der Dimension der psychischen Lebensqualität zeigte sich jedoch kein Zusammenhang. In ihrer Zusammenfassung betonen die Autoren die Abhängigkeit der asthmaspezifischen Lebensqualität insbesondere von sozioökonomischen Faktoren, betonen jedoch auch, dass es in ihrem Studienansatz schwierig war, die Einzeleinflüsse zu separieren. Es zeigten sich keine Geschlechtsunterschiede zwischen den Lebensqualitätsinstrumenten (APTER et al. 1999).

Insgesamt sollen diese Ergebnisse einen Hinweis hingehend der Planung von Studien geben, genauesten auf die Zusammensetzung der Population zu achten und dem Stellenwert der Erhebung soziodemografischer und -ökonomischer Faktoren Rechnung zu tragen. Hierzu liegen bereits ausführliche Richtlinien vor (AHRENS 1998).

Eine Fülle weiterer Ergebnisse zu verschiedenen Aspekten der Behandlung, Therapie und dem Verlauf der Asthmaerkrankung sowie der gesundheitsbezogenen Lebensqualität finden sich bei PETERMANN und BERGMANN. Zudem wird hier beschrieben, wie ein Instrument entwickelt und getestet wird. Weiterhin wird dabei aus Sicht der Sozialversicherungsträger erörtert, was von dem Einsatz der Lebensqualitätsinstrumente zu erwarten ist. Dies bezieht sich insbesondere auf das weite Feld rehabilitativer Maßnahmen, auf das im folgenden Abschnitt gesondert eingegangen wird (PETERMANN 1994).

Der Stellenwert der gesundheitsbezogenen Lebensqualität in der Rehabilitation

Unter Rehabilitation versteht man die Behandlung von Krankheiten, deren Folgen und Funktionseinschränkungen, die Vermeidung anhaltender Behinderung und die Wiederherstellung der beruflichen und sozialen Leistungsfähigkeit einer erkrankten Person. Dies impliziert, dass an dieser Stelle Rehabilitation als ein medizinisches, soziales und berufliches Behandlungs- und Förderungskonzept verstanden werden soll und nicht beschränkt auf die Durchführung einer zeitlich begrenzten Maßnahme bleiben soll. Somit lässt sich bereits aufgrund dieses Anspruchs eine Ganzheitlichkeit im Konzept der Rehabilitation ablesen.

Bezieht man nun diesen Anspruch konkret auf das Krankheitsbild Asthma bronchiale, so wird schnell klar, dass im Rahmen der bisherigen Möglichkeiten der Asthmatherapie und Rehabilitation – hier gehen die Begriffe ineinander über bzw. ergänzen sich – bereits sehr viele Möglichkeiten existieren, aber nach wie vor Entwicklungsbedarf besteht.

Eine Domäne der pneumologischen Rehabilitation ist die Durchführung strukturierter Patientenschulungen sowohl im ambulanten wie auch im stationären Bereich. Hier zeigten durchgeführte Untersuchungen bereits einen erheblichen Gewinn hinsichtlich der gesundheitsbezogenen Lebensqualität. So verglichen CAMBACH et al. in einem Rehabilitationsprogramm bei 130 an COPD erkrankten Patienten in Zusammenarbeit mit niedergelassenen Physiotherapeuten zwei Gruppen miteinander. Die eine Gruppe wurde ausschließlich medikamentös therapiert. Die andere bekam zusätzlich zur medikamentösen Therapie noch ein 3 bis 6 Monate dauerndes Reha-Programm. Um auch den Aspekt der Lebensqualität zu berücksichtigen wurde der CRDQ eingesetzt. Die Ergebnisse zeigten eine gestiegene Lebensqualität zur Baseline nach 6 Monaten bei den Personen, die sowohl medikamentös als auch rehabilitativ in einer Physiotherapie-Praxis behandelt wurden – im Gegensatz sowohl zur Zeit wie auch zu den Patienten, die ausschließlich medikamentös behandelt wurden (CAMBACH et al. 1997).

Eine Übersicht über Studien zur Verbindung von Rehabilitation und Asthma sowie der Veränderung der gesundheitsbezogenen Lebensqualität findet sich bei LÖFTERING et al. in PETERMANN (LÖTFERING 1994).

Insgesamt zeigt sich, dass bei Anwendung einer ganzheitlichen Rehabilitation, das bedeutet eine Entsprechung des komplexen Krankheitsbildes auf den Ebenen Soma, Psyche und Soziales, genau das erreicht werden kann, was die Idee der gesundheitsbezogenen Lebensqualität vorgibt zu messen: nämlich eine Veränderung des psychischen, körperlichen und sozialen Wohlbefindens. Speziell für den Asthmatiker bedeutet die Anleitung in der Rehabilitation durch Verbesserung der Selbstwahrnehmung, einen Einfluss auf die körperlichen Beschwerden nehmen zu können und somit das körperliche und psychische Befinden indirekt positiv steigern zu können. Zudem wird das soziale Wohlbefinden durch Kontakt und Austausch mit anderen Asthmatikern verbessert.

Auf der anderen Seite muss jedoch im Zusammenhang mit der pneumologischen Rehabilitation sowohl ein struktureller wie auch prozessualer Aspekt kritisch gesehen werden. Traditionell wird in Deutschland die Rehabilitation fast ausschließlich stationär und damit zeitlich begrenzt durchgeführt, und es fehlt an verzahnten Angeboten zur Umsetzung des in der Rehabilitation Gelernten im Alltag. Dies betrifft gleichzeitig die Struktur und Inhalte der gegenwärtig existierenden Patientenschulungsprogramme.

Nach wie vor geben die Träger der Rehabilitationsmaßnahmen keine einheitlichen Vorgaben zur Durchführung der Patientenschulungen. Dies erschwert auf der einen Seite die Evaluation und bestimmt auf der anderen Seite den jeweils spezifischen Erfolg der Einzelmaßnahme (WETTENGEL et al. 1998).

Ökonomische Aspekte des Asthma bronchiale – Methode und Ergebnisse

In Zeiten knapper Ressourcen und der damit verbundenen Diskussion um eine möglichst effektive und effiziente Mittelverwendung im Gesundheitswesen zieht sich die Auseinandersetzung um die ökonomische Evidenz der Volkskrankheit Asthma bronchiale wie ein roter Faden durch die Literatur der letzten zehn Jahre. Dabei stellt der Begriff „Outcome-Analysis" den eher etwas weit gehaltenen Aspekt der Ergebnis- bzw. Nutzenanalyse in den Mittelpunkt. Was jedoch genau unter der Outcome-Messung zu verstehen ist, hängt jeweils von der Perspektive der Untersuchung ab:

Zum einen kann die Outcome-Messung aus der Perspektive der Datenanalyse betrachtet werden. Für den Kliniker ist die Outcome-Messung mit Begriffen verbunden wie Überleben, Krankheit oder Komplikationen bei Interventionen. Aus Sicht des Gesundheitssystems – Staat oder Industrie – wird die Outcome-Messung in der Regel mit ökonomischen Begriffen wie Verteilung der Mittel, Kosten, Produktivität oder Ausmaß der Behinderung umschrieben. Aus Sicht des Patienten beinhaltet die Outcome-Messung Aspekte wie physische und soziale Rollenfunktion sowie Wohlbefinden, die sich in der Dimension der gesundheitsbezogenen Lebensqualität zusammenfassen lassen. Outcome-Messung für die Gesundheitssystemwissenschaften umfasst dann die Kombination aller drei Typen: klinische, patientenorientierte und ökonomische Parameter.

Die folgende Übersicht (*Tab. 5*) fasst hier nochmals die wesentlichen Punkte der Outcome-Messung zusammen:

Tabelle 5: Outcome-Messung

Klinische und physiologische Nutzen
Traditionelle Messung von Effizienz und Sicherheit
Ökonomische Nutzen
• Direkte Kosten
• Indirekte Kosten
• Verlust an Produktivität
Patientenorientierte Nutzen
• Gesundheitsbezogene Lebensqualität
• Patientenzufriedenheit

Lange Zeit bestand für die ökonomische Evaluation im Gesundheitswesen nicht die Notwendigkeit – auch aus Ermangelung geeigneter Instrumente und Vorherrschaft des biomedizinischen Paradigmas – die Patientenorientierung miteinzubeziehen. Dies hat sich geändert und Dank anspruchsvoller ökonomischer Methoden gelingt es mittlerweile – unter Berücksichtigung der gesundheitsbezogenen Lebensqualität und somit der Patientenorientierung – insbesondere die Vor- und Nachteile verschiedener Interventionen miteinander zu vergleichen und deren Nutzen für den Patienten aufzuzeigen, sowie dem Gesundheitssystem Planungsdaten an die Hand zu geben. Der Zugang zur gesundheitsökonomischen Analyse und Bedeutung des Asthma bronchiale läßt sich am eingängigsten mit dem Konzept der Kosten-Effektivitäts-Analyse und der dafür notwendigen asthmaspezifischen Parameter beschreiben. Für die Einbettung dieser Sichtweise können die gesonderten Beiträge zur Gesundheitsökonomie in diesem Band verglichen werden.

Kosten-Effektivitäts-Analyse

Die wohl verbreitetste Methode zur Evaluierung von ökonomischen Kosten medizinischer Interventionen ist die Kosten-Effektivitäts-Analyse. Dieses Verfahren vergleicht unter identischen Ausgangsbedingungen die relativen Kosten und Nutzen von zwei oder mehreren alternativen medizinischen Verfahren. Die Kosten-Effektivitäts-Analyse berücksichtigt sowohl die positiven als auch negativen Kosten und Konsequenzen dieser verschiedenen medizinischen Verfahren. Wesentliches Ziel der Analyse ist der Ausdruck der gesundheitsbezogenen Ergebnisse einer Behandlung in sogenannten natürlichen Einheiten wie beispielsweise „symptomfreie Tage" oder „Quality-adjusted-life-years".

Im Gegensatz zu einer isolierten Betrachtung einzelner Behandlungsaspekte kommt es in der Kosten-Effektivitäts-Analyse zu einer vergleichenden Evaluation der umfassenden Therapie. Werden bei einer isolierten Betrachtung zum Beispiel lediglich die Kosten einer bestimmten Medikation betrachtet, so werden dabei wesentliche begleitende ökonomische Parameter außer Acht gelassen. Hierzu gehören beispielsweise die mit der Medikation verbundenen positiven Aspekte einer zurückgehenden Krankenhausbehandlung und die Behandlung von Notfällen, aber auch negative Begleiterscheinungen wie beispielsweise Nebenwirkungen. Hierzu zählen dann aber wiederum sicherlich auch wesentliche nicht-ökonomische Faktoren wie Veränderungen im funktionalen Status und in der gesundheitsbezogenen Lebensqualität.

Insgesamt bedeutet dies, dass die klinischen Effekte einer Intervention und möglichst sämtliche bekannten Alternativen berücksichtigt sein sollten, bevor Hypothesen einer Kosten-Effektivitäts-Analyse generiert und getestet werden.

Ein wesentlicher Bestandteil einer Kosten-Effektivitäts-Analyse ist ihre implizite vergleichende Philosophie. Eines der fundamentalen Konzepte der Kosten-Effektivitäts-Analyse ist das der Opportunitätskosten. Dies bedeutet, dass die wahren ökonomischen Kosten einer Intervention in dem Wert der alternativen Interventionen bestehen, auf die verzichtet wurde. Dies impliziert, dass Entscheidungen zwischen Interventionen getroffen werden müssen, und das diese dann niemals isoliert voneinander evaluiert werden können. Die wesentlichen Bedingungen für eine Kosten-Effektivitäts-Analyse müssen mit dem Hinweis abschließend besprochen werden, dass die dann durchgeführte Intervention in der Regel auch immer mit der Interventionsmöglichkeit des „Nichteingreifens" verglichen werden sollten.

Entscheidungen, die aus der Situation der Ressourcenallokation heraus getroffen werden, benötigen in jedem Falle Informationen über die klinische Effektivität der Intervention, deren Einfluss auf den funktionellen Status des Patienten und über die vollständigen ökonomischen Folgen der Durchführung. In der Regel basiert die ökonomische Evaluation in einem ersten Schritt auf unvollständiger Information. Der hieraus resultierende Unsicherheitsgrad sollte somit durch Simulations- und Sensitivitätsanalysen nach und nach reduziert werden. Daraus erzielte Ergebnisse dienen einer Einschätzung und als Grundlage der abschließend durchgeführten Kosten-Effektivitäts-Analyse.

Eine Kosten-Effektivitäts-Evaluation benötigt die Schätzung von zwei wesentlichen Ausgangsparameter:
1. Eine direkte oder näherungsweise Messung der absoluten und vergleichenden Effektivität und
2. eine Schätzung der gesamten und marginalen Kosten.

Im Folgenden werden von daher die wesentlichen Parameter, die für eine vergleichende Bewertung von Interventionen im Verlauf der Asthmaerkrankung von Bedeutung sind, vorgestellt.

Die Autoren weisen darauf hin, dass die Kosten-Effektivitäts-Analyse geeignet ist, auf drei verschiedenen Ebenen anzusetzen.

Es besteht erstens die Möglichkeit, die Intervention an sich zu evaluieren, zweitens patientenorientiert und drittens globale Messungen innerhalb des Versorgungssystemes vorzunehmen. Dabei sollte nicht aus den Augen verloren werden, dass die Nutzen-Parameter überhaupt für eine Messung zugänglich sind und zudem relevant für das Versorgungssystem sind. Hieraus resultiert, dass die Nutzen-Messung zu einem bestimmten Maß standardisierbar ist, so dass verschiedene Interventionen überhaupt miteinander vergleichbar sind und zu einer Entscheidungsfindung über die effektivste Asthmabehandlung beitragen. Dies betrifft natürlich auch den Effektivitätsvergleich über verschiedene Studien hinweg. Zu diesen standardisierbaren Maßen finden sich in der Literatur insbesondere die fünf folgenden Kategorien, die zudem eine wesentliche Basis für die Kosten-Effektivitäts-Analyse darstellen.

Evaluationsparameter des Asthma bronchiale

1. Symptome, klinische Befunde und Laborparameter

Symptome, klinische Befunde und Laborparameter stellen eine Kategorie für die Bewertung der Asthmabehandlung dar. Symptome sind die am häufigsten verwendeten Nutzen-Parameter für Asthma und korrelieren eng mit den Ergebnissen von Lungenfunktionsmessungen. Diese Daten werden mittels Fragebögen oder direkter Patientenbefragung ermittelt und beinhalten die Häufigkeit, Dauer und Intensität von Symptomen wie Giemen, Dyspnoe, Husten und Brustenge sowie Sputumproduktion und nächtliches Erwachen. Eine Möglichkeit der Nutzen-Messung in ökonomischer Evaluation besteht in der Kombination von Messungen im Längsschnitt verschiedener wichtiger Symptome in einem multidimensionalen Index. Dieser Index basiert auf dem Konzept „symptomfreier Tage". Zudem stellt dieser Index eine standardisierte Metrik für den Vergleich verschiedener ökonomischer Evaluationsstrategien des Asthmamanagements dar.

2. Lungenfunktionsmessungen

Lungenfunktionsmessungen während der Behandlung eines Asthmakranken basieren in erster Linie auf der Kontrolle der Atemwegsobstruktion. Objektivierbare Lungenfunktionsmessungen beinhalten in erster Linie Spirometrie, Messung des zentralen Atemwegswiderstandes (Resistance) und bodyplethysmographisch gemessene Lungenüberblähung (Emphysem), Testung der bronchialen Hyperreagibilität mittels Provokationstest sowie Peak-Flow-Messungen. Letztere können vom Patienten zu Hause selbst durchgeführt und dokumentiert werden.

3. Messung des funktionellen Status und der gesundheitsbezogenen Lebensqualität

Während Symptome und Lungenfunktionsmessungen lediglich die Möglichkeit einer eindimensionalen Bewertung des Interventionsnutzens bieten, ermöglicht die Erhebung des funktionalen Status und der gesundheitsbezogenen Lebensqualität eine erweiterte Perspektive. Die Messung des funktionalen Status entspricht in erster Linie dem Grad der Einschränkung täglicher Aktivitäten des Asthmakranken. Die gesundheitsbezogene Lebensqualität geht hierüber noch hinaus: Sie begreift die krankheitsbezogenen Einschränkungen als Einfluss des sozialen, physischen und psychischen Wohlbefindens, dass der Asthmatiker selbst wahrnimmt und berichtet. Wesentliche Einschränkungen bei der Nutzung dieser Instrumente liegen in der Diskriminationsfähigkeit zwischen oftmals stetig verlaufenden Schweregraden und in der Möglichkeit intraindividuelle Veränderungen im Gesundheitszustand so abzubilden, dass sie auf die Intervention zurückzuführen sind.

4. Der Nutzen des Krankheitsmanagements
Das Ziel der meisten strukturierten Patientenschulungen für Asthmatiker ist es, eine Verhaltensänderung des Patienten zu bewirken, die das Reagieren auf Exazerbationsursachen und die angemessene Einschätzung verschiedener Asthmatherapien erleichtern soll. Grundsätzlich handelt es sich beim Krankheitsmanagement um das wohl am schwierigsten zu messende Kriterium beim Vergleich verschiedener Interventionsstrategien des Asthma bronchiale. Beispielsweise dient die Dokumentation der Medikamenteneinnahme als wichtiger Indikator für eine durch die Schulung erreichte Verhaltensänderung. Hiermit kann das Ausmaß beschrieben werden, mit dem der Patient einer gemeinsam erarbeiteten Therapie folgt. Die objektive Messung der stringenten Einhaltung einer medikamentösen Intervention muss jedoch nach wie vor kritisch betrachtet werden, da validierbare Parameter der Messung hier noch fehlen.

5. Behandlungsinanspruchnahme
Die Inanspruchnahme krankheitsspezifischer Behandlung ist eine wichtige Proxi-Messung des Schweregrades der Erkrankung und eine unabhängige Messung des Interventionsnutzens. Bei der Quantifizierung der Inanspruchnahme handelt es sich in erster Linie um die Häufigkeit und Dauer verschiedener medizinischer Dienstleistungen, wie beispielsweise Arztbesuche, stationäre Aufenthalte, Medikationen und erkrankungsspezifische Hilfsmittel (z.B. Inhalationshilfen). Es wird dabei angenommen, dass ein gut eingestellter Asthmatiker, eine Reduktion der Inanspruchnahme medizinischer Dienstleistung gleich welcher Art zur Folge hat. Trotzdem ist die Messung der Inanspruchnahme mit einem Messfehler behaftet – nämlich dann, wenn diese zur Nutzenmessung von Interventionen in der Asthmabehandlung herangezogen wird. Es ist beispielsweise sehr schwierig, die Einnahmefrequenz von Medikamenten für die Unterscheidung zwischen einem schlecht kontrolliertem Asthma und einem Asthma mit starken natürlichen Schwankungen im Krankheitsverlauf heranzuziehen. Ein zunehmender Verbrauch von Bronchodilatatoren eines Asthmakranken innerhalb eines bestimmten Zeitraumes kann beispielsweise als Hinweis für eine Verschlechterung der Erkrankung im Sinne einer drohenden Exazerbation gesehen werden, kann aber ebenso auch als Indikator für einen vom Patienten selbstbestimmten Rückgang der Einnahme inhalierbarer Kortikosteroide im Rahmen der Dauertherapie gelten (BARNES et al. 1996, SULLIVAN 1996, SULLIVAN & WEISS 1993).

Zusammenfassung und Diskussion

Es konnte gezeigt werden, dass es sich bei Asthma bronchiale um ein Krankheitsbild handelt, das nicht nur hohe Kosten für das Gesundheitswesen verursacht, sondern zudem zu starken Beeinträchtigungen im Leben der Patienten führt.

Eine wesentliche Möglichkeit die krankheitsspezifischen Einschränkung zusätzlich zu klinischen Parametern zu bestimmen, ist die Erfassung der gesundheitsbezogenen Lebensqualität. Gegenwärtig existieren insbesondere für COPD aber auch spezifisch für Asthma eine ganze Reihe von Instrumenten. Eine genaue Betrachtung der Instrumente zeigt, dass die Zielrichtung nicht immer vergleichbar erscheint. Trotzdem gibt es in Art des Aufbaus, aber auch der Durchführungen starke Gemeinsamkeiten. In einer Übersicht ist dies dargestellt und kommentiert worden.

In einem weiteren Abschnitt sind die Bereiche vorgestellt worden, in denen die gesundheitsbezogene Lebensqualität mittlerweile einen besonderen Stellenwert besitzt bzw. gegenwärtig dabei ist, diesen zu erlangen.

Zum einen handelt es sich hierbei um Studien, die die Versorgungssituation von chronisch Kranken mit Asthma untersuchen. Hier existieren eine ganze Reihe von Studien aus dem Bereich Rehabilitation und Gesundheitssystemwissenschaften, die innerhalb ihrer empirischen Fundierung Instrumente der gesundheitsbezogenen Lebensqualität eingesetzt haben.

Es konnte gezeigt werden, dass Messinstrumente zur Lebensqualität wichtig für die Beurteilung des Reha-Erfolges sind, aber die anderen Ergebniskriterien nicht ersetzen können.

Lebensqualitätsdaten in der Patientenbetreuung und der Beurteilung des individuellen patientenorientierten Therapieerfolges wäre ein ganzheitlicher Therapieansatz, der nicht nur das Arzt-Patienten-Verhältnis positiv beeinflussen würde, sondern auch Compliance-steigernde Effekte besäße und konsekutiv die Belastung sowohl für den Patienten als auch für die Volkswirtschaft senken würde.

Literatur

AHRENS W, BELLACH B-M, JÖCKEL K-H: Messung soziodemographischer Merkmale in der Epidemiologie. MMV Medizin Verlag, München (1998)

APTER AJ, REISINE ST, AFFLECK G, BARROWS E, ZUWALLACK RL: The influence of demographic and socioeconomic factors on health-related quality of life in asthma. J Allergy Clin Immunol 103(1 Pt 1) (1999) 72-78

BARLEY EA, QUIRK FH, JONES PW: Asthma health status measurement in clinical practice: validity of a new short and simple instrument. Respir Med 92(10) (1998) 1207-1214

BARNES PJ, JONSSON B, KLIM JB: The costs of asthma. Eur Respir J 9(4) (1996) 636-642

BIEFANG S, POTTHOFF P, SCHLIEHE F: Assessmentverfahren für die Rehabilitation. Hogrefe, Göttingen, Bern, Toronto, Seattle (1999)

BJORKSTEN B, DUMITRASCU D, FOUCARD T, KHETSURIANI N, KHAITOV R, LEJA M, LIS G, PEKKANEN J, PRIFTANJI A, RIIKJARV M: Prevalence of childhood asthma, rhinitis and eczema in Scandinavia and Eastern Europe. Eur Respir J 12(2) (1998) 432-437

BOUSQUET J, KNANI J, DHIVERT H, RICHARD A, CHICOYE A, WARE J, MICHEL F-B: Quality of Life in Asthma – Internal Consistency and Validity of the SF-36 Questionnaire. Am J Respir Crit Care Med 149 (1994) 371-375

BULLINGER M, PÖPPEL E: Lebensqualität in der Medizin: Schlagwort oder Forschungsansatz? Deutsches Ärzteblatt 85 (1988) 679-680

BULLINGER M, KIRCHBERGER I, WARE J: Der deutsche SF-36 Health Survey. Übersetzung und psychometrische Testung eines krankheitsbezogenen Instrumentes zur Erfassung der gesundheitsbezogenen Lebenqualität. Zeitschrift für Gesundheitswissenschaften 3 (1995) 21-36

CAMBACH W, CHADWICK STRAVER RV, WAGENAAR RC, VAN KEIMPEMA AR, KEMPER HC: The effects of a community-based pulmonary rehabilitation programme on exercise tolerance and quality of life: a randomized controlled trial. Eur Respir J 10 (1) (1997) 104-113

DEUCHERT M, LÖTFERING H: Entwicklung des Fragebogens zur Lebensqualität im Asthma. In: PETERMANN F, BERGMANN K-C (Hrsg.): Lebensqualität und Asthma. Quintessenz, Berlin-München (1994)

EISNER MD, KATZ PP, YELIN EH, HENKE J, SMITH S, BLANC PD: Assessment of asthma severity in adults with asthma treated by family practitioners, allergists, and pulmonologists. Med Care 36 (11) (1998) 1567-1577

GUYATT GH, BLB, TOWNSEND M, PUGSLEY O, CHAMBERS LW: A measure of quality of life for clinical trials in chronic lung disease. Thorax 42 (1987) 773-778

HEINRICH J: Die Verbreitung von Asthma und Atemwegssymptomen bei Erwachsenen in Erfurt und Hamburg. Erste Ergebnisse der deutschen Zentren des EC Respiratory Health Survey. Informatik, Biometrie und Epidemiologie in Medizin und Biologie 26 (3) (1995) 297-307

HUNT SM, McEWEN J: The Nottingham Health Profile: User's manual. Manchester: Galen Research and Consultancy (1989)

HÜTTER BO: Lebensqualität bei Patienten mit chronisch-obstruktiven Lungenerkrankungen: Psychometrische Gütekriterien der deutschen Version des Sickness Impact Profiles (SIP) und erste Ergebnisse der Anwendung. Pneumologie 51 (1997). 108-114

HYLAND ME: The Living with Asthma Questionnaire. Respir Med 85 Suppl B, 13-6 (1991) discussion 33-37

Jones PW, Quirk FH, Baveystock CM, Littlejohns P: A self-complete measure of health status for chronic airflow limitation. The St. George's Respiratory Questionnaire. Am Rev Respir Dis 145(6) (1992) 1321-1327

Juniper EF, Guyatt GH, Ferrie PJ, Griffith LE: Measuring quality of life in asthma. Am Rev Respir Dis 147(4) (1993) 832-838

Krämer U: Epidemiologische Untersuchungen zur Auswirkung der Luftverschmutzung auf die Gesundheit von Schulanfängern. Forum Städte Hygiene 43 (1992) 82

Letrait M, Lurie A, Bean K, Mesbah M, Venot A, Strauch G, Grandordy BM, Chwalow J: The Asthma Impact Record (AIR) index: a rating scale to evaluate the quality of life of asthmatic patients in France. Eur Respir J 9(6) (1996) 1167-1173

Lorenz J: Checkliste Pneumologie (Vol. 1). Thieme, Stuttgart, New York (1998)

Lötfering H, Deuchert M, Bergmann K-C, Petermann F: Lebensqualität und Rehabilitation: Evaluationsergebnisse bei atemwegserkrankten Patienten. In: Petermann F, Bergmann K-C (Hrsg.): Lebensqualität und Asthma (pp. 111-122). Quintessenz, Berlin-München (1994)

Maille AR, Koning CJ, Zwinderman AH, Willems LN, Dijkman JH, Kaptein AA: The development of the 'Quality-of-life for Respiratory Illness Questionnaire (QOL-RIQ)': a disease-specific quality-of-life questionnaire for patients with mild to moderate chronic non-specific lung disease. Respir Med 91(5) (1997) 297-309

Marks GB, Dunn SM, Woolcock AJ: A scale for the measurement of quality of life in adults with asthma. J Clin Epidemiol 45(5) (1992) 461-472

Marks GB, Dunn SM, Woolcock AJ: An evaluation of an asthma quality of life questionnaire as a measure of change in adults with asthma [see comments]. J Clin Epidemiol 46(10) (1993) 1103-1111

Mühlig S, Petermann F: Krankheitsspezifische Erhebungsverfahren zur Lebensqualität bei Patienten mit Asthma und chronisch-obstruktiver Bronchitis. Die Rehabilitation 37(3) (1998) Xxv-Xxxviii

Mutius E v, Nicolai T: Prevalence of asthma and allergic disorders among children in united Germany: a descriptive comparison. BMJ 305 (1989) 1395-1399

Nicolai T, von Mutius E: Pollution and the development of allergy: the East and West Germany story. Arch Toxicol Suppl 19 (1997) 201-206

Nolte D: Asthma (Vol. 6). Urban & Schwarzenberg, München, Wien, Baltimore (1995)

Nowak D: Epidemiologie der obstruktiven Atemwegserkrankungen. In: Petro W (Hrsg.): Pneumologische Prävention und Rehabilitation (pp. 70-84). Springer, Berlin, Heidelberg, New York (1994)

Nowak D, Volmer T, Wettengel R: Asthma bronchiale – eine Krankheitskostenanalyse. Pneumologie 50(5) (1996) 364-371

Petermann F, Bergmann K-C: Asthma und Lebensqualität. Quintessenz, Berlin, München (1994)

Petermann F: Verhaltensmedizin in der Rehabilitation. Hogrefe, Göttingen, Wien, Baltimore (1995)

Petermann F, Noeker M, Bode U: Psychologie chronischer Krankheiten im Kindes- und Jugendalter. PVU, München (1987)

Quirk FH, Jones PW: Patients' perception of distress due to symptoms and effects of asthma on daily living and an investigation of possible influential factors. Clin Sci Colch 79(1) (1990) 17-21

Rowe BH, Oxman AD: An assessment of the sensibility of a quality-of-life instrument. Am J Emerg Med 11(4) (1993) 374-380

Rutten van Molken MP, Custers F, van Doorslaer EK, Jansen CC, Heurman L, Maesen FP, Smeets JJ, Bommer AM, Raaijmakers JA: Comparison of performance of four instruments in evaluating the effects of salmeterol on asthma quality of life [see comments]. Eur Respir J 8(6) (1995) 888-898

Schandry R: Entwicklung des Fragebogens für Asthmapatienten (FAP). In: Petermann F, Bergmann K-C (Hrsg.): Lebensqualität und Asthma. Quintessenz, Berlin, München (1994)

Sibbald BW P, Pharoah C, Freeling P, Anderson HR: Relationship between psychosocial factors and asthma morbidity. Family Practice 5 (1988) 12-17

Sullivan S, Elixhauser A, Buist AS, Luce BR, Eisenberg J, Weiss KB: National Asthma Education and Prevention Program --Working Group Report on the Cost Effectiveness of Asthma Care. *Am J Respir Crit Care Med 154 (Suppl.)* (1996) S84-S95

Sullivan SD, Weiss KB: Assessing cost-effectiveness in asthma care: building an economic model to study the impact of alternative intervention strategies. Allergy 48 (17 Suppl) (1993) 146-152

Turner MO, Taylor D, Bennett R, Fitzgerald JM: A randomized trial comparing peak expiratory flow and symptom self-management plans for patients with asthma attending a primary care clinic. Am J Respir Crit Care Med 157(2) (1998) 540-546

Wettengel R, Berdel D, Hofmann D, Krause J, Kroegel C, Kroidl RF, Leupold W, Lindemann H, Magnussen H, Meister R, Morr H, Nolte D, Rabe K, Reinhardt D, Sauer R, Schultze-Werninghaus G, Ukena D, Worth H: Empfehlung zur Asthmatherapie bei Kindern und Erwachsenen. Pneumologie 52 (1998) 591-601

WHOQOL: The development of the World Health Organization Quality of Life Assessment Instrument (the WHOQOL). In: ORLY J (ed.): Quality of life assessment: International perspectives. Proceedings of the Joint-Meeting organized by the World Health Organization and the Foundation IPSEN in Paris, July 2 - 3, 1993 (pp. 41-57). Springer, Berlin (1994)

WORTH H: Patientenschulung mit asthmakranken Erwachsenen. In: PETERMANN F (Hrsg.): Patientenschulung und Patientenberatung (Vol. 2, pp. 143-155). Hogrefe, Göttingen (1997)

III – 6
Psychiatrie

ANNE KAROW und DIETER NABER, Hamburg

Verglichen mit einigen anderen Disziplinen der Medizin, insbesondere mit Teilgebieten der inneren Medizin, begann die Lebensqualitäts-Forschung in der Psychiatrie erst spät. Definiert man die gesundheitsbezogene Lebensqualität als die „vom Patienten selbstberichtete Befindlichkeit und Funktionsfähigkeit in körperlicher, mentaler und sozialer Hinsicht" (BULLINGER 1999), erscheint diese Verzögerung einigermaßen erstaunlich. Gerade die Psychiatrie müsste sich schon immer für die subjektive Befindlichkeit und Funktionsfähigkeit ihrer Patienten interessiert und diese Bereiche als direkte Bestandteile der psychiatrischen Symptomatik aufgefasst haben. Deutlich wird dies in der Entwicklung von Dokumentationsverfahren psychiatrischer Symptome, wie z.B. dem AMDP-System (Arbeitsgemeinschaft für Methodik und Dokumentation in der Psychiatrie), das eine Grundlage psychiatrischer Diagnostik ist und Aspekte der Befindlichkeit, der Vitalität und der Gefühlslage einschließt. Zusätzlich fand die Befindlichkeit des Patienten in vielfältigen Therapieansätzen Berücksichtigung. Indem das subjektive Befinden und die Betrachtung der Lebensumstände des Patienten Teil der Diagnostik und Therapie waren, musste dieser Bereich nicht gesondert „entdeckt" werden und es entfiel lange die Notwendigkeit einer begrifflichen oder inhaltlichen Abgrenzung und einer methodischen Strukturierung der „Lebensqualität in der Psychiatrie".

Dennoch hat die subjektive Perspektive des Patienten erst in jüngster Zeit im Rahmen der Lebensqualitätsforschung Eingang in die Psychiatrie gefunden. Dies mag wesentlich mit einer traditionell „medizinischen" Sichtweise in der Psychiatrie zu tun haben, die zwar schon immer die Compliance beachtete, jedoch insbesondere im Bereich schizophrener Störungen funktionelle Aspekte der Symptomatik nicht ausreichend berücksichtigte und von einem einseitigen Bild der „Endogenität" dieser Erkrankungen ausging. Erst mit der Entwicklung neuer Psychopharmaka, die eine Reduktion der Symptomatik erreichen können, ohne gleichzeitig die Lebensqualität durch erhebliche Nebenwirkungen massiv zu beeinträchtigen, richtete sich auch der Blick zunehmend auf die wissenschaftliche Untersuchung des subjektiven Wohlbefindens des Patienten. Das Konstrukt Lebensqualität wurde dabei im Wesentlichen aus den somatischen Fächern, insbesondere der Onkologie, und der medizinischen Psychologie, wo die wissenschaftliche Betrachtung der Patientenperspektive seit langem eingesetzt wird, übernommen.

Bis heute erweist sich die begriffliche und inhaltliche Abgrenzung der Lebensqualität schwierig. In der Psychiatrie besteht übereinstimmend der Wunsch nach einem multidimensionalen Modell, das sowohl objektive wie subjektive Parameter, als auch die individuelle Gewichtung verschiedener Lebensbereiche berücksichtigt. Trotzdem herrscht noch wenig Konsens in der Definition einheitlicher krankheitsspezifischer oder krankheitsübergreifender Modelle, die der Komplexität und Dynamik des Konstruktes Lebensqualität gerecht werden. Es scheint so als ob dieses Konstrukt gerade in der Psychiatrie schwieriger zu fassen ist als in anderen Gebieten der Medizin.

So existieren unter vielen Psychiatern Zweifel an der ausreichenden Fundierung des Konstruktes „Lebensqualität". Obwohl oder gerade weil viele Menschen eine konkrete Vorstellung haben, was für sie persönlich Lebensqualität bedeutet, wird die Möglichkeit bezweifelt, eine so komplexe und individuelle Vorstellung allgemeingültig definieren und messen zu können. Noch viel schwieriger erscheint der qualitative Vergleich zwischen verschiedenen Menschen oder Kulturen. Dementgegen stehen die Bemühungen einer Reihe Lebensqualitätsforscher und der WHO Quality of Life Group, die kulturell übergreifend Informationen zu dem Konzept Lebensqualität gesammelt hat und durchaus allgemeingültige Vorstellungen extrahieren konnte (WHO QOL 1993). Ein weiterer wichtiger Grund für die lange Zurückhaltung der Psychiater in der Lebensqualitätsforschung liegt in den ethischen Bedenken gegenüber des normativen Charakters eines Konstruktes, dass ideale Lebensbedingungen definiert. Gerade die deutsche Psychiatrie schreckt, bedingt durch ihre Geschichte, vor der Definition „idealer" Normen zurück. Und wenn der Begriff der Lebensqualität dazu benutzt werden sollte die Funktionsfähigkeit der psychiatrischen Patienten zu überprüfen und damit innerhalb der Bevölkerung als Wertmaßstab zu dienen, ist diese Zurückhaltung sicher gerechtfertigt (BULLINGER & NABER 1999).

Lebensqualität als Chance

Dabei birgt die Lebensqualitätsforschung die Möglichkeit einer verstärkten Mitbestimmung des Patienten an der Behandlung. Der Patient wird zunehmend als Experte für seine Erkrankung angesehen und die Erfassung von Wohlbefinden und Funktionsfähigkeit aus der Sicht des Patienten wird elementarer Bestandteil der Therapie und wissenschaftlicher Untersuchungen (STIGLITZ 1996). Gerade die medikamentösen Therapie, aber auch andere therapeutische Interventionen sollten auf der Grundlage „Verhandeln statt Behandeln" basieren, zumal psychiatrische Therapieansätze auf eine langfristige Perspektive und Compliance zielen (WIENBERG 1995).

Erstes Interesse an der Evaluation von Lebensqualität innerhalb der klinischen Psychiatrie begann mit einem Wandel der Gesundheitspolitik und besserer Behandlungsmöglichkeiten. Der zunehmende Therapieerfolg durch den Einsatz neuer Psychopharmaka und sozialer Unterstützungsprogramme bei chronisch psychisch Kranken ließ das Interesse an der Messung und Bestimmung neuer Therapieerfolgsindikatoren ansteigen (KATSCHING 1997). Der Paradigmenwechsel in der WHO-Definition von Gesundheit und die Zunahme chronischer und somit langfristig behandlungsbedürftiger Erkrankungen im Zusammenhang mit der Veränderung der Altersstruktur innerhalb der Bevölkerung förderten die neuen Forschungsansätze. In diesem Zusammenhang ist das Ziel der Hinwendung auf die gesundheitsbezogene Lebensqualität, durch die Untersuchung des Wohlbefindens und der Funktionsfähigkeit der Patienten zu einer Erweiterung der Forschungs- und Behandlungsperspektive beizutragen (BULLINGER & NABER 1999). In jüngeren Studien mehren sich die Hinweise, dass nur ein geringer Teil der Varianz der Lebensqualität über die Symptomatik erklärt wird und die Lebensqualität aus diesem Grund als eigenständige Variable, ergänzend zu der Psychopathologie, erhoben werden sollte.

Neben der Frage nach den Inhalten des Konstruktes „Lebensqualität" stellt sich die Frage nach der Bedeutung und dem Nutzen dieses Begriffs für die Forschung und die Therapie. Elemente, die dem Bereich der Lebensqualität zugeordnet werden, können potenziell in verschiedener Weise wichtig sein. In der Psychiatrie ist die Bedeutung der Lebensqualität als Erfolgsparameter der Behandlung mittlerweile unbestritten. Es gibt einige Hinweise dafür, dass die Lebensqualität zu den Variablen gehört, die den Verlauf einer Erkrankung maßgeblich beeinflussen können. Weiterhin könnte die Erfassung der Lebensqualität zu einer differenzierten Messung von Therapieeffekten beitragen. Es ist in diesem Zusammenhang jedoch noch unklar, ob Veränderungen in der subjektiven Bewertung der Lebensqualität nach einer Behandlung dauerhaft sind oder kurzfristige positive Effekte auf die Lebenszufriedenheit abbilden, die sich im weiteren Verlauf wieder nivellieren können (KILIAN 1995). Hier schließt sich die Frage an, ob es sich bei der Lebensqualität um *trait* oder *state* handelt. Zusammenfassend stellt die Erfassung der Lebensqualität ein Integrationsangebot dar, dass die Interessen von Patienten, Ärzten und Industrie sinnvoll verknüpfen kann.

Innerhalb der Psychiatrie sind Befindlichkeit und Funktionsfähigkeit der Patienten unmittelbar mit der Symptomatik verknüpft und daher Gegenstand der ärztlichen Behandlung. Es kommt zu einer engen Überlappung von Ursachen und Wirkungen, die eine wissenschaftliche Abgrenzung erschweren. Weiterhin besteht gerade in der Psychiatrie die Befürchtung, dass Selbstberichte der Patienten durch die Symptome der psychiatrischen Erkrankung verzerrt sein können. Im folgenden Abschnitt wird daher auf das Problem der Subjektivität in der Psychiatrie noch genauer eingegangen.

Subjektivität und Objektivität

Wie bereits dargestellt, ist eine wesentliche Ursache für die erst junge Entwicklung der Lebensqualitätsforschung in der Psychiatrie die Befürchtung, dass die subjektive Bewertung der Lebensumstände durch die Symptome der psychiatrischen Erkrankung irreführend beeinflusst werden kann. Die Einflüsse affektiver Symptome, Wahrnehmungsveränderungen und kognitiver Einschränkungen werden als wichtige Quellen, die die Validität einer Selbstbeurteilung psychiatrischer Patienten einschränken können, genannt (KATSCHING 1997). So beurteilen beispielsweise depressive Patienten ihre Befindlichkeit, ihre Lebensumstände und Funktionalität zum Zeitpunkt ihrer Erkrankung negativer, als zu einem späteren Zeitpunkt und als der Untersucher (MORGADO et al. 1991). Im Gegensatz dazu schätzen manische Patienten ihre Lebensqualität höher ein, als zu einem Zeitpunkt an dem keine akute Symptomatik vorliegt (KATSCHING 1997). MECHANIC et al. konnten 1994 auch bei schizophrenen Patienten mit depressiven Symptomen einen negativen Einfluss der Affekte auf die Beurteilung der Lebensqualität zeigen. Chronisch schizophrene Patienten dagegen neigen dazu ihre Lebensqualität höher einzuschätzen, als es ihren objektiven Lebensumständen entsprechen würde. SCHWARZ und CLORE schrieben dazu, dass Menschen ihren momentanen affektiven Status als Grundlage für die Bewertung ihrer Lebenszufriedenheit und Wohlbefinden heranziehen (SCHWARZ & CLORE 1983, KATSCHING 1997).

Bei demenziellen Erkrankungen auftretende zunehmende kognitive Einbußen mindern bei fortgeschrittener Erkrankung die realistische Einschätzung der Lebensumstände und der Funktionalität. Auch Realitätsverschiebungen und Wahrnehmungsveränderungen, z.B. bei psychotischen Patienten, verzerren die subjektive Einschätzung der Lebensqualität. Diese Fehlerquellen sind, im Gegensatz zu affektiven Einflüssen, jedoch offensichtlicher und dadurch relativ leicht auszuschließen (KATSCHING 1997). Es ist zudem heute davon auszugehen, dass weitgehend remittierte schizophrene Patienten ihre Lebensqualität adäquat einschätzen können (NABER 1999).

Bei der Konstruktion von Lebensqualitäts-Messinstrumenten steht derzeit die Erfassung der Befindlichkeit und Funktionsfähigkeit aus der Sicht der Patienten im Vordergrund. Aus diesem Grund sind die meisten der kürzlich entwickelten Instrumente Selbstbeurteilungsverfahren (LEHMANN 1997). Häufig wird Lebensqualität als eine Kombination aus Lebenszufriedenheit und allgemeinem Wohlbefinden verstanden, wobei in diesem Falle letztlich nur der Betroffene über den Grad seiner Zufriedenheit Auskunft geben kann. Andererseits spielen die „objektiven Anteile" (wie materielle Lebensbedingungen, Arbeit, Wohnung etc.), bei denen die Frage nach Begrenzungen in psychischen und körperlichen Funktionen und sozialen Rollen gestellt wird, ebenfalls eine entscheidende Rolle (KEMMLER 1995). Die subjektive Beurteilung des Patienten ist unverzichtbar, dennoch ist eine zusätzlich Fremdbeurteilung durch professionelle Helfer oder Personen aus der engeren Umgebung des Patienten, wie z.B. Familie, notwendig, um eine „neutrale" Einschätzung verschiedener Funktionsbereiche zu gewährleisten. Die Messverfahren können daher in „objektive" und „subjektive" Verfahren eingeteilt werden. Die Beurteilung durch Außenstehende ist jedoch keinesfall objektiv im Sinne von unabhängig, sondern eher eine „externe" Einschätzung der Situation des Patienten und stellt damit eine sinnvolle Ergänzung zum Selbstbericht dar (BECKER et al. 1993, KATSCHING 1997).

Lebensqualität bei spezifischen psychiatrischen Störungen

Die steigende Popularität der Untersuchungen zum Thema Lebensqualität hat zu der Entwicklung einer Vielzahl von Messinstrumenten auch in der Psychiatrie geführt. Bei den meisten der heute verwendeten Messinstrumenten handelt es sich um Fragebögen, in denen der Patient seine Lebensqualität selbst einschätzt (sogenannte „subjektive" Verfahren), oder in denen die Lebensqualität von Behandlern oder Bezugspersonen beurteilt wird (sogenannte "objektive" Verfahren). Grundsätzlich unterscheidet man spezifische von generischen Messverfahren. Wobei generische Verfahren indikationsunabhängig Informationen sammeln und für den Vergleich der unterschiedlichen Krankheitsgruppen geeignet sind, während krankheitsspezifische Messverfahren detaillierte Informationen über ein bestimmtes Krankheitsbild liefern (BÖLSCHER 1999). Zusätzlich wurden Mess-

Tabelle 1: Übersicht über Instrumente zur Messung der Lebensqualität chronisch psychisch Kranker (BULLINGER & NABER 1999)

Messinstrument	Autoren	Jahr	Items	Dimensionen
Standardized Social Scedule (SSS)	CLAIRE & CAIRNS	1978	48	6
Community Adjustent-Form (CAF)	STEIN & TEST	1980	140	12
Quality of Life Checklist (QLC)	MALM et al.	1981	93	13
Satisfaction with Life Domain Scale (SLDS)	BAKER & INTAGLIATA	1982	15	
Quality of Life Scale (QLS)	HEINRICHS et al.	1984	21	4
Client Quality of Life Interview (CQLI)	MULKERN et al.	1986	46+19	
California Well-Being Project Client Interview (CWBPCI)	CAMPBELL et al.	1989	151+76+77 **	
Oregon Quality of Life Questionnaire (OQLQ)	BIGELOW et al.	1990	263+146*	
Lancaster Quality of Life Profile (LQOLP)	OLIVER et al.	1992	100	9
Wisconsin Quality of Life Index for Mental Health (QLI-MI)	BECKER et al.	1992	103	9
Quality of Life Interview (QOLI)	LEHMAN et al.	1993	143	8
Semistrukturierte Quality of Life Schedule (QOLIS)	HOLCOMB et al.	1993	87	8
Quality of Life Enjoyment and Satisfaction Questionnaire (Q-LES-Q)	ENDICOTT et al.	1993	93	8
Quality of Life Questionnaire (QLQ)	GREENLEY et al.	1997	24	7
Modulares System zur Messung der Lebensqualität (MSQOL)	PUKROP et al.	1999	49	7

* = Selbstrating und Fremdrating
** = Selbstrating, Fremdrating und Angehörigenbeurteilung

instrumente zu unterschiedlichen Fragestellungen und Erkrankungen entwickelt, so dass ein Instrument je nach Ziel der Erhebung eingesetzt werden kann. Innerhalb der Psychiatrie unterscheidet man weiterhin Messverfahren, die für die gesamte Gruppe chronisch psychiatrischer Patienten einsetzbar sind, von solchen, die für eine spezifische Störungsgruppe entwickelt worden sind. Zu den Messinstrumenten, die der störungsergreifenden Erfassung der Lebensqualität chronisch psychisch Kranker dienen, gehören folgende in *Tab. 1* aufgeführten Verfahren (BULLINGER & NABER 1999).

Die aufgeführten Messinstrumente sind multidimensional, d.h. sie erheben ein vielschichtiges Bild der verschiedenen Dimensionen der Lebensqualität. Bei den in der Tabelle aufgeführten Instrumenten fallen die unterschiedlichen Angaben bezüglich der Anzahl der extrahierten Dimensionen der Lebensqualität auf. Daraus lässt sich die Vermutung ableiten, dass den Instrumenten verschiedene Modellvorstellungen bezüglich des Konstruktes Lebensqualität zugrunde liegen und es wird die Uneinigkeit über diese Modellvorstellungen deutlich.

Innerhalb der psychiatrischen Forschung wird der Bereich der Lebensqualität insbesondere bei schizophrenen, affektiven und demenziellen Störungen untersucht. Besonders auffällig ist die Zurückhaltung in der Erfassung der Lebensqualität bei Suchterkrankungen. In *Abb. 1* wird diese Verteilung auf die einzelnen Störungsgruppen dargestellt.

Die spezifischen psychiatrischen Störungsgruppen werden in den nachstehenden Abschnitten angesprochen und einige Ergebnisse der bisherigen Lebensqualitätsforschung veranschaulicht.

Schizophrenie und Lebensqualität

Mit der Einführung der atypischen Neuroleptika ist es seit Anfang der 90er Jahre zu einer Veränderung der Zielkriterien neuroleptischer Therapien gekommen (MELTZER 1990 und 1993, NABER 1999). Während in den letzten Jahrzehnten der Schwerpunkt in der Behandlung und wissenschaftlichen Untersuchungen von Störungen des schizophrenen Formenkreises der Symptomreduktion bzw. der Rückfallvorbeugung galt, gewinnt der Bereich Lebensqualität mehr und mehr Berücksichtigung. Die Patientenperspektive wird zunehmend wichtig für das Verständnis von Entstehungsmechanismen schizophrener Erkrankungen, und die subjektiven Neuroleptikawirkungen erscheinen insbesondere für die langfristige Medikamenten Compliance von Bedeutung (KISSLING 1992, NABER 1999b). Viele Patienten berichten unter typischen Neuroleptika nicht nur über motorische Nebenwirkungen, sondern auch über Einschränkungen von Emotionalität und Lebensfreude (AWAD 1993). Die Untersuchungen, in denen diese subjektive Wirkung von Neuroleptika systematisch geprüft wurde, berichten, dass die subjektive Wirkung von Neuroleptika für die Lebensqualität schizophre-

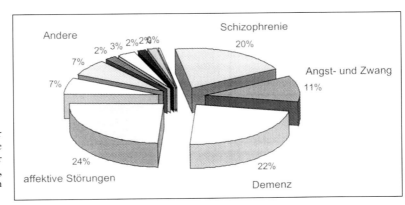

Abb. 1: Verteilung der Forschungsgebiete, die sich mit der Erfassung der Lebensqualität befassen, nach NLM-Research 1999

ner Patienten häufig von größerer Bedeutung ist als die objektive Psychopathologie (VAN PUTTEN et al. 1978, LIDDLE et al., 1988, JAEGER et al. 1990, SELTEN et al. 1993, KAROW et al. 1999).

Die Frage, ob schizophrene Patienten aufgrund ihrer Wahrnehmungsveränderungen und kognitiven Defizite ihre Lebensqualität selbst beurteilen können, wurde häufig kontrovers diskutiert. Entgegen dem klinischen Eindruck zeigen jedoch viele Studien, dass weitgehend remittierte schizophrene Patienten in der Lage sind, ihr Befinden bzw. ihre Lebensqualität in Selbstbeurteilungsfragebögen abzubilden (HOGAN et al. 1983, SKANTZE et al. 1992, NABER 1995).

Nach der Mehrheit bisher veröffentlichter Studien ist die Lebensqualität schizophrener Patienten schlechter als die der allgemeinen Bevölkerung und die somatisch Erkrankter (BOBES 1997). Wobei die Lebensbereiche mit der größten subjektiven Unzufriedenheit studienabhängig leicht variieren. Insbesondere psychische Gesundheit, finanzielle und persönliche Sicherheit, Freizeit und Arbeitssituation sind die Bereiche mit der geringsten Zufriedenheit. Jüngere Patienten, Frauen, verheiratete Patienten und Patienten mit niedrigem Bildungstand bewerten ihre Lebensqualität vergleichsweise höher. Je länger die Krankheit insgesamt andauert, desto schlechter werden die objektiven Lebensbedingungen beurteilt (BOBES 1997). Im Gegensatz dazu bewerten chronisch schizophrene Patienten ihre Lebensqualität subjektiv hoch. Das mag daran liegen, dass diese Patienten vergleichsweise wenige Quellen benennen können, aus denen sie ihre Lebensfreude schöpfen. Nach Enthospitalisierungsmaßnahmen und Milieuveränderungen kann die Anzahl der benannten Quellen wieder ansteigen, was zunächst zur subjektiv schlechteren Bewertung der Lebensqualität führen kann. Diese „konstruktive Unzufriedenheit" könnte eine Ursache für die in einigen Studien beschriebenen Lebensqualitätsverschlechterungen nach der Entlassung sein (FRANZ et al. 1999). Grundsätzlich weisen jedoch ambulant behandelte Patienten eine bessere Lebensqualität auf, als stationär behandelte Patienten (BOBES 1997).

Im Hinblick auf den Vergleich zwischen atypischen und klassischen Neuroleptika zeigen einige Studien, dass die subjektive Befindlichkeit unter atypischen Antipsychotika, insbesondere unter Clozapin (NABER et al. 1999) oder Olanzapin (NABER et al. in press) deutlich besser ist als unter konventionellen Neuroleptika. So zeigte sich mit einer Selbstbeurteilungsskala zur Messung der subjektiven Befindlichkeit unter Neuroleptika, der *Subjective Well-being under Neuroleptic Treatment* (SWN, NABER et al. 1995, 1999) eine signifikante Überlegenheit des atypischen Neuroleptikums Clozapin gegenüber typischen Neuroleptika. Die von BOBES et al. 1998 untersuchten chronisch schizophrenen Patienten wiesen nach der Behandlung mit atypischen Neuroleptika eine signifikante Verbesserung der Lebensqualität in allen Bereichen der *SF-36* auf. Eine besondere Verbesserung zeigte sich in den Bereichen emotionale Befindlichkeit und soziales Funktionsniveau. Auch in den Dimensionen physische und mentale Gesundheit wiesen die Patienten signifikante Verbesserungen auf. In weiteren Studien wurde mittels der *Quality of Life Scale* (HEINRICHS et al. 1984) eine deutliche Verbesserung von sozialem Funktionsniveau und Negativ Symptomatik unter der Behandlung mit atypischen Neuroleptika, sowohl gegenüber typisch medizierten als auch gegenüber Plazebo medizierten Vergleichgruppen, gemessen (TOLLEFSON et al. 1997, HAMILTON et al. 1998, TRAN et al. 1997, COLONNA et al. 1998).

Dennoch finden schizophrene Patienten hinsichtlich ihrer Lebensqualität in der Therapie und der Forschung immer noch zu wenig Beachtung. An der Klinik für Psychiatrie und Psychotherapie der Universität Hamburg wird daher mit PERSIST (PERsonenzentrierte Settingübergreifende Integrative Schizophrenietherapie, KRAUSZ & NABER) ein integratives Behandlungsprogramm und zugleich eine Forschungsstrategie umgesetzt. Integrative Schizophrenietherapie bedeutet moderne Psychopharmakotherapie, Familien- und Angehörigenarbeit, Psychoedukation, individuelle Psychotherapie und mehrdimensionale Diagnostik. Gleichzeitig handelt es sich um eine prospektive randomisierte Kontrollgruppenstudie, in deren Verlauf die Wirkungen atypischer Antipsychotika auf Psychopathologie, Nebenwirkungen, Neuropsychologie, Familiendynamik, Lebensqualität, subjektive Zufriedenheit und Compliance untersucht werden. Die zentralen Fragen der Studie gelten der Effektivität der Präparate in den genannten Untersuchungsbereichen, der vergleichenden Verlaufsbeobachtung und dem Vergleich mit konventionellen Neuroleptika. Ziele der Studie sind u.a. die Differentialindikation atypischer Antipsychotika und die Untersuchung der Lebensqualität als Zielvariable und Verlaufsprädiktor. Bisherige Ergebnisse zeigen, dass sich die mittels der Skala *Alltagsleben*, der *Münchner Lebensqualitäts-Dimensionen Liste*, dem *SF-36* und der *SWN* erhobene Lebensqualität unter der Behandlung mit atypischen Antipsychotika verbessert und nur eine geringfügige Korrelation mit der Psychopathologie besteht, die weniger als 20% der Varianz aufklärt (KAROW et al. 1999).

Lebensqualität und Depression

Sowohl das isolierte Vorkommen einer depressiven Störung, als auch das zusätzliche Auftreten depressiver Symptome bei psychiatrischen oder somatischen Erkrankungen, ist weit verbreitet. In der Psychiatrie wird eine hohe Komorbidität insbesondere bei Substanzmissbrauch und Angsterkrankungen beobachtet, wobei ein wesentliches Problem der Betrachtung von Komorbidität die Frage nach Ursache und Folge, bzw. der vorliegenden Grunderkrankung, ist. Bei somatischen Erkrankungen ist das Risiko, an einer depressiven Episode zu erkranken, für chronisch erkrankte Patienten am größten. Diese Zusammenhänge zwischen somatischen Erkrankungen und Depressionen sind hinsichtlich der Lebensqualität noch wenig erforscht (KATSCHING & ANGERMEYER 1997).

Die seit einigen Jahren zunehmende besondere Beachtung der subjektiven Sichtweise der Patienten, führte zu der Verwendung einer großen Anzahl von Selbstbeurteilungsverfahren. Der Einsatz solcher Messverfahren bei depressiven Patienten ist jedoch schwierig, da Selbstbeurteilungsverfahren aufgrund der Überlappung der depressiven Symptomatik mit der Einschätzung der eigenen Befindlichkeit und der Lebensqualität überwiegend den momentanen affektiven Status abbilden (KATSCHING & ANGERMEYER 1997). Problematisch kann diese Überlappung von Lebensqualität und Depression besonders dann werden, wenn bei der Erhebung der Lebensqualität im Verlauf einer somatischen Erkrankung, die behandlungsbedürftige depressive Symptomatik übersehen wird und lediglich die Einschränkung der Lebensqualität wahrgenommen wird.

Einige der in diesem Kontext entwickelten Befindlichkeitsskalen sind die *Affect Balance Scale* (ABS, BRADBURN 1969), die *Quality of Well-Being Scale* (QWBS, KAPLAN et al. 1976) und der *Psychological General Well-Being Index* (PGWB, DUPUY, 1984). Für Verlaufbeobachtungen unter antidepressiver Behandlung wurden die *Quality of Life Depression Scale* (QLDS, MCKENNA & HUNT 1992) und die SmithKline *Beecham Quality of Life Scale* (SBQOL, STOKER 1992) entwickelt. Ein weiteres etabliertes Instrument zur Bestimmung des Schweregrades einer Depression ist der *Beck Depression Inventory* (BDI, BECK et al. 1961), bei dem es sich allerdings um eine reine Symptomskala handelt. QLDS, SBQOL und BDI korrelieren signifikant miteinander (KATSCHING et al. 1996).

Nach dem bisherigen Forschungsstand besteht häufig eine Differenz zwischen der subjektiven Einschätzung der Lebensqualität und den objektiven Lebensbedingungen depressiver Patienten (BARRY & CROSBY 1996). Dennoch ist die Erfassung der objektiven Lebensumstände selten Gegenstand der Lebensqualitätsmessungen. Sicher ist, dass Depression einhergeht mit sozialer Dysfunktion. WELLS et al. untersuchten 1989 die subjektive Gesundheit depressiver Patienten mittels des *SF-36* und berichteten, dass depressive Patienten deutlichere Einschränkungen in ihrer sozialen Rollenfunktion aufwiesen und ihre Befindlichkeit und subjektive Gesundheit insgesamt schlechter beurteilten, als andere chronisch Erkrankte. Der Grad der Einschränkung scheint nach einer Vielzahl von Studien dabei weniger von der Schwere der depressiven Erkrankung abzuhängen, als von der Dauer der Erkrankung. Diese Einschränkungen scheinen über das Abklingen der depressiven Symptomatik hinaus anzuhalten. Nicht zuletzt aus diesem Grund sollte der Einfluss der äußeren Lebensbedingungen auf die depressive Symptomatik, aber auch der Einfluss der depressiven Symptome auf die Lebensqualität Bestandteil der Forschung werden (KATSCHING 1997).

Lebensqualität bei Angststörungen

Auch wenn die systematische Erfassung von Lebensqualität bei Angststörungen erst in der Entwicklung begriffen ist, zeichnen sich erhebliche Einschränkungen der Lebensqualität ab. Die subjektive Lebensqualität, das objektive Funktionsniveau und die materiellen Ressourcen sind deutlich schlechter als bei gesunden Vergleichgruppen (SCHNEIER 1997). Bei allen Angststörungen scheint die Lebensqualität durch den Stress, den die Erkrankung an sich hervorruft, durch ein mit der Angst vergesellschaftetes Vermeidungsverhalten und durch die Stigmatisierung der psychischen Erkrankung, beeinträchtigt zu werden. Ein wichtiges methodologisches Problem bei der Erfassung der Lebensqualität bei Angststörungen ist, ähnlich wie bei depressiven Störungen, die hohe Komorbidität dieser Erkrankungen mit anderen Störungen. Eine genaue Beschreibung und Abgrenzung zusätzlicher psychischer Erkrankungen ist daher erforderlich, bevor Einschränkungen der Lebensqualität in ursächliche Zusammenhänge mit der Angststörung gebracht werden können (SCHNEIER 1997).

Bei den Panikstörungen handelt es sich um die hinsichtlich der Lebensqualität am besten untersuchten Angststörungen. MARKOWITZ et al. verglichen Patienten mit Panikstörungen mit depressiven Patienten und einer nicht erkrankten Kontrollgruppe. Sie fanden keine Unterschiede zwischen diesen drei Gruppen hinsichtlich der sozialen Funktionsfähigkeit. Die Suizidalität war jedoch bei Panik-Störungen signifikant höher als bei der nicht erkrankten Kontrollgruppe und lag damit ähnlich hoch wie bei der depressiven Vergleichgruppe. KLERMAN et al. postulierten 1991, dass Patienten mit Panikstörungen ein schlechtes physisches und emotionales Befinden angaben, wobei sich diese Ergebnisse nicht von den Angaben depressiver Patienten oder Patienten mit anderen psychischen Erkranungen unterschieden. Auffällig war weiter, dass Patienten mit Panikstörungen häufiger medizinische Versorgung, in Form von psychiatrischen Behandlungen aber auch notfallmedizinischer und allgemeinmedizinischer Behandlungen, in Anspruch nahmen (SIEGEL et al. 1990, KATERNDAHL et al. 1997) und häufiger mit Tranquilizern, Schlafmitteln und Antidepressiva behandelt wurden. KATON et al. beobachteten 1995 bei Patienten mit Panikstörungen ein signifikant höheres Vorkommen komorbider psychiatrischer Erkrankungen. Bezüglich der Lebensqualitätserfassung wird die Verwendung der *Sheehan Disability Scale* (SHEEHAN 1986) beschrieben. Es handelt sich dabei um ein Instrument zur Erfassung der Lebensqualität von Panik-Störungen unter medikamentöser Behandlung. In dem Selbstbeurteilungsbogen werden die Dimensionen Arbeit, Soziales und Familie auf einer 11-Punkte-Skala eingeschätzt. LEON beschrieb 1992 hinreichende interne Konsistenz, Sensivität und Validität.

Die Lebensqualität bei demenziellen Störungen

In der Behandlung von gerontopsychiatrischen Störungen erscheint die Abgrenzung der spezifisch psychiatrischen Lebensqualitätsveränderungen zu den normalen altersabhängigen Veränderungen der Lebensumstände und des Funktionsniveaus teilweise schwierig (GURLAND & KATZ 1997). Das könnte ein Grund sein, warum sich die meisten Studien, die sich mit der Erfassung der Lebensqualität dieser Gruppe psychiatrischer Störungen beschäftigen, vorwiegend funktionelle Aspekte des Alltagslebens erheben.

Grob kann man auch bei demenziellen Störungen unterscheiden zwischen objektiven Parametern, die zu einer Verminderung der Lebensqualität beitragen, und subjektiven Einschränkungen.

Zu den objektiven Parametern zählen bei demenziellen Erkrankungen vor allem die Notwendigkeit von Hilfestellungen bei der Hausarbeit oder einer pflegerischen Betreuung. Ältere Menschen sind in der Regel hochmotiviert ihre persönliche Unabhängigkeit aufrechtzuerhalten, so dass Autonomieverluste ein spezifisches Problem bei demenziellen Entwicklungen darstellen, andererseits aber auch Teil des normalen Alterungsprozesses sind (GURLAND & KATZ 1997).

Zu den subjektiven Einschränkungen der Lebensqualität bei demenziellen Störungen kann die Wahrnehmung von Gedächtnisdefiziten gezählt werden. Die Wahrnehmung von Erinnerungslücken fällt den Betroffenen besonderes schmerzhaft zu Beginn der demenziellen Entwicklung auf, vor allem wenn eine schnelle Progredienz der Gedächtnisdefizite vorliegt (ALEXOPOULOS et al. 1993). Zu Beginn demenzieller Erkrankungen finden sich gehäuft depressive Symptome, die auch isoliert vorliegen und zu Fehldiagnosen führen können (ALEXOPOULOS et al. 1993, LA RUE et al. 1993). Sowohl die depressiven Symptome, als auch die ängstlichen Symptome nehmen im weiteren Verlauf der Erkrankung ab (KOENDERS et al. 1993). Aus diesem Grund erscheint besonders die Erfassung von Veränderungen im Verlauf von Bedeutung (GURLAND & KATZ 1997).

Man kann die Messinstrumente, die für eine Beurteilung verschiedener Aspekte der Lebensqualität oder Funktionsfähigkeit demenzieller Erkrankungen verwendet werden, nach GURLAND in Inventare zur Erfassung behavioraler Aspekte des Alltagslebens, Funktionstests und Messinstrumente zur Erfassung des Grades der Verschlechterung der demenziellen Erkrankung einteilen. Zu der ersten Gruppe der Messinstrumente gehört der *Daily Activities Questionnaire*, der funktionale Aspekte und Probleme der Alzheimer Erkrankung abbildet (OAKLE et al. 1991). Der *Clifton Assessment Procedures for the Elderly* (PATTIE & GILLEARD 1979) erfasst verschiedene Dimensionen des Verhaltens in einem Fremdbeurteilungsbogen. Andere Skalen zur Verhaltensbeurteilung sind die *NM scale for mental states* (NISHIMURA 1993), der *NOSGER* (*Nurses' Observation Scale for Geriatric Patients*, TREMMLER & SPIEGEL 1993), der Verhaltensänderungen in verschiedenen Dimensionen präzisiert und die *Gottfries-Brane-Steen-Scale* (NYTH & BRANE 1992). Zu der Gruppe der Funktionsverfahren gehört der *Activities of Daily Living Situational Test* (SKURLA et al. 1988) und der *Direct Assessment of Functional Status* (LOEWENSTEIN et al. 1989). In diesen Instrumenten werden, anhand von arrangierten Gegenständen der Umgang mit verschiedenen Anforderungen des Alltags überprüft.

Zu der dritten Gruppe von Messinstrumenten, die zur Einschätzung des Schweregrades der demenziellen Erkrankung eingesetzt werden, gehören die *Global Deterioration Scale for Primary Degenerative Dementia* (REISBERG et al. 1982), die *Scale of Funktional Capacity* (PFEFFER et al. 1982) und das *Clinical Dementia Rating* (HUGHES et al. 1982). Die subjektive Erfassung der Lebensqualität oder der Funktionsfähigkeit ist, besonders bei fortgeschrittener Erkrankung, aufgrund der kognitiven Einschränkungen der Patienten schwierig. Aus diesem Grund sollte eine zusätzliche Fremdbeurteilung durch Bezugspersonen wesentlicher Bestandteil wissenschaftlicher Erhebungen sein. Zumal Betroffene demenzieller Erkrankungen, im Gegensatz zu depressiven Patienten, Einschränkungen ihrer Funktionsfähigkeit oftmals eher untertreiben darstellen.

Lebensqualität und Sucht

Ebenso wie andere chronische Erkrankungen haben Alkoholabhängigkeit, Medikamentenabhängigkeit und der Konsum harter Drogen einen großen Einfluss auf die Lebensumstände. Dennoch beginnt auch dieser Bereich der Psychiatrie erst jetzt mit der systematischen Erfassung der Lebensqualität.

Die Lebensqualität von Alkoholabhängigen wurde von DAEPPEN et al. 1998 unter Verwendung des *SF-36 Health Survey*, der *Hamilton Depression Scale* (HDS), dem *Severity of Alcohol Dependence Questionnaire* (SADQ) und dem *Addiction Severity Index* (ASI) erfasst. Die subjektive Gesundheit wird von Patienten mit der Diagnose einer Alkoholabhängigkeit schlechter bewertet als von der Allgemeinbevölkerung. Insbesondere eine gleichzeitig vorliegende Depressivität scheint einen zusätzlichen negativen Effekt auf die Lebensqualität auszuüben. Alkoholabhängige schätzen ihre psychische Problematik schwerwiegender ein als die durch den Alkoholkonsum resultierende körperlichen Krankheitszeichen.

Zwar wird schon seit längerem in der Therapieevaluation von Opiatabhängigen versucht das subjektive Empfinden und die Akzeptanz der Behandlung zu berücksichtigen, so dass die Aufgabe des Drogenkonsums nicht als alleiniger Parameter für eine erfolgreiche Behandlung dient (VERTHEIN 1999). Dennoch steht die Lebensqualität von Konsumenten illegaler Drogen selten im Mittelpunkt wissenschaftlicher Untersuchungen. Wenngleich in einigen Untersuchungen die Lebensumstände von Drogenabhängigen erfasst werden, fehlt eine systematische Betrachtung der möglichen Zusammenhänge (VERTHEIN 1999). Mittels einer Kombination des *Addiction Severity Europ* ASI (KOKKEVI & HARTGERS 1995), des *Composite International Diagnostic Interview* CIDI (WHO 1990) und der *Symptom-Checkliste SCL-90-R* (FRANKE 1995) wurden verschiedene Dimensionen der Lebensqualität bei Opiatabhängigen von VERTHEIN et al. 1999 erhoben. Es stellte sich heraus, dass die Probanden überwiegend eine niedrige Lebensqualität aufwiesen und nur zu einem geringen Prozentsatz über einen guten körperlichen Gesundheitszustand verfügten. Zudem konsumierten Probanden mit niedriger Lebensqualität erheblich mehr Drogen als Probanden mit hoher Lebensqualität. Die subjektive Einschätzung ihrer Lebenssituation war zumeist positiver als die objektive Beurteilung. Die Lebensqualität erfuhr durch die Behandlung eine signifikante Verbesserung, insbesondere verbesserten sich die Wohnsituation, das Freizeitverhalten, partnerschaftliche Beziehungen und die Arbeitssituation.

Zusammenfassende Betrachtung

Mit der Erfassung und der Auseinandersetzung mit dem Konstrukt der gesundheitsbezogenen Lebensqualität werden zentrale Probleme der Psychiatrie in den Vordergrund gerückt. Die unterschiedlichen Ansichten über die Definition psychiatrischer Erkrankungen und die Notwendigkeit und Grenzen therapeutischen Handelns werden deutlich (KATSCHNIG 1997). Ein wesentliches psychiatriespezifisches Problem ist die Schwierigkeit der Abgrenzbarkeit psychiatrischer Symptome. Häufig liegt eine Überlappung verschiedener Symptombereiche vor. Jede psychiatrische Störung kann „Universalsymptome" aufweisen, die für keine der psychiatrischen Erkrankungen alleine kennzeichnend sind. Affektive Symptome wie Angst und Depressivität treten bei allen Störungen auf und, wie oben bereits berichtet, kann insbesondere die Stimmungslage die subjektive Einschätzung der Lebensqualität in hohem Maße beeinflussen.

Dennoch könnte gerade hier die Psychiatrie durch die Erfassung spezifischer Zusammenhänge einen wertvollen Beitrag zu der allgemeinen Lebensqualitätsforschung leisten, da gerade bei chronischen somatischen Erkrankungen die Beurteilung der psychischen Befindlichkeit wichtig ist und bei Lebensqualitätsmessungen in der somatischen Medizin eine behandlungsbedürftige psychiatrische Symptomatik, wie z.B. Depression, nicht übersehen werden darf (KATSCHNIG 1997).

Die Bedeutung der Lebensqualität für den Verlauf oder sogar für die Entstehung psychiatrischer Erkrankungen ist noch nicht hinreichend geklärt. Ebenso ist bisher nicht ausreichend bekannt, wie bei den einzelnen Störungsbildern die verschiedenen Aspekte der Lebensqualität gewichtet werden müssen, welche Bedeutung die einzelnen Dimensionen der Lebensqualität für das Outcome haben und wie diese Bedeutung in Therapiekonzepte integriert werden kann. Seit der Zunahme der Lebensqualitätsforschung findet in einer breiten Streuung der Versuch statt, Modelle und Messinstrumente zu entwickeln. Zum jetzigen Zeitpunkt liegen bereits eine Fülle von Daten zum Thema Lebensqualität vor. Leider sind die durch verschiedene Instrumente erhobenen Daten häufig nur teilweise vergleichbar. Künftig wäre daher eine Konzentration auf wenige Modelle und eine größere Einheitlichkeit in der Entwicklung weiterer Verfahren wünschenswert. Eine weitere Extraktion der unterschiedlichen Dimensionen des Konstruktes Lebensqualität sollte mittels Faktorenanalyse der Messergebnisse verschiedener Instrumente erfolgen (PUKROP et al. 1999). Aus den unterschiedlichen Ergebnissen und Problemkreisen der verschiedenen Störungsgruppen wird deutlich, dass jede psychiatrische Erkrankung, zusätzlich zu den allgemeinpsychiatrischen Besonderheiten, über spezifische Kennzeichen verfügt, die getrennt von anderen Erkrankungen erfasst werden sollten. Aus diesem Grund sollte zusätzlich zu einer Konzentration auf einheitlichere Modelle und Messverfahren, die Entwicklung störungsspezifischer Instrumente, wie z.B. die SWN zu der Erfassung der subjektiven Neuroleptikawirkung bei schizophrenen Patienten, gefördert werden. Letztendlich sollte die Messung der Lebensqualität in jedem Fall zu einer Erweiterung der Forschungs- und Behandlungsperspektive dienen und nicht zu einer Einengung.

Literatur

ALEXOPOULOS GS, MEYERS BS, YOUNG RC, MATTIS S, KAKUMA T: The course of geriatric depression with „reversible dementia": a controlled study. Am J Psychiatry 150 (1993a) 1693-1699

ALEXOPOULOS GS, YOUNG RC, MEYERS BS: Geriatric depression: age of onset and dementia. Biol Psychiatry 34 (1993b) 141-145

AWAD AG: Subjective response to neuroleptics in schizophrenia. Schizophr Bull 19 (1993) 609-618

AWAD AG, HOGAN TP: Subjective response to neuroleptics and the quality of life: implications for treatment outcome. Acta Psychiatr Scand Suppl 380 (1994) 27-32

BARRY MM, CROSBY C: Quality of life as an evaluative measure in assessing the impact of community care on people with long-term psychiatric disorders. Br J Psychiatry 168 (1996) 210-216

BECK AT, WARD CH, MENDELSON M, MOCK J, ERBAUGH J: An inventory for measuring depression. Arch Gen Psychiatr 4 (1961) 561-571

BOBES J, GONZALES MP: Quality of Life in Schizophrenia. In: KATSCHNIG H, FREEMAN H, SARTORIUS N v: Quality of Life in Mental Disorders. Wiley J, Chicester 1 (13) (1997) 165-178

BOBES J, GUTIERREZ M, GIBERT J, GONZALES MP: Quality of Life in Schizophrenia: long-term follow-up in 362 chronic spanish schizophrenic outpatients undergoing risperidone maintance treatment. European Psychiatry 13 (1998) 158-163

BÖLSCHER J, GRAF V.D.SCHULENBURG J: Messung der Lebensqualität am Beispiel Schizophrenie: Arzneimitteltherapie 11 (1999) 372-375

BULLINGER M, NABER D: Erfassung der Lebensqualität psychisch Kranker: Gesundheitsökonomie (1999)

COLONNA L, TURJANSKI S, DONDEY-NOUVEL L: Amisulpride – long-term efficacy and safety: European Psychiatry 13 (1998) 309

DAEPPEN JB, KRIEG MA, BURNAND B, YERSIN B: MOS-SF-36 in evaluating health-related quality of life in alcohol-dependent patients. Am J Drug Alcohol Abuse 24 (1998) 685-694

FRANZ M: Lebensqualität und Neuroleptikabehandlung in der Schizophrenie – aktueller Stand der Forschung, Vortrag, Leponex-Symposium, Nürnberg (1999)

GURLAND B, KATZ S: Quality of Life and Mental Disorders of Elders. In: KATSCHNIG H, FREEMAN H, SARTORIUS N v: Quality of Life in Mental Disorders. Wiley J, Chicester 1 (1) (1997) 193-212

HAMILTON SH, REVICKI DA, GENDUSO LA, BEASLEY, CMJ: Olanzapine versus placebo and haloperidol: quality of life and efficacy results of the North American double-blind trial. Neuropsychopharmacology 18 (1998) 41-49

HEINRICHS DW, HANLON TE, CARPENTER, WTJ: The Quality of Life Scale: an instrument for rating the schizophrenic deficit syndrome. Schizophr Bull 10 (1984) 388-398

HOGAN TP, AWAD AG, EASTWOOD R: A self-report scale predictive of drug compliance in schizophrenics: reliability and discriminative validity. Psychol Med 13 (1983) 177-183

JAEGER J, BITTER I, CZOBOR P, VOLAVKA J: The measurement of subjective experience in schizophrenia: the Subjective Deficit Syndrome Scale. Compr Psychiatry 31 (1990) 216-226

KAROW A, MORITZ S, LAMBERT M, NABER D: Lebensqualität bei schizophrenen Patienten unter der Behandlung mit atypischen Neuroleptika: Jahrbuch für Psychiatrie und Psychotherapie, in Vorbereitung (1999)

KATERNDAHL DA, REALINI JP: Use of health care services by persons with panic symptoms. Psychiatr Serv 48 (1997) 1027-1032

KATON W, HOLLIFIELD M, CHAPMAN T, MANNUZZA S, BALLENGER J, FYER A: Infrequent panic attacks: psychiatric comorbidity, personality characteristics and functional disability. J Psychiatr Res 29 (1995) 121-131

KATSCHNIG H: Wie läßt sich die Lebensqualität bei psychischen Krankheiten erfassen? In: KATSCHNIG H, KÖNIG P (eds.): Schizophrenie und Lebensqualität. Springer-Verlag, Wien (1994) 1-13

KATSCHNIG H, KÖNIG P: Schizophrenie und Lebensqualität. Springer-Verlag, Wien (1994)

KATSCHNIG H: How Useful is the Konzept of Quality of Life in Psychiatry. In: KATSCHNIG H, FREEMAN H, SARTORIUS N v 1 (eds.): (1) 3-17. Quality of Life in Mental Disorders. Wiley J, Chicester (1997a)

KATSCHNIG H, ANGERMEYER MC: Quality of Life in Depression. In: KATSCHNIG H, FREEMAN H, SARTORIUS N v 1 (eds.) (1) 3-17. Quality of Life in Mental Disorders. Wiley J, Chicester (1997b)

KEMMLER G, MEISE U, TASSER A, LIENSBERGER D, SCHIFFERLE I, BRAITENBERG M, SCHWITZER J, HINTERHUBER H: Subjective quality of life of schizophrenic patients. Effect of treatment setting, psychopathology and extrapyramidal motor drug effects. Psychiatr Prax 26 (1999) 9-15

KILIAN R: Can quality of life be measured? Problems of quantitative and possibilities for qualitative assessment of quality of life in psychiatry. Psychiatr Prax 22 (1995) 97-101

KING DJ, BURKE M, LUCAS RA: Antipsychotic drug-induced dysphoria: Br J Psychiatry 167 (1995) 480-482

KISSLING W: Ideal and reality of neuroleptic relapse prevention. Br J Psychiatry Suppl (1992) 133-139

KLERMAN GL, WEISSMAN MM, OUELLETTE R, JOHNSON J, GREENWALD S: Panic attacks in the community. Social morbidity and health care utilization. JAMA 265 (1991) 742-746

KOENDERS ME, PASSCHIER J, TEUNS G, VAN HF, VAN DER CAMMEN TJ, SCHUDEL WJ: Trait-anxiety and achievement motivation are positively correlated with memory performance in patients who visit a geriatric outpatient clinic with amnestic symptoms. Psychol Rep 73 (1993) 1227-1231

LEON AC, SHEAR MK, PORTERA L, KLERMAN GL: Assessing impairment in patients with panic disorder: the Sheehan Disability Scale. Soc Psychiatry Psychiatr Epidemiol 27 (1992) 78-82

LIDDLE PF, BARNES TR: The subjective experience of deficits in schizophrenia. Compr Psychiatry 29 (1988) 157-164

LOEWENSTEIN DA, AMIGO E, DUARA R, GUTERMAN A, HURWITZ D, BERKOWITZ N, WILKIE F, WEINBERG G, BLACK B, GITTELMAN B: A new scale for the assessment of functional status in Alzheimer's disease and related disorders. J Gerontol 44 (1989) 114-121

MARKOWITZ JS, WEISSMAN MM, OUELLETTE R, LISH JD, KLERMAN GL: Quality of life in panic disorder. Arch Gen Psychiatry 46 (1989) 984-992

MECHANIC D, McALPINE D, ROSENFIELD S, DAVIS D: Effects of illness attribution and depression on the quality of life among persons with serious mental illness. Soc Sci Med 39 (1994) 155-164

MELTZER HY: New drugs for the treatment of schizophrenia. Psychiatr Clin North Am 16 (1993) 365-385

MELTZER HY, BURNETT S, BASTANI B, RAMIREZ LF: Effects of six months of clozapine treatment on the quality of life of chronic schizophrenic patients. Hosp Community Psychiatry 41(1990) 892-897

MORGADO A, RAOUX N, JOURDAIN G, LECRUBIER Y, WIDLOCHER D: Over-reporting of maladjustment by depressed subjects. Findings from retesting after recovery. Soc Psychiatry Psychiatr Epidemiol 26 (1991a) 68-74

MORGADO A, SMITH M, LECRUBIER Y, WIDLOCHER D: Depressed subjects unwittingly overreport poor social adjustment which they reappraise when recovered. J Nerv Ment Dis 179 (1991b) 614-619

NABER D: A self-rating to measure subjective effects of neuroleptic drugs, relationships to objective psychopathology, quality of life, compliance and other clinical variables. Int Clin Psychopharmacol, 10 Suppl 3 (1995) 133-138.

NABER D: Optimizing clozapine treatment. J Clin Psychiatry 60 Suppl 12 (1999a) 35-3.

NABER D, LAMBERT M, KRAUSZ M: Atypische Neuroleptika in der Behandlung schizophrener Patienten. UNI-MED, Bremen (1999b)

NISHIMURA T, KOBAYASHI T, HARIGUCHI S, TAKEDA M, FUKUNAGA T, INOUE O, KONDO H, NIIGAWA H, TANAKA S, YAMASHITA M: Scales for mental state and daily living activities for the elderly: clinical behavioral scales for assessing demented patients. Int Psychogeriatr 5 (1993) 117-134

NYTH AL, GOTTFRIES CG, LYBY K, SMEDEGAARD-ANDERSEN L, GYLDING-SABROE J, KRISTENSEN M, REFSUM HE, OFSTI E, ERIKSSON S, SYVERSEN S: A controlled multicenter clinical study of citalopram and placebo in elderly depressed patients with and without concomitant dementia. Acta Psychiatr Scand 86 (1992) 138-145

PFEFFER RI, KUROSAKI TT, HARRAH CHJ, CHANCE JM, FILOS S: Measurement of functional activities in older adults in the community. J Gerontol 37 (1982) 323-329

PUKROP R, MOLLER HJ, SASS H, SAUER H, KLOSTERKOTTER J, CZERNIK A, KRAUSZ M, STIEGLITZ RD, LAMBERT M, MATTHIES H, SCHAUB A, WOSCHNIK M, WULFINGHOFF F, STEINMEYER EM: [Quality of life. Construct validation and the development of a modular system]. Nervenarzt 70 (1999) 41-53

REISBERG B, FERRIS SH, DE LM, CROOK T: The Global Deterioration Scale for assessment of primary degenerative dementia. Am J Psychiatry 139 (1982) 1136-1139

SCHNEIER FR: Quality of Life in Anxiety Disorders. In: KATSCHNIG H, FREEMAN H, SARTORIUS N v (Hrsg.): Quality of Life in Mental Disorders. Wiley J, Chicester 1 (1) (1997) 3-17

SCHWARZ N, CLORE GL: Mood, misattribution, and judgments of well-being: Informative and direktive funktions of affektive states. J Personality Soc Psychol (1983) 513-523

SELTEN JP, SIJBEN NE, VAN DEN BOSCH RJ, OMLOO-VISSER J, WARMERDAM H: The subjective experience of negative symptoms: a self-rating scale. Compr Psychiatry 34 (1993) 192-197

SKANTZE K, MALM U, DENCKER SJ, MAY PR, CORRIGAN P: Comparison of quality of life with standard of living in schizophrenic out-patients. Br J Psychiatry 161 (1992) 797-801

SKURLA E, ROGERS JC, SUNDERLAND T: Direct assessment of activities of daily living in Alzheimer's disease. A controlled study. J Am Geriatr Soc 36 (1988) 97-103

STIEGLITZ R: Erfassung von Lebensqualität bei schizophrenen Patienten. In: MÖLLER HJ, ENGEL RR, HAFF P (eds.): Befunderhebung in der Psychiatrie: Lebensqualität, Negativsymptomatik und andere aktuelle Entwicklungen. Springer, Wien, New York (1996)

TOLLEFSON GD, BEASLEY CMJ, TRAN PV, STREET JS, KRUEGER JA, TAMURA RN, GRAFFEO KA, THIEME ME: Olanzapine versus haloperidol in the treatment of schizophrenia and schizoaffective and schizophreniform disorders: results of an international collaborative trial [see comments]. Am J Psychiatry 154 (1997) 457-465

TRAN PV, HAMILTON SH, KUNTZ AJ, POTVIN JH, ANDERSEN SW, BEASLEY CJ, TOLLEFSON GD: Double-blind comparison of olanzapine versus risperidone in the treatment of schizophrenia and other psychotic disorders. J Clin Psychopharmacol 17 (1997) 407-418

VAN PUTTEN PT: Why do schizophrenic patients refuse to take their drugs? Arch Gen Psychiatry 31 (1974) 67-72

VAN PUTTEN PT, MAY PR: Subjective response as a predictor of outcome in pharmacotherapy: the consumer has a point. Arch Gen Psychiatry 35 (1978) 477-480

VERTHEIN U, KRAUSZ M, DEGKWITZ P: Lebensqualität bei Opiatabhängigen. In: KRAUSZ M, RASCHKE P v (Hrsg.): Drogen in der Metropole. Lambertus-Verlag, Freiburg 1 (9) (1999) 127-140

WELLS KB, STEWART A, HAYS RD, BURNAM MA, ROGERS W, DANIELS M, BERRY S, GREENFIELD S, WARE J: The functioning and well-being of depressed patients. Results from the Medical Outcomes Study. JAMA 262 (1989) 914-919

WHOQRL Group: Development of the World Health Organization WHOQOL-BREF quality of life assessment. Psychol Med 28 (1998) 551-558

WHOQRL Group: Study protocol for the World Health Organisation project to develop a Quality of Life assessment instrument. Qual Life Res (1993) 153-159

WIENBERG GH: Schizophrenie zum Thema machen – Psychoedukative Gruppenarbeit mit schizophrenen und schizoaffektiv erkrankten Menschen. Grundlagen und Praxis. Psychiatrie-Verlag, Bonn (1995)

III – 7
HIV-Erkrankung und AIDS

Heribert Limm, Florian Loher und Frank-Detlef Goebel, München

1981 wurde in den USA erstmals gehäuft ein Krankheitsbild mit einer damals nicht zu erklärenden Immunschwäche beobachtet. Bereits zwei Jahre später konnte das HI-Virus zunächst durch Montagnier in Frankreich, im Jahr darauf von Gallo in den USA isoliert und charakterisiert werden. Knapp 20 Jahre später spricht man heute bei einer HIV-Erkrankung bereits von einer „chronischen Erkrankung", was vor allem auf die positiven Erfolge der antiretroviralen Therapien in der letzten Zeit zurückzuführen ist. Weltweit wurde die Inzidenz der HIV-Infektion 1998 auf etwa 33 Millionen Fälle geschätzt, davon etwa zwei Drittel Männer (UNAIDS 1998). Besonders erwähnt werden soll, dass weltweit inzwischen auch mehr als 4 Millionen Kinder infiziert und die meisten davon bereits im Vollbild AIDS verstorben sind. In Deutschland sind die neu diagnostizierten AIDS-Fälle seit 1994 rückläufig, was als Erfolg der neuen Medikamente gewertet werden kann. Galt als Hauptziel in der HIV/AIDS-Forschung bisher die Verlängerung der Lebenszeit der Patienten, so rückt heute die Diskussion um die Verbesserung der gesundheitsbezogenen Lebensqualität von HIV-Infizierten und an AIDS-Erkrankten zunehmend in den Vordergrund. Diese erfreuliche Entwicklung auf dem Gebiet der Bekämpfung von HIV und AIDS durch neue Medikamente und Behandlungsregime macht die Entwicklung von sensitiven und validen Messinstrumenten zur Erfassung der gesundheitsbezogenen Lebensqualität bei diesem Krankheitsbild dringend erforderlich. Nachfolgend wird ein Überblick über den Stand der Forschung auf dem Gebiet der Erfassung der gesundheitsbezogenen Lebensqualität bei HIV-Infizierten bzw. AIDS-Erkrankten gegeben, wobei ein besonderer Schwerpunkt auf die Darstellung der verschiedenen Fragebögen und ihre Anwendung in Studien gelegt wird.

Stadien der HIV-Infektion

Die HIV-Infektion verläuft als chronische Erkrankung in verschiedenen Phasen. Bei etwa 75% der Patienten tritt ein bis vier Wochen nach dem Infektionszeitpunkt ein akutes „grippales" Syndrom auf (Goebel 1998). Anschließend geht die Erkrankung in eine klinische Latenzperiode über. Während dieser Phase sind die Patienten meist beschwerdefrei. Nichtsdestotrotz findet in diesem Krankheitsabschnitt eine heftige Auseinandersetzung zwischen dem Immunsystem und dem Virus statt. Aus der Ära vor Beginn der antiretroviralen Therapie weiß man, dass die Kontrolle des Immunsystems über das Virus nach etwa 10 Jahren erschöpft ist, was zu einem kontinuierlichen Anstieg der Virusmenge im Blut und zu einem Abfall der T-Helferzellen (CD4-Zellen) und damit zu einer progredienten Immunschwäche führt. Bei Helferzellwerten unter 200 Zellen pro µl treten dann gehäuft opportunistische Infektionen und maligne Tumoren auf, die das Stadium AIDS definieren und letztendlich zum Tode des Patienten führen. Nach den Centers for Disease Control (CDC) wird die HIV-Infektion in verschiedene Stadien von A1 bis C3 eingeteilt. Diese Einteilung erfolgt sowohl nach Höhe der CD4-Zellen als auch nach der Manifestation definierter Krankheitsbilder. Definitionsgemäß behält ein Patient das schlechteste Stadium, welches er jemals erreicht hat, für immer bei; d.h. ein Patient, der einmal in seinem Leben bei einem Helferzellstatus von unter 200 Helferzellen pro Mikroliter eine Pneumocystis carinii Pneumonie (PCP) erlitten hat, bleibt immer C3, auch wenn die PCP ausgeheilt ist und die Helferzellwerte unter antiretroviraler Therapie angestiegen sind.

Tabelle 1: Stadieneinteilung nach CDC

CD4-Zellen/ μl	Keine Symptome	Symptome aber kein AIDS	Vollbild AIDS
> 500	A1	B1	C1
200 - 500	A2	B2	C2
< 200	A3	B3	C3

Entsprechend der CDC-Stadieneinteilung unterscheiden sich die Aussagen von HIV-Patienten zur subjektiven Einschätzung ihrer Lebensqualität. HIV-positive Personen, die nicht akut krank oder durch körperliche Beschwerden beeinträchtigt sind, beurteilen ihre Lebensqualität vergleichsweise günstig. Asymptomatische HIV-Patienten erreichen mit einem gewissen Abstand zum Schock nach der Diagnosemitteilung, Lebensqualitätswerte, die vergleichbar sind mit denen der gesunden Normalbevölkerung. In einigen Untersuchungen zeigt sich eine rechtsschiefe Verteilung bei einzelnen Lebensqualitätsskalen (ZANDER et al. 1994, LEIBERICH et al. 1995) eine insgesamt gute körperliche wie seelische Verfassung der Personen mit einer asymptomatischen HIV-Infektion. Ähnlich wie bei Patienten mit Krebs kann hier zum Ausdruck kommen, dass die Bedrohung durch eine schwere Erkrankung eine Neubewertung von Werten und persönlichen Zielen verursacht, was sich auch positiv auf die Einschätzung der subjektiven Lebensqualität auswirken kann. DE BOER et al. (1994) konnten zeigen, dass asymptomatische Patienten mit HIV und Patienten, die bereits Symptome haben, bei denen jedoch noch kein AIDS diagnostiziert wurde, bei den Angaben zur emotionalen bzw. psychischen Dimension der Lebensqualität schlechtere Werte haben als an AIDS-Erkrankte, was mit dem unterschiedlichen Abstand zur Diagnose in Zusammenhang stehen könnte. Mit dem Vollbild AIDS und dem Ausbruch von opportunistischen Infektionen kommt es in der Regel zu einer Verringerung der Einschätzung der Gesamtlebensqualität, was vor allem mit dem Ausmaß an körperlichen Beschwerden und den Effekten von Medikamentennebenwirkungen in enger Beziehung steht.

Neben diesen körperlichen Einschränkungen müssen sich von AIDS-Betroffene langfristig auch mit Veränderungen in ihrem Berufsleben sowie ihrem sozialen Umfeld, z.B. durch die zunehmende Abhängigkeit von Ärzten, Pflegepersonal, Familienmitgliedern, Freunden und Lebenspartnern, auseinandersetzen, was zu einer zusätzlichen Verringerung der subjektiven Lebensqualität führen kann. Eine einfache Gleichsetzung von Stadienzugehörigkeit nach der CDC-Klassifikation und der Ausprägung der Lebensqualität muss jedoch zurückgewiesen werden, da die Lebensqualität von HIV-Patienten von einer Vielzahl von Zusatzfaktoren, wie z.B. Copingstil der Patienten (KIRCHBERGER et al. 1996) und dem Ausmaß an sozialer Unterstützung (RONEL et al. 1999) beeinflusst wird. Als entscheidender Faktor, der den Verlauf einer HIV-Infektion wesentlich beeinflusst, muss auch der Einsatz von antiretroviralen Medikamenten genannt werden.

Antiretrovirale Therapie (ART)

Bis 1987, also bis vor 12 Jahren, gab es keine Möglichkeit, das HI-Virus in seiner Aktivität zu hemmen. Mit supportiven Maßnahmen entwickelten die Patienten im Durchschnitt zehn Jahre nach der Infektion mit HIV das Vollbild AIDS und starben nach etwa zwei weiteren Jahren. Die Tatsache, dass nach wenigen Jahren der Einsatz verschiedener Substanzklassen die Bekämpfung des Virus so erfolgreich macht, konnte mit aufwendigen kontrollierten Studien erreicht werden. So konnte in der Delta-Studie und ACTG 175-Studie nachgewiesen werden, dass die Kombinationstherapie einer Monotherapie überlegen ist. Als Ergebnis der virologischen und pharmakologischen Forschung stehen heute drei verschiedene Substanzklassen in der antiretroviralen Therapie zur Verfügung:

Nukleosidische Reverse-Transkriptase-Inhibitoren (NRTI)

Die Klasse der nukleosidischen Reverse-Transkriptase-Inhibitoren repräsentiert die erste Generation antiretroviraler Medikamente. Die Lebensqualität der Patienten wird durch NRTI's oft erheblich beinträchtigt: So treten z.B. Nebenwirkungen wie Kopfschmerzen, Übelkeit, Erbrechen, periphere Neuropathien, Parästhesien und Dysästhesien auf, die die Lebensqualität des Patienten erheblich beeinträchtigen können.

Nicht-Nukleosidische Reverse-Transkriptase-Inhibitoren (NNRTI)

Die Wirkstoffe aus dieser Klasse brachte für manche Patienten einen erheblichen Zuwachs an Lebensqualität. Zum einen vereinfachen die NNRTIs als Kombinationspartner die antiretroviralen Regimes. Die Anzahl der Tabletten bei diesen Medikamenten reduziert sich, aufgrund der bei manchen Medikamenten relativ langen Halbwertszeit des Wirkstoffes, was auch dazu führt, dass diese Medikamente vielfach unabhängig von den Mahlzeiten eingenommen werden können. NNRTIs werden in der Regel sehr gut vertragen.

Proteaseinhibitoren (PI)

Die wichtige Substanzklasse der Proteaseinhibitoren brachte vor etwa drei Jahren einen entscheidenden Durchbruch in der Therapie der HIV-Infektion. Es war nun möglich, die Neubildung des HI-Virus an einer weiteren entscheidenden Stelle zu blockieren und somit eine sehr effektive Kombinationstherapie anzubieten, die eine Resistenzentwicklung des Virus deutlich erschwerte. Proteasehemmer komplizieren jedoch jedes Therapie-Regime sowohl durch die Anzahl und/oder die Einnahmemodalitäten der Kapseln als auch durch ein ausgeprägtes Interaktionspotential mit anderen Arzneistoffen. Die Behandlung mit Proteaseinhibitoren verlangt, zum Zwecke der Vermeidung einer Resistenzentwicklung des Virus gegenüber den Medikamenten, von den Patienten eine hohe Disziplin hinsichtlich der exakten Einhaltung von Applikationsintervallen und Einnahmemodi. Neben diesem „Leben nach der Uhr" zeichnen sich die PI durch ganz unterschiedliche, für den Patienten teilweise sehr lästige, z.T. akut auftretende und z.T. erst nach längerer Einnahme zu beobachtende Nebenwirkungen aus. Von den Patienten als außerordentlich störend empfunden werden z.B. Veränderungen der Körperzusammensetzung, die als Lipodystrophiesyndrom (⇒ Fettumverteilung) zusammengefasst werden. Um die für den Therapieerfolg notwendige gute Compliance zu erreichen, muss sich die Auswahl der entsprechenden Substanz sowohl an der therapeutischen Gesamtsituation als auch an einer für den Patienten möglichst optimalen Lebensqualität orientieren.

Lebensqualität zur Beschreibung von HIV-Subgruppen und therapeutischen Interventionen

Wie bereits dargestellt, zeigt der Verlauf einer HIV-Infektion eine breite Variabilität und geht somit einher mit einer großen Bandbreite an Aussagen zur gesundheitsbezogenen Lebensqualität von HIV-Patienten. In vielen Studien wird daher die Lebensqualität von Subgruppen untersucht, wobei die Subgruppenaufteilung – je nach Fragestellung – nach verschiedenen Kriterien vorgenommen werden kann. Am häufigsten wird für die Subgruppenbildung die Stadieneinteilung des Centers for Disease Control (CDC) herangezogen. Als zusätzliche Kriterien findet man die Unterscheidung nach dem Geschlecht, nach sexueller Orientierung, nach Drogenkonsum, nach der Dauer der Infektion oder nach soziodemographischen Variablen (s. Tab. 2). GLOBE et al. (1999) gehen z.B. von folgenden Parametern aus, die in einem engen Zusammenhang mit der gesundheitsbezogenen Lebensqualität von HIV-Patienten stehen und somit bei einer Subgruppenanalyse beachtet werden sollten: Anzahl der Helferzellen (CD4),

Tabelle 2: Kriterien für die Einteilung von Subgruppen

Kriterium	(mögliche) Variablen
Stadieneinteilung nach CDC bzw.	(1) CD4-Zellen / μl (2) Asymptomatische HIV-Infektion (3) Symptome, aber kein AIDS (4) Vollbild AIDS
Geschlecht	(1) Männer (2) Frauen
Sexuelle Orientierung	(1) Heterosexuell (2) Bisexuell (3) Homosexuell
Drogenkonsum	(1) Ja / nein (2) Begleittherapien
Dauer der Infektion	(1) Abstand zur Diagnosemitteilung (2) Short-term-Progressoren (3) Long-Term-Non-Progressoren
Soziodemografische Variablen	(1) Alter (2) Schicht / sozialer Status (3) Ethnische Zugehörigkeit

Symptomschwere, Dauer der Krankenhausaufenthalte und Fortschreiten der Erkrankung. LENDERKING et al. (1997) betonen, dass man in Medikamentenstudien die Variablen Geschlecht und ethnische Zugehörigkeit unbedingt kontrollieren muss, da sich Frauen und Männer sowie verschiedene ethnische Gruppen in der Einschätzung der gesundheitsbezogenen Lebensqualität signifikant voneinander unterscheiden.

Diese Vielzahl verschiedener Kriterien macht bereits deutlich, dass man Aussagen zur gesundheitsbezogenen Lebensqualität von Patienten mit HIV sehr differenziert betrachten muss. Neben der Beschreibung der Lebensqualität verschiedener HIV-Subgruppen, gewinnt gesundheitsbezogene Lebensqualität als Outcome-Parameter zu Beurteilung des Therapieerfolgs antiretroviraler Medikamente, neben dem Verlauf von Surrogatmarkern, der Zeit bis zum Beginn der AIDS-Vollbilderkrankung sowie der Überlebenszeit, eine immer größere Bedeutung. Lehnten früher Infizierte eine antiretrovirale Therapie öfters aus der Befürchtung ab, dass Nebenwirkungen ihre Lebensqualität bei geringer Lebenserwartung massiv einschränken könnten, so sollten heute Entscheidungen für eine bestimmte Behandlungsstrategie auch nach dem Kriterium der Verbesserung der Lebensqualität getroffen werden.

Messinstrumente zur Erfassung der gesundheitsbezogenen Lebensqualität bei HIV/AIDS-Patienten

Anfangs wurden in der HIV-Forschung entweder krankheitsübergreifende Messinstrumente eingesetzt oder bereits bei anderen Erkrankungen erprobte Fragebögen, wobei vor allem Messinstrumente, die bereits in der Onkologie ihre Anwendung fanden, zum Einsatz kamen. So setzten DE BOER et al. (1994) einen Fragebogen der European Organisation for Resaearch and Treatment of Cancer, den sogenannten EORTC QLQ-C30 ein, der zusätzlich durch ein 20 Items umfassendes AIDS-spezifisches Modul ergänzt wurde. Ebenso basiert das HIV Overview of Problems Evaluating System (HOPES) auf einem für Tumorpatienten entwickelten Verfahren zur Beurteilung der Auswirkungen der Tumorerkrankung- und Behandlung auf die Lebensqualität von Patienten. In Deutschland adaptierte die Arbeitsgruppe von LEIBERICH et al. (1995) die Skalen zur Erfassung von Lebensqualität bei Tumorkranken (SELT) für HIV-Patienten und konzipierten den sogenannten HIV-SELT. WU, einer der Pioniere in der Lebensqualitätsforschung bei HIV, erweiterte einen krankheitsübergreifenden Lebensqualitätsfragebogen, den sogenannten **MOS** Short-Form General Health Survey (STEWART et al. 1988), um einige spezifische Subskalen relevant bei **HIV**-Infektionen zum MOS-HIV Health Status Questionnaire (WU et al. 1991), der auch ins Deutsche übersetzt wurde. Erst in jüngster Zeit werden Lebensqualitätsfragebögen entwickelt, die gezielt auf der Basis der Befragung von HIV-Positiven konzipiert werden, so z. B. der **HIV/AIDS**-traget quality of life (HAT-QoL) Fragebogen von HOLMES und SHEA (1997) oder dem **HIV-QL31** von LEPLÈGE et al. (1997). Grundsätzlich kann man bei den Messinstrumenten zur Erfassung der gesundheitsbezogenen Lebensqualität zwischen krankheitsübergreifenden und krankheitsspezifischen Fragebögen unterscheiden.

Krankheitsübergreifende Instrumente

Zu den gebräuchlichsten und bislang international in der HIV-Forschung am häufigsten eingesetzten krankheitsübergreifenden Instrumenten gehören der **M**edical **O**utcome **S**tudy (MOS) Short Form General Health Survey (MOS; STEWART et al. 1988), der Short-Form-36 Fragebogen (SF-36; WARE & SHERBOURNE 1992), das **N**ottingham **H**ealth **P**rofile (NHP, HUNT et al. 1981), das **S**ickness **I**mpact **P**rofile (SIP, BERGNER et al. 1981) und die **Q**uality of **W**ell-**B**eing scale (QWB, KAPLAN et al. 1989). Außerdem wurden der **Q**oL **I**ndex (QLI, SPITZER et al. 1982) sowie die Methode der **Q**uality-adjusted **T**ime **W**ithout **S**ymptoms or **T**oxicity (Q-TWIST,) öfters eingesetzt. Ausschließlich in Deutschland wurde zur Validierung des MOS-HIV auch die **M**ünchner **L**ebens**d**imensionen**l**iste (MLDL, HEINISCH et al. 1991) als krankheitsübergreifendes Verfahren zur Erfassung der gesundheitsbezognen Lebensqualität bei HIV-Patienten angewandt. Als traditionelles Fremdbeurteilungsverfahren wird vielfach in Studien auch der **K**arnofsky **P**erformance **I**ndex (KPI, KARNOFSKY & BURCHENAL 1949) erhoben. *Tab. 3* fasst überblicksartig jene Instrumente zusammen, die man im weitesten Sinne als krankheitsübergreifende Lebensqualitätsfragebögen verstehen kann und die bisher öfters in Studien mit HIV-Patienten eingesetzt wurden.

HIV-spezifische Instrumente

Die Entwicklung immer neuer Medikamente und unterschiedlicher Therapiekombinationen zur Behandlung HIV-infizierter Patienten macht den Einsatz spezifischer und sensitiver Lebensqualitätsinstrumente in klinischen Studien zur Therapieevaluation dringend erforderlich. Existiert in Amerika bereits eine Reihe von psychometrisch guten krankheitsspezifischen Instrumenten, beschränkt sich in Deutschland die Auswahl auf einige wenige Fragebögen. Wie in der gesamten Lebensqualitätsforschung werden auch viele HIV-spezifische Fragebögen und Instrumente zunächst im angloamerikanischen Sprachraum entwickelt, bevor sie ins Deutsche übersetzt und validiert werden. Als bekanntes Beispiel kann hier der von WU et al. (1991) entwickelte MOS-HIV-Fragebogen genannt werden.

MOS-HIV Health Status Questionnaire (MOS-HIV)

Der MOS-HIV-Fragebogen entstammt der **M**edical **O**utcome **S**tudy in HIV Infection (WU et al. 1991), die deutsche Übersetzung und psychometrische Prüfung wurde von ZANDER et al. (1994) vorgenommen. Dieser krankheitsspezifische Fragebogen besteht aus 30 Einzelitems mit drei-, fünf- oder sechsstufigen Likert-Antwortskalen, die sich auf 11 Subskalen verteilen lassen.

- Körperliche Leistungsfähigkeit
- Rollenerfüllung
- Psychische Befindlichkeit
- Energie/Erschöpfung
- Krankheitsbelastung

Tabelle 3: Krankheitsübergreifende Fragebögen in HIV/AIDS-Studien

Fragebogen Autor, Jahr	HIV-Studien Autoren, Jahr	Anzahl der Items	Deutsche Version liegt bereits vor
Short-Form 36 (SF-36) WARE & SHERBOURNE (1992) dt. Version: BULLINGER & KIRCHBERGER (1998)	WU et al. (1997) ANDERSON et al. (1998) KAEGI (1999)	36	Ja
MOS short form STEWART et al. (1988)	WACHTEL et al. (1992) SMITH et al. (1996)	20	Nein
Nottingham Health Profile (NHP) HUNT et al. (1981) dt. Version KOHLMAN et al. (1997)	WINWOOD et al (1991)	38	Ja
Sickness Impact Profile (SIP) BERGNER (1981) dt. Version KRÖNER-HERWIG et al. (1991)	WITTEVEEN et al. (1999)	136	Ja
Quality of Well-Being Scale (QWB) KAPLAN et al. (1976, 1978)	KAPLAN et al. (1989) ANDERSON et al. (1998)	Interview; Fragen zu Symptom-Bereichen	Nein
QoL Index (QLI, Spitzer Score) SPITZER et al. (1981) dt. Version ROHDE et al. (1984)	WILLIAMS & RABKIN (1991)	5 Lebensbereiche	Ja
Time without disease symptoms and drug toxicity (Q-TWIST)	GELBER et al. (1992)	Berechnung von Qualies	Nein
Münchner Lebensdimensionen Liste (MLDL) HEINISCH et al. (1991)	ZANDER et al. (1994)	20	Ja
Karnofsky Performance Index (KPI) Eindimensionaler Fremdbeurteilungsindex KARNOFSKY & BURCHENAL (1949)	WU et al. (1990) ZANDER et al. (1994) WENZEL et. al. (1998)	11	Ja

- Kognitive Leistungsfähigkeit
- Allgemeine Gesundheit
- Schmerzfreiheit
- Sozialkontakte
- Lebensqualität
- Gesundheitsveränderung

Alle Items bzw. Subskalen werden auf Werte zwischen 0 und 100 (beste Befindlichkeit) transformiert. Hohe Werte reflektieren also positive Lebensqualitätseinschätzung. Der MOS-HIV wurde bereits ins Niederländische, Italienische, Französische und ins Deutsche übersetzt und eignet sich somit für den Einsatz in multinationalen Therapievergleichsstudien. Die Ergebnisse der psychometrischen Überprüfung in Deutschland ergab zufriedenstellende Reliabilitäts- und Validitätskennwerte. Sowohl die konvergente als auch die divergente Validität erwies sich als ausreichend; so zeigten sich z.B. signifikante Unterschiede zwischen Patienten in unterschiedlichen Krankheitsstadien. Bei Medikamentenstudien zeigte der MOS-HIV eine gute Veränderungssensitivität. REVIVKI et al. (1999) berechneten aus den Skalen des MOS-HIV auch einen körperlichen sowie einen psychischen Summary Score, den sogenannten physical health summary score sowie den mental health summary score. Eine Veränderung um 2 bis 3 Punkte (REVICKI et al. 1999) bzw. um 5 Punkte (COHEN et al. 1998) in den Summary Scores wird als klinisch bedeutsam eingestuft. Bereits von WU et al. (1991) wurde kritisch diskutiert, dass der Bereich Sexualität, der bei Patienten mit HIV/AIDS eine wichtige Lebensqualitätsdimension darstellt, nicht berücksichtigt wurde.

HIV-SELT

Der HIV-Selt (LEIBERICH et al. 1995) stellt einen auf den Skalen zur Erfassung von Lebensqualität bei Tumorpatienten (SELT) weiterentwickelten Fragebogen dar und kann in seiner Langversion (69 Items) und als 27 Item-Kurzversion verwendet werden (LEIBERICH et al. 1995). Neben zeitlichen Bezugspunkten (kurz-, mittel- und langfristig) und der Unterscheidung zwischen subjektiven und objektiven Beschwerden werden sechs inhaltliche Dimensionen zur Beschreibung der Lebensqualität herangezogen.

- Stimmung
- Objektive Beschwerden
- Subjektive Beschwerden
- Grundstimmung/Lebenszufriedenheit
- Soziale Integration/Unterstützung
- Lebensorientierung
- Globalitem Körper
- Globalitem Lebensqualität

Die Ausfüllzeit beträgt ca. 5 bis 10 Minuten und wird von Betroffenen gut akzeptiert. Der HIV-SELT ist nach LEIBERICH et al. (1995) der einzige primär im deutschsprachigen Raum entwickelte Fragebogen zum Einsatz bei HIV-Studien und eignet sich zum Einsatz in klinischen Studien als wichtiges zusätzliches Kriterium für den Therapieerfolg. Die englische Version bedarf noch der teststatistischen Überprüfung. Der HIV-SELT zeigte bei seiner Validierung gute Werte für die Reliabilität. Für die Diskriminanzvalidität des HIV-SELT spricht, dass er signifikante Unterschiede zwischen asymptomatischen HIV-Patienten und an AIDS-erkrankten Patienten aufweist. Zur Berechnung der Kriteriumsvalidität des HIV-SELT wurden u.a. Korrelationsberechnungen mit dem EORTC QLQ-C30 berechnet. Die Konstruktvalidität wurde auch faktorenanalytisch überprüft, wobei sich mittelhohe bis hohe Korrelationen mit dem QLQ-C30 bzw. den Werten visueller Analogskalen zu Einschätzung der Lebensqualität zeigten.

HIV-Overview of Problems Evaluating Systems (HOPES)

Das HIV Overview of Problems-Evaluating System (HOPES, SCHAG et al. 1992) basiert auf einem Lebensqualitätsinstrument, das ursprünglich für Krebspatienten validiert wurde und aus 139 Items (SCHAG et al. 1992) bzw. aus 142 Items besteht. In einer Untersuchung mit 318 HIV-Patienten mit unterschiedlichem Krankheitsstadium ergab eine Faktorenanalyse eine Struktur mit fünf Subskalen:

- Köperliche Funktionsfähigkeit
- Psychosoziale Funktionsfähigkeit
- Medikamentenwirkung
- Partnerbeziehung
- Gesamtscore

Das HOPES zeigte zufriedenstellende Reliabilitäts- und Validitätskennwerte. Asymptomatische HIV-Patienten hatten auf den Skalen körperliche Funktionsfähigkeit, psychosoziale Funktionsfähigkeit sowie dem Gesamtscore eine bessere Lebensqualität als symptomatische Patienten (SCHAG et al. 1992). In einer Studie von DE BOER et al. (1996) zeigte sich darüber hinaus, dass man mit dem HOPES Veränderungen der Lebensqualität über die Zeit hinweg erfassen kann und sich Veränderungen der CD4-Helferzellen sowie des klinischen Status sich in diesem Selbstbeurteilungsverfahren widerspiegeln.

HIV-related Quality-of-Life Questions (HIV-QoL)

Der **HIV**-related Quality-**o**f-Life Questions (HIV-QoL) Fragebogen besteht aus 40 Fragen, die sich zu 11 Subskalen zusammenfassen lassen:
- zwei Skalen zum Alltagsleben
- Krankheitstage
- Schlafsymptome
- Fiebersymptome
- Gesamtzahl der Symptome
- Neurologische Probleme
- Gedächtnisprobleme
- Schmerz
- Energie
- Müdigkeit

Bei einem Vergleich des HIV-QoL mit dem MOS-HIV (BURGESS et al. 1993) zeigten fast alle Subskalen des HIV-Qol eine hohe Reliabilität. Vor allem die Skalen zur körperlichen Gesundheit und Funktionsfähigkeit waren gut geeignet, zwischen Patienten mit unterschiedlichem Krankheitsstadium zu unterscheiden. Die psychischen Aspekte der Lebensqualität korrelierten kaum mit biologischen Parametern der HIV-Infektion (z.B. CD4-Helferzellen-Anzahl) oder dem Krankheitsstadium. Angaben von Patienten zu ihrer psychischen Befindlichkeit (z.B. Angst- und Depressionsskala) erwiesen sich als guter Prädiktor zur Vorhersage der gesundheitsbezogenen Lebensqualität (BURGESS et al. 1993).

AIDS-HAQ (ATHOS)

Der AIDS-HAQ Fragebogen (LUBECK & FRIES 1992) ist Bestandteil der **A**IDS **T**ime **O**riented **H**ealth **O**utcome **S**tudy (ATHOS), die sich zum Ziel gesetzt hat, eine medizinische Datenbank unter Einbeziehung von klinischen und psychologischen Daten für HIV-Patienten aufzubauen. Der AIDS-HAQ besteht aus neun Subskalen mit insgesamt 111 Einzelfragen, die von den Teilnehmern dieser Langzeitbeobachtungsstudie alle drei Monate beantwortet werden.
- Beeinträchtigung
- Allgemeine Gesundheit
- Soziale Funktionsfähigkeit
- Psychische Befindlichkeitsindex
- Kognitive Funktionsfähigkeit
- Energie/Müdigkeit
- Belastung
- Schmerz
- Symptome

Die Subskalen zeigen hohe Reliabilitätswerte. Mit Hilfe des AIDS-HAQ konnte zwischen Patienten mit unterschiedlich schwerem Krankheitsverlauf differenziert werden. In allen Subskalen, außer kognitiver Leistungsfähigkeit, zeigten Patienten, die sich von einem frühen HIV-Stadium zum AIDS-Vollbild verschlechterten, signifikant niedrigere Werte als asymptomatische Patienten (LUBECK & FRIES 1997).

Die Fanning Quality of Life Scale (FQLS)

In Toronto wurde die **F**anning **q**uality of **l**ife **s**cale (FQLS, FANNING et al. 1992) entwickelt. Sie besteht aus 35 Items, die die Auswirkungen einer HIV-Infektion auf sechs verschiedene Lebensbereiche erfasst.
- Psychische Gesundheit
- Körperliche Gesundheit
- Alltagsaktivitäten
- Soziale Kontakte
- Beziehung mit Ärzten und Pflegern
- Persönliche Identität

Patienten mit weniger als 200 CD4/mm^3 hatten signifikant geringere FQLS-Werte als die anderen Patienten. Zwischen AIDS-Patienten und anderen HIV-Patienten zeigten sich signifikante Unterschiede auf folgenden Skalen: körperliche Verfassung, berufliche Aktivitäten, sexuelles Interesse, körperliche Aktivität, körperliche Attraktivität sowie Freizeitaktivitäten (FANNING et al. 1992).

HIV/AIDS-target QoL (HAT-QoL)

Der **HIV/AIDS-t**raget **QoL** (HAT-QoL, HOLMES & SHEA 1997) Fragebogen kennzeichnet sich besonders dadurch aus, dass er auf der Grundlage der Befragung von HIV-positiven Personen, die keine Symptome haben, entstanden ist. Der HAT-

QoL-Fragebogen umfaßt 42-Fragen, die neun Lebensqualitätsdimensionen abbilden.

- Allgemeine Funktionsfähigkeit
- Sexuelle Funktionsfähigkeit
- Ängste vor Bekanntwerden der HIV-Infektion
- Gesundheitssorgen
- Finanzielle Sorgen
- Bewältigung der HIV-Infektion
- Lebenszufriedenheit
- Bedenken über Medikamente
- Vertrauen in die Ärzte

Im Gegensatz zu anderen Messinstrumenten konnten für asymptomatische HIV-Patienten auf den meisten Subskalen keine Ceiling- noch Floor-Effekte festgestellt werden. Es zeigten sich für die meisten Subskalen hohe Reliabilitätskennwerte. Lediglich für die Skala sexuelle Funktionsfähigkeit, Bewältigung der HIV-Infektion und Bedenken über Medikamente lagen die Werte im mittleren Bereich. Patienten mit mehr als 500 CD4-Zellen äußerten mehr finanzielle Sorgen und schätzten ihre Bewältigung der HIV-Infektion geringer ein als HIV-Infizierte mit weniger als 500 CD4-Zellen. HIV-Patienten, die von ihrer Infektion noch nicht so lange Bescheid wußten, zeigten mehr Ängste vor dem Bekanntwerden der HIV-Infektion und Gesundheitssorgen sowie ein geringeres Maß an Bewältigung der HIV-Infektion und Lebenszufriedenheit.

HIV-QL31

Ausgangspunkt für die Entwicklung des HIV-QL 31 (LEPLÈGE et al. 1997) war die Tatsache, dass die Variablen Alter, Geschlecht, sozioökonomischer Status und klinischer Status als Prädiktoren für Lebensqualitätsscores gelten und sich HIV-Patienten in diesen Variablen von anderen Patienten mit chronischen Erkrankungen erheblich unterschieden, so dass man für HIV-Patienten spezifische Instrumente zur Erfassung der gesundheitsbezogenen Lebensqualität konzipieren muss und es nicht ausreicht, für andere Erkrankungen entwickelte Verfahren zu adaptieren. Nach der Methode der Entwicklung des Sickness Impact Profiles wurde ein Fragebogen mit 31 Fragen entwickelt. Ein Gesamtscore wird durch Summation der einzelnen Fragen berechnet. Der Reliabilitätskoeffizient lag erwartungsgemäß sehr hoch. Der Score diskriminiert zwischen Patienten mit unterschiedlichem Schweregrad des klinischen Status. Die Übersetzung und Validierung dieses in Frankreich entwickelten Instruments in andere Sprachen ist vorgesehen.

HIV-Quality Audit Marker (HIV-QAM)

Der HIV-Quality Audit Marker (HIV-QAM, HOLZEMER et al. 1993) soll als ein Beispiel für ein Fremdbeurteilungsverfahren dargestellt werden, mit dem die Veränderung des Gesundheitsstatus von stationär behandelten AIDS-Patienten durch das Pflegepersonal erfasst wird. Der HIV-QAM besteht aus 10 Items, die sich zu drei Skalen zusammenfassen lassen.

- Selbstpflege
- Mobilität
- Psychische Belastung

Die Reliabilität für die Subskalen lag im oberen Bereich. Die konvergente und divergente Validität wurde durch die Zusammenhänge mit der Symptomschwere und dem benötigtem Pflegeaufwand überprüft. Prädiktive Validität des HIV-QAM zeigte sich in der Mortalität nach 3 und 6 Monaten nach der Behandlung einer Pneumocystic carinii pneumonia.

Zusammenfassung der HIV-spezifischen Fragebögen

Tab. 4 fasst überblicksartig die vorgestellten HIV-spezifischen Lebensqualitätsfragebögen zusammen.

Fragestellungen zur gesundheitsbezogenen Lebensqualität von Patienten mit HIV und AIDS

Dominierten anfangs in der Erforschung der gesundheitsbezogenen Lebensqualität bei HIV/AIDS-Patienten rein deskriptive Beschreibungen,

Tabelle 4: HIV-spezifische Fragebögen

Fragebogen Autor, Jahr	HIV-Studien Autoren, Jahr	Anzahl der Items	Deutsche Version
EORTC QLQ-C30 Aaronson et al. et al. (1993)	De Boer et al. (1994) De Boer et al. (1996)	30	ja
Skalen zur Erfassung der Lebensqualität bei HIV-Positiven (HIV-SELT) Leiberich et al. (1995)	Leiberich et al. (1995)	27	ja
HIV Overview of Problems Evaluating System (HOPES) Schag et al. (1992)	Schag et al. (1992) De Boer et al. (1996)	139 bzw. 142	nein
MOS-HIV Wu et al. (1991) dt. Version Zander et al. (1994)	Wu et al. (1991) Burgess et al. (1993) Cohen et al. (1998) Revicki et al. (1999)	30	ja
HIV-related Quality-of-Life Questions Questionnaire (HIV-QoL)	Burgess et al. (1993)	40	nein
AIDS Health Assessment Questionnaire (AIDS-HAQ) Lubeck & Fries (1992)	Lubeck & Fries (1992) Lubeck & Fries (1997)	38	nein
Fanning Quality of Life Scale (FQLS) Fanning et al. (1992)	Fanning et al. (1992)	35	nein
HIV/AIDS-trageted quality of life (HAT-QoL) Holmes & Shea (1997)	Holmes & Shea et al. (1997)	76	nein
HIV-QL31 Leplège et al. (1997)	Leplège et al. (1997)	31	nein
HIV quality audit marker (HIV-QAM) Fremdbeurteilungsindex Holzemer et al. (1993)	Holzemer et al. (1993)	10	nein

so rücken mit der Entwicklung neuer krankheitsspezifischer Instrumente und der Erforschung neuer Medikamente differenzielle und eher normative Fragestellungen in den Vordergrund, wobei die Evaluierung von Therapieauswirkungen und vermehrt auch gesundheitsökonomische Fragen diskutiert werden.

1. Mittlerweile existiert eine Reihe von Studien mit Aussagen zur gesundheitsbezogenen Lebensqualität von HIV/AIDS-Patienten. Sowohl die Vielzahl der Subgruppen als auch die Unterschiedlichkeit der Messinstrumente macht einen Vergleich der Ergebnisse oft schwierig. Im folgendem Abschnitt werden exemplarisch einige Studienergebnisse zur

Beschreibung der Lebensqualität von HIV/AIDS-Patienten dargestellt. Um die deskriptive Beschreibung der gesundheitsbezogenen Lebensqualität von HIV/AIDS-Patienten einordnen zu können, sollten bei der Darstellung von Studienergebnissen zwei Voraussetzungen beachtet werden: einerseits sollte die Studienpopulation in ihrer Zusammensetzung genau beschrieben werden und andererseits sollten die verwendeten Messinstrumente anhand ihrer Items und Subskalen sowie ihrer psychometrischen Kriterien (Reliabilität, Validität, Sensitivität) ausführlich erklärt werden.

2. In den Publikationen zur gesundheitsbezogenen Lebensqualität auf dem Gebiet der HIV/AIDS-Forschung hat die Evaluation von Interventionen und die Untersuchung von Effekten neuer Medikamente bzw. von Medikamentenkombinationen einen großen Stellenwert. Lebensqualität kann als wichtiges Kriterium für die Entscheidung zwischen verschiedenen Therapieregimen zur Behandlung von HIV/AIDS-Patienten angesehen werden. Wurden Anfang der 90er Jahre primär die Lebensqualitätsergebnisse von Studien mit Monotherapien publiziert, so findet man Ende der 90er Jahre überwiegend Veröffentlichungen über die Effekte von Zweifach- und Dreifachkombinationstherapien, wobei die Evaluation der Auswirkungen von Proteaseinhibitoren von besonders aktuellem Interesse ist. Nachfolgend werden exemplarisch einige Studienergebnisse dargestellt, die die Relevanz von Lebensqualität (LQ) als Outcome-Parameter von klinischen Studien aufzeigen. Schließlich soll abschließend auf zwei Studien über den Zusammenhang zwischen Compliance und gesundheitsbezogener Lebensqualität bei HIV-Erkrankungen eingegangen werden.

Deskriptive Aussagen zu Lebensqualität

Lebensqualitätsprofile anhand von zwei verschiedenen krankheitsübergreifenden Instrumenten

Krankheitsübergreifende Instrumente ermöglichen den Vergleich der Lebensqualität zwischen verschiedenen Patientenpopulationen. Diese Unterschiede können anhand von Krankheitsprofilen der unterschiedlichen Patientengruppen dargestellt werden. In einer Untersuchung von ANDERSON et al. (1998) werden die Angaben zur gesundheitsbezogenen Lebensqualität anhand des Short Form 36 (SF-36, WARE & SHAREBOURNE 1992) und der Quality of Well-Being Scale (QWB, KAPLAN et al. 1989), von AIDS-Patienten und Patienten mit anderen schweren Erkrankungen, z.B. Krebs, verglichen. Einschlusskriterium für beide Gruppen war, dass die Patienten nach dem Urteil der behandelten Ärzte mit einer 50% Wahrscheinlichkeit eine Überlebenszeit von 5 Jahren besitzen. Erwartungsgemäß lagen die Werte sowohl für die an AIDS erkrankten Personen als auch für schwererkrankten Patienten auf allen Subskalen des SF-36 z.T. deutlich unter den Werten der Normpopulation (vgl. BULLINGER & KIRCHBERGER 1998). Aber auch zwischen den beiden Krankheitsgruppen ließen sich signifikante Unterschiede feststellen. Auf der Skala soziale Funktionsfähigkeit, emotionale Rollenfunktion, Vitalität hatten die Patienten mit einer schweren Erkrankung signifikant höhere Werte als die Vergleichsgruppe. Auf der Skala psychisches Wohlbefinden und allgemeine Gesundheitswahrnehmung hatten hingegen AIDS-Patienten bessere Werte. Keine signifikanten Unterschiede ließen sich zwischen beiden Krankheitsgruppen auf den Skalen körperliche Schmerzen und körperliche Funktionsfähigkeit finden.

Bemerkenswert sind die von ANDERSON et al. (1998) berichteten Unterschiede in der Lebensqualität bei den AIDS-Patienten über die Zeit hinweg (Baseline versus 24 Monate später) in Abhängigkeit vom verwendeten Messinstrument. Betrachtet man die Ergebnisse des SF-36, so finden sich nach 24 Monaten bei den noch lebenden Patienten keine wesentlichen Unterschiede im Lebensqualitätsprofil im Vergleich zum Ausgangswert. Hierbei muss beachtet werden, dass 46 der AIDS-Patienten nach 24 Monaten verstorben waren und diese Patienten bei den SF-36-Daten unberücksichtigt blieben. Vergleicht man die gesundheitsbezogene Lebensqualität aller AIDS-Patienten dieser Stichprobe, einschließlich der verstorbenen Personen, mit dem QWB, der neben der

Morbidität auch die Mortalität beachtet, ergibt sich ein anderes Bild. Die QWB-Werte zeigen zwischen dem Messzeitpunkt bei Baseline und nach 24 Monaten einen starken Abfall für die Gruppe der AIDS-Patienten. Betrachtet man mit Hilfe des MQWB-Scores ausschließlich die Morbidität, findet man bei den AIDS-Patienten dieser Untersuchung, ähnlich wie bei den Ergebnissen des SF-36, nur geringfügige Veränderungen im Verlauf der Zeit.

Lebensqualitätsprofile anhand eines krankheitsspezifischen Instruments

Die Unterschiede in den Lebenqualitätsprofilen von Patienten mit HIV und AIDS in Abhängigkeit von ihrem Krankheitsstadium lassen sich eindrucksvoll anhand von Angaben zum MOS-HIV (Wu et al. 1991) darstellen. Nachfolgend werden die Angaben zum MOS-HIV einer deutschen Untersuchung (Zander et al. 1994) den Ergebnissen einer amerikanischen Studie (Burgess et al. 1993) gegenübergestellt. In der deutschen Untersuchung fanden sich signifikante Unterschiede zwischen Patienten im Stadium II/III versus Stadium IV[1] auf den Subskalen körperliche Leistungsfähigkeit, Rollenerfüllung, Krankheitsbelastung und Gesundheitsveränderung. In der amerikanischen Untersuchung zeigten sich Unterschiede zwischen Patienten mit unterschiedlichem Krankheitsstadium (Stadium II/III versus Stadium IV[1]) auf den Skalen körperliche Leistungsfähigkeit, Rollenerfüllung, soziale Leistungsfähigkeit, Energie/Erschöpfung und allgemeine Gesundheit. Die Unterschiede in den Subskalenergebnissen zwischen der deutschen und der amerikanischen Stichprobe könnten damit erklärt werden, dass es sich nicht um homogene Patientengruppen handelt, obwohl anscheinend dieselbe Stadienzugehörigkeit vorlag. In der Studie von Brugess et al. (1993) wurden Patienten mit der Diagnose AIDS separat dargestellt, wohingegen in der deutschen Auswertung bei der Gruppe im Stadium IV sich 42 der 71 Patienten im Stadium IVC1 (= mehr als 500 Helferzellen) und 12 der 71 Patienten sich im Stadium IVC2 (= zwischen 200 und 500 Helferzellen) befanden. Außerdem könnten kulturelle Einflüsse zu den Unterschieden bei einigen Subskalen beigetragen haben. Zusammenfassend kann man feststellen, dass krankheitsspezifische Instrumente wie der MOS-HIV, sensitive Verfahren zur Identifizierung von Unterschieden von Patienten mit unterschiedlicher Krankheitsschwere darstellen. Mit der Veränderung im Bereich der Therapie von HIV und AIDS bedarf es jedoch in Zukunft der Entwicklung weiterer Items und Skalen, die spezifische Probleme in ihrer Auswirkung auf die gesundheitsbezogene Lebensqualität erfassen können.

Lebensqualität bei stationär behandelten Patienten

In Amerika findet man auch eine Reihe von Studien, die sich mit der Lebensqualität von AIDS-Patienten auseinandersetzen, die aufgrund ihrer Erkrankung stationär in einem Krankenhaus versorgt werden müssen. So kommen Globe et al. (1999) zu dem Schluss, dass Patienten, die aufgrund ihrer Erkrankung einen Krankenhausaufenthalt benötigten, schlechtere Lebensqualitätswerte aufweisen als ambulant behandelte Patienten. Es konnte nachgewiesen werden, dass neben medizinischen Kriterien soziale (Obdachlosigkeit) und funktionale Aspekte (neuropsychologischer Funktionsstatus) einen Einfluss auf die Wahrscheinlichkeit eines stationären Krankenhausaufenthalt ausüben. In einer Untersuchung von Singer et al. (1999) konnten folgende Dimensionen aus der Sicht von (HIV-) Patienten als relevant für die Betreuung am Lebensende identifiziert werden: adäquate Schmerztherapie und Symptomkontrolle, Vermeidung von unnötigen lebenszeitverlängernden Maßnahmen, Kontrollerleben, Reduzierung der Belastung von Angehörigen sowie die Kommunikation mit Angehörigen.

Lebensqualität als Outcome-Parameter in klinischen Studien

Aufgrund von klinischen Studien wurde nachgewiesen, dass Kombinationstherapien Mono-

---
[1] Stadienaufteilung nicht nach CDC

therapien in der Behandlung von HIV-infizierten Patienten überlegen sind. Antiretrovirale Kombinationstherapien mit nukleosidischen Reverse-Transkriptase Inhibitoren und einem Proteaseinhibitor gelten heute als eine der Standardtherapien in der Behandlung von HIV-Infektionen (BHIVA Guidelines 1997, REVICKI 1999). Nachfolgend sollen die Ergebnisse von zwei klinischen Studien berichtet werden, die die Effekte auf die Lebensqualität von Dreifachkombinationstherapien mit einem Proteaseinhibitor mit den Auswirkungen von anderen Anti-HIV-Therapien, z.B. Zweifachkombinationstherapien, vergleichen. In beiden Studien wurde die gesundheitsbezogene Lebensqualität u.a. mit dem MOS-HIV erfasst. In der Studie von REVICKI et al. (1999) wurde als Proteaseinhibitor Saquinavir (SQV) untersucht, in der Studie von COHEN et al. (1998) der Proteaseinhibitor Ritonavir. Bei der Studie von REVICKI handelt es sich um eine multinationale Doppelblindstudie mit drei verschiedenen Therapieregimen. Eine Gruppe erhielt Zalcitabin (ddC) und Zidovudine (ZDV), die zweite Gruppe wurde mit Saquinavir (SQV) und Zidovudine (ZDV) behandelt und die dritte Gruppe erhielt eine Dreifachkombinationstherapie aus ddC, ZDV und SQV. Nach 48 Wochen zeigten sich signifikante Gruppenunterschiede beim körperlichen Gesamtscore, jedoch nicht beim psychischen Gesamtsscore. Die Gruppe der Patienten, die eine Dreifachkombinationstherapie erhielten, hatten beim körperlichen Gesamtscore eine geringe Veränderung um 0,4 Punkte, wohingegen die Patienten mit einer Zweifachkombinationstherapie eine stärkere (negative) Veränderung zeigten (-2,5 für die Gruppe ddc/ZDV und -2,2 für die Gruppe SQV/ZDV). Bei einem paarweisen Vergleich der Gruppe, die mit ddC/ZDV behandelt wurde, mit der Gruppe unter SQV/ddC/ZDV-Therapie, zeigte sich ein signifikanter Unterschied zu Ungunsten der Gruppe mit einer Zweifachkombinationstherapie. Der Unterschied zwischen der SQV/ZDV behandelten Gruppe im Vergleich mit der Dreifachkombinationstherapie war hingegen nicht signifikant. Signifikante Unterschiede zwischen den drei Behandlungsgruppen konnten auch auf mehreren Subskalen festgestellt werden. Zusammenfassend kann man sagen, dass Patienten unter einer Dreifachkombinationstherapie mit dem Proteaseinhibitor SQV auf den meisten der MOS-HIV-Subskalen eine bessere subjektive Lebensqualität angaben als Patienten, die mit einer Zweifachkombinationstherapie behandelt wurden. Keine signifikanten Unterschiede zeigten sich bei einem Vergleich der Zweifachkombinationstherapien. Diese Ergebnisse belegen, dass der Proteaseinhibitor SQV in Kombination mit zwei anderen antiretroviralen Medikamenten, einen positiven Effekt auf die gesundheitsbezogene Lebensqualität besitzt.

Auch bei der Studie von COHEN et al. (1998) wurde der MOS-HIV als Instrument zur Erfassung der gesundheitsbezogenen Lebensqualität eingesetzt. Es handelt sich hier um eine international durchgeführte, placebokontrollierte klinische Studie mit insgesamt 1090 Patienten (COHEN et al. 1998), in welcher der Proteaseinhibitor Ritonavir getestet wurde. Die Lebensqualität wurde, neben der klinischen Wirksamkeit, als sekundärer Outcome-Parameter definiert. CAMERON et al. (1998) berichten über die klinischen Wirksamkeitsergebnisse, die zeigten, dass in der Ritonavirgruppe die Viruslast reduziert wurde, die CD4-Helferzellen anstiegen, es zu einer Verringerung von opportunistischen Infektionen und einer Reduzierung der Mortalitätsrate kam. Nach 6 Monaten zeigten sich zugunsten der Ritonavirgruppe auf mehreren MOS-HIV-Subskalen signifikante LQ-Mittelwertsveränderungen. Bei dem körperlichen und psychischen Gesamtscore des MOS-HIV findet man nach 6 Monaten einen Veränderungsunterschied zwischen Verum- und Placebogruppe von 12 bzw. 8 Punkten zugunsten der mit Ritonavir behandelten Gruppe. Geht man davon aus, dass eine Punktedifferenz zwischen 2 bis 5 Punkten (COHEN et al. 1998, REVICKI et al. 1999) einen klinisch bedeutsamen Unterschied anzeigen, wird deutlich, dass Ritonavir in Kombination mit anderen antiviralen Therapien einen positiven Einfluss auf die Lebensqualität von AIDS Patienten ausübt. Ohne die Behandlung mit diesem Proteasehemmer kann man feststellen, dass sich auf fast allen Skalen des MOS-HIV eine erhebliche Verschlechterung der subjektiv erlebten Lebensqualität beobachten ließ. Es muss jedoch beachtet werden, dass in der Ritonavirgruppe mehr Patienten die Studie aufgrund von Medikamentennebenwirkungen abbrachen als in der Vergleichsgruppe. COHEN et al. (1998) berichten auch, dass man mit den Baseline-Angaben des MOS-HIV zwischen jenen Patienten unterscheiden konnte, die die Studie vorzeitig abbrachen, was als Beleg für die prädiktive Validität des Instruments gedeutet wird. Studienabbrecher zeigten schlechtere LQ-Werte als Patienten, die die Studie fortführten.

Gesundheitsbezogene Lebensqualität und Compliance

Wie bereits in dem Kapitel über antiretrovirale Medikamente erwähnt, müssen die Patienten ein hohes Maß an Compliance bzw. Adherence aufbringen, um einen Erfolg der Kombinationstherapien zu gewährleisten. Compliance-Raten bei Erkrankungen liegen normalerweise zwischen 20% und 80%. Fehlende Compliance kann bei antiretroviralen Therapien zur Resistenzentwicklung beitragen und muss deswegen im Arzt-Patient-Verhältnis unbedingt thematisiert werden. HOLZEMER et al. (1999) definieren bereits eine Compliance von 80% als potenziell gefährlich für die Entwicklung von Medikamentenresistenzen bei antiretroviralen Therapien. HECHT et al. (1998) berichten z.B. von signifikanten Korrelationen zwischen dem Anstieg der Viruslast und den von Patienten berichteten Auslassungen von Medikamentendosen. Als Gründe für die Nicht-Compliance gaben die Patienten an: 43% Vergessen, 36% Schlaf, 32% Abwesenheit von Zuhause, 27% Veränderung der Alltagsroutine, 22% Arbeitsbelastung, 11% fühlten sich krank und 9% fühlten sich depressiv. In einer Studie von HOLZEMER et al. (1999) konnte festgestellt werden, dass jene HIV-Patienten mit ausgeprägteren Symptomen, insbesondere erhöhten Depressionswerten, sich eher non-compliant verhalten als Patienten mit weniger Symptomen. Patienten, die ihre Lebenssituation als positiv und sinnvoll beschrieben, verhalten sich eher adherent zu den Erfordernissen der Medikamenteneinnahme und den Vorgaben der Ärzte als Patienten mit gegenteiliger Einstellung bzw. Erleben. Die Variablen Alter, Geschlecht, ethnische Zugehörigkeit, Drogengebrauch in der Vergangenheit spielten hingegen keine entscheidende Rolle bei Unterschieden im Compliance-Verhalten. AVERSA et al. (1997) haben eine 10 Items umfassende Skala zur Attribuierung von Medikamenten bei HIV-Patienten psychometrisch überprüft und konnten beobachten, dass die Wahrnehmung von Medikamenten und deren Effekten eine Determinante der subjektiven Lebensqualität darstellt. So berichteten jene Patienten, die ihren Medikamenten eine depressive Wirkung attribuierten, dass sie entweder mit der Einnahme von einzelnen Medikamenten aussetzten oder gar die antiretrovirale Therapie unterbrachen („drug holidays"). Unterschiede im Gesamtscore dieser Attribuierungsskala waren jedoch nicht zur Identifizierung von Patienten geeignet, die sich entweder compliant zu den Einnahmevorschriften verhielten und jenen, die die Einnahmeregeln eigenständig, ohne Rücksprache mit dem behandelnden Arzt veränderten.

Zusammenfassung und Ausblick

Im angolamerikanischen Raum existiert mittlerweile eine Reihe von Messinstrumenten zur Erfassung der gesundheitsbezogenen Lebensqualität von Patienten mit HIV bzw. AIDS. Erfreulicherweise wird hierbei das Problem von subgruppen- bzw. krankheitsspezifischen Aspekten der Lebensqualität durch die Entwicklung von Messverfahren unter der Beteiligung von Betroffenen mittlerweile sehr differenziert beantwortet, was auch die Aussagekraft von Lebensqualitätsprofilen von HIV/AIDS-Patienten erhöht.

Im Gegensatz zu anderen chronischen Erkrankungen gibt es bei HIV und AIDS noch keinen „Goldstandard" bei der Therapie. Die Entwicklung neuer und besserer Medikamente wird sich auch auf die Lebensqualität der Patienten auswirken. Gesundheitsbezogene Lebensqualität wird daher, neben der Überlebenszeit, der Anzahl der Helferzellen und der Virusmenge, zu einem immer wichtigeren Kriterium für die Entscheidung über eine bestimmte Behandlungsstrategie. Neue Forschungsergebnisse, vor allem auch über Langzeiteffekte von Medikamenten, stellen ein konkretes Beispiel dar, wie unerlässlich es ist, die Lebensqualität von Patienten zur Evaluierung von Medikamenten und Interventionen mit zu berücksichtigen. Viele heute in der Praxis bekannte Phänomene, wie z.B. das Lipodystrophiesyndrom bei der Einnahme von Proteaseinhibitoren, wird durch spezifische LQ-Skalen heute jedoch nur indirekt abgefragt. Insofern wird eine Herausforderung der Lebensqualitätsforschung bei HIV/AIDS-Patienten sein, diese neuen Erkenntnisse in spezifische Fragen und Skalen umzusetzen und diese dann in Langzeitstudien einzusetzen. Für eine objektive Beurteilung von Interventionen und Medikamenten wird man auf die Auswertung von solchen Längsschnittdaten unter Berücksichtigung von „subjektiven" Lebensqualitätsparametern nicht verzichten können.

Der langfristige Erfolg einer antiviralen Therapie hängt auch entscheidend von der Compliance der Patienten ab. Die Lebensqualität von Patienten unter einer Therapie spielt hierbei eine wesentlich Rolle. Die Zusammenhänge zwischen Wirksamkeit, Compliance und Lebensqualität müssen gerade auf dem Gebiet der HIV-Forschung verstärkt mit geeigneten Instrumenten untersucht werden und die Ergebnisse dann in der Praxis, z.B. mit Patientenschulungen, umgesetzt werden. Die Evaluierung neuer Medikamente und unterschiedlicher Therapieregime unter Einbeziehung von Daten zur gesundheitsbezogenen Lebensqualität bedarf sicherlich auch noch eines systematischen Ansatzes und Vorgehens. LENDERKING et al. (1997) stellen einen sogenannten modularen Ansatz in klinischen Studien mit HIV-Patienten vor, der einerseits aus Kernmodulen besteht, mit denen die wesentlichen Grunddimensionen der Lebensqualität erfasst werden können, und der andererseits diagnose- und krankheitsspezifische Module für Teilgruppen von HIV-Patienten beinhaltet. Solche modulären Ansätze würden eine Generalisierung der Ergebnisse von klinischen Studien, ohne Verlust von größerer Spezifität in den Untersuchungszielen (= Untersuchungsinstrumenten), ermöglichen.

Schließlich werden in Zukunft gesundheitsökonomische Fragestellungen bei der Beurteilung von Behandlungsansätzen eine größere Relevanz einnehmen. Neben der Berechnung von direkten Kosten einer Behandlung müssen die Auswirkungen auf indirekte Kosten, z.B. durch eine Verzögerung des Ausbruch von opportunistischen Infektionen oder einer Verbesserung des Gesundheitsstatus eines Patienten durch verbesserte Compliance, berücksichtigt werden. Hierzu bedarf es noch großer methodischer Anstrengungen, um die verschiedenen Variablen zu schätzen und zu gewichten.

In Deutschland besteht auf all diesen Feldern Nachholbedarf: 1. spezifische Skalen und Instrumente müssen entweder neu entwickelt werden oder sollten für den deutschen Sprachraum linguistisch validiert werden, 2. Langzeitstudien unter Einbeziehung der Lebensqualitätsperspektive müssen durchgeführt werden, 3. die Rolle von Compliance im Zusammenhang mit Wirksamkeit einer Intervention und der Lebensqualität von Patienten sollte untersucht werden, 4. die Entwicklung eines systematischen Ansatzes in der Lebensqualitätsforschung bei HIV/AIDS-Patienten steht aus, 5. differenzierte gesundheitsökonomische Modelle, die sowohl direkte als auch indirekte Kosten auf dem Gebiet der Behandlung von HIV- und AIDS-Patienten quantifizieren, müssen entwickelt und angewendet werden.

Literatur

AARONSON NK, AHMEDZAI S, BERGMAN B et al.: The EORTC QLQ-C30: a quality of life instrument for use in international clinical trials in oncology. J Natl Cancer Inst 85 (1993) 365-376

ANDERSON JP, KAPLAN RM, COONS SJ, SCHNEIDERMAN L J: Comparison of the Quality of Well-Being Scale and the SF-36 Results Among Two Samples of I11 Adults: AIDS and Other Illness. J Clin Epidemiol Vol 5, 9 (1998) 755-762

AVERSA S, KIMBERLIN C, SEGAL R: The Medication Atribution Scale: perceived effects of antiretrovirals and quality of life. Quality of Life Research 7 (1998) 205-214

BERGNER M, BOBBITT RA, CARTER WB, GILSON BS: The Sickness Impact Profile: development and final revision of a health constructs. Med Care 19 (1981) 787-805

BHIVA: Guidelines Coordination Committee. British HIV Association guidelines for antiretroviral treatment of HIV seropositive individuals. Lancet 349 (1997) 1086-1092

Bullinger M, Kirchberger I: SF-36 Fragebogen zum Gesundheitszustand. Hogrefe, Göttingen (1998)

Burgess A, Dayer M, Catalan J, Hawkins D, Gazzard B: The reliability and validity of two HIV-specific health-related Quality-of-Life measures: a preliminary analysis. AIDS 7 (1993) 1001-1008

Cameron,DW, Heath-Chiozzi M, Danner S, Cohen C, Kravik S, Maurath C: Randomized placebo-controlled trial of ritonavir in advanced HIV-1 disease. Lancet (1998)

Cleary PD, Fowler FJ, Weismann J et al.: Health-related quality of life in persons with aquired immune deficiency syndrome. Med Care 31 (1993) 569-580

Cohen C, Revicki DA, Nabulsi A, Sarocco PW: Ping Jiang and the Advanced HIV Disease Ritonavir Study Group A randomized trial of the effect of ritonavir in maintaining qualitiy of life in advenced HIV disease. AIDS 12 (1998) 1495-1502

De Boer JB, Sprangers MAG, Aaronson NK, Lange JM A, van Dam FSAM: A study of the reliability, validity and responsiveness of the HIV Overview of Problems Evaluations System (HOPES) in assessing the quality of life of patients with AIDS and symptomatic HIV infection. Quality of Life Research 5 (1996) 339-347

De Boer JB, Sprangers MAG, Aaronson NK, Lange JM A, van Dam FSAM: The feasibility, reliability and validity of the EORTC QLQ-C30 in Assessing the quality of life of patients with a symptomatic HIV infection or AIDS (CDC IV). Psychology and Health 9 (1994) 65-77

Fanning M, Emmott S: Evaluation of a quality of life instrument for HIV/AIDS. 7th International Conference of AIDS. 19-24 July. Amsterdam, The Netherlands. Poster Abstract PO-B-3563 (1992)

Gelber RD, Lenderking WR, Cotton DJ et al.: Quality-of-life evaluation in a clinical trial of zidovudine therapy in patients with mildly symptomatic HIV infection. Ann Intern Med 116 (1992) 961-966

Globe DR, Hays RD, Cunningham WE: Asssociations of clinicals parameters with health-related quality of life in hospitalized persons with HIV disease. AIDS CARE 11(1) (1999) 71-86

Goebel FD, Schubert S: AIDS und HIV-Infection-internistische Therapie und Diagnostik. Aus: Husstedt I W: HIV und AIDS. Springer-Verlag, Berlin, Heidelberg (1998)

Hecht FM, Colfax G, Swanson M, Chesney M: Adherence and effectiveness of protease inhibitors in clinical practice. Fifth Conference of Retrovirus and Opportunistic Infections, Chicago, IL (1998)

Heinisch M, Ludwid M, Bullinger M: Psychometrische Testung der „Münchener Lebensdimensions Liste" (MLDL) In: Bullinger M, Ludwig M, v Steinbüchel N (Hrsg.): Lebensqualität bei kardiovaskulären Erkrankungen. Hogrefe, Göttingen (1991) 73-90

Holmes WC, Shea JA: Performance of a new, HIV/AIDS-targeted quality of life (HAT-QoL) instrument in asymptomatic seropositive individuals. Quality of life Research 6 (1997) 561-571

Holzemer WL, Bakken HS, Stewart A, Janson-Bjerklie S: The HIV quality audit marker (HIV-QAM): an outcome measure for hospitalized AIDS patients. Quality of Life Research 2 (1993) 99-107

Holzemer WL, Corless IB, Nokes KM, Turner JG, Brown MA, Inouye J, Henry SB, Nicholas PK, Portillo CJ: Predictors of Self- Reported Adherence in Persons Living with HIV Disease. AIDS Patient Care and STDs 13(3) (1999) 185-197

Hunt SM, McKenna SP, McEwen J, Wiliams J, Papp E: The Nottingham Health Profile: Subjective health and Status and medical consultations. Social Science and Medicine 15A (1981) 221

Kaegi L: Medical Outcomes Trust Conference presents dramatic advances in patient-based outcomes assessment and potential applications in accreditation. Jt Comm J Qual Improv 25 (1999) 207-218

Kaplan RM, Bush JW, Berry CC: The reliability, stability, and generalizability of a health status index. American Statistical Association, Proceedings of the Social Statistic Section (1978) 704-709

Kaplan RM, Anderson JP, Wu AW et al.: The quality of well-being scale. Applications in AIDS, cystic fibrosis and arthritis. Med Care 27 (Suppl. 3) (1989) 27-43

Karnofsky D, Burchenal JH: Clinical evaluation of therapeutic agents in cancer. In: Macleód CM (ed.): Evaluation of chemotherapeutic agents. Columbia University Press, New York (1949) 191-205

Kirchberger I, Zander K, v Steinbüchel N, Jägel-Guedes E, Poppinger J, Jäger H, Palitzsch M, Bullinger M: Beziehungen zwischen Krankheitsbewältigung und Lebensqualität bei HIV-infizierten Patienten. Zeitschrift für Medizinische Psychologie 5 (1996) 125-133

Kröner-Herwig B: Patientenschulung im Rahmen psychiologischer Behandlung von chronischem Schmerz. Prävention und Rehabilitation 3 (1991) 71-76

Leiberich P, Schumacher K, Brieger M, Averbeck M, Grote-Kusch M, Schröder A, Kalden JR, Rump JA, Rubbert A, Löw P, Olbrich E: Messung der Lebensqualität bei HIV-Positiven mit einem multidimensionalen Fragebogen. AIDS-Forschung (AIFO) Heft 10 (1995) 515-530

Lenderking WR, Testa MA, Katzenstein D, Hammer S: Measuring quality of life in early HIV disease: The modular approach. Quality of Life Research 6 (1997) 515-530

LEPLÈGE A, RUDE N, ECOSSE E, CEINOS R, DOHIN E, POUCHOT J: Measuring quality of life from the point of view of HIV-positive subjects: the HIV-OL31. Quality of Life Research 6 (1997) 585-594

LUBECK DP, FRIES JF: Changes in quality of life among persons with HIV infection. Qual Life Res 1 (1992) 359-366

LUBECK DP, FRIES JF: Assessment of quality of life in early stage HIV-infected persons: data from the AIDS Time-Oriented Health Outcome Study (ATHOS). Quality of Life Research 6 (1997) 494-506

REVICKI AA, MOYLE G, STELLBRINK HJ, BARKER C, for the PISCES (SV14604) Study Group: Quality of life outcomes of combination zalcitabine-zidovudine, saquinavir-zidovudine, and saquinavir-zalcitabine-zidovudine therapy for HIV-infected adults with CD-4 cell counts between 50 and 350 per cubic millimeter. AIDS 13 (1999) 851-858

ROHDE H, RAU E, GEBBENSLEBEN B: Ergebnisse der Bestimmung des Lebensqualitätsindex nach Spitzer in der multizentrischen Magenkarzinom-TNM-Studie. In: ROHDE H, TROIDL H (Hrsg.): Das Magenkarzinom. Thieme, Stuttgart (1984) 74-79

RONEL v L, MITZDORF U, WOLF E, JÄGEL-GUEDES E, JÄGER H: Psychosoziale Faktoren und Krankheitprogression bei HIV-infizierten homosexuellen Long-Term-Non-Progressoren und Short-Term-Progressoren. In: JÄGER H (Hrsg.): Mit AIDS leben. Aids und HIV-Infektionen in Klinik und Praxis, Ecomed, Landsberg (7) (1999) 167-173

SCHAG CAC, GANZ PA, KAHN B, PETERSEN L: Assessing the needs and quality of life of patients with HIV infection: development of the HIV Overview of Problems-Evaluation-System (HOPES). Quality of Life Research 1 (1992) 397-413

SINGER P, MARTIN DK, KELNER M: Quality End-of-Life Care. Patients perspectives JAMA 281 (1999) 163-168

SMITH MY, FELDMAN J, KELLY P, DEHOVITZ JA, CHIRGWIN K, MINHOFF H: Health-related quality of life of HIV-infected women: evidence for the reliability, validity and responsiveness of the Medical Outcome Study Short-Form 20. Quality of Life Research 5 (1996) 47-55

SPITZER WO, DOBSON AJ, HALL J et al.: Measuring the quality of life and cancer patients: a concise QL-index for use by physicians. J Chronic Dis 34 (1981) 585-597

STEWART AL, HAYS RD, WARE JE: The MOS short-form general Health survey: reliability and validity in a patient population. Med Care 26 (1988) 724-735

UNAIDS: New world AIDS day report finds global HIV infections increased in 1998

WACHTEL T, PIETTE J, MOR V, STEIN M, FLEISHMAN J, CARPENTER C: Quality of life in person with HIV disease, as measured by the Medical Outcomes Study's Instrument. Ann Intern Med 116 (1992) 129-137

WARE JE JR, SHERBOURNE CD: The MOS 36-item Short-Form Health Survey (SF-36): Conceptual framework and item selection. Med Care 31 (1992) 247-263

WENZEL T, PINDUR G, MORSDORF S, GIACCHI J: Influence of HIV-Infection on the Karnofsky score and general social functioning in patients with hemophilia. Haemostasis 28 (1998) 106-110

WILLIAMS JBW, RABKIN JG: The concurrent validity of items in the Quality-of-Life Index in a cohort of HIV-positive and HIV negative gay men. Control Clin Trials 12 (1991) 129S-1241S

WINWOOD MA, HOPPER C, WALLIS F et al.: Subjective vs. objective – a study of patients perceived state and its relationship to their psychometry. VII International Conference on AIDS., Florence (1991)

WITTEVEEN P O, JACOBS HM, VAN GROENESTIJIN MA, LODDER AC, VAN BOXTEL AH et al.: Assessment of the quality of life of patients with advanced and end-stage cancer or serious infections with a symptom-based or an impact-based instrument. Support Care Cancer 7 (1999) 64-70

WU AW, RUBIN HR, MAHTEWS WC et al.: A Health Status Questionnaire using 30 items from the Medical Outcomes Study; a preliminary validation in persons with early HIV Infection. Med Care 29 (1991) 786-798

WU AW, REVICKI DA, JACOBSON D, MALITZ FE: Evidence for reliability, validity and usefulness of the Medical Outcome Study HIV health Survey (MOS-HIV). Quality of Life Research 6 (1997) 481-493

ZANDER KJ, PALITZSCH M, KIRCHBERGER I, POPPINGER J, JÄGEL-GUEDES E, JÄGER J, v STEINBÜCHEL N, BULLINGER M: HIV-Infektion und gesundheitsbezogene Lebensqualität: Psychometrische Prüfung der deutschsprachigen Version des „MOS-HIV" – Fragebogens zur Therapieerfolgskontrolle. AIDS-Forschung (AIFO) 5 (1994) 241-249

III – 8
Kopfschmerz

Hans Ulrich Gerbershagen, Heribert Limm, Mainz, und Alarcos Cieza, München

Die affektiv-emotionale Komponente des Kopfschmerzleidens und das Fehlen von objektiven Messverfahren zu seiner Diagnostik hat zu enormen Informationsdefiziten über die Auswirkungen der unterschiedlichen Kopfschmerzformen auf die einzelnen Patienten und auf die Gesellschaft geführt. Dank der Hinwendung an die eigenen Erlebnisse der Patienten, d.h. dank der Hinwendung zu der Frage, inwieweit die Kopfschmerzerkrankung und ihre Behandlung einen Einfluss auf Erleben und Verhalten der Patienten hat, wurde in den letzten Jahren diese subjektive Natur des Kopfschmerzleidens greifbarer bzw. wurden diese Informationsdefizite kompensiert. Dabei spielt die Lebensqualitätsforschung eine führende Rolle, die seit ihrem Bestehen die folgenden Ziele in dem Bereich des Kopfschmerzleidens verfolgt hat:

1. Identifizierung eines charakteristischen Lebensqualitätsprofils von Kopfschmerzpatienten im Vergleich zu anderen Krankheitsbildern, wie z.B. Asthma, Diabetes oder Herz-Kreislauf-Krankheiten und zu Gesunden
2. Differenzierung unterschiedlicher Lebensqualitätsprofile innerhalb der verschiedenen Kopfschmerzpatienten (z.B. Migränepatienten, Patienten mit Clusterkopfschmerz bzw. Patienten mit episodischem und chronischem Kopfschmerz vom Spannungstyp)
3. Erforschung der Therapieauswirkungen verschiedener Behandlungsmaßnahmen auf die gesundheitsbezogene Lebensqualität von Kopfschmerzpatienten
4. Prognose von Therapieerfolgen bei bestimmten Kopfschmerzpatienten anhand von Lebensqualitätsergebnissen

Da nur anhand methodisch geeigneter gesundheitsbezogener Lebensqualitätsinstrumente diese vier Fragestellungen zu beantworten sind, kann die Entwicklung und Validierung von Messinstrumenten als ein fünftes Ziel der Lebensqualitätsforschung von Kopfschmerzpatienten gelten, die den anderen vier Zielen zugrunde liegt. Hier werden deshalb zunächst die Instrumente zur Erfassung der gesundheitsbezogenen Lebensqualität von Kopfschmerzpatienten vorgestellt. Anschließend wird auf die vier oben genannten Fragestellungen anhand von Studiendaten näher eingegangen.

Messinstrumente zur Erfassung der gesundheitsbezogenen Lebensqualität in der Kopfschmerzforschung

Wie in *Kap. I – 1* ausgeführt, liegen hauptsächlich zwei verschiedene Klassen von Selbstbeobachtungsinstrumenten zur Erfassung der gesundheitsbezogenen Lebensqualität von Patienten vor: krankheitsübergreifende und krankheitsspezifische Instrumente.

Ziel beider ist die Erfassung des psychischen Wohlbefindens, der körperlichen Verfassung, der sozialen Beziehungen und der funktionalen Kompetenz der Patienten aus ihrer eigenen Sicht. Die krankheitsübergreifenden Instrumente fragen diese vier Funktionsbereiche allgemein ab, d.h. ohne die charakteristischen Kennzeichen einer bestimmten Patientengruppe zu berücksichtigen. Diese Instrumente können also bei Patienten mit verschiedenen Krankheitsbildern eingesetzt werden. Sie ermöglichen den Vergleich zwischen verschiedenen Patientengruppen und zwischen Gruppen von Patienten und Gesunden. Mit diesem Vorteil hängt allerdings der Nachteil zusammen, dass die krankheitsübergreifenden Instrumente oftmals nicht in der Lage sind, bestimmte krankheitsspezifische Veränderungen zu erfassen.

Die krankheitsspezifischen Instrumente sind in der gesundheitsbezogenen Lebensqualitätsforschung entwickelt worden, um ausgesuchte und in erster Linie nur für die Zielpopulation, in diesem Fall Kopfschmerzpatienten, relevante Aspekte der gesundheitsbezogenen Lebensqualität zu erfassen. Neben dem Vorteil einer erhöhten Wahrscheinlichkeit für das Entdecken von Veränderungseffekten, z.B. nach einer Intervention, sollten spezifische Verfahren den Vorteil haben, eng an jene Symptome und Bereiche angelehnt zu sein, die bei ärztlichen Routineuntersuchungen angesprochen werden (GUYATT et al. 1995). Es ist jedoch nicht der Fall, dass diese im Vergleich zu den krankheitsübergreifenden Instrumenten zu bevorzugen sind. Die Auswahl der Instrumente sollte durch das Erkenntnisziel und das entsprechende Design der Studie bestimmt werden. Außerdem sollten die psychometrischen Kriterien eines Tests, d.h. Validität, Reliabilität, Praktikabilität, Objektivität und Sensitivität, in eine solche Entscheidung mit einbezogen werden. Einen guten Überblick über die Evaluation von psychometrischen Tests gibt das „Scientific Advisory Committee of the Medical Outcome Trust" (http://www.Outcome-Trust.Org/bulletin/34sacrev.html).

Zu den gebräuchlichsten und bislang international im Kopfschmerzbereich am häufigsten eingesetzten krankheitsübergreifenden Instrumenten gehören der Short-Form-36-Fragebogen (s. Kap. II – 2), das Nottingham Health Profile (s. Kap. II – 3), das Sickness Impact Profile (SIP, BERGNER et al. 1981; s. Kap. II – 3), der Psychological General Well-Being Index (engl. DUPUY 1978, deutsch BULLINGER et al. 1990) und das Minor Symptoms Evaluation Profile (MSEP, DAHLÖF et al. 1989). Auch das deutsche Lebensqualitätsinstrument „Fragen zur Lebenszufriedenheit" (s. Kap. II – 5) wurde öfters bei Kopfschmerzpatienten eingesetzt. Dieses Instrument zeigt allerdings nach unseren Untersuchungen nicht ausreichende testpsychometrische Eigenschaften bei Schmerzpatienten.

Die krankheitsspezifischen Instrumente zur Erfassung der gesundheitsbezogenen Lebensqualität von Kopfschmerzpatienten wurden großteils mit Unterstützung von pharmazeutischen Unternehmen entwickelt und teilweise validiert. Validierungsstudien für mehrere dieser kopfschmerzspezifischen Fragebögen werden derzeit in Deutschland durchgeführt, sind aber noch nicht veröffentlicht worden. In Deutschland entwickelte kopfschmerzspezifische Lebensqualitätsfragebögen liegen leider bis heute noch nicht vor. Bei den vorliegenden krankheitsspezifischen Instrumenten ist zu bemängeln, dass sie die Variabilität der Erkrankung nicht widerspiegeln. Während einige Messinstrumente zur Erfassung der gesundheitsbezogenen Lebensqualität von Migränikern vorliegen, sind Instrumente, die spezifisch die Lebensqualität von Patienten mit Clusterkopfschmerz oder mit Kopfschmerz vom Spannungstyp erfassen, nicht vorhanden. Dadurch werden Untersuchungen zur Erfassung der Lebensqualität öfters an unterschiedlichen Kopfschmerzpatienten mittels krankheitsübergreifenden Instrumenten durchgeführt, was eventuell zu einem Misserfolg bei der Erfassung krankheitsspezifischer Veränderungen bzw. Merkmale der unterschiedlichen Gruppen führen kann.

Migraine-Specific Quality of Life Questionnaire

Der Migraine-Specific Quality of Life Questionnaire (MSQ, MILLER et al. 1993, JHINGRAN et al. 1997) ist ein Fragebogen zur Erfassung der langfristigen Auswirkung von Migräne auf jene Bereiche der gesundheitsbezogenen Lebensqualität, die bei Migränepatienten besonders beeinträchtigt erscheinen. Insgesamt 16 Items aus den Bereichen der „restriktiven Rollenfunktion", der präventiven Rollenfunktion" und der „emotionalen Funktion" werden dabei abgefragt.

Die „Restriktive Rollenfunktion" (7 Items) erfasst die Einschränkung bei der Durchführung normaler Aktivitäten durch die Migräne. Die „Präventive Rollenfunktion" erfasst durch 5 Items in wie weit die Durchführung normaler Aktivitäten aufgrund der Migräne unterbrochen werden muss. Der emotionale Bereich mit 4 Items deckt die Migräne-induzierte Gefühle wie z.B. Frustration und Hilflosigkeit ab. Je größer die Werte in den unterschiedlichen Dimensionen sind, desto besser wird die gesundheitsbezogene Lebensqualität des Patienten bewertet.

Die Items des Fragebogens beziehen sich auf ein Zeitfenster von vier Wochen (z.B. „In den letzten vier Wochen habe ich soziale und familiäre Aktivitäten vermieden"). Drei der Items haben drei Antwortkategorien, fünf haben fünf Antwortkategorien und bei acht Items sind die Antwortkategorien 6-stufig. Da einige Items nicht genügend Konstruktvalidität aufweisen (JHINGRAN et al. 1997), werden weiterhin seine psychometrischen Eigenschaften intensiv untersucht.

24-Hour Migraine Specific Quality of Life Questionnaire

Im Vergleich zu den anderen vorliegenden kopfschmerz-spezifischen Fragebögen ist der zeitliche Rahmen innerhalb dessen dieser Fragebogen eingesetzt wird, eingeengt. Der 24-Hour Migraine Specific Quality of Life Questionnaire (MQoLQ; HARTMAIER et al. 1995, SANTANELLO et al. 1995) wurde zur Erfassung der gesundheitsbezogenen Lebensqualitätsminderung innerhalb von 24 Stunden nach Kopfschmerzeintritt entwickelt. Von den insgesamt 15 Items decken jeweils drei Items die Bereiche der Arbeitsfähigkeit, der sozialen Funktionsfähigkeit, der Energie bzw. Vitalität, der Gefühle bzw. Bedenken und der körperlichen Symptome ab.

Die Antwortkategorien sind 7-stufig, wobei 1 eine maximale Beeinträchtigung und 7 keine Beeinträchtigung bedeutet. Der Vorteil des Fragebogens liegt in seiner Fähigkeit, die gesundheitsbezogene Lebensqualität in dem Zeitintervall unmittelbar nach dem Auftreten der Migräneattacke zu erfassen.

Migraine-Specific Quality-of-Life Measure

Der Migraine-Specific Quality-of-Life Measure (MSQoL, WAGNER et al. 1996) ist mit seinen 25 Items ein zuverlässiger und valider Fragebogen zur Erfassung der langfristigen Auswirkung von Migräne auf die gesundheitsbezogene Lebensqualität von Migränikern.

Dieser Fragebogen wurde während seiner Entwicklung mit dem Short-Form-36-Fragebogen (engl. WARE & SHERBOURNE 1992, deutsch BULLINGER & KIRCHBERGER 1998) und mit dem Psychological General Well-Being Index (engl. DUPUY 1978, deutsch BULLINGER et al. 1990) verglichen. Die Ergebnisse zeigten, dass dieses Instrument eher die allgemeine Befindlichkeit und nicht die Funktionsfähigkeit von Migränepatienten erfaßt.

Das Henry Ford Hospital Headache Disability Inventory

Das Henry Ford Hospital Headache Disability Inventory (HDI, JACOBSON et al. 1994) ist eine psychometrisch robuste Skala zur Messung der durch den Kopfschmerz verursachten Unfähigkeit, Alltagsaufgaben durchzuführen. Das zugrunde liegende Unfähigkeitskonzept entspricht der WHO-Definition (WHO 1980). Darin wird Unfähigkeit als das Fehlen der Fähigkeit, Alltagsaktivitäten innerhalb einer bestimmten Grenze, die als normal beurteilt werden kann, durchzuführen, definiert. Die Skala beinhaltet 25 Items, die die durch den Kopfschmerz verursachte Unfähigkeit auf einer emotionalen (z.B. Item E5: „My headaches make me angry") und physischen [z.B. Item F4: „I restrict my recreational activities (e.g., sports, hobbies) because of my headaches"] Ebene erfassen. Die Items haben eine dreifach kategorielle Skalierung, d. h. „Yes", „Sometimes" oder „No". Die Skala liegt in einer einfach verständlichen Form vor und kann bei Patienten verschiedener Kopfschmerzformen eingesetzt werden.

The Quality of Life Headache in Youth Questionnaire

Der Quality of Life Headache in Youth Questionnaire (QLH-Y, LANGEVELD et al. 1996) erfasst anhand von 71 Items die gesundheits-bezogene Lebensqualität von Jugendlichen zwischen dem 12. und 18. Lebensjahr, die unter Migräne oder anderen Kopfschmerzformen leiden. 69 der 71 Items sind „multiple choice" Items. Weitere zwei Items werden auf VAS-Skalen abgefragt und erfassen einerseits die allgemeine Zufriedenheit mit dem Leben und anderseits die Zufriedenheit bezüglich der Gesundheit.

Tabelle 1: Die ersten 69 Items bilden 13 verschiedene Subskalen mit den vier folgenden Bereichen

Gesundheitsbezogene Lebensqualitätsbereiche	Subskalen
Psychologische Funktionsfähigkeit	(1) Streß (2) Harmonie (3) Ermüdung (4) Stabilität/Vitalität (5) Depression (6) Fröhlich Stimmung / gute Laune (7) Optimismus
Funktioneller Status	(8) Auswirkung des Kopfschmerzes auf Alltagsaufgaben (9) Auswirkung des Kopfschmerzes auf Freizeitbeschäftigungen
Psychischer Status	(10) Weitere somatische Symptome außer Kopfschmerz
Soziale Funktionsfähigkeit	(11) Funktionsfähigkeit zu Hause und in der Schule (12) Soziale Interaktion mit Gleichaltrigen (13) Soziale Interaktion mit Geschwistern

Der Quality of Life Headache in Youth Questionnaire ist der erste Fragebogen, der in standardisierter Form die Auswirkungen von Kopfschmerz auf wesentliche Bereiche der gesundheitsbezogenen Lebensqualität von Jugendlichen erfasst. Der Vorteil des Fragebogens besteht nicht nur in der Anwendungsmöglichkeit bei verschiedenen Kopfschmerztypen, sondern auch in seiner Anwendbarkeit bei verschiedenen Erkrankungen, wenn man die Subskalen (8) und (9) des funktionellen Status nicht mit erfasst. Seine Anwendung als krankheitsübergreifendes Instrument ermöglicht somit den Vergleich zwischen Jugendlichen mit verschiedenen Krankheitsbildern.

Als letzter krankheitsspezifischer Fragebogen sollte der *Quality of Life Scale for Chronic Pain Patients* (QOLS, CHIBNALL und TRAIT 1990) genannt werden. Er wurde aus dem Pain Disability Index (PDI, POLLARD 1984) entwickelt, wurde unzureichend oft angewandt und hat sich in unseren eigenen Untersuchungen an fast 2000 Patienten nicht bewährt (GERBERSHAGEN 1995).

Fragestellungen der gesundheitsbezogenen Lebensqualitätsforschung bei Kopfschmerz-Patienten

Identifikation eines gesundheitsbezogenen Lebensqualitätsprofils bei Kopfschmerzpatienten

Die unterschiedliche Ausprägung der Lebensqualität bei verschiedenen Patientenpopulationen kann grafisch dargestellt werden, um die Krankheitsprofile der unterschiedlichen Patientengruppen besser erkennen zu können. In *Abb. 1* sind die standardisierten Werte der acht Dimensionen des SF-36 verschiedener deutscher Populationen von Gesunden und Kranken zu sehen. Es wird deutlich, dass die Rückenschmerzpatienten die schlechtesten Werte in allen Subskalen des SF-36 aufweisen und dass Migränepatienten in den Dimensionen „körperlicher Schmerz" und „soziale Rollenfunktion" am schlechtesten abschneiden, wenn man die Gruppe der Rückenschmerzpatienten außer acht lässt.

Wie bei dieser Studie, die die gesundheitsbezogene Lebensqualität von Kopfschmerzpatienten gegen-

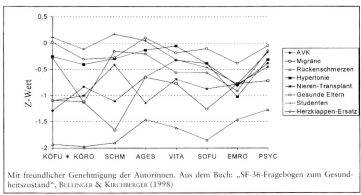

Abb. 1: Krankheitsprofile verschiedener deutscher Populationen von Gesunden und Kranken anhand des SF-36

Mit freundlicher Genehmigung der Autorinnen. Aus dem Buch: „SF-36-Fragebogen zum Gesundheitszustand", BULLINGER & KIRCHBERGER (1998)

* **KÖFU:** Körperliche Funktionsfähigkeit; **KÖRO:** Körperliche Rollenfunktion; **SCHM:** Körperliche Schmerzen; **AGES:** Allgemeine Gesundheitswahrnehmung; **VITA:** Vitalität; **SOFU:** Soziale Funktionsfähigkeit; **EMRO:** Emotionale Rollenfunktion; **PSYC:** Psychisches Wohlbefinden

über anderen Patientengruppen in einer deutschen Population darstellt, berücksichtigten weitere Studien mit dem gleichen Ziel fast nur Migräniker. Bei diesen Studien ist es üblich, Patienten mit anderen Kopfschmerzformen auszuschließen. So fanden z.B. STEWART et al. (1989), dass Migränepatienten im Vergleich zu Arthritis- bzw. Diabetespatienten entweder gleich hohe oder niedrigere (d.h. schlechtere) Werte in allen Subskalen des SF-36 aufweisen. SOLOMON et al. (1993) berichten ähnliche Ergebnisse bei dem Vergleich von Migränepatienten mit Rückenschmerzpatienten und WELLS et al. (1989) im Vergleich zu Patienten mit Depressionen. OSTERHAUS et al. (1993, 1994) bestätigen anhand der SF-36-Skalenwerte diese Ergebnisse; die körperliche Funktionsfähigkeit von Migränepatienten und die Beurteilung allgemeiner Gesundheit unterschied sich nicht von der von Diabetes- bzw. Osteoarthritispatienten, zeigen aber niedrigere Werte auf vier weiteren Dimensionen (körperliche Rollenfunktion, soziale Funktionsfähigkeit, Schmerzen und psychisches Wohlbefinden) als alle anderen Patientengruppen (Hypertension-, Diabetes-, Anginapatienten und Patienten mit Herzinfarkt). In einer Studie von SOLOMON et al. (1993) weisen Kopfschmerzpatienten, unabhängig von der Art des Kopfschmerzes, im Vergleich mit gesunden Probanden eine signifikante Beeinträchtigung auf allen Subskalen des SF-20 Fragebogens auf.

Untersuchungen am Schmerzzentrum Mainz an konsekutiv stationär-aufgenommenen Rückenschmerz- (n = 756) und Kopfschmerzpatienten (n = 452) (GERBERSHAGEN et al. 1996) zeigten große Unterschiede zwischen diesen Gruppen in allen SF-36 Dimensionen und Summenscores (physical component summary score 27,2 vs. 37,1 ($p < 0{,}001$) und mental component summary score 35,3 vs. 38,4 ($p < 0{,}001$). In den NHP-Dimensionen waren die Unterschiede mit Ausnahme der Bereiche „Emotionale Reaktion" und „Soziale Isolation" ebenfalls ausgeprägt. In den Ergebnissen des Fragenkatalogs „Fragen zur Lebenszufriedenheit" (FLZ-M) fand sich eine extrem niedrige Zufriedenheit der Rückenschmerzpatienten mit ihrer Gesundheit im Vergleich zu der Kopfschmerzgruppe (7,7 vs. 25,3; $p < 0{,}001$).

Die Diskriminationsfähigkeit der krankheitsübergreifenden Lebensqualitätsfragebögen bei Kopfschmerz- und Kreuzschmerzpatienten oder Arthrose- und Kopfschmerzpatienten ist eindeutig und wird immer wieder hervorgehoben. Dies um so mehr, als mit diesen Studien gezeigt werden konnte, dass ausgeprägte Unterschiede in der körperlichen Funktionskapazität zwischen diesen Störungen vorliegen, aber auch, dass sich der Kopfschmerzpatient, unabhängig von der Diagnose, immer von dem normativen Altersgruppen-Wert als hoch eingeschränkt in seiner Lebensqualität unterscheidet.

Differenzierung gesundheitsbezogener Lebensqualitätsprofile zwischen unterschiedlichen Kopfschmerztypen

Bezüglich der Differenzierung der gesundheitsbezogenen Lebensqualitätsprofile in den verschiedenen Kopfschmerz-Diagnosegruppen stellten SOLOMON et al. (1993) anhand des SF-20-Fragebogens fest, dass die Patienten mit Clusterkopfschmerzen ein signifikant höheres Ausmaß an Schmerz, eine allgemein schlechtere Gesundheitswahrnehmung und eine niedrigere Arbeitsproduktivität als Migränepatienten aufwiesen. Die körperliche Rollenfunktion wurde von einer größeren Anzahl von Patienten mit Kopfschmerz vom Spannungstyp schlechter beurteilt als bei Patienten mit Clusterkopfschmerz. Die Patienten mit Kopfschmerzen vom Spannungstyp zeigten ebenso ein schlechteres psychisches Wohlbefinden als Patienten mit Migräne. Migränepatienten beurteilten dagegen ihre soziale Funktionsfähigkeit besser als Patienten mit Kopfschmerz vom Spannungstyp und Patienten mit Clusterkopfschmerz (SOLOMON et al. 1993).

Bei dem Vergleich im Schmerzzentrum Mainz von Patienten mit chronischen Kopfschmerzen vom Spannungstyp (n = 606) und Migränepatienten (n = 81) wiesen die Spannungskopfschmerzpatienten in den SF-36-den NHP- und den FLZ [„*F*ragen zur *L*ebenszufriedenheit" (FLZ-M)]-Werten eine schlechtere Lebensqualität auf als die Migräniker. Vergleicht man Migräniker (nur Migräne nach IHS-Kriterien, keine anderen Schmerzlokalisationen) mit episodischen Kopfschmerzen vom Spannungstyp (monokuläre Schmerzen), so wird die deutlich reduzierte Lebensqualität der Migräniker sichtbar.

Abb. 2 zeigt die NHP-Mittelwerte bei einer großen Gruppe von chronisch Schmerzkranken (chro S), bei Patienten mit episodischem Kopfschmerz vom Spannungstyp (KOSPE), bei Migränikern (KOMIO), bei Patienten mit chronischen Kopfschmerzen vom Spannungstyp (KOSP), bei Fibromyalgikern (FIBRO), bei Kreuz-Rückenschmerzpatienten (KR-RÜ) und der normativen Gruppe. Dabei wird deutlich, dass das Ausmaß, in dem die wahrgenommenen physischen, sozialen und emotionalen Gesundheitsprobleme die Aktivitäten des täglichen Lebens beeinträchtigen, bei Patienten mit chronischen Kopfschmerzen vom Spannungstyp im Vergleich zu den Patienten mit episodischem Kopfschmerz vom Spannungstyp und zu Migränikern am größten ist. Diese Ergebnisse sind mit Vorsicht zu betrachten, da der Einsatzbereich für den NHP vor allem bei der Untersuchung von Patientenkollektiven mit mäßiggradigen bis ausgeprägten Erkrankungen und bei Erkrankungen und Störungen, die körperliche Funktionsfähigkeit und Schmerzen betreffen, liegt. D.h. geringfügige Störungen werden nicht erfasst (HUNT 1981, KOHLMANN et al. 1997). Die Schmerzskala-Items sind an „körperliche Aktivitäten" gekoppelt, so dass schmerzhafte Störungen, die nicht mit einem Bewegungs- oder Beweglichkeitsdefizit verbunden sind, nur unzureichend abgebildet

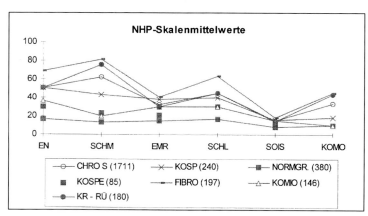

Abb. 2: NHP – Skalenmittelwerte

werden. Dies zeigt sich auch in der hohen Korrelation der NHP-Dimensionen „Schmerz" und „körperlicher Mobilität" bei allgemeinen Schmerzpatienten (r = 0.77), nicht jedoch bei Migränikern (r = 0.29) (JENKINSON 1990). In einer Untersuchung von ESSINK-BOT et al. (1997) korrelierten die Schmerzskalen des SF-36 und des NHP mit r = 0.43; die Schmerzskala des NHP korrelierte dagegen mit der Skala „körperliche Funktionskapazität" des SF-36 mit r = 0.69. Vergleichbare Ergebnisse publizierte auch KLIMPE (1999) bei 100 Kopfschmerzpatienten.

Erforschung der Therapieauswirkungen auf die gesundheitsbezogene Lebensqualität von Kopfschmerzpatienten innerhalb klinischer Studien

Zwei Kriterien zur Klassifizierung der Studien, die die Therapieauswirkungen auf die gesundheitsbezogene Lebensqualität von Kopfschmerzpatienten erforschen, können berücksichtigt werden:

1. die Art der Therapie (prophylaktische bzw. präventive vs. akute Anfallbehandlung)
2. die Art der angewandten Lebensqualitätsinstrumente (krankheitsübergreifende vs. krankheitsspezifische)

Die meisten klinischen Studien untersuchen die Wirkung einer *akuten* Therapie auf die gesundheitsbezogene Lebensqualität von Kopfschmerzpatienten. Dabei wurde überwiegend der Migraine-Specific Quality of Life Questionnaire (MSQ, MILLER et al. 1993, JHINGRAN et al. 1997) eingesetzt.

MUSHEET et al. (1996) führten eine offene Studie mit Sumatriptan an 43 Migränepatienten zur Erfassung der Arbeitsproduktivität, des Aktivitätsgrads und der gesundheitsbezogenen Lebensqualität durch. Die Patienten wurden innerhalb der Studie mit ihrer bisherigen Therapie während 12 bis 18 Wochen weiter behandelt. Anschließend wurde subkutan während sechs Monaten Sumatriptan verabreicht. Man stellte unter der Wirkung von Sumatriptan signifikante Verbesserungen auf den drei erfassten Dimensionen des MSQ (restriktive Rollenfunktion, präventive Rollenfunktion, emotionale Funktion) und auf der emotionalen Rollenfunktion-Dimension des SF-36 im Vergleich zu bisherigen Therapien fest. Diese Ergebnisse stimmen mit denen der von JHINGRAN et al. (1996) durchgeführten Studie überein. 344 Patienten mit einer nicht festgelegten Anzahl an Migräneanfällen wurden während 24 Monaten mit Sumatriptan behandelt. Die Patienten verzeichneten eine signifikante Verbesserung sowohl auf den drei Dimensionen des Migraine-Specific Quality of Life Questionnaire (MSQ, MILLER et al. 1993, JHINGRAN et al. 1997) als auch auf zwei Dimensionen des SF-36 (allgemeine Gesundheit und soziale Funktionsfähigkeit).

Auch BEALL et al. (1995) untersuchten anhand des MSQ (MILLER et al. 1993, JHINGRAN et al. 1997) und SF-36 126 Migränepatienten in einer open-label-Studie mit Sumatriptan während einer Behandlungsphase von sechs Monaten. Die gesundheitsbezogenen Lebensqualitätsdaten der Patienten wurden in der „baseline", nach drei Monaten und am Ende der Studie erhoben. Nach drei und sechs Monaten wiesen die Patienten eine signifikante Verbesserung in ihrer gesundheitsbezogenen Lebensqualität, verglichen mit den Baseline-Ergebnissen, auf. ADELMAN et al. (1996) stellen anhand des MSQ (MILLER et al. 1993, JHINGRAN et al. 1997) ebenso fest, dass mit Sumatriptan behandelte Patienten eine Verbesserung der drei erfassten Dimensionen aufweisen.

Innerhalb eines sehr umfangreichen klinischen Programms zur Erfassung der Wirksamkeit von Zolmitriptan auf Migräneanfälle haben SCHOENEN und SAWYER (1997) eine Studie durchgeführt, in der unter anderem die gesundheitsbezogene Lebensqualität der Patienten als Zielkriterium erfasst wurde. Die dazu angewandten Instrumente waren der SF-36 und der Migraine-Specific Quality of Life Measure (MSQoL) (WAGNER et al. 1996). Die mit Zolmitriptan behandelten Patienten zeigen in drei Dimensionen des SF-36 (psychisches Wohlbefinden, körperliche Funktionsfähigkeit und Veränderung der Gesundheitswahrnehmung) eine signifikante Verbesserung. Die Werte des MSQoL weisen ebenfalls eine signifikante positive Veränderung auf.

Der krankheitsspezifische Fragebogen „24-Hour Migraine Specific Quality of Life Questionnaire" (MQoLQ) (SANTANELLO et al. 1995, HARTMAIER et al. 1995) wurde durch SANTANELLO et al. (1997) in einer dreifach-blinden placebo-kontrollierten Studie eingesetzt, um die Wirkung von Rizatriptan auf die gesundheitsbezogene Lebensqualität der Patienten während eines Migräneanfalls festzustellen. Migränepatienten wurden in vier verschiedene Gruppen randomisiert. Die erste Gruppe (n = 41) erhielt Placebo, die zweite Gruppe (n = 47) 2,5 mg Rizatriptan, die dritte Gruppe (n = 74) 5 mg Rizatriptan und die vierte Gruppe (n = 85) 10 mg Rizatriptan. Die Patienten nahmen die Prüfmedikation jeweils nach dem Migräneanfall. Zwei Stunden nach der ersten Einnahme konnten die Patienten im Bedarfsfall ein weiteres geblindetes Medikament einnehmen. Die in der Placebo-Gruppe randomisierten Patienten nahmen in diesem Fall 10 mg Rizatriptan und die anderen drei Gruppen Placebo ein. Nach 24 Stunden füllten die Patienten den MQoLQ-Fragebogen aus. Im Vergleich zur Placebo-Gruppe wurden bei der mit 10 mg Rizatriptan behandelten Gruppe signifikante Verbesserungen in drei Bereichen (soziale Funktionsfähigkeit, Migränesymptome und Gefühle/Bedenken) festgestellt.

Einige ältere Studien erfassen die gesundheitsbezogene Lebensqualität unter akuter Therapie mit ausschließlich krankheitsübergreifenden Instrumenten. Diese beschränken sich, wie die bis jetzt erwähnten Studien, hauptsächlich auf Migränepatienten und stellen inkonsistente Ergebnisse dar. Diese Inkonsistenzen ruhen wahrscheinlich auf dem Problem der Sensitivität der krankheitsübergreifenden Instrumente bei einer spezifischer Erkrankung, was auf die Bedeutung der Auswahl der Instrumente durch das Erkenntnisziel der Studie und der Entwicklung von krankheitsspezifischen Instrumenten hindeutet.

So stellten z.B. DAHLÖF und BJORKMAN (1993) in einer placebo-kontrollierten Studie eine signifikante Verbesserung anhand der MSEP-Werte in der allgemeinen Befindlichkeit bei einer mit Diclofenac-Kalium behandelten Gruppe fest.

DAHLÖF (1995) fand keine Verbesserung während der Behandlungsphase und am Ende der Studie (nach sechs Monaten) bei einer mit Sumatriptan behandelten Gruppe.

SKOBIERANDA et al. (1993) konnten keine Verbesserung anhand der SF-20-Daten in einer Gruppe von Patienten mit chronischen Kopfschmerzen (nicht begrenzt auf Migräne), die während sechs Monaten mit Sumatriptan behandelt wurden, nachweisen. Die Autoren führen den Mangel an signifikanten Unterschieden auf das Fehlen einer homogenen Gruppe von Kopfschmerzpatienten zurück.

BULLINGER und BRÜGGENJÜRGEN (1993) und SOLOMON et al. (1995) wiesen anhand des SF-36 signifikante Verbesserungen in der Lebensqualität von Migränepatienten bei Sumatriptan-Behandlung nach. SOLOMON et al. (1995) berichten über eine Verbesserung nach sechs bis neun Monaten Behandlung mit Sumatriptan in folgenden Dimensionen des SF-36: körperliche Rollenfunktion, Schmerzen und soziale Funktionsfähigkeit.

Genauso wie die Erfassung der Wirkung einer akuten Therapie auf die gesundheitsbezogene Lebensqualität von Kopfschmerzpatienten immer öfters und selbstverständlicher zu einem Erkenntnisziel klinischer Studien gemacht wird, hat die Erforschung der Wirkung einer prophylaktischen Therapie kaum Resonanz gefunden. DAHLÖF (1989) verglich die prophylaktische Wirkung von Flunarizin, Propranolol und Placebo auf die gesundheitsbezogene Lebensqualität von Kopfschmerzpatienten und stellte fest, dass sich die Patienten der drei Gruppen bezüglich der allgemeinen Befindlichkeit, gemessen durch das MSEP, nicht unterscheiden.

SOLOMON und KUNKEL (1992) berichten von einer 7-monatigen Studie mit 15 Migränepatienten unter Flurbiprofen-Behandlung, in der anhand der SF-20-Ergebnisse die gesundheitsbezogene Lebensqualität erfaßt wurde. In dieser Studie wurde eine Reduktion der Intensität und Häufigkeit von Migräneanfällen, eine Verbesserung der Rollenfunktionsfähigkeit und der gesundheitsbezogenen Lebensqualität insgesamt festgestellt.

Weitere Studien, die die gesundheitsbezogene Lebensqualität von Kopfschmerzpatienten unter prophylaktischer Therapie anhand *krankheitsspezifischer* Lebensqualitätsinstrumente erfassen, sind leider in der Literatur nicht zu finden.

Prognose der Therapieeffekte

Die gesundheitsbezogene Lebensqualität der Patienten wird in der Lebensqualitätsforschung zunehmend als Determinante des Therapieerfolgs eingeführt; so z.B. von Solomon et al. (1996) in einer Pilotstudie mit 235 Migränepatienten zur Erfassung der Vorhersagbarkeit des Erfolges der Therapie mit Sumatriptan. Der SF-36 wurde vor Behandlungsbeginn eingesetzt, und die Patienten wurden während eines Zeitraums von 12 Monaten mit Sumatriptan behandelt. 78% der Patienten zeigten eine signifikante Verbesserung der Symptome und entschieden sich für die Weiterbehandlung mit Sumatriptan. Die Autoren kommen nach Anwendung einer Regressionsanalyse zu dem Schluss, dass Werte über 40 in der körperlichen Funktionsfähigkeits-Dimension, über 65 in der allgemeinen Gesundheitswahrnehmungs-Dimension und über 55 in der Vitalitäts-Dimension des SF-36 gute Prädiktoren für den Erfolg der Behandlung mit Sumatriptan sind.

Am Schmerzzentrum Mainz benutzte Klimpe (1999) bei stationären Kopfschmerzpatienten (n = 100) gleichzeitig den SF-36, den NHP und den PDI (Pain Disability Index) vor und drei Monate nach einer multimodalen Kopfschmerztherapie. Er konnte in allen Diagnosegruppen drei abtrennbare Lebensqualitäts-Wertebereiche differenzieren, die den Therapieerfolg voraussagen konnten. Patienten mit den geringsten Einschränkungen und der geringsten Schmerzchronifizierung hatten auch die besten Therapieresultate.

Studien zur Erfassung der Vorhersagbarkeit des Erfolgs bzw. Misserfolgs einer Behandlung bei einer bestimmten Population von Patienten mittels Lebensqualitätsinstrumenten sind bei Kopfschmerzleidenden allerdings noch eine Rarität.

Die bisher durchgeführten Studien, wie die von Klimpe (1999) und die von Solomon et al. (1996), verwenden krankheitsübergreifende Instrumente. Eine zukünftige Anwendung von krankheitsspezifischen Instrumenten lässt auf eine Verbesserung der Vorhersagbarkeit des Erfolgs einer Therapie hoffen.

Voraussetzungen für zukünftige Lebensqualitätsstudien bei Kopfschmerzpatienten

Obwohl innerhalb der Schmerzmedizin die Erfassung der gesundheitsbezogenen Lebensqualität ihren Platz als wichtiges Zielkriterium bei der Evaluation medizinischer Maßnahmen einnimmt, sollte sich die zukünftige Lebensqualitätsforschung bei Schmerzpatienten stärker mit spezifischen Problemen auseinandersetzen. So wurde z.B. bis zu diesem Zeitpunkt die Multilokularität von Schmerzen, die als Chronifizierungsmerkmal einen deutlichen Einfluss auf die gesundheitsbezogene Lebensqualität besitzt, wenig berücksichtigt. Die Arbeiten zur Lebensqualität der Migränepatienten weisen ebenso keine weiteren Schmerzlokalisationen auf, obgleich hinreichend bekannt ist, dass eine Monolokularität bei Migränepatienten in klinischen Settings eher selten ist. Die Anwendung *operationalisierter diagnostischer Kriterien*, die Einbeziehung weiterer *Schmerzlokalisationen*, wie Gesichtsschmerzen und weiterer *Kopfschmerzformen* und ein sorgfältiges Erfragen der vegetativen *Begleitsymptomatik* inklusive Häufigkeit und Intensität sollten in den Studien zur Lebensqualität der Schmerzpatienten häufiger berücksichtigt werden.

Bezüglich der *Chronifizierung* kennt das internationale Schrifttum nur eine dichotome Aufteilung von Schmerzen in eine akute und eine chronische Form, so dass schließlich auch die Behandlungseinheiten in „acute" and „chronic" pain services aufgeteilt wurden. Hierbei wird auch suggeriert, dass es sich bei den Akut-Patienten und den chronisch Schmerzkranken jeweils um homogene Subpopulationen handelt. Gleichzeitig wird unterstellt, dass die akuten Schmerzen monokausal entstehen, leicht verständliche pathobiologische Mechanismen haben, leicht zu diagnostizieren und monokausal und stets monodisziplinär behandelbar sind. Bei diesem rein biologisch-medizinischen, simplizistischen Konzept wird nicht darüber nachgedacht, warum sich aus dem gut überschaubaren, leicht zu behandelnden Akutschmerz chronische Schmerzen überhaupt entwickeln können. Jeder Arzt kennt Patienten, bei denen ein dynamischer Schmerz-Entwicklungsprozess abgelaufen ist. Der Verlauf von seltenen einseitigen Migräneanfällen über häufige Migräneanfälle pro Monat, über die beidseitige Ausbreitung des Anfallschmerzes, über fast tägliche Kopfschmerzen hin zum Dauerschmerz mit bzw. auch bei Medikamentenmissbrauch ist jedem Arzt vertraut. Dennoch wird dieser Entwicklungsprozess, dieses eindeutige Kontinuum der Schmerzchronifizierung radikal dichotom in akute und chronische Schmerzen aufgeteilt. Im internationalen Schrifttum erfolgt die Aufteilung (cut-off-point) an der 6-Monate-Marke (International Association for the Study of Pain 1992). Die Internationale Kopfschmerz-Gesellschaft (IHS, International Headache Society) wählte ebenfalls willkürlich einen zeitlichen cut-off-point zum Beispiel zur Auftrennung der episodischen und chronischen Kopfschmerzen vom Spannungstyp. Epidemiologische Untersuchungen der vergangenen 40 Jahre haben deutlich gezeigt, dass fast alle Erkrankungen sehr unterschiedlich in ihrem Ausprägungsgrad auftreten. Der Epidemiologe ROSE (1994) erstellte das Modell des Kontinuums des Ausprägungsgrades einer Erkrankung (model of the continuum of disease) und zeigte, dass sich einzelne Krankheitsausprägungen diesem Kontinuum zuordnen lassen. Bei rigoroser Anwendung dieses klinisch wichtigen Modells wird rasch deutlich, dass es keine einfache dichotome Aufteilung der Menschen in Gesunde und Kranke, der Patienten in Depressive und Nicht-Depressive oder Akutschmerzleidende und chronisch Schmerzkranke geben kann. *Im Zusammenhang mit dem Schmerzchronifizierungsprozess – und damit seinem ausgeprägten Einfluss auf die Lebensqualität der Schmerzpatienten – müssen die Ausprägungsgrade aller Störungen der biologischen, psychischen und psychosozialen Dimensionen charakterisiert werden, um eine adäquate Diagnostik betreiben und eine erfolgreiche Therapie einleiten zu können.* Das einzige derzeit existierende, auf operationalisierten Kriterien beruhende Chronifizierungsmodell des Schmerzes wurde am Schmerzzentrum Mainz entwickelt und multizentrisch auf seine Reliabilität und Validität geprüft. Es wird heute routinemäßig in der Mehrzahl der deutschen Schmerzeinrichtungen eingesetzt (GERBERSHAGEN 1986, SCHMITT & GERBERSHAGEN 1990, WURMTHALER et al. 1996, HARDT 1996). Der Ausprägungsgrad der Schmerzen in dem Kontinuumablauf wurde primär empirisch festgelegt. Die statistisch gesicherten Dimensionen des Chronifizierungsprozesses sind:

- die zeitlichen und räumlichen Aspekte des Schmerzes (Ausbreitung der Beschwerden),
- das Medikamenteneinnahmeverhalten,
- die Beanspruchung der Einrichtungen des Gesundheitswesens,
- psychische Determinanten und
- soziale Determinanten.

Die umfangreiche multizentrische Datenanalyse bewies, dass die Therapieergebnisse von dem Grad der Schmerzchronifizierung, ermittelt mit dem Mainzer Modell, abhängen. Die Datenanalyse erlaubte die Erstellung eines 3-Stadienmodells (I-III) (s. Abb. 3). Kopfschmerzpatienten befinden sich in Kopfschmerzbehandlungseinheiten in folgenden Chronifizierungsstadien: Stadium I 25%; Stadium II 50%; Stadium III 25%. Hierbei ist auffällig, dass selbstverständlich auch Patienten mit (noch) episodischen Kopfschmerzformen sich im Stadium II oder gar III befinden können. Erfassungsformulare für die Chronifizierung und ausführliche Testanleitungen können im Internet bezogen werden (http://www.uni-mainz.de/~szm-mz/derschmerzchronifizierung.html), oder von dem Erstautor angefordert werden. Eine einfache Einschätzung des Patienten wie er den Schweregrad seiner Kopfschmerzen auf Skalen (z.B. von 1-5) einschätzt, dürften heutigen Bedürfnissen nicht mehr entsprechen, obgleich auch bei diesem Verfahren signifikante Ergebnisunterschiede in den einzelnen Gruppen vorliegen (GERBERSHAGEN 1986, GERBERSHAGEN 1996, HARDT 1996, WURMTHALER et al. 1996, WURMTHALER 1998).

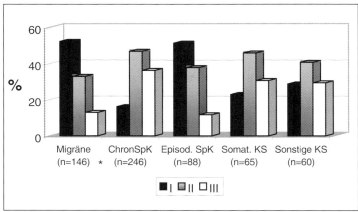

Abb. 3: Kopfschmerzformen, differenziert nach Chronifizierungsstadien I, II, III

* **ChronSpK:** Chronischer Kopfschmerz vom Spannungstyp; **Episod. SpK:** Episodischer Kopfschmerz vom Spannungstyp; **Somat. KS:** Somatischer Kopfschmerz; **Sonstige KS:** Sonstige Kopfschmerzen.

Bis zu diesem Zeitpunkt wurde nur in einer Arbeit von v. Korff et al. (1992) der Schmerzausprägungsgrad bei Kopfschmerzpatienten mittels einer Schmerzschweregrad-Evaluierung erfasst. Sie untersuchten prospektiv Kreuzschmerz-, Kopfschmerz- und Myoathropathiepatienten mit ihrem Schmerzgraduierungssystem (*Abb. 4*). Dabei wird die Wichtigkeit der Schmerz-Graduierung für die Vergleichbarkeit der Studien widergespiegelt. Grad I bedeutet geringe Behinderung, operationalisiert als „niedrige Schmerzintensität"; Grad II spiegelt ebenfalls eine geringe Behinderungsangabe der Patienten, aber hohe Schmerzintensität wieder. Grad III misst eine starke Behinderung durch die Erfassung einer mäßigstarken Einschränkung im Alltagsleben. Grad IV zeigt eine starke Behinderung an, die – unabhängig von der Schmerzintensität – einer äußerst starken Einschränkung gleichkommt.

Die großen Unterschiede in den SF-36 Mittelwerten, wie sie von den verschiedenen Autoren berichtet werden (Essink-Bot et al. 1997, Bullinger und Kirchberger 1998, Osterhaus et al. 1994) weisen darauf hin, dass eine Schmerzausprägung-Bestimmung auch für die Migräniker dringlich erforderlich ist. Nur dann können Outcome-Studien miteinander verglichen werden.

Die Bedeutung der *medizinischen, psychologischen* und *psychosozialen Komorbidität* sind in der Regel innerhalb der Lebensqualitätsforschung bei Schmerzpatienten nicht einbezogen worden,

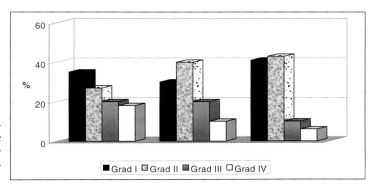

Abb. 4: Kreuzschmerz, Kopfschmerz und Myoarthropathie differenziert nach der Schmerzgraduierung von v. Korff et al. (1992)

obwohl die Einflüsse dieser Begleiterkrankungen analysierbar und in umfangreichen Lebensqualitätsstudien bei Nicht-Schmerzpatienten untersucht worden sind. Erwähnenswert ist ebenso die Notwendigkeit der Beschreibung der derzeitigen *medikamentösen* und *anderen Therapien*, sowie der *Medikamentenabusus* (nicht selten bei Kopfschmerzleidenden) in den Publikationen zur Lebensqualität von der Kopfschmerzpatienten.

Eine sorgfältige Erfassung aller erwähnter Kriterien erscheint innerhalb der Lebensqualitätsforschung von Schmerzpatienten ratsam. Somit wird eine patientengerechte Lebensqualitätsforschung in der Zukunft möglich sein.

Literatur

ADELMAN JU, SHARFMAN M, JOHNSON R, MILLER D, CLEMENTS B, PAIT DG, GUTTERMAN D, BATENHORST A: Impact of oral sumatriptan on workplace productivity, health-related QoL, healthcare use and patients satisfaction with medication in nurses with migraine. Am J Man Care 2 (1996) 1407-1416

BEALL D, COHEN J, MILLER D, BECK A, PAIT G, CLEMENTS B: An interim analysis of the use of subcutaneous sumatriptan in a managed care setting: effects on health-related quality of life, impact on health care resource use, and clinical efficacy [abstract]. Pharmacotherapy 3 (1995) 385

BERGNER M, BOBBIT RA, CARTER WB, GILSON BS: The Sickness Impact Profile: Development and final revision of a health status measure. Medical Care 19 (1981 787-806

BULLINGER M, HEINISCH M, LUDWIG M, GEIER S: Skalen zur Erfassung des Wohlbefindens: Psychometrische Analysen zum Profile of Mood States (POMS) und zum Psychological General Well-Being Index (PGWB). Zeitschrift für Differentielle und Diagnostische Psychologie 11 (1990) 53-61

BULLINGER M, BRÜGGENJÜRGEN B: Quality of life assessment among migraineurs under current treatment and after three months treatment with sumatriptan. Poster presented at the European Federation of Neurological Societies, Berlin (1993)

BULLINGER M, KIRCHBERGER I: SF-36 Fragebogen zum Gesundheitszustand. Hogrefe, Göttingen (1998)

CHIBNALL JT, TAIT RC: The Quality of Life Scale: a preliminary study with chronic pain patients. Psychology and Health 4 (1990) 283-292

DAHLÖF C: Flumarizine versus longacting propranolol in the prophylactic treatment of migraine: A double blind parallel group study. In: ROSE FC (ed.): New advances in headache research. Smith-Gordon, London (1989) 281-289

DAHLÖF C, BJORKMAN R: Diclofenac-K (50 and 100 mg) and placebo in the acute treatment of migraine. Cephalalgia 13 (1993) 117-123

DAHLÖF C, DIMENÄS E, OLOFSSON B: Documentation of an instrument for assessment of subjective CNS-related symptoms during cardiovascular pharmacotherapy. Cardiovasc Drug Ther 3 (1989) 919-927

DAHLÖF C: Health-related quality of life under six months' treatment of migraine-an open clinc-based longitudinal study. Cephalalgia 15 (1995) 414-422

DUPUY HJ: The Psychological General Well-Being Index. In: WENGER NK et al. (eds.): Assessment of quality of life in clinical trials ofcardiovascular therapies. Le Jacq Publishers, New York (1978) 170-183

ESSINK-BOT ML, KRABBE PF, BONSEL GJ, AARONSON NK: An empirical comparison of four generic health status measures. The Nottingham Health Profile, the Medical Outcomes Study 36-item Short Form Health Survey, the COOP/WONCA charts, and the EuroQol instrument. Medical Care 35(5) (1997) 522-537

GERBERSHAGEN HU: Organisierte Schmerzbehandlung: Eine Standortbestimmung. Internist 27 (1986) 459-469

GERBERSHAGEN HU: Quality of Life Research in Pain patients. In: GUGGENMOOES-HOLZMANN I, BLOOMFIELD K, BRENENR H, FLICK U (eds.): Quality of Life and Health. Vol 1, Blackwell, Berlin (1995) 107-124

GERBERSHAGEN HU: Das Mainzer Stadienkonzept des Schmerzes: Eine Standortbestimmung. In: KLINGLER D, MORAWETZ R, THODEN U, ZIMMERMANN M (Hrsg.): Antidepressiva als Analgetika, Wien, Aarachne (1996) 71-95

GUYATT GH, JAESCHKE RZ, COOK DJ: Applying the findings of clinical trials to individual patients. ACP J Club 122(2) (1995) A 12-3

HARDT J: Chronifizierung und Bewältigung bei Schmerzen. Pabst, Lengerich (1996)

HARTMAIER SL, SANTANELLO NC, SILBERSTEIN SD: Development of a brief 24-hour migraine -specific quality of life questionnaire. Headache 35 (1995) 320-329

HUNT SM, MCEWEEN J, MCKENNA SP: The Nottingham Heath Profile: Subjective health status and medical consultations. Social Science and Medicine 15a (1981) 221-229

Jacobson GP, Ramadan NM, Aggarwal SK, Newman CW: The Henry Ford Hospital Headache Disability Inventory (HDI) Neurology 44 (1994) 837-842

Jenkinson C: Health status and mood state in a migraine sample. Int J Soc Psychiatry 36 (1) (1990) 42-48

Jhingran P, Cady RK, Rubino J, Miller D, Grice RB, Gutterman DL: Improvements in health-related quality of life with sumatriptan treatment for Migraine. J Fam Pract 42 (1996) 36-42

Jhingran P, Osterhaus JT, Miller DW, Lee JT, Kirchdoerfer L: Development and validation of the Migraine-Specific Quality of Life Questionnaire. Headache 38 (1997) 295-302

Klimpe S: Lebensqualitätsdimensionen als Outcome-Parameter bei Kopfschmerzpatienten. Dissertation, Mainz (1999)

Kohlmann T, Bullinger M, Kirchberger-Blumstein I: Die Deutsche Version des Nottingham Health Profile (NHP): Übersetzungsmethodik und psychometrische Validierung. Soz Präventivmed 42 (1997) 175-185

Korff von M, Ormel J, Keefe FJ, Dworkin SF: Grading the severity of chronic pain. Pain 50 (1992) 133-149

Langeveld JH, Koot HM, Passchier J: Headache intensity and Quality of Life in adolescents. How are changes in headache intensity in adolescents related to changes in experienced Quality of Life? Headache 37 (1996) 37-42

Miller DW, Kirchdoerfer LJ, Shepherd MD et al.: A disease-specific instrument to measure quality of life effects attributable to migraine. Poster presentation at the Health Services Research Association, 10th annual Meeting, Washington, DC, June (1993) 27-29

Mushet GR, Miller D, Clements B, Pait G, Gutterman DL: Impact of sumatriptan on workplace productivity nonwork activities, and Health-Related Quality of Life among hospital employees with migraine. Headache 36 (1996) 147-153

Osterhaus JT, Miller DW: The burden of migraine [abstract]. Headache 33 (1993) 279

Osterhaus JT, Townsend RJ, Gandek B, Ware JE: Measuring the functional status and well-being of patients with migraine headache. Headache 34 (1994) 337-343

Pollard CA: Preliminary validity study of Pain Disability Index. Perceptual and Motor Skills 59 (1984) 974

Rose G: The Strategy of Preventive Medicine. University Press, Oxford (1994)

Santanello NC, Hartmaier SL, Epstein RS, Silberstein SD: Validation of a New Quality of Life Questionnaire for Acute Migraine Headache. Headache 35 (1995) 330-337

Santanello NC, Polis AB, Hartmaier SL, Kramer MS, Block GA, Silberstein SD: Improvement in migraine-specific quality of life in a clinical trial of rizatriptan. Cephalalgia 17 (1997) 867-872

Schmitt N, Gerbershagen HU: The Mainz Pain Staging System (MPSS) for chronic pain. Pain, Suppl 5 (1990) 484

Schoenen J, Sawyer J: Zolmitriptan (Zomig™, 311C90), a novel dual central and peripheral 5HT1B/1D agonist: an overview of efficacy. Cephalalgia Suppl 18 (1997) 28-40

Skobieranda F.G, Solomon GD, Gragg LA: Quality of life changes in headache patients following six months of outpatient treatment: Use of the Medical Outcomes Study Instrument [abstract]. Headache 33 (1993) 283

Solomon GD, Kunkel RS: Long-term use of flurbiprofen in migraine prophylaxis [abstract]. Headache 32 (1992) 269-270

Solomon GD, Litaker DG, Genzen JR: Use of the SF-36 to predict response to sumatriptan in migraine patients. Drug Inf J 30 (1996)

Solomon GD, Nielson K, Miller D: The effects of sumatriptan on migraine: Health related quality of life. Med Interface 8 (1995) 134-141

Solomon GD, Skobieranda FG, Gragg LA: Quality of life and well-being of headache patients: Measurement by the medical outcomes study instrument. Headache 33 (1993) 351-358

Stewart AL, Greefield S, Hays RD: Functional status and well-being of patients with chronic conditions. Results from the medical outcomes study. JAMA 262 (1989) 907-913

Wagner TH, Patrick DL, Galer BS, Berzon RA: A new instrument to assess the long-term quality of life effects from migraine: development and psychometric testing of the MSQoL. Headache 36(8) (1996) 484-492

Ware JE, Sherbourne CD: The MOS 36-Item short form health survey (SF-36). Medical Care 6 (1992) 473-483

Wells KB, Stewart A, Hays RD, Burnam MA, Rogers W, Daniels M, Berry S, Grenfield S, Ware J: The functioning and well-being of depressed patients. Results from the Medical Outcomes Study. JAMA 262 (1989) 914-919

World Health Organization: International classification of impairments, disabilities and handicaps: a manual of classification relating to the consequences of disease. World Health Organization, Geneva (1980) 25-43

WURMTHALER C: Chronifizierungsstadien bei Kopfschmerzpatienten. Pabst, Lengerich (1998)

WURMTHALER, C, GERBERSHAGEN HU, DIETZ G, KORB J, NILGES P, SCHILLIG S: Chronifizierung und psychologische Merkmale – die Beziehung zwischen Chronifizierungsstadien bei Schmerz und psychischem Befinden, Behinderung und familiären Merkmalen. Z Gesundheitspsych 4 (1996) 113-136

III – 9
Epilepsie

SABINE HEEL und NICOLE V. STEINBÜCHEL, München

Lebensqualität in der Epileptologie: Forschungsentwicklung

Wenngleich sich der Begriff der Lebensqualität (LQ) in der Epilepsieforschung erst seit etwa zehn Jahren durchzusetzen beginnt (CHADWICK 1990), war die Beurteilung der Lebensqualität von PatientInnen implizit seit langem ein Anliegen der PatientInnen selbst, von ÄrztInnen, ForscherInnen und Angehörigen.

Bei einem Großteil der PatientInnen kann die Anfallsfrequenz durch antiepileptische Medikation gut kontrolliert werden. Implizit bleibt aber trotz oder gerade wegen der Dauermedikation die Drohung aufrecht, mit einer chronischen Krankheit leben zu müssen. Darüber hinaus müssen Nebenwirkungen der Dauermedikation in Kauf genommen und nach Möglichkeit in den Alltag integriert werden. Die Weiterentwicklung effektiver antiepileptischer Medikation mit minimalen negativen Nebenwirkungen stellt deshalb eine wesentliche Möglichkeit der positiven Beeinflussung der LQ von PatientInnen mit Epilepsie dar. So wird in den USA von der Food and Drug Administration (FDA) die Einbeziehung der Erhebung von LQ in die Beurteilung von Therapiewirkungen mittlerweile als Zielkriterium empfohlen. Außerdem ist schon länger bekannt, dass Epilepsie mit zahlreichen Beeinträchtigungen des psychischen und sozialen Bereichs einhergeht, die möglicherweise die PatientInnen mehr behindern als die Anfälle selbst. Dennoch fand die Messung der gesundheitsbezogenen Lebensqualität über die ausschließliche Berücksichtigung von somatischen Faktoren (z.B. Kontrolle der Plasmakonzentration oder der Anfallshäufigkeit) hinaus erst seit kurzem Beachtung im Bereich der Epilepsie-Forschung. Einige frühere Untersuchungen thematisieren einzelne Aspekte der LQ von PatientInnen, wie zum Beispiel körperliche Beschwerden, Persönlichkeit, psychosoziale Anpassung und Einschränkungen neuropsychologischer Funktionen. Psychosoziale Indikatoren wie empfundene Stigmatisierung, Hilflosigkeit, Einschränkung des Selbstwertgefühls und der Lebenszufriedenheit sind eng mit der erlebten Beeinträchtigung durch die Anfälle verbunden.

SCHNEIDER & CONRAD (1981) berichten, dass das Erleben der Erkrankung für AnfallspatientInnen nicht eine einfache Funktion der Anfallshäufigkeit und -schwere ist, sondern insbesondere von der individuellen Strategie der Krankheitsverarbeitung abhängt. Die Qualität und Verfügbarkeit medizinischer und psychosozialer Versorgung und ein adäquater oder optimaler Versicherungsstatus sind für PatientInnen mit Epilepsie weitere wichtige Faktoren. Diese – aber auch der Aspekt der Unabhängigkeit – können die Lebensbedingungen und LQ chronisch Kranker beeinflussen.

In der Erforschung der gesundheitsbezogenen LQ in der Epilepsie können drei Phasen beschrieben werden (HERMANN 1995), die mit der generellen Entwicklung der Lebensqualitätsforschung übereinstimmen: Die erste war phänomenologisch orientiert und untersuchte klinische Auswirkungen der Epilepsie auf kognitive Funktionen und Intelligenz. Darüber hinaus galt das Interesse der Forschung der Psychopathologie von PatientInnen mit Epilepsie, der Beschreibung emotionaler und verhaltensbezogener Auffälligkeiten. In der zweiten Phase kristallisierte sich der Bedarf nach epilepsiespezifischen Messinstrumenten heraus. Zum einen wurden Inventare zur Selbstbeurteilung psychosozialer Aspekte entwickelt, die man mit Epilepsie assoziiert dachte. Beispiele für solche Skalen sind das „Washington Psychosocial Seizure Inventory" (WPSI, DODRILL et al. 1980) oder das „Social Effects Profile" (CHAPLIN et al. 1990). Zum anderen wurden Skalen entwickelt, die sich auf spezifischere Probleme wie etwa die Angst vor Anfällen (GOLDSTEIN et al. 1990, MITTAN et al. 1982, MITTAN 1986) oder den Grad der wahrgenommenen Stigmatisierung (RYAN et al. 1980) bezogen. In der dritten Phase, die noch andauert, begann die eigentliche Lebensqualitätsforschung in der Epilepsie. Das Konzept der Lebensqualität wurde als Terminus eingeführt, Modelle über die Lebensqualität wurden ausgearbeitet (HERMANN 1993, BAKER et al. 1993) und bildeten die Basis für die Entwicklung von Skalen, die entweder explizit Lebensqualität im Epilepsiebereich erfassen oder zumindest ein breites Spektrum psychosozialer Aspekte, die sich durch eine Erkrankung ergeben (COLLINGS 1990).

Definition von Lebensqualität in der Epilepsie

Eine Definition der „epilepsiespezifischen Lebensqualität" (ELQ) legt u. a. folgende drei Fragen nahe:
1. Über welche Dimensionen soll das Konzept operationalisiert werden?
2. Welche Instrumente sind am besten zur Erfassung der ELQ geeignet?
und
3. Wer sollte die ELQ beurteilen?

Die Ansicht, dass es sich bei der ELQ um ein multidimensionales Konzept handelt, wird von empirischen Untersuchungen gestützt, die spezielle Sorgen, Handicaps und Einschränkungen der Betroffenen aufzeigen (CHAPLIN et al. 1990, 1992, GILLIAM et al. 1997). Um ein umfassendes Instrument zur Beurteilung aller bedeutsamen Aspekte der Epilepsie zu entwickeln, erscheint es notwendig, sowohl die ELQ so umfassend wie möglich zu definieren, als auch die wichtigsten Bereiche empirisch zu bestimmen (VON STEINBÜCHEL 1995). HERMANN (1992) gibt einen Überblick über die Lebensbereiche, die für die Einschätzung der ELQ bedeutend sind. Dazu zählen Funktionsfähigkeit (Selbstversorgung, Mobilität, körperliche Tätigkeit), Rollentätigkeiten (Arbeit, Haushaltsführung), soziale Funktionsfähigkeit (persönliche Interaktionen, Intimität, gemeinschaftliche Interaktionen) und emotionaler Zustand (Angst, Stress, Depression, Kontrollüberzeugungen, seelisches Wohlbefinden), sowie Kognition, Schlaf und Ruhe, Energie und Vitalität, Gesundheitswahrnehmungen und die allgemeine Lebenszufriedenheit. Die Liverpool Initiative (BAKER et al. 1993) schlägt einen ähnlichen Ansatz vor: ELQ sollte anhand von körperlichen (Alltagsfunktionen), sozialen (Arbeit, Finanzen, Beziehungen), kognitiven und emotionalen (zusammengefasst zu psychologischen) Aspekten beurteilt werden. In der Lebensqualitätsforschung wird davon ausgegangen, dass PatientInnen bezüglich ihrer LQ selbst die besten ExpertInnen sind. Wenn notwendig, können Berichte von Außenstehenden (HERMANN 1993) oder die Erfassung der mentalen Funktionsfähigkeit durch neuropsychologische Tests (VON STEINBÜCHEL 1995) allerdings wichtige zusätzliche Informationen liefern.

In dieser Phase werden auch erste Versuche unternommen, die Erfassung von Lebensqualität anhand von Selbstbeurteilungsinstrumenten mit der Ermittlung der mentalen Funktionsfähigkeit per Selbstbeurteilung und neuropsychologischen Instrumenten konzeptionell und empirisch zu verbinden (z.B. v. STEINBÜCHEL 1995). Insbesondere bei PatientInnen mit Störungen des zentralen Nervensystems erscheint eine solche Kombination notwendig, da Störungen der mentalen Funktionsfähigkeit aufgrund von Medikation und/oder Epilepsie (wie z.B. Gedächtnisstörungen oder Verlangsamungen) sowohl die Lebensqualität von Patienten einschränken können, wie auch der Umkehrschluss denkbar ist. Das oben angesprochene komplexe Messkonzept ermöglicht eine Bearbeitung der Interaktionen dieser Faktoren. Hieraus kann eine bessere Diagnostik, Therapie und Versorgung der PatientInnen resultieren.

Ansätze zur Messung der ELQ

Bei den methodischen Ansätzen zur Beurteilung der LQ von PatientInnen mit Epilepsie lassen sich quantitative Ansätze (globale, krankheitsübergreifende und krankheitsspezifische sowie Kosten-Nutzen-Maße) und qualitative Ansätze unterscheiden. Auf letztere kann in diesem Beitrag nicht weiter eingegangen werden.

Nach KIRSHNER et al. (1985) lässt sich der quantitative Ansatz in drei verschiedene Arten von Instrumenten unterteilen, die sich jeweils durch ihre Anwendungsgebiete unterscheiden: diskriminative, evaluative und prädiktive Instrumente. Während diskriminative Instrumente dafür konzipiert wurden, möglichst gut zwischen Einzelpersonen hinsichtlich eines Kriteriums zu trennen, zielen evaluative Instrumente darauf ab, therapiebedingte, intraindividuelle Veränderungen sensitiv abzubilden. Prädiktive Instrumente versuchen auf der Basis einer Ausgangsmessung Befunde zu einem späteren Zeitpunkt vorherzusagen.

Psychometrische Kriterien zur Beurteilung von ELQ Skalen

In der quantitativen Forschung sollten Beurteilungsinstrumente gewisse psychometrische Kriterien erfüllen. So müssen ELQ-Instrumente reliabel, valide und responsiv sein. Sie sollten umfassend, aber nicht zu lang, leicht zu handhaben und problemlos auszufüllen sein. Zur Bewertung der in diesem Beitrag vorgestellten Fragebögen wurden folgende Kriterien herangezogen:

- Reliabilität:
  Reproduzierbarkeit: Maß für Messstabilität;
  Kriterium: Pearson-Korrelationskoeffizient oder Intraklassen-Koeffizient > 0.70
  Interne Konsistenz: Grad der Kohärenz zwischen Items;
  Kriterium: Cronbach`s α > 0.80

- Validität:
  Inhaltsvalidität: Maß für den Grad der Genauigkeit, mit dem die Skala die Erfahrungen der ExpertInnen, PatientInnen als auch das zugrundeliegende ELQ-Modell wiedergibt;
  Kriterium: Items wurden aus einem möglichst umfassenden – die Erfahrungen und Anliegen der PatientInnen, als auch ExpertInnenwissen einschließenden – Itempool generiert

  Konstruktvalidität: Grad der Übereinstimmung zwischen dem zugrundeliegenden Konstrukt und den empirischen Daten (die die Operationalisierung des Konstruktes widerspiegeln);
  Kriterium: ermittelte kon- und divergente Validität zur Untersuchung der konzeptionellen Grenzen des zugrundeliegenden ELQ-Modells: z.B. Multitrait-Multimethod-Ansatz (CAMPBELL et al. 1959), Gruppenvergleiche (Vergleich der mittleren Skalenwerte bei verschiedenen Gruppen) oder Faktorenanalyse zum Nachweis der angenommenen Dimensionalität der Skala

- Boden- und Deckeneffekte:
  Art der Verteilung der Meßwerte über den Skalenbereich als notwendige Bedingung für hohe Responsivität;
  Kriterium: Effekte $\leq$ 10 %

- Responsivität:
  Grad der Empfindlichkeit der Skala für Veränderungen durch eine Intervention;
  Kriterium: Größe des Effekts > 0.2

Außerdem werden Zeitfenster der Skalen (Zeiträume, auf die sich die Beantwortung der Items beziehst) und der Zeitaufwand (als Maß für die Durchführbarkeit) angeführt. Von besonderem Interesse erscheint der Aspekt der klinischen Relevanz, der eine statistisch bedeutsame Änderung der Werte mit der persönlichen Wahrnehmung einer tatsächlichen Veränderung in der ELQ in Beziehung setzt. Leider findet dieses Kriterium bisher nur selten Beachtung.

Ermittlung von ELQ-Instrumenten

Zur Ermittlung von relevanten ELQ-Instrumenten, die in deskriptiven, klinischen und Evaluationsstudien eingesetzt wurden, wurden 1999 mehrere Suchdurchgänge in den „Medline"- und „Psychlit"- Archiven durchgeführt, die bis 1966 zurückgingen und die Schlüsselwörter „Quality of Life", „Life Quality" und „Social Adjustment" im Zusammenhang mit „Epilepsy" verwendeten. Die endgültige Literatursuche ergab 438 Quellen. Die erste Studie, die sich mit der Beurteilung der ELQ beschäftigt, geht auf das Jahr 1979 zurück (National Institutes for Health 1979). Nach einer ersten Auswertung wurden 183 Stellen, in denen ELQ als Schlüsselwort auftritt, für die weitere Analyse verwendet. Von diesen befassten sich 37% mit konzeptuellen und theoretischen Fragen (z.B. LQ und deren Definition, Behandlung mit Antiepileptika, operative Eingriffe, Kosten-Nutzen-Messung, Darstellung von Skalen), 12% waren psychometrische und evaluative Studien, und 51% waren empirische Untersuchungen. Davon wiederum befassten sich 18% mit Kindern, 6% mit Kosten-Nutzen-Fragen, 4% waren Studien mit krankheitsübergreifenden Instrumenten, 35% Studien mit Instrumenten ohne veröffentlichte psychometrische Kriterien, und 37% waren Studien, die in unterschiedlichen Zusammenhängen Epilepsie-spezifische, validierte Skalen verwendeten. Die meisten der genannten waren deskriptive oder epidemiologische Studien. Nur sechs kontrollierte und vier randomisierte klinische Studien verwendeten psychosoziale oder ELQ Variablen als Outcome-Kriterium.

Für diesen Artikel wurden lediglich Epilepsie-spezifische Skalen ausgewählt, die explizit LQ erfassen (d. h. mehr als drei LQ-Dimensionen), die in mindestens einer psychometrischen Studie validiert und in mindestens einer empirischen Untersuchung verwendet wurden. Hierzu siehe auch KLINE LEIDY et al. (1998). Diesem Kriterium entsprachen vier Fragebögen: das „ESI-55" (VICKREY et al. 1992), das „QOLIE"-Projekt (DEVINSKY et al. 1995), die „Liverpool Batterie" (BAKER et al. 1993) und der „Epilepsy Foundation of America Concerns Index" (EFA; VIIKINSALO et al. 1997). Psychosoziale Ansätze wie das „Washington Psychosocial Seizure Inventory" (WPSI; DODRILL et al. 1980) und das „Social Effects Profile" (CHAPLIN et al. 1990) wurden ausgeschlossen, da das Konzept der ELQ den psychosozialen Bereich überschreitet. Die jüngst entwickelte „Subjective Handicap in Epilepsy Scale" (SHE; O'DONOGHUE et al. 1998) erscheint als vielversprechende Skala, die aber nicht explizit ELQ erhebt, sondern auf der Handicap-Konzeption der WHO-Definition von 1980 (ICIDH; WHO 1980) basiert. Bei der Vorstellung der verschiedenen Instrumente werden wir sowohl auf deren psychometrische Eigenschaften als auch auf deren Einsatz als diskriminative, evaluative oder prädiktive Instrumente eingehen.

Im deutschsprachigen Raum liegen bisher keine Publikationen zu krankheitsspezifischen Instrumenten zur ELQ vor. Das „Washington Psychosocial Seizure Inventory" liegt seit einigen Jahren in übersetzter Form vor und ist zur Erhebung psychosozialer Aspekte von EQL im Einsatz. Als krankheitsübergreifendes Instrument wurde z.B. die MLDL für PatientInnen mit Epilepsie validiert (VON STEINBÜCHEL et al. 1994, VON STEINBÜCHEL 1995).

Quantitative krankheitsspezifische Ansätze

I. Skalen

Das Epilepsy Surgery Inventory („ESI-55")

Das „ESI-55" wurde vor allem entwickelt, um die Effektivität epilepsie-chirurgischer Eingriffe zu evaluieren und deren Auswirkungen auf die Lebensqualität von PatientInnen mit Epilepsie zu beurteilen (VICKREY et al. 1992). Zum SF-36 (WARE et al. 1992) als Kernstück fügten Vickrey und Mitarbeiter 19 Items, darunter 12 Epilepsie-spezifische hinzu, die Rolleneinschränkungen durch Gedächtnisprobleme, die kognitive Funktionsfähigkeit und Epilepsie-spezifische Symptome erfassen (*Tab. 1*). Die übrigen sieben Items beziehen sich auf Wahrnehmungen der Gesundheit und Rolleneinschränkungen; zwei Items erfassen die LQ insgesamt. Das diesem Inventar zugrundeliegende Modell der LQ umfasst drei Dimensionen (körperlich, mental, sozial) sowie den allgemeinen Gesundheitszustand. Überwiegend wurde zur Beantwortung der Fragen ein Zeitfenster von vier Wochen gewählt. Die Frage nach gesundheitlichen Veränderungen bezieht sich auf ein Jahr. Die Ausfüllzeit des „ESI-55" beträgt etwa 15 Minuten.

Beurteilung

Das „ESI-55" zeigt eine akzeptable interne Konsistenz (Cronbach's α zwischen 0.68 und 0.88), Werte zur Test-Retest-Reliabilität wurden bisher nicht veröffentlicht. Das Kernstück des „ESI-55" bilden die vom SF-36 übernommenen Items. Die restlichen Fragen generierten sich aus einer Durchsicht der Literatur und ExpertInnenwissen; im nachhinein wurde die Skala von neun ExpertInnen und acht PatientInnen auf ihre Umfassendheit hin überprüft. Bei einer von zwei unabhängi-

Tabelle 1: Anwendungsorientierte Details des ESI-55 und QOLIE-89

EQL-Instrument	Verwendungszweck	Fragenanzahl und Fragengenerierung	Auswertung
ESI-55 VICKREY et al. 1992	Outcome-Instrument für PartientInnen, die epilepsiechirurgisch behandelt werden	54 Fragen in 11 Subskalen, eine Frage zur allgemeinen Veränderung des Gesundheitszustandes und eine Frage zur übergreifenden Veränderung des Gesundheitszustandes Kerninstrument: SF-36 Zusätzliche Fragen wurden von anderen Skalen übernommen bzw. durch ExpertInnenwissen generiert	Einzelne Subskalen bestehen aus Fragen mit verschiedenstufigen Likertformaten Jede Subskala kann auf eine 0-100 Punkte-Skala transformiert werden, ein Gesamtwert und drei Einzelwerte, die auf der Faktorenstruktur basieren, können durch Gewichtung und Summation der Subskalenwerte errechnet werden; höhere Werte indizieren höhere Funktionsfähigkeit
QOLIE-89 DEVINSKY et al. 1995	umfassende Skala für klinische Studien; zur Medikamentenevaluation, um das Outcome bestimmter Behandlungsmethoden zu erfassen und zur Evaluation gesundheitsökonomischen Nutzens	86 Fragen in 17 Skalen und 3 einzelne Fragen Kerninstrument: SF-36 Zusätzliche Fragen wurden durch Literatursuche, ExpertInnenwissen und Interviews mit 30 PatientInnen gewonnen	Ja/Nein-Format bzw. 3-,4-,5- und 6-stufige Likertformate; Jede Subskala kann auf eine 0-100 Punkte-Skala transformiert werden, ein Gesamtwert und vier Einzelwerte, die auf der Faktorenstruktur basieren, können durch Gewichtung und Summation der Subskalenwerte errechnet werden; höhere Werte indizieren höhere Funktionsfähigkeit

Tabelle 1: Anwendungsorientierte Details des ESI-55 und QOLIE-89 (*Fortsetzung*)

EQL-Instrument	Subskalen gemäß der Faktorenstruktur	Fragen-anzahl	Cronbach's α	Test-Retest Reliabilität
ESI-55 VICKREY et al. 1992	allgemein			keine Angaben
	Gesundheitswahrnehmung	9	0.85	
	Energie/Vitalität	4	0.85	
	übergreifende QoL	2	0.76	
	soziale Funktionsfähigkeit	2	0.68	
	mental			
	Wohlbefinden	5	0.82	
	Kognitionen	5	0.83	
	Rolleneinschränkungen: emotional	5	0.86	
	Rolleneinschränkung durch Gedächtnisprobleme	5	0.81	
	physisch			
	Rolleneinschränkungen: physisch	5	0.85	
	körperliche Funktionsfähigkeit	10	0.88	
	Schmerz	2	0.80	
QOLIE-89 DEVINSKY et al. 1995	Epilepsie-spezifisch			
	Anfallsängste	5	0.79	0.84
	Nebenwirkungen	3	0.78	0.64
	Entmutigung	2	0.82	0.73
	Arbeit/Autofahren/soziale Funktionsfähigkeit	11	0.86	0.86
	kognitiv			
	Sprache	5	0.88	0.72
	Aufmerksamkeit/Konzentration	9	0.92	0.86
	Gedächtnis	6	0.88	0.82
	mentale Gesundheit			
	übergreifende QoL	2	0.79	0.84
	Wohlbefinden	5	0.83	0.77
	Rolleneinschränkungen	5	0.81	0.67
	soziale Isolation	2	0.88	0.73
	soziale Unterstützung	4	0.84	0.78
	Energie/Müdigkeit	4	0.84	0.75
	physische Gesundheit			
	Gesundheitswahrnehmung	6	0.78	0.84
	Physische Funktionsfähigkeit	10	0.89	0.75
	Rolleneinschränkungen: physisch	5	0.81	0.58
	Schmerz	2	0.87	0.69
	Summenwert	86	0.97	0.88

Einzelne Fragen: Veränderungen des Gesundheitszustandes, sexuelle Funktionsfähigkeit und übergreifender Gesundheitszustand

gen Ratern durchgeführten Zuordnung der Fragen zu der angenommenen Subskalenstruktur des Fragebogens, die gemäß des zugrundeliegenden LQ-Modells gedacht wurde, fanden sich hohe Übereinstimmungen mit der ursprünglichen Zuordnung. Bei der Schätzung des gewichteten Beitrages der Items zum Gesamtsummenwert allerdings ergab sich eine deutliche Überbetonung (76%) von Fragen aus dem psychischen Bereich (LANGFITT 1995), was im Widerspruch zum Modell steht und die Inhaltsvalidität einschränkt. Die Konstruktvalidität wurde durch Gruppenvergleiche, eine konfirmatorische Faktorenanalyse und Korrelationen zu einem Stimmungsprofil bestimmt. Alle elf Skalen bildeten signifikante Gruppenunterschiede zwischen drei PatientInnengruppen (die nach der Anfallsfrequenz eingeteilt worden waren) ab, die Skalen „Gesundheitswahrnehmung" und „Energie/Müdigkeit" erwiesen sich als besonders diskriminativ. Diese Ergebnisse konnten in mehreren Studien reproduziert werden (LANGFITT 1995,

McLachlan et al. 1997, O`Donoghue et al. 1998, Rose et al. 1996, Vickrey et al. 1995), in denen sich vor allem die Skala „Gesundheitswahrnehmung" als sensitiv für Gruppenunterschiede gemäß Behandlung, Anfallstyp und Anfallshäufigkeit erwies. Die Faktorenanalyse ergab eine dreifaktorielle Skalenstruktur. Die Bestimmung der kon- und divergenten Validität durch Korrelationen trug nichts zum Wissen über die konzeptuelle Abgrenzung/Übereinstimmung der Skalen mit anderen Instrumenten bei. In Bezug auf evaluative Aspekte erfüllten die Skalen „emotionales Wohlbefinden", „kognitive Funktionsfähigkeit", „Gesundheitswahrnehmung", „Energie/Müdigkeit" und „LQ insgesamt" das 10% Kriterium für Boden- und Deckeneffekte (Langfitt 1995; Vickrey et al. 1992). Bei der Prüfung der Responsivität des „ESI-55" (Wiebe et al. 1997) erwiesen sich die Skalen „Gesundheitswahrnehmung", „Energie/Müdigkeit" und „emotionales Wohlbefinden" als hoch sensitiv zur Erfassung von Behandlungseffekten (Medikation vs. chirurgische Intervention), also vor allem Skalen, die die Responsivität des SF-36 stützen. Ob es sich bei diesen abbildbaren Unterschieden auch tatsächlich um klinisch relevante handelt, wird aber noch zu zeigen sein. Zusammenfassend erscheint das „ESI-55" als etabliertes und sensitives Inventar zur Erfassung der LQ mit Einschränkungen der Inhaltsvalidität. Es wurde in mehreren Quer- und Längsschnittstudien eingesetzt und befindet sich weiterhin im Evaluationsprozess. Das „ESI-55" kann als responsiv bezeichnet werden und ist daher für den Einsatz in kontrollierten klinischen Studien geeignet.

Die „Quality-of-Life-in-Epilepsy"- Skalen 89, 31 und 10:

In Erweiterung des „ESI-55" wurde die Quality-of-Life-in-Epilepsy-Skala „QOLIE-89" (Devinsky et al. 1995) als evaluatives Maß entwickelt, um die LQ von PatientInnen mit Epilepsie mit kontrollierten Anfällen sowie niedriger bis mittlerer Anfallsfrequenz zu erfassen. Der Entwicklung der Skala wurde die Gesundheitsdefinition der Weltgesundheitsorganisation (WHO 1948) zugrundegelegt. Auch hier wurde der 36-Item Health Survey als Kern gewählt und um 48 Epilepsie-spezifische Items sowie neun krankheitsübergreifende Items und sechs Fragen zu Einstellungen zur Epilepsie und Selbstachtung erweitert. Nach einer ersten Feldtestung wurden eine visuelle Analogskala (VAS) zur Erfassung des allgemeinen Gesundheitszustandes sowie eine weitere VAS zur Ermittlung der Zufriedenheit mit der sexuellen Funktionsfähigkeit hinzugefügt. Die endgültige Version der „QOLIE-89" enthält 86 Items in 17 Skalen sowie drei einzelne Items (*Tab. 1*). Die Ausfüllzeit beträgt etwa 30 Minuten.

Beurteilung

Die „QOLIE-89" zeigt eine akzeptable interne Konsistenz (Cronbach`s α bei 13 Subskalen über 0.8) und hohe Test-Retest-Reliabilitätskoeffizienten (nur bei vier Subskalen – Medikationseffekte, Rolleneinschränkung aufgrund von emotionalen und physischen Problemen, Schmerz – lag der Koeffizient unter 0.7). Die Inhaltsvalidität wurde durch den Item-Generierungsprozess unterstützt, in den Erfahrungen von sechs ExpertInnen des Gesundheitswesen, empirische Literatur und 30 PatientInneninterviews eingingen. Darüber hinaus zeigte eine neuere Studie von Gilliam et al. (1997), dass die „QOLIE-89" die Grundbedürfnisse und -probleme von PatientInnen zwar erfasst, aber zumindest ein bedeutender Aspekt, der der Unabhängigkeit, nicht erhoben wird. Zur Etablierung der Kriteriumsvalidität wurde die „QOLIE-89" mit neuropsychologischen Tests (Perrine 1993), dem Stimmungsprofil POMS (Mc Nair et al. 1992), zwei Nebenwirkungsskalen (Modifikationen der VA Neurotoxicity Rating Scale und der VA Systemic Toxicity Rating Scale; Cramer et al. 1983) und Berichten von Angehörigen (Devinsky et al. 1995, Hays et al. 1995) korreliert. Ein wichtiger Befund sind die hohen Zusammenhänge zwischen Subskalen von POMS und „QOLIE-89", die annehmen lassen, dass die „QOLIE-89" überwiegend emotionale Aspekte und Stimmungen erfasst. Korrelationen mit anderen Kriterien waren niedrig. Die Übereinstimmung von Patient-

Innen- und Angehörigenbefragungen war für den QOLIE-Gesamtwert am höchsten (0.61). Zur Stützung der Konstruktvalidität wurden eine explorative Faktorenanalyse und Gruppenvergleiche durchgeführt. Die Faktorenanalyse ergab vier Faktoren (mentale und physische Gesundheit, Kognition, Epilepsie-spezifischer Faktor). Was sich in Bezug auf die Gruppenvergleiche zusammenfassend zeigt, ist, dass PatientInnen ohne Anfälle auf den meisten Subskalen sowie in allen vier Summenscores (gemäß der Faktorenstruktur) und dem Gesamtwert die höchsten Werte aufwiesen. Ein Trend gemäß der Hypothese, dass die LQ im umgekehrten Verhältnis zur Höhe der Anfallsfrequenz stehe, konnte auf den meisten Skalen abgebildet werden. Der Epilepsie-spezifische Faktor – Angst vor Anfällen, Mutlosigkeit, Arbeitsfähigkeit, Fahrtüchtigkeit und soziale Funktionsfähigkeit – erwies sich am diskriminativsten. Zu Aspekten der Responsivität kann vorerst nur spekuliert werden: So könnte vermutet werden, dass vor allem die Skalen „Wahrnehmung des Gesundheitszustandes", „Energie/Müdigkeit" und „emotionales Wohlbefinden" in Anlehnung an die Vorerfahrungen mit dem „ESI-55" zur Responsivität der „QOLIE-89" beitragen werden. Außerdem wird der Epilepsie-spezifische Faktor gut geeignet sein, therapeutisch indizierte Veränderungen der LQ abzubilden, da er hoch reliable und diskriminationsfähige Skalen mit niedrigen Deckeneffekten subsumiert. Zusammenfassend erscheint die „QOLIE-89" als reliable und valide Skala. Belege für die Diskriminationsfähigkeit für unterschiedlich behandelte Gruppen, die Responsivität sowie die Definition eines klinisch relevanten Unterschiedes stehen allerdings noch aus.

Von der „QOLIE-89" abgeleitete Skalen: „QOLIE-10" (CRAMER et al. 1996) und „QOLIE-31" (CRAMER et al. 1998)

Für die „QOLIE-10" wurden insgesamt zehn Items aus der „QOLIE-89" ausgewählt: sechs aus der epilepsiespezifischen Skala, die Bereiche wie Arbeitsfähigkeit, Fahrtüchtigkeit, soziale Funktionsfähigkeit, Anfallsangst und Behandlungseffekte umfasst, drei aus der Skala zur mentalen Gesundheit und eines aus der Kognitionsskala. Das Ausfüllen der „QOLIE-10" erfordert etwa zwei bis fünf Minuten. Eine Faktorenanalyse ergab drei Faktoren: „Auswirkungen der Epilepsie", „geistige Gesundheit" und „Rollenfunktion". Die Reliabilität (Cronbach's α) wurde für die drei Faktoren bestimmt und war niedrig. Die Kriteriumsvalidität wurde durch Korrelation der Werte des „QOLIE-10" mit den beiden Toxizitätsskalen ermittelt; die resultierenden Ergebnisse lagen dabei aber zu niedrig, um sie als brauchbare Kriterien heranzuziehen. Die diskriminante Validität wurde durch signifikante Unterschiede zwischen Anfallsgruppen gestützt. Leider aber wurden zu dieser Aussage keine empirischen Werte veröffentlicht, so dass ein weiterführender Kommentar nicht möglich ist.

Die „QOLIE-10" wurde als Screening-Instrument entwickelt und sollte auch als solches betrachtet werden. Wegen ihrer Kürze erscheint sie nicht geeignet, LQ im Rahmen eines umfassenden Ansatzes abzubilden. Ihr Einsatz als Outcome-Kriterium in klinischen Studien sollte deshalb kritisch betrachtet werden.

Für die „QOLIE-31", die eine kurze und trotzdem umfassende Bestimmung der Lebensqualität ermöglichen sollte, wurden jene der Items der „QOLIE-89" ausgewählt, die von den PatientInnen mit Epilepsie als für sie am bedeutungsvollsten bewertet wurden. Das Ausfüllen der „QOLIE-31" dauert etwa 5 bis 15 Minuten. Die interne Konsistenz ist überzeugender als bei der „QOLIE-10" und liegt zwischen 0.77 und 0.85. Eine Faktorenanalyse ergab zwei Faktoren, von denen einer emotionale/psychische Aspekte und der andere die geistige Leistungsfähigkeit beschreibt. Korrelationen mit anderen LQ-Skalen unterstützten vor allem die konvergente Validität der aktivationsbezogenen, emotionalen und allgemeinen Skalen. Interessant scheint die Tatsache, dass besonders die Skalen zu Angst vor Anfällen und zur sozialen Funktionsfähigkeit PatientInnen aufgrund ihrer Anfallshäufigkeit voneinander zu trennen vermochten. Auch hier galt, dass Lebensqualität und Anfallshäufigkeit in reziprokem Verhältnis zueinander stehen. Die „QOLIE-31" kann als praktikables Instrument zur Erfassung der Lebensqualität bezeichnet werden. Ob es zwischen Behandlungsgruppen zu trennen vermag, wie responsiv es ist und welche als statistisch signifikant bezeichneten Unterschiede auch tatsächlich von klinischer Relevanz sind, bleibt zu erheben. Eine neuere Studie von GRUDZINSKI et al. (1998) zumindest zeigte, dass die „QOLIE-31" dazu geeignet ist, im klinischen Alltag zusätzliche Einsicht in den subjektiven Gesundheitsstaus von PatientInnen zu gewährleisten.

Der „Epilepsy-Foundation-of-America (EFA) Concerns Index"

Der EFA-Beschwerde-Index (VIILKINSALO et al. 1997) wurde kürzlich auf der Basis von qualitativen Interviews mit PatientInnen als evaluatives Instrument entwickelt (GILLIAM et al. 1997). Mit 20 Items werden Bereiche wie Fahrtüchtigkeit, Autonomie, Arbeit, Ausbildung, Familie, Anfälle, Behandlungseffekte, als auch Stimmungsaspekte, Angst und soziale Aktivität erfasst. Der Index ist reliabel (Cronbach's α liegt bei 0.94, die Test-Retest-Reliabilität bei r = 0.85) und inhaltsvalide. Erste Ergebnisse zur Konstruktvalidität (GILLIAM et al. 1999) zeigen signifikante Gruppenunterschiede (eingeteilt nach postoperativer Anfallshäufigkeit) und eine konzeptuelle Übereinstimmung mit dem „Adverse Drug Events Profile" (BAKER et al. 1994), dem „ESI-55" (VICKREY et al. 1993) und dem POMS (MC NAIR et al. 1992). Sowohl der Generierungsprozess als auch erste Studienergebnisse geben Hinweise darauf, dass sich der Index in Zukunft als sensitives, evaluatives Maß im Bereich der Epilepsiespezifischen LQ-Forschung bewähren könnte.

Batterien

Die „Liverpool Health-Related Quality-of-Life Battery"

Ausgehend von einem epilepsiespezifischen Modell zur Erfassung von Lebensqualität wurde die Liverpool-Batterie entwickelt, um Auswirkungen der Epilepsie auf die körperliche, soziale und psychische Funktionsfähigkeit von PatientInnen zu ermitteln (BAKER et al. 1993). Die Batterie integriert neu entwickelte Skalen und bestehende Meßinstrumente. Ein Teil der Skalen entstand durch Tiefeninterviews mit PatientInnen (JACOBY 1996) sowie Erfahrungen neurologischer ExpertInnen. In Abhängigkeit der jeweiligen Fragestellung ist es bei dieser Batterie möglich, die Instrumente unterschiedlich zu kombinieren. Dadurch wiederum werden Vergleiche zwischen verschiedenen Untersuchungen erschwert. Die Durchführung der ganzen Batterie dauert zwischen vierzig und fünfzig Minuten. Vor kurzem wurde die Batterie auch an einer amerikanischen PatientInnengruppe validiert (RAPP et al. 1998). Sie besteht aus neun Skalen, die verschiedene Aspekte erfassen: Während das „Adverse Drug Events Profile" (ADEP, BAKER et al. 1994a) und die „Seizure Severity Scale" (BAKER et al. 1991, überarbeitet: BAKER et al. 1998) körperliche Aspekte wie Nebenwirkungen und Anfallsstärke erfassen, erheben die „Impact of Epilepsy Scale" (JACOBY et al. 1993), die „Life Fulfilment Scale" (BAKER et al. 1994b) und die „Stigma Scale" (HYMAN 1978) soziale Komponenten. Psychologische Aspekte wie Bewältigung, Selbstwertgefühl und psychisches Gleichgewicht, Angst und Depression werden mit der „Mastery Scale" (PEARLIN & SCHOOLER 1978), der „Self-Esteem Scale" (ROSENBERG 1989), der „Affect Balance Scale" (BRADBURN 1969) und der „Hospital and Depression Scale" (ZIGMOND & SNAITH 1983) erfasst. Da für die Batterie als Ganze keine psychometrische Testung vorliegt, werden hier Charakteristika der einzelnen Skalen berichtet (*Tab. 2 und 3*).

- *Das „Adverse-Drug-Events Profile" (ADEP)* Dieses Screening-Instrument erhebt PatientInnenwahrnehmungen bezüglich dosisabhängiger Nebenwirkungen einer Behandlung mit Antiepileptika auf das Zentralnervensystem und andere Körperbereiche. Es kann als konsistent (Cronbachs's α von 0.89) und inhaltsvalide bezeichnet werden. In einer europäischen Studie (BAKER et al. 1997) erwies sich die Skala sensitiv bezüglich Neben-

Tabelle 2: Verschiedene anwendungsorientierte Aspekte der Seizure-Severity Skala, der Impact-of-Epilepsy Skala und der Life-Fulfilment Skala als Teile der Liverpool Batterie

Skala	Verwendungszweck	Fragenanzahl und Fragengenerierung	Auswertung
Liverpool Seizure Severity Scale revised (BAKER et al. 1998)	den Schweregrad von Anfällen aus einer patientInnenorientierten Sichtweise zu erfassen	20 Fragen in 2 Subskalen durch 2 Experten generiert	auf vier- und fünffachgestuften Likertskalen; je höher der Wert, desto größer der Schweregrad
Impact of Epilepsy Scale (JACOBY et al. 1993)	eine kurze und einfache Skala zu entwickeln, um die Auswirkungen der Epilepsie auf verschiedenste Bereiche des täglichen Lebens zu erfassen	8 Fragen in einer Skala durch Gruppendiskussionen und Tiefeninterviews mit PatientInnen generiert	auf vierstufigen Likertformaten; ein Gesamtwert wird durch die Addition der Einzelwerte errechnet; je höher der Wert, desto größer die Auswirkungen der Epilepsie
Life Fulfilment Scale (BAKER et al. 1994)	um die Diskrepanz zwischen aktuellen und gewünschten Aspekten der Lebenszufriedenheit zu erfassen	12 Fragen in 2 Subskalen auf der Basis früherer Forschung, klinischer Erfahrung und PatientInneninterviews generiert	auf vierstufigen Likertformaten; je größer der Unterschied zwischen aktuellem und idealem Wert, desto größer ist die Diskrepanz der Lebenszufriedenheit in einem Bereich

Skala	Subskalen	Fragenanzahl	Cronbach's α	Test-Retest
Liverpool Seizure Severity Scale revised (BAKER et al. 1998)	Major Percept Subskala Major Ictal/Postictal Subskala Minor Percept Subskala Minor Ictal/Postictal Subskala	8 12 8 12	0.68 0.72 0.86 0.78	0.96 0.93 0.72 0.78
Impact of Epilepsy Scale (JACOBY et al. 1993)	Impact of Epilepsy	8	0.82 (ohne Item „work")	keine Angaben
Life Fulfilment Scale (BAKER et al. 1994)	Personal Fulfilment Material Fulfilment		0.68 0.78	

wirkungsunterschieden verschiedener Medikamente (Carbamazepin vs. Valproate vs. Phenytoin vs. Phenobarbital).
- *Die „Seizure Severity Scale"*
Es gibt Hinweise, dass die Anfallsstärke bei PatientInnen mit medikamentös nur schlecht kontrollierbarer Epilepsie gravierendere Folgen für das psychosoziale Wohlbefinden hat als die Anfallshäufigkeit (ARNTSON et al. 1986, SMITH et al. 1991). Die Seizure-Severity Scale erfasst zum einen den Schweregrad der iktalen und postiktalen Phase (iktale/postiktale Subskala) und zum anderen das Ausmaß der wahrgenommenen eigenen Kontrolle über die Anfälle (Subskala „Percept"). Die Test-Retest-Reliabilität beider Subskalen ist hoch (r >0.70); die interne Konsistenz der Percept-Subkala ungenügend. Während es für die iktale/postiktale Subskala gerechtfertigt erscheint, sich bei der Itemgenerierung nur auf ExpertInnenwissen zu beziehen, genügt diese Vorgehensweise bei der Percept-

Tabelle 3: Verschiedene anwendungsorientierte Details der Skalen anderer Autoren im Rahmen der Liverpool Batterie

Skala	Anzahl der Fragen	Auswertung	Cronbach's α	Test-Retest Reliabilität
Mastery (PEARLIN & SCHOOLER 1978)	7	Vierstufige Likertskala; höherer Wert indiziert höhere Kontrollüberzeugung	0.74	0.76
Self-Esteem (ROSENBERG 1989)	10	Vierstufige Likertskala; höherer Wert indiziert höheren Selbstwert	0.80	-
Affect Balance (BRADBURN 1969)	10	Ja/Nein Antwort; positiver Wert indiziert positive Emotionen	0.74 für positive Items 0.60 für negative Items	- -
Hospital Anxiety & Depression (ZIGMOND & SNAITH 1983)	14	Vierstufige Likertskala; je höher der Wert, desto höher die Angst-/Depressionswerte	0.85 für Angst 0.73 für Depression	- -
Stigma (HYMAN 1978)	3	Ja/Nein Antwort; je höher der Wert, desto größer der Stigmatisierungsgrad	0.72	-

Subskala nicht und limitiert die Inhaltsvalidität. Als Beitrag zur Konstruktvalidität der iktalen/postiktalen Skala kann deren Sensitivität für Gruppenunterschiede in Bezug auf Medikation (BAKER et al. 1995, CHADWICK 1984, SMITH et al. 1993) und Anfallstyp (BAKER et al. 1998, RAPP et al. 1998) betrachtet werden.

- *Die „Impact of Epilepsy Scale"*
  Mit dieser Skala werden vor allem soziale Auswirkungen der Epilepsie auf die LQ von PatientInnen erfasst. Die interne Konsistenz beträgt 0.82, der Skala liegt ein Faktor zugrunde. Im Rahmen der Batterie ist sie inhaltsvalide. Ihre Sensitivität für Gruppenunterschiede wurde in verschiedenen Studien belegt: PatientInnen können bezüglich ihrer Anfallshäufigkeit (JACOBY et al. 1996), dem Anfallstyp (BAKER et al. 1997) sowie medizinischer Behandlungsformen (chirurgische Eingriffe vs. Medikation; KELLET et al. 1997) unterschieden werden.
- *Die „Life Fulfilment Scale"*
  Die Life Fulfilment Skala wurde entwickelt, um die Diskrepanzen zwischen tatsächlichen Gegebenheiten und Idealvorstellungen von PatientInnen mit Epilepsie in Bezug auf verschiedene Lebensbereiche zu erfassen. Im Rahmen des LQ-Models der Liverpool Gruppe deckt sie einen weiteren Aspekt des sozialen Bereiches ab. Sie gibt einen Überblick über die Lebenszufriedenheit von Menschen und kann in Abhängigkeit von der Fragestellung auch in nicht epilepsiespezifischen Bereichen eingesetzt werden. Eine Faktorenanalyse ergab zwei Faktoren (materielle und persönliche Zufriedenheit), die allerdings mit 13% bzw. 29% Varianzaufklärung nur einen schwachen Hinweis auf das Vorliegen zweier Subskalen geben. Die interne Konsistenz der Subskalen lag um 0.7, die Test-Retest-Reliabilität in einer amerikanischen Stichprobe ebenfalls (RAPP et al. 1998). Im Rahmen der Batterie ergeben sich konzeptuelle Nähen und Korrelationen des Faktors „persönliche Zufriedenheit" zur Impact of Epilepsy Scale, der materielle Faktor ist mit anderen Skalen nicht assoziiert.
- *In die „Liverpool Batterie" einbezogene, validierte Skalen anderer Autoren*
  Bei der Darstellung der im Rahmen der Liverpool Batterie validierten Skalen beziehen

wir uns hauptsächlich auf die Ergebnisse einer Untersuchung von BAKER et al. (1993), die eine zentrale Validierungsstudie darstellt (*Tab. 3*). Die verwendeten Skalen umfassen die „Mastery Scale" (Bewältigung, PEARLIN und SCHOOLER 1978), die „Self-Esteem-Scale" (Selbstwert, ROSENBERG 1969), die „Affect-Balance Scale" (emotionale Ausgeglichenheit, BRADBURN 1965), die „Hospital Anxiety and Depression Scale" (HAD, Angst und Depression, ZIGMOND und SNAITH 1983) und die „Stigma Scale" (HYMAN 1978). Die interne Konsistenz (Cronbach's α) lag für alle Skalen bis auf die Affect-Balance-Scale um den als kritisch definierten Bereich. Die Mastery-Scale war sensitiv für Gruppenunterschiede zwischen PatientInnen mit Epilepsie verschiedenen Schweregrades, definiert durch Länge der seit dem letzten Anfall vergangenen Zeit. Sowohl sie als auch die Affect-Balance Scale bildeten signifikante Unterschiede zwischen unterschiedlichen Behandlungsgruppen (Placebo vs. Lamotrigin; SMITH et al. 1993) ab. Die Self-Esteem Scale konnte weder PatientInnengruppen mit verschiedener Anfallshäufigkeit differenzieren noch zeigte sie sich bei einem Medikamentenvergleich (Placebo vs. Lamotrigin; SMITH et al. 1993) sensitiv. Untersuchungen von JACOBY (1994) fanden eine konzeptuelle Nähe zwischen Stigmatisierung und Selbstwertgefühl. PatientInnen mit medikamentös nicht zu kontrollierenden Anfällen berichteten deutlich geringere Selbstwertgefühle als jene, bei denen sich ihre Krankheit in Remission befand. Beide Subskalen der Affect-Balance-Scale erwiesen sich als geeignet, PatientInnen gemäß dem Grad der berichteten Auswirkungen der Erkrankung auf die emotionale Ausgeglichenheit zu differenzieren. Außerdem ergab sich eine deutliche Beziehung zwischen der HAD-Skala und der Anfallshäufigkeit: beide ihrer Subskalen waren sensitiv für Gruppenunterschiede in der Anfallshäufigkeit nach epilepsie-chirurgischen Eingriffen (KELLET et al. 1997). JACOBY et al. (1996) errechneten Korrelationen zwischen klinischen, demographischen und psychosozialen Variablen und einigen Skalen der Liverpool Batterie, und fanden die höchsten Zusammenhänge zwischen Anfallshäufigkeit und den beiden Subskalen der HAD-Skala. Beim Vergleich von Lamotrigin und Placebo in einer kontrollierten Studie war die HADS allerdings weder für Gruppenunterschiede noch für Veränderung über die Zeit sensitiv (SMITH et al. 1993). Die berichtete Responsivität einiger Skalen der Batterie (SMITH et al. 1993) erscheint vor allem deshalb problematisch, weil die entsprechenden Werte eher eine Sensitivität für Gruppenunterschiede (Mittelwerte Lamotrigin vs. Placebo) widerspiegeln als Veränderungen der Werte der von mit Lamotrigin behandelten PatientInnen vs. mit Placebo behandelten PatientInnen über die Behandlungszeit hinweg. Dies schränkt die Interpretierbarkeit dieser Werte ein. Darüber hinaus fehlen für alle Skalen klinisch relevante Veränderungswerte. Und trotzdem: Die Liverpool-Batterie stellt einen umfassenden und interessanten Ansatz zur Erfassung der Lebensqualität in der Epilepsie dar, der die verschiedensten Aspekte psychosozialer Beeinträchtigungen berücksichtigt und dabei dennoch einen rein psychosozialen Ansatz überschreitet. Die Liverpool Batterie scheint in hohem Maße dafür geeignet, nicht nur mehr über ein Leben mit Anfällen, sondern vor allem mehr über eines mit Epilepsie zu erfahren.

Schlussfolgerungen und Diskussion

In diesem Kapitel wurden fünf einzelne Skalen und eine Batterie zur Erfassung der gesundheitsbezogenen Lebensqualität in der Epilepsie vorgestellt. Die Skalen unterscheiden sich in einigen Aspekten (etwa hinsichtlich der Umfassendheit des zugrundeliegenden Lebensqualitätsmodells, ihrer Anwendbarkeit oder ihrer psychometrischen Eigenschaften und den methodischen Evaluationsprozessen, denen sie bereits unterworfen wurden) und werfen mindestens zwei Fragen auf: welche Skalen man für den jeweils gewünschten Einsatz verwenden sollte, und welche Arten von Untersuchungen in Zukunft für die Lebensqualitätsforschung in der Epilepsie relevant sein werden.

Offensichtlich wird die Wahl des Lebensqualitätsinstruments durch die Fragestellung eines Forschungsprojektes bestimmt. Eine Skala ist am besten geeignet, wenn die Validierungsstichprobe und die Stichprobe, in der es später verwendet wird, einander ähnlich sind, und wenn die dem Instrument zugrunde liegende Konzeption der LQ für die Fragestellung relevante Aspekte enthält. Außerdem muss ein Lebensqualitätsmaß psychometrische Kriterien der Reliabilität, der Validität und der Responsivität erfüllen, um in einem quantitativen Forschungsansatz einsetzbar zu sein sowie den Bedürfnissen und Möglichkeiten von PatientInnen gerecht werden. Obwohl sich die oben dargestellten Messinstrumente als zuverlässig erwiesen haben, muss bei einigen Untersuchungen die Konstruktvalidität in Frage gestellt werden. Das Problem der inhaltlichen Validität und der unzureichenden Berücksichtigung von PatientInnenbedürfnissen bei der Konstruktion neuer Skalen wurde kürzlich von GILLIAM et al. (1997) hervorgehoben.

Eine andere Frage ist, wann ein LQ-Profil und wann ein Index zur Erfassung von LQ eingesetzt werden soll. Um die Auswirkungen therapeutischer Interventionen differenziert abbilden zu können, ist der Vergleich von Profilen meist informativer als ein einzelner Wert; für Kosten-Nutzen-Studien eignet sich eher ein Gesamtskalenwert. Das „ESI-55" und die QOLIE-Skalen erfüllen beide Anforderungen. Schließlich, und für die klinische Praxis ist die Frage relevant, wieviel Erkenntnisgewinn über einzelne PatientInnen durch den Einsatz einer Skala gewonnen werden kann. Keine der dargestellten Skalen wurde zur Erfassung der LQ einzelner PatientInnen entwickelt, und bisher erfüllen sie auch nicht die psychometrischen Kriterien für eine Einzelauswertung. Künftige Forschungsarbeiten werden zeigen müssen, welche Instrumente den besten Einblick in den wahrgenommenen Gesundheitszustand von einzelnen PatientInnen, z.B. bei der Interaktion zwischen Arzt und PatientIn, gewähren können. Um der Frage nach dem zusätzlichen Informationsgewinn über den Gesundheitsstatus von PatientInnen durch Lebensqualitätsinstrumente im Vergleich zu herkömmlichen Methoden der klinischen Praxis (etwa Erfragung der Anfallsfrequenz oder medikamentöser Nebenwirkungen) nachzugehen, führten GRUDZINSKI et al. (1998) eine interessante Studie mit der QOLIE-31 durch: Vierzig PatientInnen mit einem Durchschnittsalter von 38 Jahren wurde das Instrument mit einer zusätzlichen Checkliste zur Erfassung anfallsrelevanter Daten und Nebenwirkungen von Antikonvulsiva vorgelegt. Über drei verschiedene Regressionsanalysen, denen drei verschiedene Modelle zugrundelagen, wurde untersucht, welche Prädiktorvariablen sich am besten eigneten, um den subjektiven Gesundheitszustand (repräsentiert durch die VAS der QOLIE-31) vorherzusagen. Dabei zeigte sich, dass ein Modell, das neben den traditionellen Variablen Anfallsfrequenz und Nebenwirkungen (Modell I) zur Vorhersage zusätzlich den Gesammtsummenscore des QOLIE-31 einbezog (Modell II) und auf Multikollinearität geprüft wurde, einen etwa dreimal so hohen Anteil der Gesamtvarianz (trotzdem nur 35% im Vgl. zu 11.25%) erklären konnte. Dieses Ergebnis spricht sowohl für die Bedeutung des Konzeptes der gesundheitsbezogenen Lebensqualität im klinischen Kontext als auch für den Einsatz eines quantitativen, standardisierten Instruments zur Erfassung derselben. Trotzdem sollte nicht außer acht gelassen werden, dass es auch interessante und vielversprechende qualitative Ansätze zur Erfassung der Lebensqualität in der Epilepsieforschung gibt, die wegen ihres Zeitaufwandes zwar für klinische Studien ungeeignet sind, für die individuelle Beurteilung und Bewertung der ELQ aber höchst geeignet erscheinen. Besonders zu erwähnen ist an dieser Stelle der Ansatz der Repertory-Grid Technik, der von KENDRICK im Epilepsiebereich übernommen (KENDRICK et al. 1993, 1994, 1997) und von SELAI und TRIMBLE modifiziert wurde (1995, 1998). Lebensqualität wird dabei als Ergebnis relationaler, kognitiver Prozesse aufgefasst, bei denen Individuen aktuelle Lebensumstände, psychosoziale und emotionale Zustände in Beziehung zu ihren Wünschen, Sehnsüchten und Bedürfnissen an diese setzen und vergleichen. Aus diesen Vergleichen, die zusätzlich auch autobiografische Komponenten des Gewordenseins und sich Definierens über eine Vergangenheit umfassen, resultiert eine Bewertung der Lebensqualität. Dieses komplexe Modell wird über semistrukturierte Interviews, die physische, kognitive, emotionale, soziale und ökonomische Aspekte erfragen, zu operationalisieren gesucht. Auch für diese Methode, die uns im klinisch-therapeutischen Kontext als beachtenswert und vielversprechend erscheinen, liegen psychometrische Daten vor (KENDRICK et al. 1994, SELAI & TRIMBLE 1998), die allerdings unserer Ansicht nach nicht überbewertet oder nach strengen Gütekriterien beurteilt werden sollten.

Die zweite Frage betrifft den Bedarf weiterer notwendiger Studien im ELQ-Bereich. Grundsätzlich steht derzeit im Bereich der ELQ-Forschung ein umfangreicher Daten- und Instrumentenpool zur Verfügung, der im klinischen Rahmen genutzt werden kann. Da bisher nur wenig über Gemeinsamkeiten und Unterschiede bezüglich der Qualität der vorhandenen Skalen bekannt ist, werden weitere vergleichende Studien wie die von LANGFITT (1995) oder WIEBE (1997) benötigt. Darüber hinaus ist bisher nur wenig darüber bekannt, wie die ELQ von PatientInnen aussieht, die sich hinsichtlich des Typs der Epilepsie oder bezüglich kognitiver Defizite unterscheiden (VON STEINBÜCHEL 1995). Internationale Studien können dazu beitragen, Problemkomplexe zu vergleichen und detailliertere Informationen über das Konzept der Lebensqualität als auch speziell zu gewichtende Bereiche zu erhalten. Außerdem werden weitere kontrollierte klinische Studien benötigt, die die Responsivität der Skalen näher untersuchen. In diesem Zusammenhang, stellt sich die Frage, ob es einzelne Variablen oder Komponenten der Lebensqualität gibt, die empfindlicher als andere auf jene Veränderungen reagieren, die durch eine Intervention herbeigeführt werden. Antworten auf diese Fragen werden die Identifikation weiterer spezifischer, primärer Endpunkte für unterschiedliche Interventionsarten unterstützen.

Literatur

ARNTSON P, DRODGE D, NORTON R et al.: The perceived psychosocial consequences of having epilepsy. In: WHITMANN S, HERMANN B: Psychopathology in Epilepsy: Social Dimensions. Oxford University Press (1986)

BAKER GA, SMITH DF, DEWEY M: The development of a seizure severity scale as an outcome measure in epilepsy. Epilepsy Research 8 (1991) 245-251

BAKER GA, SMITH DF, DEWEY M et al.: The initial development of a health-related quality of life model as an outcome measure in epilepsy. Epilepsy Research 16 (1993) 65-81

BAKER GA, FRANCES P, MIDDLETON E: Initial development, reliability and validity of a patient-based adverse drug events scale. Epilepsia 35 Suppl 7 (1994a) 80

BAKER GA, JACOBY A, SMITH DF: Development of a novel scale to assess life fulfillment as part of the further refinement of a Quality-of-Life model in epilepsy. Epilepsia 35 3 (1994b) 591-596

BAKER GA: Health-related quality-of-life issues: Optimizing patients outcomes. Neurology 45 Suppl 2 (1995) S29-S34

BAKER GA, JACOBY A, BUCK D et al.: Quality of Life of People with Epilepsy: A European Study. Epilepsia 38 3 (1997) 353-362

BAKER GA, SMITH DF, JACOBY A: Liverpool Seizure Severity Scale revisited. Seizure 7 (1998) 201-205

BRADBURN NM: The structure of psychological well-being. Aldine, Chicago (1969)

CHAPLIN JE, YEPEZ R, SCHORVON S et al.: A quantitative approach to measuring the social effects of epilepsy. Neuroepidemiology 9 (1990) 151-158

CHADWICK D: Quality of life and quality of care in epilepsy. Royal Society of Medicin Services Ltd. Oxford

CHADWICK D: Measuring antiepileptic therapies: the patient vs. the physician viewpoint. Neurology Suppl 8 (1994) S24-S28

COLLINGS JA: Epilepsy and well-being. Soc Sci Med 31 2 (1990) 162-170

CRAMER JA, MATTSON R: Quantitative assessment of adverse drug effects. In: MEINARDI H, CRAMER JA, BAKER GA, MARTINS DA SILVA: Quantitative Assessment of Epilepsy Care: Clinimetric Applications. Pergamon Press Inc, Elmsford, NY (1983) 123-135

CRAMER JA, PERRINE K, DEVINSKY O et al.: A brief questionnaire to screen for quality of life in epilepsy: the QOLIE-10. Epilepsia. 37 6 (1996) 577-582

CRAMER JA, PERRINE K, DEVINKSY O et al.: Development and cross-cultural translation of the 31-item quality of life in epilepsy inventory. Epilepsia 39 1 (1998) 81-88

DEVINSKY O, VICKREY BG, CRAMER J et al.: Development of the quality of life in epilepsy inventory. Epilepsia 36 11 (1995) 1089-1104

DODRILL CB, BATZEL LW, QUEISSER HR et al.: An objective method for the assessment of psychological and social problems among epileptics. Epilepsia 21 (1980) 123-135

GILLIAM F, KUZNIECKY R, FAUGHT E et al.: Patient-validated content of epilepsy-specific quality-of-life measurement. Epilepsia 38 2 (1997) 233-236

GILLIAM F, KUZNIECKY R, MEADOR K et al.: Patient-oriented outcome assessment after temporal lobectomy for refractory epilepsy. Neurology 53 (1999) 687-694

GOLDSTEIN J, SEIDENBERG M, PETERSON R: Fear of seizures and behavioural functioning in adults with epilepsy. J Epilepsy 3 (1990) 101-106

GRUDZINSKI AN, HAKIM Z, COONS SJ et al.: Use of the QOLIE-31 in routine clinical practice. J Epilepsy 11 (1998) 34-47

HAYS RD, VICKREY BG, HERMANN BP et al.: Agreement between self reports and proxy reports of quality of life in epilepsy patients. Quality of Life Research 4 (1995) 159-168

HERMANN BP: Quality of life in epilepsy. J Epilepsy 5 (1992) 153-165

HERMANN BP: Developing a model of quality of life in epilepsy: the contribution of Neuropsychology. Epilepsia 34 Suppl4 (1993) S14-S21

HERMANN BP: The evolution of health-related quality of life assessment in epilepsy. Quality of Life Research 4 (1995) 87-100

HYMAN MD: The stigma of stroke. Geriatrics 5 (1971) 132-141

JACOBY A: Felt versus enacted stigma: a concept revisited. Soc Sci Med 38 2 (1994) 269-274

JACOBY A: Assessing quality of life in patients with epilepsy. Pharmaco Economics 9 5 (1996) 399-416

JACOBY A, BAKER GA, STEEN N: The clinical course of epilepsy and its psychosocial correlates: Findings from a UK community study. Epilepsia 37 2 (1996) 148-161

KELLET MW, SMITH DF, BAKER GA et al.: Quality of life after surgery. J Neurol, Neurosurg Psychiatry 63 1 (1997) 52-58

KENDRICK AM: Repertory grid technique in the assessment of quality of life in patients with epilepsy. PhD thesis. University of London (1993)

KENDRICK AM: Quality of life. In: CULL C, GOLDSTEIN LH: The clinical psychologist`s handbook of epilepsy: Assessment and management. Routledge, London, New York (1997)

KENDRICK AM, TRIMBLE MR: Repertory grid in the assessment of quality of life in patients with epilepsy: the quality of life assessment schedule. In: TRIMBLE MR, DODSON WE: Epilepsy and quality of life. Raven Press, New York (1994)

KIRSHNER B, GUYATT G: A methodologic framework for assessing health indices. J Chron Dis 38 (1985) 27-36

KLINE LEIDY N, RENTZ AM, GRACE EM: Evaluating health-related quality of life outcomes in clincal trials of antiepileptic drug therapy. Epilepsia 39 9 (1998) 965-977

LANGFITT JT: Comparison of the psychometric characteristics of three quality of life measures in intractable epilepsy. Quality of Life Research 4 (1995) 101-114

MCLACHLAN RS, ROSE KJ, DERRY PA: Health-related quality of life and seizure control in temporal lobe epilepsy. Ann Neurol 41 4 (1997) 482-489

MCNAIR D, LORR M, DROPPLEMAN L: POMS. Profile of Mood States. EITS/Educational and Industrial Testing Services. San Diego, CA. (1992)

MITTAN RJ, LOCKE G: Fear of seizures: epilepsy's forgotten symptom. Urban Health 11 (1982) 30-32

MITTAN RJ: Fear of seizures. In: WHITMAN S, HERMANN BP: Psychopathology in Epilepsy: Social dimensions. Oxford University Press, New York (1986) 90-121

National Institutes of Health: Plan for nationwide action on epilepsy. Vol.1. Department of Health Education & Welfare. Bethesda (1979)

O'DONOGHUE MF, DUNCAN JS, SANDER JW: The subjective handicap of epilepsy: A new approach to measuring treatment outcome. Brain 121 (1998) 317-343

PEARLIN LI, SCHOOLER C: The structure of coping. J Health Soc Behav 19 (1978) 2-21

PERRINE KR: A new quality of life inventory for epilepsy patients: interim results. Epilepsia 34 Suppl4 (1993) S28-S33

RAPP S, SHUMAKER T, SMITH T et al.: Adaption and evaluation of the liverpool seizure severity scale and liverpool quality of life battery for american epilepsy patients. Quality of Life Research 7 (1998) 353-363

ROSE KJ, DERRY PA, WIEBE S, MC LACHLAN RS: Determinants of health-related quality of life after temporal lobe epilepsy surgery. Quality of Life Research 5 3 (1996) 195-402

ROSENBERG M: Society and the adolescent self-image. Princeton University Press, rev.ed. (1989)

RYAN R, KEMPNER K, EMLEN AC: The stigma of epilepsy as a self-concept. Epilepsia 21 (1980) 433-444

SELAI CE, TRIMBLE MR: Quality of life based on repertory grid technique. Epilepsia 36 Suppl3 (1995) S220

SELAI CE, TRIMBLE MR: The quality of life assessment schedule (QOLAS). (1998) unpubliziert

SCHNEIDER J W, CONRAD P: Medical and sociological typologies, the case of epilepsy. Soc Sci Med 15a (1981) 211-219

SMITH DF, BAKER GA, DEWEY M: Seizure frequency, patient perceived seizure severity and the psychosocial consequences of intractable epilepsy. Epilepsy Research 9 (1991) 231-241

SMITH D, BAKER GA, DAVIES G et al.: Outcomes of add-on treatment with Lamotrigine in partial epilepsy. Epilepsia 34 2 (1993) 312-322

STEINBÜCHEL VON N, KIRCHBERGER I, BULLINGER M et al.: Erfassung der Lebensqualität von Patienten mit Epilepsie, psychometrische Überprüfung von Fragebögen im Rahmen einer Querschnittstudie. Med Psychol 32 (1994) 72-81

STEINBÜCHEL VON N: Gesundheitsbezogene Lebensqualität als Beurteilungskriterium für Behandlungseffekte bei Patienten mit Epilepsie. Präv.- Rehab. Jahrgang 7, Nr 3 (1995) 139-146

STEINBÜCHEL VON N, HEEL S, BULLINGER M: Review of health-related measures of Quality of Life pertaining to Epilepsy which are currently available. In: BAKER G & JACOBY A: Quality of Life in Epilepsy: beyond seizure counts in assessment and treatment. Harwood Academic Press. 2000

VICKREY BG, HAYS RD, GRABER J et.al.: A health-related quality of life instrument for patients evaluated for epilepsy surgery. Med Care 20 4 (1992) 299-319

VICKREY BG, HAYS RD, RAUSCH R et al.: Outcomes in 248 patients who had diagnostic evaluations for epilepsy surgery. The Lancet 346 (1995) 1445-49

VIIKINSALO M, GILLIAM F, FAUGHT E, KUZNIECKY R: Development of the EFA Concerns Index: a patient-based measure of the effects of epilepsy. Epilepsia 38 Suppl 8 (1997) S242-242

WARE JE, SHERBOURNE CD: A 36-item short form health survey (SF-36): Conceptual framework and item selection. Med Care 30 (1992) 473-483

WIEBE S, ROSE K, DERRY P et al.: Outcome assessment in epilepsy: comparative responsiveness of quality of life and psychosocial instruments. Epilepsia 38 4 (1997) 430-438

World Health Organisation: Constitution of the World Health Organization. Basic documents. 15th ed. Geneva: World Health Organisation (1948)

World Health Organization: The international classification of impairments, disabilities and handicaps. Geneva: World Health Organisation (1980)

ZIGMOND AS, SNAITH RP: The Hospital Anxiety and Depression Scale. Acta Psych. Scand 67 (1983) 361-370

III – 10
Osteoporose

Maren Gesina Glüer, Kiel

Definition, Epidemiologie und volkswirtschaftliche Bedeutung

Osteoporose ist eine Stoffwechselkrankheit der Knochen, die durch Knochensubstanzverlust, Veränderungen der Mikroarchitektur der Knochen und in der Folge durch Verluste an Knochenfestigkeit charakterisiert ist (Consensus Development Conference 1993). Bei jedem Menschen über 40 Jahre verringert sich die Knochenmasse jährlich um 0,5% bis 1,5%. Von einer Osteoporose spricht die WHO allerdings erst bei einem Abfall der messbaren Knochendichte unter -2,5 Standardabweichungen unter den Spitzenknochendichtewert für junge kaukasische Frauen (peak bone mass). Bei derart erniedrigten Knochendichtewerten steigt wegen der damit assoziierten Verluste der Knochenfestigkeit das Risiko von Knochenbrüchen um das 3- bis 4-fache im Vergleich zu Knochengesunden. Knochenbrüche können dann schon bei alltäglichen körperlichen Belastungen auftreten. Ist bereits mindestens eine Fraktur eingetreten, bezeichnet man die Osteoporose als schwer oder manifest.

Da sich Osteoporose unbehandelt in aller Regel progredient entwickelt und der Knochendichteverlust meist ohne wahrzunehmende Symptome verläuft, wird die Krankheit auch als „silent thief" beschrieben (Galsworthy & Wilson 1996). Erst das Auftreten einer Fraktur zeigt, wie weit die Krankheit schon fortgeschritten ist. Dies erschwert den rechtzeitigen Einsatz einer Therapie. Auch wenn eine zeitliche Reihenfolge des Auftretens der Frakturen nicht immer festgelegt werden kann, treten häufig zuerst Frakturen am Radius und der Wirbelsäule auf. Die schwierigste Spätkomplikation, die Schenkelhalsfraktur, tritt häufig erst nach längerer Krankheitsdauer auf.

Körperliche *Folgen von Wirbelfrakturen* sind Größenverluste, Rundrücken („Witwenbuckel") und eine Verringerung des Abstandes zwischen Rippenbögen und Beckenkamm (Leidig-Bruckner et al. 1997, Leidig et al. 1990). Im Zusammenhang mit den durch Knochenbruch entstehenden Verformungen der Wirbelkörper und der nachfolgenden Deformierung des gesamten Achsenskelettes kann es auch zu chronischen Beschwerden, wie z.B. Schmerzen, Einschränkungen der allgemeinen Funktions- und Leistungsfähigkeit und – wie häufig bei chronischen Schmerzkarrieren – auch zu einer Verminderung der Lebensqualität kommen (Scholz & Minne 1998, Cooper 1997).

In Europa, Japan und den Vereinigten Staaten leiden ca. *75 Millionen Menschen* an Osteoporose. Ungefähr 30% aller postmenopausalen weißen Frauen haben eine Osteoporose (Bone Mineral Density <-2,5 Standardabweichungen). Zur Inzidenz und Prävalenz von *Schenkelhalsfrakturen* liegen umfassende epidemiologische Daten vor. Für 1990 beträgt die geschätzte Zahl weltweit ca. 1,7 Millionen, von denen sich die Hälfte in Europa und Nordamerika ereignen. In 30% der Fälle sind Männer betroffen. *Hochrechnungen* zeigen, dass bis zum Jahr 2050 aufgrund der Verschiebung der Alterspyramide von 32 auf 69 Millionen der über 65-Jährigen sich diese Zahl auf mehr als das dreifache sowohl für Frauen als auch für Männer erhöhen wird. Es wird geschätzt, dass 6,3 Millionen Hüftfrakturen im Jahr 2050 auftreten, von denen jedoch nur noch ein Viertel die europäische und nordamerikanische Bevölkerung betreffen wird.

Frakturen als Spätkomplikation der Osteoporose gehen mit einer immensen *volkswirtschaftlichen Belastung* einher. Hierbei sind Hüftfrakturen sicher sowohl die individuell als auch volkswirtschaftlich schwerwiegendste Spätkomplikation der Osteoporose. Hüftfrakturen führt die über 45-jährige englische Bevölkerung häufiger als jede andere chronische Krankheit (z.B. Brustkrebs und Diabetes) ins Krankenhaus. Unter anderem aus diesem Grund liegen für Hüftfrakturen auch die genauesten Angaben bzgl. der damit verbundenen Ausgaben vor. Schätzungen zufolge werden im Jahr 2050 allein durch die akute Versorgung der weltweiten Hüftfrakturen 131,5 Milliarden Dollar Kosten entstehen. Für Deutschland belaufen sich Schätzungen alleine für direkte Krankenhauskosten auf 2,7 Milliarden DM für das Jahr 1994. Die Gesamtkosten exakt abzuschätzen ist jedoch grundsätzlich schwierig, da sie u.a. die akute Pflege in Krankenhäusern und Rehabilitationskliniken, langfristige Aufenthalte in Pflegeheimen, aber auch Verluste an Arbeitstagen und medikamentöse Betreuung sowie Hilfsmittel beinhalten. Die Kosteneffektivität von Prävention und Therapie richtet sich stark nach dem relativen Risiko einer Person. Daher ist es unbedingt notwendig, Risikogruppen zu identifizieren, um frühzeitig geeignete therapeutische Maßnahmen zu initiieren und den Behandlungserfolg zu kontrollieren.

Unter den *spezifischen Risikofaktoren für Frakturen* sind als wichtigste niedrige Knochenmineraldichte, geringe Knochenqualität (Knochenstruktur und Materialeigenschaften, wie z.B. Elastizität) und häufige Stürze zu nennen. *Bestehende Frakturen* sind ein dominierender Risikofaktor: ist es zu einer ersten Fraktur gekommen, verdoppelt sich das Risiko für weitere Frakturen.

Therapie der Osteoporose

Osteoporose kann erfolgreich therapiert werden. Der therapeutische Prozess ist allerdings wie bei allen chronischen Krankheiten ein lebenslanger. Je früher er begonnen wird, desto besser sind die Chancen, die Krankheit positiv zu beeinflussen und Spätkomplikationen, d.h. Frakturen zu vermeiden. Es stehen heute *diagnostische Verfahren* zur Verfügung, die eine eindeutige Diagnose und ein Monitoring der Krankheit erlauben. Die Knochendichtemessung (Osteodensitometrie) ist das am weitesten verbreitete diagnostische Verfahren zur Ermittlung der Knochenmasse. Aber auch Ultraschallverfahren werden zunehmend eingesetzt. Die Knochendichtemessung erlaubt eine zuverlässige Frühdiagnose der Osteoporose. Im Rahmen differential-diagnostischer Abklärung kommen laborchemische Analysen zum Einsatz. Röntgenbilder dienen der Frakturdokumentation und der Ermittlung des Krankheitsstadiums. Diese diagnostischen Verfahren sind wichtig, um den Verlauf der Krankheit zu beurteilen und gegebene Therapiemaßnahmen hinsichtlich ihrer Effektivität zu evaluieren.

Die Krankheit stellt den Patienten vor vielfältige Adaptionsaufgaben, die bewältigt werden müssen. Einige davon sind:

- mit den körperlichen Beschwerden fertig werden;
- die Lebensgewohnheiten modifizieren;
- ein positives Selbstbild bewahren;
- einen gewissen Sinn für Normalität erhalten;
- sich Wissen über Krankheit und Pflege aneignen;
- Compliance der verordneten Medikation entgegenbringen;
- die Hoffnung, trotz ungewisser Zukunft und Krankheitsentwicklung nicht aufgeben (nach MILLER 1983).

Aufgrund des lebenslangen Prozesses und der Komplexität dieser Bewältigungsaufgaben muss der Patient in den therapeutischen Prozess unbedingt einbezogen werden und ihn aktiv mit gestalten. Daher ist die Berücksichtigung der Lebensqualität der Patientinnen nicht nur eine zusätzliche Maßnahme, sondern sollte integraler Bestandteil einer Therapie sein, die die Compliance und das Eigenengagement des Patienten unbedingt benötigen.

Erfolgreiche Bewältigung ist ein wichtiger Schritt für die Erhaltung der Lebensqualität trotz Krankheit. Soll die Krankheit erfolgreich bekämpft werden, muss die Mitarbeit der Patientin oder des Patienten gewährleistet sein, das heißt sie oder er muss ebenfalls Verantwortung übernehmen (NEWMAN 1986), z.B. auf angemessene Ernährung und ausreichende Bewegung achten, Überanstrengung und falsches Heben vermeiden, Ängste überwinden und ausreichende Compliance dem behandelnden Arzt bzw. seinen Empfehlungen entgegenbringen.

Die Therapie der Osteoporose sollte daher vier Aspekte berücksichtigen:

Medikamente, Ernährung, Bewegung und Verhalten/Psyche.

Die Möglichkeiten der Intervention in den einzelnen Bereichen sollen im Folgenden kurz angesprochen werden.

Zur pharmakologischen Behandlung von Osteoporose stehen heute eine Reihe von *Medikamenten* zur Verfügung. Hierzu zählen Kalzium und Vitamin D als Basistherapie, hormonersetzende Therapie (ausschließlich bei Frauen), Calcitonine, Vitamin-D-Metabolite, sowie in jüngerer Zeit Bisphosphonate. Mit Hilfe dieser Medikamente können nicht nur weitere Knochensubstanzverluste verhindert werden, es zeigte sich sogar, dass die Knochendichte um durchschnittlich ca. 5% bis 10% innerhalb von zwei Jahren ansteigt. Darüber hinaus wird auch das Auftreten neuer Frakturen verringert. Trotz dieses Wissens bleibt nach wie vor problematisch, dass der größte Teil der Patientinnen und Patienten nicht oder zu spät diagnostiziert wird und somit unbehandelt bleibt.

Die *Ernährung* sollte als unterstützende Therapie eingesetzt werden. Der Mensch benötigt im Schnitt ca. 1,0 Gramm *Kalzium* pro Tag. In der Jugend (11-24 Jahre) und im Alter über 50 Jahre, beträgt der Kalziumbedarf sogar 1,5 Gramm (GALSWORTHY & WILSON 1996). Ca. ein Drittel dieser Menge wird im Darm resorbiert, um die ausgeschiedene Kalziummenge zu ersetzen. Wird dieser Anteil nicht durch Nahrung zugeführt, wird er vom Organismus aus der Knochensubstanz gelöst – es kommt zu einer Demineralisierung. Erhöhte *Phosphat*aufnahme kann die Kalziumresorption behindern. Die Ernährung der westlichen Welt ist in der Regel zu phosphathaltig und zu kalziumarm – zwei Faktoren, die sich in ihrer knochenschädigenden Wirkung potenzieren. *Vitamin D* ist für die Einlagerung des Kalziums in den Knochen von wesentlicher Bedeutung. Gerade in den Wintermonaten leiden viele Menschen wegen der fehlenden Sonnenexposition unter einem Vitamin-D-Mangel. Die Motivation, eine entsprechende Ernährung zu verfolgen, muss in den Patienten entstehen bzw. geweckt werden, und sollte vom betreuenden Therapeuten gefördert und unterstützt werden.

Je nach Schweregrad der Osteoporose ist das Leistungs- und Belastungsvermögen sehr unterschiedlich, aber in jedem Stadium der Krankheit sollte versucht werden, soviel *Bewegung* wie möglich in den Alltag einzubauen, da die fehlende Beanspruchung nicht nur zu einem Abbau der Muskelmasse, sondern auch zu einer Verringerung der trabekulären Knochenmasse führt. Gerade zügiges Gehen übt einen günstigen Einfluss auf die Mobilität und die Knochenmasse aus und verringert das Risiko für Hüftfrakturen. Auch gezieltes Krafttraining, das natürlich dem erhöhten Frakturrisiko anzupassen ist und durch Fachpersonal kontrolliert werden sollte, kann zu dem Erhalt der Mobilität und zu der Vermeidung von neuen Frakturen beitragen. Sportarten, die ruckartige Bewegungen beinhalten (z.B. Volleyball) oder solche, die mit Sturzrisiko einhergehen (z.B. Skifahren) bergen ein erhöhtes Risiko, dass es zu einer Fraktur kommt und sollten daher nicht weiter ausgeübt werden.

Gerade das erste Frakturereignis scheint einschneidenden Charakter auf die *Psyche* vieler Patientinnen und Patienten zu haben (PAIER 1996): die Krankheit wird manifest; etwas ist zerbrochen – der eigene Körper hält nicht mehr den gewohnten Anforderungen stand (POLEWKA & MINNE 1994). *Ängste*, die die Gegenwart und die Zukunft betreffen, begleiten von nun an die Patientinnen und Patienten in ihrem alltäglichen Leben, vor allem die Angst vor einer neuen Fraktur (GOLD 1996, LYDICK et al. 1996). Viele Patientinnen und Patienten neigen dazu, ihr Leben so einzurichten, dass sie jeder Bewegung ausweichen und es vermeiden, nach draußen zu gehen. Auch das veränderte Körperbild ist gerade für Frauen ein Grund sich der Außenwelt nicht mehr zeigen zu wollen. Ein Teufelskreis kann entstehen: Die fehlende körperliche Betätigung verstärkt den Muskel- und damit den Knochenabbau und erhöht das Risiko für Frakturen. Die fehlenden Außenkontakte führen zu einer zunehmenden Isolierung. Daher tritt in fortgeschrittenen Phasen der Krankheit häufig *Hoffnungslosigkeit und Depression* auf (GALSWORTHY & WILSON 1996, GOLD 1996). Aufgabe der

Therapie ist es daher, auch diesen Teufelskreis zu durchbrechen und neue Wege aufzuzeigen, Lebensfreude und Aktivität zu bewahren. Ein unterstützendes soziales Umfeld kann ebenfalls sehr viel dazu beitragen, dass die Patientinnen und Patienten wenig Verlust an Lebensqualität erleiden, z.B. tätige Unterstützung als Ermutigung bei der Suche nach angemessenen neuen Aufgaben und Lebenszielen. Auch in Selbsthilfegruppen kann durch den Austausch von Erfahrungen und Informationen viel Unterstützung erlebt werden.

Das erhöhte Frakturrisiko fordert von den Patientinnen und Patienten teilweise *starke Veränderungen ihres bisherigen Verhaltens*, und dies bezieht sich nicht nur z.B. auf den Verzicht der Lieblingssportart, die ein hohes Sturzrisiko hat, sondern auch auf ganz alltägliche Anforderungen. Richtiges Bücken, Heben, Tragen, Sitzen und Aufstehen muss neu gelernt werden. Körperliche und psychische Überforderungssituationen sollten vermieden werden. Wichtig ist hier, seine Leistungsgrenzen zu erkennen und zum richtigen Zeitpunkt „Neinsagen" zu lernen. Besteht hier ein Problem, sollte dies in therapeutische Überlegungen einbezogen werden. SENNOT-MILLER und KLIGMAN (1992) berichten, dass ein kurzes offenes *Gespräch des betreuenden Arztes mit den Patientinnen und Patienten* erfolgreich zu einem gesundheitsorientierteren Verhalten motivieren kann.

In *interdisziplinären Therapieprogrammen* wird durch Aufklärung über Entstehung der Krankheit und therapeutische Möglichkeiten der Stressabbau gefördert (LAZARUS & LAUNIER 1978), die Hilflosigkeit und damit die Resignation verringert (SELIGMANN 1986) und somit die aktive Einflussnahme der Patientinnen und Patienten gestärkt, die Bewältigungsstrategien unterstützt und die Lebensqualität erhöht. Ferner sollte das soziale Umfeld der Patientin und des Patienten einbezogen werden, um realistische Problemlösungen des Alltags zu entwickeln (GOLD 1996, GOLD et al. 1989). Ebenfalls wichtig in solchen Programmen sind Folgekonsultationen, da hier die Patientinnen und Patienten sowohl Rückmeldung über die Veränderung ihres somatischen Zustandes erhalten, als auch diesbezügliche Fragen stellen können und so ihr Verhalten immer wieder aktualisieren können. Im Rahmen des „Duke University Preventive and Therapeutic Program for Osteoporosis" wird dieser Ansatz eines interdisziplären Therapieprogrammes von GOLD et al. (1989) beschrieben.

Notwendigkeit und Ziele der Integration von Lebensqualität in Forschung und Praxis

Frakturen haben sowohl somatische und funktionale als auch psychische und soziale Folgen, deren Gewichtungen sowohl inter- als auch intrapsychisch unterschiedlich sind. Alle Aspekte haben jedoch ihre eigene bedeutende Rolle für die Bewertung der subjektiven Lebensqualität durch die Betroffenen. Die vielfältig relevanten Aspekte und vor allem deren Zusammenspiel sind nicht über die Erhebung von einzelnen Faktoren zu erfassen. Somatische oder funktionale Einzelinformationen sind zwar notwendig für das Verständnis der Lebensqualität, aber nicht hinreichend. So ist z.B. aus der Anzahl der Frakturen auf einem Röntgenbild die gesundheitsbezogene Lebensqualität ebenso wenig abzuleiten, wie das Bild eines Telephons verrät, ob es klingelt.

Die Suche nach einem besseren Verständnis für die Situation der Betroffenen muss demnach unbedingt die subjektive Wahrnehmung des Patienten oder der Patientin miteinbeziehen. Wichtige Informationen zur Gesamtsituation des Patienten oder der Patientin müssen von ihm oder ihr direkt erfragt werden. Die Erfassung der Lebensqualität kann daher einen entscheidenden Beitrag in diesem Zusammenhang leisten: Sie kann als (1) patienten-orientiertes Evaluationskriterium, (2) zur Erweiterung der klinischen Erhebungsmethoden, (3) zur Abdeckung relevanter Symptome und (4) zur Verbesserung der Compliance dienen. Diese vier Aspekte sollen im Folgenden näher erläutert werden, um die Notwendigkeit einer Integration von Lebensqualitätsaspekten in die Praxis und Forschung zu verdeutlichen:

Der Erfolg einer Therapie lässt sich an prospektiv definierten Zielparametern festmachen. Diese sollten so einheitlich wie möglich sein, um Therapien untereinander vergleichen zu können. Bei Osteoporose werden zur Therapiekontrolle häufig die Erhöhung der Knochendichte, Muskelkraft oder die Senkung der Frakturanzahl erfasst. Da – wie bei allen anderen chronischen Krankheiten – auch bei Osteoporose Ziel der Therapie die Verbesserung der subjektiven Befindlichkeit ist, sollte die gesundheitsbezogene *Lebensqualität als patientenorientiertes Kriterium* ebenfalls evaluiert werden. Um dies zielführend gewährleisten zu können, muss auf eine einheitliche Definition und Erfassung dieses Konstrukts geachtet werden. Eine Verringerung der Schmerzwahrnehmung z.B. ist zwar ein wesentlicher Aspekt der Lebensqualität, umfasst jedoch nur einen Teil des Lebens und Leidens der Patientinnen und Patienten. Daher sollte zu Beginn einer Therapie genau definiert werden, welche Lebensqualitätsaspekte bestimmt werden sollen und mit welchen Instrumenten diese erfasst werden können.

Es hat sich gezeigt, dass die Zusammenhänge zwischen somatischen Läsionen (z.B. Frakturanzahl) und einzelnen Aspekten der Lebensqualität (z.B. Schmerzen) gering sind (LEIDIG et al. 1990). Daraus ist zu schließen, dass aus einer somatischen Verbesserung nicht unbedingt eine Verbesserung der gesundheitsbezogenen Lebensqualität abzuleiten ist. Die Nicht-Linearität dieser Zusammenhänge verhindert auf der einen Seite eine einfache Kausalbeziehung, ermöglicht aber auf der anderen Seite die Einsicht, dass unabhängig von dem somatischen Krankheitsstadium gesundheitsbezogene Lebensqualität zu jedem Zeitpunkt und in jedem Krankheitsstadium verbessert werden kann. Daher sollte die Erfassung der Lebensqualität als *notwendige Erweiterung der klinischen Methoden* herangezogen werden.

In Fragebögen, die die Lebensqualität bei Osteoporose erfassen, müssen spezifische Aspekte berücksichtigt werden. Schmerzen und Beeinträchtigungen der Beweglichkeit sind für viele Patientinnen und Patienten Aspekte, die ihren Alltag beschwerlich gestalten. Auch die sozialen und mentalen Auswirkungen der Krankheit, z.B. eingeschränkte Sozialkontakte und Depressionen, sind hier betroffen. Die Erhebung gesundheitsbezogener Lebensqualität ermöglicht *Veränderungen in den relevanten Bereichen* umfassend zu erkennen.

Gerade bei Medikamenten mit vielen Nebenwirkungen (z.B. bei Hormonersatztherapie: Blutungen und möglicherweise erhöhtes Krebsrisiko) und/oder einem strikten Einnahmeregime (z.B. bei einigen Bisphosphonaten Einnahme vor dem Frühstück) stellt die Compliance häufig eine kritische Größe dar. Der Unwille, Risiken oder Unannehmlichkeiten der Medikamente zu akzeptieren kann zu einer unregelmäßigen, zu kurzen oder nur vorgetäuschten Einnahme führen. Hohe Compliance ist jedoch für einen guten therapeutischen Erfolg entscheidend und unverzichtbar. Über die Einbeziehung von Aspekten gesundheitsbezogener Lebensqualität kann eine Verbesserung der Arzt-Patient-Kommunikation erzielt und so können therapeutische Notwendigkeiten und Entscheidungen besser verständlich werden. Für die Patienten wird deutlicher, wie wichtig es ist, die Verantwortung für gemeinsam getroffene Entscheidungen mitzutragen. Dadurch wird eine entscheidende *Verbesserung der Compliance* bewirkt. Dem Arzt/der Ärztin fällt es dadurch leichter, die Einschätzungen und Bewertungen der Patientin oder des Patienten zu verstehen und so kann der Therapieerfolg besser verfolgt und beurteilt werden.

Es sollte daher neben der Überprüfung somatischer Veränderungen ebenfalls überprüft werden, ob die Intervention die gesundheitsbezogene Lebensqualität in den für die Patientinnen und Patienten wesentlichen Bereichen verbessern konnte. Dies ist für die folgenden Bereiche der Intervention zu fordern:

- Therapiemaßnahmen
- Rehabilitationsmaßnahmen
- Krankenhausaufenthalte
- Patientenschulungen

Eine vollständige Analyse all jener Aspekte, die zur gesundheitsbezogenen Lebensqualität bei Osteoporose gehören, und damit eine einheitliche und umfassende Definition, steht noch aus. Seit kurzer Zeit sind jedoch Fragebögen entwickelt worden, die die gesundheitsbezogene Lebensqualität speziell bei Osteoporose erfassen (s. unten). Diese Fragebögen werden zunehmend auch in laufenden pharmazeutischen Studien eingesetzt.

Messinstrumente zur Erfassung der gesundheitsbezogenen Lebensqualität in der Osteoporoseforschung

Generische Instrumente

Wie in vorangegangenen Kapiteln dieses Buches beschrieben, existieren bereits seit 10 bis 15 Jahren krankheitsübergreifende Instrumente, die die Erfassung der gesundheitsbezogenen Lebensqualität erlauben. Der entscheidende Vorteil übergreifender Instrumente liegt darin, dass es mit ihrer Hilfe möglich ist, die *Lebensqualität verschiedener Gruppen* zu vergleichen. So können Vergleiche z.B. zwischen verschiedenen Krankheitsbildern, Gesunden und Kranken, Männern und Frauen, älteren und jüngeren Personen gezogen werden. Die am häufigsten angewendeten eingesetzten Inventare sind der MOS-Short Form 36 (SF-36, WARE & SHERBOURNE 1992) das Sickness Impact Profile (SIP, BERGNER et al. 1981), und das Nottingham Health Profile (NHP, HUNT et al. 1981). Aus den Ergebnissen lassen sich Aussagen über die Ausprägung der Lebensqualität bzw. deren Beeinträchtigung in den jeweiligen Gruppen ableiten. Diese Instrumente sind ebenfalls bei Patienten und Patientinnen mit Osteoporose eingesetzt worden. Nachteil generischer Inventare ist, dass sie nicht in der Lage sind, krankheitsspezifische Aspekte zu erfassen, die Auswirkungen auf die Lebensqualität haben können, z.B. das Ausmaß der funktionalen Einschränkungen bei Osteoporose nicht erheben können.

Krankheitsspezifische Instrumente

Seit wenigen Jahren wird die Bedeutung gesundheitsbezogener Lebensqualität auch für das Krankheitsbild Osteoporose diskutiert. Die Nichtlinearität des somatischen Status und der subjektiven Befindlichkeit ließ die direkte Befragung der Patientinnen und Patienten notwendig und sinnvoll erscheinen. Die Ergebnisse dieser Erhebungen sollen als Outcomevariable dienen und somit auch den Vergleich verschiedener therapeutischer Ansätze ermöglichen (SILVERMAN & CRANNEY 1997). Aus diesen Überlegungen entstand der Bedarf, geeignete Instrumente zu entwickeln, die die Lebensbereiche erfassen, die bei Menschen mit Osteoporose besonders betroffen sind. Innerhalb kurzer Zeit wurden Fragebögen entwickelt, die eine ausreichende Konstruktvalidität aufwiesen. Da die Fragebögen sehr neu sind, liegen zur Zeit noch keine Daten über ihre Sensitivität vor. Zudem wurden sie noch nicht in randomisierten longitudinalen Studien eingesetzt.

Englischsprachige Instrumente

Die folgenden Fragebögen zeigen gute Messgenauigkeit (Reliabilität) und waren in der Lage Patientinnen und Patienten von den jeweiligen Kontrollgruppen zu trennen (Validität). Inwieweit man mit ihnen in der Lage ist, Veränderungen in der Lebensqualität der Patientinnen und Patienten über längere Zeit zu erfassen, muss noch weiter überprüft werden.

Tab. 1 fasst die verschiedenen Fragebögen und die mit ihnen zu erfassenden Dimensionen kurz zusammen.

Alle diese Fragebögen wurden mit Osteoporosepatientinnen und -patienten und Kontrollgruppen entwickelt. Die Einschlusskriterien für das Osteoporosekollektiv waren dabei jedoch heterogen (z.B. Vorliegen einer Osteoporose mit unterschiedlicher Anzahl der Wirbelkörperfrakturen). Dies sollte für den jeweiligen Einsatzbereich berücksichtigt werden, da hieraus eine unterschiedliche Sensitivität resultieren kann.

Sowohl der Osteoporosis Assessment Questionnaire (OPAQ) und der Osteoporosis Quality of Life Questionnaire (OQLQ) als auch der Osteoporosistargeted Quality of Life Questionnaire (OPTQoL) sind in Nordamerika entwickelt worden.

Der OQLQ wurde zur Evaluierung therapieabhängiger Lebensqualitätsveränderungen entwickelt. Der Fragebogen wurde aus einem 168 Item starken Fragebogen (COOK et al. 1993), der aus Fragen aus dem SIP, dem NHP und diversen anderen Lebensqualitätsinstrumenten und funktionalen Fragebögen zusammengestellt wurde, entwickelt. 100 über 50-jährige Frauen mit mindestens einer vertebralen Fraktur und osteoporosebezo-

Tabelle 1: Fragebögen zur gesundheitsbezogenen Lebensqualität von Osteoporosepatienten (in englischer Sprache)

Fragebogen	Autoren	Anzahl der Items	Berücksichtigte Lebens-qualitäts-Dimension	Deutsche Version liegt vor ?
OQLQ[1]	COOK et al. (1997)	30	Symptome, physische Leistungsfähigkeit, Limitationen im Alltag, Emotionen, Freizeit	JA (KERSCHAN-SCHINDL et al. 1999)
OPTQoL[2]	LYDICK et al. (1997)	32	Physische Leistungsfähigkeit, Adaptationen, Ängste	JA (jedoch nicht validiert, SANGHA 1999)
QualEFFO[3]	LIPS et al. (1997, 1999)	41	Schmerzen, körperliche Aspekte; ADL, Tätigkeiten im Haus, Mobilität, mentale Aspekte, soziale Aspekte; Gesamteinschätzungen	JA
OPAQ[4]	SILVERMAN et al. (1993)	71	Symptome, physische Leistungsfähigkeit, Emotionen, soziale Aktivitäten	NEIN
OFDQ[5]	HELMES et al. (1995)	59	Rückenschmerzen, Depression, funktionale Leistungsfähigkeit, soziale Aktivitäten und Vertrauen in den Erfolg der Therapie	NEIN

[1] OQLQ : Osteoporosis Quality of Life Questionnaire
[2] OPTQoL : Osteoporosis-targeted Quality of Life Questionnaire
[3] QualEFFO : Quality of Life Questionnaire of the European Foundation for Osteoporosis
[4] OPAQ : Osteoporosis Assessment Questionnaire
[5] OFDQ : Osteoporosis Functional Disability Questionnaire

genen chronischen Schmerzen wurden zuerst befragt, welche körperlichen, emotionalen und sozialen Probleme sie als Folge der Osteoporose erlebt haben. Danach wurde ihnen 168 Item starke Fragebögen gezeigt und sie wurden gefragt, ob hieraus noch weitere Aspekte als zutreffend erachtet wurden. Hieraus wurde die endgültige Version des OQLQ mit 30 Items entwickelt. Diese Form wurde an 226 Frauen mit den gleichen Einschlusskriterien aus Kanada und Nordamerika in einem longitudinalen Ansatz überprüft. In dieser Studie wurden neben dem OQLQ auch der SIP, der SF-36 und das Brief Pain Inventory eingesetzt. Die Patientinnen füllten die Fragebögen nach 2 Wochen und nach 6 Monaten erneut aus. Die Relialibitätskoeffizienten waren mit (0.80–0.89) zufriedenstellend (COOK et al. 1997). Die Korrelationen zu den anderen Instrumenten fielen eher geringer als erwartet aus (0.51-0.81), was darauf hindeutet das der OQLQ andere Aspekte abdeckt.

Der OPAQ wurde mit Patientinnen mit multiplen Wirbelkörperfrakturen (2 oder mehr) entwickelt. Er ist ebenfalls auf die Erfassung von Veränderungen der Lebensqualität (als Folge der Therapie) ausgerichtet. Auch hier wurden zufriedenstellende Reliabilitätsmaße angegeben. Der Schwerpunkt des QPAQ liegt jedoch deutlich auf dem funktionalen Status (56 Items). 10 Items dienen der Gewichtung der Beschwerden. Ergebnisse der MORE Studie (Multiple Outcomes of Raloxifen) haben gezeigt, dass sich unter Therapie signifikante Verbesserungen abzeichnen (SILVERMAN et al. 1999).

Ziel des OPTQoLs ist die Erfassung der gesamten Auswirkungen der Osteoporose auf die Lebensqualität zu einem Zeitpunkt (LYDICK et al. 1997). Mit Hilfe verschiedener Focusgruppen (z.B. Frauen mit Osteoporose, Angehörige, Ärzte) wurden bei der Entwicklung des OPTQoL 300 Fragen zusammengestellt, die als im Zusammenhang mit osteoporosespezifischer Lebensqualität beurteilt wurden. Der endgültige Fragebogen wurde mit 222 Frauen, die ebenfalls mindestens eine Fraktur und deutlichen Größenverlust oder Kyphose aufweisen, entwickelt. Mit Hilfe einer Itemreduktion und mit dem Scoring der 300 Fragen entstand dann die endgültige Fassung mit 31 Items. Bei der Untersuchung wurde ebenfalls der SF-36 eingesetzt. Korrelationen zwischen SF-36 und OPTQoL zeigten Werte zwischen 0.24 und 0.71. Auch wenn der OPTQoL nicht zur Erfassung von therapieabhängigen Lebensqualitätsveränderungen entwickelt wurde, zeigte eine fortführende Studie gute Reliabilitätsmaße von 0.81 bis 0.90 (CHANDLER et al. 1998).

Der Quality of Life Questionnaire of the European Foundation for Osteoporosis (QualEFFO) ist der einzige Fragebogen, der für den europäischen Raum entwickelt worden ist (LIPS et al. 1997). Eine Arbeitsgruppe der European Foundation of Osteoporosis (EFFO) entwickelte den Fragebogen und setzte ihn in sieben Ländern ein. Auch hier waren mindestens eine Fraktur und chronische Rückenschmerzen Einschlusskriterium für die Fallgruppe. Die Kontrollgruppe war altersgemacht und wies keine Frakturen auf. Der Fragebogen wurde nach vier Wochen wiederholt und zeigte hohe Reliabilität.

Der Osteoporosis Functional Disability Questionnaire (OFDQ) wurde in Kanada entwickelt. Grundlage für die Itemgeneration waren Literaturrecherche, Patienten- und Expertenmeinungen. Die Stichpobe bestand aus 81 Patienten mit Osteoporose und Wirbelkörperfrakturen und 37 altersgematchten Kontrollen. Als Kriterium für die Validität wurde hier der Frakturstatus gewählt. Der Fragebogen diskriminierte hinreichend zwischen den Gruppen. Die Test-Retest-Reliabilitäten lagen mit 0.76 bis 0.93 befriedigend hoch. Auch der OFDQ ist als Instrument, Therapieerfolge zu erkennen, konzipiert.

Neben den dargestellten Fragebögen, bestehen Inventare, die lediglich funktionale Aspekte der gesundheitsbezogenen Lebensqualität erfassen: die Activities of Daily Living (LEIDIG et al. 1990) und der Functional Status Index (LYLES et al. 1993). Da funktionale Einschränkungen für Patientinnen und Patienten mit Osteoporose häufig eine wesentliche Beeinträchtigung darstellen, sollen hier zwei Möglichkeiten der Erfassung aufgeführt werden.

Der Functional Status Index (FSI) besteht aus verschiedenen Tests zur körperlichen Funktionsfähigkeit des Patienten oder der Patientin. So haben die Patienten z.B. die Aufgabe, sechs Minuten zu gehen oder verschiedene Dinge zu erreichen. Diese Erhebung erlaubt eine Einschätzung des tat-

Tabelle 2: Funktionale Aspekte

Fragebogen	Autoren	Anzahl der Items	Berücksichtige Lebensqualitäts – Dimension
ADL[1]	LEIDIG et al. (1990)	6/7	Alltagsaktivitäten
FSI[2]	LYLES et al. (1993)	45/18	Überprüfung der funktionalen Leistungsfähigkeit

[1] ADL (Osteoporose - relevant): Activities of Daily Living
[2] FSI: Functional Status Index

sächlichen körperlichen Leistungsvermögens und beschränkt sich somit nicht nur auf das Erfragen der Funktionalität. Sie ist allerdings zeitintensiv und muss von einem Versuchsleiter durchführt werden (LYLES et al. 1993).

Limitationen im Alltag können eine entscheidende Beeinträchtigung für die Lebensqualität von Patientinnen mit Osteoporose darstellen. Der Fragebogen Activities of Daily Living (LEIDIG et al. 1990) ist eine Weiterentwicklung der von KATZ et al. schon 1963 entwickelten ADL-Skala. Sie erfragt im Gegensatz zur Ursprungsskala mehr Alltagstätigkeiten, die für Osteoporosepatientinnen und -patienten problematisch sein können, zum Beispiel beim Gehen, Bücken, Tragen von Taschen etc. Die Limitationen im Alltag werden für jedes Einzelitem (z.B. Gehen) auf folgendem Rating möglich:

0 - ohne Einschränkung,
1 - erschwert aber alleine und
2 - nur mit Fremdhilfe.

Aus den sechs Einzelitems wird ein klinischer Summenscore entwickelt, der zwischen 0 und 12 variieren kann (LEIDIG et al. 1990).

Deutschsprachige Instrumente

Bis heute gibt es nach Wissen der Autoren keine krankheitsspezifischen Fragebögen für Osteoporose, die nur im deutschsprachigen Raum entwickelt worden sind. Für den QualEFFO (s. oben) war Deutschland jedoch eines der Zentren der Multicenterstudie, in deren Rahmen der Fragebogen entwickelt worden ist. Für den OPTQoL existiert eine bislang noch nicht validierte deutsche Fassung (SANGHA 1999, persönliche Mitteilung). Der OQLQ liegt in einer deutschen Fassung vor (KERSCHAN-SCHINDL et al. 1999). Die Skala Activities of Daily Living (ADL) als ein Aspekt krankheitsspezifischer Lebensqualität wurde ins Deutsche übersetzt und bereits vielfältig eingesetzt (u.a. LEIDIG et al. 1990, LEIDIG-BRUCKNER et al. 1997, SCHOLZ & MINNE 1997). Für den QualEFFO sollen an dieser Stelle Beispiel-Items bezüglich der gewählten fünf Lebensqualitäts-Dimensionen aufgeführt werden.

Tabelle 3: Lebensqualitätsdimensionen und Beispielitems des QualEFFO

Lebensqualitäts-Dimension	Beispiel-Item	Skalierung
Schmerzen	‚Wie stark sind Ihre Rückenschmerzen, wenn sie am schlimmsten sind?'	Keine Rückenschmerzen (0) – unerträglich (5)
Körperliche Aspekte: ADL	‚Haben Sie Probleme mit dem Anziehen?'	Keine Schwierigkeit (0) – ohne Hilfe unmöglich (5)
Körperliche Aspekte: Tätigkeiten im Haus	‚Können Sie Mahlzeiten zubereiten?'	Keine Schwierigkeit (0) – unmöglich (5)
Körperliche Aspekte: Mobilität	‚Können Sie 100 Meter gehen?'	Schnell ohne stehenzubleiben (0) – unmöglich (5)
Soziale Aspekte	‚Wie oft haben Sie während der letzten drei Monate Freunde oder Verwandte besucht?'	Einmal pro Woche oder häufiger (0) – nie (5)
Mentale Aspekte	‚Sind Sie zuversichtlich bezüglich Ihrer Zukunft?'	Niemals (0) – immer (5)
Wahrnehmung der eigenen Gesundheit	‚Würden Sie sagen, für Ihr Alter ist Ihr Gesundheitszustand allgemein...?'	Ausgezeichnet (0) – schlecht (5)

Tabelle 4: Lebensqualitätsdimensionen und Beispielitems des OPTQoL

Lebensqualitäts-Dimension	Beispiel-Item	Skalierung
Physische Leistungsfähigkeit	‚Bereitet es Ihnen körperliche Schwierigkeiten, staub zu saugen oder den Fußboden zu wischen?'	Keine (1) – kann ich nicht mehr (4)
Adaptationen	‚Es ist schwierig, Aktivitäten im voraus zu planen, weil ich nie weiß, wie meine körperliche Gesundheit sein wird '	Stimme völlig zu (1) – stimme überhaupt nicht zu (4)
Ängste	‚Beeinflußt die Angst zu fallen und sich etwas zu brechen Ihr Leben ?'	Nein überhaupt nicht (1) – sehr (5)

Auch für den OPTQoL besteht bereits eine deutsche – wenn auch noch nicht veröffentlichte Version (SANGHA 1999, persönliche Mitteilung). Aus den drei Lebensqualitäts-Dimensionen werden in der *Tab. 4* Beispielitems aufgeführt.

Studienergebnisse

Generische Lebensqualitätsinstrumente werden häufig als Validitätskriterium bei der Entwicklung von krankheitsspezifischen Instrumenten eingesetzt. In den Veröffentlichungen ist jeweils in den meisten Fällen der Koeffizient der Kriteriumsvalidität aufgeführt, der ein Maß für den Zusammenhang zweier Instrumente darstellt (COOK et al. 1993, COOK et al. 1997, HELMES et al. 1995, LYDICK et al. 1997, s. oben). Der Validitätskoeffizient zwischen den generischen (NHP, SF-36, SIP) und den krankheitsspezifischen Inventaren (OQLQ, OPTQoL, QualEFFO, OPAQ, OFDQ) kann durchgehend als zufriedenstellend interpretiert werden (s. oben). Die Ergebnisse zeigen jedoch ebenfalls, dass die generischen und die krankheitsspezifischen Instrumente unterschiedliche Aspekte der Lebensqualität abdecken.

Generische Instrumente wurden ebenfalls eingesetzt, um einen Vergleich zu der jeweiligen Kontrollgruppe zu ermöglichen. Insgesamt liegen jedoch nur wenige Ergebnisse vor, die einen unmittelbaren Vergleich zwischen Patienten mit Osteoporose und jenen Patienten zulassen, die von anderen chronischen Erkrankungen betroffen sind. Es existieren jedoch einige Informationen zur Beeinträchtigung der gesundheitsbezogenen Lebensqualität bei verschiedenen Schweregraden der Osteoporoseerkrankung.

LYLES et al. (1993) setzten den Functional Status Index (FSI) bei 10 Frauen mit zwei oder mehr schweren vertebralen Frakturen und 10 altersangepassten Frauen mit einem Durchschnittsalter von 81,9 Jahren ein. Die körperliche Leistungsfähigkeit zeigte sich bei den Patientinnen mit Frakturen erheblich eingeschränkt.

Anhand des Nottingham Health Profils (NHP) untersuchten SCANE et al. (1994) die Lebensqualität von 63 Männern (Altersbereich: 31-80 Jahre) mit vertebralen Frakturen im Vergleich zu altersangepassten Kontrollpersonen und älteren Männern ohne Frakturen. Es zeigte sich, dass die Männer mit Frakturen auf allen sechs Subskalen (Energie, Schmerz, emotionale Beeinträchtigung, Schlaf, Isolierung und Mobilität) eine deutlich geringere Lebensqualität angaben als beide Kontrollgruppen.

In einer Studie von CHANDLER (1998) wurden der OPTQoL und der SF-36 bei je 50 Patientinnen mit Osteoporose mit Frakturen (Alter:AM:73,8 ± 7,6), niedriger Knochendichte (Alter:AM:67,8 ± 8,6), mit normaler Knochendichte (Alter:AM: 58,7 ± 10,6) und mit Osteoarthrose (Alter:AM: 63,0 ± 9,6) eingesetzt. Für alle drei OPTQoL-Subskalen (Einschränkungen der Funktionalität, Adaptationen, Ängste) zeigen die Frauen mit manifester Osteoporose die meisten Beeinträchtigungen. Auch Werte auf mehreren Subskalen des SF-36 deuten auf einen Unterschied zu Ungunsten der Patientinnen mit manifester Osteoporose und Osteoarthrose gegenüber Frauen mit geringer oder normaler Knochendichte. Der SF-36 wurde von 0 (Tod) bis 100 (Gesundheit) skaliert. So zeigen die Patientinnen mit Frakturen auf der Subskala „Körperliche Funktionsfähigkeit" (61,4 ± 26,9) und „Soziale Funktionsfähigkeit" (80,3 ± 25,0), „Emotionale Rollenfunktion" (69,3 ± 41,4) und „Schmerzen" (64,2 ± 21,5) niedrigere Werte und damit niedrigere Lebensqualität. Auffällig ist hier, dass die Patientinnen mit manifester Osteoporose und Osteoarthrose vergleichbar schlechte Werte aufweisen. Die Frauen mit Osteoarthrose sind in Bezug auf ihre wahrgenommene Lebensqualität denen mit manifester Osteoporose sehr ähnlich, z.B. beträgt die Schmerzausprägung 62,2 ± 23,9. Jedoch ist die Subskala „Emotionale Rollenfunktion" (81,3 ± 32,4) durch die Osteoarthrose-Patientinnen deutlich höher bewertet. Die Werte der Patientinnen mit normaler Knochendichte (N.K.) oder Osteopenie (OP) sind in den Skalen ebenfalls vergleichbar: „Körperliche Funktionsfähigkeit" (N.K. 87,2 ± 18,0; OP: 83,2 ± 20,4) und „Soziale Funktionsfähigkeit" (N.K. 90,3 ± 20,1; OP: 90,5 ± 22,8), „Emotionale Rollenfunktion" (N.K. 85,0 ± 31,9 ; OP: 88,7 ± 27,4) und „Schmerzen" (N.K. 81,6 ± 18,9; OP: 78,9 ± 19,3) (Chandler et al. 1998).

In der Studie von Lydick et al. (1997) wurden im Zusammenhang mit der Fragebogenentwicklung neben 222 Frauen mit manifester Osteoporose (M.O.) auch 101 Frauen mit geringer Knochendichte (K.D.) und 142 Frauen mit anderen Krankheiten (u.a. Arthritis, Krebs, Depression (A.K.)) untersucht. Der OPTQoL zeigte auf zwei der drei Dimensionen für die Frauen mit manifester Osteoporose die geringsten Lebensqualitätsscores. Die Gruppe erreicht auf der Dimension „körperliche Aktivität" lediglich: 49 ± 27 (vs. K.D. 60 ± 29 und A.K. 74 ± 24) und auf der Dimension „Adaptionen" 44 ± 17 (vs. K.D. 54 ± 9 und AK 49 ± 14). Lediglich die Dimension „Ängste" erscheint zwischen den Gruppen ähnlich ausgeprägt (M.O.: 49 ± 17; K.D. 50 ± 14 und A.K. 52 ± 10).

Im Mai 1999 startete die OPUS-Studie (Koordinationszentrum Kiel, C.-C. Glüer et al.), eine multizentrische diagnostische Studie an der 5 europäische Zentren beteiligt sind. Erfasst werden Ultraschall, Frakturzahlen, Biomarker, Risikofaktoren sowie Lebensqualität. In jedem Zentrum werden 600 Frauen unterschiedlichen Alters population based untersucht, so dass zum ersten Mal eine Datenbasis entsteht, die einen umfassenden Vergleich verschiedener Krankheitsbilder sowie verschiedener Schweregrade der Osteoporose hinsichtlich Lebensqualität ermöglicht. Lebensqualität wird mit dem SF-12, EuroQoL, QualEFFO, Subdimensionen des OPTQoL und des OQLQ sowie einem Fragebogen zur subjektiven Lebensqualität bei Osteoporose (M. Glüer 1999) erhoben. Erste Ergebnisse werden Anfang des Jahres 2001 erwartet.

Bei der Wirbelsäulenosteoporose sind in der Vergangenheit nur wenige systematische Studien durchgeführt worden, die das Ziel hatten, den Zusammenhang zwischen somatischen Faktoren und der subjektiv erlebten Lebensqualität zu dokumentieren. Daher ist auch bis heute das Ausmaß der Kenntnisse über die Beeinflussbarkeit dieser Beschwerden begrenzt.

Zwei Aspekte der gesundheitsbezogenen Lebensqualität besitzen im Zusammenhang mit Osteoporose besondere Bedeutung: zum einen die **Einschränkungen der Beweglichkeit** und zum anderen das Ausmaß und Vorhandensein von **Schmerzen**. Da diese Aspekte krankheitsspezifischen Wert für das Krankheitsbild Osteoporose besitzen und darüber hinaus relativ viele Forschungsergebnisse zu diesen Aspekten vorliegen, soll an dieser Stelle kurz auf sie eingegangen werden soll.

Einschränkungen der körperlichen Funktionstüchtigkeit nach Wirbelkörpereinbrüchen sind das Merkmal, welches in vielen Studien immer wieder bestätigt wurde (Leidig-Bruckner et al. 1997, Lyles et al. 1993, Nevitt et al. 1998). Der Größenverlust und die zunehmende Kyphosierung verändern die Körperstatik und erschweren so die Beweglichkeit der Patientinnen und Patienten.

Schmerzen werden immer wieder als Leitsymptom bei Patientinnen und Patienten mit Osteoporose benannt (Ross 1997) und gelten damit als hauptsächlicher Belastungsfaktor für die gesundheitsbezogene Lebensqualität. Die Variabilität der Schmerzausprägung ist jedoch auch bei gleicher somatischer Schädigung erheblich. Schmerzen sind von einer Anzahl weiterer Faktoren beeinflusst, von denen einige im Folgenden kurz vorgestellt werden sollen. Es sei jedoch darauf hingewiesen, dass gerade das Schmerzerleben noch nicht ausreichend untersucht ist.

Folgende somatische Aspekte können Einfluss auf das Ausmaß der funktionalen Beeinträchtigungen und auf das Schmerzerleben haben und sollten daher im Idealfall bei Untersuchungen, die Lebensqualität bei Osteoporose untersuchen berücksichtigt werden.

- die Anzahl der frakturierten Wirbelkörper (LEIDIG et al. 1990, SCHOLZ et al. 1996, SCHOLZ & MINNE 1997)
- die Zeit nach der letzten stattgefundenen Fraktur (BEGEROW et al.1999, HUANG et al. 1996 a,b, Ross et al. 1994).
- die Schwere der Verformung eines Wirbelkörpers (ETTINGER et al. 1988, ETTINGER et al. 1992, Ross et al. 1991)
- der Ort der Fraktur (SILVERMAN et al. 1999)

Jeder dieser somatischen Aspekte zeigt jedoch eine erhebliche individuelle Variabilität bezüglich der Symptomatik, was sich – bei Berücksichtigung nur eines dieser Aspekte – zum Teil in widersprüchlichen Studienergebnissen widerspiegelt. Ein höherer Anteil der Varianz der Symptomatik würde erklärt, wenn man alle diese somatischen Aspekte berücksichtigt. Multidimensionale Modelle zeigen höheren Erkenntnisgewinn – so wie auch bei Lebensqualität. Dazu müssen alle relevanten Aspekte und die subjektive Sichtweise der Betroffenen berücksichtigt werden. Ganzheitliche Denkweisen sind für ein besseres Verständnis daher unbedingt notwendig (LAZARUS & LAUNIER 1978, UEXKÜLL & WESIACK 1988).

Dieser Ansatz wurde in der Pyrmonter Interdisziplinären Osteoporose Studie (PIOS, MINNE et al.) verfolgt. Neben *somatischen* Aspekten (z.B. Frakturraten, Knochendichten, Biomarker, Symptome), sind ebenfalls *funktionale* Aspekte (z.B. Muskelkraft, Schwankneigung (DANNBACHER 1995)), Gleichgewichtstests erfasst. Limitationen im Alltag (LEIDIG et al. 1990), *soziale* Aspekte (z.B. soziale Unterstützung, Einkommen), *psychische* (Allgemeine Depressionsskala (BAILER & HAUTZINGER 1993), Sense of Coherence (ANTONOVSKY 1991); Berner Bewältigungsformen (HEIM et al. 1991)) und *Lebensqualitätsaspekte* (z.B. MLDL (BULLINGER et al. 1990), Befindlichkeitsskala (HOBI 1993); affektives Schmerzerleben (HSAL, HOPPE 1991) sind erfasst worden. Die Studie wurde als longitudinale Studie über drei Jahre angelegt. Die Patientinnen erhielten jeweils im Abstand von einem Jahr Wiederholungsmessungen. 283 Patientinnen wurden zum ersten Messzeitpunkt untersucht. Ziel der Studie ist es effiziente diagnostische und therapeutische Modelle zu entwickeln, die helfen sollen, die Lebensqualität der Patientinnen und Patienten zu erhalten oder zu verbessern. Ferner soll zu einem verbesserten Verständnis des Lebensqualitätsbegriffes bei Osteoporose beigetragen werden.

Erste Ergebnisse zeigen, dass *psychische Faktoren* wie z.B. der *Sense of Coherence* (ANTONOVSKY 1987), der ein zentrales psychologisches Konstrukt in der Salutogenese (SCHÜFFEL et al. 1998) darstellt, einen Zusammenhang zum affektiven Schmerzerleben aufweisen. Eine hohe Ausprägung des Sense of Coherence geht mit niedrigen Schmerzbewertungen einher und zwar unabhängig von der Frakturzahl (SCHOLZ et al. 1996, MINNE & SCHOLZ 1998). Bei 155 Patientinnen, von denen die Hälfte eine oder mehrere Frakturen erlebt hatte, konnte sich dieser Zusammenhang statistisch signifikant absichern lassen ($r = 0{,}21$; $p = 0{,}008$). Ferner zeigte sich, dass der Sense of Coherence stärkeren Einfluss auf die Lebensqualitätsbewertung (MLDL) hatte, als das Auftreten neuer Frakturen über ein Jahr (GLÜER et al. 1999). Dieses Ergebnis deutet daraufhin, dass die Nutzung von psychischen Ressourcen (und evt. auch sozialen) bei chronischen Krankheiten, wie Osteoporose eventuell wichtiger ist als der objektive somatische Status. Sollten sich diese Ergebnisse bestätigen, ist eine Lebensqualitätsverbesserung über eine Stärkung dieser Ressourcen zu jedem Zeitpunkt der Krankheit möglich und zu fordern.

Zusammenfassende Bemerkungen

Ziel jeder Therapie bei Osteoporose muss neben der Anhebung des Knochenmineralgehaltes und der Senkung des Frakturrisikos die positive Beeinflussung der Lebensqualität der Patientinnen und Patienten sein. Dies ist von herausragender Bedeutung, da für die Patientinnen und Patienten eine Therapie nur dann akzeptabel ist, wenn sie geeignet ist, sowohl Beschwerden zu lindern als auch Einschränkungen der Lebensqualität zu verringern. Nach wie vor müssen Frakturvermeidung und Knochendichteverbesserung zentrale Ziele der medikamentösen und funktionellen Therapie bleiben. Pharmakologische Interventionen können hier viel erreichen. Doch hierüber allein Lebensqualitätsverbesserungen erzielen zu wollen, erscheint unrealistisch. Aus der insuffizienten Übereinstimmung zwischen somatischer Schädigung und der subjektiv empfundenen Lebensqualität der Patientinnen und Patienten leitet sich die Forderung ab, dass bei jeder Intervention auch die subjektive Beschwerdelinderung und Lebensqualitätssteigerung patientenorientiert erfasst werden muss.

Bei chronischen Krankheiten ist demzufolge ein *Paradigmenwechsel* angezeigt: es geht nicht mehr um das Beseitigen einer Krankheit, sondern darum, die Patientinnen und Patienten in die Lage zu versetzen, mit der Krankheit möglichst ohne Einschränkung ihrer Lebensqualität zu leben. Ohne die direkte Erfassung der gesundheitsbezogenen Lebensqualität der Patientinnen und Patienten ist dieses Ziel nicht zu erreichen. Die daraus resultierende verbesserte Kommunikation zwischen Arzt und Patient/Patientin erhöht das Verständnis auf beiden Seiten, verbessert die Compliance und lässt den therapeutischen Bedarf schneller und effizienter erkennen. Zudem lässt sich der Erfolg therapeutischer Interventionen direkt vergleichen und zwar anhand eines ‚Outcomeparameters', der für die Patientinnen und Patienten von entscheidender Bedeutung ist.

Demnach ist bei der Diagnostik und der Therapie chronischer Krankheiten eine *ganzheitliche Sichtweise* erforderlich. Dabei geht es nicht um ein „entweder oder", um Vermeidung von Risikofaktoren oder Ressourcenaktivierung, Psychologie & Soziologie oder Medizin, Knochendichtemessung oder Fragebögen. Vielmehr geht es um die Forderung, alle relevanten Aspekte und die subjektive Empfindung des Menschen mit chronischen Krankheiten ganzheitlich einzubeziehen.

Im Bereich der Osteoporose ist im Vergleich zu anderen Krankheitsbildern erst spät und zögerlich angefangen worden, Aspekte der Lebensqualität zu berücksichtigen. Daher sind die verstärkten Forschungsbemühungen in den letzten vier Jahren besonders positiv zu beurteilen. Dennoch liegt der Schwerpunkt der Forschungsbemühungen noch auf der Entwicklung bzw. Validierung von osteoposespezifischen Fragebögen, die notwendige Grundlage für weitere Forschung darstellen. Longitudinale Studienergebnisse liegen zur Zeit jedoch noch wenige vor und sind für einen Erkenntnisgewinn hinsichtlich des Einflusses auf die Veränderung der Krankheit auf die Lebensqualität zu fordern. Ferner erscheint es notwendig, die Forschung nicht nur auf die Erhebung des Einflusses von Frakturen auf die Lebensqualität zu begrenzen, sondern ebenfalls Coping – und protektive Aspekte zu untersuchen, um effizientere Modelle für die Therapie entwickeln zu können, die die Patienten in die Lage versetzen trotz chronischer Krankheit eine möglichst hohe Lebensqualität zu erleben.

Ich danke Herrn Prof. Dr. H.W. Minne für die inspirierenden Diskussionen, seine Anregungen sowie für das fortwährende und anhaltende Engagement, mit dem er die Interessen der Patienten immer wieder in den Mittelpunkt stellt, sowie Frau Dr. S. Krauth.

Literatur

Antonovsky A: Unraveling the Mystery of Health. How People manage Stress and Stay Well. Jossey-Bass Inc., San Francisco (1987)

Begerow B, Pfeifer M, Pospeschill M, Scholz M, Schlotthauer T, Lazarescu A, Pollaehne W, Minne HW: Time since Vertebral Fracture: An Important Variable Concerning Quality of Life in Patients with Postmenopausal Osteoporosis. Osteoporos Int Aug 10 (1) (1999) 26-33

Bergner M, Bobbit RA, Carter WB, Gilson BS: The Sickness Impact Profile: Development and final revision of a health status measure. Medical Care 19 (8) (1981) 787-806

BURGER H, VAN DAELE PLA, GRASHUIS K, HOFMAN A, GROBBEE DE, SCHÜTTE HE, BIRKENHÄGER JC, POLS HAP: Vertebral Deformities and Functional Impairment in Men and Women. J Bone Miner Res 12 (1997) 152-157

CHANDLER JM, MARTIN AR, GIRMAN C, ROSS PD, LOVEMCCLUNG B, LYDICK E, YAWN BP: Reliability of an Osteoporosis-Targeted Quality of Life Survey Instrument for Use in the Community: OPTQoL. Osteoporosis Int 8 (1998) 127-135

Consensus Development Conference: Diagnosis, Prophylaxis, and Treatment of Osteoporosis. Am J Med 94 (1993) 646-650

COOK DJ, GUYAT GN, ADACHI JD, CLIFTON J, GRIFFITH LE, EPSTEIN RS, JUNIPER EF: Quality of life issues in women with vertebral fractures due to osteoporosis. Arthritis and Rheumatism 36 (6) (1993) 750-756

COOK DJ, GUYATT GH, ADACHI JD, EPSTEIN RS, JUNIPER EF, AUSTIN PA, CLIFTON J, ROSEN J, KESENNICH CR, STOCK JL, OVERDORF J, MILLER PD, ERICKSON AL, MCLUNG M, LOVE B: Measuring Quality of Life in Women with Osteoporosis. Osteoporos Int 7 (1997) 478-487

COOPER C: The Crippling Consequences of Fractures and Their Impact on Quality of Life. Am J Med 103 (2A) (1997) 12-19

ETTINGER B, BLACK DM, NEVITT MC, RUNDLE AC, CAULEY JA, CUMMINGS SR, GENANT HK: Contribution of vertebral deformities to chronic back pain and disability. The Study of Osteoporotic Fractures Research Group. J Bone Miner Res 7 (4) (1992) 449-456

ETTINGER B, BLOCK JE, SMITH R, CUMMINGS SR, HARRIS ST, GENANT HK: An examination of the association between vertebral deformities, physical disabilities and psycho-social problems. Maturitas (1988)

GALSWORTHY TD, WILSON PL: Osteoporosis: It Steals More than Bone. AJN 96 (6) (1996) 26

GOLD DT: The Clinical Impact of Vertebral Fractures: Quality of Life in Women with Osteoporosis. Bone 18 (3) (1996) 185S-189S

GOLD DT, LYLES KW, BALES CW, DREZNER MK: Editorial Teaching Patients Coping Behaviors: An Essential Part of Successful Management of Osteoporosis. JBMR 4 (6) (1989) 799-801

HELMES E, HODSMAN A, LAZOWSKI D, BHARDWAJ A, GRILLY R, NICHOL P, DROST D, VANDERBURGH L, PEDERSON L: A Questionnaire To Evaluate Disability in Osteoporotic Patients With Vertebral Compression Fractures. J of Gerontology 50A (2) (1995) M91-M98

HUANG C, ROSS P, WASNICH R: Vertebral Fractures and other Predictors of Back Pain among Older Women. JBMR 11(7) (1996) 1026-1032

HUANG C, ROSS P, WASNICH R: Vertebral Fractures and other Predictors of Physical Impairment and Health Care Utilization. Arch Intern Med 156 (7) (1996) 2469-2475

HUNT SM, MCEWEEN J, MCKENNA SP: The Nottingham Health Profile: Subjective health status and medical consultations. Social Science and Medicine 15a (1981) 221-229

KERSCHAN-SCHINDL K, UHER E, PREISINGER E, PIETSCHMANN P: Translation of the Osteoporosis Quality of Life Questionnaire into German. Wien Klin Wochenschr Aug. 111 (15) (1999) 608-611

KESSENICH CR, GUAYATT GH, ROSEN CJ: Health-Related Quality of Life and Participation in Osteoporosis Clinical Trials. Calcif Tissue Int 62 (1998) 189-192

LAZARUS RS, LAUNIER R: Stress-related transactions between person and environment. In: PERVIN L, LEWIS M (ed.): Perspectives in Transactional Psychology (1978) 287-327

LEIDIG G, MINNE HW, SAUER P, WÜSTER C, WÜSTER J, LOJEN M, RAUE F, ZIEGLER R: A study of complaints and their relation to vertebral destruction in patients with osteoporosis. Bone and Mineral 8 (1990) 217-229

LEIDIG-BRUCKNER G, MINNE HW, SCHLAICH C, WAGNER G, SCHEIDT-NAVE C, BRUCKNER T, GEBEST HJ, ZIEGLER R: Clinical Grading of Spinal Osteoporosis. Quality of Life Components and Spinal Deformity in Women with Chronic Low Back Pain and Women with Vertebral Osteoporosis. JBMR 12 (4) (1997) 1-13

LIPS P, COOPER C, AGNUSDEI D, CAULIN F, EGGER P, JOHNELL O, KANIS JA, LIBERMAN U, MCCLOSKEY E, MINNE H, REEVE J, REGINSTER JY, DE VERNEJOUL MC, WIKLUND I: Quality of Life as Outcome in the Treatment of Osteoporosis: The Development of a Questionnaire for Quality of Life by European Foundation for Osteoporosis. Osteoporosis Int 7 (1997) 36-38

LIPS P, COOPER C, AGNUSDEI D, CAULIN F, EGGER P, JOHNELL O, KANIS JA, KELLINGRAY S, LEPLEGE A, LIBERMAN UA, MCCLOSKEY E, MINNE H, REEVE J, REGINSTER J, SCHOLZ M, TODD C, DE VERNEJOUL MC, WIKLUND I: Quality of Life in Patients with Vertebral Fractures: Validation of the Quality of Life, Questionnaire of the European Foundation for Osteoporosis (QUALEFFO). Osteoporos Int 1999 Aug 10 (2) (1999) 150-160

LYDICK E, MARTIN A, YAWN B: Impact of Fears on Quality of Life in Patients with a Silent Disease: Osteoporosis. Clinical Therapeutics 18(6) (1996) 1307

LYDICK E, ZIMMERMAN SI, YAWN B, LOVE B, KLEEREKOPER M, ROSS P, MARTIN A, HOLMES R: Development and Validation of a Discriminative Quality of Life Questionnaire for Osteoporosis (The OPTQoL). J Bone Miner Res 12 (3) (1997) 456-463

LYLES KW, GOLD DT, SHIPP K. M, PIEPER CF, MARTINEZ

S, MULHAUSEN PL: Association of osteoporotic vertebral compression fractures with impaired functional status. Am J Med 94 (1993) 595-601

MILLER J: Coping with chronic illness: Overcoming powerlessness. F.A. Davis Company, Philadelphia (1983)

MINNE HW, SCHOLZ MG: Knochengesundheit und Sense of Coherence. In: SCHÜFFEL W et al. (Hrsg): Handbuch der Salutogenese: Konzept und Praxis (1998) 193-196

NEVITT M, ETTINGER B, BLACK D, STONE K, JAMAL SA, ENSRUD K, SEGAL M, GENANT HK, CUMMINGS SR: The Association of Radiographically Detected Vertebral Fractures with Back Pain and Function: A Prospective Study. Ann Intern Med 128 (10) (1998) 793-800

NEWMAN DM: Taking Charge: A Personal Responsibility. Public Health Reports Suppl (1986) 74-80

PAIER GS: Specter of the Crone: The Experience of Vertebral Fracture. Adv Nurs Sci 18(3) (1996) 27-36

POLEWKA M, MINNE HW: Erfahrungen in der Psychotherapie mit Osteoporosepatientinnen und –patienten. Verhaltenstherapie and psychosoziale Praxis 3 (1994) 337

ROSS PD: Clinical Consequences of Vertebral Fractures. Am J Med. 103 (2A) (1997) 30S-43S

ROSS PD, DAVIS JW, EPSTEIN RS, WASNICH RD: Pain and Disability Associated with New Vertebral Fractures and Other Spinal Conditions. J Clin Epid 47 (3) (1994) 231-239

ROSS PD, ETTINGER B, DAVIS JW, MELTON LJ, WASNICH RD: Evaluation of adverse health outcomes associated with vertebral fractures. Osteoporosis Int 1 (1991) 134-140

SILVERMAN S, MINSHALL M, SHEN W, HARPER K, XIL S: The impact of incident vertebral factures on health related Quality of Life in established postmenopausal osteoporosis. Results from the Multiple Outcomes of Raloxifene Evaluation Study. Abstract 1106. JBMR, 21st Annual Meeting of the ASBMR (1999)

SCANE AC, SUTCLIFFE AM, FRANCIS RM: The Sequelae of Vertebral Crush Fractures in Men. Osteoporosis Int 4 (1994) 89-92

SCHOLZ MG, BEGEROW B, HASS K, LAZARESCU AD, SCHLOTTHAUER T, ASCHE B, PFEIFER M, POSPESCHILL M, POLLAEHNE W, MINNE HW: Sense of Coherence (SOC): A Variable in the Perception of Pain in Patients with Postmenopausal Osteoporosis (Abstr.). J Bone Miner Res 11(Suppl. 1) (1996) 358

SCHOLZ MG, MINNE HW: Differential Diagnosis: Back Pain and Osteoporosis. In: GEUSENS P (ed): Osteoporosis in Clinical Practice: A Practical Guide for Diagnosis and Treatment (1998) 65-68

SCHOLZ MG, MINNE HW: The Necessity of Holistic Diagnostic and Therapeutic Concepts for Chronic Diseases. In: FISCHER EP, MÖLLER G (ed): The medical challenge – Complex traits (1997) 183-220

SCHÜFFEL W et al.: Handbuch der Salutogenese: Konzept und Praxis. Ullstein Medical, Wiesbaden (1998)

SELIGMANN MEP: Erlernte Hilfslosigkeit. Urban & Schwarzenberg, München, Weinheim (1986)

SENNOT-MILLER L, KLIGMAN E: Healthier Lifestyles: How to Motivate Older Patients to Change. Geriatrics 47 (1992) 52-59

SILVERMAN SL, CRANNEY A: Quality of Life Measurement in Osteoporosis. J Rheum 24 (6) (1997) 1218-1221

SILVERMAN SL, MASON J, GREENWALD M: The Osteoporosis Assessment Questionnaire (OPAQ): A reliable and valid self Assessment Measure of Quality of Life in Osteoporosis. J BoneMiner Res 8 (1) (1993) 343

UEXKÜLL TH, WESIACK W: Theorie der Humanmedizin: Grundlagen ärztlichen Denkens und Handelns. Urban & Schwarzenberg, München (1988)

WARE JE, SHERBOURNE CD: The MOS 36-Item short form health survey (SF-36). Med Care 6 (1992) 473-483

IV
Lebensqualitätserfassung bei Kindern und Jugendlichen

Inhalt

IV	**Lebensqualitätserfassung bei Kindern und Jugendlichen**
IV – 1	Lebensqualitätsansätze in der Pädiatrie U. Ravens-Sieberer (Hamburg)
IV – 2	Methodologische Dilemmata und Perspektiven epidemiologischer, bewältigungs- und lebensqualitätsbezogener Forschung zu chronischer Erkrankung M. Noeker, F. Haverkamp (Bonn)
IV – 3	Pädiatrische Onkologie G. Calaminus (Düsseldorf)

IV – 1
Lebensqualitätsansätze in der Pädiatrie

Ulrike Ravens-Sieberer, Hamburg

Einleitung

Die Frage, wie es Kindern und Jugendlichen in ihrem Lebenszusammenhang geht, d.h. wie sie selbst ihr Verhalten und Erleben im Alltagszusammenhang sehen, ist sowohl bei gesunden Kindern (z.B. im Bereich der pädagogischen Psychologie) als auch bei erkrankten Kindern (z.B. im Bereich der Pädiatrie bzw. der Kinder- und Jugendpsychiatrie) von Bedeutung.

Die Diskussion um die subjektive Repräsentation des Erlebens und Verhaltens von Kindern und Jugendlichen hat im Zusammenhang mit der Lebensqualitätsdiskussion Aufschwung genommen. Ursprünglich vom Bereich der sozialwissenschaftlichen Forschung (Lebenszufriedenheit größerer bevölkerungsrepräsentativer Stichproben) bzw. aus der Medizin (Studien zur Lebensqualität erkrankter Menschen im Zusammenhang mit Krankheit und Therapie) ausgehend, wurde der Mangel an entsprechenden Untersuchungen bei Kindern und Jugendlichen festgestellt und problematisiert. Wenn auch dem Thema „Lebensqualität und Kinder" zunehmend Bedeutung zukommt, fehlt es doch bisher noch an geeigneten Messinstrumenten, um die Lebensqualität der Kinder und Jugendlichen zu erfassen.

Ältere Forschungsarbeiten zu diesem Themenkreis entstammen bisher vorwiegend der Entwicklungspsychologie, die allerdings primär Wert auf die Erreichung von Sozialisationszielen bzw. die Erfüllung von Rollenanforderungen im kindlichen Alltag gelegt hat. Die Frage, wie chronisch kranke Kinder sich mit ihrer Erkrankung auseinandersetzen und sie verarbeiten, ist ein in der Psychologie, besonders in der Entwicklungspsychologie, schon seit längerer Zeit intensiv erforschtes Thema. Die Frage nach der Veränderung der Lebensqualität chronisch kranker Kinder durch die Erkrankung, und vor allen Dingen durch die Behandlungsmaßnahmen, steht demgegenüber bisher eher im Hintergrund.

Innerhalb des medizinischen Versorgungssystems kann heute nicht nur die Lebensqualität von Erwachsenen, sondern auch von Kindern als wichtiges Zielkriterium bei der Evaluation von medizinischen Maßnahmen angesehen werden (Ravens-Sieberer & Bullinger 1998, Bullinger 1997). Die Inanspruchnahme medizinischer Hilfen im Bereich der Prävention (z.B. Vorsorgeuntersuchungen), im Bereich der Therapie und im Bereich der Rehabilitation (z.B. nach Unfällen) wirkt sich nicht nur auf somatische, sondern auch auf emotionale und soziale Parameter aus, weswegen es nötig ist, die Verfassung von Kindern und Jugendlichen aus ihrer eigenen Sicht zu beleuchten. Die Erforschung der Lebensqualität von Kindern ist vor allem auch deshalb von Bedeutung, da die Zahl an Kindern und Jugendlichen mit chronischen Erkrankungen (z.B. Asthma bronchiale) trotz eindrucksvoller Fortschritte in der Medizin enorm zugenommen hat. Obwohl medizinische Interventionen in vielen Fällen zu einer objektiven Verbesserung des Gesundheitszustandes der Kinder führen, konnte nachgewiesen werden, dass häufige Krankenhausaufenthalte, multiple Operationen und nicht zuletzt die unsichere Zukunft einen ungünstigen Einfluss auf die Entwicklung und den Krankheitsverarbeitungsprozess von Kindern haben können (Eiser & Jenney 1996). Die Frage, wie es den Kindern im Zusammenhang mit ihrem Gesundheitszustand und der Behandlung geht, ist für die Bewertung des Therapieerfolgs ebenso wichtig wie für die Frage, wie im individuellen Fall die Behandlung optimal gestaltet werden kann (Lohaus 1991, Bird & Podmore 1990).

Der Begriff Lebensqualität, der seit 1986 zunehmend Eingang in die medizinische Literatur gefunden hat, bezeichnet in diesem Zusammenhang die Hinwendung zu Wohlbefinden und Funktionsfähigkeit betroffener Patienten aus ihrer eigenen Sicht (WALKER & ROSSER 1991, STEWART & WARE 1992). Neu ist an diesem Begriff einerseits die explizite Hinwendung nicht nur zu körperlichen, sondern auch zu psychischen und sozialen Dimensionen von Gesundheit und Krankheit, andererseits der Versuch, die subjektive Erfahrung von Erkrankung und Behandlung messbar zu machen. Dies heißt, sie aus der Arzt-Patient-Interaktion im klinischen Kontext herauszuheben und sie zum Gegenstand wissenschaftlicher Untersuchungen zu machen. Die bisherige Forschung zum Thema Lebensqualität in der Medizin hat sich explizit auf die Gesundheit bezogen, insofern wurde auch vom Begriff der gesundheitsbezogenen Lebensqualität gesprochen. Im Bereich der Erwachsenenforschung wird unter diesem Begriff in der psychologischer Terminologie ein Konstrukt verstanden, das, wie zum Beispiel auch Angst oder Intelligenz, nicht direkt beobachtbar ist, sondern zu erschließen ist über grundlegende Komponenten. Eine operationale Definition der Lebensqualität besagt, dass sie als multidimensionales Konstrukt körperliche, mentale, emotionale, soziale und verhaltensbezogene Komponenten des Wohlbefindens und der Funktionsfähigkeit aus Sicht der Patienten, aber auch aus Sicht externer Beobachter beinhaltet (BULLINGER 1991).

Lebensqualität in diesem Zusammenhang ist also, ebenso wie bei den Studien im Erwachsenenbereich, als relevantes Beschreibungs- und Zielkriterium klinisch-medizinischer Studien zu sehen (BULLINGER & HASFORD 1991). Auf der deskriptiven Ebene erscheint es sinnvoll zu untersuchen, inwieweit Kinder, die an unterschiedlichen Erkrankungen leiden, spezifische Beeinträchtigungen ihrer Lebensqualität erfahren, und wie diese gemildert werden könnten. Im Bereich der Evaluation ist wichtig zu wissen, inwieweit verschiedene Behandlungsstragien unterschiedliche Effekte auf die gesundheitsbezogene Lebensqualität von Kindern haben, um bei entsprechender empirischer Verifikation die Strategien auswählen zu können, die für eine Gruppe von Kindern auch hinsichtlich der Lebensqualität die sinnvollsten Strategien darstellen. Nicht zuletzt erscheint das Konzept der Lebensqualität im klinischen Bereich für die Qualitätssicherung von Bedeutung. Hier ist die Frage, wie medizinische Versorgung insgesamt als Konzept so gestaltet werden kann, dass sie mit vertretbarem Aufwand eine gute Qualität medizinischer Behandlung auch hinsichtlich der Lebensqualität garantiert.

In den letzten zehn Jahren haben theoretische und empirische Artikel zum Thema Lebensqualität in der Medizin zugenommen, diese bezogen sich allerdings vorwiegend auf die Entwicklung von Instrumentarien und deren Einsatz in Studien bei Erwachsenen und nicht bei Kindern (RAVENS-SIEBERER & BULLINGER 1997). Wie eine im Juni 1999 durchgeführte Literaturrecherche zeigt (Suchbegriffe (Quality of life + Child) Datenbank MEDLINE, Januar 1998 bis Juni 1999, Deutsches Institut für Medizinische Dokumentation und Information (DIMDI, Köln) ist nach Einführung des Konstrukts Lebensqualität in die Medizin die Forschung an Erwachsenen deutlich angewachsen. Seit der ersten Nennung des Begriffes in der Literatur (1964) sind über 20.000 Veröffentlichungen zum Thema erschienen, allerdings beziehen sich nur rund 13% dieser Arbeiten auf die Lebensqualität von Kindern. Der Literaturüberblick zeigt des Weiteren, dass vorwiegend theoretische Arbeiten zum Thema Lebensqualität bei Kindern vorliegen. Empirische Arbeiten, auch solche, die sich mit Entwicklung und Erprobung von Messverfahren beschäftigen, sind eher gering.

Epidemiologische Untersuchungen haben sich bisher kaum um die Beeinträchtigung der Lebensqualität von Kindern gekümmert (LANG 1985), und auch im Bereich der öffentlichen Gesundheitsforschung gibt es nur wenige Arbeiten (SEIFFGE-KRENKE 1990, WIRSCHING 1988, EVANS et al. 1991, NEFF & DALE 1990). Bei über der Hälfte aller aufgefundenen Forschungsarbeiten handelt es sich um theoretische Arbeiten zum Thema Lebensqualität bei Kindern, das heißt, sowohl konzeptionelle Arbeiten und Übersichtsarbeiten als auch Arbeiten, die sich mit der Entwicklung und Erprobung von Test- und Messverfahren beschäftigen. Die Altersverteilung der Stichproben in den Forschungsarbeiten hat ihren Schwerpunkt im Schul- und Pubertätsalter. Studien, die sich auf die frühe Kindheit beziehen, sind selten. Auffällig ist, dass klare Altersgruppendifferenzierungen nur in wenigen Studien vorgenommen wurden und recht häufig Mischgruppen mit einer großen Altersspanne zu finden sind.

Die Literaturdurchsicht gibt Hinweise darauf, wie spärlich der Stand der Methodenentwicklung, der Stand der Anwendung und damit des Wissens über die Lebensqualität kranker Kinder ist, und ein Blick in die pädiatrische Epidemiologie mit deren Informationen über die Inzidenz und die Prävalenz chronischer Erkrankungen und deren Relevanz für die Entwicklung der Kinder selbst und für das Gesundheitssystem insgesamt zeigt, dass eine Außerachtlassung der Lebensqualität chronisch kranker Kinder als Forschungsthema nicht zeitgemäß ist.

Die Herausforderung der LQ-Messung bei Kindern und Jugendlichen

Die Lebensqualitätsforschung bei Kindern muss sich mit spezifischen Fragen und Problemen auseinandersetzen, die, zumindest teilweise, als Ursache für die späte Entwicklung dieses Forschungsgebietes angesehen werden können.

Die Dimensionalität der Lebensqualität ist in Untersuchungen an Erwachsenen in einer Reihe qualitativer und quantitativer Studien, sowohl im nationalen als auch im internationalen Bereich erhärtet worden (BARR et al. 1994, RAVENS-SIEBERER et al. 1998). Fraglich ist allerdings, inwieweit Kinder vergleichbare Dimensionen zur Beschreibung ihrer gesundheitsbezogenen Lebensqualität wählen würden. Literatur, die den Begriff „Gesundheit" bei Kindern erörtert, legt nahe, dass das Konstrukt Gesundheit anders als das von Erwachsenen wahrgenommen wird (SEIFFGE-KRENKE 1990). Dies heißt, dass Bewertungen der gesundheitsbezogenen Lebensqualität von Kindern nicht von vornherein mit Studien zur Definition des Gesundheitsbegriffes aus Sicht der Erwachsenen gleichzusetzen sind. Dass Lebensqualität bei Kindern nicht durch Ableitung aus Konzepten verstanden werden kann, die für Erwachsene entwickelt wurden, beruht im Wesentlichen auf den Umständen, dass Natur und Verlauf von Erkrankungen und emotionale und kognitive Reaktionen auf Gesundheit und Krankheit sich von denen Erwachsener unterscheiden und dass Eltern bzw. Familie und Gleichaltrige im Kindesalter eine wesentliche Rolle spielen. Was bisher nur im Ansatz vorhanden ist, ist eine qualitative Forschung zur Frage, welche Dimensionen bzgl. des Befindens, des Erlebens und des Verhaltens Kinder aus ihrer eigenen Sicht haben.

Diese und andere wesentliche theoretisch-konzeptionelle Grundfragen zu Messung der gesundheitsbezogenen Lebensqualität bei Kindern und Jugendlichen wurden in der bestehenden Literatur bisher oft nur unzureichend beantwortet, wie zum Beispiel die Frage nach der Zuverlässigkeit kindlicher Urteilskraft, nach der Rolle und dem Zusammenhang von Selbst- und Fremdeinschätzung und nach der Reflexionsfähigkeit der Kinder in Abhängigkeit von Alter und Entwicklungsstand.

Selbst- vs. Fremdeinschätzung

Bei der Erfassung der gesundheitsbezogenen Lebensqualität von Erwachsenen sollten die Patienten, wenn möglich, immer selbst Auskunft über ihr Erleben und Verhalten geben. Die Frage nach der Zuverlässigkeit kindlicher Urteilskraft hat lange Zeit eine Lebensqualitätsforschung aus kindlicher Perspektive behindert. Obwohl die Einschätzung der Lebensqualität durch die Kinder selbst oftmals gefordert wird, findet das Prinzip patientengenerierter Datenerhebung erst in jüngerer Zeit Anwendung.

Gerade bei jüngeren Kindern sind Fremdbeurteilungsverfahren noch immer die Regel. Die Beurteilung erfolgt dabei entweder durch die Eltern, meistens durch die Mütter, als näherungsweise Antwortende (Proxys), oder durch Experten, in der Regel die behandelnden Ärzte. In mehr als 50% aller identifizierten Studien zur gesundheitsbezogenen Lebensqualität von Kindern beurteilten Eltern das Wohlbefinden ihrer Kinder, in ca. 40% wurden Pflegekräfte oder Ärzte mit dieser Aufgabe betraut. Nur in unter 10% der Studien kamen Selbstbeurteilungsverfahren zum Einsatz.

Der Wert dieser Fremdeinschätzung ist äußerst umstritten. Einige Autoren betonen, dass Kinder und Erwachsene innerhalb verschiedener Bezugsrahmen funktionieren und sich dementsprechend in ihrem Verständnis von Lebensqualität und ihren Inhalten deutlich unterscheiden (EISER & JENNEY 1996). Während Eltern durchaus in der Lage sind, verhaltensbezogene (externalisierte) Probleme, wie z.B. die Häufigkeit nächtlichen Aufwachens ihrer Kinder, zu beurteilen, fällt dies bei emotionsbezogenen (internalisierten) Problemen, wie z.B. Anspannung oder Traurigkeit, deutlich schwerer (EDELBROCK et al. 1986). Ein Mangel an unmittelbarer Information führt zu einer eingeschränkten Kompetenz auf Seiten der Eltern beispielsweise in der Beurteilung von Erfahrungen der Kinder in der Schule oder in der Interaktion mit Freunden (RAVENS-SIEBERER et al. 1998). GUYATT et al. (1997) stellten fest, dass Ärzte sich nicht auf die elterlichen Auskünfte über die gesundheitsbezogene Lebensqualität von Kindern verlassen können. Die elterlichen Angaben sind vielmehr eine zusätzliche Informationsquelle bezüglich der körperlichen Symptome, nicht aber eine Repräsentation des Krankheitserlebens und Fühlens der Kinder. Die Eltern kleinerer Kinder haben nur durch das beobachtbare Verhalten Zugang zu dem kindlichen Erleben. Die Eltern älterer Kinder dagegen haben diesen Zugang auch über die verbalen kindlichen Berichte über das eigene Empfinden und Erleben. Dennoch können auch bei älteren Kindern (ca. ab zehn Jahre) Elternurteile nicht stellvertretend für Kinderurteile erhoben werden; wenn die Ärzte selbst die Kinder fragen, erhalten sie die notwendigen Informationen über das Verhalten und Erleben der Kinder unmittelbarer und zuverlässiger als von den Eltern.

Wenn geeignete, dem Alter entsprechende Methoden gefunden werden, können die Kinder auch recht früh in ihrem Leben zu ihrem Befinden befragt werden. Generell scheint es wichtiger, eine selbstberichtete Momentaufnahme der kindlichen Befindlichkeit zur Verfügung zu haben als nur eine, ebenfalls bias-anfällige, Beurteilung anderer Personen. Wo möglich, sollte die selbstbeurteilte Befindlichkeit der Kinder durch Angaben von anderen Beobachtern ergänzt werden, nicht aber mit dem Ziel einer Revision und skeptischen Betrachtung der Aussagen der Kinder, sondern als Ergänzung.

Neben der Möglichkeit, die gesundheitsbezogene Lebensqualität der Kinder stellvertretend über die Eltern zu ermitteln, spielt auch noch die Möglichkeit, die Lebensqualität der Eltern selbst in die Lebensqualitätsforschung mit einzubeziehen, eine besondere Rolle. Hierbei beurteilen die Eltern nicht als Proxies die gesundheitsbezogene Lebensqualität ihrer Kinder, sondern machen Angaben darüber, wie sie sich selbst, als „caregiver", also als Versorgende der chronisch kranken Kinder, im Zusammenhang mit der Erkrankungssituation ihres Kindes fühlen; z.B. in sozialen Aktivitäten, dadurch dass ihnen die Versorgung ihres Kindes keine Zeit mehr lässt, Kontakte mit Freunden aufrechtzuerhalten; oder in emotionaler Hinsicht dahingehend, dass sie vermehrt Ängste um die Gesundheit ihres kranken Kindes aufweisen. Die Information über die Belastung der Eltern durch die Erkrankung der Kinder und das Wohlbefinden der Eltern stellt einen wesentlichen Einflussfaktor für die Lebensqualität der Kinder dar (JUNIPER et al. 1996).

Entwicklungsperspektivische Anwendung von Instrumenten

Der oben angesprochene Aspekt der Selbstbeurteilung vs. Fremdbeurteilung wird durch andere Autoren (BENDER 1996) als Teil eines breiteren Problems gesehen, nämlich der Angemessenheit der Erfassung an Alter und Entwicklungsstand des Kindes. Die unterschiedlichen Antworten zwischen Kindern und Eltern oder medizinischem Personal sind stark von der kognitiven Entwicklung des Kindes abhängig. Der kognitive Bereich umfasst das Wissen der Kinder über die Krankheit und das Konzept, das Kinder sich von ihrer Krankheit machen. Die kindlichen Überzeugungen, mit den Anforderungen und Belastungen selbst eigenverantwortlich fertig werden zu können, haben einen entscheidenden Einfluss auf die Lebensqualität (SZCEPANSKI et al. 1994). Dass die eigene Wahrnehmung und die Wahrnehmung eigener Emotionen ein entwicklungsbedingter Faktor sind, ist in der Literatur gut dokumentiert (HARTER & WHITESELL 1989). Kinder unter zehn Jahren sind z.B. weniger in der Lage, komplexe Situationen oder Emotionen zu verstehen und zu beurteilen, als ältere Kinder. PANTELL und LEWIS (1987) definieren als integralen Bestandteil des Gesundheitszustands von Kindern die Fähigkeit, altersentsprechende Tätigkeiten auszuführen, was körperliche, emotionale und soziale Aktivität erfordert. Solche funktionalen Aspekte von Gesundheit sind besonders in epidemiologischen Studien betont worden (1989).

Die Frage nach den Änderungen in den kindlichen Entwicklungsphasen ist in der Pädiatrie vor allem dann von Bedeutung, wenn z.B. die Anwendung von Lebensqualitätsfragebögen zu unterschiedlichen Messzeitpunkten bei longitudinalen Studien erfolgt. Hierbei können sich von Messzeitpunkt zu Messzeitpunkt Unterschiede in der Beurteilung der Lebensqualität ergeben, die nicht auf eine bestimmte Behandlung, sondern auf die fortschreitende kognitive Entwicklung der Kinder zurückzuführen sind. Oftmals können gerade kleine Kinder unter sechs bis acht Jahren die Bedeutung einiger Fragen der als "paper-pencil-form" und allgemein für Kinder konzipierten Lebensqualitätsbögen nicht vollständig verstehen und beantworten, da ihre Lese- und Abstraktionsfähigkeiten nicht ausreichen.

Einige Autoren kommen daher der Forderung nach Berücksichtigung der kindlichen Entwicklungsfortschritte mit unterschiedlicher Versionen eines Fragebogens für unterschiedliche Altersgruppen nach. So haben z.B. CHRISTIE et al. (1991) einen asthmaspezifischen Fragebogen zur Abschätzung des Therapieerfolgs bei Kindern mit chronisch obstruktiven Atemwegserkrankungen für drei unterschiedliche Altersgruppen (vier bis sieben, acht bis elf und 12 bis 14 Jahre) entwickelt. Die likert-skalierten Antwortkategorien in der Version für die älteren Kinder wurden in der Version für die jüngeren Kinder durch Gesichterskalen (happy and sad faces) ersetzt, um den Schwierigkeitsgrad bei der Beantwortung zu verringern.

Geschlechtszugehörigkeit

Ebenso wie die Entwicklungsangemessenheit von Messverfahren ist auch die Frage nach der Unterschiedlichkeit der Geschlechtszugehörigkeit bei der Erfassung der Lebensqualität von Kindern von zentraler Bedeutung. Während der Pubertät spielen Konzepte z.B. wie Selbstwertgefühl und körperliches Selbstbild eine besonders wichtige und bei Mädchen und Jungen unterschiedliche Rolle. Bei Mädchen lassen sich gerade in Bezug auf das Körperbild mehr Probleme als bei Jungen feststellen (SIMMONS & BLYTH 1987). Die bis zu diesem Zeitpunkt durchgeführten Studien mit chronisch kranken Jugendlichen zeigen, dass das Geschlecht eine zu berücksichtigende Variable ist, wenn die gesundheitsbezogene Lebensqualität von Jugendlichen in ihrer ganzen Komplexität erfasst werden soll. Zum Beispiel weisen weibliche Teenager mit insulinabhängigem Diabetes mehr depressive Symptome als männliche Teenager auf. LAGRECA et al. (1995) und AUSTIN et al. (1996) konnten feststellen, dass epilepsiekranke Mädchen mehr Angst und weniger Zufriedenheit, aber auch eine positivere Einstellung gegenüber der Krankheit und ein besseres Beziehungsnetz als Jungen zeigen. Auch bei asthmakranken Mädchen ließen sich mehr Angst, weniger Zufriedenheit und eine geringeres Selbstbewusstsein als bei Jungen erkennen.

Schritt für Schritt findet in der Lebensqualitäts-Forschung bei Kindern die Notwendigkeit der Entwicklung kindgerechter Verfahren, die die altersentsprechende kognitive Leistungsfähigkeit der Kinder einbeziehen, zunehmende Beachtung (RAVENS-SIEBERER & BULLINGER 1998). Die Einbeziehung der Entwicklungspsychologie und die weitere Erforschung der Krankheits- und Gesundheitskonzepte der Kinder waren hierfür notwendige Voraussetzungen. Die früher häufig geübte Praxis, ursprünglich für Erwachsene vorgesehene Instrumente kindgerecht zu modifizieren, gilt heute als nicht mehr sinnvoll (EISER 1997), zumal inzwischen, gerade im angloamerikanischen Sprachraum, Instrumente vorliegen, die spezifisch für Kinder konzipiert und validiert wurden (LANDGRAF et al. 1997).

Lebensqualitätsmessinstrumente für Kinder und Jugendliche

Bezieht man sich bei der Erfassung der gesundheitsbezogenen Lebensqualität auf Messinstrumente wie Fragebögen oder Interviews, so zeigt sich, dass zum Thema Lebensqualität bei Kindern in der Literatur mittlerweile eine Reihe von Messinstrumenten existiert.

Zu unterscheiden ist zwischen Instrumenten, die sich eher auf die Funktionsfähigkeit der Kinder beziehen, Instrumenten, die eine Beurteilung der Befindlichkeit ermöglichen, und Messverfahren, die die gesundheitsbezogene Lebensqualität von Kindern und Jugendlichen multidimensional erfassen. Natürlich gibt es in der internationalen Literatur eine Reihe von Arbeiten über Aspekte des Befindens und Verhaltens von Kindern, die auch den Lebensqualitätsdimensionen zuzurechnen sind. Allerdings sind diese Verfahren häufig unidimensional, d.h. sie erfassen nur einen bestimmten Aspekt aus dem Lebensqualitätskonzept, z.B. die Funktionsfähigkeit unter Vernachlässigung der Befindlichkeit oder umgekehrt.

Grundlegend für die Erfassung von Funktionsfähigkeit bei Kindern ist die Differenzierung entsprechend der WHO-Einteilung nach „impairment, disability und handicap", wobei mit den sogenannten „impairments" vor allem die Ausführung von motorischen Aktivitäten gemeint ist, mit „disability" die Einschränkung in Bezug auf Mobilität und Selbstversorgung und mit „handicap" Probleme bei der Erfüllung sozialer Rollen in der Schule und im Sozialbereich. Funktionen, die im Bereich z.B. der Selbstversorgung gemessen werden, beziehen sich aufs Essen, die Körperpflege, aufs Anziehen und im Bereich der sozialen Funktionen z.B. auf Kommunikation, soziale Interaktion und tägliche Routinen. Der Schwerpunkt liegt hier auf der Fertigkeit, d.h. der Fähigkeit, bestimmte Aktivitäten auszuführen (Skills-Ansatz).

Im Gegensatz zur Entwicklungspsychologie, in der verschiedene Inventare zur Feststellung von Entwicklungsstufen entwickelt wurden (ACHENBACH & EDELBROCK 1983), bezieht sich die Erfassung von Funktionsfähigkeit im Kindesalter speziell auf die Probleme, die die meist erkrankten Kinder haben, d.h. sie sind auch stets standardisiert für funktionsbeeinträchtigte Kinder und legen nicht so sehr auf Normalität (Referenz zu gesunden Kindern) als auf Unabhängigkeit im täglichen Leben wert (optimaler Funktionszustand vor dem Hintergrund einer spezifischen Erkrankung). Wie auch andere Messinstrumente können „functional outcome measures" prädiktive, diskriminative und evaluative Funkionen haben.

Während die Messung von Funktionsfähigkeit als ein Bereich der Lebensqualität von Kindern besonders in der amerikanischen Rehabilitationsforschung verfolgt wurde, stellt die Erfassung der Befindlichkeit von Kindern im klinischen Bereich ein etabliertes Forschungsfeld dar (LEWIS 1981). Unter Befindlichkeit werden hier Stimmungsdimensionen wie Reizbarkeit, Ängstlichkeit und Depressivität verstanden, die sowohl im Rahmen psychiatrischer Erkrankungen als auch im Rahmen von psychosomatischen Erkrankungen von Bedeutung sind.

Obwohl eine große Vielzahl von Instrumenten zur Erfassung der Befindlichkeit existiert, gibt es dennoch nur wenige speziell für Kinder entwickelte Befindlichkeitsskalen, die in der Lebensqualitätsforschung eingesetzt werden. Dazu gehören im deutschen Sprachraum vor allem Selbst- und Fremdbeurteilungssysteme aus dem Bereich der Kinder- und Jugendpsychiatrie, die auf die Entdeckung von psychiatrischer Morbidität orientiert sind, was eine Anwendung der Verfahren bei somatischen Erkrankungen erschwert. Gemeinsam ist diesen Verfahren, dass sie die Dimension der Befindlichkeit entweder hinsichtlich psychiatrischer Morbidität oder Stimmungsschwankungen operationalisieren, wobei hier nur Teilkomponenten der Lebensqualität, nämlich die psychische und die physische angesprochen werden.

Im Unterschied dazu versuchen Messinstrumente zur Erfassung der gesundheitsbezogenen Lebensqualität und des subjektiven Gesundheitszustands von Kindern und Jugendlichen entsprechend dem multidimensionalen Konstrukt mehrere verschiedene Komponenten gleichzeitig zu erfassen. In einer von der Division of Mental Health der Weltgesundheitsorganisation (WHO) herausgegebenen Stellungnahme wurden folgende Forderungen an die Eigenschaften von Lebensqualitätsinstrumenten dargelegt:

1. das Kind muss im Mittelpunkt stehen (child centred),
2. der subjektive Selbst-Bericht hat absoluten Vorrang,
3. das Instrument muss altersgerecht oder mindestens der Entwicklungsphase angemessen sein,
4. die Ergebnisse müssen interkulturell vergleichbar sein,
5. das Instrument sollte aus allgemeinen Kern- (generic core) und spezifischen Modulen (specific modules) zusammengesetzt sein,
7. die positiven Aspekte (health enhancing) von Lebensqualität sollten die negativen überwiegen und die verfügbaren Ressourcen der Kinder abbilden.

Zur Übersicht über die zunehmende Anzahl krankheitsspezifischer Instrumente für Kinder und Jugendliche kann auf vielfältige Übersichtsarbeiten

Tabelle 1: Übersicht der Instrumente zur Erfassung der gesundheitsbezogenen LQ bei Kindern und Jugendlichen

Nr.	Verfahren (Autoren)	Ursprungsland	Dt. Sprache	Altersgruppe	Kennzeichen	Reliabilität	Validität
1	QWB Quality of Well-being Scale (KAPLAN et al. 1981)	USA		Kleinkinder und Kinder	18 Items 4 Skalen Experten-Elternbeurteilung	0.90	Kriteriumsvalidität, konvergente Validität
2	Ontario Child Health Study (BOYLE et al. 1993)	Kanada		4 – 16	5 Skalen Selbst-, Eltern-, Lehrerbeurteilung	0.70 – 0.90	Konstruktvalidität, konvergente / diskriminante Validität
3	BFW/J Berner Fragebogen zum Wohlbefinden (Jugendliche) (GROB et al. 1991)	Schweiz	✔	14-20	39 Items 6 Skalen, Selbstbeurteilung	0.52 - 0.78	Konstruktvalidität, diskriminante Validität
4	CHRIs Children's Health Rating Skalen (MAYLATH 1990)	USA		10 – 13	17 Items 5 Skalen Selbstbeurteilung	0.83	Kriteriumsvalidität
5	CHQ Child Health Questionnaire (LANDGRAF et al. 1993)	USA	✔	5 – 18	28, 50, 87 Items 9 Skalen Selbst-/Elternbeurteilung	0.70 – 0.98	Kriteriumsvalidität diskriminante Validität
6	CHIP Child Health and Illness Profile (STARFIELD et al. -1993)	USA	✔	11 – 17	275 Items 6 Skalen Selbstbeurteilung	> 0.70	konvergente / diskriminante Validität

(✔) = deutsche Übersetzung in Vorbereitung

IV – 1

Tabelle 1: Übersicht der Instrumente zur Erfassung der gesundheitsbezogenen LQ bei Kindern und Jugendlichen (*Fortsetzung*)

Nr.	Verfahren (Autoren)	Ur-sprungs-land	Dt. Sprache	Alters-gruppe	Kennzeichen	Reliabilität	Validität
7	CQOL Child Health Related Quality of Life (GRAHAM et al. 1994)	GB		9 – 15	46 Items Selbst-/Elternbeurteilung	> 0.70	Konstruktvalidität, diskriminante Validität
10	GCQ Generic Child Quality of Life Measure (COLLIER et al. 1995)	USA		6 – 16	25 Items Selbstbeurteilung	0.69 – 0.78	Konstruktvalidität
12	TACQOL (VERRIPS et al. 1997)	Niederlande	✔	6 – 15	56 Items 7 Skalen Selbst-/Elternbeurteilung	0.71 – 0.89	Konstruktvalidität, diskriminante Validität
13	HAY How are you? (BRUIL et al. 1996)	Niederlande	✔	8 – 13	22 Items 5 Skalen + Module Selbst-/Elternbeurteilung	0.71 – 0.83	Konstruktvalidität, konvergente Validität
14	DUC-25 (KOOPMAN et al. 1998)	Niederlande		6 – 16	25 Items 4 Skalen Selbstbeurteilung	0.75 – 0.76	Konstruktvalidität, diskriminante Validität
15	KINDL (BULLINGER et al. 1994) modifiziert: RAVENS-SIEBERER & BULLINGER 1998)	Deutschland	✔	4 –7 8 – 12 13 – 16	24 Items 6 Skalen + Module Selbst-/Elternbeurteilung	0.70 - 0.95	Konstruktvalidität diskriminante / konvergente Validität
16	VSP-A perceived health of adolescent (SIMEONI et al. 1998)	Frankreich	(✔)	11 – 17	54 Items 7 Skalen Selbst-/Elternbeurteilung	0.81 – 0.87	Konstruktvalidität
17	AUQUEI (MANIFICAT & DAZORD, 1998)	Frankreich	(✔)	4 - 12	27 Items Selbstbeurteilung (Elternbeurteilung in Entwicklung)	keine Angaben	keine Angaben
18	PedsQL Pediatric Quality of Life Inventory (VARNI et al. 1999)	USA		2 – 18	15 Items 11 Skalen + Module Selbst-/Elternbeurteilung	0.83 – 0.86	Konstruktvalidität

(✔) = deutsche Übersetzung in Vorbereitung

verwiesen werden (BULLINGER & RAVENS-SIEBERER 1995, LANDGRAF et al. 1997, RAVENS-SIEBERER & BULLINGER 1998). Hier werden die international und national verfügbaren generischen Instrumente zur Erfassung der gesundheitsbezogenen Lebensqualität bei Kindern und Jugendlichen tabellarisch (geordnet nach Publikationsjahr) dargestellt (*s. Tab. 1*) und die in der deutschen Sprache verfügbaren Verfahren kurz beschrieben.

Child Health Questionnaire (CHQ)

Ein Beispiel für ein multidimensionales und in der Durchführung flexibel angelegtes krankheitsübergreifendes Verfahren ist der „Child Health Questionnaire" (LANDGRAF et al. 1993) der, ähnlich wie der SF-36, aus der amerikanischen Medical Outcome Study (MOS) entwickelt wurde. Der „Child Health Questionnaire" besteht aus einer allgemeinen Gesundheitseinschätzung auf einer Skala zwischen „ausgezeichnet" und „schlecht" und bezieht sich auf körperliche Tätigkeiten des Kindes, alltägliche Beschäftigungen des Kindes, Schularbeiten, Schmerzen, Beschwerden, Zurechtkommen mit anderen, allgemeines Wohlbefinden, Zufriedenheit mit verschiedenen Lebensbereichen und Einschätzung des Gesundheitszustands, wobei diese Einschätzung des Gesundheitszustands sowohl von den Müttern als auch von den Kindern selbst beurteilt werden kann. Die Mutter kann zusätzlich noch eine Einschätzung ihrer eigenen allgemeinen Gesundheit und der Wirkung ihres Kindes auf sie hinsichtlich seiner Befindlichkeit und seines Gesundheitszustands durchführen. Das Verfahren liegt als Fremdbeurteilungsverfahren (50 Items, Kurzform 28 Items) und als Selbstbeurteilungsverfahren (87 Items) vor und ermöglicht somit seinen Einsatz in einer großen Bandbreite von Studien. Bisherige psychometrische Analysen im amerikanischen Sprachraum zeigen, dass das Messinstrument in der Lage ist, bei guter Reliabilität verschiedene Krankheitsgruppen zu unterscheiden. Für den deutschen Sprachraum wurde der „Child Health Questionnaire" nach einem detaillierten Vorwärts/Rückwärtsprozedere übersetzt und in einer Untersuchung an 350 gesunden Kindern aus einer umweltpsychologischen Studie psychometrisch geprüft (LANDGRAF et al. 1997). Die vorliegenden Daten zeigen, dass auch der deutsche „Child Health Questionnaire" gute bis befriedigende Eigenschaften hat und dass sein Einsatz in epidemiologischen und klinischen Studien zu rechtfertigen ist; die lange Ausfüllzeit des Bogens (ca. 35 Minuten) stellt jedoch oftmals ein Problem bei der Anwendung des „Child Health Questionnaires" in Studien dar.

TACQOL-Fragebogen

Der in den Niederlanden entwickelte „TACQOL-Fragebogen" – TNOAZL Children's Quality of Life (VERRIPS et al. 1997) – wurde als generisches Instrument besonders für den Einsatz in der medizinischen Forschung und für klinische Studien konzipiert und liegt in zwei Formen (Kinder- und Elternform) vor. Der Fragebogen wurde an acht- bis elfjährigen Kindern und ihren Eltern in den Niederlanden an einer gesunden Stichprobe normiert und besteht aus 56 Items, die in 7 Dimensionen mit acht Items pro Skala zusammengefasst werden. Die Skalen sind physische Beschwerden, Bewegungsfähigkeit, Selbständigkeit, kognitive Funktion, soziale Funktion, positive Emotionen und negative Emotionen. Die Autoren betrachten gesundheitsbezogene Lebensqualität als eine Kombination von Gesundheitszustand und der emotionalen Reaktion auf diesen Gesundheitszustand. Die Fragen sind so aufgebaut, dass sie mit einer Antwortkategorie, die in drei Stufen von nie – manchmal – oft die Quantität des Vorliegens einer Einschränkung und, falls diese Einschränkung besteht, die emotionale Reaktion auf diese Einschränkung mit einer vierstufigen Skala erfasst, die die eigene Befindlichkeit von sehr gut – nicht so gut – eher schlecht – schlecht abbildet. Die interne Konsistenz der Skalen (Cronbach's Alpha) reicht von .65 bis .84 für die gesundheitsbezogene Lebensqualität und .64 bis .84 für den Gesundheitszustand. Für die Gesamtskala konnte mit der Multi-Trait-Multi-Method-Analysis und dem structural equation modelling ein guter Skalenfit nachgewiesen werden. Die Stärken der Skala bestehen darin, dass sie den Gesundheitsstatus erfassen, gute Reliabilität und Validität aufzeigen, dass die krankheitsbezogenen Fragen als Fragen nach Emotionen abgebildet werden und dass eine Elternform erhältlich ist. Schwächen des Instruments bestehen darin, dass es nur für ein geringes Altersspektrum zur Verfügung steht und dass die Fragen ursprünglich nicht mit Kindern entwickelt wurden. Chronisch kranke Kinder wurden nicht in die Normierung der Skala miteinbezogen. Der Fragebogen ist, neben anderen, auch in den Sprachen Englisch und Deutsch vorhanden, allerdings in diesen noch nicht psychometrisch geprüft.

How are you?-Fragebogen (HAY)

Der „How are you?-Fragebogen" (HAY), (BRUIL et al. 1996), ein ebenfalls in den Niederlanden entwickeltes Instrument, misst sowohl krankheitsübergreifende als auch krankheitsspezifische Aspekte des subjektiven Wohlbefindens mit 22 Items. Der krankheitsübergreifende Teil wird mit 5 Dimensionen (physische Funktionsfähigkeit, kognitive Funktionsfähigkeit, soziale Funktionsfähigkeit, physische Beschwerden und positive emotionale Zustände), der krankheitsspezifische Teil mit 4 Dimensionen abgebildet (Symptome in Bezug auf die Erkrankung, Selbstmanagement, Selbstkonzept, der Krankheit zugeordnete Emotionen). Die Antwortkategorien werden für die meisten Fragen mit smiley-faces oder auch Piktogrammen abgebildet. Neben dem Fragebogen für Kinder gibt es ein zusätzlich äquivalentes Instrument für Eltern. Die psychometrische Prüfung des Fragebogens erfolgte an insgesamt 569 Kindern mit chronischen Erkrankungen und 344 gesunden Kindern im mittleren Alter von 10,3 Jahren und ihren Eltern. Die Reliabilität der berichteten Skalen (Cronbach's α) reicht von .71 bis .86. Im Hinblick auf die konvergente Validität des Instrumentes konnten Korrelationen mit der Child Behaviour Checklist für verschiedene Dimensionen berechnet werden, die von .2 bis .59 reichen, wobei die Korrelationen als signifikant berichtet wurden (p ≤ 0,001). Die Stärke des Instruments besteht darin, dass es sowohl generische als auch krankheitsspezifische Aspekte der Lebensqualität beinhaltet und qualitative Bereiche abgefragt werden. Es ist möglich, den Fragebogen in einem breiten Altersspektrum einzusetzen, wobei insgesamt gute psychometrische Qualitäten berichtet werden. Der Fragebogen ist, neben Niederländisch, auch in den Sprachen Englisch und Deutsch vorhanden, allerdings in diesen noch nicht psychometrisch geprüft.

Health Related Quality of Life

Das französische Instrument „Health Related Quality of Life" (VSP-A), (SIMEONI et al. 1998) ein ebenfalls multi-dimensionales Instrument, wurde entwickelt, indem die Items durch Interviews mit Jugendlichen gewonnen wurden. Die Itemgenerierung erfolgte in Zusammenarbeit mit Jugendlichen, Eltern und Lehrern. Der Fragebogen wurde in einer großen Public-Health-Studie an ca. 3000 Jugendlichen im Alter von 11 bis 16 Jahren und ihren Eltern eingesetzt. Der Fragebogen besteht aus 36 Items und hat fünf Likert-skalierte Antwortkategorien. Die Antwortkategorien des Fragebogens reichen von nie bis immer. Insgesamt werden 8 Dimensionen abgebildet (negative psychologische Gesundheit, Beziehung zu Eltern, Vitalität-Energie, Beziehung zu Freunden, Freizeitaktivitäten, Schule, Sexualleben, Inaction/idleness). Die interne Konsistenz der Skalen weist ein Cronbach's α von über .75 auf. Die Test-Retest-Reliabilität liegt für die meisten Skalen bei um die .70. Im Hinblick auf die konvergente Validität reichen Korrelationen mit der Global Health Perception scale von .11 bis .50 (alle signifikant). Die Stärken des Instruments liegen darin, dass die Fragen zusammen mit Jugendlichen entwickelt wurden und hier besonders auch Fragen zu freundschaftlichen Beziehungen und Sexualleben der Jugendlichen enthalten sind. Ebenfalls ist eine Elternform erhältlich. Eine Schwäche des Fragebogens könnte darin gesehen werden, dass er nur für ein sehr schmales Altersspektrum entwickelt wurde und kleinere Kinder nicht damit befragt werden können, sowie die Tatsache, dass die Skala inaction/idleness insgesamt schlechte psychometrische Gütekriterien aufweist. Die Standardisierung des Fragebogens erfolgte nicht an einer repräsentativen Stichprobe der Allgemeinbevölkerung und chronisch kranke Kinder wurden nicht einbezogen. Qualitative Aspekte von Lebensqualität können mit dem Fragebogen erfasst werden. Eine deutsche Übersetzung und Validierung des Instruments findet derzeit am Institut für medizinische Psychologie der Universität Hamburg statt.

AUQUEI-Fragebogen

Der zweite französische Fragebogen „AUQUEI" (MANIFICAT & DAZORD 1998) wurde ebenfalls in Frankreich zusammen mit Kindern entwickelt, deren Alter von etwas über drei Jahren bis zwölf Jahren reichte. Von diesen Kindern waren ungefähr 60% gesund; die anderen Kinder hatten chronische Erkrankungen, hauptsächlich HIV oder Niereninsuffizienz. Der Fragebogen wurde entwickelt, um Aussagen zur Lebensqualität speziell kleinerer Kinder qualitativ zu erfassen. Ein kleines Buch mit Zeichnungen enthält 27 Items, die insgesamt verschiedene Bereiche kindlicher Lebensqualität abdecken (Familienleben, Sozialleben, Aktivitäten von Kindern (Schule und Freizeit), Gesundheit). Jede Frage oder Zeichnung deckt die kindliche Zufriedenheit oder Emotion in einer Situation z.B. in der Schule ab. Die Antwortkategorie besteht aus Zeichnungen, die Kinder in vier verschiedenen emotionalen Zuständen zeigen und reichen von sehr unzufrieden bis sehr zufrieden. Die Kinder werden gebeten, zu jeder Frage ein ähnliches Szenario bezogen auf sich selber auszumalen, in dem sie sehr glücklich, glücklich, nicht so glücklich oder sehr unglücklich sind. Für den Fragebogen sind psychometrische Gütekriterien wie Reliabilität oder Validität nicht berichtet; berichtet wird allerdings, dass das Instrument zwischen gesunden und kranken Kindern differenzieren kann. Parallel zur Befragung der Kinder können die Eltern eine entsprechende Version ausfüllen. Die Stärken des Instruments bestehen sicherlich darin, dass auch kleinere Kinder befragt werden können und dass es hier möglich ist, Zufriedenheit und Emotionen qualitativ zu messen, sowie darin, dass gesundheitsbezogene Fragen angesprochen werden. Die Schwächen des Instruments liegen darin, dass psychometrische Gütekriterien nicht berichtet werden und dass nur über eine kleine Stichprobe Informationen vorliegen.

Child Health and Illness Profile-Adolescent Edition (CHIP-AE)

Das Health and Ilness Profile für Jugendliche (STARFIELD & RILEY 1998), ursprünglich in den USA entwickelt, erfasst in erster Linie funktionale Aspekte der Lebensqualität. Der Fragebogen, konzipiert für Jugendliche von 11 bis 17 Jahren, ist in sechs Dimensionen der Gesundheit organisiert („Unzufriedenheit", „Zufriedenheit mit der Gesundheit", „Beschwerden", „Erreichen von sozialen Zielen", „Risikoverhalten"). Die 184 Items wurden von Experten auf der Grundlage bestehender Literatur generiert und lassen sich in 20 Subdimensionen gliedern, die dann wiederum die sechs genannten Dimensionen bilden. Für den Fragebogen ist eine Auswertung in Form eines Profils der Gesundheit und der Lebensqualität möglich.

Das Instrument wurde insgesamt an 877 gesunden Jugendlichen in Schulen getestet und zusätzlich an einer Gruppe von 133 chronisch kranken Kindern mit unterschiedlichen Diagnosebilder, u.a. zystische Fibrose, Rheuma und Infektionskrankheiten. Hinsichtlich der psychometrischen Gütekriterien wird für den Bogen eine interne Konsistenz (Cronbach's α) für alle Subdimensionen höher als .70 angegeben. Die Test-/Retest-Reliabilität wird als angemessen beschrieben; ebenfalls berichtet wird, dass die Korrelationen zwischen Subdimensionen und anderen Lebensqualitätsinstrumenten hoch sind, so liegt z.B. die Korrelation zwischen der Subdimension „Selbstbewusstsein" und Beurteilungen aus dem Children Depression Inventory über .40. Für den Fragebogen ist eine Elternversion verfügbar, wesentliche Unterschiede zwischen Eltern- und Kinderurteilen werden nicht angegeben.

Die Stärken des Instruments liegen in der psychometrischen Güte und der Möglichkeit, Gesundheitsprofile zu entwickeln. Innerhalb des Bogens können auch qualitative Aspekte der Gesundheit in Form von Zufriedenheit mit derselben erfasst werden, in dem Instrument sind gesundheitsbezogene Fragen integriert, ebenso wie Fragen zum Umgang mit der Krankheit (Coping). Schwächen des Instruments liegen sicherlich darin, dass es nur für Jugendliche angewendet werden kann und so nur ein schmales Altersspektrum abdeckt und dass die Stichprobe, an der der Fragebogen standardisiert wurde, nicht repräsentativ und auch nicht besonders groß ist. Der Fragebogen ist insgesamt sehr lang und die Items wurden nicht mit Kindern zusammen generiert.

Berner Fragebogen zum Wohlbefinden Jugendlicher

Der Berner Fragebogen zum Wohlbefinden Jugendlicher (BFW) (GROB et al. 1991) dient der Erfassung von Zufriedenheit und negativer Befindlichkeit. Der Fragebogen, der bei Kindern und Jugendlichen im Alter um 14 Jahren einzusetzen ist, beinhaltet 39 Items (die Bearbeitungszeit beträgt 10 Minuten), die nach Faktorenanalyse 6 Dimensionen des Wohlbefindens messen, nämlich: positive Lebenseinstellung, Problembewusstsein, körperliche Beschwerden und Reaktionen, Selbstwert, depressive Stimmung und Lebensfreude. Der Fragebogen wurde sorgfältig konstruiert und umfassend an großen Stichproben von ca. 6000 repräsentativen Schweizer Jugendlichen und 3844 Jugendlichen in 7 westlichen (einschließlich Deutschland) und östlichen Ländern psychometrisch geprüft. Re-Test-Reliabilitätskoeffizienten werden als befriedigend bezeichnet, konvergent fanden sich Zusammenhänge zwischen Wohlbefinden und der Offenheitsskala des MMPI, sowie einigen Dimensionen des Freiburger Persönlichkeitsinventars FPI. Als Zeichen der Konstruktvalidität konnte eine Korrelation mit vergleichbaren und anderen Selbsteinschätzungsskalen festgestellt werden. Als Hinweis für die diskriminante Validität des Instruments konnte zwischen klinisch depressiven und nicht-klinisch depressiven Jugendlichen unterschieden werden.

KINDL-Fragebogen

Während die meisten Lebensqualitätsinstrumente für Kinder in englischer Sprache entwickelt und in einem weiteren, methodologisch aufwendigen Schritt übersetzt wurden, liegt mit dem krankheitsübergreifenden KINDL-Fragebogen zur Erfassung der gesundheitsbezogenen Lebensqualität von Kindern und Jugendlichen ein deutschsprachiges Instrument vor (ursprünglich entwickelt von BULLINGER et al. 1994, revidiert von RAVENS-SIEBERER & BULLINGER 1998), das bei klinischen Populationen, aber auch bei gesunden Kindern und Jugendlichen eingesetzt wird.

Ausgehend von dem Missverhältnis zwischen der Dringlichkeit des Themas „Lebensqualität von Kindern" und dem Fehlen von Messinstrumenten wurde der im Folgenden beschriebene KINDL-Fragebogen für Kinder entwickelt und geprüft. Mit der Entwicklungsarbeit wurde das Ziel verfolgt, ein kurzes, methodisch adäquates und flexibles Instrumentarium zu entwickeln, das sowohl von Kindern und Jugendlichen als auch von Eltern ausgefüllt werden kann, für unterschiedliche Alters- und Entwicklungsstufen vorliegt, für gesunde und erkrankte Kinder verwendbar ist (krankheitsübergreifender Ansatz), durch spezifische Module erweitert werden kann (z.B. für unterschiedliche Erkrankungsgruppen) und das in verschiedenen Typen von Studien einzusetzen ist, nämlich:

1. epidemiologischen Studien zur Situation von Kindern und Jugendlichen in der BRD,
2. klinischen Studien zur Frage der Ergebnisse von Behandlungsmaßnahmen auf die Lebensqualität akut und chronisch erkrankter Kinder und
3. in der Rehabilitation mit der Frage der Effekte der Rehabilitationsprogramme, jeweils aus der Perspektive der Kinder und ihrer Eltern.

Der revidierte KINDL ist ein auf dem Selbstbericht von Kindern und Jugendlichen beruhender Fragebogen mit 24 Items, der sechs Dimensionen der Lebensqualität erfasst (Körper, Psyche, Selbstwert, Familie, Freunde und funktionale Aspekte) und der auf psychometrische Gütekriterien der Reliabilität und Validität überprüft wurde. Es wurden drei Formen des KINDL für verschiedene Altersgruppen entwickelt (Kiddy-KINDL für Kleinkinder (4-7 Jahre), Kid-KINDL für Kinder (8-12 Jahre) und Kiddo-KINDL für Jugendliche (13-16 Jahre)), der Fragebogen ist sowohl in der Selbstberichtsversion als auch in der Elternversion verfügbar. Zusätzlich liegt die Entwicklung einer Kurzform des KINDL (12 Items) vor, so wie eine Reihe von krankheitsspezifischen Modulen und verschiedensprachige Übersetzungen (Englisch, Französisch, Holländisch, Russisch, Türkisch, Italienisch und Spanisch). Computer-Assisted-Touch-Screen-Versionen (CAT-Screen) des KINDL-Fragebogens befinden sich in der Entwicklung.

Der Fragebogen wurde bisher in mehreren Studien an über 3000 gesunden und chronisch kranken Kindern und deren Eltern im Verlauf von bis zu drei Jahren eingesetzt und geprüft. Die psychometrischen Ergebnisse zeigen eine hohe Reliabilität

(Cronbach's α ≥ .70 in der Mehrzahl der Skalen und Stichproben) und befriedigende konvergente Validität des Verfahrens an, darüber hinaus besteht eine hohe Akzeptanz des Instruments bei den Kindern und Jugendlichen. Der Fragebogen konnte Kinder mit unterschiedlichen gesundheitlichen Störungen und Belastungsfaktoren differenzieren. Insgesamt erwies sich der KINDL als ein flexibles, modulär aufgebautes, psychometrisch akzeptables Verfahren zur Erfassung der Lebensqualität von Kindern, das sowohl in einem Kernteil generische Aspekte der Lebensqualität von Kindern reflektiert, als auch in Zusatzmodulen die spezifischen Belastungen von Erkrankungen im Kindesalter und die Veränderungen der Lebensqualitätsdimensionen im Entwicklungsverlauf erfasst.

Die psychometrische Prüfung des KINDL zeigt, dass ein Verfahren entwickelt wurde, das in epidemiologischen, klinischen und rehabilitationswissenschaftlichen Studien eingesetzt werden kann und derzeit sowohl von der eigenen als auch von anderen Arbeitsgruppen hierzu benutzt wird. Die Verwendung des KINDL-Fragebogens im Bereich der individuellen Patientenversorgung würde jenseits des speziellen Spektrums klinischer Studien eine klinische Anwendungsmöglichkeit eröffnen, die die Therapieergebnisse sowohl institutionsbezogen als auch patientenbezogen zu erfassen gestattet. Der Einsatz des KINDL-Fragebogen wird im Rahmen der gesundheitlichen Versorgungsplanung zunehmend diskutiert. Gerade in diesem Zusammenhang bleiben weitere Entwicklungsaufgaben zu leisten. Dazu gehört die kritische Prüfung der Skalenbildung, wobei unter Wahrung der Items andere Subskalenzuordnungen derzeit geprüft werden, um die relativ hohe Interkorrelation der KINDL-Skalen zu minimieren. Der KINDL-Fragebogen kommt der Forderung nach Berücksichtigung der kindlichen Entwicklungsfortschritte und dem Prinzip patientengenerierter Datenerhebung mit unterschiedlichen Versionen des Fragebogens für unterschiedliche Altersgruppen und sowohl mit einer Selbstbeurteilungsversion als auch mit einer Fremdbeurteilungsversion entgegen. Hierbei wurde die übliche Praxis zu vermeiden versucht, ursprünglich für Erwachsene vorgesehene Instrumente kindgerecht zu modifizieren. Mit dem KINDL-Fragebogen liegt ein originär deutschsprachiges Instrument vor, das spezifisch für Kinder konzipiert und validiert wurde.

Diskussion

Im vorliegenden Beitrag wurde ein Überblick über die Messmethoden der Lebensqualitätsforschung bei Kindern gegeben. Für die Pädiatrie ist, obwohl sie sich traditionell auch mit psychosozialen Inhalten beschäftigt, die Erfassung von Lebensqualitätsdaten bisher ein eher neuer Bereich, für den neben Fremdbeurteilungsverfahren pädiatrischer Symptomatik auch Selbstbeurteilungsverfahren entwickelt wurden und in dem die soziale Dimension pädiatrischer Erkrankungen zunehmend berücksichtigt wird.

Die Diskussion um die subjektive Repräsentation des Erlebens und Verhaltens von Kindern und Jugendlichen hat im Zusammenhang mit der Lebensqualitätsdiskussion Aufschwung genommen. Ursprünglich vom Bereich der sozialwissenschaftlichen Forschung (Lebenszufriedenheit größerer bevölkerungsrepräsentativer Stichproben) bzw. aus der Medizin (Studien zur Lebensqualität erkrankter Menschen im Zusammenhang mit Krankheit und Therapie) ausgehend, wurde der Mangel an entsprechenden Untersuchungen bei Kindern und Jugendlichen festgestellt und problematisiert. Wenn auch dem Thema „Lebensqualität und Kinder" zunehmend Bedeutung zukommt, neuerdings auch in der Epidemiologie, wo die Lebensqualität von Kindern im Zusammenhang mit Belastungsfaktoren und Ressourcen aus der täglichen Umwelt der Kinder betrachtet wird, fehlt es doch bisher deutlich an geeigneten Messinstrumenten, um die Lebensqualität der Kinder und Jugendlichen zu erfassen.

Ältere Forschungsarbeiten zu diesem Themenkreis entstammen bisher vorwiegend der Entwicklungspsychologie, die allerdings primär Wert auf die Erreichung von Sozialisationszielen bzw. die Erfüllung von Rollenanforderungen im kindlichen Alltag gelegt hat.

Während die gesundheitsbezogene Lebensqualität Erwachsener zunehmend erforscht ist, wird die Lebensqualität chronisch kranker Kinder erst jüngst thematisiert. In der vorliegenden Arbeit werden in der Literatur publizierte Arbeiten zum Thema gesundheitsbezogene Lebensqualität von Kindern ausgewertet hinsichtlich Schwerpunkten und Methoden der Forschung. Der Überblick zeigt, dass empirische Arbeiten bisher rar sind, die vorhanden Messinstrumente zur Lebensqualität von Kindern werden beschrieben. Verstärkte Forschungsaktivitäten sind notwendig um die Lebensqualität von Kindern in der Prävention, Gesundheitswissenschaften, Therapieevaluation und Rehabilitation einsetzen zu können.

Insgesamt läßt sich ein zunehmendes Forschungsinteresse in der Pädiatrie feststellen, dem aber eine oft nur ansatzweise vorhandene theoretisch-konzeptuelle Auseinandersetzung mit dem Thema der gesundheitsbezogenen Lebensqualitätserfassung bei Kindern verschiedener Altersgruppen und unterschiedlicher chronischer Erkrankungen gegenübersteht. Studien zum Einsatz von Lebensqualitäts-Messinstrumenten bei Kindern sind in der Medizin bisher rar. In Bereichen, in denen die Kinder selbst für die Durchführung der Behandlungsmaßnahmen verantwortlich sind, wie z.B. in der Diabetologie oder Asthmatherapie, hat sich eine große Zahl von Untersuchungen mit kindlicher Compliance beschäftigt, die Frage nach Befindlichkeitsstörungen oder Einschränkungen der Lebensqualität ist aber unterrepräsentiert. Fragestellungen, Studiendesigns und verwandte Messinstrumente der Studien sind so heterogen, dass es eine Übersicht erschwert.

Die zur Erfassung der gesundheitsbezogenen Lebensqualität verfügbaren Instrumente zeigen, trotz der großen Anstrengungen und Entwicklungen der letzten Jahre, Grenzen, die darin bestehen, dass die Instrumente für Kinder oft zu lang sind und die Entwicklungsperspektive bei der Konstruktion der Instrumente nicht ausreichend berücksichtigt wurde. Es gibt wenig Instrumente, die einen Einsatz in unterschiedlichen Settings, bei verschiedenen Krankheitsgruppen und Schweregraden und in unterschiedlichen sozioökonomischen Gruppen und Kulturen auch im Längsschnitt erlauben.

Der gegenwärtige Forschungsstand im Bereich der Methodenentwicklung erklärt auch die bisher geringe Anzahl von Längsschnittstudien zur Lebensqualität von Kindern und Jugendlichen in der Medizin, speziell in der pädiatrischen Rehabilitation. In Anbetracht der zunehmenden Hinwendung zu psychosozialen Aspekten der Gesundheit, ist der Forschungsbedarf bei Kindern und Jugendlichen hinsichtlich der subjektiven Gesundheit hoch. Mit Lebensqualitäts-Messinstrumenten kann in nationalen Studien die Befindlichkeit und Funktionsfähigkeit großer Bevölkerungsgruppen untersucht werden, die somit sowohl Referenzdaten für erkrankte Kinder als auch Hinweise für medizinischen und gesundheitspolitischen Handlungsbedarf liefern (LANG 1985, LINDSTRÖM & ERIKSSON 1993). Im klinischen Kontext geht es um die Verbesserung des Gesundheitszustands von Kindern, nicht nur durch medizinische Verfahren, sondern auch durch Erlernen von psychologischen Strategien (COMPAS 1987), was zeigt, dass die Lebensqualität der Kinder hier ein wichtiges Zielkriterium ist.

Voraussetzung für eine positive Entwicklung des Feldes ist die konkrete Definition für die Lebensqualität relevanter Dimensionen bestimmter Patientengruppen in der Pädiatrie, die dann in Zusammenarbeit mit sozialwissenschaftlicher Forschung zur Entwicklung von krankheitsspezifischen Lebensqualitäts-Messinstrumenten führen kann. Die bisher bestehenden Ansätze sind bereits geeignet, in Forschungsvorhaben einbezogen zu werden, sowohl wegen ihrer bisherigen psychometrischen Fundierung als auch wegen ihrer Funktion als Standardinstrument, an dem neue Entwicklungen geprüft werden können.

Um die WHO Forderungen zu erfüllen, bedarf es einer engen und interdisziplinären Zusammenarbeit von Klinikern und Forschern. Wichtig ist, dass für pädiatrische Erkrankungen auch im deutschen Sprachraum mehr Instrumente entwickelt werden und für Kinder zur Verfügung stehen. Eine spezielle Herausforderung der pädiatrischen Lebensqualitätsforschung ist es, den Wert der Selbstbeurteilung der Kinder zu betonen, und dabei auch Prozesse der Krankheitsverarbeitung und der Krankheitsbewältigung mit einzubeziehen. Durch die systematische Verbreitung des empirisch fundierten Wissens über die Lebensqualität pädiatrischer Patienten sowie Möglichkeiten ihrer Erfassung und ihrer Veränderung durch therapeutische Strategien kann die Lebensqualitätsforschung in der Kinderheilkunde weiter entwickelt werden. Sie kann dazu beitragen, die Lebensqualität der Kinder nicht nur als Gegenstand der individuellen Arzt-Patient-Interaktion während der Behandlung, sondern auch als Zielkriterium in klinischen Untersuchungen und Therapiestudien zu thematisieren. Ein solches Instrumentarium dient letztlich dem Ziel, die Therapieergebnisse erkrankter Kinder und ihrer Familien zu beurteilen und damit Wege der weiteren Verbesserung der medizinischen und psychologischen Betreuung der Betroffenen zu finden.

Literatur

ACHENBACH TM, EDELBROCK C: Manual for the Child Behavior Checklist and Revised Child Behavior Profile. University of Vermont, Dept. of Psychiatry, Burlington, Vermont (1983)

AUSTIN JK, HUSTER GA, DUNN DW, RISINGER MW: Adolescents with active or inactive epilepsy or asthma: a comparison of quality of life. Epilepsia 37 (1996) 1228-1238

BARR RD, PAI MKR, WEITZMAN S: A multiattribute approach to health status measurement and clinical management illustrated by an application to brain tumors in childhood. International Journal of Oncology 4 (1994) 639-648

BENDER BG: Measurement of quality of life in pediatric asthma clinical trials. Annals of Allergy Asthma & Immunology 77 (1996) 438-447

BIRD J, PODMORE V: Children's understanding of health and illness. Psychology and Health 4 (1990) 175-185

BOYLE MHJ, OFFORD DR, RACINE VA, FLEMING JF: Evaluation of the revised Ontario Child Health Study Scales. J Child Psychol Psych Allied Discipl 34 (1993) 189-213

BRUIL J, MAES S, LE COQ L, BOEKE J: The development of the how are you (HAY), a quality of life questionnaire for children with a chronic illness. Quality of Life Newsletter 13 (1996) 9

BULLINGER M, HASFORD J: Evaluating quality of life measures in German clinical trials. Controlled Clinical Trials 12 (1991) 915-1055

BULLINGER M: Quality of Life – definition, conceptualization and implications – a methodologists view. Theoretical Surgery 6 (1991) 143-149

BULLINGER M: Gesundheitsbezogene Lebensqualität und subjektive Gesundheit. Psychother Psychosom med Psychol 47 (1997) 76-91

BULLINGER M, MACKENSEN S, KIRCHBERGER I: KINDL – ein Fragebogen zur gesundheitsbezogenen Lebensqualität von Kindern. Zeitschrift für Gesundheitspsychologie 2 (1994) 64-67

BULLINGER M, RAVENS-SIEBERER U: Grundlagen, Methoden und Anwendungsgebiete der Lebensqualitätsforschung bei Kindern. Praxis der Kinderpsychologie und Kinderpsychiatrie 10 (1995) 391-398

BULLINGER M, RAVENS-SIEBERER U: Health-Related Quality of Life Assessment in Children: A Review of the Literature. Euro Rev Appl Psychol 45 (1995) 245-254

CHRISTIE MJ, FRENCH D, WEST A: Childhood Asthma Questionnaire. Allen & Hanbrurys (1991)

COMPAS BE: Coping with Stress during childhood and adolescence. Bulletin 101 (1987) 393-403

EDELBROCK C, COSTELLO AJ, DULCAN MK, CONOVER NC, KALA R: Parent-child agreement on child psychiatric symptoms assessed via structured inteview. Journal of child psychology and psychiatry 27 (1986) 181-190

EISER C: Children's quality of life measures. Archives of Diseases in Childhood 77 (1997) 350-354

EISER C, JENNEY ME: Measuring symptomatic benefit and quality of life in paediatric oncology. British Journal of Cancer 73 (1996) 1313-1316

EVANS G, KLIENER W, MARTIN J: The role of physical environment in the health and wellbeing of children. In: SCHRÖDER H (ed.): New directions in Health Psychology. Hemisphere Press, New York (1991) 127-157

GROB A, LUTHI R, KAISER F, FLAMMER A, MACKINNON A, WEARING A: Berner Fragebogen zum Wohlbefinden Jugendlicher (BFW). Diagnostica 37 (1991) 66-75

GUYATT GH, JUNPER EE, GRIFFITH LE, FEENY DH, FERRIE PJ: Children and adult perceptions of childhood asthma. Pediatrics 99 (1997) 165-168

HARTER S, WHITESELL NR: Developmental changes in children's understanding of single, multiple and blended emotion concepts. In: SAARNI E, HARRIS PL (eds.): Children's understanding of emotion. Cambridge University Press, New York (1989) 81-116

LANDGRAF JM, RAVENS-SIEBERER U, BULLINGER M: Quality of life research in Children: methods and instruments. In: GERHARZ EW (Hrsg.): Dialogues in Pediatric Urology 20 (1997) 5-7

JUNIPER EF, GUYATT GN, FEENY DH et al.: Measuring quality of life in the parents of children with asthma. Quality of Life Research 5 (1996) 27-34

LAGRECA AM, SWALES T, KEMP S, MADIGAN S, SKYLER J: Adolescents with diabetes: gender differences in psychosocial functioning and glycemic control. Child Health Care 24 (1995) 61-78

LANDGRAF JM, RAVENS-SIEBERER U, BULLINGER M: Quality of life research in Children: methods and instruments. In: GERHARZ EW (Hrsg.): Dialogues in Pediatric Urology 20 (1997) 5-7

LANDGRAF I, ABETZ L, WARE J: Child Health Questionaire (CHQ): a users manual. The Health Institute Press, Boston (1997)

LANDGRAF JM, WARE JE, SCHOR E, ROSS-DAVIES A, ROSSI-ROH K: Comparison of health status profiles for children with medical conditions preliminery psychometric and clinical results from children's health and quality of life project. Paper prepared for the 10th annual meeting for Health Services Research, Washington (1993)

LANG S: Lebensbedingungen und Lebensqualität von Kindern. Campus Verlag, Frankfurt (1985)

LEWIS CE, PANTELL R, KIECKHEFER G: Assessment of Children's Health Status. Medical Care 27 (1989) 54-65

Lewis CE: Measuring the well-being of children. Child Health 42 (1981) 120-125

LINDSTRÖM B, ERIKSSON B: Quality of life among children in the Nordic Countries. Quality of life research 2 (1993) 23-32

LOHAUS A: Gesundheit und Krankheit aus der Sicht von Kindern. Hogrefe Verlag, Göttingen (1991)

MANIFICAT S, DAZORD A: Children's quality of life assessment: preliminary results obtained with the AUQUEI questionnaire. Quality of Life Newsletter, 15 (1998) 2-3

MAYLATH NS: Development of the Children's Health Rating Scales. Health Education Quarterly 17 (1990) 89-97

NEFF E, DALE J: Assessment of quality of life in school-aged children. Maternal Child Nursing Journal 19 (1990) 313-320

PANTELL RH, LEWIS CE: Measuring the Impact of Medical Care on Children. J Chron Dis 187 (40) (1987) 995-1085

RAVENS-SIEBERER U, BULLINGER M: Assessing the health related quality of life in chronically ill children with the German KINDL: first psychometric and content-analytical results. Quality of Life Research 7 (1998) 399-408

RAVENS-SIEBERER U, BULLINGER M: Lebensqualität in der Pädiatrie. In: DÖHRING et al. (Hrsg.): Fortschritte in der pädiatrischen Rehabilitation: Qualität und Interdisziplinarität. Profil-Verlag, München (1997)

RAVENS-SIEBERER U, THEILING ST, BULLINGER M: Subjektive Gesundheit bei chronisch kranken Kindern und Jugendlichen die Patienten- und die Elternsichtweise. In: BULLINGER M, MORFELD M, RAVENS-SIEBERER U, KOCH U (Hrsg.): Medizinische Psychologie in einem sich wandelnden Gesundheitssystem: Identität, Integration & Interdisziplinarität. Pabst Verlag (1998)

SEIFFGE-KRENKE I: Krankheitsverarbeitung bei Kindern und Jugendlichen. Jahrbuch der Medizinischen Psychologie. Springer, Heidelberg (1990)

SIMEONI MC, AUQUIER P, GENTILE S, JOUVE E, SAN MARCO JL: Results of the conceptualisation and validity of a new French health related quality of life instrument in adolescence. Paper presented at the 5th Annual Conference of the International Society for Quality of Life Research, Balitmor, USA (1998)

SIMMONS RG, BLYTH DA: Moving into adolescence - the impact of pubertal change and school context. Aldine De Gruyter, Hawthorne, NY (1987)

STARFIELD B, BERGNER M, ENSMINGER M, RILEY A, RYAN S, GREEN B, MCGAUHEY P, SKINNER A, KIM S: Adolescent health status measurement: development of the Child Health and Illness Profile. Pediatrics 91 (1993) 430-435

STARFIELD B, RILEY A: Profiling heath and illness in children an adolescents. In: DROTAR D (ed.): Measuring Health-Related Quality of Life in Children and Adolescents. Implications for Research and Practice. Lawrence Erlbaum, New Jersey (1998)

STEWART AL, WARE J: Measuring function and well-being. Duke Univerity Press, Durham, North Carolina (1992)

SZCZEPANSKI R, BROCKMANN G, KÖNNING J, SCHMIDT S, WEGNER RE: Zur Lebensqualität von Kindern mit Asthma bronchiale. Ergebnisse einer Längsschnittuntersuchung zur Auswirkung eines strukturierten Schulungsprogramms auf die Lebensqualität. In: PETERMANN F, BERGMANN KC (Hrsg.): Lebensqualität und Asthma. Quintessenz Verlag, (1994) 123-132

VARNI JW, RODE CA, SEID M, KATZ ER, FRIEDMAN-BENDER A, QUIGGINS DJ: The Pediatric Cancer Quality of Life Inventory-32 (PCQL-32). II. Feasibility and range of measurement. J Behav Med 22 (1999) 397-406

VERRIPS GH, VOGELS AGC, VERLOOVE-VANHORICK, SP et al.: Health-related quality of life measure for children – the TACQOL. J Appl Therapeutics 1 (1997) 357-360

WALKER SR, ROSSER RM: Quality of life assessment and application. MTP Press, Lancaster (1991)

WIRSCHING M: Krebs im Kontext. Patient, Familie und Behandlungssystem. Klett, Stuttgart (1988)

IV – 2
Methodologische Dilemmata und Perspektiven epidemiologischer, bewältigungs- und lebensqualitätsbezogener Forschung zu chronischer Erkrankung

MEINOLF NOEKER und FRITZ HAVERKAMP, Bonn

Einleitung

Chronisch-somatische Erkrankungen im Kindes- und Jugendalter implizieren bei den betroffenen Patienten wie bei ihren Familienangehörigen ein weites Spektrum psychosozialer Folgebelastungen, die über die medizinische Therapie hinaus einen hohen Bedarf an psychologischer Unterstützung der individuellen wie familiären Krankheitsbewältigung nach sich ziehen können (vgl. HAVERKAMP & NOEKER 1999, NOEKER & PETERMANN 2000). Diese psychosozialen Folgewirkungen und Bedarfe (NOEKER & PETERMANN 1998) sind so wesentlich, dass sie neben dem Kriterium der Erkrankungsdauer als zweites Merkmal die entsprechenden Definitionen chronischer Krankheit prägen (vgl. Tab. 1).

Viele Studien, beispielweise zum Diabetes-mellitus-Typ-I (DCCT 1993, 1996) oder zu Asthma bronchiale (SLY 1994) haben überzeugend den Nachweis erbracht, dass Aspekte der Krankheitsbewältigung und Adaptation nicht nur die Lebensqualität beim Kind und der Familie beeinflussen, sondern auch biomedizinische Parameter wie den Schweregrad, Verlauf und Prognose der Grunderkrankung. Solche Befunde haben – wie in anderen Disziplinen der Medizin auch – die Notwendigkeit belegt, das reduktionistische biomedizinische zu einem biopsychosozialen Krankheitsmodell in der Pädiatrie weiterzuentwickeln (vgl. ENGEL 1977). In diagnostischer Hinsicht zeigt sich diese Perspektivenerweiterung darin, dass die klassischen medizinischen Kriterien der Morbidität und Mortalität als Erfolgsmaße klinisch-päd-

Tabelle 1: Definition chronischer Erkrankung im Kindes- und Jugendalter

Definition nach STEIN et al. (1993):
1. Vorliegen einer biologischen oder psychologischen Störungsursache
2. Dauer von mindestens einem Jahr
3. Vorliegen von mindestens einer der folgenden Auswirkungen:
    - Funktionelle Einschränkungen der Alltagsaktivitäten und der sozialen Rollen im Vergleich zu gesunden Gleichaltrigen in den Bereichen des körperlichen, kognitiven, emotionalen und sozialen Reifungs- und Entwicklungsverlaufs.
    - Angewiesenheit auf eine der folgenden Hilfen zur Kompensation oder Minimierung der funktionellen Einschränkungen: Medikation, spezielle Diät, medizinische Hilfsmittel sowie persönliche Anleitung.
    - Bedarf nach wiederholten medizinisch-pflegerischen oder psychologisch-pädagogischen Unterstützungsleistungen, die über das altersübliche Maß hinausgehen.

Definition nach PERRIN et al. (1993):
1. Erkrankungsdauer von mehr als drei Monaten,
2. Beträchtliche Auswirkungen auf das psychophysische Wohlbefinden des Kindes.

iatrischer Versorgung gerade bei chronischen Erkrankungen um die Erfassung von Aspekten wie Krankheitsbewältigung, psychosoziale Adaptation, Compliance, begleitende Psychopathologie und nicht zuletzt gesundheitsbezogene Lebensqualität zu erweitern sind. In den letzten zwei Jahrzehnten sind aus den Perspektiven unterschiedlicher Forschungsparadigmen heraus Beiträge zur Entwicklung und psychometrischen Erprobung von Messinventaren geleistet worden, um solche psychosozialen Dimensionen chronischen Krankseins zu erfassen. Solche Vergehen dienen auch einer stärkeren Implementierung psychologischer Interventionsmethoden in der Versorgung chronisch kranker Kinder.

Vor diesem Hintergrund werden in diesem Beitrag

- einleitend die Argumentationslinien skizziert, die sich aus den Befunden der jeweiligen Forschungsparadigmen ableiten lassen, um die Implementierung psychologischer Interventionsmethoden in eine interdisziplinär aufgebaute Versorgung chronisch kranker Kinder zu stützen,
- die Forschungsperspektiven und -probleme der drei Paradigmen von klinisch-epidemiologischer, bewältigungsorientierter und lebensqualitätsbezogener Forschung dargestellt und kritisch diskutiert,
- darauf aufbauend der Entwurf eines eigenen, noch in der Validierungsphase befindlichen Messinventars zur Belastungsregulation bei chronischer Krankheit im Kindes- und Jugendalter vorgestellt.

Implikationen der Forschungsansätze für die interdisziplinäre Versorgung chronisch kranker Kinder

Die Entwicklung von Messverfahren zu psychosozialen Dimensionen chronischen Krankseins ergibt sich nicht nur aus den wissenschaftsimmanenten Weiterentwicklungen in der psychologischen Theoriebildung und Methodologie. Die Forschungsstrategien stehen auch in einem gesundheitsökonomischen und -politischen Kontext. Psychologische Diagnostik hat auch eine Legitimationsfunktion für die sozialversicherungsrechtliche Absicherung psychologischer Leistungserbringung bei chronisch kranken Kindern. Aus dieser Perspektive betrachtet sind die jeweiligen Forschungsparadigmen mit spezifischen Ansatzpunkten für eine leistungsrechtliche Begründung psychologischer Interventionen bei chronisch kranken Kindern verknüpft. Sie eröffnen im gesundheitspolitischen Diskurs jeweils spezifische Ansatzpunkte und Argumentationslinien für eine verbesserte Integration psychologischer Interventionsansätze in die Versorgung chronisch kranker Kinder.

In den 80er Jahren wurde erstmals in der pädiatrischen Onkologie (*vgl. Kap. IV – 3*) von engagierten Kinderonkologen und Elternvertretern die Position formuliert, dass ein ganzheitliches Therapiekonzept sich nicht auf eine Optimierung der Überlebensraten kindlicher Tumor- und Leukämieerkrankungen beschränken darf, sondern auch bestrebt sein muss, das Leiden an Erkrankung und Behandlung bestmöglichst einzugrenzen. Diese Argumentation wurde weniger wissenschaftlich vorgetragen, sondern aus einer am Patientenwohl orientierten ethischen Grundhaltung heraus formuliert. Daraus leitete sich die Forderung nach einer interdisziplinären Versorgungskonzeption unter Einbezug psychosozialer Berufsgruppen ab, die dann in Form eines Modellprogramms mit begleitender Evaluation etabliert wurde (vgl. ECKERT et al., 1990).

Die Entwicklung einer empirischen pädiatrischen Psychologie in den angloamerikanischen Ländern erbrachte im Rahmen von epidemiologischen Studien den Nachweis, dass Kinder über den Verlauf ihrer somatisch-chronischen Erkrankung ein erhöhtes Risiko aufweisen, zusätzlich eine sekundäre, psychopathologische Störung herauszubilden. Dieses Risiko psychopathologischer Komorbidität begründet einen psychologischen Interventionsbedarf, der das Manifestationsrisiko psychischer Zweiterkrankungen durch eine Verbesserung von Krankheitsbewältigung und Adaptation an die somatische Ersterkrankung minimieren soll. Diese Argumentation gründet sich auf den Anspruch einer umfassenden Krankenbehandlung und bedarfsgerechten Patientenversorgung. Der Status der Krankheitswertigkeit von psychopathologischen Sekundärstörungen begründet hier die grundsätzliche Leistungsverpflichtung der Krankenversicherungsträger.

Eine psychologische Routineversorgung ist aus den psychopathologischen Befunden jedoch leistungsrechtlich nicht ableitbar, da nur eine Minderheit psychische Störungen herausbildet. Im Unterschied zum psychopathologischen Ansatz rückt das Paradigma der gesundheitsbezogenen Lebensqualität die subklinischen Risiken der Beeinträchtigung des subjektiven Wohlbefindens und der Funktionsfähigkeit infolge chronischer Erkrankung in den Vordergrund. Aus dieser Perspektive „verbreitert" sich die Gruppe potenziell unterstützungsbedürftiger Kinder und Jugendlicher. Erkrankungs- und behandlungsbedingte Einschränkungen der Lebensqualität implizieren jedoch keine Störungswertigkeit beispielsweise im Sinne des ICD. Sie begründen damit im Unterschied zur psychopathologischen Komorbidität dem Grunde nach keinen sozialversicherungsrechtlichen Leistungsanspruch, solange sie nicht mit einer Behinderung oder Pflegebedürftigkeit im Sinne des Sozialgesetzbuches einhergehen beziehungsweise der Eingliederung des Kindes im Sinne des Bundessozialhilfegesetzes entgegenstehen.

Die Lebensqualitätsforschung teilt mit der frühen ethisch-patientenorientierten Argumentation die Perspektive, dass die klassischen biomedizinischen Erfolgsmaße von Morbidität und Mortalität um weitere multidimensionale Kriterien zur Beurteilung eines Behandlungserfolges unter Einbezug der Patientenperspektive zu ergänzen sind. Das Lebensqualitätsparadigma argumentiert jedoch nicht aus humanitär begründeten Wertaussagen heraus, sondern ist einem empirisch-wissenschaftlichen Forschungszugang verpflichtet. Die versorgungspolitische Relevanz der Forschung zur gesundheitsbezogenen Lebensqualität ergibt sich nicht primär aus dem Nachweis von Leistungsverpflichtungen, sondern aus ihrer prädiktiven, diskriminativen und evaluativen Funktion bei einer patientenorientierten Optimierung von Behandlungsindikationen und -maßnahmen (*vgl. Kap. 1 – 2*).

In jüngster Zeit ist eine Verschiebung von der grundlagenorientierten zur klinisch-anwendungsorientierten Forschung zu verzeichnen. An die Stelle beispielsweise von früheren Untersuchungen zu Copingstilen oder Selbstwertaspekten chronischen Krankseins in der Kindheit tritt als Forschungsstrategie die Evaluation von standardisierten, überwiegend verhaltensmedizinisch begründeten Interventionsprogrammen. Diese werden vor allem in Form von Patientenschulungen bei besonders stark vom eigenen Gesundheitsverhalten abhängigen chronischen Erkrankungen wie Asthma bronchiale, Typ-I-Diabetes, Neurodermitis oder Adipositas im Bereich der Rehabilitation, aber auch im ambulanten Setting entwickelt und implementiert (vgl. LOB-CORZILIUS & PETERMANN 1997; PETERMANN & WARSCHBURGER 1999, VDR 1988). Die Interventionsprogramme zeichnen sich durch ein hohes Maß an Standardisierung und Qualitätssicherungsmaßnahmen aus, wie es sich beispielsweise an der Entwicklung der Asthmaverhaltenstrainings zeigt (vgl. PETERMANN et al. 1997). Die Evaluation dieser Schulungsprogramme einschließlich ihrer Qualitätssicherung schließt Parameter der gesundheitsbezogenen Lebensqualität ein. Bedeutsamer für die Diskussion um die Regelfinanzierung dieser interdisziplinären Leistungsangebote sind jedoch gesundheitsökonomische Zielvariablen wie beispielsweise die Minimierung vermeidbarer Krankenhausaufenthalte (vgl. z.B. SCHOLTZ et al. 1996). Auch bei den im engeren Sinne psychologischen Evaluationskriterien werden Variablen wie erkrankungsspezifische Bewältigungskompetenzen (z.B. frühzeitige Obstruktionswahrnehmung, korrekte Inhalationstechnik beim asthmakranken Kind) sowie die Optimierung der Compliance bei Kind und Familie stärker gewichtet als Indikatoren des psychischen Wohlbefindens, da diese Parameter sich durch eine höhere Korrelation mit dem biomedizinischen Outcome des Behandlungsverlaufs auszeichnen.

Dilemmata und Perspektiven

IV – 2

Paradigmen der Erfassung von Adaptation an chronische Erkrankung: Psychopathologie, Krankheitsbewältigung und Lebensqualität

Die Erforschung und Erfassung der Adaptation bei chronischer Erkrankung im Kindes- und Jugendalter umfasst im Wesentlichen drei Paradigmen beziehungsweise Etappen psychologischer Theorienbildung und korrespondierender Methodologie:

1. Studien zur Psychopathologie,
2. zur Krankheitsbewältigung sowie
3. zur gesundheitsbezogenen Lebensqualität.

Im Folgenden sollen diese drei Forschungsansätze in ihrer jeweils spezifischen konzeptuellen und methodischen Herangehensweise diskutiert werden.

Erfassung des Adaptationsergebnisses im Sinne des Risikos psychopathologischer Störung

In den 70er und 80er Jahren sind Studien zum psychosozialen Outcome von Kindern mit einer chronischen Erkrankung im Wesentlichen von einer klinisch-epidemiologischen Untersuchungsstrategie geleitet gewesen. Ziel dieser Studien war vor allem, das Risiko psychopathologischer Komorbidität bei vorliegender somatischer Störung zu quantifizieren.

Die Studien zeigen eine breite Übereinstimmung dahingehend, dass das Risiko der Manifestation einer psychischen Störung im Kontext einer vorliegenden chronisch-somatischen Grunderkrankung im Vergleich zu körperlich gesunden Kontrollen etwa um den Faktor zwei bis drei erhöht ist (vgl. CADMAN et al. 1987, GORTMAKER et al. 1990, RUTTER et al. 1970, Übersichten bei BLANZ 1996, Comitee on children with disabilities 1993, NOEKER & PETERMANN 1998). Dieses Risiko variiert in Abhängigkeit von bestimmten Erkrankungs- bzw. Kindmerkmalen. Merkmale, die das Risiko der Maladaptation spezifisch erhöhen können, umfassen das Geschlecht (externalisierende Störungen erhöht bei Jungen; internalisierende Störungen erhöht bei Mädchen), eine Affektion des ZNS bzw. der Sinnesorgane, eine geringe Intelligenz sowie ein emotionalisiertes Temperament (vgl. LAVIGNE & FAIER-ROUTMAN 1992, PERRIN et al. 1993). Zum Zusammenhang zwischen Schweregrad der Erkrankung und psychischer Gesundheit sind die Ergebnisse inkonsistent. Der Verlauf und die Prognose der Erkrankung sind wiederum mit spezifischen Folgerisiken verknüpft (NOEKER & HAVERKAMP 1997).

Angesichts der engen Wechselwirkungen zwischen der Adaptation des betroffenen Kindes und der Familie sind auch die psychopathologischen Risiken für die Familienmitglieder und insbesondere für die Mütter untersucht worden (vgl. z.B. DROTAR 1997). Beachtenswert ist, dass eine schwerwiegende Erkrankung des Kindes nicht nur beispielsweise der Entwicklung einer Depression bei der Mutter Vorschub leisten kann, sondern dass umgekehrt auch eine zunächst von der Erkrankung des Kindes unabhängige mütterliche Depression einen Risikofaktor für die Entwicklung von Anpassungsstörungen beim Kind bedeutet.

Methodologische Kritik: Unzureichende Sensitivität für subklinische Adaptationsprobleme

Als andere, positive Seite der Medaille dieses erhöhten psychopathologischen Risikopotentials ergibt sich im Umkehrschluss, dass die Mehrzahl der chronisch kranken Kinder im Prozess der Adaptation an die Erkrankung *keine* psychische Störung entwickelt. Dieser Befund führt zu zwei sich anschließenden Fragestellungen, die den begrenzten Erkenntniswert einer psychopathologisch orientierten Forschung zur Adaptation körperlich kranker Kinder aufweisen:

Die erste Frage bezieht sich darauf, welche protektiven Faktoren (z.B. Bewältigungskompetenzen) Kinder aus der Gesamtpopulation chronisch-somatischer Erkrankung davor schützen, psychopathologisch krankheitswertige Störungen zu entwickeln. Die Beantwortung dieser Frage erfordert eine Spezifizierung der biologischen, psychologischen und sozialen Risiko- und Schutzfaktoren, die den individuellen Outcome moderieren.

Die zweite methodologische Frage bezieht sich auf die Validität und vor allem Sensitivität psychopathologischer Messinstrumente zur Erfassung des psychosozialen Entwicklungsverlaufs und -outcomes bei chronisch kranken Kindern. So ist beispielsweise bei einer Reihe von Untersuchungen chronisch kranker Kinder die Child Behavior Checklist (CBCL; ACHENBACH & EDELBROCK 1983) zum Einsatz gekommen, die als das erprobteste und valideste Screeninginstrument für kinder- und jugendpsychiatrische Fragestellungen gelten darf. Aus den fundierten psychometrischen Kennziffern bei Kindern und Jugendlichen mit psychiatrischen Auffälligkeiten darf jedoch nicht auf eine gleichwertige Gültigkeit in der Population chronisch kranker Kinder und Jugendlicher geschlossen werden (PERRIN et al. 1991). Eine entsprechende Vorsicht in der Anwendung und Ergebnisinterpretation ist nicht nur geboten angesichts der fehlenden ökologischen Validität der Itemformulierungen für die Lebenswelt chronisch kranker Kinder, sondern insbesondere aufgrund der unzureichenden Sensitivität für psychosoziale Folgebelastungen und Anpassungsstörungen unterhalb klinischer Störungswertigkeit. Wenn ein chronisch krankes Kind keine psychopathologische Störung herausbildet, so bedeutet dies keinesfalls, dass keine gravierenden psychosozialen Erkrankungsfolgen oder Beeinträchtigungen der Lebensqualität vorliegen. Auffällige Scores im CBCL bei einem chronisch kranken Kind lassen es zudem offen, ob diese ätiologisch Ausdruck einer Dekompensation des Anpassungsprozesses an die Erkrankung sind oder ob diese eine Komorbidität mit einem von der somatischen Erkrankung zunächst unabhängigen kinder- und jugendpsychiatrischen Störungsbild reflektieren. Entsprechend können psychopathologisch begründete Messinstrumente keine ausreichende Differenzierung im Bereich subklinischer Adaptation beziehungsweise Maladaptation leisten. Daraus ergibt sich die Notwendigkeit, dass für diese deutlich überwiegende Gruppe psychisch nicht gestörter, jedoch belasteter Kinder mit einer chronischen Erkrankung Messinstrumente zu entwickeln sind, die sich auf die valide und sensitive Erfassung der krankheitsbedingten psychosozialen Folgebelastungen, der damit einhergehenden Bewältigungsprozesse, sowie des subklinischen Anpassungsergebnisses im Sinne von Beeinträchtigungen der Lebensqualität richten (vgl. HAVERKAMP & NOEKER 1998). Die Entwicklung solcher Inventare kann im Kontext der Theorien und Modelle der Coping- bzw. Lebensqualitätsforschung adäquater realisiert werden.

Erfassung des Adaptationsprozesses: Bewältigung erkrankungsbezogener Belastungen

Transaktionaler Bewältigungsprozess zwischen kranker Person und belastender Situation

Die Forschung zur Krankheitsbewältigung ist stark von der transaktionalen Stresstheorie nach LAZARUS (LAZARUS & FOLKMAN 1984, 1987, LAZARUS 1993) stimuliert worden. Die Grundüberlegung des transaktionalen Stressmodells besagt, dass der Umgang mit Stressoren (Coping), in diesem Zusammenhang also mit erkrankungsinduzierten Belastungen, durch die subjektive kognitive Einschätzung sowohl der situativen Bedeutung des Stressors für die Person („primary appraisal") als auch der individuellen Kompetenzen, Ressourcen und Optionen, diesem Stressor wirksam entgegenzutreten („secondary appraisal"), bestimmt wird (LAZARUS 1993). Im Rahmen des primären Einschätzungsprozesses kann eine mit der Erkrankung in Zusammenhang stehende Situation als irrelevant, angenehm oder bedrohlich für eigene Ziele und Werte eingestuft werden. Nur im letzteren Fall werden Bewältigungsversuche in Gang gesetzt. Der Theorie folgend wird das Ereignis dann entweder als Verlust („loss"), bzw. Schädigung („harm") oder Herausforderung („challenge") eingeschätzt. Diese Einschätzung der Handlungsoptionen mündet in ein Bewältigungsverhalten, das sich zwei Funktionen zuordnen lässt: der problembezogenen Stressbewältigung, die sich auf eine aktive Änderung der Belastungssituation bezieht, und der emotionsregulierenden Stressbewältigung, die auf die intrapsychische Verarbeitung der mit der Belastungsverarbeitung verknüpften Emotionen abzielt.

Das Element der kognitiven Einschätzung erklärt, warum gleichartige Krankheitsfolgen interindividuell unterschiedliche Reaktionen hervorrufen können. Eine gleiche Erkrankungsfolge wie beispielsweise der Haarausfall infolge Zytostatikabehandlung bei Leukämieerkrankung (*vgl. Kap. IV – 3*) kann von verschiedenen krebskranken Kindern hinsichtlich der Bedrohlichkeit völlig unterschiedlich eingeschätzt werden. Kognitive Einschätzungsprozesse und daraus resultierende Bewältigungsstrategien moderieren zwischen erkrankungsinduzierten Folgebelastungen und resultierendem Anpassungsergebnis. Bewältigungsstrategien variieren nicht nur interindividuell zwischen Krankheits- oder Altersgruppen, sondern auch intraindividuell über den Krankheits- und Entwicklungsverlauf. Je nach Effektivität des Copings kommt es im Anschluß an eine Bewältigungsepisode zu Neueinschätzungen („reappraisal") von Bedrohlichkeit und Ressourcenverfügbarkeit in spezifischen Belastungssituationen, so dass auch das individuelle Bewältigungsverhalten über die Zeit nicht stabil bleibt.

Methodologische Kritik: Unzureichende Erfassung belastungsspezifischer Varianz

Das transaktionale Modell betrachtet das Bewältigungsverhalten als Funktion der Interaktion von Person und Situation, also von individuellen Einschätzungsprozessen und Bewältigungsstrategien einerseits und auslösenden Belastungsfaktoren andererseits. Bei der Entwicklung von Inventaren zur Krankheitsbewältigung hat die situative Varianz des Bewältigungsverhaltens bisher kaum Berücksichtigung erfahren. Ein Kind mit einer chronisch-entzündlichen Darmerkrankung beispielsweise mag vor einer Operation als Bewältigungsstrategie eine starke Suche nach sozialer Unterstützung und Trost zeigen. Das gleiche Kind mag umgekehrt im Alltag soziale Situationen meiden, wenn es sich bei einem akuten Krankheitsschub von Durchfallbeschwerden heimgesucht fühlt. Oder: In der Konfrontation mit einem bestimmten Belastungsauslöser (z.B. bedrohliche Informationen des Arztes zur Krankheitsprognose) wendet ein Patient seine Aufmerksamkeit gezielt dorthin („monitoring"), während der gleiche Patient bei einem anderen Stressor (z.B. schmerzhafte Venenpunktion) die Aufmerksamkeit gezielt abwendet („blunting"). Gerade diese Fähigkeit, Bewältigungsstrategien selektiv bei spezifischen Belastungen und Anforderungen zu aktivieren, stellt eine wichtige Voraussetzung flexibler und situationsadäquater Bewältigungskompetenz dar.

Die Durchsicht vorliegender Messinstrumente (vgl. z.B. WESTHOFF 1995) lässt demgegenüber den Trend erkennen, bei der Konstruktion von Verfahren zur Krankheitsbewältigung auf Bewältigungsstile zu fokussieren, die im Sinne von Persönlichkeitstraits interindividuelle Unterschiede in der Krankheitsverarbeitung abbilden sollen (COYNE & GOTTLIEB 1996). Die Literatur zur Bewältigungsforschung durchzieht das Bemühen, vor allem mit Hilfe faktorenanalytischer Methoden möglichst stichprobenunabhängige, krankheitsgruppenübergreifende Bewältigungsstrategien zu identifizieren. Aus klinischer Sicht verbindet sich mit einer solchen Forschungsstrategie die Erwartung, Risikogruppen von Patienten mit ungünstigen Bewältigungsstrategien identifizieren zu können, die dann spezifischen Behandlungsmaßnahmen zugeführt werden können.

Eine solche Operationalisierungsstrategie birgt das Risiko, dass die gesamte aufgeklärte Varianz in den Personanteil hineingelegt wird und damit – entgegen der explizit interaktionistischen, transaktionalen Grundkonzeption der Copingforschung – implizit wieder einem persönlichkeitstheoretisch gebundenen Trait-Konzept Vorschub geleistet wird. Hier zeigt sich eine deutliche Diskrepanz zwischen dem Erkenntnisstand der Copingtheorie einerseits und dem Stand der Umsetzung bei der Operationalisierung von Verfahren andererseits. Einer solchen unzureichenden Berücksichtigung situativer Varianz liegen jedoch objektive forschungspraktische Schwierigkeiten zugrunde, deren Überwindung zunehmend als sehr schwierig beurteilt wird.

Probleme der Entwicklung einer Taxonomie von Belastungsfaktoren

Schon bei der Aufklärung der Personvarianz wurden intensive Forschungsanstrengungen unternommen, Bewältigungshandeln mit Hilfe grundlegender Copingdimensionen abzubilden (vgl. Beutel 1988, Beutel & Henrich 1997, Heim 1998, Salewski 1997), ohne dass es letztlich gelungen wäre, eine stichprobenunabhängige und verfahrensübergreifende Taxonomie von Bewältigungsstrategien zu identifizieren (Weber 1997, Greve 1997, Muthny 1997). In jüngster Zeit ist Ernüchterung eingetreten, diesen Anspruch einer gültigen Taxonomie empirisch befriedigend einlösen zu können (vgl. Muthny 1997). Die größte Akzeptanz scheint – weniger aufgrund überzeugender Daten, sondern eher wegen der heuristischen Plausibilität, Überschaubarkeit und Nützlichkeit – die Differenzierung im Sinne von Lazarus zwischen einem problemorientierten versus emotionsregulierenden Bewältigungsmodus zu finden (vgl. Heim 1998).

Analog zu einer Taxonomie von Copingdimensionen auf der Personseite stellt sich auf der Situationsseite die Notwendigkeit, eine Taxonomie von Belastungsfaktoren zu entwickeln. Dabei reproduzieren sich die bekannten Klassifikationsprobleme, so dass die Bemühungen, die Dimensionalität von Belastungssituationen zu bestimmen, noch am Anfang stehen (Petermann 1995).

In der Literatur findet sich als Lösungsversuch,

- in Anlehnung an die Streßtheorie charakteristische formale Belastungsmerkmale herauszuarbeiten (vgl. Beutel 1988, Beutel & Henrich 1997, Krohne 1997, Jessop & Stein 1985, Prystav 1979). Solche Merkmale umfassen beispielsweise den Schweregrad, die Voraussagbarkeit, die Kontrollierbarkeit, den zeitlichen Verlauf und die erwartete Dauer des Stressors.
- Belastungsfaktoren nicht formal, sondern inhaltlich zu klassifizieren. Noeker und Petermann (1998) differenzieren beispielsweise als Belastungsbereiche bei chronischer Krankheit im Kindes- und Jugendalter: Alltagsbewältigung, Klinikaufenthalte, Therapieanforderungen, Entwicklung von Selbstbild und sozialer Kompetenz, Zukunftsperspektiven und existenzielle Konfrontation mit Krankheit und Sterben. Eine andere Klassifikationsmöglichkeit ergibt sich aus den vielfach replizierten Dimensionen der Lebensqualitätsforschung, also eine Unterscheidung zwischen physischen, psychischen und sozialen Belastungsbereichen.
- Verhalten in Abhängigkeit von situativen Prototypen zu erfassen. Diese Strategie ist – außerhalb der Bewältigungsforschung – beim „Erfassungsbogen für aggressives Verhalten in konkreten Situationen" (EAS) bei der Verhaltensdiagnostik von aggressiven Kindern realisiert worden durch die Vorgabe typisch aggressionsauslösender Situationen (Petermann & Petermann 1992). Auch bei dieser Operationalisierungsstrategie bleibt offen, ob diese prototypisch vorgegebenen Situationen ökologisch valide sind für die jeweiligen Individuen.

Weber (1997) kommt zu der Einschätzung, dass eine einheitliche Taxonomie, die sämtliche potenziell belastende Ereignisse erschöpfend und disjunkt unterteilen kann, kaum zu erstellen ist. Tatsächlich stellt sich die Standardisierung von Bewältigungsinventaren in der empirischen Umsetzung als extrem aufwendig dar, da eine Normierung bei der Population chronisch kranker Kinder grundsätzlich mindestens folgende Varianzquellen zu berücksichtigen hätte:

- Geschlecht,
- Alter bzw. Entwicklungsstand (besonders relevant bei pädiatrischen Patienten),
- Diagnosegruppe,
- Taxonomie von Bewältigungsstrategien,
- Taxonomie von Belastungsfaktoren.

Normtabellen, die über alle diese Varianzquellen differenzieren, geraten schnell an die Grenze der Rekrutierbarkeit entsprechender Normstichproben, die bei manchen pädiatrischen Erkrankungen alleine schon durch die realen Prävalenzen gesetzt sind. Komplizierend kommt hinzu, dass nicht nur eine einheitliche, krankheitsübergreifende Taxonomie der Bewältigungsdimensionen, sondern analog auch der Belastungsfaktoren erkrankungsübergreifend schwer zu replizieren ist. Die Sichtbarkeit der chronischen Erkrankung oder Behinderung in der Öffentlichkeit beispielsweise stellt etwa bei Wachstumsstörungen, Zerebralparesen oder Syndromen mit Fehlbildungen einen herausragenden Belastungsfaktor dar; bei anderen chronischen Erkrankungen wie Diabetes mellitus, Epilepsie, Asthma bronchiale oder Hämophilie spielt dagegen der Aspekt der Sichtbarkeit keine Rolle (vgl. SADDLER et al. 1992). Die Alternative, Belastungsdimensionen krankheitsspezifisch zu definieren und zu validieren, reduziert weiter die Zellzahlen von Normtabellen durch Hinzufügen eines weiteren Klassifikationsaspektes und beeinträchtigt gleichzeitig die Vergleichbarkeit zwischen Krankheitsgruppen. Es ist anzunehmen, dass diese skizzierten forschungsmethodischen Schwierigkeiten in der Vergangenheit dazu geführt haben, bei der Erfassung der Krankheitsbewältigung auf eine Spezifizierung der auslösenden Belastungsfaktoren weitgehend zu verzichten. Dieser Verzicht impliziert jedoch, dass die Methodenentwicklung mit der Theoriebildung innerhalb des Copingparadigmas nicht Schritt hält.

Erfassung des Adaptationsergebnisses als subklinischer Status: Gesundheitsbezogene Lebensqualität

Möglicherweise hat die Ernüchterung, die in der Bewältigungsforschung in den letzten Jahren Einzug gehalten hat, die Hoffnung schwinden lassen, die offenen Probleme innerhalb des Copingparadigmas lösen zu können, so dass es zu einer stärkeren Verlagerung der Forschungsaktivitäten auf das Paradigma der gesundheitsbezogenen Lebensqualität gekommen ist. Nach der Etablierung im Erwachsenenbereich widmet sich das Paradigma der gesundheitsbezogenen Lebensqualität in jüngster Zeit auch zunehmend der Altergruppe von Kindern und Jugendlichen (vgl. BULLINGER 1997, BULLINGER & RAVENS-SIEBERER 1995, 1996, BULLINGER et al. 1996, DROTAR 1998, EISER 1997, JENNEY & CAMPBELL 1997, HAVERKAMP et al. 1999, PETERMANN 1996, SPIETH & HARRIS 1996). Bei der Entwicklung von Messinventaren zur gesundheitsbezogenen Lebensqualität treten bei chronisch kranken Kindern spezifische Messprobleme hinzu. Dem Anspruch der Lebensqualitätsforschung, sich explizit auf die subjektive Sicht des erkrankten Menschen zu richten, stehen bei Kindern entwicklungsbedingte Einschränkungen entgegen. Auch eine sehr kindgerechte Gestaltung von Inventaren kann die kognitiven Grenzen der Befragung insbesondere von Vorschulkindern nur minimieren, aber nicht grundsätzlich auflösen (vgl. Kap. IV – 1). Die Lösungsvariante, Einschätzungen der Lebensqualität durch nahestehende Bezugspersonen vornehmen zu lassen, wird mittlerweile sehr kritisch bewertet.

Das Lebensqualitätsparadigma richtet den Fokus, den das Copingparadigma auf den Adaptations*prozess* gerichtet hat, wieder stärker zurück auf das Adaptations*ergebnis*. In dieser Outcomeorientierung zeigt die Lebensqualitätsforschung wieder eine Parallele zum psychopathologischen Forschungsansatz. Im Unterschied dazu liegen die Zielvariablen nun jedoch nicht im klinischen, sondern im subklinischen Bereich. Während es der Copingforschung nicht gelang, den theoretisch selbst postulierten Interaktionsprozess zwischen chronisch kranker Person und Belastungssituation methodisch abzubilden, verlagert die Lebensqualitätsforschung pragmatisch die Perspektive auf das Ergebnis dieses Transaktionsprozesses, nämlich den Status des Kindes in somatischer, funktionaler, sozialer und psychologischer Hinsicht. Durch die Konzentration auf diesen lebensqualitätsbezogenen Status der kranken Person kann die Lebensqualitätsforschung sich den methodologischen Dilemmata entziehen, für die die Copingforschung keine überzeugende Lösung erbringen konnte.

Dieser Status in der gesundheitsbezogenen Lebensqualität kann sehr viel leichter, als es im Kontext der Copingforschung möglich ist, wieder als Merkmal und damit Eigenschaft der chronisch kranken Person konzeptionalisiert werden. Dadurch gewinnt die Lebensqualitätsforschung im Unterschied zur Copingforschung wieder eine bessere Kompatibilität mit den Grundannahmen und Messstrategien der klassischen Testtheorie zurück, wie sie vor allem im Bereich der Persönlichkeitspsychologie ausdifferenziert worden sind. Dimensionen der Lebensqualität können als Attribute von Personen oder Patientengruppen skaliert werden. Auch längsschnittlich-entwicklungsorientierte Analysen werden zunächst wieder erleichtert. Während im Copingparadigma Entwicklungsorientierung bedeutet, auf der Mikroebene die multiplen und rekursiven Dynamiken zwischen personalen und situativen Effekten abbilden zu müssen, kann im Lebensqualitätsparadigma die Veränderung der Adaptation einfacher in Form von aufeinanderfolgenden Messungen des jeweiligen Status zu mehreren Messzeitpunkten vollzogen werden.

Dennoch zeigt sich, dass die ungelösten methodologischen Dilemmata der Copingforschung in abgewandelter Form innerhalb des Lebensqualitätsparadigmas „durch die Hintertür" wiederkehren. Dieses zeigt sich beispielsweise erstens in der notwendigen Aufklärung des sogenannten Lebensqualitätsparadoxos und zweitens in dem Dilemma des Zielkonfliktes in der Entwicklung von globalen, krankheitsübergreifenden versus krankheitsspezifischen Verfahren:

Das sogenannte Lebensqualitätsparadox bei chronischer Erkrankung bezeichnet das Phänomen, dass die gemessene Lebensqualität bei chronisch kranken Patienten nicht zwangsläufig niedriger liegt als die von gesunden Kontrollen (vgl. z.B. NOEKER & HAVERKAMP 1999, PETERMANN 1996). Wenn man diese zunächst erwartungswidrigen Ergebnisse nicht als methodische Artefakte beiseiteschiebt, sondern als Anlass für methodologische Weiterentwicklungen ernst nimmt, so ergibt sich zwingend die Anforderung, die Güte der Lebensqualität von chronisch Kranken nicht nur in ihrem Outcome zu quantifizieren, sondern die problembezogenen und emotionsregulierenden Bewältigungsprozesse als entscheidende Moderatorvariablen auf dem Weg zur Wiederherstellung einer befriedigenden Lebensqualität in die Untersuchung einzubeziehen. Eine sinnvolle und inhaltlich befriedigende Auflösung des Lebensqualitätsparadoxons erzwingt somit, den Faden, den die Copingforschung resigniert hat fallen lassen, wieder aufzugreifen, indem die Analyse von Adaptationsprozess und Adaptationsergebnis, also von Bewältigung und Lebensqualität miteinander integriert werden.

Die Entwicklung von Messverfahren in der Lebensqualitätsforschung ist generell und auch bei Kindern charakterisiert durch einen Zielkonflikt zwischen der Konstruktion von globalen versus spezifischen Inventaren (vgl. z.B. DROTAR 1998). Krankheitsübergreifende Instrumente erlauben den Vergleich zwischen verschiedenen Krankheitsgruppen, krankheitspezifische Verfahren besitzen demgegenüber den Vorteil einer höheren ökologischen (klinischen) Validität und insbesondere der für die Evaluationsforschung wichtigen Sensitivität für Interventionseffekte. Als pragmatische Schlussfolgerung für die Anlage von Studiendesigns ergibt sich in der Regel die Empfehlung, beide Verfahrenstypen miteinander zu kombinieren (vgl. z.B. EISER 1997). Bei näherer Betrachtung zeigt sich, dass dieses Dilemma zwischen Generalisierung versus Spezifizierung in der Lebensqualitätsforschung mit dem Dilemma zwischen generalisierten, erkrankungs- und belastungsübergreifenden Bewältigungsstrategien versus erkrankungs- und belastungsspezifischen Bewältigungsstrategien aus der Copingforschung korrespondiert. Ganz grundsätzlich spiegelt sich an dieser Stelle in beiden Paradigmen die klassische Debatte zwischen einer nomothetischen versus einer ideographischen Ausrichtung bei der Erforschung des „Individuums und seiner Welt" (THOMAE 1968). In beiden Paradigmen wird das Bemühen um möglichst weitgehend generalisierbare Aussagen sowie um eine Standardisierbarkeit über möglichst breite Patientengruppen bezahlt mit dem Preis unzureichender Sensitivität und damit klinisch-patientenbezogener Aussagefähigkeit. Umgekehrt führt ein vorrangiges Bemühen bei der Instrumentenentwicklung um Sensitivität und klinische Bedeutsamkeit zu erheblichen Schwierigkeiten bei der Validierung und Entwicklung von Referenznormen.

Entwurf eines eigenen Fragebogens zur Belastungsregulation bei chronischer Krankheit im Kindes- und Jugendalter

Abschließend soll die Entwicklung eines eigenen Fragebogens vorgestellt werden, dessen Konzeption maßgeblich von der Diskussion um die methodischen Dilemmata des Coping- und Lebensqualitätsparadigmas geleitet ist. Es handelt sich um ein krankheitsübergreifendes Fragebogenverfahren, das in einer Version für Eltern und einer Parallelversion für Kinder und Jugendliche (ca. ab dem zehnten Lebensjahr) vorliegt. Aktuell befindet es sich in der Phase der Erprobung bei unterschiedlichen chronisch-pädiatrischen Erkrankungsgruppen. Die Itemgenerierung beruht auf der Literatur zur psychosozialen Adaptation chronisch kranker Kinder (vgl. z.B. EISER 1993, HAVERKAMP & NOEKER 1999, PETERMANN et al. 1987, ROBERTS 1995), auf eigenen vorangegangen Studien (u.a. HAVERKAMP & NOEKER 1998, HAVERKAMP et al. 1999, NOEKER 1991, NOEKER et al. 1999, NOEKER & HAVERKAMP 1997, NOEKER & PETERMANN 1990, 1998) sowie auf eigener klinisch-therapeutischer Erfahrung über gehäuft auftretende Belastungsfaktoren bei chronisch kranken Kindern beziehungsweise deren Familien.

Das Instrument umfasst neben grundlagenwissenschaftlichen vor allem auch klinische Ziele. Seine Anwendung soll dazu beitragen, die psychosoziale Anamneseerhebung und Exploration bei chronischer Erkrankung im Kindes- und Jugendalter sowie die Indikationsstellung zur Intervention zu strukturieren, zu verbessern und stärker an Patienten- und Familienbedürfnisse anzupassen. Das Instrument gliedert sich in zwei Teile. In dem ersten Teil werden die biopsychosozialen Folgewirkungen der Erkrankung für Kind und Eltern über folgende Dimensionen erfasst:

- Erkrankungsbedingte physische Beschwerden beim Kind,
- Behandlungsbedingte Beschwerden und Belastungen beim Kind,
- Funktionelle und alltagsbezogene Belastungen beim Kind,
- Belastungen des Kindes im sozialen Bereich,
- Belastungen des Kindes im psychischen Bereich,
- Belastungen für die Eltern,
- Positiv bewertete Auswirkungen.

Die Items dieses Fragebogenteils sollen möglichst umfassend und erschöpfend die Beschwerden und Belastungen, aber auch positiven Effekte infolge der Erkrankung erfassen. Im Sinne einer Checkliste kommt ihnen klinisch unter anderem die Funktion zu, keine für die Anamnese relevanten Belastungsfaktoren bei Kind oder Familie zu übersehen. Im Anschluss an dieses mehrdimensionale Screening zu den Erkrankungsfolgen in Teil I erfolgt in Teil II eine starke Spezifizierung. Die Patienten beziehungsweise Eltern werden instruiert, eine individuell besonders bedeutsame erkrankungsbezogene Belastung anzugeben. Alle Fragebogenitems in Teil II beziehen sich nun auf die Regulation dieser konkreten, spezifischen Belastung. Teil II umfasst dazu Skalen in folgenden Bereichen des Bewältigungsprozesses bzw. Adaptationsergebnisses:

- Belastungsspezifische Einschätzungsprozesse (Erwartung eines negativen Belastungsverlaufs, belastungsspezifische Kontrollüberzeugungen, wahrgenommene Ressourcen zur Bewältigung dieser spezifischen Belastung),
- belastungsspezifisches Coping (problemorientiertes Coping, emotionsregulierendes Coping),
- Adaptationsergebnis (Einschränkungen der Lebensqualität infolge der spezifischen Belastung; Unterstützungsbedürfnisse und Interventionsbedarfe).

Bei Bedarf kann dieser zweite Fragebogenteil auch mehrfach, jeweils bezogen auf eine andere wichtige Belastung, beantwortet werden. Aus klinischer Sicht stellen die angegebenen Belastungsfaktoren gleichzeitig vorrangige Vorstellungsgründe dar. Diese Individualisierung korrespondiert mit der in der Lebensqualitätsforschung geforderten Orientierung der Datenerhebung an Perspektive und subjektiven Präferenzen von Patient und Eltern.

Der Fragebogen ist für den Einsatz bei allen chronischen Krankheitsbildern und Behinderungen des Kindes- und Jugendalters konzipiert; in Teil I bietet er die Chance zum Vergleich zwischen unterschiedlichen Erkrankungsgruppen. In Teil II wird dem oben diskutierten Erfordernis einer Belastungsspezifität der Einschätzungs- und Bewältigungsprozesse Rechnung getragen. Wenn ein Patient beziehungsweise die Eltern den Teil II für verschiedene Belastungsauslöser ausfüllen, so kann die belastungsübergreifende Stabilität versus Variabilität der Einschätzungs- und Copingprozesse beurteilt werden. Es besteht die Erwartung, dass das Instrument in der Verlaufsmessung besonders sensitiv die Effekte von solchen Interventionen abbilden kann, die spezifisch auf die vom Patienten individuell genannten Belastungsfaktoren gerichtet sind. Auch die Lebensqualität als Ergebnis der belastungsspezifischen Bewältigungsprozesse wird spezifisch erfasst. Es wird kein absoluter Score zu einzelnen Lebensqualitätsdimensionen erhoben, sondern eine Einschätzung, wie sehr die vom Patienten angegebene Belastung spezifisch die einzelnen Aspekte der Lebensqualität einschränkt. Damit soll eine Konfundierung mit sonstigen, erkrankungsunabhängigen Einflüssen auf das Lebensqualitätsniveau vermieden werden.

Die Konstruktion des Fragebogen zielt darauf, krankheitsbezogene Belastungen (Teil I; unabhängige Variablen), vermittelnde Bewältigungsprozesse (Moderatorvariablen) und resultierende Lebensqualitätseinbußen und Bedarfe (abhängige Variablen; Outcome) separat zu erfassen, um Konfundierungen zwischen diesen Variablenbereichen möglichst zu minimieren. Mit dieser Konstruktionsmethode wird die Hoffnung verbunden, unterschiedliche Kombinationen in den Ausprägungen dieser drei Bereiche aufschlüsseln zu können. Bezogen auf das oben diskutierte Lebensqualitätsparadoxon ist beispielsweise die Hypothese zu formulieren, dass Patienten mit intensiven Belastungen, aber effektiven Einschätzungs- und Bewältigungsprozessen eine im Ergebnis befriedigende Lebensqualität aufweisen, möglicherweise vergleichbar mit der von Patienten mit geringen Belastungen, aber auch inadäquaten Bewältigungsstrategien. Dieses wäre eine der Möglichkeiten, Konzepte und Methodologie aus Copingforschung und Lebensqualitätsforschung intensiver zu verknüpfen, um das Verständnis von Adaptation an chronische Erkrankung als Prozess und als Outcome integriert abbilden zu können.

Literatur

ACHENBACH T, EDELBROCK C: Manual for the Child Behavior Checklist and Revised Behavior profile. University Associates in Psychiatry, Burlington, VT (1983)

BEUTEL M: Bewältigungsprozesse bei chronischen Erkrankungen. Edition Medizin, VCH, Weinheim (1988)

BEUTEL M, HENRICH G: Methoden der Bewältigungsforschung. In: STRAUß B, BENGEL J (Hrsg.): Forschungsmethoden in der medizinischen Psychologie. Hogrefe, Göttingen (1997)

BLANZ B: Die psychischen Folgen chronischer Krankheiten im Kindes- und Jugendalter. Kindheit und Entwicklung 3 (1996) 6-15

BULLINGER M: Gesundheitsbezogene Lebensqualität und subjektive Gesundheit. Psychotherapie, Psychosomatik, medizinische Psychologie 47 (1997) 76-91

BULLINGER M, V MACKENSEN S, KIRCHBERGER I: Erfassung der gesundheitsbezogenen Lebensqualität von Kindern. In: MICHELS HP (Hrsg.): Chronisch kranke Kinder und Jugendliche: Psychosoziale Betreuung und Rehabilitation. Dgvt-Verlag, Tübingen (1996)

BULLINGER M, RAVENS-SIEBERER U: Health-related quality of life assessment in children: A review of the literature. European Review of Applied Psychology 45 (1995) 245-254

BULLINGER M, RAVENS-SIEBERER U: Stand der Forschung zur gesundheitsbezogenen Lebensqualität von Kindern. In: PETERMANN F (Hrsg.): Lebensqualität und chronische Krankheit (S. 29-71). Dustri-Verlag, München (1996)

CADMAN D, BOYLE M, SZATMARI P, OFFORD DR: Chronic illness, disability and mental and social well-being: Findings of the Ontario Child Health Study. Pediatrics 79 (1987) 805-813

Comitee on Children with Disabilities: Provision of related services for children with chronic disabilities. Pediatrics 92 (1993) 879-881

COYNE JC, GOTTLIEB BH: The mismeasure of coping by checklist. Journal of Personality 64 (1996) 959-991

Diabetes Control and Complications Trial Research Group (DCCT): The effect of intensive treatment of diabetes on the development an progression of long-term complications in insulin-dependent diabetes mellitus. New England Journal of Medicine 329 (1993) 977-986

Diabetes Control and Complications Trial Research Group (DCCT): Influence of intensive diabetes treatment on quality-of-life outcomes in the diabetes control and complications trial. Diabetes Care 19 (1996) 195-203

DROTAR D: Relating parent and family functioning to the psychological adjustment of children with chronic health conditions: What have we learned? What do we need to know ? Journal of Pediatric Psychology 22 (1997) 149-165

DROTAR D: Measuring health-related quality of life in

children and adolescents. Lawrence Erlbaum, Mahwah (1998)
ECKERT MK, SIEGRIST B, KOCH U: Aspekte der Krankheitsbewältigung und Konzepte psychosozialer Betreuung bei Krebserkrankungen im Kindes- und Jugendalter. In: SEIFFKE-KRENKE I (Hrsg.). Jahrbuch der medizinischen Psychologie. Band 4: Krankheitsverarbeitung bei Kindern und Jugendlichen (S. 283-299). Springer, Berlin (1990)
EISER C: Growing up with a chronic disease: The impact on children and their families. Jessica Kingsley Publishers, London, Philadelphia (1993)
EISER C: Children´s quality of life measures. Archives of Disease in Childhood 77 (1997) 347-354
ENGEL GL: The need for a new medical model. A challenge for bio-medicine. Science 196 (1977) 129-136
GORTMAKER SL, WALKER DB, WEITZMAN M, SOBAL AM: Chronic conditions, socio-economic risks and behavioral problems in children and adolescents. Pediatrics 85 (1990) 267-276
GREVE W: Sparsame Bewältigung – Perspektiven für eine ökonomische Taxonomie von Bewältigungsformen. In: TESCH-RÖMER C, SALEWSKI C, SCHWARZ G (Hrsg.): Psychologie der Bewältigung (S. 18-42). Beltz - Psychologie Verlags Union, Weinheim (1997)
HAVERKAMP F, EIHOLZER U, NOEKER M: Perspectives of multidimensional life quality research in pediatric growth disorders. In: EIHOLZER U, HAVERKAMP F, VOSS L (eds.): Growth, stature, and psychosocial well-being (pp. 143-156). Hogrefe & Huber Publishers, Göttingen (1999)
HAVERKAMP F, NOEKER M: Short stature in children – a questionnaire for parents: A new instrument for growth disorder – specific psychosocial adaptation in children. Quality of Life Research 7 (1998) 475-485.
HAVERKAMP F, NOEKER M: Auswirkungen einer chronischen Erkrankung im Kindesalter auf die Familie. Sozialpädiatrie 21 (1999) 325-328
HEIM E: Coping – Erkenntnisstand der 90er Jahre. Psychotherapie, Psychosomatik, Medizinische Psychologie 48 (1998) 321-337
JENNEY MEM, CAMPBELL S: Measuring quality of life. Archives of Disease in Childhood 77 (1997) 347-354
JESSOP DJ, STEIN REK: Uncertainty and its relation to the psychological and social correlates of chronic illness in children. Social Science and Medicine 20 (1985) 993-999
KROHNE HW: Streß und Streßbewältigung. In: SCHWARZER R (Hrsg.): Gesundheitspsychologie. Göttingen: Hogrefe, Göttingen (1997)
LAVIGNE JV, FAIER-ROUTMAN J: Psychological adjustment to pediatric physical disorders: A meta-analytic review. Journal of Pediatric Psychology 17 (1992) 133-157
LAZARUS RS: Coping theory and research: Past, present, and future. Psychosomatic Medicine 55 (1993) 234-247.
LAZARUS RS, FOLKMAN S: Stress, appraisal and coping. Springer, New York (1984)
LAZARUS RS, FOLKMAN S: Transactional theory and research on emotions and coping. European Journal of Personality 1 (1987) 141-169
LOB-CORZILIUS T, PETERMANN F: Asthmaschulung. Wirksamkeit bei Kindern und Jugendlichen. Beltz – Psychologie Verlags Union, Weinheim (1987)
MUTHNY FA: Hohe Erwartungen, tiefe Enttäuschungen und der Morgen danach. In: TESCH-RÖMER C, SALEWSKI C, SCHWARZ G (Hrsg.): Psychologie der Bewältigung (S. 58-67). Beltz – Psychologie Verlags Union, Weinheim (1997)
NOEKER M: Subjektive Beschwerden und Belastungen bei Asthma bronchiale im Kindes- und Jugendalter. P. Lang, Frankfurt / Main (1991)
NOEKER M, DÖRHOLT D, RANKE MB, HAVERKAMP F: Stress, resources and psychosocial adaptation to short stature in childhood: A study in pathological growth disorders. In: EIHOLZER U, HAVERKAMP F, VOSS L (eds.): Growth, stature, and psychosocial well-being (pp. 59-72). Hogrefe & Huber Publishers, Göttingen (1999)
NOEKER M, HAVERKAMP F: Chronische Erkrankungen im Kindes- und Jugendalter – Entwicklung einer Typologie und Zuordnung spezifischer pädiatrisch-psychologischer Interventionskonzepte. Monatsschrift für Kinderheilkunde 145 (1997) 387-394
NOEKER M, HAVERKAMP F: Can the clinical and empirical evidence regarding adjustment to short stature be reconciled ? In: EIHOLZER U, HAVERKAMP F, VOSS L (eds.): Growth, stature, and psychosocial well-being (pp. 107-120). Hogrefe & Huber Publishers, Göttingen (1999)
NOEKER M, PETERMANN F: Beratungsarbeit mit Familien krebskranker Kinder. In: SEIFFKE-KRENKE I (Hrsg.): Jahrbuch der Medizinischen Psychologie. Bd. 4: Krankheitsverarbeitung bei Kindern und Jugendlichen (S. 300-315). Springer, Berlin (1990)
NOEKER M, PETERMANN F: Körperlich-chronisch kranke Kinder: Psychosoziale Belastungen und Krankheitsbewältigung. In: PETERMANN F (Hrsg.): Lehrbuch der Klinischen Kinderpsychologie (3., korrigierte Auflage). Göttingen: Hogrefe, Göttingen (1998) 517-553
NOEKER M, PETERMANN F: Interventionsverfahren bei chronisch kranken Kindern und deren Familien. In:

Petermann F (Hrsg.). Lehrbuch der Klinischen Kinderpsychologie (4., vollständig überarbeitete Auflage). Hogrefe, Göttingen (2000) 517-544

Perrin EC, Newacheck P, Pless B, Drotar D, Gortmaker SL, Leventhal J, Perrin JM, Stein REK, Walker DK Weitzman M: Issues involved in the definition and classification of chronic health conditions. Pediatrics 91 (1993) 787-793

Perrin E, Stein R, Drotar D: Assessing the adjustment of children with a chronic illness: Cautions in using the Child Behavior Checklist (CBCL). Journal of Pediatric Psychology 16 (1991) 411-42

Petermann F: Situationsbezogene Diagnostik. In: Jäger RS, Petermann F (Hrsg.): Psychologische Diagnostik (3., korrigierte Auflage). Beltz – Psychologie Verlags Union, Weinheim (1995) 268-273

Petermann F: Lebensqualität und chronische Krankheit. Dustri, München-Deisenhofen (1996)

Petermann F, Petermann U: Erfassungsbogen für aggressives Verhalten in konkreten Situationen. 2., veränderte Auflage. Hogrefe, Göttingen (1992)

Petermann F, Szczepanski R, Becker PN, Freidel K, Neumann H, Lob-Corzilius T: Evaluationsergebnisse zur Asthmaschulung im Kindes- und Jugendalter. Prävention und Rehabilitation 9 (1997) 93-104

Petermann F, Warschburger P: Kinderrehabilitation. Hogrefe, Göttingen (1999)

Prystav G: Die Bedeutung der Vorhersagbarkeit und Kontrollierbarkeit von Stressoren für Klassifikationen von Belastungssituationen. Zeitschrift für Klinische Psychologie 8 (1979) 283-301

Rutter M, Tizard J, Whitmore K: Education, health and behavior: Psychological and medical study of childhood development. John Wiley, New York (1970)

Saddler AL, Hillman SB, Benjamins D: The influence of disabling condition visibility on family functioning. Journal of Pediatric Psychology 18 (1992) 425-439

Salewski C: Formen der Krankheitsverarbeitung. In: Tesch-Römer C, Salewski C, Schwarz G (Hrsg.): Psychologie der Bewältigung. Beltz – Psychologie Verlags Union, Weinheim (1997) 42-58

Scholtz W, Haubrock M, Lob-Corzilius T, Gebert N, Wahn U, Szczepanski R: Kostennutzenuntersuchung bei ambulanten Schulungsmaßnahmen für asthmakranke Kinder und ihre Familien. Pneumologie 50 (1996) 538-543

Sly RM: Changing asthma mortality. Annals of Allergy 73 (1994) 259-268

Spieth LE, Harris CV: Assessment of health-related quality of life in children and adolescents: An integrative review. Journal of Pediatric Psychology 21(1996) 175-193

Stei REK, Baumann LJ, Westbrook LE, Coupey SM, Ireys HT: Framework for identifying children who have chronic conditions: The case for a new definition. Journal of Pediatrics 122 (1993) 342-347

Thomae H: Das Individuum und seine Welt. (1. Aufl.). Hogrefe, Göttingen (1968)

VDR (Verband Deutscher Rentenversicherungsträger): Rahmenkonzept und indikationsspezifische Konzepte zur medizinischen Rehabilitation von Kindern und Jugendlichen in der gesetzlichen Rentenversicherung. Frankfurt/Main DRV-Schriften, Band 8 (1998)

Weber H: Zur Nützlichkeit des Bewältigungsprozesses. In: Tesch-Römer C, Salewski C, Schwarz G (Hrsg.). Psychologie der Bewältigung. Beltz – Psychologie Verlags Union, Weinheim (1997) 7-18

Westhoff G: Handbuch psychosozialer Messinstrumente. Hogrefe, Göttingen (1995)

IV – 3
Pädiatrische Onkologie

GABRIELE CALAMINUS, Düsseldorf

Einleitung

Im Jahr 2000 wird einer von 900 jungen Erwachsenen zwischen 20-29 Jahren Überlebender einer Krebserkrankung im Kindes- und Jugendalter sein. Etwa 60% aller Kinder und Jugendlichen mit einer bösartigen Erkrankung können heute geheilt werden (BORING et al. 1994). Dies wurde durch die Einführung neuer Behandlungsstrategien wie zum Beispiel der Kombination von Chemotherapie und Bestrahlung als auch durch Etablierung der Hochdosistherapie und der Möglichkeit der Transplantation von Knochenmark, peripheren Stammzellen oder Zellen aus Nabelschnurblut erreicht. Weitere wichtige Entwicklungen in den letzten zwanzig Jahren stellten die Etablierung zentralisierter, nationaler pädiatrisch-onkologischer Therapieoptimierungsstudien dar, wie auch die Einrichtung von Schwerpunktabteilungen in vielen Kinderkliniken. Trotz dieser Fortschritte konnten für einige Erkrankungen (z.B. Neuroblastom Stadium IV, multiformes Glioblastom Hirnstammgliom, Multifokales Ewing Sarkom) nur geringere Verbesserungen erzielt werden.

Neue Definitionen für den Behandlungserfolg scheinen notwendig, da eine „Heilung" nicht immer möglich sein wird, auch wenn dies das ultimative Ziel darstellt. In den letzten 10 Jahren wurde das Interesse an der Erfassung und Bewertung der Erkrankungs- und Therapienebenwirkungen und ihre Auswirkungen auf den „Gesundheitszustand" der Patienten zunehmend größer, sowohl im Hinblick auf die akuten Nebenwirkungen als auch auf die Langzeitfolgen. Während der Behandlungsphase erleben die Kinder Hospitalisation, Verlust sozialer Kontakte, Verlust von Freundschaften, körperliche Unzulänglichkeit und Unwohlsein durch z.B. Haarverlust, Erbrechen, Mukositis und auch Schmerzen, die durch Erkrankung und Therapie hervorgerufen werden (EISER et al. 1994). Nach Behandlungsende treten die Langzeitfolgen mehr und mehr in den Vordergrund, die sich als verändertes Größenwachstum, verzögerte Pubertätsentwicklung bis zur Infertilität, als auch in der eingeschränkten Funktion von Organsystemen wie Niere, Herz oder Lunge manifestieren können. Ein weiteres Problem stellt das höhere Risiko der Entwicklung von Zweitmalignomen dar (EISER et al. 1994, JENNEY et al. 1995, LIPSCHULTZ et al. 1991, SHALET 1989).

Neben diesen somatisch ausgerichteten Spätfolgen muss auch der Einfluss von Erkrankung und Behandlung auf die gesundheitsbezogene Lebensqualität der Kinder und ihre Auswirkung auf die Lebensdomänen (physisch, sozial, emotional, kognitiv) bewertet werden. Dies gilt für die Zeit der Therapie als auch nach Behandlung und in der Nachsorge (EISER & JENNEY 1996, JENNEY 1996).

In der Erwachsenenonkologie hat die Erforschung des Einflusses von Erkrankung und Behandlung auf die gesundheitsbezogene Lebensqualität einen festen Platz erhalten (KIEBERT et al. 1996), dies gilt nur im geringen Umfang für die Kinderonkologie (BULLINGER & RAVENS-SIEBERER 1995). Dieses Gebiet zu erforschen ist ein wichtiger Auftrag um besser verstehen zu können, wie krebskranke Kinder sich fühlen, wie sie ihre Erkrankung und Behandlung sehen und wie die Therapie auch im Hinblick auf diesen Bereich weiter verbessert werden kann (BIRD & PODMORE 1990).

Die geringe Inzidenz von kindlichen Krebserkrankungen an den in der gesamten Population auftretenden Erkrankungen, die Verschiedenheit der Erkrankungen und die große Altersspanne beeinflussen die Methodologie und Praktikabilität der Lebensqualitätserfassung. Diese Faktoren bedingen zudem die Schwierigkeit in einer ausreichend großen, homogenen Patientengruppe Informationen zu sammeln, ein Problem, dass sich nur durch Multizenterstudien lösen lässt (EISER 1995).

Krebserkrankungen im Kindes-und Jugendalter betreffen eine Vielzahl von Altersgruppen, jede mit ihren altersspezifischen Besonderheiten der Lebensqualitätsdomänen. Hinzu kommt, dass es für kleinere Kinder sehr schwierig ist, instrumentalisiert zum Beispiel in Fragebögen vor einem Alter von etwa 8 Jahren selbst über ihre Lebensqualität Auskunft zu geben. In diesem Kontext gewinnt die Befragung von Proxies (meist die Eltern) (EPSTEIN et al. 1989) an Bedeutung. Die aufgezeigten methodologischen Probleme beziehen sich somit zum einen auf das Problem der Datenvergleichbarkeit als auch auf die Entwicklung von Bewertungsgrundlagen der Ergebnisse sowohl innerhalb der befragten Gruppen als auch zwischen den Gruppen.

Auf diesem Hintergrund soll die folgende Übersicht einen Einblick in den Forschungstand zur gesundheitsbezogenen Lebensqualität im europäischen Kontext geben, die Hauptzielgruppen und Probleme definieren.

Material und Methoden

Eine Medline- und Psycholiteraturrecherche der Publikationen zwischen 1983 und 1999 mit den Schlüsselwörtern: Gesundheitsbezogene Lebensqualität, Krebs und Kinder, Leukämie, Solide Tumoren, Hirntumoren und Transplantation wurde durchgeführt. Insgesamt wurden 85 Arbeiten gefunden. Die meisten der Arbeiten waren monoinstitutionelle Studien. Aus diesen wurden 31 Veröffentlichungen als „key-publications" ausgewählt.

Ergebnisse

Übersichtsstudien zur gesundheitsbezogenen Lebensqualität bei Überlebenden kindlicher Krebserkrankungen

MAKIPERNAA (1989) veröffentlichte die Ergebnisse einer Langzeit Follow-up Studie bei 94 Überlebenden nach kindlicher Krebserkrankung, die zwischen 1960 und 1976 in der Universität zu Helsinki wegen einer malignen Erkrankung (außer Hirntumoren) behandelt worden waren. Die ehemaligen Patienten wurden nach ihrem täglichen Lebensablauf befragt, wie auch zu ihrem sozialen und emotionalen Status. Alle erhielten zudem eine gründliche körperliche Untersuchung.

Die Ergebnisse zeigten für die meisten Untersuchten einen zufriedenstellenden Gesundheitszustand, einen ausgeglichenen psychologischen Status sowie eine adäquate Fähigkeit das Alltagsleben zu meistern. Emotionale und soziale Probleme wurden nur von wenigen Untersuchten geäußert. Ähnliche Beobachtungen berichtete auch APAJASALO (1996), die 220 Überlebende einer kindlichen Krebserkrankung (ohne Patienten mit Hirntumoren) untersuchte, die zwischen 1961 und 1993 in der Kinderklinik der Universität Helsinki behandelt worden waren. Die Lebensqualitätsevaluation erfolgte mit einem Fragebogen, der als generisches Instrument für Erwachsene entwickelt worden war (SINTONEN et al. 1990). Die Untersuchten hatten seit mindestens einem Jahr die Therapie abgeschlossen. Die Ergebnisse wurden mit randomisiert ausgewählten gesunden gleichaltrigen Probanden verglichen. Es fand sich kein Unterschied zwischen den beiden Gruppen im Ausbildungs- oder Berufsstatus. Die Überlebenden berichteten sogar eine signifikant bessere Einschätzung ihrer Vitalität und geringere Probleme mit Stressbewältigung, Depression, Unwohlsein und Schlafstörungen gegenüber der Vergleichsgruppe. Die Untersucher sahen diese Ergebnisse auf der Grundlage der Entwicklung von Fähigkeiten in der Gruppe der ehemals Kranken negative Einflussgrößen auf ihre Lebensqualität zu kompensieren oder sogar zu überkompensieren.

SLOPER (1994) berichtete über 31 Kinder zwischen 8 und 18 Jahren, deren Diagnose mindestens 5 Jahre zurücklag. Diese Gruppe wurde verglichen mit Gleichaltrigen aus dem Klassenverband. Die Evaluation erfolgte als Selbstbefragung mittels Rutter Skalen (Rutter Skalen A&B) ausgerichtet auf die Variablen Angst, Selbstwertgefühl und Verhalten. In beiden Gruppen fanden sich für die

Bereiche Verhalten, Selbsteinschätzung als auch Ängste kein Unterschiede in der Selbstbewertung. Signifikante Unterschiede wurden bei den kranken Kindern jedoch für die Bereiche Verhaltensadaptation, schulische Leistungen und Beziehung zu Gleichaltrigen beschrieben.

LARCOMBE (1996) untersuchte den Einfluss der Krebserkrankung auf die Rückführung in das schulische Umfeld der Kinder. In dieser Studie (ohne Kinder mit Hirntumoren) (n = 51) wurde eine gematchte Analyse mit Kindern gleichen Geschlechts und Alters durchgeführt. 34 dieser Kinder hatten eine chronische Erkrankung (z.B. Asthma, Diabetes), 32 hatten eine orthopädisch behandelte Erkrankung (z.B. Klumpfuß, Hüftgelenksfehlstellungen). Eltern und Lehrer wurden mit einem Fragebogen zur physischen, psychosozialen, kognitiven Funktionalität und zu Verhaltensauffälligkeiten der Kinder im Zusammenhang mit der Wiederaufnahme des Schulbesuchs interviewt. Kinder mit Krebserkrankung zeigten im Vergleich mit den chronisch kranken Kindern eine Vielzahl physischer Symptome, vor allem eine Einschränkung der Mobilität und die Beschreibung von Schmerzen bei Bewegung. Kinder mit Krebserkrankung artikulierten mehr Sorgen um ihre Gesundheit, über die Zukunft, ihre schulischen Leistungen, sie wirkten emotional instabiler und zeigten mehr negative Verhaltensweisen wie Aggression und Vermeidung. Die Autoren schlossen daraus, dass eine engere Informationsanbindung und Zusammenarbeit zwischen Klinik und Schule hilfreich sein könnte, um den Kindern die Reintegration zu erleichtern und negative Erfahrungen der Kinder im Zuge der Reintegration zu verhindern.

LANGEVELD (1996) berichtete über 150 junge Erwachsene, die zum Zeitpunkt der Befragung seit mehr als 5 Jahren erkrankungsfrei waren. Die Befragung zur Lebensqualität erfolgte mittels eines institutionell entwickelten Instrumentes. Dieser Fragebogen wurde mit einem holländischen Instrument zur Evaluation der Lebensqualität bei Erwachsenen verglichen (CHESLER et al. 1992). In den Bewertungen fand sich eine hohe Prävalenz von emotionalen und Verhaltensproblemen, vor allem bei Patienten nach Hirntumoren. In der Gesamtgruppe wurden vor allem Probleme mit Abgeschlagenheit, posttraumatischem Stress, sozialer Funktionalität und Selbstwertgefühl beschrieben. Die psychosoziale Adaptation und Reintegration der Überlebenden war jedoch insgesamt zufriedenstellend.

VAN DONGEN-MELMAN (1997) untersuchte die psychologische Funktionalität von 95 Kindern nach einer Krebserkrankung im Schulkindalter. Sie verglich diese Gruppe mit einer adäquaten Gruppe gesunder Kinder. Verschiedene Instrumente wurden zur Untersuchung eingesetzt.:

- die Child Behavior Check List (CBCL),
- das Self Perception Profile for Children (SPPC),
- der Amsterdam Biographic Questionnaire for Children (ABV-K) und
- die Children's Depression Scale (CDS).

Die Gruppe der vormals krebskranken Kinder zeigte deutlich mehr soziale Probleme als die Kinder der Vergleichsgruppe. Auch wenn die Mehrzahl der Kinder wieder eine gute Anpassung und Reintegration in den Alltag entwickelten, zeigten doch etwa 27% der Jungen Probleme auf. Interessant war in diesem Zusammenhang das diese Beobachtung auch bei 10% der gesunden Jungen zu machen war.

ENSKAR (1997) interviewte 10 Jugendliche mit Krebserkrankung. Zusätzlich füllten die Probanden einen Fragebogen zu den Bereichen klinische Daten, Identifikation, emotionale Funktionalität, Familie, Freunde, Qualität der medizinischen Versorgung aus. Die Jugendlichen zeigten physische Probleme und Probleme mit der Versorgungsqualität als am schwerwiegendsten auf. Sie bewerteten für sich das Problem der Abhängigkeit von den Eltern und die Erwartungshaltung der Eltern als besonders bedeutsam.

Anmerkungen zu den Übersichtsstudien

Im Design der Übersichtsstudien fällt eine große Variabilität in Aufbau und Durchführung der Untersuchung auf. MAKIPERNAA, APAJASALO und LANGEVELD berichteten über junge Erwachsene nach

Krebserkrankung im Kindesalter, während LARCOMBE und VAN DONGEN-MELMAN Kinder nach Krebserkrankung im Schulkinderalter untersuchten. ENSKAR und SLOPER berichteten über Jugendliche bzw. über Kinder und Jugendliche. Davon ausgehend kamen in der Gruppe der Erwachsenen auch für diese Altersgruppe ausgerichtete Instrumentarien zur Lebensqualitätsevaluation zur Anwendung, wobei es sich sowohl um generische veröffentlichte Lebensqualitätsinstrumente wie auch um selbsterstellte Fragebögen handelte ohne Angaben zu Gütekriterien. Für die Untersuchung bei Kindern kamen sowohl standardisierte Instrumentarien (VAN DONGEN-MELMAN) als auch selbsterstellte Fragebögen zur Anwendung (LARCOMBE, ENSKAR). Die Wahl der Kontrollgruppen, die nicht in allen Untersuchungen beschrieben wurden, variierte von gematchten Kontrollen, randomisiert ausgewählten Vergleichsgruppen bis zu Kindern gleichen Alters aus dem Klassenverband. Ergänzend muss jedoch die unterschiedliche Fragestellung der Untersuchungen bei der Auswahl dieser Gruppen berücksichtigt werden. Insgesamt wurden in den Untersuchungen viele sehr unterschiedliche Aspekte der Lebensqualität bei Überlebenden nach Krebserkrankung bewertet, wobei das gewählte Design und die benutzten Instrumentarien in den untersuchten Altersgruppen sehr variierten und somit in ihren Ergebnissen nicht vergleichbar sind.

Studien zur gesundheitsbezogenen Lebensqualität bei Überlebenden nach Leukämien im Kindesalter

MOE (1997) untersuchte in einer gematchten Kontrollstudie 93 Überlebende nach akuter lymphoblastischer Leukämie, die nach einem norwegischen Therapieprotokoll zwischen 1975 und 1980 behandelt worden waren. In diesem Protokoll war zur Vorbeugung eines leukämischen Befalls des ZNS eine intrathekale MTX-Gabe kombiniert mit einer systemischen Methotrexatinfusion angewandt worden anstelle einer kranialen Bestrahlung. Den Probanden wurde ein Fragebogen vorgelegt, der demographische und medizinische Daten, wie auch Fragen zur Ausbildung, Beschäftigungssituation, körperlicher Fitness, kognitiver Funktion und dem Familienstatus enthielt. Die Autoren fanden keinen statistisch signifikanten Unterschied zwischen den Überlebenden und einer Kontrollgruppe von Gesunden.

PUUKKO (1997) evaluierte in einer altersgematchten Kontrollstudie die Bewertung des Körperbildes bei 42 jungen Frauen nach Krebserkrankung im Kindesalter, die mit 69 gesunden Frauen gleichen Alters verglichen wurde. Die Studie beinhaltete ein Interview und einen psychologischen Test. Die Bewertung des Körperbildes war bei den Frauen nach Krebserkrankung besser als in der Kontrollgruppe, allerdings wurde von 26% der Frauen die Erfahrung der Erkrankung als besonderer Einfluss auf ihr Leben bewertet.

FEENY (1993) untersuchte den Gesundheitszustand von 69 Überlebenden nach akuter lymphoblastischer Leukämie mit hohem Risiko. Die Untersuchung erfolgte mit einem multi-attributiven System, dem Health Utilities Index Mark 2. Der Gesundheitszustand der Überlebenden wurde verglichen mit den Daten, die in einer kanadischen nationalen Studie (Canadian General Social Survey 1991) erhoben worden waren. Sieben Attribute wurden erfasst:

- Gefühl,
- Mobilität,
- Emotion,
- Gedächtnis,
- Selbstverantwortlichkeit,
- Schmerz und
- Fertilität.

Zusätzlich wurden residuale klinische Probleme, die durch Behandlung oder Erkrankung hervorgerufen worden waren und das Auftreten von Zweitmalignomen erfasst. Als Ergebnis konnte aufgezeigt werden, dass etwa ein Viertel der Patienten multiple Spätfolgen, wie zum Beispiel Seh-, Hör- oder Kommunikationsstörungen aufwiesen. Etwa 30% der Überlebenden berichteten emotionale Probleme. Die hohe Rate an kognitiven Problemen ließ sich als mögliche Folge der Schädelbestrahlung bewerten.

Anmerkungen zu den Untersuchungen bei Kindern nach Leukämie

Das Design der beschriebenen Untersuchungen zu Überlebenden nach Leukämie im Kindesalter ist sehr unterschiedlich. Alle Untersucher verwendeten verschiedenartige methodische Ansätze und Vergleichsgruppen. Hauptzielpunkt ist die Untersuchung der kognitiven Funktion, die auch schon in Untersuchungen zu Spätfolgen besonders Berücksichtigung findet. Die verwandten Instrumentarien sind nur in der Untersuchung von FEENY standardisiert und erfüllen die zu fordernden Gütekriterien.

Studien zur gesundheitsbezogenen Lebensqualität bei Patienten nach Hirntumoren im Kindesalter

GIOVAGNOLI (GIOVAGNOLI & BIARDI 1994) untersuchte 36 Kinder nach Hirntumor, die mindestens seit einem Zeitraum von 18 Monaten die Therapie abgeschlossen hatten. Verglichen wurden die Patienten mit einer gesunden Kontrollgruppe von 30 Kindern. Selbstständigkeit wurde bei den Kindern mittels Karnofsky-Index bewertet. Die Testung erfolgte außerdem mit einer Reihe von Instrumenten zur neuropsychologischen Untersuchung. Die gefundenen kognitiven Funktionsstörungen waren hauptsächlich subklinischer Natur. Die durchgeführten Tests zu Aufmerksamkeit, Merkfähigkeit und Wortfluss waren die empfindlichsten Verfahren zur Aufdeckung dieser subklinischen Defizite. Die Assoziation zwischen Tumorlokalisation und kognitiven Defiziten war inkonstant.

GARCIA-PEREZ et al. (1994) untersuchte den Einfluss verschiedener Therapiemodalitäten auf die neuropsychologische Entwicklung von Kindern mit Hirntumoren. Veränderungen wurde bei diesen Kindern im Bereich Aufmerksamkeit, Gedächtnis, Wortfluss und Intelligenzquotient gefunden im Vergleich zu gleichaltrigen Gesunden. Die Untersucher sahen eine Korrelation der Befunde mit der verabreichten kranialen Strahlendosis.

MARTINEZ-CLIMENT et al. (1994) erfassten mittels eines institutional entwickelten Instrumentes die gesundheitsbezogene Lebensqualität bei 39 Kindern nach Hirntumoren der Fossa posterior und einer medianen Nachbeobachtungszeit von 9 Jahren. Das Instrument erfasste physische und psychointellektuelle Funktionalität sowie den endokrinen Status und das Größenwachstum. Keine oder geringe Auffälligkeiten in diesen Bereichen wurden bei 66% der Kinder beschrieben. Psychointellektuelle Funtkionsstörungen ließen sich bei 44% feststellen. Bei 39% war der IQ unter 90. Endokrine Störungen oder Auffälligkeiten im Wachstum konnten bei 26% der Kinder diagnostiziert werden. Das Ausmaß der Störungen in den beschriebenen Bereichen korrelierte mit dem Alter bei Bestrahlung, wobei Kinder unter 4 Jahre zum Zeitpunkt der Behandlung die größten Schäden aufwiesen.

GLASER et al. (1997) berichteten über den Gesundheitszustand und das schulische Verhalten bei 27 Kindern nach Hirntumoren, die er mit 25 Schulkindern gleichen Alters und Geschlechtes gematcht verglich. Verschiedene Instrumente wurden benutzt: (Spinetta school behavior, Lansky Play Performance Scale, Health Utilities Index (Mark 2 und 3)). Bei den Hirntumorkindern zeigte sich eine reduzierte Mobilität und eine vermehrte Angabe von Schmerzen. Die Kinder berichteten, dass sie weniger in der Lage waren an körperlichen Aktivitäten teilzunehmen. Sie wiesen kognitive Defizite auf wie auch Probleme mit Selbstvertrauen und emotionaler Funktionalität. Andererseits zeigten sie eine normale Interaktion mit Gleichaltrigen, hatten eine positive Zukunftsvorstellung und gingen gerne zur Schule.

HAUPT et al. (1996) berichteten über 26 Kinder nach intrakranialen Keimzelltumoren, die neuropsychologisch nachuntersucht wurden. Die Testungen zeigten nur geringe Veränderungen bei 37% der Patienten, die sich hauptsächlich in den Bereichen Merkfähigkeit, Informationsfluss, Wortfluss darstellten. 69% aller Kinder waren in der Lage in die gleiche Klasse und Schulform nach der Erkrankung zurückzukehren.

Anmerkungen zu den Untersuchungen bei Kindern nach Hirntumoren

Das Hauptgewicht der durchgeführten Untersuchungen liegt in den skizzierten Untersuchungen auf der Beschreibung der neuropsychologischen Defizite der Kinder, dies definiert auch weitgehend das benutzte Instrumenarium, dass jedoch meist nicht weiter ausgeführt wird. Nur in einer der Arbeiten werden auch Informationen zu den Bereichen emotionale und soziale Funktionalität der Kinder gegeben (GLASER) als Bestandteil der Lebensqualitätsevaluation. Zum Bereich der sozialen Rehabilitation (Schule/Gruppen Gleichaltriger) finden sich in zwei der Publikationen Informationen (GLASER, HAUPT).

Studien zur gesundheitsbezogenen Lebensqualität bei Knochentumoren

FELDER-PUIG (1998) untersuchte 60 Patienten nach Knochentumoren in einer Altersspanne von 15 bis 30 Jahren, die mindestens ein Jahr ihre Behandlung beendet hatten. 80% der Patienten gaben keine Probleme an. Sie waren in der Lage sich wieder normal zu integrieren und auch ihre Ausbildung fortzusetzen. Unterschiede zu Gesunden traten auf bei der Befragung nach festen Partnerschaften, Kindern, unabhängiger Lebensgestaltung. Auffälligstes Untersuchungsergebnis war, dass die Patienten mehr Schwierigkeiten im Wohlbefinden zeigten, die als Jugendliche behandelt worden waren, im Gegensatz zu den Probanden, die als Kinder oder junge Erwachsene erkrankten.

Gesundheitsbezogene Lebensqualität bei Kindern nach Hochdosistherapie oder Knochenmarkstransplantation.

Eine besondere Patientengruppe sind Kinder nach Megatherapien oder Knochenmarktransplantation. Sie haben die größte Erkrankungsbürde zu tragen und sind mit einem hohen Risiko behaftet Spätfolgen der Therapie zu entwickeln. Zusätzlich erfahren sie einen langen Zeitraum mit Hospitalisierung und der Isolation von normalen Lebensumständen.

KANABAR et al. (1995) evaluierte mittels eines postalisch verschickten Fragebogens 30 Patienten. Als Instrument benutzte er den Health Utilities Index Mark 2 von FEENY et al. (1992) unter Ausschluss der Fragen zur Fertilität. Die Lebensqualität wurde von der Mehrzahl der Probanden als gut eingestuft. Schmerzen wurde als Problembereich bei 30% der Kinder angegeben. Krankheitsängste, vor allem die Angst vor einem Rezidiv, wurden von 20% der Kinder geäußert.

Anmerkungen zu der Studie zu Kindern/Jugendlichen nach Knochentumoren, nach Hochdosistherapien und Knochenmarktransplantation

In beiden Untersuchungen wurden Adaptationen des Heath Utiliy Indexes benutzt, die um zusätzliche Fragen (FELDER-BUIG) ergänzt oder in denen Fragebereiche wie zum Beispiel „Fertilität" ausgeklammert wurden (KANABAR). Die Studien sind vom Design her gut strukturiert, benutzen standardisierte Instrumentarien und auch die Bewertung der Ergebnisse ist transparent und nachvollziehbar.

Unterschiede der Bewertung der kindlichen Lebensqualität in der Selbst- und Fremdbeurteilung

In den zitierten Publikationen finden sich relativ wenig Hinweise auf Unterschiede in der Ergebnissen der Befragung von Kindern und Proxies. Nur vier Untersucher haben diesen Punkt aufgegriffen: LARCOMBE beschrieb, dass Eltern mehr Probleme in der Bewertung der gesundheitsbezogenen Lebensqualität der Kinder beschreiben als deren Lehrer.

VAN DONGEN-MELMAN verglich die Erfassung durch Proxies (hier der Eltern) mit der Selbsterfassung durch die Kinder. Es zeigte sich, dass Eltern und Kind gut übereinstimmten bei der Einschätzung von sozialen Problemen und Verhaltensauffälligkeiten, dass es jedoch eine deutliche Diskrepanz im Bereich Depression, negative Gefühle und somatische Probleme gab, insofern, dass die Kinder weniger Probleme als ihre Eltern berichteten. Sie stellte die Hypothese auf, dass Eltern vor allem im somatischen Bereich Beobachtungen bei ihren Kindern überbewerten, weil für sie die Angst eines möglichen Rezidivs vordergründig ist.

In der Studie von FEENY bei Kindern nach akuter lymphoblastischer Leukämie wurde eine Differenz im Bereich der Bewertung der emotionalen Funktionalität zwischen Patienten und Proxies deutlich. Einen sehr detaillierten Vergleich zwischen Proxies und Patienten wurde von GLASER bei Hirntumorpatienten beschrieben. Im Bereich der Einschätzung von kognitiver Funktionalität, Sehvermögen, Gehör, Schmerz und Selbstwertgefühl fand sich eine gute Übereinstimmung zwischen der Selbsteinschätzung und der Fremdeinschätzung durch die Lehrer. Sprachfähigkeit wurde von den Kindern schlechter eingeschätzt als von ihren Lehrern. Eltern und Lehrer stimmten weitestgehend überein, bei ihrer Einschätzung des Kindes zu den Bereichen Kognition, Hören, Schmerz, Selbstwertgefühl und positivem Ausblick auf die Zukunft. Sprache wurde unterschiedlich bewertet. Lehrer bewerteten die Domäne emotionaler Status schlechter als die Eltern. Eltern und Kinder gaben eine ähnliche Beschreibung der physischen Funktionalität sowie der Bereiche Kognition, Hören und Schmerz wider. Nicht übereinstimmend waren die Bereiche Selbstwertgefühl und Zukunftserwartung, die von den Kindern negativer als von den Eltern gesehen wurden.

Diskussion

Die Evaluation der gesundheitsbezogenen Lebensqualität in der Pädiatrischen Onkologie ist ein relativ neues Forschungsgebiet. Die 90er Jahre markieren den Beginn der Lebensqualitätsevaluation in der Pädiatrischen Onkologie in Europa.

Die meisten publizierten Studien waren institutionale Studien. Diese Untersuchungen umfassten Kinder, Jugendliche und junge Erwachsene mit verschiedenen Erkrankungen, die in einem größeren Zeitraum behandelt worden waren. Die Studien unterschieden sich in der Wahl der Kontrollgruppen, der Zeitspanne zwischen Therapieende und Evaluation wie auch in den gewählten Instrumentarien zur Lebensqualitätsevaluation. Einige Instrumente waren Instrumente aus dem Erwachsenenbereich, andere wurden als selbstentwickelte Instrumente ohne Angabe psychometrischer Kriterien beschrieben. Es wurden Fremd- wie auch Eigenbefragungen durchgeführt, die teilweise auch postalisch erhoben worden waren.

Die meisten Untersucher gaben als Ergebnis der Untersuchung einen guten Gesundheitszustand, einen adäquaten psychosozialen Status wie auch eine gute Reintegration ins Alltagsleben an. Diskriminativere Untersuchungen identifizierten bei einigen Probanden Erschöpfungsprobleme, Probleme mit Selbstwertgefühl und posttraumatischem Stress. Assoziationen zwischen Elternverhalten, ihrer Adaptation an die Erkrankung der Kinder, an die veränderte Lebenssituation und die kindliche Bewertung der eigenen Fähigkeiten wie auch zu seinem Sozialverhalten wurden gefunden.

Bei Kindern nach leukämischen Erkrankungen ist der Einfluss der Bestrahlung besonders bedeutsam. Meist wird bei dieser Patientengruppe nur ein Teil der Lebensqualitätsaspekte berücksichtigt. Als zusammenfassendes Ergebnis wurde vor allem die Beeinflussung der kognitiven Funktion durch die Therapie herausgestellt.

Bei Kindern nach Hirntumoren liegt das Hauptaugenmerk auf der psychointellektuellen Entwicklung. Die Ergebnisse zeigten, dass Kinder mit Hirntumoren die meisten Beeinträchtigungen im Bereich Aufmerksamkeit, Wortfluss, Merkfähigkeit und Intelligenz (IQ) aufweisen. In allen Publikationen zu dieser Patientengruppe wurde das Alter bei Bestrahlungsbehandlung als entscheidend für die Ausprägung der neuropsychologischen Defizite identifiziert.

Es wurde eine Veröffentlichung über Kinder und Jugendliche mit soliden Tumoren in einer Altersspanne von 15 bis 30 Jahren, die mindestens ein Jahr ihre Behandlung beendet hatten gefunden. Die Mehrzahl der Jugendlichen und jungen Erwachsenen gab keine Probleme an. Sie waren in der Lage sich wieder normal zu integrieren und auch ihre Ausbildung fortzusetzen. Unterschiede zu Gesunden traten auf bei der Befragung nach festen Partnerschaften, Kindern, unabhängiger Lebensgestaltung. Auffälligstes Untersuchungsergebnis war, dass die Patienten mehr Schwierigkeiten im Wohlbefinden zeigten, die als Jugendliche behandelt worden waren, im Gegensatz zu den Probanden, die als Kinder oder junge Erwachsene erkrankten.

Untersuchungen bei Kindern nach Megatherapien oder Knochemarktransplantation sind bisher nur wenig publiziert. In den vorhandenen Artikeln wird im Gesamten die Lebensqualität der Kinder als gut beschrieben. Schmerz scheint ein großes Problem in dieser Patientengruppe zu sein. Ebenso spielt die Angst vor einem Rückfall eine entscheidende Rolle.

Ein großes Problem im Vergleich der Veröffentlichungen zu den einzelnen Erkrankungsgruppen als auch bei den Übersichtsarbeiten definiert sich durch die schwierige Vergleichbarkeit der Ergebnisse der Untersuchungen. Dies ist zum einen bedingt durch die große Varianz im gewählten Studiendesign (Altersgruppen, verschiedene Kontrollgruppen, unterschiedliche Erhebungzeitpunkte (Zeit nach Erkrankung) als auch durch die Vielfalt der eingesetzten Instrumente, die nur in einem Teil der Untersuchungen auf standardisierte, validierte Instrumente zurückgreift. Ein weiteres Problem stellt die Größe der Stichprobe dar, die zum Teil zu gering für repräsentative Aussagen ist. Wünschenswert wäre in diesem Zusammenhang auch ein standardisierterer Einsatz von Selbstbefragung der Kinder und Befragung von Proxies in der gleichen Gruppe um eine fundierte Aussage über die Unterschied im Rating machen zu können.

Schlussfolgerungen

Alle Studien zeigen deutlich die Veränderung in der Lebensqualität bei Kindern und Jugendlichen nach Krebserkrankung. Das Hauptproblem ist die Vergleichbarkeit der Ergebnisse durch das sehr unterschiedliche Studiendesign, die Vergleichsgruppen und die Wahl unterschiedlicher Instrumente. Übereinstimmung und Nichtübereinstimmung zwischen den Ergebnissen aus Selbst- und Fremdbefragung müssen im Bezug auf die entsprechende Studie und die gewählten Instrumente gesehen werden. Das emotionale Verhalten scheint dabei eine Domäne zu sein, in der Fremd- und Eigenbewertung sehr unterschiedlich sind, wobei Proxies Störungen in diesem Bereich unterbewerten. Ganz anders als in der Bewertung der physischen Funktion, die oft von den Kindern besser als von den Eltern eingestuft wird.

Was lernen wir aus diesen Studien?

Die Erfassung der gesundheitsbezogenen Lebensqualität gibt wichtige Informationen und trägt zu einem besseren Verständnis der Probleme bei, die Erkrankung und Behandlung auf das Alltagsleben wie auch die psychosoziale Integration der krebskranken Kinder und ihrer Familien haben. Die durch die Lebensqualitätsevaluation erhaltenen Ergebnisse eröffnen die Möglichkeit die psychosoziale und medizinische Versorgung der Patienten weiter zu optimieren und auf ihre Bedürfnisse auszurichten. Vier Aspekte der Lebensqualitätsevaluation sind dabei von besonderer Bedeutung:

- Die Bewertung der Lebensqualität kann die Grundlage für die Entwicklung von Interventionsstrategien bilden.
- Wenn Bereiche identifizierbar sind, die für das Leben des betroffenen Kindes sowohl während der Behandlung als auch in der Nachsorge kritisch sind, gibt dies die Möglichkeit die Betreuung darauf abzustimmen.
- Lebensqualitätsevaluation kann zu einem besseren Verständnis der familiären Interaktion beitragen.
- Von dem Standpunkt der Familie aus können die Hauptprobleme der Familie und auch der Geschwister beschrieben werden, die sich durch die Erkrankung eines Kindes ergeben haben.

Lebensqualitätsdaten können zusätzliche Daten liefern, die genutzt werden um Therapiestrategien weiter zu verbessern und zur Entscheidungsfindung bei gleichwertigen Therapien beitragen.

Lebensqualitätserfassung hat einen Platz auch und vor allem in der palliativen Behandlung von krebskranken Kindern. Die Bewertung der Lebensqualität macht erkennbar, ob die gegebene medizinische und psychosoziale Unterstützung es leistet, Kind und Familie darin zu unterstützen, sich an die Situation zu adaptieren, das Beste für das Kind daraus zu machen und es ihm ermöglichen, in Würde zu sterben.

Was sollte verbessert werden?

Um diese sehr wichtigen Inhalte der Lebensqualitätsforschung erfüllen zu können sind Untersuchungen wünschenswert, die in standardisierter Weise, wenn möglich multizentrisch bei Kindern mit einer klaren Fragestellung Lebensqualität evaluieren. Dabei sollte Selbstbefragung und Fremdbefragung unter Einsatz von für die untersuchte Altersgruppe validierten Instrumenten durchgeführt werden. Ein solches Vorgehen garantiert den notwendigen Qualitätsstandard und erleichtert den Vergleich der verschiedenen Patientengruppen. Die gefundenen Ergebnisse können schneller und effizienter z.B. in Therapieplanungen Berücksichtigung finden.

Die Ausfüllung dieser Forschungsschwerpunkte stellt die zukünftige Aufgabe dar. Sie kann nur im Sinne der Kinder mit Erfolg durchgeführt werden, wenn medizinische und psychosoziale Disziplinen zusammenarbeiten, ihre Expertise einbringen und umsetzen.

Literatur

APAJASOLO M, SINTONEN H, SIIMES MA et al.: Health-related quality of life of adults surviving malignancies in childhood. European Journal of Cancer 32A, 8 (1996) 1354-1358

BIRD J, PODMORE V: Children's understanding of health and illness. Psychology and Health 4 (1987) 175-185

BORING CC, SQUIRES TS, TONG T, MONTGOMERY S: Cancer statistics 1994, CA Cancer J Clin 44 (1994) 7

BULLINGER M, RAVENS-SIEBERER U: Health related Quality of Life assessment in children: A review of the literature. Revue Europeenne de Psychologie Appliquee 45, 4 (1995) 245-254

CHESLER, MA, WEIGERS M, LAWTHER T: How am I different? Perspectives of childhood cancer survivors on change and growth. In: GREEN DM, D'ANGIO GJ (eds.): Late effects of treatment for childhood cancer. Wiley-Liss, Inc. (1992) 151-158

EISER C, HAVERMAN T: Treatment for childhood cancer and implication for long term social adjustment: a review: Arch Dis Child 70 (1994) 66

EISER C: Choices in measuring quality of life in children with cancer: a comment. Psycho-Oncol 4 (1995) 121-131

EISER C, JENNEY MEM: Measuring symptomatic benefit and quality of life in pediatric oncology. Br J C 73 (1996) 1313-1316

ENSKAR K, CARLSSON M, GOLSATER M, HAMRIN E: Symptom distress and life situation in adolescents with cancer: Cancer Nurs 20 (1) (1997) 23-33

EPSTEIN AM, HALL JA, TOGNETTI J, SON LH, CONANT L: Using proxies to evaluate quality of life. Med Care 27 (1989) 91-98

FEENY D, LEIPER A, BARR RD, FURLONG W, TORRANCE GW, ROSENBAUM P, WEITZMAN S: The comprehensive assessment of health status in survivors of childhood cancer: application to high-risk acute lymphoblastic leukemia. Br J Cancer 67 (1993) 1047-1052

FEENY D, FURLONG W, BARR RD, TORRANCE GW, ROSENBAUM P, WEITZMAN S: A comprehensive multiattribute system for classifying the health status of survivors of childhood cancer. Journal of Clinical Oncology 10 (6) (1992) 923-928

FELDER-PUIG R, FORMANN AK, MILDNER A, BRETSCHNEIDER W, BUCHER B, WINDHAGER R, ZOUBEK A, PUIG S TOPF R: Quality of life and psychosozial adjustment of young patients after treatment of bone cancer: Cancer 83(1) (1998) 69-75

GARCIA-PEREZ A, SIERRASUSEMAGA L, NARBONA-GARCIA J, CALVO-MANUEL F, AGUIRRE-VENTALLO M: Neuropsychological evaluation of children with intracranial tumors. Impact of treatment modalities. MPO 23 (1994) 116-123

GLASER AW, NIK AR, WALKER DA: School behavior and health status after central nervous system tumors in childhood. Br J Cancer 76 (5) (1997) 643-650

GIOVAGNOLI AR, BIARDI A: Cognitive impairment and quality of life in long-term survivors of malignant brain tumors. Ital J Neurol Sci 15 (9) (1994) 481-488

HAUPT C, ANCKER U, MULLER M, HERRMAN HD, SCHULTE FJ: Intracranial germ cell tumors- treatment results and residuals. Eur J Pediatr 155 (3) (1996) 230-236

JENNEY MEM, FARAGHER B, MORRIS-JONES PH, WOODCOCK A: Lung function and exercise capacity in survivors of childhood leukemia. Med Ped Oncol 24 (1995a) 222-230

JENNEY MEM: Health related quality of life, cancer and health care. Editorial Eur J Cancer 12A (1996) 8

KANABAR DJ, ATTARD-MONTALTO S, SAHO V, KINGSTON JE, MALPAS JE, EDEN OB: Quality of Life in survivors of childhood cancer after megatherapy with autologous bone marrow rescue. Pediatric Hematology and Oncology 12 (1995) 29-36

KIEBERT GM, KAASA S: Quality of life in clinical trials: Experience and perspective of the European Organisation of Research and Treatment of Cancer. Journal of the NCI 20 (1996) 91-97

LANGEVELD NE, VAN VELDHUIZEN A, LAST BF, RIPKEN SP: Quality of life of young adults who are long term survivors of childhood cancer. MPO 27 (4), Abstract (O) (1996) 270

LARCOMBE IJ, WALKER J, CHARLTON A, MELLER S, MORRIS-JONES P, MOTT MG: Impact of childhood cancer on return to normal schooling. BMJ 301 (1990) 169-171

LIPSCHULTZ SE, COLAN SD, GELBER RD: Late cardiac effects of doxorubicin therapy for acute lymphoblastic leukemia in childhood. N Engl J Med 324 (1991) 808

MAKIPERNAA A: Long-term quality of life and psychosocial coping after treatment of solid tumors in childhood. A population-based study of 94 patients 11-28 years after diagnosis. Acta Paediatr Scand 78(5) (1989) 728-735

MARTINEZ-CLIMENT J, CASTEL-SANCHEZ V, ESQUEMBRE-MENOR C, VERDEGUER-MIRALLES A, FERRIS-TORTAJADA J: Scale for assessing quality of life of children survivors of cranial posterior fossa tumors. J Neurooncol 22(1) (1994) 67-76

MOE PJ, HOLEN A, GLOMSTEIN A, MADSEN B et al.: Long-term survival and quality of life in patients treated with a national ALL protocol 15-20 years earlier: IDM/HDM and late effects? Pediatr Hematol Oncol 14(6) (1997) 513-524

PUUKKO LRM, HIRVONEN E, AALBERG V, HOVI L, RAUTONEN J, SIIMES M: Impaired Body image of Young Female Survivors of Childhood Leukemia, Psychosomatics 38 (1997) 54-62

SHALET SM: Endocrine consequences of treatment of malignant disease. Arch Dis Child 64 (1989) 1635

SINTONEN H, PEKURINEN M: A fifteen-dimensional measure of health-related quality of life and its applications. In: WALKER SR, ROSSER RM (eds.): Quality of Life Assessment in the 1990s. Kluwer Academic Publishers, Dordrecht (1993) 185-195

SLOPER T, LARCOMBE IJ, CHARLTON A: Psychosocial adjustment of five-year survivor of childhood cancer. J Cancer Educ, Fall 9(3) (1994) 163-169

VAN DONGEN-MELMAN JEWM, DE GROOT A, VAN DONGEN JJM, VERHULST FC, HAEHLEN K: Cranial irradiation is the major cause of learning problems in children treated for leukemia and lymphoma: A comparative study. Leukemia 11 (1997) 1197-1200

V Gesundheitsökonomie und Gesundheitsforschung

Inhalt

V   Gesundheitsökonomie und Gesundheitsforschung

GESUNDHEITSÖKONOMIE

V – 1   Gesundheitsbezogene Lebensqualität und Gesundheitsökonomie
J. Wasem, F. Hessel (Greifswald)

V – 2   Gesundheitsökonomische Studien und der Einsatz von Lebensqualitätsindices am Beispiel des LQ-Indexes EQ-5D (EuroQol)
W. Greiner, A. Uber (Hannover)

V – 3   Patientennutzen, Zahlungsbereitschaft und Lebensqualität
Ch. Krauth, J. Rieger (Hannover)

V – 4   Lebensqualität als Parameter von medizinischen Entscheidungsanalysen
U. Siebert, T. Kurth (Boston)

GESUNDHEITSFORSCHUNG

V – 5   Gesundheitsbezogene Lebensqualität als Parameter der Gesundheit von Bevölkerungen
B.-M. Bellach, M. Radoschewski (Berlin)

V – 6   Lebensqualität und Qualitätsmanagement im Krankenhaus
O. Sangha, S. Schneeweiß (München, Boston)

V – 7   Evidenz-basierte Medizin und Lebensqualitätsmessung
K. W. Lauterbach, M. Lüngen (Köln)

V – 1
Gesundheitsbezogene Lebensqualität und Gesundheitsökonomie

Jürgen Wasem und Franz Hessel, Greifswald

Einführung

Gegenstände der Gesundheitsökonomie

Die Gesundheitsökonomie ist ein relativ junges Forschungsgebiet, aber – vielleicht auch gerade deswegen – ein sehr weites, interdisziplinäres Feld. In ihr werden makro- und mikroökonomische sowie finanztheoretische Ansätze aus der Volkswirtschaftslehre, Betriebswirtschaftslehre und Versicherungswissenschaften mit medizinischen, psychologischen, soziologisch-politischen und technischen Erkenntnissen vereint. Die Themen erstrecken sich von der Beschreibung der gesamtwirtschaftlichen Bedeutung des Gesundheitswesens und der in diesem fließenden Finanzierungsströmen, der Ermittlung und Beschreibung der Einflussfaktoren auf Gesundheitsmärkte sowie der sich damit eröffnenden Steuerungsmechanismen, bis hin zu der sich mit den Sozialwissenschaften und der Gesundheitssystemforschung überschneidenden Beschreibung des Gesundheitsverhaltens der Bevölkerung und den Möglichkeiten der „Produktion" des Gutes Gesundheit. Der thematische und methodische Bogen spannt sich weiter über die ökonomische Analyse gesundheitspolitischer Entscheidungsprozesse und deren Folgen sowie der verschiedenen Organisationsformen sozialer Absicherungssysteme wie Krankenversicherungen. Der betriebswirtschaftliche Zweig der Gesundheitsökonomie beschäftigt sich mit dem Management von Gesundheitseinrichtungen wie Krankenhäuser oder Arztpraxen und ist primär durch die individuellen oder kollektiven Interessen der Leistungserbringer geprägt.

Dagegen beinhaltet die am nächsten an der Medizin und am Patienten lokalisierte, sich mit konkreten Krankheitsbildern befassende Richtung der Gesundheitsökonomie die Bewertung definierter präventiver, therapeutischer und rehabilitativer Maßnahmen in Form der ökonomischen Evaluation. Dabei werden die Kosten einer Medizintechnologie bzw. Intervention und ihrer Folgen sowie die Kosten des Verzichts auf diese spezifische Intervention ermittelt und entsprechend der Art des Studiendesigns mit einer oder mehreren Outcomegrößen in Relation gesetzt. Primäres Ziel ist dabei die Wohlfahrtsmaximierung aus dem Blickwinkel der gesamten Gesellschaft, auch wenn durchaus andere Perspektiven eingenommen werden können.

Warum ökonomische Evaluation medizinischer Interventionen?

Ein grundlegendes Prinzip funktionsfähiger Märkte ist die implizite Abwägung von Kosten und Nutzen durch den Anbieter und den nachfragenden Konsumenten, wodurch für jedes Gut eine individuelle Preis-Nutzen-Kombination entsteht. Auch aufgrund bestimmter Besonderheiten der Gesundheitsgüter (Culyer 1971, Wasem 1993) ist das Gesundheitssystem der Organisation über einen Markt weitgehend entzogen. Damit kann die implizite Kosten-Nutzen-Abwägung durch den Konsumenten dort nicht stattfinden: Dennoch können doch Methoden der Ökonomie auch hier Anwendung finden, um Effizienz und Effektivität einer medizinischen Intervention bzw. Gesundheitstechnologie aus ökonomischer Sicht zu messen. Die ökonomische Evaluation ist sozusagen das „administrative Surrogat" der sich sonst auf den Märkten realisierenden Abwägung, ausgerichtet auf sozialstaatliche Ressourcenverteilungsprozesse im

Gesundheitswesen. Gesundheitsökonomische Evaluationen liefern wichtige Erkenntnisse zum ökonomischen Aspekt der Wirksamkeit einer medizinischen Technologie. In der Absicht, den aktuellen Stand der Wissenschaft aus verschiedenen Blickwinkeln thematisch gegliedert zu verständlichen Gesamtaussagen zusammenzufassen, bilden sich die Methoden des Health Technology Assessment (HTA), der Evidence Based Medicine (EBM) und der Entwicklung von Standards und Guidelines heraus. Sie besitzen einen in unterschiedlichem Maße normativen Charakter und richten sich an verschiedene Rezipienten. Die nicht primär an Ärzte adressierten Empfehlungen von HTA berücksichtigen in großem Maße auch Ergebnisse ökonomischer Evaluationen – teilweise wird die Ökonomie sogar als Herzstück des HTA-Reports gesehen – wogegen in mehr an Ärzte gerichteten Empfehlungen von EBM ökonomische Gesichtspunkte eine eher untergeordnete Rolle spielen und primär eine Aussage zur medizinischen Effektivität getroffen werden soll. Bei der Entwicklung von Standards und Leitlinien fließen abhängig von der behandelten Thematik, der Datenlage, der Adressaten und der Intention gesundheitsökonomische Aspekte zunehmend mit ein.

Während die Ergebnisse gesundheitsökonomischer Evaluationen die Grundlagen liefern für die sekundäre Analyse beispielsweise in HTA und EBM, werden die Themen gesundheitsökonomischer Evaluationen u.a. mit epidemiologischen Methoden identifiziert. Ein zentrales Ziel epidemiologischer Forschung, insbesondere deskriptiver Studienformen, ist das Aufzeigen von Forschungsbedarf und die Generierung von Hypothesen, so dass die Epidemiologie in gewisser Weise die Basis für die sich anschließenden Wirtschaftlichkeitsuntersuchungen liefert. Es bestehen jedoch auch starke methodische Parallelen. Beiden Gebieten liegt primär ein am Wohl der Gesamtgesellschaft orientierter Blickwinkel zugrunde, was einen hauptsächlich betrachtenden, beschreibenden und Daten analysierenden Ansatz nach sich zieht und experimentelle Studienformen in den Hintergrund treten läßt.

Ökonomische Evaluationen medizinischer Leistungen spielen zunehmend auch in gesundheitspolitischen Entscheidungskontexten eine Rolle. So hat etwa in der Bundesrepublik der Bundesausschuss der Ärzte und Krankenkassen seit 1997 die gesetzliche Verpflichtung, neue sowie bereits etablierte diagnostische und therapeutische Verfahren auf Wirksamkeit und Wirtschaftlichkeit zu vergleichen – und gegebenenfalls aus der Leistungspflicht der gesetzlichen Krankenversicherung auszuschließen.

Methodische Aspekte gesundheitsökonomischer Evaluationen

Für das Ergebnis einer Wirtschaftlichkeitsuntersuchung einer medizinischen Maßnahme ist die zum Einsatz kommende Methodik und das resultierende Studiendesign mit ausschlaggebend. Mit dem Begriff „Gesundheitsökonomische Evaluation" werden keine einheitlichen Methoden und kein einheitliches Studiendesign bezeichnet. Dahinter stecken vielmehr eine Vielzahl von Methoden und damit Entscheidungsspielräume für den Untersucher. Entsprechend der verschiedenen zugrundeliegenden Fragestellungen entwickelten sich neben der nicht vergleichenden Krankheitskostenerfassung vier vergleichende Studienformen: die Kosten-Kosten-Studie zum reinen Kostenvergleich verschiedener Technologien, die Kosten-Wirksamkeits-Studie zur Bildung von Relationen zu objektiven Verlaufsparameter, die Kosten-Nutzwert-Studie durch die Verknüpfung mit Lebensqualität sowie die Kosten-Nutzen-Studie zur Bildung von Kostenrelationen mit monetär bewerteten Effekten (s. *Abschnitt „Arten der ökonomischen Evaluation"*). Unabhängig davon, welche Outcomegröße verwendet wird, ist eine Reihe weiterer methodischer Aspekte zu berücksichtigen, von denen die wichtigsten im Folgenden knapp angesprochen werden.

Wahl der Perspektive

Es hängt von der Position und den Interessen des Betrachters ab, was als Kosten und Erträge einer Intervention (oder auch des Verzichtes auf eine Intervention) von Bedeutung ist und wahrgenommen wird. Auch wenn es nicht immer den primären Interesse der Auftraggeber oder der Rezipienten einer Studie entspricht, ist allgemein anerkannt, dass die sogenannte „gesamtgesellschaftliche" Perspektive, also der vergleichsweise umfassendste Ansatz zur Maximierung des Nutzens für die gesamte Gesellschaft, bei jeder gesundheitsökonomischen Evaluation eingenommen werden sollte (GOLD 1996, CCOHTA 1997, KONSENSGRUPPE GESUNDHEITSÖKONOMIE 1996, AG REHA-ÖKONOMIE 1999). Dies trägt auch zur besseren Vergleichbarkeit der Ergebnisse verschiedener Studien bei. Aus gesamtgesellschaftlicher Sicht sind alle entstehenden Kosten und Erträge als relevant anzusehen, unabhängig davon, wer sie zu tragen hat bzw. wem sie nutzen. Dies schließt jedoch nicht aus, zusätzlich zur Erfassung der Höhe der Kosten auch ihre Verteilung festzuhalten, um eine Diskussion über die Verteilungswirkungen auf eine rationale Grundlage zu stellen.

Neben der gesellschaftlichen Perspektive ist eine häufig eingenommene Perspektive die eines Kostenträgers (z.B. gesetzliche Kranken- oder Rentenversicherungsträger). Die Kostenträgerperspektive geht erhebungs- und rechnungstechnisch nicht vollkommen in der gesamtgesellschaftlichen Perspektive auf, insbesondere da sogenannte Transferzahlungen wie erkrankungsbedingte Leistungen der Sozialversicherungsträger während Arbeits- oder Erwerbsunfähigkeit aus gesamtgesellschaftlicher Perspektive irrelevant sind, jedoch aus der Sichtweise eines Kostenträgers von wesentlicher Bedeutung sein können. Weitere denkbare Perspektiven gesundheitsökonomischer Evaluationen sind die Perspektive des Patienten, des Leistungserbringers, also insbesondere einer Klinik oder eines niedergelassenen Arztes, die Arbeitgeber-Perspektive und die Perspektive der Angehörigen.

Datenquellen

Die Validität des Ergebnisses einer gesundheitsökonomischen Evaluation hängt stark von der Verfügbarkeit und der Qualität der verwendeten Datenquellen ab. Bei der Sammlung von Daten existieren unterschiedliche Zugangswege: einerseits auf individueller, patientenbezogener Ebene über Primärdatenquellen wie Patientenakten oder Datenbanken, andererseits auf mehr oder weniger aggregierter Ebene als Sekundärdaten über administrative Datenquellen z.B. von Krankenkassen oder amtliche Statistiken. Der Erstere macht eine Verdichtung der Daten notwendig, um allgemein gültige Aussagen treffen zu können (sog. Bottom-up-Ansatz), der zweite Weg bedingt ein Herunterbrechen der Daten auf die für die jeweilige Fragestellung adäquate Ebene (sog. Top-down-Ansatz). Aufgrund der in weiten Bereichen des deutschen Gesundheitswesen eingeschränkten Transparenz und der oft schlechten Verfügbarkeit geeigneter aggregierter Daten, wird die individuelle Datenerhebung im Sinne des Bottom-up-Ansatzes zur Sammlung ökonomischer Daten als geeigneter angesehen, auch wenn es sich um den deutlich aufwendigeren Weg handelt (z.B. AG REHA-ÖKONOMIE). Doch auch hier gilt es den effizientesten Weg zu finden.

Die prospektive doppelblinde randomisierte Studie (randomized clinical trial; RCT) gilt als Goldstandard zur Untersuchung der medizinischen Wirksamkeit einer Intervention (DETSKY 1995). Dies gilt prinzipiell auch für die simultane Erhebung ökonomischer Daten sowie Lebensqualität in sogenannten Piggy back-Studien. Es muß jedoch berücksichtigt werden, dass das Studiendesign auf klinischen Überlegungen basiert und aus Sicht der gesundheitsökonomischen Evaluation zur Generierung aussagekräftiger Ergebnisse teilweise andere Kriterien berücksichtigt werden sollten. Dies betrifft beispielsweise die Auswahl der beteiligten Klinik(en), die Fallzahlschätzung, Ein- und Ausschlusskriterien oder Studienlaufzeit.

Aus diesen Gründen wird eine höhere Aussagekraft bezüglich ökonomischer Fragestellungen durch Studien erreicht, deren Design gesundheitsökonomisch naturalistisch ausgerichtet ist.

Im weiteren Sinne als Datenquelle sind auch modellhafte Annahmen bzw. Modellierungen zu sehen. Modellierungen sind vorteilhaft einzusetzen, wenn längere Beobachtungszeiten simuliert werden sollen, fehlende Daten beispielsweise von Behandlungsalternativen „ersetzt" werden sollen oder auch zur Übertragung von Ergebnissen. Beispielhaft sind hier Entscheidungsanalysen und Markov-Modelle zu nennen (dazu: WASEM & SIEBERT 1999).

Marginal-, Inkremental- und Gesamtkostenanlyse

Die Marginalanalyse ist eines der grundlegenden Konzepte der Ökonomie, geht es doch in vielen Fällen um die Beurteilung von Veränderungen (z.B. Vergleich der zusätzlichen Kosten und Erträge einer Investitionsentscheidung; Vergleich der zusätzlichen Nutzen und Kosten von Überstunden aus Sicht eines Haushaltes). Um Allokationsentscheidungen im Gesundheitswesen treffen zu können, ist es ebenfalls sinnvoll die marginalen Kosten, Effekte und Nutzen zu bestimmen. Dabei bezeichnet „marginal" die Änderung der Gesamtkosten eines Gesundheitsprogrammes, wenn es um eine zusätzliche marginale Einheit, beispielsweise einen weiteren Patienten, verändert wird. Dabei wird davon ausgegangen, dass die Einheiten identisch sind, was bei einer möglichen Einheit der Gesundheitsökonomie dem Patienten nur bedingt der Fall ist. Die Marginalkosten werden auch als Grenzkosten, der Marginalnutzen dementsprechend als Grenznutzen bezeichnet.

Dagegen stellen inkrementale Kosten, Effekte oder Nutzen die zusätzlichen Kosten, Effekte oder Nutzen eines (neuen) Programmes gegenüber einem anderen (alten) Programm dar. Dies bedeutet zunächst, dass bei dem Vergleich zweier Alternativen eine Bestimmung der inkrementalen Kosten-Effektivitäts-Relation ausreichen würde. Bei der zusätzlichen Gabe eines weiteren Medikamentes oder einer additiven Maßnahme müßten nur die Kosten des zusätzlichen Medikamentes oder der Maßnahme ermittelt werden, wenn man davon ausgehen kann, dass alle anderen Teile des Programmes identisch sind und nicht interagieren. Eine isolierte Erfassung der inkrementalen Kosten und Effekte kann eine erhebliche Reduktion des Erhebungsaufwandes nach sich ziehen.

Eine Analyse nach dem inkremantalanalytischen Prinzip läßt jedoch nur die isolierte Betrachtung jeweils genau einer Zielgröße zu. Es ist damit nicht möglich, beispielsweise im Rahmen späterer Untersuchungen, neue Technologien mit den bereits evaluierten Alternativen zu vergleichen und die vorhandenen Studienergebnisse zu transferieren, da in der Regel nicht von einer Gleichheit aller sonstigen Parameter ausgegangen werden kann.

Daher empfehlen die erwähnten nationalen und internationalen Guidelines zur gesundheitsökonomischen Evaluation eine Marginalanalyse anzustreben und die Gesamtkosten und -nutzen der Alternativen zu bestimmen.

Wahl der Vergleichsintervention

Es ist eine noch nicht abschließend gelöste Diskussion im Gange bezüglich der Art der Interventionsalternative(n), mit der (denen) die interessierende Gesundheitstechnologie verglichen werden sollte(n). Als naheliegendste Möglichkeit erscheint zunächst der Vergleich mit „Nichtstun", also einer Kontrollgruppe, die keinerlei alternative Intervention erhält. Dies birgt in vielen Fällen ethische und/oder gesetzliche Probleme in sich, da nachgewiesenerweise medizinisch wirksame Therapien therapiebedürftigen Patienten nicht vorenthalten werden können. Darüber hinaus entspricht dies oft nicht der „Realität", da in vielen Fällen der Nutzen einer neuen Technologie im Vergleich zur alten untersucht werden soll und „Nichtstun" als Alternative im klinischen Alltag gar nicht zur Diskussion steht. Daher wird meist der Vergleich mit einer alternativen Technologie angestrebt, was natürlich zu einer Einschränkung der Fragestellung führt, da nur noch Aussagen zum Vergleich genau dieser beiden Alternativen getroffen werden können und umfassendere Fragestellungen – wie beispielsweise „Lohnt sich eine Maßnahme wie Rehabilitation an sich" – auf diesem Wege nicht beantwortet werden können.

Entscheidet man sich zum Vergleich zweier Technologien bieten sich wiederum verschiedene Möglichkeiten. Aus medizinischer Sicht erscheint die gebräuchliche Standardalternative adäquat, die sich jedoch im Einzelfall von der aus Sicht des Leistungserbringers interessierenden im eigenen Haus durchgeführten Technologie unterscheiden kann. Aus ökonomischer Sicht erscheint es wiederum sinnvoll einen Vergleich mit der kostengünstigsten Alternative anzustellen, wenn die gleiche medizinische Wirksamkeit gegeben ist.

Es muß in jedem Fall eine individuelle, den jeweiligen Rahmenbedingungen angepaßte Entscheidung getroffen werden: Im Zweifelsfall sollten mehrere Vergleichsinterventionen – beispielsweise die kostenminimale, die am häufigsten verwendete und/oder die wirksamste – der interessierenden Technologie gegenübergestellt werden (CCOHTA 1997).

Wahl der Zielgruppe(n) der Intervention

Auch bei der Auswahl der Zielgruppe der Intervention – also letztendlich bei Ein- und Ausschlußkriterien, der Probandenauswahl und der Definition von Subgruppen – bestehen Entscheidungsspielräume. Diesbezügliche Überlegungen müssen in das Design der Studie mit einfließen und beeinflussen die Aussagekraft der Ergebnisse, bzw. begrenzen die Aussage auf Personen, die die Merkmale der gewählten Studienpopulation aufweisen. Es stellt sich oft die Frage wie nahe man der „Alltagswahrheit" kommt, wenn aus Praktikabilitätsgründen bei der Studiendurchführung beispielsweise ein eingeschränktes Altersfenster und nur ein Geschlecht gewählt wurde sowie multimorbide Patienten ausgeschlossen wurden. Es sollten daher vor Studienbeginn die Zielgruppe oder die Zielgruppen festgelegt werden und geklärt werden, für welche Population(en) anhand der Studienergebnisse Aussagen getroffen werden möchten.

Generell treten bei der Übertragung gesundheitsökonomischer Daten und Erkenntnisse – sei es von einem Land auf ein anderes, von einer Region oder einer Population auf eine andere, oder sei es von einem Krankheitsbild auf ein anderes – andere und meist größere, Probleme auf als bei der Übertragung rein medizinischer Effektivitätsdaten (vgl. etwa WELTE & LEIDL 1999). YEN-PIN CHIANG vom Center for Outcomes and Effectiveness Research des AHCPR sieht zwar ein „amerikanisches Knie identisch zu einem kanadischen Knie", hält jedoch die Übertragbarkeit von ökonomischen Daten aufgrund der großen Unterschiede der Gesundheitssysteme für nicht möglich.[1] BERNIE O'BRIEN hingegen sieht in dieser Problematik eine der großen Herausforderungen an die Methodenentwicklung der gesundheitsökonomischen Evaluation, vor allem im Hinblick auf die zunehmende Zahl internationaler Multicenterstudien.[1]

Messung der Kosten in gesundheitsökonomischen Evaluationen

Zentrales Ergebnis einer vollständigen gesundheitsökonomischen Evaluation ist eine Relation von Kosten zu Effekten, also (rechnerisch ausgedrückt) ein „Bruch". Die Kosten bilden hierbei den Zähler dieses Bruches. Für jede Art der gesundheitsökonomischen Evaluation ist daher die Erfassung der mit der Medizintechnologie und den Folgen ihres Einsatzes verbundenen Ressourcenverbräuche essentielle Voraussetzung.

Zwar wurden in den letzten Jahren Empfehlungen zur Durchführung gesundheitsökonomischer Evaluationen veröffentlicht, es existieren jedoch, im Gegensatz beispielsweise zur Erfassung gesundheitsbezogener Lebensqualität, keine einheitlichen, etablierten, validierten Instrumente zur Kostenerfassung.

Schritte und Methoden der Kostenerfassung

Die Kostenerfassung kann in drei Schritte gegliedert werden:

- die Identifikation möglicherweise auftretender Ressourcenverbräuche,

---

[1] Mündliche Kommunikation 1998.

- die Erfassung des Mengengerüstes d.h. die Identifikation und Erfassung relevanter Leistungen und
- die Bewertung der erfassten Leistungen (vgl. auch LEIDL 1998).

Zunächst sollten anhand sachlogischer Überlegungen, also anhand von Vorergebnissen und eines möglichst detaillierten Studienprotokolls sowie durch Experten- und Patientengespräche, alle denkbaren, auch zunächst gering erscheinende Leistungen identifiziert werden. Dabei kann die Erstellung eines Schemas oder eines Entscheidungsbaums hilfreich sein.

Die Relevanz einer einzelnen Leistung, also die Frage, wann das Miteinbeziehen dieser Leistung einen nicht zu vernachlässigenden Effekt auf das Ergebnis ausübt, hängt in erster Linie von den beschriebenen methodischen Rahmenbedingungen ab. Dazu gehören hauptsächlich die Perspektive, der Zeithorizont, ob die inkrementalen, marginalen oder die Gesamtkosten abgeschätzt werden und welcher Detaillierungsgrad angestrebt wird. Darüber hinaus wirken auch die Qualität und die Verfügbarkeit der Daten und die für die Studie selbst zur Verfügung stehenden Ressourcen limitierend, so dass im Allgemeinen auch hier ein Kompromiss zwischen größtmöglicher Genauigkeit und Praktikabilität getroffen werden muss. Generell stellen die Häufigkeit der Einzelleistungen und der relative Anteil der einzelnen Leistung am Gesamtressourcenverbrauch weitere wesentlichen Kriterien für die Relevanz einer Einzelleistung dar. Nicht zuletzt um dies abzuschätzen kann die Durchführung einer Validierungs- bzw. Pilotstudie im Vorfeld einer gesundheitsökonomischen Evaluation nützlich sein.

Kostenarten

Bei der Erfassung und Bewertung der Ressourcenverbräuche, die im Zusammenhang mit einer Erkrankung entstehen, stellt die ökonomische Analyse auf den sogenannten „Opportunitätskostenansatz" ab, der besagt, dass Ressourcen, die in eine bestimmte Verwendung gegangen sind, für eine andere nutzbringende Verwendung nicht mehr zur Verfügung stehen.

Es ist üblich, zwischen mehreren Kategorien von Kosten zu unterscheiden, denen auch die korrespondierenden Mengen an Ressourcenverbräuchen zugeordnet werden. Insbesondere wird zwischen direkten und indirekten Kosten unterschieden (DRUMMOND et al. 1997). Diese Unterscheidung orientiert sich in erster Linie an der gesellschaftlichen Perspektive und ist in anderen Perspektiven nicht immer zweckmäßig bzw. erübrigt sich beispielsweise aus einer Leistungserbringerperspektive, aus der indirekte Kosten nicht berücksichtigt werden. Eine weitere Kostenart, die verschiedentlich genannt wird, stellen die sogenannten „intangiblen" Kosten dar. Hierbei handelt es sich um Ressourcenverbräuche im Zusammenhang mit Ereignissen, Zuständen und Leistungen, die üblicherweise nicht monetär bewertet werden, wie beispielsweise Schmerz, Einsamkeitsgefühle oder Freude. Neben den Problemen, die bei dem Versuch entstehen intangiblen Leistungen adäquate Geldbeträge zuzuordnen, ergeben sich auch erhebliche Überschneidungen (und insoweit Probleme der Doppelzählung) mit der Erfassung der Outcomes insbesondere in Kosten-Nutzwert-Studien, da die Erfassung von Lebensqualität über Nutzwerte ja ebenfalls darauf abzielt, üblicherweise nicht monetär bewertete Outcomes einer Bewertung zu unterziehen. Auch Ansätze von Kosten-Nutzen-Studien, die über die Messung der Zahlungs- oder Akzeptanzbereitschaft Veränderungen der Lebensqualität bewerten, überschneiden sich mit dem Ansatz, intangible Kosten zu erfassen und auf der Kostenseite zu verrechnen. Es wird daher oftmals empfohlen auf die Existenz intangibler Kosten hinzuweisen, sie jedoch nicht auf der Zählerseite der Relation einer gesundheitsökonomischen Evaluation hinzuzurechnen (AG REHA-ÖKONOMIE 1999).

Direkte Kosten

Die direkten Kosten lassen sich weiter in medizinische und nicht-medizinische Kosten differenzieren. In die Kategorie der direkten medizinischen Kosten fallen die Ressourcenverbräuche der Intervention(en) selbst sowie die durch weitere Behandlungen hervorgerufenen Ressourcenverbräuche (also auch solche, die beispielsweise durch die Behandlung von Nebenwirkungen entstehen). Zu den direkten nicht-medizinischen Kosten zählen alle Ressourcenverbräuche aufgrund von Leistungen, die zwar durch die Erkrankung oder die Intervention bedingt sind, jedoch nicht zur medizinischen Behandlung selbst gehören.

Zu direkten medizinischen Leistungen in der die Intervention durchführenden Klinik gehören beispielsweise ärztliche und andere therapeutische Leistungen, Pflegeleistungen, diagnostische Leistungen einschließlich Labor, alle in der Klinik verabreichten Arzneimittel und Hilfsmittel, sowie Hotelleistungen und andere Gemeinkosten der Klinik. Als Folgeleistungen in der Follow up-Periode sind die ärztlichen Leistungen im ambulanten Bereich – sei es im Rahmen von Hausarztbesuchen, von Fachärzten oder als Notfallmaßnahmen erbracht – voll- oder teilstationäre Krankenhausleistungen, Leistungen für Arznei- und Hilfsmittel, Pflege- und Rehabilitationsleistungen einschließlich auch ambulant erbrachter Physiotherapie, psychologische und psychotherapeutische Leistungen und nicht zuletzt Leistungen im Bereich alternativer Heilmethoden zu nennen.

Zu den möglicherweise relevanten Leistungen bzw. Kosten im Bereich der direkten nicht-medizinischen Kosten gehören, ebenfalls ohne Anspruch auf Vollständigkeit: Fahrtkosten aufgrund medizinischer Leistungen, aber auch wenn sie nicht unmittelbar aufgrund medizinischer Leistungen anfallen, jedoch durch die Erkrankung bedingt sind, krankheitsbedingte Anschaffungen durch die Patienten selbst oder durch deren Arbeitgeber, eine erkrankungsbedingte Haushaltshilfe, „Essen auf Rädern" sowie eigene Aktivitäten der Patienten wie Schwimmen, Fitneßtraining oder die Teilnahme an einer Selbsthilfegruppe, welche mit Kosten verbunden sind. Auch vergleichsweise seltene, im Falle des Eintretens jedoch mit hohen Ressourcenverbräuchen verbundene Leistungen der beruflichen Rehabilitation fallen unter diese Kategorie. Des weiteren sind die Ressourcenverbräuche, die durch von den Patienten selbst oder deren Angehörigen z.B. für Pflege oder Fahrten aufgewendete Zeit, soweit diese keinen Arbeitsausfall darstellt, den direkten nicht-medizinischen Kosten zuzuordnen. Genau genommen ist dabei neben der Zeit, die die Patienten für Arztbesuche etc. aufwenden, ebenso der Zeitaufwand für eigene Aktivitäten oder eine aufgrund der Erkrankung langsamere Alltagsgestaltung zu berücksichtigen.

Indirekte Kosten

Hierunter werden die Kosten des krankheits- und des interventionsbedingten Arbeitsausfalles (= Produktivitätsausfall) verstanden, d.h. im Prinzip alle Zeit, in der der Patient oder ein Angehöriger krankheitsbedingt nicht arbeitet, unabhängig davon, ob oder durch wen eine Lohnersatzleistung gezahlt wird. Indirekte Kosten werden also verursacht durch Arbeits-, Berufs- und Erwerbsunfähigkeitszeiten bzw. Berentung, aber auch durch kurzzeitigen krankheitsbedingten Arbeitsausfall ohne ärztlich attestierte Arbeitsunfähigkeit oder durch Arbeitsausfall wegen eines Arztbesuches während der Arbeitszeit. Theoretisch führen auch krankheitsbedingte Produktivitätseinbußen eines (nicht krank geschriebenen) Versicherten, z.B. durch verlängerte Gehzeiten am Arbeitsplatz oder sonstige verlangsamte berufliche Tätigkeiten zu indirekten Kosten, auch wenn eine Erfassung hier problematisch und aufwendig sein kann.

Die entstehenden Ressourcenverbräuche sollten möglichst breit, das heißt in allen erwähnten Kostenkategorien, erfasst werden (CCOHTA 1996). Nur in wenigen Fällen (wie beispielsweise bei Ausgaben der Patienten für Hilfsmittel oder Arzneimittelzuzahlungen) können direkt die Kosten als Geldbeträge ermittelt werden; in vielen Fällen werden vielmehr zunächst physische Einheiten (z.B. Zahl der erbrachten Leistungen) erhoben. Daher müssen, um eine gemeinsame Vergleichs- und Rechenbasis zu erhalten, die erfaßten Leistungen noch in monetären Einheiten bewertet werden. Auch diese Bewertung läßt gewisse methodische Spielräume. Der in vielen Ländern beschrittene Weg der Verwendung administrativer Daten, beispielsweise von Krankenversicherungen, ist aufgrund der in weiten Teilen des deutschen Gesundheitswesens eingeschränkten Transparenz nur bedingt bis gar nicht beschreitbar. Eine individuelle personenbezogene Erfassung und Bewertung der Leistungen im Sinne eines Mikrokostenansatzes ist ungleich aufwendiger und wirft Probleme bei der Übertragbarkeit der Ergebnisse auf.

Inflation und Diskontierung

Die relevanten Leistungen fallen meist zu unterschiedlichen Zeitpunkten an, bzw. erstrecken sich über einen längeren Zeitraum, weswegen in etwa ab einem Zeitraum von einem Jahr die Kosten der Leistungen um die Inflation (gesamtwirtschaftliche Preissteigerungsrate) zu bereinigen sind. Doch auch nach Inflationsbereinigung werden in der ökonomischen Analyse Kosten und Effekte um so geringer gewichtet, je später sie anfallen, da die relative Bewertung von heutigem Konsum gegenüber zukünftigem Konsum durch eine Präferenz für den sofortigen Konsum, verbunden u.a. mit der Unsicherheit des Individuums über die Länge des eigenen Lebens, geprägt ist. Die Ableitung des heutigen Wertes zukünftig anfallender Kosten und Nutzen bezeichnet man als Diskontierung. Übliche Diskontraten liegen zwischen 0 und 10% p.a.; häufig wird für eine Analyse aus gesellschaftlicher Perspektive eine Diskontrate von 5% p.a. vorgeschlagen. Es lassen sich aus den theoretischen ökonomischen Diskussionszusammenhängen jedoch auch andere Raten ableiten wie etwa die reale, also inflationsbereinigte, Kapitalmarktverzinsung, die in der Bundesrepublik langfristig bei rund 3,5 bis 4% p.a. liegt, oder der reale Zinssatz für langfristige Staatsanleihen von rund 3%. Das Washington-Panel (WEINSTEIN et al. 1996, GOLD et al. 1996) wie auch nationale Empfehlungen zu gesundheitsökonomischen Evaluationen empfehlen eine Diskontrate von 3% als Referenzwert und zusätzlich die Kalkulation mit einer Diskontrate von 5%, um die Vergleichbarkeit mit in den vergangenen Jahren durchgeführten Studien zu gewährleisten. In Sensitivitätsanalysen sollte mit Diskontraten zwischen 0% und 7% kalkuliert werden.

Eine lange Diskussion in der Literatur (LIPSCOMB et al. 1996) dreht sich um die Frage, ob neben den Kosten auch die Effekte zu diskontieren sind. Bestehende Guidelines schlagen einhellig vor, beide Komponenten unter Verwendung derselben Diskontrate zu diskontieren (CCOHTA 1997, RUSSELL et al. 1996). Würden nur die Kosten, nicht aber die Effekte diskontiert, lohnte sich immer eine Verschiebung der Intervention in die Zukunft, da der Wert später anfallender Kosten durch die Diskontierung reduziert wird, während der Wert der nicht diskontierten Effekte konstant bleibt (KEELER & CRETIN 1983). Bei nicht monetär bewerteten Effekten wie Lebensqualität oder medizinischen Effektparametern ist keine Inflationsbereinigung nötig

Auch bei Verwendung unterschiedlicher Diskontraten ergeben sich entsprechende Inkonsistenzen, die auch zu Problemen der intergenerationellen Verteilung von Ressourcen führen. In aller Regel sollten daher Kosten und Effekte mit der gleichen Rate diskontiert werden. Eine andere Vorgehensweise sollte begründet werden. In Sensitivitätsanalysen sollten die Auswirkungen anderer Diskontierungsraten auf die Reihung von Kosten-Outcome-Ratios untersucht werden.

Mögliche Outcomes gesundheitsökonomischer Evaluationen

Ist der „Zähler" ökonomischer Relationen, also die Kosten, eine vergleichsweise klar vorstellbare und unmittelbar zu messende Größe, so ist der „Nenner", also die Effekte einer Intervention, ein mehrdimensionales, komplex zu beschreibendes und zu messendes Konstrukt. Als mögliche Parameter zur Messung von Gesundheit dienen medizinische Verlaufsgrößen wie Laborwerte oder Funktionstests, klinische Beobachtungen wie krankheitsfreie Zeit, Anzahl der Komplikationen oder Spätfolgen, aus der Epidemiologie abgeleitete Maßzahlen wie Überlebenszeit oder Mortalität und schließlich ökonomisch orientierte Effektmaße wie Arbeitsunfähigkeitstage oder

Liegezeit im Krankenhaus. Eine weitere „Dimension" der Messung von Gesundheit bietet sich in der Ermittlung der Lebensqualität. Aus diesen unterschiedlichen Outcomegrößen heraus definieren sich entsprechend auch die verschiedenen Arten gesundheitsökonomischer Evaluationen.

Arten der ökonomischen Evaluation

Mit dem Begriff „gesundheitsökonomische Evaluation" werden keine einheitlichen Methoden und kein einheitliches Studiendesign bezeichnet. Dahinter stecken vielmehr eine Vielzahl von Methoden und damit Entscheidungsspielräume für den Untersucher. Eine grobe Unterteilung der gebräuchlichen Formen in vergleichende und nicht vergleichende Studien ist möglich. Der Begriff „Evaluation" impliziert eine Wertung, so dass nicht vergleichende Studien korrekterweise nicht als gesundheitsökonomische Evaluationen bezeichnet werden sollten. Bei nicht vergleichenden Studien handelt es sich um reine Kosten- bzw. Krankheitskosten-Analysen, also die isolierte Ermittlung der Kosten einer einzelnen Medizintechnologie oder einer gesamten Erkrankung und ihrer Folgen. Dies ist rein deskriptiv, kann aber je nach Detaillierungsgrad, Verfügbarkeit der Daten, Umfang der Modellierung und Einbezugnahme indirekter Kosten durchaus aufwendig sein.

Die einfachste Form der vergleichenden Studienformen ist die Kosten-Kosten-Analyse, nichts anderes als zwei separat durchgeführte Kosten-Analysen, deren Ergebnisse nebeneinander gestellt werden, um die Kosten beispielsweise zweier Therapiealternativen unter identischen Studienbedingungen zu vergleichen. Diese Studienform wird auch als Kostenminimierungs-Analyse, bezeichnet, da die Frage nach dem geringsten Mitteleinsatz zur Erreichung eines definierten Ziels beantwortet werden soll. Man verzichtet dabei auf die Untersuchung dieses Ziels, des Outcomes, also der sonstigen Folgen wie der klinischen Wirkung, der Veränderung der Lebensqualität oder der Nutzenbewertung durch die Patienten. Diese isolierte Betrachtung der Kosten ist aus methodischer Sicht nur anzuraten, wenn entweder mit Sicherheit von identischen Outcomes der Alternativen auszugehen ist – eine Annahme, die in den seltensten Fällen gegeben ist – oder bei einem bereits bewiesenen, eindeutig besseren Outcome einer Therapiealternative auch noch deren günstigere Kosten gezeigt werden sollen.

In sogenannten Kosten-Wirksamkeits-Analysen wird versucht, durch die Verwendung „naheliegender natürlicher Einheiten" (SCHÖFFSKI et al. 1998) der medizinischen Wirklichkeit näher zu kommen. Diese Einheiten sind beispielsweise adäquate medizinische Meßwerte – Blutdruck, HbA1c, Lungenfunktion – biologische und epidemiologische Größen wie Krankheitsfälle, Arbeitsunfähigkeitstage, Re-Infarkte oder Lebensjahre. Die so gewonnenen Meßwerte werden mit den Kosten der jeweiligen Technologie in Relation gesetzt, z. B. als Kosten pro gewonnenem Lebensjahr oder Kosten pro 10 mmHg Blutdrucksenkung. Damit wird bezüglich einer bestimmten medizinischen Meßgröße eine Vergleichbarkeit ermöglicht. Darin liegen jedoch auch die Grenzen der Kosten-Wirksamkeits-Analyse. Die Aussage beschränkt sich auf eben diese eine Outcomegröße. Die aus Sicht des Patienten vielleicht relevantere Wirkung auf seine Lebensqualität und die aus Sicht gesundheitspolitischer Entscheidungsträger vielleicht wichtigere Frage, ob der Einsatz einer bestimmten Gesundheitstechnologie mehr Nutzen bringt als der einer anderen – also ob beispielsweise der Einsatz einer bestimmten Summe für eine Screeningmaßnahme auf Prostatakarzinom mehr Nutzen bringt als für Lebertransplantationen – kann mit diesem Studiendesign nicht erschöpfend beantwortet werden.

Ein potentieller Ausweg wurde mit Kosten-Nutzwert-Analysen gefunden, indem die Lebensqualität aus Sicht der Patienten mit der allgemein gültigen epidemiologischen Größe Restlebensdauer bzw. -erwartung verknüpft wird. Das gebräuchlichste Verfahren ist das Konzept der QALYs, der lebensqualitätsadjustierten Lebensjahre. Dabei wird durch unterschiedliche psychometrische und Verfahren ein eindimensionaler

Index für Lebensqualität ermittelt (*s. Abschnitt „Lebensqualität als Outcome gesundheitsökonomischer Evaluationen"*). Durch die Verrechnung mit Lebensjahren werden *„Nutzwerte"*, letztendlich Präferenzbewertungen von Gesundheitszustandspfaden, wie z.B. QALYs gebildet, mit deren Hilfe dann nach der Bildung von Relationen mit den entsprechenden Kosten prinzipiell unterschiedlichste Technologien verglichen werden können. Die Methoden der Nutzwert-Bestimmung haben in letzter Zeit, zwar immer noch im Schatten der reinen Lebensqualitätsforschung, eine rasche Entwicklung vollzogen, sie sind jedoch noch immer nicht vollkommen ausgereift und anerkannt.

Die letzte der ökonomischen Evaluation zuzuordnende Studienform stellt die Kosten-Nutzen-Analyse dar, die klassische Form der ökonomischen Evaluation, wie sie in vielen Bereichen außerhalb des Gesundheitswesens durchgeführt wird. Dabei werden sämtliche Kosten und Nutzen, d.h. auch die Outcomegröße und damit der Gesundheitszustand, in Geldeinheiten gegenübergestellt. Dies ist eine Vorgehensweise, deren Übertragung auf das Gesundheitswesen nicht unproblematisch ist. Mittels verschiedener, hier nicht im Einzelnen vorgestellter Verfahren zur Befragung von Patienten, Gesunden und/oder behandelnden Experten, wird die Zahlungs- bzw. Akzeptanzbereitschaft der Probanden in Bezug auf die erzielten Effekte ermittelt (*„willingness to pay"*-Ansatz) oder es wird der Beitrag der Effekte zur Erhöhung des Humankapitals (*„human capital"*-Ansatz) monetär bewertet. Die so ermittelte Größe des monetären Nettonutzens (Nutzen minus Kosten) einer Maßnahme weist aus ökonomisch-theoretischer Sicht eine Reihe attraktiver Eigenschaften auf, jedoch ist die Anwendung auf „Gesundheit" nicht unumstritten und die entsprechenden Forschungstechniken befinden sich noch im Entwicklungsstadium.

Lebensqualität als Outcome gesundheitsökonomischer Evaluationen

Der Reiz der Verwendung von Lebensqualität als Outcomeparameter gesundheitsökonomischer Evaluationen liegt in der Tatsache, dass man oft mit dieser Messgröße näher am subjektiven Befinden der Patienten und am „tatsächlich" empfundenen Gesundheitszustand ist, als mit der Bestimmung medizinischer Verlaufsparameter oder statistischen Größen wie Restlebenszeit. Dies hängt auch mit der zunehmenden Zahl chronisch kranker Patienten zusammen. Zahlreiche chronisch progrediente Erkrankungen können durch medizinische Maßnahmen nicht mehr geheilt werden. Jedoch kann das Wohlbefinden der Patienten spürbar verbessert werden. Dies trifft auch für Erkrankungen zu, die keinen direkten Einfluss auf die Lebenserwartung haben sondern hauptsächlich die Lebensqualität mindern, wie beispielsweise Hautkrankheiten, Allergien oder Rückenschmerzen. Bei vielen medizinischen Maßnahmen tritt neben die reine Bekämpfung der Prävalenz einer Erkrankung und ihrer medizinischen Folgen zunehmend auch das Ziel, die Lebensqualität der Patienten zu verbessern. Ist die Kostenerfassung bei allen Arten der gesundheitsökonomischen Evaluation weitgehend die gleiche, so unterscheidet sich die Kosten-Nutzwert-Analyse (wie auch die Kosten-Nutzen-Analyse) von der Kosten-Effektivitäts-Analyse in der Outcome-Seite. Wie erwähnt, werden bei der letzteren einzelne, ungewichtete, meist krankheitsspezifische Messgrößen verwendet, wogegen bei der Lebensqualitätsmessung das gesundheitsbezogene Wohlbefinden erfasst wird.

Was ist Lebensqualität?

Gesundheit ist nur einer von zahlreichen Faktoren, die die Lebensqualität eines Menschen beeinflussen. Sie steht neben Einflussfaktoren wie Kultur, Einkommen, Bildung, Freizeit- und Berufsumfeld, politische Stabilität und Notwendigkeiten des täglichen Lebens wie Essen und Wohnen. Diese und zahlreiche weitere Aspekte fließen in das Wohlbefinden mit ein und interagieren, was zu einer gewissen Unschärfe und zu vielen Facetten des Begriffes Lebensqualität führt. Eine klare, einheitliche und allgemein anerkannte Definition von Lebensqualität ist derzeit nicht existent, weitgehende Einigkeit herrscht jedoch darin, Lebensqualität in die fünf Dimensionen

- Körperliche Verfassung,
- Psychischer Status,
- Soziale Beziehungen,
- Ökonomischer Status und
- Religiöser Status

zu differenzieren (SPILKER 1996). Eine gewisse Eingrenzung wird durch das Konzept der gesundheitsbezogenen Lebensqualität oder der subjektiven Gesundheit erreicht. Damit wird ein multidimensionales psychologisches Konstrukt bezeichnet, das den Schwerpunkt auf die vier Dimensionen:

- Psychisches Befinden,
- Körperliche Verfassung,
- Soziale Beziehungen und
- Funktionale Alltagskompetenz

legt und versucht, von Gesundheit weitgehend unabhängige Aspekte wie Religion, Einkommen und Umwelteinflüsse weniger zu berücksichtigen (GUYATT et al. 1996).

Messung von Lebensqualität

Soll die Lebensqualität als Outcomegröße einer gesundheitsökonomischen Evaluation dienen, muss gewährleistet sein, dass sie prinzipiell messbar ist und, da ja ein Vergleich angestellt werden soll, die Messungen in unterschiedlichen Populationen zu ähnlichen Ergebnissen führen. Es sei vorausgesetzt, dass es sich bei der gemessenen Größe auch um ein adäquates Maß zum Vergleich von Gesundheitstechnologien handelt.

Sowohl die Erfassung als auch die Bewertung von Lebensqualität ist auf direktem Wege nicht möglich. Daher müssen andere Verfahren Verwendung finden. Zunächst ist dabei die Nutzung statistischer, administrativer Daten denkbar. So könnte beispielsweise über die von Versicherten in Anspruch genommenen Leistungen der Wert eines gewissen Gesundheitszustandes abgeschätzt werden und davon Rückschlüsse auf die Lebensqualität gezogen werden. Neben diesen aufgedeckten Präferenzen ist als zweites Verfahren die Nutzenmessung in Form der Ermittlung der durchschnittlichen subjektiven Wertschätzung eines oder mehrerer definierter Gesundheits- und Lebensqualitätszustände mittels Personenbefragung zu nennen. Dabei ist die Befragung von Experten wie Ärzten oder Pflegepersonal, von Gesunden oder Erkrankten sowie von Angehörigen denkbar. Als Beispiele für derartige Methoden sind

- Rating Scale,
- Magnitude Estimate,
- Person-Trade-Off,
- Time-Trade-Off und
- Standard Gamble

zu nennen, die im direkt folgenden Abschnitt kurz vorgestellt werden

Ein drittes Verfahren zur Messung von Lebensqualität ist die Verwendung psychometrischer Skalierungsmethoden, auf die der Schwerpunkt des letzten Teils dieses Beitrags gelegt wurde.

Verfahren zur direkten Bewertung von Gesundheitszuständen

Rating-Scale

Bei diesem häufig in der Medizin und in der Psychometrie eingesetzten Verfahren werden die Probanden gebeten die Gesundheitszustände auf einer Skala von 0 bis 1 einzuordnen. Der so gewonnene Wert wird als Gewichtungsfaktor verwendet, so dass ein Jahr, verbracht mit einer Lebensqualität von 0,7, auch einer Menge von 0,7 QALYs entspricht.

Magnitude Estimate

Bei diesem auch bei der Erstellung der Rosser-Matrix (ROSSER & KIND 1978) verwendeten Verfahren werden von den Probanden relative Lebensqualitäten verschiedenen Paaren von Gesundheitszuständen zugeordnet. Eine größere Zahl von Vergleichen nach dem Muster: „Lebensqualität im Gesundheitszustand A ist dreimal so hoch wie im Zustand B" wird auf einer einzigen Skala von 1 bis 0 angeordnet. Mit dem so gewonnenen Faktor werden die Lebensjahre gewichtet und QALYs gebildet, wobei wiederum der Tod einer Lebensqualität von 0 entspricht.

Person-Trade-Off
Hierbei sei die Situation gegeben, nur eine begrenzte Geldmenge für die Behandlung von genau zwei Erkrankungen zur Verfügung zu haben. Wenn dieses Budget für die Behandlung von z.B. 100 Patienten mit der Erkrankung A ausreicht, wie viele Patienten mit der Krankheit B müßten mit diesem Budget behandelt werden um die Ressourcen genauso nutzbringend zu verwenden? Aus den entstehenden Relationen läßt sich wieder eine Rangfolge erstellen, die anschließend auf eine Skala von 1 bis 0 umbasiert wird.

Time-Trade-Off
Die Probanden sollen im Rahmen dieses Verfahrens den Vergleich ziehen zwischen einer Restlebenszeit, die in einem eingeschränkten Gesundheitszustand verbracht wird mit der entsprechend kürzeren in perfektem Gesundheitszustand verbrachten Zeit (TORRANCE 1976). Auf diese Weise wird eine Zeit von z.B. 10 Jahren mit optimaler Lebensqualität gleichwertig angesehen wie eine Restlebenszeit von 5 Jahren in aufgrund einer Erkrankung eingeschränkter Lebensqualität. In Relation zueinander gesetzt ergibt sich so der Wert von 0,5 QALYs für ein mit eingeschränkter Gesundheit verbrachtes Lebensjahr.

Standard Gamble
Auch bei diesem Verfahren wird der Zustand der Indifferenz zwischen zwei Entscheidungsmöglichkeiten ermittelt, wobei hier einerseits die Möglichkeit gegeben ist, mit Sicherheit in einem beeinträchtigten Gesundheitszustand zu bleiben und andererseits nach einer gesundheitsbezogenen Maßnahme den Zustand völliger Gesundheit zu erreichen, jedoch verbunden mit einem bestimmten Risiko, die Maßnahme nicht zu überleben. Bewertet der Proband nun die Zeit in eingeschränkter Lebensqualität gleich mit einer 60-prozentigen Überlebenswahrscheinlichkeit einer kurativen Maßnahme, entspricht ein Jahr 0,6 QALYs.

Psychometrische Skalierungsverfahren

In den letzten beiden Jahrzehnten entwickelte sich eine fast unüberschaubare Vielzahl von psychometrischen Lebensqualitäts-Messinstrumenten von unterschiedlicher Objektivität, Validität und Reliabilität. Es existiert jedoch auch hier kein allgemein anerkannter Goldstandard und damit kein für alle Fragestellungen gleichermaßen anwendbares Instrumentarium. Ausschlaggebend für die Auswahl eines oder mehrerer Instrumente ist in erster Linie die zugrunde liegende Fragestellung.

Psychometrische Lebensqualitäts-Messinstrumente können nach den folgenden Kriterien klassifiziert werden:

Unterschiedliche Zugänge
Bei der Erhebung gesundheitsbezogener Lebensqualitätsdaten sind verschiedene Zugangswege denkbar. Die reine Fremdeinschätzung durch Angehörige oder behandelnde Ärzte kann nur einzelne Punkte, wie körperliche Einschränkungen oder Arbeitsfähigkeit ausreichend valide beurteilen. Eine Messung des subjektiven Wohlbefindens ist von außen nur sehr eingeschränkt möglich, so dass, falls eine Selbsteinschätzung möglich ist, dieser Weg höchstens zusätzlich, beispielsweise zur Abschätzung der Validität der Daten eingesetzt werden sollte. Dies zeigte sich auch in einigen Studien, in denen die Ergebnisse von Fremd- und Selbsteinschätzungen verglichen wurden (SLEVIN et al. 1988). In einigen Fällen, z.B. bei kleinen Kindern oder beim Vorliegen einer geistigen Behinderung kann die Fremdeinschätzung jedoch die einzige Möglichkeit sein, bei diesem Patienten die gesundheitsbezogene Lebensqualität zu erfassen, wobei in jedem Fall versucht werden sollte, auch die Betroffenen selbst einzubinden.

Ähnlich der personenbezogenen Erfassung von Kosten können auch bei der Messung gesundheitsbezogener Lebensqualität die Wege des persönlichen direkten Interviews, des Telefoninterviews, des einmaligen oder in regelmäßigen Intervallen auszufüllenden Fragebogens und der tagebuch-ähnlichen kontinuierlichen Dokumentation gewählt werden. Aufgrund des geringeren finanziellen und personellen Aufwandes haben Fragebögen und Telefoninterviews die weiteste Verbreitung gefunden, wobei hier durch die niedrigere Compliance der Studienteilnehmer eine niedrigere Datenqualität in Kauf genommen werden muß. Dagegen zu halten ist der Effekt, daß in der „anonymeren" schriftlichen Form oder am Telefon leichter Fragen beispielsweise zu Alkoholkonsum oder Sexualverhalten beantwortet werden, über die man in einem direkten Interview nicht so gerne spricht.

Generische und krankheitsspezifische Verfahren
Fragebögen zur Messung gesundheitsbezogener Lebensqualität können allgemein, krankheitsübergreifend ausgerichtet sein, oder auf die Lebensqualitätsänderung aufgrund einer bestimmten Erkrankung fokussieren. Bei ersteren spricht man von generischen Instrumenten, zu denen beispielsweise der SF-36 und der EuroQol gehören. Die letzteren, krankheitsspezifischen Instrumente weisen eine hohe Sensitivität auf, erlauben vielfach eine klare Zuordnung der Lebensqualitätsänderung zu bestimmten Maßnahmen und sind vergleichsweise kostengünstig in ihrer Entwicklung und, durch die meist geringere Zahl von Einzelfragen, auch im Einsatz. Mit krankheitsspezifischen Instrumenten ist jedoch nur ein Vergleich innerhalb einer umgrenzten Patientengruppe möglich. Der nicht nur aus gesamtgesellschaftlicher Sicht interessante Vergleich verschiedener Patientengruppen mit verschiedenen Krankheitsbildern ist nur mit generischen Instrumenten möglich. Empfehlungen gehen daher oftmals dahin, in einer Studie krankheitsspezifische und generische Instrumente parallel einzusetzen.

Eindimensionale und mehrdimensionale Instrumente
Zur Bildung von gesundheitsökonomischen Relationen mit dem Effektparameter Lebensqualität ist ein eindimensionaler Wert erforderlich. Die Mehrdimensionalität des Konstruktes Lebensqualität führt jedoch dazu, daß diese in den meisten psychometrischen Instrumenten differenziert nach einzelnen Dimensionen gemessen wird und als Ergebnis ein mehrdimensionales Lebensqualitätsprofil vorliegt. Beispiele für Profilinstrumente sind das Nottingham Health Profile und der SF-36. Die Zusammenfassung der einzelnen Dimensionen zu einem Gesamtindex durch die Aggregation der Werte der Einzelkomponenten zu einer Dimension erfordert eine Gewichtung der Einzelkomponenten, was nur schwer ohne einen Verlust an Sensitivität des Instrumentes durchzuführen ist, nicht zuletzt auch durch die Tatsache, daß die einzelnen Dimensionen individuell verschieden bewertet werden. Durch die Aggregierung gehen zwangsläufig Informationen verloren. Auf der anderen Seite ist das Ergebnis leichter umzusetzen und zu interpretieren, so daß sich für den Rezipienten der Studie die Komplexizität der Entscheidungsfindung reduziert. Als Beispiele für Indexinstrumente sind der schon vor 50 Jahren entwickelte Karnofsky-Index sowie die drei in gesundheitsökonomischen Evaluationen vorrangig verwendeten Instrumente, der EuroQol, als gegenwärtig einziges deutschsprachiges national validiertes Instrument, der HUI und Quality of Well Being Scale, zu nennen.

Empfohlen wird in Kosten-Nutzwert-Analysen jeweils mindestens ein Profilinstrument und ein Indexinstrument zu verwenden (CCOHTA 1997, SCHÖFFSKI et al. 1998).

Verbindung von Lebensqualität und Lebenszeit: QALYs und Alternativen

Die beiden Ziele medizinischer Maßnahmen, das Leben zu verlängern und die Lebensqualität zu verbessern, sind auf der Ebene der einzelnen Medizintechnologie meistens nicht klar zu trennen. Manche Maßnahmen wirken auf beiden Ebenen, andere hauptsächlich auf einer und in einigen Fällen haben Maßnahmen auf der einen Ebene einen positiven und auf der anderen einen negativen Effekt, d.h. eine Maßnahme wirkt zwar lebensverlängernd, führt jedoch auch zu einer spürbaren Verminderung der Lebensqualität oder umgekehrt. Auch folgende Situation ist vorstellbar: Denkt man an die Entscheidung zwischen konservativer Therapie oder Operation, die bei onkologischen Patienten oder Patienten mit orthopädischen Erkrankungen häufig zu treffen ist, so bietet sich eine Therapiealternative, die zu einer mittelfristigen geringen Verbesserung der Lebensqualität führt und eine andere Alternative der Operation, die ein gewisses Risiko von Komplikationen bis hin zum sofortigen Tod mit sich bringt, jedoch beim größten Teil der Patienten zu einer langfristigen Verbesserung der Lebensqualität führt.

Um dieser komplexen Situation Rechnung zu tragen und die Entscheidungsfindung für den Arzt und den gesundheitspolitischen Entscheidungsträger zu erleichtern wurden die beiden Komponenten Restlebenserwartung und Lebensqualität zu einer Größe zusammengefasst bzw. die verbleibende Lebenszeit mit der Lebensqualität, mit der man diese verbringt, gewichtet. Der optimalen Lebensqualität wird ein Nutzwert von 1 zugesprochen, dem Tod ein Nutzwert von 0. Damit wird ein Jahr in optimaler Lebensqualität verbracht gleichgesetzt beispielsweise mit drei Jahren mit einer um zwei Drittel verminderten Lebensqualität. Das am meisten verbreitete Konzept ist das der qualitätsadjustierten Lebensjahre, der QALYs. Mit dieser einheitlichen Maßeinheit können verschiedene Kombinationen und Entwicklungen von Lebensqualität und Lebenserwartung gegenübergestellt werden und somit unterschiedlichste Krankheitsverläufe und unterschiedlichste Erkrankungen verglichen werden. Als weitere Konzepte sind SAVEs (NORD 1992), HYEs (MEHREZ & GAFNI 1991) oder DALYs (HOMEDES 1996) zu nennen, auf die hier jedoch nicht näher eingegangen werden kann.

Von den Techniken, den einzelnen Gesundheitszuständen durch die Probanden Bewertungen hinsichtlich der damit verbundenen Lebensqualität zuzuordnen, haben sich in erster Linie die eindimensionalen Indexinstrumente wie Euro-Qol und HUI sowie das Standard Gamble- und das Time Trade-Off-Verfahren durchgesetzt. Magnitude Estimate und Person Trade-Off werden vergleichsweise seltener eingesetzt.

Es sollte jedoch betont werden, dass all diese Konzepte einen mehr oder weniger modellhaften Charakter besitzen und auf einer Reihe von Annahmen beruhen, die letztendlich nur schwer zu beweisen oder zu widerlegen sind. Neben Problemen wie der Validität von Mortalitäts- und Morbiditätsdaten und der uneinheitlichen Verwendung der verschiedenen Lebensqualitätsindexinstrumente stellen sich auch Fragen nach der Existenz negativer Lebensqualität – gibt es Zustände, die schlimmer empfunden werden als der Tod – oder dem fraglich linearen Verlauf der Lebensqualitätseinheiten über das gesamte Spektrum von Tod bis zur optimalen Lebensqualität, der bei der Verwendung von Rating Scale-Verfahren angenommen wird.

Das QALY-Konzept ist in sich schlüssig, seine Anwendung ist jedoch nicht völlig problemlos und kritiklos zu sehen. QALYs stellen aber derzeit wohl die geeigneteste Maßeinheit zum Vergleich verschiedenster Maßnahmen im Gesundheitssystem dar.

Von der Kosten-QALY-Relation zum League Table

Theoretisch ist es denkbar, die Gesamtheit der diagnostischen und therapeutischen Interventionen, die in einem Gesundheitssystem potentiell zur Verfügung stehen, ökonomisch unter Verwendung eines einheitlichen Outcome-Parameters (etwa: QALYs) zu evaluieren. Die sich daraus ergebenden Kosten-Effekt-Relationen könnten in einem League Table, beginnend mit der kostengünstigsten Intervention, zusammengestellt werden. Würde die Gesundheitspolitik schematisch das Ziel verfolgen, für ein gegebenes sozialstaatlich finanziertes Gesundheitsbudget möglichst viel Gesundheit „einzukaufen", könnte sie dies dadurch umsetzen, dass der League Table von oben „*abgearbeitet*" wird bis das Budget erschöpft ist (WILLIAMS 1985). Interventionen mit ungünstigen Kosten-Effekt-Relationen wären dann privat zu finanzieren. Alternativ könnte, wenn kein Budget vorgegeben ist, ein gesellschaftlich akzeptabler Schwellenwert für die Kosten-Effekt-Relation bestimmt werden, bis zu dem die Interventionen Bestandteile des Leistungskatalogs würden

(WEINSTEIN 1995). Allerdings dürfte sich in demokratischen Gesellschaften mit pluralen Zielen ein solch schematischer Ansatz an das Knappheitsproblem verbieten (WASEM 1999), ganz abgesehen von zahlreichen methodischen Problemen und Einwänden (LOOMES & MCKENZIE 1989, GERARD & MOONEY 1993).

Ausblick

Sowohl die gesundheitsökonomische Evaluation als auch die Lebensqualitätsforschung sind vergleichsweise junge Gebiete der Wissenschaft, die in der letzten Zeit eine rasante Entwicklung durchliefen. In diesem Kapitel wurden die wichtigsten Methoden der gesundheitsökonomischen Evaluation mit einem Schwerpunkt auf Kosten-Nutzwert-Analysen und damit der gesundheitsbezogenen Lebensqualität als Outcomeparameter vorgestellt.

Stand der Forschung, Etablierung der Methoden

Gesundheitsökonomische Evaluationen können wichtige Informationen liefern zur adäquaten Allokation der Mittel unter den herrschenden Bedingungen der Ressourcenknappheit. Wie auch aus den zahlreichen methodischen Entscheidungsspielräumen ersichtlich wird, sind noch nicht alle methodischen Fragen geklärt und ein Goldstandard ist vielfach noch nicht in Sicht. Dies geht von methodischen Grundsatzdiskussionen, beispielsweise über den Humankapitalansatz, über die Entwicklung von Erfassungsinstrumenten und Bewertungsstrategien bis hin zu ungelösten Problemen der Übertragbarkeit und des Datenpoolings. Es betrifft sowohl die Kosten- als auch die Outcomeseite, auf der letzteren insbesondere die Lebensqualität und den monetär bewerteten Nutzen. Weit gestellte Fragestellungen wie der Vergleich unterschiedlicher institutioneller Settings oder darin lokalisierter Medizintechnologien sowie der Vergleich einer Intervention gegen das völlige Fehlen jeglicher Maßnahmen erweisen sich als methodisch besonders komplex. Die gewählte Methodik kann wesentliche Auswirkungen auf das Ergebnis der Kosten-Effektivitäts-Relation haben. Daher müssen die Ergebnisse gesundheitsökonomischer Evaluationen durchaus kritisch gesehen werden und – wie auch andere Studienarten – mit methodischem Sachverstand hinterfragt und entsprechend interpretiert werden.

In den letzten Jahren wurden internationale (GOLD et al. 1996, CCOHTA 1997) und nationale (Konsensgruppe Gesundheitsökonomie 1996, AG-Reha-Ökonomie 1999) Guidelines erarbeitet und publiziert, so dass zumindest eine gewisse Vereinheitlichung der Methoden und damit eine bessere Vergleichbarkeit der Studien möglich erscheint. Diese Entwicklung wird sich mit Sicherheit in den nächsten Jahren fortsetzen und es bleibt zu hoffen, dass auch in Deutschland mit einem wachsenden Interesse aller Akteure im Gesundheitswesen die Transparenz zunimmt und sich damit die Qualität und Verfügbarkeit der Daten merklich verbessert.

Ethische Gesichtspunkte

Ein häufiger Kritikpunkt an gesundheitsökonomischen Studien ist, dass Gesundheit und Medizin nicht mit dem ökonomischen Ansatz vereinbar sind. Auf der anderen Seite zeigt sich eine zunehmende Notwendigkeit ökonomischer Betrachtungen und Untersuchungen einzelner Komponenten des Gesundheitssystems, wo insbesondere die gesundheitsökonomische Evaluation von Medizintechnologien eine wichtige Rolle spielt. Die Gesundheitsökonomie wird zu den Public Health Wissenschaften gezählt, und eine möglichst effektive und gerechte Verteilung der zur Verfügung stehenden Ressourcen gehört zum zentralen Gedanken von Public Health. Die Gesundheitsökonomie wendet zwar ökonomische Methoden und Theorien an, ist aber nicht einer ausschließlich ökonomisch ausgerichteten Denkweise verpflichtet. Die ökonomischen Gesichtspunkte sind immer nur ein Teil des Ganzen und diesbezügliche Effizienzüberlegungen dürfen niemals über Grundsätze der Ethik und Gerechtigkeit gestellt werden. Somit verbietet sich eine schematische Anwendung der Algorithmen der Entscheidungsanalyse zur Ressourcenallokation im Gesundheitswesen. Die gesundheitsökonomische Evaluation kann Anhaltspunkte, Grundlagen und Entscheidungshilfen zur adäquaten Allokation der Ressourcen liefern; die Entscheidungen selbst müssen jedoch immer an anderer Stelle getroffen werden.

Literatur

Arbeitsgruppe Reha-Ökonomie des Förderschwerpunktes Rehabilitationswissenschaften: Ökonomische Evaluation in der Rehabilitation. Teil I (Hessel F, Kohlmann T, Krauth C, Nowy R, Seitz R, Siebert U, Wasem J): Prinzipien und Empfehlungen für die Leistungserfassung. Teil II (Burchert H, Hansmeier T, Hessel F, Krauth C, Nowy R, Seitz R, Wasem J): Bewertung der Ressourcenverbräuche. DRV-Schriften Band 16 (1999) 103-246

Canadian Coordinating Office for Health Technology Assessment (CCOHTA): A Guidance Document for the Costing Process. Version 1.0. Ottawa: Canadian Coordinating Office for Health Technology Assessment (1996)

Canadian Coordinating Office for Health Technology Assessment (CCOHTA): Guidelines for economic evaluation of pharmaceuticals: Canada. 2nd ed. Ottawa: Canadian Coordinating Office for Health Technology Assessment (1997)

Culyer AJ: The Nature of the Commodity „Health Care" and its Efficient Allocation. Oxford Economic Papers-New Series 23 (1971) 189-211

Detsky AS: Evidence of effectiveness: Evaluating its quality. In: Sloan FA (eds.): Valuing Health Care: Costs, benefits, and effectiveness of pahrmaceuticals and other medical technologies. Cambridge University Press, Cambridge (1995) 15-30

Drummond MF, O'Brien BJ, Stoddart GL, Torrance GW: Methods for the economic evaluation of health care programmes. Oxford University Press, Oxford (1997)

Gerard K, Mooney G: QALY League tables: handle with care. Health Economics 2 (1993) 59-64

Gold MR, Siegel JE, Russell LB, Weinstein MC: Cost-effectiveness in health and medicine. Oxford University Press, New York, Oxford (1996)

Guyatt GH, Jaeschke R, Feeny DH, Patrick DL: Measurements in clinical trials: Choosing the right approach. In: Spilker B (ed.): Quality of Life and Pharmacoeconomics. 2nd edition, Williams & Wilkens, Lippincott (1996)

Homedes N: The Disability-Adjusted Life Year (DALY). Definition, Measurement and Potential Use. Human Capital Development Working Papers No. 68. Wordbank, Washington (1996)

Keeler EB, Cretin S: Discounting in cost-effectiveness analysis of healthcare programmes. Management Science 29 (1983) 300-306

Konsensgruppe „Gesundheitsökonomie„: Empfehlungen zur gesundheitsökonomischen Evaluation – Hannoveraner Konsens. Zeitschrift für Allgemeinmedizin 72 (1996) 485-490

Leidl R: Der Effizienz auf der Spur: Eine Einführung in die ökonomischen Evaluation. In: Schwartz FW, Badura B, Leidl R, Raspe H, Siegrist J (Hrsg.): Das Public Health Buch. Gesundheit und Gesundheitswesen. Urban & Schwarzenberg, München (1998) 346-369

Lipscomb J, Weinstein MC, Torrance GW: Time Preference. In: Gold MR, Siegel JE, Russell LB, Weinstein MC (eds.): Cost-effectiveness in health and medicine. Oxford University Press, New York, Oxford (1996) 214-246

Loomes G, McKenzie L: The Use of QALYs in Health Care Decision Making. Social Science and Medicine 28 (1989) 299-308

Mehrez A, Gafni A: The Healthy-years Equivalents: How to Measure Them Using The Standard Gamble Approach. Medical Decision Making 11 (1991) 140-147

Nord E: An alternative to QALYs: the saved young life equivalent (SAVE). British Medical Journal 305 (1992) 875-877

Rosser R, Kind P: A scale of valuations of states of illness: Is there a social consensus? International Journal of Epidemiology 7 (1987) 347-358

Russell LB, Gold MR, Sieg JE, Daniels N, Weinstein MC: The role of cost-effectiveness analysis in health and medicine. JAMA 276 (1996) 1172-1177

Schöffski O, Glaser P, Schulenburg JM von der (Hrsg.): Gesundheitsökonomische Evaluationen. Grundlagen und Standortbestimmung. Springer, Heidelberg (1998)

Slevin ML, Plant H, Lynch D et al.: Who should measure quality of life, the doctor or the patient? British Journal of Cancer 57 (1988) 109-112

Spilker B (ed.): Quality of Life and Pharmacoeconomics. 2nd edition, Williams & Wilkens, Lippincott (1996)

Torrance GW: Social preferences for health states. An empirical evaluation of three measurement techniques. Socio-economic Planning Science 10 (1976) 129-136

WASEM J: Gesundheitsökonomie und Versicherung. Zeitschrift für die gesamte Versicherungswissenschaft 82 (1993) 123-160

WASEM J, QALY-League-Tables – Ein Weg zu mehr Ergebnisorientierung im Gesundheitswesen? In: LAASER U, SCHWALBE A (Hrsg.): Das Gesundheitswesen in Deutschland: Von der Kosten- zur Nutzenorientierung. Gesundheitswissenschaftliche Analysen, Lage. Hans Jacobs (1999) 105-115

WASEM J, SIEBERT U: Gesundheitsökonomische Parameter einer Evidence-based medicine. Zeitschrift für ärztliche Fortbildung und Qualitätssicherung 93 (1999) 427-436

WEINSTEIN MC: From cost-effectiveness ratios to resource allocation: where to draw the line? In: SLOAN FA (eds.): Valuing health care: Costs, benefits, and effectiveness of pharmaceuticals and other medical technologies. Cambridge University Press, Cambridge (1995) 77-98

WEINSTEIN MC, SIEGEL JE, GOLD MR, KAMLET MS, RUSSELL LB: Recommendations of the panel on cost-effectiveness in health and medicine. JAMA 276 (1996) 1253-1258

WELTE R, LEIDL R: Übertragung der Ergebnisse ökonomischer Evaluationsstudien aus dem Ausland auf Deutschland: Probleme und Lösungsansätze. In: LEIDL R, SCHULENBURG VD JM, WASEM J (Hrsg.): Ansätze und Methoden der ökonomischen Evaluation – eine internationale Perspektive, Baden-Baden, Nomos (1999) 171-202

WILLIAMS A: Economics of coronary artery bypass grafting. In: British Medical Journal 291 (1985) 326-329

V – 2
Gesundheitsökonomische Studien und der Einsatz von Lebensqualitätsindices am Beispiel des LQ-Indexes EQ–5D (EuroQol)

Wolfgang Greiner und Andrea Uber, Hannover

Die Bedeutung der LQ-Indices in der Gesundheitsökonomie

Die Lebensqualität wird in verschiedenen Disziplinen in unterschiedlicher Weise gemessen. Keines der bereits zahlreichen Lebensqualitäts-Messinstrumente ist für alle wissenschaftlichen Vorhaben gleich gut geeignet und einsetzbar. Jede Disziplin verfolgt mit dem Einsatz eines Instrumentes einen bestimmten Zweck, eine Fragestellung bzw. einen wissenschaftlichen Forschungsschwerpunkt. Die Klärung der wissenschaftlichen Intention steht somit am Anfang einer jeden Studie. Während beispielsweise Mediziner der Fragestellung nach der Erkennung von Unterschieden zwischen Patientengruppen in klinischen Untersuchungen nachgehen, steht bei Gesundheitsökonomen eine rationalere Allokation von Gesundheitsleistungen im Vordergrund. Aus Sicht der Gesundheitsökonomie bedarf es eines Instrumentes, das bei Wirtschaftlichkeitsuntersuchungen in Form von Kosten-Wirksamkeits- und Kosten-Nutzwert-Analysen, die im Folgenden kurz charakterisiert werden, eine Grundlage zur Allokationsentscheidung bietet.

Das Ziel der Kosten-Wirksamkeits-Analyse[1] ist eine Minimierung der Kosten, die notwendig sind, um einen vorgegebenen Outcome zu erreichen bzw. die Maximierung des Outcomes bei vorgegebenem Einsatz an Ressourcen. Der Outcome wird dabei mit Hilfe von physischen Einheiten erfasst, beispielsweise gewonnene Lebensjahre oder entdeckte Krankheitsfälle. Die ermittelten direkten und indirekten monetären Kosten werden zu der nicht-monetären Wirkungsdimension in Beziehung gesetzt. Die Residuumgröße ist die sogenannte Kosteneffektivität, die die Kosten pro Effizienzeinheit quantifiziert. Wird beispielsweise die Zielgröße 'Lebensverlängerung in Jahren' oder 'Senkung des Blutdrucks um x Prozent' analysiert, so zeigt dieser Studientyp, welches Therapieverfahren bzw. Behandlungsmaßnahme zur Erreichung der Zielgröße den geringsten monetären Mitteleinsatz erfordert (Drummond et al. 1987, Henke 1993).

Mit der Kosten-Nutzwert-Analyse wird der Behandlungserfolg aus Sicht des Patienten den Kosten gegenübergestellt. Es wird davon ausgegangen, dass die medizinisch definierten Erfolgsgrößen für den Patienten nur mittelbar von Interesse sind. Hauptzielkriterien sind das qualitative Element (Lebensqualität) und das quantitative Element (Restlebenserwartung). Diese beiden Größen werden durch das QALY-Konzept zusammengefasst (QALY = Quality Adjusted Life Years) (Schulenburg et al. 1994). Unter der Prämisse, dass die Lebensqualität empirisch auf einer Lebensqualitäts-Skala von 0 (= Tod) bis 1 (= bestmöglicher Gesundheitszustand) messbar ist, erfolgt beim QALY-Konzept eine Zusammenfassung beider Dimensionen Zeit (t) und Lebensqualität (LQ) durch das Integral $\int_t q_t LQ_t$, wobei 1 ein

---
[1] Als Synonym wird häufig Kosten-Effektivitäts-Analyse verwendet.

Diskontierungsfaktor ist. Aus den monetär bewerteten direkten und indirekten Kosten/Nutzen wird nun, analog zu der Kosten-Wirksamkeits- sowie Kosten-Nutzen-Analyse, zunächst ein Saldo ermittelt. Indem dieses Zwischenergebnis zu der ermittelten QALY-Größe in Beziehung gesetzt wird, kann eine Aussage über den monetären Mittelaufwand dieser Alternative für ein zusätzliches qualitätsbereinigtes Lebensjahr getroffen werden (DRUMMOND et al. 1989).[2] Allerdings wird ein Ökonomon keine Aussage über den maximalen Preis eines solchen qualitätsbereinigten Lebensjahres treffen. Eine solche Festsetzung ist den politischen Entscheidern vorbehalten (SCHULENBURG & SCHÖFFSKI 1993).[3]

Voraussetzung zur Anwendung des QALY-Konzepts ist die Möglichkeit der kardinalen Messung der Lebensqualität. Bisher stellen Mortalität und Morbidität die gebräuchlichsten Kennzahlen zur Erfolgsmessung ärztlicher Interventionen dar. Mit diesen Maßzahlen sind jedoch Erfolge jener Therapiemaßnahmen, die keine Heilung mehr erzielen, sondern ausschließlich das subjektive Wohlbefinden der Patienten steigern, nicht abbildbar. Es bedarf daher neuer Bewertungsmethoden, um das Wohlbefinden für Outcome-Messungen evaluieren zu können: das Lebensqualitätsmessinstrumentarium (SCHULENBURG et al. 1994, SCHÖFFSKI 1994).

Die von der Wissenschaft angebotenen Methoden der Lebensqualitätsmessung sind sehr vielfältig. Es werden vor allem Profil- von Indexinstrumenten unterschieden.[4] Profilstrumente wie das Nottingham Health Profile (NHP), das Sickness-Impact-Profile (SIP) oder der Short-Form 36 (SF-36) beschreiben die Lebensqualität durch ihre unterschiedlichen Gesundheitsdimensionen.

Aus ökonomischer Sicht haben Profilinstrumente zwei gravierende Nachteile. Erstens ist eine Vergleichbarkeit der Ergebnisse bei der Verwendung der Werte unterschiedlicher Dimensionen nicht möglich. Werden trotzdem Vergleiche angestrebt, muss damit gerechnet werden, dass sich widersprüchliche Resultate ergeben können. Zweitens kann aus den Gesundheitsdimensionen in der Regel kein zusammengefasster Lebensqualitätswert ermittelt werden, der zur Berechnung eines QALYs notwendig ist. Daher sollten Profilinstrumente in ökonomischen Evaluationen nur in Verbindung mit Indexinstrumenten eingesetzt werden, deren Dimensionen sich zu einer Kennzahl aggregieren lassen.

Zu diesen Indexinstrumenten zählt der EQ-5D, ein internationales und statistisch abgesichertes Maß zur Bewertung von Lebensqualitätseffekten, dessen Grundlagen im Folgenden dargelegt werden.

Grundlagen des EQ-5D

Im Jahr 1987 fand sich eine internationale, interdisziplinäre Gruppe von Forschern von sieben Institutionen aus fünf Ländern (Großbritannien, Finnland, den Niederlanden, Norwegen und Schweden) zusammen, um ein standardisiertes, krankheitsunspezifisches Lebensqualitätsmessinstrument zu entwickeln. Unter diesen beteiligten Wissenschaftlern waren neben Ökonomen, Medizinern und Pflegern auch Philosophen, Psychologen und Soziologen. Als Ergebnis wurde eine erste Fas-

---

[2] Die Ergebnisse über die Kosten eines zusätzlichen QALYs werden in League-Tables zusammengefasst.

[3] Nach ökonomischen Vorstellungen sollten zusätzliche Gelder des Gesundheitswesens dort eingesetzt werde, wo ein zusätzliches QALY mit den geringsten Kosten verbunden ist. Dieser Argumentation folgend, müssten die zur Verfügung stehenden Mittel gemäß einer Rangfolge der bewerteten Maßnahmen verteilt werden. Maßnahmen, deren Effizienz geringer ist, können bei diesem Verteilungsprozess aufgrund der begrenzten Ressourcen nicht berücksichtigt werden. Die Entwicklung deutet allerdings darauf hin, dass immer mehr Beteiligte am Gesundheitswesen eine rationale Mittelverteilung gemäß des 'ökonomischen Prinzips' befürworten.

[4] Auf spezielle krankheitsspezifische Instrumente wird im Folgenden nicht eingegangen.

sung des EuroQols entwickelt, zu dieser Zeit noch mit sechs Lebensqualitätsdimensionen. In den Folgejahren kam die Gruppe in regelmäßigen Abständen zusammen, um nationale Forschungsaktivitäten zu diskutieren und gemeinsame Projekte zu besprechen. Inzwischen ist die EuroQol-Gruppe stark gewachsen und hat Mitglieder (neben den Gründungsländern) in Spanien, Dänemark, Griechenland, Kanada, den USA und Deutschland.

Die EuroQol-Gruppe orientierte sich bei der Bildung der Dimensionen und der Technik der Lebensqualitätsmessung an bereits existierenden Instrumenten (The EuroQol Group 1990) wie der Rosser Matrix, dem Nottingham Health Profile, der Quality of Well Being Scale und dem Sickness Impact Profile. Ziel war es dabei, ein standardisiertes und nicht krankheitsspezifisches Instrument zu schaffen, das in klinischen Studien möglichst einfach einsetzbar und auf einen einzelnen Indexwert aggregiert sein sollte. Außerdem sollte auch ein durchschnittlicher Patient in der Lage sein, den Fragebogen selbst und ohne weitere Erklärung auszufüllen, so dass z.B. auch Befragungen per Post ohne geschulte Interviewer mittels des neuen Instrumentes möglich sind.

Bei der Entwicklung des EQ-5D war ein wichtiges Ziel, einen möglichst einfach aufgebauten Fragebogen zu schaffen, um ihn mit anderen Instrumenten zur Messung der Lebensqualität ergänzend zu nutzen (BROOKS 1996). So ist es z.B. denkbar, für die speziellen Symptome und Auswirkungen einer bestimmten Krankheit ein direkt auf diese speziellen Einzelheiten bezogenes Instrument einzusetzen (krankheitsspezifische Lebensqualitätsinstrumente) und für eine bessere Vergleichbarkeit der Ergebnisse ein kurzes krankheitsunspezifisches Lebensqualitätsmessinstrument wie den EQ-5D ergänzend zu verwenden.

Schließlich sollte das neue Instrument einen Vergleich von Gesundheitszustandsbewertungen zwischen verschiedenen Bevölkerungsgruppen möglich machen. Ziel ist es dabei, Daten darüber zu erlangen, wie Populationen unterschiedlicher Nationalität Gesundheitszustände beurteilen und ob es möglich ist, ein über nationale Grenzen hinausgehendes Bewertungsschema anzuwenden (ESSINK-BOT et al. 1993).

Seit 1990 ist der Fragebogen, dessen offizielle Bezeichnung EQ-5D ist, auch für Interessierte außerhalb der EuroQol-Gruppe verfügbar. Seit 1991 liegt er in einer Fassung mit fünf Dimensionen (Beweglichkeit/Mobilität, Körperpflege, Allgemeine Tätigkeiten, Schmerzen/Körperliche Beschwerden und Angst/Niedergeschlagenheit) vor. Der Fragebogen, der anfangs gleichzeitig in Englisch, Holländisch, Finnisch, Norwegisch und Schwedisch entwickelt worden ist, ist in den vergangenen Jahren in über 30 Sprachen übersetzt worden, von denen bislang 19 in einem aufwendigen Verfahren als anerkannte Versionen von der EuroQol-Gruppe akzeptiert worden sind. Dazu gehören seit 1992 eine spanische und eine katalanische Fassung, seit 1995 eine französische und eine deutsche Version, seit 1996 eine dänische und seit 1997 eine kroatische, tschechische, italienische, polnische und türkische Fassung. 1998 wurden zudem Versionen in Hebräisch, Japanisch, Portugiesisch und eine US-amerikanische Fassung anerkannt.

Die formale Struktur der EuroQol-Gruppe besteht aus einem Executive-Komitee, dem Vorstand und einem Business-Management, das sich an der Erasmus-Universität in Rotterdam befindet, wo die Gruppe auch offiziell registriert ist. Die Internet-Homepage der Gruppe (mit Möglichkeiten zur Registrierung neuer Projekte) ist über *www.euroqol.org* erreichbar.

Der EQ-5D setzt sich aus vier Hauptteilen zusammen:
- Auf Seite 2 des Instrumentes wird der Gesundheitszustand des Probandes mit fünf Fragen zu unterschiedlichen Aspekten der Lebensqualität beschrieben. Innerhalb dieser Dimensionen können die Probanden ihren persönlichen Gesundheitszustand in jeweils drei Kategorien (z.B. keine, mäßige bzw. extreme Schmerzen) einordnen, so dass theoretisch 243 (= 3^5) Gesundheits-

zustände mit dem Instrument beschrieben werden können. Diese werden üblicherweise mit einer fünfstelligen Ziffer gekennzeichnet. So bezeichnet der Zustand 21123 beispielsweise einige Probleme beim Gehen (= Level 2 bei dem ersten Item), keine Probleme bei der Körperpflege und den alltäglichen Aktivitäten (= Level 1 bei Items 2 und 3), einige Schmerzen (= Level 2 bei Item 4) und große Niedergeschlagenheit (= Level 3 bei Item 5). Außerdem werden die Patienten befragt, ob im Vergleich zu den letzten zwölf Monaten ihr aktueller Gesundheitszustand besser, gleich oder schlechter sei.

- Auf Seite 3 des Instrumentes befindet sich eine visuelle Analogskala (VAS), die vertikal in Form eines Thermometers angeordnet ist und auf der die Patienten ihren Gesundheitszustand auf einer Skala von 100 (= bestmöglicher Gesundheitszustand) bis 0 (= schlechtest denkbarer Gesundheitszustand) selbst einschätzen sollen.
- Auf den Seiten 4 bis 7 befinden sich insgesamt sechzehn verschiedene theoretisch denkbare Gesundheitszustände. Diese sollen ebenfalls mit Hilfe einer visuellen Analogskala eingeschätzt werden, indem die Probanden sich vorstellen, sie selbst wären in der beschriebenen Situation. Zur Überprüfung der Konsistenz der Antworten werden zwei der Zustände (11111 und 33333) als Referenzgrößen auf den zu beantwortenden Seiten wiederholt. Zusätzlich wird auch die Einschätzung von Bewusstlosigkeit und Tod der Probanden abgefragt. Von den 243 möglichen Gesundheitszuständen werden auf diese Weise dreizehn in die Evaluation einbezogen. Die einbezogenen Gesundheitszustände sollen eine möglichst weite Spannbreite verschiedener Schwere von Krankheit abdecken und außerdem Gesundheitszustände einschließen, die der Erfahrung nach sehr häufig in klinischen Studien genannt werden. Dieser sogenannte „Bewertungsteil" (valuation part) des Fragebogens wird nur in Studien eingesetzt, die sich mit der Model-lierung des Indexwertes aus den Antworten auf die fünf Fragen auf Seite 2 beschäftigen. In der Regel wird dieser Teil des Fragebogens bei Studien also nicht eingesetzt, insbesondere nicht bei klinischen Untersuchungen oder Anwendungsstudien.
- Schließlich werden auf den letzten Seiten des Instrumentes einige Fragen wie Alter und Geschlecht zur Person des Befragten gestellt, die als sozio-demographische Hintergrundvariablen für statistische Auswertungen dienen. Auch dieser Teil des EQ-5D ist für die Anwendung des Instrumentes nicht unbedingt erforderlich, sondern kann je nach Situation der jeweiligen Studie eingesetzt werden. Wenn beispielsweise in einer klinischen Studie bereits viele Informationen zur Person des oder der Befragten vorliegen, so werden die entsprechenden Fragen bei der Lebensqualitätsmessung nicht nochmals wiederholt.

Die theoretisch möglichen 243 Gesundheitszustände, die den Probanden mit den fünf Kernfragen des EuroQol offenstehen, erscheinen zunächst im Hinblick auf die Auswertung und Zuordnung von Nutzwerten, die wie beschrieben auf eine Gewichtung der einzelnen Items ausdrücklich verzichtet, schwierig. In der Praxis wird aber, wie sich bereits in internationalen Studien gezeigt hat, nur ein kleiner Teil dieser Gesundheitszustände von den Befragten tatsächlich ausgewählt. Zudem stehen mittlerweile Bewertungsmodelle zur Verfügung, mit denen für jeden der 243 Gesundheitszustände ein Indexwert angegeben werden kann.

Die Nutzung einer Rating Skala wie im EuroQol für die Einschätzung des eigenen Gesundheitszustandes sowie der verschiedenen hypothetischen Zustände im Bewertungsteil des EQ-5D ist für die Ableitung von Nutzwerten (z.B. für QALY-Berechnungen) nicht unproblematisch, da Ratingskalen nur eine sehr begrenzte theoretische Fundierung haben. Die einfache Handhabung der Analogskala z.B. in postalischen Befragungen steht ihrer eingeschränkten Einsetzbarkeit als Bewertungsinstrument in

Evaluationsstudien entgegen. Aus diesem Grunde beschäftigt sich die EuroQol-Gruppe auch mit der Bewertung der Gesundheitszustände unter Verwendung des Time-Trade-Off-Ansatzes. Die Ergebnisse der entsprechenden deutschen Studie werden im folgenden Abschnitt vorgestellt.

Ein weiterer Nachteil des (in Studien selten eingesetzten) Bewertungsteils des EQ-5D ist das Problem, dass Probanden häufig Schwierigkeiten haben, sechzehn Gesundheitszustände, die auf zwei verschiedenen Seiten beschrieben sind, in eine Rangfolge zu bringen und jeweils Punktwerte zuzuordnen. Vorteil dieser Vorgehensweise ist andererseits, dass so Probleme mit der Gewichtung einzelner Dimensionen gegeneinander umgangen werden. Eine diesbezügliche Weiterentwicklung des Instrumentes z.B. durch Ausgabe von Karten an die Befragten, auf denen die Gesundheitszustände nochmals verzeichnet sind und die zunächst in eine ordinale Rangfolge gebracht werden, wird deshalb bei Interview-basierten Bevölkerungsbefragungen in der Regel ergänzend angewendet (DOLAN et al. 1996).

Validierung der deutschen EQ-5D-Version in Bevölkerungsstudien

1994 wurde die erste postalische Bevölkerungsbefragung zur Validierung des deutschen EuroQol-Fragebogens durchgeführt. Eine zweite folgte 1997 bedingt durch leichte Veränderungen des Fragebogendesigns. Zur Berechnung eines Lebensqualitätsindex-Wertes mussten die Probanden 16 Gesundheitszustände bewerten. Allerdings konnten 48% der ausgefüllten Fragebögen nicht ausgewertet werden. Die Fragestellung bzgl. einer Erstellung hinsichtlich einer Rangfolge von Gesundheitszuständen wurde offensichtlich von vielen Probanden – insbesondere älteren Personen – falsch gedeutet. *Tab. 1* zeigt die Ergebnisse des deutschen Schätzmodells der beiden Befragungen.

Tabelle 1: Deutsches Schätzmodell des Lebensqualitätsindex-Wertes (LQI)

Antwortlevel EuroQol-Dimension (Parameter)	Abschlagswerte		
	„keine Probleme" 1	„einige Probleme" 2	„extreme Probleme" 3
Befragung 1997			
Konstante = 86,4			
1. Beweglichkeit/Mobilität	1,00	1,00	0,43
2. Körperpflege/Hygiene	1,00	1,00	0,72
3. Allgemeine Tätigkeiten	1,00	1,00	0,50
4. Schmerzen/körperliche Beschwerden	1,00	0,86	0,45
5. Ängstlichkeit/Niedergeschlagenheit	1,00	0,85	0,60
Befragung 1994			
Konstante = 100			
1. Beweglichkeit/Mobilität	1,00	1,00	0,43
2. Körperpflege/Hygiene	1,00	0,64	0,64
3. Allgemeine Tätigkeiten	1,00	0,89	0,31
4. Schmerzen/körperliche Beschwerden	1,00	0,88	0,38
5. Ängstlichkeit/Niedergeschlagenheit	1,00	0,75	0,75

Um den Schwierigkeiten bei der Beschreibung einer Rangfolge von Gesundheitszuständen zu begegnen, wurden zwischen Oktober 1997 und März 1998 insgesamt 339 Personen in Norddeutschland von 18 trainierten Interviewern zu Hause nach der Time-Trade-Off-Methodik befragt.

Zunächst wurde eine zufällige Stichprobe von n = 4000 Anschriften aus den Verzeichnissen der Telefongesellschaft Deutsche Telekom gezogen. Damit städtische und ländliche Regionen gleichermaßen vertreten sind, wurden entsprechende Postleitzahlengebiete vorgegeben. Da bei Eintragungen in Telefonregister oftmals der männliche Haushaltsvorstand angegeben ist, wurden, um Verzerrungen zu vermeiden, je zur Hälfte männliche und weibliche Personen ausgewählt. Die ausgewählten Personen wurden schriftlich über die Studie informiert und bei Teilnahmebereitschaft um Rücksendung der beigefügten Antwortkarte gebeten. Der Rücklauf betrug 9,5%, so dass 380 Adressen an die Interviewer gegeben werden konnten. Die Interviewer vereinbarten vorab telefonisch Interviewtermine mit den Studienteilnehmern. Gelang es nicht, einen gemeinsamen Termin für ein Treffen zu finden, wurde von einem Interview abgesehen. Dadurch reduzierte sich die Stichprobengröße nochmals auf endgültig 339 auswertbare Interviews. Zudem mussten fünf Interviews vorzeitig abgebrochen werden, weil die Befragten die Aufgabenstellung nicht bewältigen konnten.

Der Studienteilnehmer erhielt im Interview ausgewählte Karten, auf denen jeweils ein Gesundheitszustand entsprechend den EQ-5D-Dimensionen beschrieben war. Der Teilnehmer hatte nun die Aufgabe, diese Karten gut durchzulesen und in eine Rangfolge von gut nach schlecht zu bringen. Es sollte davon ausgegangen werden, daß der jeweilige Gesundheitszustand jeweils zehn Jahre anhält und danach das Leben beendet ist. Als nächste Aufgabe waren diese Karten an eine visuelle Analogskala anzulegen, wobei Änderungen der Kartenreihenfolge jederzeit erlaubt waren.

Die Zuordnung der Karten auf der visuellen Analogskala wurde vom Interviewer mit Hilfe der Kurzbezeichnungen notiert. Als Abschluss dieses Interviewteils wurde vom Teilnehmer die Selbsteinschätzung des eigenen aktuellen Gesundheitszustand auf der visuellen Analogskala erbeten.

Im letzten Teil des Interviews wurden die ausgewählten Karten nacheinander nach dem Time-Trade-Off-Verfahren bewertet. Für diesen Zweck wurde eine speziell angefertigte doppelseitige Zeittafel eingesetzt. Auf der Vorder- und Rückseite der Zeittafel sind je zwei Zeitachsen eingearbeitet, die in *Leben A* und *Leben B* aufgeteilt sind. Auf der Vorderseite wird zur Zeitachse des *Lebens A* der Referenzgesundheitszustand 11111 (Gesundheitszustand ohne Beschwerden) und zum *Leben B* die jeweils zu bewertende Karte zugeordnet. Leben B wurde im Laufe des Interviews so lange variiert, bis der Befragte beide Kombinationen aus Gesundheitszustand und Zeitdauer als gleichwertig empfand.

Pro Interview wurden zwischen 13 und 15 Gesundheitszustände von den Studienteilnehmern auf der visuellen Analogskala und nach dem Time-Trade-Off-Verfahren bewertet, davon gingen bis zu 14 in die Regression ein. In der Regression fehlt der Gesundheitszustand 11111 (Referenz bei der TTO-Methode); dieser wurde nur auf der visuellen Analogskala bewertet. Zur Generierung eines Index-Wertes je möglichen EQ-5D-Gesundheitszustand wurde eine Regression mit einem multiplikativen Modell durchgeführt. Mit Hilfe einer OLS-Regression (kleinste Quadrate-Schätzung) wurden die Abschläge zwischen dem zweiten und dem dritten Antwortlevel („einige Probleme" und „extreme Probleme") verknüpft. Die unabhängigen Variablen wurden als Dummy-Variable im Exponenten kodiert. Die abhängige Variable ergibt sich aus dem Lebensqualitätswert, der für die einzelnen Gesundheitszustände vergeben wurde. Auf den Tod normierte Gesundheitszustände lassen sich in diesem Modell nicht einsetzen, da der Logarithmus von negativen Werten nicht definiert ist. Das mathematische Schätzmodell wird nachfolgend gezeigt. Die Abschläge, die sich als Parameter aus der Regression (retransformierte Ergebnisse) ergeben, sind aus *Tab. 2* ersichtlich.

$$QoL = ß_0 * ß_{12}^{b12} * ß_{13}^{b13} * ß_{22}^{b22} * ß_{23}^{b23} * ß_{32}^{b32} * ß_{42}^{b42} * ß_{43}^{b43} * ß_{52}^{b52} * ß_{53}^{b53} * e_i/\ln$$

$$\ln QoL = \ln ß_0 + b12 \ln ß_{12} + b13 \ln ß_{13} + b22 \ln ß_{22} + b32 \ln ß_{32} + b33 \ln ß_{33} + b42 \ln ß_{42} + b43 \ln ß_{43} + b52 \ln ß_{52} + b53 \ln ß_{53} + \ln e_i$$

Variable	Definition
QoL	= Lebensqualitäts-Index-Wert
$ß_0$	= Konstanter Faktor + 1 (siehe Definition)
$ß_{xy}$	= Abschlag (x = EQ-5D-Dimension; y = Antwortlevel)
b_{xy}	= Dummy-Variable
b.2	= 1 falls Antwortlevel gleich 2 oder 3
b.3	= 1 falls Antwortlevel gleich 3
e_i	= Residuum

Zur Verdeutlichung soll im Folgenden ein Beispiel gerechnet werden. Beantwortet beispielsweise ein Teilnehmer die Fragen 1 bis 3 mit dem Antwortlevel 1, die Frage 4 mit dem 2. Level und Fragestellung 5 mit dem Antwortlevel 3 (Gesundheitszustand 11123), ergibt sich folgender Index:

$$QoL\ 11123 = (ß_0 * ß_{11} * ß_{12} * ß_{13} * ß_{42} * ß_{52} * ß_{53}) - 1$$

$$= 1{,}9256 * 1{,}00 * 1{,}00 * 1{,}00 * 0{,}9403 * 1{,}0172 * 0{,}8373 = 0{,}5431$$

In der Anlage befinden sich alle Indexwerte für die möglichen Gesundheitszustände. In welcher Form der EQ-5D zur Ermittlung von QALY-Werten eingesetzt wird, wird anhand eines Beispiels im nächsten Abschnitt erörtert.

Beispiel der Anwendung des EQ-5D zur Ermittlung von QALY-Werten

Der EQ-5D ist maßgeblich (wenn auch nicht ausschließlich) von Ökonomen mit entwickelt worden. Daraus wird deutlich, welche Relevanz die sogenannten intangiblen Kosten und Nutzen einer Maßnahme bei ökonomischen Evaluationen im Gesundheitswesen in den

Tabelle 2: Abschläge zur Berechnung des Index-Wertes

Antwortlevel / Dimension	Abschläge pro Antwortlevel					
	Keine Probleme 1		Einige Probleme 2		Extreme Probleme 3	
Konstanter Faktor = 0,9268**						
1. Mobilität	1,00	$(ß_{11})$	0,9184**	$(ß_{12})$	0,7793*	$(ß_{13})$
2. Hygiene	1,00	$(ß_{21})$	0,9742	$(ß_{22})$	0,8388**	$(ß_{23})$
3. Allgemeine Aktivitäten	1,00	$(ß_{31})$	0,9213**	$(ß_{32})$	0,9929	$(ß_{33})$
4. Schmerzen / körperliche Beschwerden	1,00	$(ß_{41})$	0,9403**	$(ß_{42})$	0,7461**	$(ß_{43})$
5. Angst / Depression	1,00	$(ß_{51})$	1,0172	$(ß_{52})$	0,8373**	$(ß_{53})$
R^2					0,36	

** statistisch signifikant ($\alpha < 0{,}01$)

letzten Jahren gewonnen haben. In Kosten-Wirksamkeits-Studien werden die Ergebnisse von Lebensqualitätsanalysen genutzt, indem die Kosten direkt auf die damit verbundenen Lebensqualitätsgewinne bezogen werden (z.B. der Quotient Kosten pro ein Prozent mehr Lebensqualität). Bei der letztgenannten Form der Wirtschaftlichkeitsanalyse sind (im Gegensatz zur Kosten-Nutzwert-Analyse) Indexinstrumente zur Lebensqualitätsmessung nicht unbedingt erforderlich: Es ist auch möglich, die Kosten auf den Lebensqualitätsunterschied gemessen an einer bestimmten Dimension eines Profilinstrumentes zu beziehen. In der Regel werden aber auch hier Indexinstrumente eingesetzt, um eine Beliebigkeit der Auswahl des angemessenen Lebensqualitätswertes zu vermeiden. Im folgenden Abschnitt soll anhand einer Studie zur Evaluation von Lebertransplantationen demonstriert werden, wie die Lebensqualitätseffekte in der Gesundheitsökonomie in Kosten-Nutzwert-Analysen einbezogen werden (GREINER 1999).

EQ-5D-Werte vor und nach Lebertransplantation

Zur ökonomischen Evaluationen der Lebertransplantation wurden im Rahmen eines interdisziplinären Forschungsprojektes, an dem Mediziner, Ökonomen und Sozialwissenschaftler beteiligt waren, bei 60 Lebertransplantationen eine Ermittlung der Kosten und der Lebensqualität vor und nach der Operation durchgeführt. Eine wichtige Fragestellung der Studie war das Verhältnis von Kosten und Nutzen von Lebertransplantationen im Vergleich zu anderen Gesundheitsleistungen. Alle Patienten auf der Warteliste für die Lebertransplantation an der Medizinischen Hochschule Hannover (MHH) wurden gebeten, mehrere Lebensqualitätsfragebögen auszufüllen. Dazu gehörte unter anderem der EQ-5D, mit dem die Patienten auch nach der Transplantation in regelmäßigen Abständen bei den anschließenden Kontrolluntersuchungen erneut befragt wurden (14. postoperativer Tag, 1., 3., 6. 12. und teilweise 14. postoperativer Monat).

Nach dem ersten Schreiben an alle Wartelistenpatienten wurde der Fragebogen den Leberpatienten alle drei Monate erneut zugesandt. 215 der insgesamt 271 Patienten auf der Warteliste für Lebertransplantation (79%) schickten den Fragebogen wieder zurück. Als Gründe für fehlende Lebensqualitätsmessungen sind vor allem Sprachprobleme ausländischer Patienten oder Verweigerung zu nennen. Für jeden transplantierten Patienten lag wenigstens eine Prä-Transplantations-Messung vor, wie aus *Tab. 3* zu entnehmen ist.

48,2% der Patienten auf der Warteliste und 48,7% der transplantierten Patienten waren Frauen (*Tab. 4*). Wenn transplantierte Patienten auch tendenziell eine etwas höhere Schulbildung haben und einer etwas höheren Einkommensschicht angehören, sind diese Unterschiede zur Gesamtgruppe statistisch nicht signifikant.

Ein paarweiser Vergleich der VAS- und der EQ-5D-Indexwerte vor und nach der Lebertransplantation wurden mittels eines einfachen T-Tests sowie eines nicht-parametrischen Rangsummentestes (Wilcoxon) durchgeführt. Es zeigten sich hoch-signifikante Mittelwertunterschiede zwischen den beiden Variablen (*Tab. 5*). Da nicht alle Patienten die Fragebögen zurückgesandt haben, basieren diese Berechnungen auf 33 Patientendaten für die VAS- und 37 EQ-5D-Index-Werten.

Der sehr stabile Verlauf der Lebensqualität nach Lebertransplantation ist in *Abb. 1* dargestellt. Die Werte für weibliche Patienten sind zu jedem Zeitpunkt geringer als für Männer. Die Lebensqualität erhöht sich signifikant im Laufe der ersten drei Monate nach der Transplantation, während sie kurz nach der Operation sogar geringer ist als zuvor. In den nachfolgenden Monaten erreichen die Lebensqualitätswert ein Niveau, das annähernd dem der Normalbevölkerung entspricht.

Lebensqualitätseffekte nach Lebertransplantationen sind nach diesen Ergebnisse offenbar hinreichend valide und sensitiv mit der deutschen

Tabelle 3: Zahl der Patienten je Befragungszeitpunkt

Befragungszeitpunkt	Patientenzahl
Warteliste	
Mehr als 270 Tage vor Transplantation	13
181 – 270 Tage vor Transplantation	22
91 – 180 Tage vor Transplantation	21
31 – 90 Tage vor Transplantation	25
< 31 Tage vor Transplantation	19
Patienten auf der Warteliste ohne Transplantation	140
Transplantierte Patienten	
14 Tage nach Transplantation	50
Ein Monat nach Transplantation	49
Drei Monate nach Transplantation	55
Sechs Monate nach Transplantation	48
Zwölf Monate nach Transplantation	24
Mehr als ein Jahr nach Transplantation	15

Tabelle 4: Sozio-demographische Merkmale der Patienten auf Warteliste

	Zahl der Patienten auf Warteliste	Zahl der Patienten ohne Transplantation auf Warteliste	Zahl der später transplantierten Patienten auf Warteliste
Geschlecht			
weiblich	104 (48,4%)	67 (48,2%)	37 (48,7%)
männlich	111 (51,6%)	72 (51,8%)	39 (51,3%)
	215 (100%)	139 (100%)	76 (100%)
Bildungsniveau			
Geringes Niveau (ohne Ausbildung, angelernt)	47 (21,8%)	28 (20,2%)	19 (25,0%)
Mittleres Niveau (betriebl. Ausbildung)	110 (51,2%)	78 (56,1%)	32 (42,1%)
Höheres Niveau (Abitur, Studium)	46 (21,4%)	22 (15,8%)	24 (31,6%)
Fehlende Werte	12 (5,6%)	11 (7,9%)	1 (1,3%)
	215 (100%)	139 (100%)	76 (100%)
Monatliches Nettoeinkommen			
< 1.500 DM	19 (8,8%)	14 (10,1%)	5 (6,6%)
1.500 DM - 2.500 DM	42 (19,5%)	24 (17,3%)	18 (23,7%)
2.500 DM - 3.500 DM	55 (25,6%)	34 (24,5%)	21 (27,6%)
> 3.500 DM	75 (34,9%)	48 (34,5%)	27 (35,5%)
Fehlende Werte	24 (11,2%)	19 (13,6%)	5 (6,6%)
	215 (100%)	139 (100%)	76 (100%)

Tabelle 5: Mittlere Lebensqualitätswerte vor und nach Lebertransplantation

Variable	n	Mittlerer Wert vor Transplantation (Warteliste)	Mittlerer Wert nach Transplantation (zwischen 6 und 12 Monate nach Transplantation)	t-Test (p-Wert)	Wilcoxon-Test (p-Wert)
VAS	33	58	77	0,001	0,0003
EQ-5D-Wert	37	69	80	0,001	0,0014

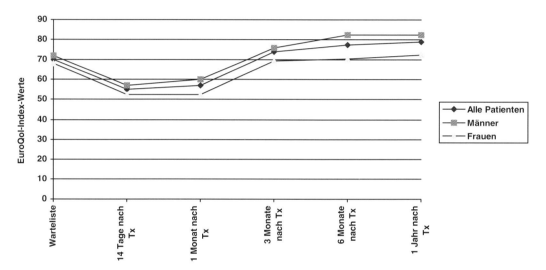

Abb. 1: Lebensqualität vor und nach Lebertransplantation *(EQ-5D-Index-Werte)*

Version des EQ-5D zu bewerten. Für die folgende Berechnung des Kosten-Nutzwert-Quotienten wurden diese Lebensqualitätsdaten als Näherungswert für Nutzwerte verwendet.

Berechnung qualitätskorrigierter Lebensjahre

Bei Kosten-Nutzwert-Analysen werden in der Regel Berechnungen von qualitätskorrigierten Lebensjahren (QALYs) (SCHÖFFSKI & GREINER 1998) vorgenommen. Dabei werden die Lebensjahre anhand eines Lebensqualitätsindexes, der zwischen 0 und 1 standardisiert ist, bewertet. In *Tab. 6* ist die Berechnung der gewonnenen QALYs nach einer Lebertransplantation unter Berücksichtigung eines Diskontierungszinssatz von 5% wiedergegeben.

Eine Lebertransplantation führt im Durchschnitt zu 3,85 gewonnenen qualitätskorrigierten Lebensjahren. Dieser relativ geringe Wert ist vor allem auf die Mortalität nach Transplantation zurückzuführen, die zum Zeitpunkt der Studie (1994) noch wesentlich höher war als zum heutigen Zeitpunkt. Zudem war der EQ-5D-Indexwert vor Transplantation mit 69 (von höchstens 100) überraschend hoch, was rechnerisch den möglichen Zugewinn an Lebensqualität nach Transplantation begrenzt.

Tabelle 6: Berechnung der QALYs nach Lebertransplantation

Zeitraum nach Tx	Überlebensrate Patient	LQ-Index	Gewonnene QALYs	Kumulierte QALYs
14 Tage	96%	0,55	-0,006	-0,006
1 Monat	85%	0,58	-0,005	-0,011
3 Monate	77%	0,74	-0,004	-0,015
6 Monate	72%	0,78	0,015	0,000
1 Jahr	66%	0,79	0,039	0,039
2 Jahre	59%	0,8	0,476	0,515
3 Jahre	57%	0,8	0,419	0,934
4 Jahre	53%	0,8	0,379	1,313
5 Jahre	51%	0,8	0,342	1,655
6 Jahre	48%	0,8	0,310	1,965
7 Jahre	46%	0,8	0,281	2,246
8 Jahre	45%	0,8	0,258	2,504
9 Jahre	44%	0,8	0,239	2,743
10 Jahre	41%	0,8	0,219	2,962
11 Jahre	37%	0,8	0,193	3,155
12 Jahre	33%	0,8	0,164	3,319
13 Jahre	29%	0,8	0,138	3,457
14 Jahre	25%	0,8	0,113	3,570
15 Jahre	21%	0,8	0,092	3,662
16 Jahre	17%	0,8	0,071	3,733
17 Jahre	12%	0,8	0,053	3,786
18 Jahre	8%	0,8	0,036	3,822
19 Jahre	4%	0,8	0,021	3,843
20 Jahre	0%	0,8	0,007	3,850

Berechnung des Kosten-Nutzwert-Quotienten

Bei der parallel zur Lebensqualitätsanalyse prospektiv durchgeführten Kostenberechnung wurden (bei einer Diskontierung in Höhe von 5%) bei der Lebertransplantation auf einen Zeitraum von 20 Jahren gerechnet mittlere zusätzliche Kosten in Höhe von 295.626 DM errechnet. Bezogen auf einen Zugewinn von 3,85 QALYs „kostet" ein zusätzliches qualitätskorrigiertes Lebensjahr 76.796 DM. Dies ist ein im Vergleich zu anderen Gesundheitsgütern ausgesprochen hoher Wert. Die Lebertransplantation ist somit nach seinerzeitigen Stand der Medizin mit vergleichsweise hohen Kosten pro Nutzwerteinheit verbunden.

Die Studie hat gezeigt, wie ein Lebensqualitätsindexinstrument herangezogen werden kann, um auch für die ökonomischen Bewertung einer Gesundheitsleistung verwendet zu werden. Das Ergebnis zeigt auch, dass nicht jede

Maßnahme im Gesundheitswesen, die unbestritten für die Betroffenen mit hohem Nutzen verbunden ist, wirtschaftlich sein muss. Wenn dennoch der politische Wille besteht, z.B. Transplantation von Lebern weiter zu fördern, so bedarf dies angesichts knapper Ressourcen im Gesundheitswesen einer eingehenden Begründung. Vor allem eine Senkung der (zumindest seinerzeit) relativ hohen Mortalität nach der Operation würde das Kosten-Nutzen-Verhältnis wirksam verbessern, während beispielsweise die Lebensqualitätsgewinne, die durch eine erfolgreiche Lebertransplantation möglich sind, schon jetzt evident sind.

Fazit

Im Gesundheitswesen sind auch weiterhin Budgetierungen einzelner Leistungsbereiche sowie Beschränkungen des Leistungskataloges zu erwarten. Für rationale Entscheidungen ist in diesem Zusammenhang eine stärkere Nutzung von Wirtschaftlichkeitsuntersuchungen wünschenswert. Dies gilt sowohl für eher staatlich gelenkte Systeme, die einen hohen Regulierungsgrad aufweisen, als auch für Systeme mit höherer Vertragsfreiheit, bei denen dezentral entschieden werden muss, welche Leistungen in welchem Umfang und zu welchem Preis angeboten werden sollen. Die Messung der Patientenlebensqualität wird aus diesem Grunde sowohl in der gesundheitsökonomischen Forschung als auch im klinischen Alltag zukünftig größeren Raum einnehmen. Dazu sind praktikable Instrumente notwendig, die sich flexibel in den unterschiedlichen Studiensituationen einsetzen lassen.

Auch aus betriebswirtschaftlicher Sicht macht die Erhebung von Lebensqualitätswerten (z.B. in Krankenhäusern) zukünftig durchaus Sinn. Für ein umfassendes betriebliches Controlling sollten neben der routinemäßigen Erfassung von Kostendaten auch eine entsprechende Erhebung von Ergebnisvariablen (neben der Mortalität klinische Parameter und Lebensqualität) erfolgen. Die auch vom Gesetzgeber geforderte Qualitätssicherung im Gesundheitswesen[5] bietet hier den Anknüpfungspunkt, mit Hilfe von regelmäßigen Erhebungen der Patientenlebensqualität neben dem ärztlichen und pflegerischen auch dem ökonomischen Ziel einer Verbesserung des Behandlungsergebnisses bei gegebenen Ressourcen näherzukommen.

Der EQ-5D stellt neben dem Health Utility Index (HUI) (FEENY et al. 1996) eine der gebräuchlichsten Optionen für eine krankheitsübergreifende und indexorientierte Messung der Lebensqualität dar. Die besonderen Vorteile des Fragebogens liegen in seiner Internationalität, die Vergleiche auch länderübergreifend möglich machen, in seiner Praktikabilität (insbesondere seine Kürze und Einsetzbarkeit in postalischen Befragungen) sowie in seiner für eine ganze Reihe von Indikationen bereits nachgewiesenen Validität und Reliabilität. Naturgemäß ist andererseits die Sensitivität eines krankheitsspezifischen Instrumentes, das zudem noch auf einen Einzelwert aggregiert wurde, weniger hoch als ein Dimensionswert eines krankheitsspezifischen Profilinstrumentes (MEYERS & WILKS 1999). Deshalb sollte der EQ-5D möglichst immer zusammen mit einem krankheitsspezifischen Instrument eingesetzt werden, um zusätzliche Informationen zu Einzelaspekten des jeweiligen Gesundheitszustandes zu erhalten.

Der angesprochene Verlust an Informationen ergibt sich durch die Aggregationsproblematik auf einen einzelnen Wert, was aber auch auf die einzelnen Dimensionswerte von Profilinstrumenten zutrifft. Der EQ-5D löst diese Frage durch eine spezielle Aggregationsvorschrift, die auf den Befragungswerten einer repräsentativen Bevölkerungsstichprobe basieren. Diese Modellierung des EQ-5D-Indexwertes wird international heute mittels wohlfahrtstheoretisch fundierter Konzepte wie dem Time-Trade-

---

[5] § 137 SGB V

Off-Ansatz durchgeführt. Dazu sind (wie in Deutschland bereits erfolgt) aufwendige Interviewstudien notwendig.

Erste statistische Vergleiche der EQ-5D-Untersuchungsergebnisse in Spanien, England und Deutschland, deren bevölkerungsbasierte Studien auf dem Time-Trade-Off-Ansatz basierten, ergaben, dass die Modellierungswerte sich international (zumindest in den genannten Ländern) nur marginal unterscheiden. Diese Vergleichsstudien sind noch nicht abgeschlossen, könnten aber durchaus zu einem über die nationalen Grenzen hinaus gültigen Modell führen. Dies würde die Anwendung des Instrumentes in internationalen Studien noch weiter vereinfachen. Weitere interessante Forschungsansätze liegen in der zukünftigen Entwicklung von speziellen derivaten Versionen des EQ-5D. So hat die EuroQol-Gruppe sich bereits mit einer krankheitsspezifischen Version für Zahnmedizin (KIND et al. 1999) sowie mit einer kindgerechten Fassung des Fragebogens beschäftigt, die sich aber noch in der Entwicklung befinden. Nach über zehn Jahren, die die EuroQol-Gruppe mittlerweile besteht, wird der EQ-5D auf diese Weise ständig weiterentwickelt und den wachsenden Bedürfnissen der Lebensqualitätsstudien angepasst.

Anhang
Geschätze Lebensqualitätsindex-Werte des EQ-5D für Deutschland

Gesundheits-zustand	Geschätzer Indexwert	Gesundheits-zustand	Geschätzer Indexwert	Gesundheits-zustand	Geschätzer Indexwert
11111	,9268	11312	,7929	12213	,4729
11112	,9599	11313	,5012	12221	,6261
11113	,6411	11321	,6573	12222	,6541
11121	,8118	11322	,6858	12223	,3850
11122	,8429	11323	,4116	12231	,2132
11123	,5431	11331	,2365	12232	,2341
11131	,3518	11332	,2578	12233	,0333
11132	,3750	11333	,0532	12311	,7171
11133	,1513	12111	,8771	12312	,7466
11211	,7752	12112	,9094	12313	,4624
11212	,8057	12113	,5987	12321	,6146
11213	,5119	12121	,7650	12322	,6423
11221	,6692	12122	,7954	12323	,3751
11222	,6979	12123	,5033	12331	,2046
11223	,4216	12131	,3169	12332	,2254
11231	,2454	12132	,3395	12333	,0260
11232	,2668	12133	,1216	13111	,5745
11233	,0607	12211	,7294	13112	,6016
11311	,7626	12212	,7591	13113	,3410

Gesundheits-zustand	Geschätzer Indexwert	Gesundheits-zustand	Geschätzer Indexwert	Gesundheits-zustand	Geschätzer Indexwert
13121	,4805	21212	,6583	22233	-,0510
13122	,5060	21213	,3885	23111	,4460
13123	,2609	21221	,5330	23112	,4709
13131	,1046	21222	,5593	23113	,2316
13132	,1236	21223	,3056	23121	,3597
13133	-,0592	21231	,1438	23122	,3831
13211	,4506	21232	,1634	23123	,1581
13212	,4755	21233	-,0259	23131	,0145
13213	,2355	21311	,6187	23132	,0319
13221	,3640	21312	,6466	23133	-,1360
13222	,3874	21313	,3787	23211	,3322
13223	,1617	21321	,5221	23212	,3551
13231	,0177	21322	,5483	23213	,1347
13232	,0352	21323	,2964	23221	,2527
13233	-,1332	21331	,1356	23222	,2742
13311	,4403	21332	,1552	23223	,0669
13312	,4651	21333	-,0328	23231	-,0654
13313	,2267	22111	,7239	23232	-,0493
13321	,3543	22112	,7536	23233	-,2040
13322	,3776	22113	,4683	23311	,3228
13323	,1535	22121	,6210	23312	,3455
13331	,0104	22122	,6489	23313	,1266
13332	,0278	22123	,3806	23321	,2438
13333	-,1394	22131	,2094	23322	,2652
21111	,7696	22132	,2302	23323	,0593
21112	,8000	22133	,0301	23331	-,0720
21113	,5071	22211	,5882	23332	-,0560
21121	,6639	22212	,6156	23333	-,2096
21122	,6925	22213	,3527	31111	,3790
21123	,4172	22221	,4934	31112	,4027
21131	,2415	22222	,5191	31113	,1745
21132	,2628	22223	,2720	31121	,2967
21133	,0574	22231	,1142	31122	,3190
21211	,6303	22232	,1334	31123	,1044

EQ–5D (EuroQol)

V – 2

Gesundheits-zustand	Geschätzer Indexwert	Gesundheits-zustand	Geschätzer Indexwert	Gesundheits-zustand	Geschätzer Indexwert
31123	,1044	32121	,2632	33112	,1463
31131	-,0325	32122	,2850	33113	-,0402
31132	-,0159	32123	,0759	33121	,0596
31133	-,1760	32131	-,0575	33122	,0778
31211	,2705	32132	-,0413	33123	-,0975
31212	,2924	32133	-,1973	33131	-,2094
31213	,0821	32211	,2377	33132	-,1958
31221	,1947	32212	,2590	33133	-,3267
31222	,2152	32213	,0542	33211	,0382
31223	,0175	32221	,1638	33212	,0561
31231	-,1087	32222	,1838	33213	-,1158
31232	-,0933	32223	-,0088	33221	-,0238
31233	-,2409	32231	-,1317	33222	-,0070
31311	,2615	32232	-,1167	33223	-,1686
31312	,2832	32233	-,2604	33231	-,2716
31313	,0744	32311	,2289	33232	-,2591
31321	,1862	32312	,2501	33233	-,3797
31322	,2066	32313	,0467	33311	,0308
31323	,0103	32321	,1556	33312	,0486
31331	-,1150	32322	,1754	33313	-,1220
31332	-,0998	32323	-,0158	33321	-,0307
31333	-,2462	32331	-,1378	33322	-,0140
32111	,3434	32332	-,1230	33323	-,1745
32112	,3666	32333	-,2657	33331	-,2768
32113	,1442	33111	,1269	33332	-,2644
				33333	-,3841

Literatur

BROOKS R: EuroQol – the current state of the play. Health Policy 37 (1996) 53-72

DOLAN P, GUDEX C, KIND P, WILLIAMS A: The time trade-off method – results from a general population study. Health Economics 5 (1996) 141-154

DRUMMOND MF, STODDART GL, TORRANCE GW: Methods for the Economic Evaluation of Health Care Programms, Oxford (1989)

DRUMMOND MF, TEELING SCHMITH G, WELLS N: Wirtschaftlichkeitsanalyse bei der Entwicklung von Arzneimitteln. Medizinisch Pharmazeutische Studiengemeinschaft e.V., Bonn (1989)

ESSINK-BOT ML, STOUTHARD MEA, BONSEL GJ: Generalizability of valuations on health states collected with the EuroQol© questionaire. Health Economics 2 (1993) 237-246

FEENY DH, TORRANCE GW, FURLONG WJ: Health Utility Index. In: SPILKER B (ed.): Quality of Life and

Pharmacoeconomics in Clinical Trials. Lippincott-Raven, Philadelphia, New York (1996) 239-252

GREINER W: Ökonomische Evaluationen von Gesundheitsleistungen – Fragestellungen, Methoden und Grenzen dargestellt am Beispiel der Transplantationsmedizin. In: GÖFGEN G, OBERENDER P: Gesundheitsökonomische Beiträge, Band 31. Nomos, Baden-Baden (1999)

HENKE K-D: Die Kosten der Gesundheit und ihre Finanzierung – Vortrag auf der Jahrestagung des Deutschen Vereins für Versicherungswissenschaft am 04.03.1993 in Karlsruhe. Zeitschrift für die gesamte Versicherungswissenschaft 1/2 (1993) 97-122

KIND P, BOYD T, CORSON M: Measuring dental health status – Calibrating a context specific instrument. In: GREINER W, SCHULENBURG J-M GRAF VD, PIECY J: EuroQol Plenary Meeting Hannover 1998, Hannover (1999) 200-211

MEYERS C, WILKS D: Comparison of EuroQol and SF-36 in patients with chronic fatigue syndrome. Quality of Life Research 8 (1999) 9-16

SCHÖFFSKI O: Lebensqualitätsbewertung im Gesundheitswesen als Problem der Medizin und der Ökonomie. In: APFEL K-O, KETTNER M: Mytos Wertfreiheit? Neue Beiträge zur Objektivität in den Human- und Kulturwissenschaften. Frankfurt am Main (1994) 259-273

SCHÖFFSKI O, GREINER W: Das QALY-Konzept zur Verknüpfung von Lebensqualitätseffekten mit ökonomischen Daten. In: SCHÖFFSKI O, GLASER P, SCHULENBURG J-M GRAF VD: Gesundheitsökonomische Evaluationen – Grundlagen und Standortbestimmung. Springer, Berlin (1998) 203-222

SCHULENBURG J-M, GREINER W, UBER A et al.: Ökonomische Bewertung von Leistungen im Bereich des Gesundheitswesens. In: Institut für Versicherungsbetriebslehre der Universität Hannover: Diskussionspapier der Reihe Gesundheitsökonomik 6, Hannover (1994)

SCHULENBURG J-M, SCHÖFFSKI O: Kosten-Nutzen-Analysen im Gesundheitswesen. In: NAGEL E, FUCHS C: Soziale Gerechtigkeit im Gesundheitswesen – Ökonomische, ethische, rechtliche Fragen am Beispiel der Transplantationsmedizin. Berlin (1993) 168-185

The EuroQol Group: EuroQol – a new facility for the measurement of health-related quality of life. Health Policy 16. Jg. (1990) 199-208

V – 3
Patientennutzen, Zahlungsbereitschaft und Lebensqualität

CHRISTIAN KRAUTH und JENS RIEGER, Hannover

Einleitung: Alternative Ansätze der Nutzenbewertung

Gesundheitsökonomische Evaluationsstudien stellen Kosten und Outcomes medizinischer Interventionen einander gegenüber, um Entscheidungen über die Einführung neuer Gesundheitstechnologien zu unterstützen. Dabei werden patientenbezogene Kosten und Nutzen der Interventionen oftmals nicht oder nicht vollständig einbezogen (DRUMMOND et al. 1997). Aus gesellschaftlicher Sicht müssen die Kosten und Nutzen der Patienten und ihrer Angehörigen jedoch möglichst umfassend in die Analyse eingehen und operationalisiert werden. Die patientenbezogenen Kosten und Nutzen können – gerade bei chronischen Erkrankungen – ein erhebliches Ausmaß erreichen. Es existieren zwei grundlegende Ansätze zur Abbildung subjektiver Outcomes, die sich hinsichtlich ihrer „philosophischen Grundlagen" unterscheiden:

- das Konzept der qualitätsadjustierten Lebensjahre (QALY) und
- der Zahlungsbereitschaftsansatz (willingness to pay approach: WTP-Ansatz).

In diesem Beitrag soll diskutiert werden, inwieweit der WTP-Ansatz eine Alternative zu dem in der gesundheitsökonomischen Evaluation dominierenden QALY-Konzept darstellen kann. Der Beitrag ist wie folgt aufgebaut: zunächst wird in Abschnitt „Zahlungsbereitschaftsanalyse" der WTP-Ansatz dargestellt, anschließend erfolgt in Abschnitt „Vergleich von QALY- und Zahlungsbereitschaftskonzept" ein konzeptueller und methodischer Vergleich von QALY-Konzept und WTP-Ansatz. Dabei werden die theoretischen Grundlagen der beiden Ansätze verglichen, die Berührungspunkte der beiden Ansätze diskutiert und deren Auswirkungen auf Allokation und Distribution analysiert. Abschließend werden die beiden Ansätze hinsichtlich ihrer Bedeutung für gesundheitsökonomische Analysen diskutiert.

Zahlungsbereitschaftsanalyse

Der WTP-Ansatz basiert (als Bestandteil der Kosten-Nutzen-Analyse) auf den theoretischen Grundlagen der Wohlfahrtsökonomik. Die Wohlfahrtsökonomik macht normative Aussagen, z.B. – im Gesundheitssektor – hinsichtlich der Einführung von Gesundheitstechnologien. Sie geht von den Annahmen aus, dass die Individuen ihren eigenen Nutzen am besten einschätzen können (Konsumentensouveränität) und dass die Einkommensverteilung nach Einführung der Gesundheitstechnologie den distributionspolitischen Vorstellungen der Gesellschaft entspricht. Zentral für die Wohlfahrtstheorie sind die Kriterien der Pareto-Verbesserung respektive potentiellen Pareto-Verbesserung (Kaldor-Hicks-Kriterium). Entsprechend dem Pareto-Kriterium gilt eine Gesundheitspolitik dann als vorteilhaft, wenn durch die Einführung einer Gesundheitstechnologie zumindest ein Individuum besser gestellt wird und gleichzeitig kein Individuum schlechter gestellt wird als vor der Einführung des Gesundheitsprogramms. Das Kaldor-Hicks-Kriterium postuliert, dass eine Gesundheitspolitik auch dann vorteilhaft ist, wenn sie Verlierer produziert: nämlich dann, wenn die Gewinner der Gesundheitspolitik die Verlierer (über Ausgleichszahlungen) kompensieren könnten (so dass die Verlierer ihren ursprünglichen Nutzen realisieren) und sich noch immer besser stellen. Dabei wird jedoch nicht gefordert, dass die Kompensation auch tatsächlich erfolgt. Auf dem potentiellen Pareto-Kriterium basiert die Kosten-Nutzen-Analyse, die sämtliche Nutzen- und Kostengrößen monetär bewertet und ein Gesundheitsprogramm dann als vorteilhaft ansieht, wenn der Nettonutzen (Nutzen minus Kosten) positiv ist.

Konzepte der Zahlungsbereitschaftsanalyse

Zur Ermittlung der individuellen Zahlungsbereitschaft für Gesundheit bestehen zwei grundsätzliche Ansätze:

- indirekte Schätzungen aus Beobachtungen über das Entscheidungsverhalten der Individuen auf Märkten (revealed preference approach) und
- direkte Schätzungen über Befragungen der Individuen in hypothetischen Szenarien (contingent valuation method: CVM).

Bei den indirekten Schätzungen wird berücksichtigt, dass Individuen das eigene gesundheitliche Risikoprofil beeinflussen können. Aus dem Entscheidungsverhalten – insbesondere bezüglich Berufsausübung und Konsum – soll auf die WTP für Gesundheit geschlossen und der Wert eines statistischen Lebens abgeleitet werden.

Bei der Analyse der Berufsausübung wird berücksichtigt, dass Berufe unterschiedliche Unfall- und Gesundheitsrisiken beinhalten. Es ist unterstellt, dass Individuen Gesundheit präferieren und entsprechend einen gefährlicheren Beruf (wie z.B. Bergarbeiter) nur bei zusätzlicher Entlohnung auszuüben bereit sind. Die individuelle Zahlungsbereitschaft bestimmt sich dementsprechend aus den Lohndifferentialen von risikoreichen gegenüber ungefährlichen Berufen (wage risk studies). Aus dem Lohndifferential für die Risikoübernahme (bestimmt aus epidemiologischen Studien) kann dann der Wert eines statistischen Lebens hochgerechnet werden: Wenn z.B. jeder in einer Population von 100.000 Arbeitern bereit ist, ein erhöhtes Sterberisiko von 2 zu 100.000 gegenüber 0 zu 100.000 (in einem ungefährlicheren Beschäftigungsverhältnis) für eine zusätzliche Entlohnung von DM 20 zu akzeptieren, dann beträgt die aggregierte Risikoprämie DM 2.000.000 und der Wert eines statistischen Leben beträgt DM 1.000.000 (bei statistisch 2 Sterbefällen in einer Population von 100.000 Personen).

Bei der Analyse des Konsumverhaltens der Individuen wird auf Entscheidungen abgestellt, die einen direkten trade-off von Sicherheit und Vermögen beinhalten (consumer valuations of safety). Beispiele sind der Einbau von Rauchmeldern und der Erwerb optionaler Airbags. Die Ableitung der WTP für eine Reduktion des Sterberisikos erfolgt analog zum Vorgehen bei Arbeitsplatzrisiken.

Für indirekte Schätzungen der WTP spricht, dass sie auf tatsächlichen Entscheidungen der Individuen beruhen. Empirische Analysen zeigen jedoch eine erhebliche Bandbreite in der hochgerechneten Bewertung eines statistischen Lebens (VISCUSI 1993: Unterschiede um den Faktor 30) und die Ergebnisse scheinen stark kontextabhängig zu sein. Es erweist sich als problematisch, die zahlreichen potentiellen confounder zu kontrollieren. Gegen indirekte Schätzungen der WTP wird außerdem eingewendet, dass die Studien nicht auf rationalen Entscheidungen beruhen, wie von der Ökonomik unterstellt. Dies ist insbesondere in den Unvollkommenheiten auf dem Arbeitsmarkt und den begrenzten Informationen der Individuen bezüglich der Gesundheits- und Sterberisiken begründet.

In der gesundheitsökonomischen Literatur wird – wegen der dargestellten Probleme des revealed preference approach – überwiegend versucht, Zahlungsbereitschaften für Leben und Gesundheit über direkte Befragungen abzuleiten. Die weitere Diskussion konzentriert sich folglich auf die CVM.

Bei direkten Schätzungen sollen Individuen auf der Grundlage von hypothetischen Szenarien ihre maximale WTP für bestimmte Gesundheitsprogramme (respektive für bestimmte Änderungen im Gesundheitszustand) offenlegen. Mit den direkten Schätzungen soll das Verhalten auf Märkten simuliert werden. Es wird dabei unterstellt, dass das Individuum für ein Gesundheitsprogramm solange zu zahlen bereit ist, wie der Nutzen des Programms größer ist als der mit dem gleichen Geldbetrag realisierbare Nutzen aus anderen Konsumalternativen. Die maximale WTP kennzeichnet den Punkt, an dem (monetär bewerteter) Nutzen und Geldbetrag als gleich eingeschätzt werden.

Mit diesem Ansatz werden für verschiedene Interventionen Zahlungsbereitschaften ermittelt, so z.B. für

- unterschiedliche Verfahren zum Schwangerschaftsabbruch (GIBB et al. 1998),
- Diagnosesicherheit bei unspezifischen Magenbeschwerden (HIRTH et al. 1999),
- unterschiedliche Verfahren zur Behandlung von infertilen Paaren (VAN VOORHIS et al. 1998),
- Rettungshubschrauber, Herz- und Hüftoperationen (OLSEN et al. 1998),
- ein Medikament zur Verminderung der Transfusionsrate (ORTEGA et al. 1998) oder
- eine Hormonsubstitutionstherapie (TAMBOUR & ZETHRAEUS 1998).

Dabei kann die kontingente Bewertung durch die Erfragung der Zahlungsbereitschaften (willingness to pay) für einen Vorteil – z.B. die Einführung eines Gesundheitsprogramms – oder der geforderten Ausgleichszahlungen (willingness to accept) für einen Nachteil – z.B. Nichteinführung eines Gesundheitsprogramms – erfolgen. Sofern die Einkommenseffekte gering sind, sollten die beiden Bewertungsansätze – willingness to pay und willingness to accept – aus theoretischer Perspektive identisch sein. Empirische Studien weisen jedoch teilweise deutliche Unterschiede aus. Eine Erklärung dafür ist, dass Individuen besser vertraut sind mit Kauf- als mit Verkaufsentscheidungen. Dementsprechend wird teilweise die Empfehlung ausgesprochen, den WTP-Ansatz bevorzugt zu benutzen (O'BRIEN & GAFNI 1996).

Anforderungen an die Bildung von Szenarien für Zahlungsbereitschaftsanalysen

Ein wesentliches Problem bei den direkten Schätzungen der WTP ist, dass es sich nicht um reale Entscheidungssituationen handelt. Die Güte der Schätzung hängt davon ab, wie gut die Probanden sich den Nutzen eines Gesundheitsprogramms (respektive einer Verbesserung des Gesundheitszustandes) vorstellen können. Dementsprechend kommt einer umfassenden, realistischen und nachvollziehbaren Szenarienbeschreibung zentrale Bedeutung zu. Das Szenario ist strukturiert zu formulieren, um die Befragten mit einem wohldefinierten Entscheidungsproblem zu konfrontieren. Das Szenario sollte – wenn möglich – auf die Erfahrungswelt der Befragten abstellen. Die Szenarienbeschreibung sollte beinhalten

- eine Beschreibung des Ausgangszustandes,
- eine Definition des Gesundheitsprogramms und seiner Alternativen,
- den realisierbaren Gesundheitsgewinn (inkl. der Berücksichtigung von Unsicherheit),
- die Zahlungsmethode und
- (implizit) die Entscheidungsregeln für die Einführung des angebotenen Programms.

Im Rahmen einer computergestützten Befragung haben z.B. JOHNSON et al. (1998) Befragten eine Entscheidungssituation vorgelegt, die zwei Zustände miteinander vergleicht und folgende Angaben enthält:

- Dauer der Lebensverlängerung in Jahren (ein bzw. vier zusätzliche Lebensjahre)
- Krankheitssymptome (bei beiden Zuständen: Kurzatmigkeit und Schwellungen in Knien und Füßen)
- Das Niveau an alltäglichen Aktivitäten (Unterschiede zwischen den Zuständen bei der Teilnahme am sozialen Leben, bei den physischen Einschränkungen und bei der Fähigkeit, für sich selbst zu sorgen)
- Erhöhung der Zahlungen für Gesundheit, die der Befragte in den nächsten drei Jahren für Maßnahmen zur Lebensverlängerung leisten muss ($ 3.000 bzw. $ 2.000) .

Integration von Unsicherheit in das Szenario

Die Berücksichtigung von Unsicherheit in den Szenarien kann über zwei Wege erfolgen: (1) das Gesundheitsprogramm kann mit einem sicheren oder unsicheren Ergebnis beschrieben werden, (2) die Befragten können als Nutzer oder lediglich als Versicherte angesprochen werden. Dementsprechend lassen sich drei potentielle Fragestellungen in den Szenarien abbilden:

(1) Bestimmung der WTP für ein sicheres Gesundheitsergebnis (sichere Änderung des Gesundheitszustandes)
(2) Bestimmung der WTP für ein unsicheres – mit einer bestimmten Wahrscheinlichkeit eintretendes – Gesundheitsergebnis
(3) WTP für den grundsätzlichen Zugang zu einem Gesundheitsprogramm, bei dem jedoch nicht sicher ist, ob eine spätere Nutzung erforderlich wird.

(2) unterscheidet sich von (1) durch die Unsicherheit auf der Angebotsseite. Bei (3) wird zusätzlich Unsicherheit auf der Nachfrageseite berücksichtigt. (1) und (2) charakterisieren die Nutzerperspektive, (3) die Versichertenperspektive.

Der Zusammenhang zwischen den drei Ansätzen der Szenarienbildung ergibt sich über die Risikoeinstellung der Individuen. Sofern Individuen (bezüglich Einkommen und Gesundheit) risikoneutral sind, führen die drei Ansätze – in theoretischer Perspektive – zu identischen Bewertungen. Im Allgemeinen sind Individuen jedoch – dies zeigen empirische Beobachtungen – risikoavers: Sie präferieren ein sicheres Ergebnis gegenüber einem unsicheren Ergebnis, das im Durchschnitt genau dem sicheren Ergebnis entspricht. Empirische Studien zeigen deutlich unterschiedliche Bewertungen (z.T. mehr als Faktor 10) zwischen Nutzer- und Versichertenperspektive, was mit der Risikoaversion der Individuen erklärt werden kann. NEUMANN & JOHANNESSON (1994) z.B. ermitteln Zahlungsbereitschaften für eine künstliche Befruchtung. Dabei unterbreiten sie den Befragten mehrere Szenarien. So werden u.a. auch Zahlungsbereitschaften aus Nutzersicht (ex post perspective) und aus Versichertensicht (ex ante perspective) ermittelt. Die Zahlungsbereitschaft aus Nutzersicht ist mit $ 177.730 pro Geburt geringer als die aus Versichertensicht in Höhe von $ 1.800.000 pro Geburt.

In der gesundheitsökonomischen Literatur wird – mit Hinweis auf das artifizielle Szenario des Benutzeransatzes in steuer- oder sozialversicherungsfinanzierten Gesundheitssystemen – gefordert, die Szenarien zur Zahlungsbereitschaftsanalyse auf den Versicherungsansatz auszurichten. In den Szenarien sind dann die potentiellen Outcomes mit ihren Eintrittswahrscheinlichkeiten zu beschreiben. In empirischen Studien überwiegt demgegenüber der Nutzeransatz. Dies läßt sich auch damit erklären, dass beim Versicherungsansatz das Handling von – bei realistischen Szenarien – äußerst geringen Eintrittswahrscheinlichkeiten problematisch ist. Probanden können zwischen Eintrittswahrscheinlichkeiten von z.B. 1 zu 10.000 und 1 zu 100.000 nur schwer unterscheiden, so dass sich bei diesen Ansätzen (ähnlich dem revealed preference approach) große Bewertungsbandbreiten einstellen.

Präferenzermittlung durch Befragung bei der CVM

Die realistische Beschreibung des Szenarios beinhaltet die adäquate Präferenzermittlung der Individuen. Das bedeutet: die Zahlungsbereitschaften sollen möglichst verzerrungsfrei erfragt werden. Die konkrete Ableitung von Zahlungsbereitschaften kann mittels unterschiedlicher Befragungsansätze* erfolgen. Die wichtigsten sind:
- open-ended-method,
- payment cards,
- bidding games und
- take-it-or-leave-it-method.

Der einfachste Befragungsansatz ist die open-ended-method. Individuen werden bei diesem Verfahren gefragt, wieviel sie für eine Gesundheitsverbesserung maximal zu zahlen bereit wären. Die open-ended-method zeichnet sich insbesondere durch einen geringen Aufwand und eine im Allgemeinen gute Verständlichkeit aus. Sie bedeutet jedoch eine kognitiv anspruchsvolle Aufgabe für die Befragten, da in üblichen Marktsituationen Individuen nicht ihre maximale WTP offenbaren, sondern bei einem vorgegebe-

---
* „contingent valuation method"

nen Preis lediglich entscheiden, ob sie das Gut erwerben wollen oder nicht. Die open-ended-method produziert relativ viele Antwortverweigerungen (JOHANNESSON 1996), da es für Probanden häufig schwierig ist, eine „realistische" Zahlungsbereitschaft ohne Anhaltspunkte zu identifizieren.

Eine mögliche Erleichterung für die Probanden sind payment cards, die aufsteigend angeordnete Gebote (z.B. auf einer Tafel) visualisieren, von denen die Befragten ein Gebot (als ihre maximale WTP) identifizieren sollen. Payment cards können zu einem sogenannten range bias führen, d.h. die maximale WTP wird durch die Bandbreite – definierte Ober- und Untergrenze – der vorgelegten Gebote beeinflusst.

Beim bidding game wird versucht, die „wahre" Zahlungsbereitschaft durch Variation der Gebotsgrenzen einzukreisen. In iterativen Fragen wird die WTP ähnlich einem Auktionsprozess bestimmt (vgl. Abb. 1). Die geäußerte WTP beim bidding game kann abhängig vom gewählten Startgebot sein (man bezeichnet dies als starting point bias). Ein starting point bias kann auftreten,

(1) weil die Befragten das Startgebot als Hinweis auf den „wahren" Wert des Gesundheitsprogramms interpretieren (insbesondere wenn sie selbst keine Vorstellung vom Programmnutzen haben) oder

(2) weil Testpersonen zu einem schnellen Spielabbruch neigen, um die Interviewzeit zu reduzieren.

Die Literatur zeigt jedoch kein einheitliches Ergebnis bezüglich des starting point bias: es existieren Studien, die einen bias nachweisen, und andere, die keine Verzerrung finden, obgleich sie auf starting point bias testen (O'BRIEN & VIRAMONTES 1994, O'BRIEN et al. 1997). Der starting point bias kann durch die Neigung der Befragten verstärkt werden, den (unterstellten) „Erwartungen" des Interviewers (respektive der befragenden Institution) zu entsprechen (compliance bias), wenn der Befragte den starting point als Hinweis auf den vom Interviewer „gewünschten" Wert ansieht.

Mit der take-it-or-leave-it-method existiert schließlich ein Ansatz, der die üblichen Marktentscheidungen am besten simuliert. Personen werden befragt, ob sie für Gesundheitsverbesserungen (bzw. für ein Gesundheitsprogramm) einen bestimmten Betrag bezahlen würden. Der vorgegebene Preis wird in der Stichprobe zufällig (in einem definierten Preisbereich) variiert. Die take-it-or-leave-it-method kann erweitert werden, indem die Befragten mehrere sukzessive Kaufentscheidungen bei variierendem Preis treffen sollen. Die Preisvariation ist zufällig, wobei jedoch die Richtung – Senkung oder Erhöhung des Preisgebotes – von den vorherigen Entscheidungen des Befragten abhängt. Bei dieser Simulationsmethode wird das Problem eines möglichen starting point bias umgangen. Nachteile sind die schwierige Bestimmung des relevanten Preisbereiches und die deutlich größere Anzahl von Probanden, die verglichen mit den anderen Befragungsmethoden benötigt wird.

In den bisherigen gesundheitsökonomischen Zahlungsbereitschaftsstudien sind nahezu alle Befragungsmethoden bereits eingesetzt worden, zunehmende Bedeutung erlangt – so scheint es – jedoch die take-it-or-leave-it-method (DIENER et al. 1998). Bisher liegen keine eindeutigen Belege

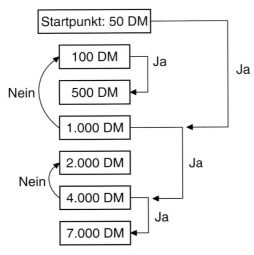

Abb. 1: Beispiel für ein bidding game

vor, welche Befragungsmethode die besten Ergebnisse liefert. Open ended Fragen werden als besonders problematisch angesehen, da sie – wie bereits erwähnt – Probanden häufig überfordern und Antwortverweigerungen provozieren. Es scheint auch, dass bei der open ended method die Befragten dazu tendieren, die Kosten des Gesundheitsprogramms zu schätzen und als ihre WTP auszugeben (JOHANNESSON et al. 1991, DONALDSON et al. 1997). Die National Oceanic and Atmospheric Administration (1993) empfiehlt, die take-it-or-leave-it-method zur Präferenzermittlung einzusetzen.

Mögliche bias bei der Durchführung der CVM

Bei der Durchführung einer Zahlungsbereitschaftsanalyse können Verzerrungen der geäußerten Zahlungsbereitschaft gegenüber der „wahren" Zahlungsbereitschaft auftreten. Die Ergebnisse der CVM können überlagert sein durch

- die Art der Fragestellung,
- strategisches Verhalten der Befragten,
- die zur Finanzierung der Gesundheitsprogramme eingesetzten Instrumente,
- den Informationsstand der Befragten oder
- den hypothetischen Charakter der Befragung.

Neben den schon genannten starting point bias, range bias und compliance bias können sich aus der Fragestellung noch weitere Verzerrungen ergeben. Zum einen kann die Art der Fragestellung die Bedeutung des zu evaluierenden Programms suggerieren (importance bias). Zum anderen kann die Art der Fragestellung dazu führen, dass der Befragte das Programm gedanklich mit anderen Gütern gleichsetzt und dann die WTP für diese Güter angibt (relational bias). Weitere Verzerrungen resultieren aus falsch entworfenen Szenarien. Dabei kann das entworfene Szenario im Widerspruch zur ökonomischen Theorie sowie den politischen oder rechtlichen Gegebenheiten stehen (theoretical misspecifications bias) oder das bewertete Programm kann sich von dem eigentlich zu bewertenden Programm unterscheiden (amenity misspecifications bias).

Aus der ökonomischen Theorie öffentlicher Güter ist bekannt, dass Personen – sofern sie nicht von der Nutzung eines Gutes ausgeschlossen werden können – zu strategischen Präferenzangaben neigen (strategic bias). Die geäußerte Zahlungsbereitschaft ist potentiell davon abhängig, wer das Gesundheitsprogramm finanziert (und ob der Befragte Patient ist oder nicht). Wenn die Befragten erwarten, dass sie im Umfang ihrer WTP zur Finanzierung des Gesundheitsprogramms herangezogen werden, tendieren sie zu niedrigeren Angaben (free rider Verhalten). Sofern sie erwarten, dass das Gesundheitsprogramm von anderen (oder z.B. der Sozialversicherung) finanziert wird, tendieren sie zu Zahlungsbereitschaftsangaben über ihrer „wahren" WTP. Diese Tendenz wird stärker, wenn der Befragte Patient ist und aus dem Gesundheitsprogramm direkten Nutzen ziehen kann.

Das Finanzierungsinstrument (Steuer, Sozialbeiträge oder Selbstfinanzierung) kann darüber hinaus die Angaben zur WTP beeinflussen, wenn sie mit Gerechtigkeitsvorstellungen der Befragten konfligieren (MÜHLENKAMP 1994). Beispiel aus dem Gesundheitssektor könnte das sogenannte Notopfer Krankenhaus sein, bei dem die Kassenmitglieder (aber nicht Privatversicherte) einen Zwangsbeitrag für die Instandhaltungskosten der Kliniken entrichten mussten.

In gesundheitsökonomischen Zahlungsbereitschaftsanalysen ergaben sich bisher keine Hinweise auf einen starken Einfluß strategischen Verhaltens (PHILLIPS et al. 1997), wobei aber der strategic bias bisher selten untersucht wurde.

Der Informationsstand der Befragten kann ebenfalls das Ergebnis der Zahlungsbereitschaftsanalyse beeinflussen. Im Zusammenhang mit dem Startgebot und der Finanzierungsform wurde die Informationsproblematik bereits diskutiert. Zusätzlich kann auch die Reihenfolge, in der die Informationen den Befragten im hypothetischen Szenario präsentiert werden, die Angaben zur WTP berühren. Auch der allgemeine Wissensstand – wie weit sich die Befragten mit der spezifischen Gesundheitsproblematik bereits befasst haben – ist zu berücksichtigen, um eine möglichst verzerrungsfreie Zahlungsbereitschaft abzuleiten. Verstärkt wird die Verzerrung durch die Tatsache, dass der befragten Person gegenüber realen Entscheidungssituationen bei der Zahlungsbereitschaftsanalyse meist weniger Zeit für die Urteilsbildung zur Verfügung steht.

Ein zusätzliches Problem der Zahlungsbereitschaftsanalyse besteht im hypothetischen Charakter des Befragungsszenarios. Er erschwert die Verbindung der konkreten Entscheidungssituation mit bisherigen Erfahrungen und kann zu Verzerrungen gegenüber einem tatsächlichen Entscheidungsverhalten führen.

Validität, Reliabilität und Sensitivität des Zahlungsbereitschaftsansatzes

Der Zahlungsbereitschaftsansatz befindet sich – zumindest in der gesundheitsökonomischen Evaluation – in einem experimentellen Stadium. Insofern kommt der psychometrischen Prüfung, ob die Instrumente der CVM geeignet sind, die „wahre" Zahlungsbereitschaft der Probanden für Gesundheitsprogramme abzubilden, erhebliche Bedeutung zu. Die zentralen Testkriterien sind Validität, Reliabilität und Sensitivität.

Die Validität eines Befragungsinstrumentes gibt an, wie gut das Instrument geeignet ist, genau das zu messen, was es zu messen beabsichtigt, also wie bedeutsam systematische Fehler in der Befragung auftreten (BORTZ & DÖRING 1995). Bei der kontingenten Bewertungsmethode besagt Validität damit, wie gut die geäußerten Zahlungsbereitschaften mit den tatsächlichen Zahlungsbereitschaften übereinstimmen (ob bei einer – späteren – Einführung des Gesundheitsprogramms und einer tatsächlichen Heranziehung der Individuen zur Finanzierung des Gesundheitsprogramms geäußerte und gezahlte Beträge übereinstimmen). Man unterscheidet drei Hauptarten der Validität:

(1) Inhaltsvalidität
(2) Kriteriumsvalidität
(3) Konstruktvalidität.

Inhaltsvalidität ist erfüllt, wenn das Befragungsinstrument – bei der CVM also das der Zahlungsbereitschaftsanalyse zugrundeliegende Szenario – das zu bewertende Objekt in seinen relevanten Bestandteilen erschöpfend abbildet. Bei der CVM ist insbesondere zu beachten, dass ein realistisches Szenario konstruiert wird, indem nachvollziehbare und – so weit möglich – übliche Finanzierungsvarianten benutzt werden. So wird argumentiert, dass die Szenarien eine dem jeweiligen Gesundheitssystem adäquate Finanzierungsvariante beinhalten sollten. So sollte z.B. in Sozialversicherungssystemen auf Beitragsänderungen und in steuerfinanzierten Systemen auf Steuerbetragsänderungen abgestellt werden.

Kriteriumsvalidität liegt vor, wenn die Messung mit einem externen Kriterium korreliert (wenn die Messung für ein latentes Merkmal mit Messungen eines korrespondierenden manifesten Kriteriums übereinstimmt). Bei der CVM bedeutet dies: wenn die geäußerte Zahlungsbereitschaft mit dem Verhalten der Individuen auf Märkten übereinstimmt. Die Kriteriumsvalidierung ist insofern problematisch, als zumeist kein hinreichend relevantes externes Vergleichskriterium existiert. Ein Beispiel, bei dem die erfragten Präferenzen mit den offenbarten Präferenzen auf Märkten verglichen werden können, ist eine Studie zur WTP für verbesserte Sicherheit von Autos (DRUMMOND et al. 1997). In einem Szenario werden dabei hypothetische Verbesserungen der Sicherheit quantitativ beschrieben (Reduktion des Unfall- und Sterberisikos) und die zugehörigen Zahlungsbereitschaften erhoben. Diese können dann mit Marktbeobachtungen (z.B. Nachfrage nach Airbags in Abhängigkeit vom Preis) verglichen werden.

Für die Validierung der Zahlungsbereitschaftsinstrumente kommt der Konstruktvalidität die größte Bedeutung zu. Sie ist gegeben, wenn aus dem zu messenden Zielkonstrukt Hypothesen ableitbar sind, die anhand der Befragungsergebnisse bestätigt werden können. Anstelle eines einzigen externen Kriteriums wird ein Netz von Hypothesen über das Konstrukt und seine Beziehung zu anderen latenten und manifesten Variablen getestet. Dabei lassen sich theoretische (interne) Validität und konvergente Validität unterscheiden.

Mittels der theoretischen Validität werden Annahmen der ökonomischen Haushaltstheorie bezüglich des Verhaltens von Individuen überprüft. Es ist unterstellt, dass Gesundheit ein „normales" Gut ist. Dies impliziert insbesondere,

(1) dass die WTP mit zunehmendem Gesundheitsgewinn ansteigt (oder zumindest nicht abnimmt) und
(2) die WTP mit zunehmender Zahlungsfähigkeit (ability to pay) ansteigt (bzw. zumindest nicht abnimmt).

Die theoretische Validität ist bereits in zahlreichen Studien untersucht worden (KLOSE 1999). Dabei konnte in den meisten Studien eine positive Korrelation zwischen WTP und Einkommen (als Indikator für die ability to pay) nachgewiesen werden. Auch bezüglich des Umfangs an Gesundheitsgewinn (z.B. Verbesserung des Gesundheitszustandes, Zunahme der Erfolgswahrscheinlichkeit einer Behandlung oder Reduktion des Erkrankungsrisikos) zeigen die Studien eine positive Korrelation mit der Zahlungsbereitschaft.

Konvergente Validität untersucht, inwieweit das Zahlungsbereitschaftsinstrument mit anderen Instrumenten übereinstimmt, die ein identisches oder zumindest vergleichbares Konstrukt messen. Bei der Zahlungsbereitschaftsanalyse kann z.B. ein Vergleich mit den Ergebnissen des QALY-Konzeptes oder mit Lebensqualitätsmessinstrumenten vorgenommen werden. Der Nachweis konvergenter Validität ist bisher selten erbracht worden (STAVEM 1999, vgl. auch Abschnitt „Vergleich von QALY- und Zahlungsbereitschaftskonzept").

Das Kriterium der Reliabilität (Zuverlässigkeit) bezeichnet die Präzision eines Instrumentes. Mit der Reliabilität werden die Einflüsse unsystematischer Abweichungen überprüft. Bedeutsam für die Zahlungsbereitschaftsanalyse ist insbesondere die Überprüfung der Test-Retest-Reliabilität. Um die Test-Retest-Reliabilität zu bestimmen, wird Probanden das Zahlungsbereitschaftsinstrument zweimal vorgelegt. Das Zeitintervall zwischen den beiden Messungen kann dabei variiert werden. Die Test-Retest-Reliabilität ist definiert als Korrelation der beiden Testreihen. Erinnerungseffekte bergen das Problem, dass die Reliabilität eines Instrumentes überschätzt wird. Mit zunehmendem zeitlichen Abstand zwischen den beiden Testreihen wird der Einfluss von Erinnerungseffekten geringer. Bei instabilen und zeitabhängigen Merkmalen nimmt die Aussagefähigkeit der Test-Retest-Reliabilität jedoch mit zunehmendem zeitlichen Abstand stark ab. In der Zahlungsbereitschaftsanalyse sind Befragungsinstrumente anscheinend bisher kaum auf Reliabilität überprüft worden. Es besteht somit ein erheblicher Bedarf an Reliabilitätsstudien (KLOSE 1999).

Gegen die CVM wird auch argumentiert, dass der Ansatz bei weiter auseinander liegenden Optionen nicht hinreichend trennscharf ist. In einer Studie (DONALDSON et al. 1997) wurden zwei homogene Personengruppen gebildet, die jeweils ein (fiktives) therapeutisches Verfahren A bzw. B gegen die Nicht-Behandlung vergleichen, ohne die alternative (fiktive) Therapie zu kennen. Die beiden (fiktiven) Behandlungsverfahren ähneln sich in Prozeß und Ergebnis, sind aber nicht identisch. Bei dem jeweiligen Vergleich mit der Nichtbehandlung werden die beiden Behandlungsverfahren identisch bewertet. Bei einem direkten Vergleich der beiden Therapiealternativen A und B ergeben sich jedoch trennscharfe Ergebnisse (DONALDSON et al. 1997).

Vergleich von QALY- und Zahlungsbereitschaftskonzept

Konzeptueller Vergleich

Zahlungsbereitschaftsanalyse und QALY-Konzept rekurrieren auf unterschiedliche „philosophische Grundlagen". Der Zahlungsbereitschaftsansatz (als Bestandteil der Kosten-Nutzen-Analyse) basiert – wie oben ausgeführt – auf der Wohlfahrtsökonomik. Er unterstellt Konsumentensouveränität und eine (nach Einführung des Gesundheitsprogramms) „gerechte" Einkommensverteilung. Die Kosten-Nutzen-Analyse intendiert, die Allokation abzubilden, wie sie sich auf Märkten einstellen würde. Demgegenüber basiert das QALY-Konzept (als Bestandteil der Kosten-Nutzwert-Analyse) auf einer entscheidungstheoretischen Philosophie. Entscheidungsträgern soll eine Informationsbasis für Allokationsentscheidungen bereitgestellt werden. Aus ökonomischer Perspektive wird der Zahlungsbereitschaftsansatz wegen seiner Fundierung in der ökonomischen Theorie präferiert.

Die Zahlungsbereitschaftsanalyse stellt – gegenüber dem QALY-Konzept – einen grundsätzlich umfassenderen Ansatz dar. Indem die Kosten-Nutzen-Analyse nicht nur Kosten, sondern auch Outcomes monetär bewertet, sind Kosten und Nutzen direkt miteinander vergleichbar, und es kann ein Nettoertrag abgeleitet werden, der theoretisch ein eindeutiges Vorteilhaftigkeitskriterium liefert: Ist der Nutzen größer als die Kosten, wird die Einführung eines Gesundheitsprogramms empfohlen. Ist umgekehrt der Nutzen geringer als die Kosten, ist die Einführung eines Gesundheitsprogramms abzulehnen. Bei Kosten-Nutzen-Analysen lassen sich zudem andere Nutzenkomponenten als Gesundheit berücksichtigen (so z.B. Zeitgewinn durch beschleunigte Gesundheitsprozesse oder gesundheitsbezogene Informationen) und es lassen sich grundsätzlich Externalitäten der Gesundheit abbilden (z.B. Auswirkungen auf den Nutzen der Angehörigen von Patienten). Darüber hinaus wird ermöglicht, Investitionen in Gesundheit mit z.B. Investitionen in Bildung oder Umwelt zu vergleichen. Demgegenüber ist Kosten-Nutzwert-Analyse auf Programmvergleiche im Gesundheitssektor beschränkt.

In der gesundheitsökonomischen Literatur werden Ansätze diskutiert, Zahlungsbereitschaft und Lebensqualität zu verbinden. So wird vorgeschlagen, eine Zahlungsbereitschaft je QALY abzuleiten (so z.B. PAULY 1995). Dabei zeigen Studien, dass die WTP je QALY für Lebenserhaltung größer ist als die für Lebensqualitätsverbesserungen (KLOSE 1999). Es liegen empirische Untersuchungen zu Korrelationen von Bewertungsverfahren der Lebensqualität (wie rating scale: RS, standard gamble: SG und time trade off: TTO) und Zahlungsbereitschaften vor. Die Ergebnisse sind jedoch teilweise widersprüchlich. BLUMENSCHEIN & JOHANNESSON (1998) kommen zu dem Ergebnis, dass die Werte gemäß RS signifikant mit den Werten der anderen Ansätze (WTP, SG und TTO) korreliert sind. Da jedoch die Korrelationen relativ gering sind, gehen die Autoren davon aus, dass die Ansätze unterschiedliche Bereiche subjektiver Outcomes abbilden. Auch BALA et al. (1998), die keine signifikanten Korrelationen zwischen SG und WTP finden, stellen ebenfalls fest, dass es sich beim WTP-Ansatz und dem QALY-Konzept um wenig vergleichbare Methoden handelt. JOHANNESSON (1996) zeigt, dass Zahlungsbereitschaftsansatz und QALY-Konzept – in theoretischer Perspektive – nur unter restriktiven Annahmen übereinstimmen:

- die WTP je QALY ist für alle Individuen identisch und
- die WTP ist unabhängig vom Umfang des Gesundheitsgewinns.

Demgegenüber wird in der ökonomischen Theorie im Allgemeinen ein abnehmender Grenznutzen unterstellt, d.h. die WTP für einen zusätzlichen QALY nimmt (unter sonst identischen Bedingungen) mit zunehmend besserem Gesundheitszustand ab.

Wie schon weiter oben ausgeführt, sind Zahlungsbereitschaftsanalyse und QALY-Konzept Ansätze zur Unterstützung von Allokationsentscheidungen. Mit dem QALY-Konzept kann entweder ein Schwellenwert der gesellschaftlichen Kosten je QALY (Schattenpreis eines QALY) angegeben oder die Maximierung des Outcomes bei einem vorgegebenen Budget unterstützt werden. Um Entscheidungen über die Budgetallokation zu unterstützen, werden die Gesundheitsprogramme nach dem Quotienten „Kosten je QALY" gerankt (sogenannte QALY-League-Tables). Sofern bekannt ist, wie viele Personen in einer Periode die unterschiedlichen Gesundheitsprogramme benötigen, kann – theoretisch – mittels QALY-League-Tables die Budgetaufteilung so erfolgen, dass die Anzahl mit dem Budget „produzierbarer" QALYs maximiert wird. Bei der Kosten-Nutzen-Analyse wird der Nettoertrag (Nutzen minus Kosten) als Vorteilhaftigkeitskriterium bestimmt.

Da beide Ansätze bezüglich der Validierung zumindest problematisch sind, ein Goldstandard sich noch nicht herauskristallisiert hat und damit eine Vergleichbarkeit unterschiedlicher Studien zumindest eingeschränkt ist (s. *Abschnitt „Zahlungsbereitschaftsanalyse"*) sowie darüber hinaus ethisch-distributionspolitische Ziele in einer Gesellschaft zu berücksichtigen sind, kann bei beiden Verfahren eine rein schematische Allokationsentscheidung über die Einführung eines Gesundheitsprogramms nicht erfolgen.

Aus normativer Perspektive ist zu entscheiden, welche distributionspolitischen Ziele die Gesellschaft besitzt und ob die Ziele „Maximierung des Nettoertrags" respektive „Maximierung der Anzahl QALYs" durch weitere Ziele zu ergänzen (oder ggf. auch zu substituieren) sind. Die beiden Bewertungsansätze für subjektive Outcomes haben unterschiedliche Auswirkungen auf die Verteilung der Gesundheitsressourcen in der Gesellschaft.

Beim QALY-Konzept wird ein qualitätsadjustiertes Lebensjahr identisch gewichtet, unabhängig bei wem es realisiert wird und unabhängig vom Ausgangsgesundheitszustand. So wird ein Gewinn von zehn QALYs bei einer Person genauso gewichtet wie ein Gewinn von einem QALY bei zehn Personen. Ein zusätzliches QALY bei einer Person mit Ausgangszustand (vor Intervention) 20 QALYs wird genauso gewichtet wie ein QALY bei einer Person mit Ausgangszustand 1 QALY. Dies kann mit gesellschaftlichen Gerechtigkeitsvorstellungen (und den Nutzenvorstellungen der Individuen) konfligieren.

An der Zahlungsbereitschaftsanalyse wird aus ethisch-distributionspolitischer Perspektive insbesondere die potentielle Abhängigkeit der Zahlungsbereitschaft von Einkommen und Vermögen der Probanden kritisiert. Es wird befürchtet, dass wohlhabendere Gesellschaftsgruppen durch ihre größere Zahlungsfähigkeit die Allokationsentscheidung dominieren können. Einige Studien liegen vor, die eine positive Korrelation von WTP und ability to pay nachweisen (KLOSE 1999). Distributive Wirkungen der Zahlungsbereitschaftsanalyse (gegenüber dem QALY-Konzept) liegen jedoch erst dann vor, wenn die relative Einschätzung von Gesundheitstechnologien bei wohlhabenden und weniger wohlhabenden Probanden unterschiedlich ist, wenn also – um es deutlich zu machen – reiche Einkommensgruppen Interventionsalternative A und arme Einkommensgruppen demgegenüber Interventionsalternative B präferieren.

Es gibt Versuche, den Einfluss wohlhabender Gesellschaftsgruppen auf die komparative Einschätzung von Gesundheitstechnologien zu begrenzen und damit distributive Wirkungen der Zahlungsbereitschaftsanalyse (gegenüber dem QALY-Konzept) zu korrigieren. So wird vorgeschlagen,

(1) relative Zahlungsbereitschaften (Anteil der Zahlungsbereitschaft für die Gesundheitsleistung am Einkommen) zu erfragen anstatt absolute Zahlungsbereitschaften oder
(2) verteilungsorientierte Gewichtungen einzuführen oder
(3) die zu befragenden Personen ein fiktives (und für alle gleiches) Budget auf unterschiedliche Güter (darunter auch die Gesundheitsleistung) aufteilen zu lassen (budget allocation method).

Zu weiteren ethischen Vorbehalten gegen das QALY-Konzept (die entsprechend auch für den Zahlungsbereitschaftsansatz gelten) sei auf den Beitrag von WASEM & HESSEL in diesem Buch verwiesen (*Kap. V – 1*).

Methodischer Vergleich

Ebenso wie beim Zahlungsbereitschaftsansatz ist auch bei der Lebensqualitätsmessung bisher noch kein Goldstandard etabliert, und noch zahlreiche methodische Probleme müssen gelöst werden. Darüber hinaus sind auch die gebildeten Szenarien für die Erfragung der Lebensqualität in den einzelnen Studien sehr unterschiedlich, so dass deren Ergebnisse nur bedingt miteinander vergleichbar sind (GREINER 1999).

KRABBE et al. (1997) konstatieren, dass die gemäß RS, SG und TTO ermittelten Ergebnisse leicht ineinander überführt werden können. Die Überführung der Ergebnisse in die gemäß WTP-Ansatz ermittelten Ergebnisse ist aber nicht möglich. WASEM (1997) kommt dagegen zu der

Schlussfolgerung, dass die unterschiedlichen Ansätze zur Lebensqualitätsmessung (RS, SG und TTO) zu teilweise deutlich abweichenden Ergebnissen führen, die sich auch nicht durch mathematische Transformation ineinander überführen lassen. Danach wäre zu vermuten, dass die unterschiedlichen Verfahren etwas Unterschiedliches messen. Welches Verfahren das überlegene ist, wird unterschiedlich beurteilt. Psychometriker präferieren die RS, da sich dieses Instrument mit den üblichen psychometrischen Tests validieren lässt. Ökonomen ziehen SG vor, da dieses Verfahren nutzentheoretisch fundiert ist. Eine endgültige Validierung steht damit noch aus.

Bezüglich der Sensitivität der Lebensqualitätsmessinstrumente läßt sich feststellen, dass kleinere Veränderungen in der Lebensqualität kaum nachweisbar sind. Eine trennscharfe Differenzierung zwischen zwei ähnlichen Programmen (die unabhängig voneinander gegen eine weiter entfernte Option getestet werden) erscheint kaum besser möglich als mit dem WTP-Ansatz.

Einige der Verzerrungsmöglichkeiten der Zahlungsbereitschaftsanalyse gelten auch für das QALY-Konzept. Dies gilt insbesondere für den misspecification bias bei der Szenarienbildung, den importance bias und (soweit die Instrumente interview-basiert sind) den compliance bias.

Insgesamt gilt, dass die Zahlungsbereitschaftsanalyse ein gegenüber dem QALY-Konzept komplexeres Konstrukt ist. Eine Standardisierung des Instrumentes wird nur teilweise möglich sein. Die Flexibilität des Instrumentes ist erforderlich, um realistische Szenarien bilden zu können.

Mit der monetären Bewertung der subjektiven Outcomes werden – gegenüber dem QALY-Konzept – zusätzliche Ansatzpunkte für Verzerrungen generiert, wie z.B. das free rider Verhalten oder Verzerrungsmöglichkeiten durch die Art der Fragestellung (starting point bias, range bias etc.). Dies bedeutet, dass die Validierung bei der Zahlungsbereitschaftsanalyse noch erheblich aufwendiger ist als bei den gesundheitsökonomischen Lebensqualitätsmessinstrumenten und die Entwicklung von Befragungsspezifikationen, die eine Abmilderung potentieller Verzerrungen ermöglichen, erforderlich macht.

Diskussion

Bei einem Vergleich der beiden Bewertungskonzepte für Patientennutzen (WTP und QALY) lässt sich – zumindest aktuell – ein trade-off von konzeptueller Umfassenheit und ökonomischer Basierung gegenüber Erfüllung methodischer Anforderungen der Meßtheorie feststellen (auch wenn der Lebensqualitätsansatz selbst noch methodische Probleme aufweist).

Zwar kommt MÜHLENKAMP (1994, S. 267) bezüglich des Ansatzes der Zahlungsbereitschaftsanalyse zu der optimistischen Einschätzung, dass „angesichts der Weiterentwicklung der Bewertungsmethoden für nichtmarktliche Güter kaum mehr von ‚intangiblen' Kosten und Nutzen gesprochen werden [kann]. Die Frage lautet also nicht mehr, ob nichtmarktliche Güter monetär bewertbar sind oder nicht, sondern ob sich die zuständigen Planer den der Bewertung zugrunde liegenden Werturteilen anschließen und eine geldliche Bewertung vornehmen möchten oder nicht." Und tatsächlich ist die Kosten-Nutzen-Analyse (und damit auch die Zahlungsbereitschaftsanalyse) in den Sektoren Umwelt und Verkehr ein häufiger eingesetztes Instrument bei der Bewertung öffentlicher Investitionen. Im Gesundheitssektor befindet sich die Zahlungsbereitschaftsanalyse jedoch in einem experimentellen Stadium. Die meisten Studien zur CVM sind dementsprechend auch nicht Bestandteil einer umfassenden Kosten-Nutzen-Analyse, sondern überwiegend Machbarkeitsstudien (DRUMMOND et al. 1997).

Auch bei der Lebensqualitätsmessung ist bisher noch kein Goldstandard etabliert, und es sind noch zahlreiche methodische Probleme zu lösen. Wie oben ausgeführt, kommen die unterschiedlichen Ansätze (RS, SG und TTO) zu teilweise abweichenden Ergebnissen. Gegenüber dem WTP-Ansatz ist der QALY-Ansatz dennoch deutlich weiter entwickelt, was die Entwicklung der Instrumente und auch die Überprüfung der psychometrischen Testkriterien betrifft.

Dementsprechend wird in den – für die Durchführung von gesundheitsökonomischen Studien zunehmend bedeutsameren – internationalen Guidelines zur gesundheitsökonomischen Evaluation überwiegend die Kosten-Nutzwert-Analyse (und damit das QALY-Konzept für die Bestimmung der Patientennutzen) empfohlen. Die Zahlungsbereitschaftsanalyse wird als experimentell und damit – zum momentanen Stand – als nicht geeignet für die Unterstützung von Allokationsentscheidungen eingestuft (Canadian Coordinating Office for Health Technology Assessment (CCOHTA 1997, WEINSTEIN et al. 1996, Konsensgruppe „Gesundheitsökonomie" 1996). Es sind erhebliche Forschungsanstrengungen erforderlich, was die Überprüfung der Validität und Reliabilität sowie die Klärung konzeptueller Probleme des WTP-Ansatzes angeht, bevor an den Einsatz bei Allokationsentscheidungen gedacht werden kann (CCOHTA 1997).

Auch beim Lebensqualitätskonzept ist der unkritische Einsatz in Allokationsentscheidungen – etwa über die Bildung von QALY-League-Tables – nicht zu rechtfertigen (wegen der noch nicht hinreichenden Validierung, der erheblichen konzeptuellen und methodischen Variabilität der eingesetzten Instrumente und der damit teilweise geringen Vergleichbarkeit von Studienergebnissen sowie außerdem potentieller Konflikte mit ethisch-distributionspolitischen Zielen der Gesellschaft). Immerhin kann das QALY-Konzept zu einer Verbesserung der Informationsbasis für Allokationsentscheidungen beitragen und Entscheidungsträger zu einer Offenlegung ihrer (impliziten) Wertvorstellungen zwingen. Die Limitationen des Ansatzes müssen bei der Interpretation der Ergebnisse jedoch immer berücksichtigt werden.

Literatur

BALA MV, WOOD LL, ZARKIN GA, NORTON EC, GAFNI A, O'BRIEN B: Valuing health outcomes in health care. A comparison of willingness to pay and quality adjusted life years. J Clin Epidemiol 51 (1998) 667-676

BLUMENSCHEIN K, JOHANNESSON M: Relationship between quality of life instruments, health state utilities, and willingness to pay in patients with asthma. Ann Allergy Asthma Immunol 80 (1998) 189-194

BORTZ J, DÖRING N: Forschungsmethoden und Evaluation. Springer Verlag, Berlin (1995)

Canadian Coordinating Office for Health Technology Assessment: Guidelines for economic evaluation of pharmaceuticals: Canada. 2nd edition, Canadian Coordinating Office for Health Technology Assessment (CCOHTA), Ottawa (1997)

DIENER A, O'BRIEN B, GAFNI A: Health care contingent valuation studies. A review and classification of the literature. Health Economics 7 (1998) 313-326

DONALDSON C: Willingness to pay for publicly-provided goods. A possible measure of benefit? J Health Economics 9 (1990) 103-118

DONALDSON C, SHACKLEY, ABDALLA M: Using willingness to pay to value close substitutes: carrier screening for cystic fibrosis revisited. Health Economics 6 (1997) 145-159

DRUMMOND MF, O'BRIEN B, STODDART GL, TORRANCE GW: Methods for the economic evaluation of health care programmes. 2nd edition, Oxford University Press, Oxford (1997)

GIBB S, DONALDSON C, HENSHAW R: Assessing strengh of preference for abortion method using „willingness to pay": a useful research technique for measuring values. Journal of Advanced Nursing 27 (1998) 30-36

GOLD MR, PATRICK DL, TORRANCE GW, FRYBACK DG, HADORN DC, KAMLET MS, DANIELS N, WEINSTEIN MC: Identifying and Valuing Outcomes. In: GOLD MR, SIEGEL JE, RUSSELL LB, WEINSTEIN MC: Cost-effectiveness in health and medicine. Oxford University Press, New York (1996) 82-134

GREINER W: Ökonomische Evaluation von Gesundheitsleistungen. Fragestellungen, Methoden und Grenzen dargestellt am Beispiel der Transplantationsmedizin. Nomos, Baden-Baden (1999)

HIRTH RA, BLOOM BS, CHERNEW ME, FENDRICK AM: Willingness to pay for diagnostic certainty. Comparing patients, physicians, and managed care executives. J Gen Intern Med 14(1999) 193-195

JOHANNESSON M, JÖNSSON B, BORGQUIST L: Willingness to pay for antihypertensive therapy-results of a swedish pilot study. J Health Economics 10 (1991) 461-474

JOHANNESSON M: Theory and methods of economic evaluation of health care. Developments in health economics and public policy. Kluwer Academic Press, Dordrecht (1996)

JOHNSON FR, FRIES EE, BANZHAF HS: Valuing morbidity. An integration of the willingsness-to-pay and health status index literatures. J Health Economics 16 (1997) 641-665

Johnson FR, Desvousges WH, Ruby MC, Stieb D, De Civita P: Eliciting stated health preferences: an application to willingness to pay for longevity. Med Decis Making 18 (1998) suppl: S57-S67

Klose T: The contingent valuation method in health care. Health Policy 37 (1999) 97-123

Konsensgruppe „Gesundheitsökonomie": Empfehlungen zur gesundheitsökonomischen Evaluation. Hannoveraner Konsens. Z Allg Med 72 (1996) 485-490

Krabbe PFM, Essink-Bot ML, Bonsel GJ: The comparability and reliability of five health-state valuation methods. Soc Sci Med 45 (1997) 1641-1652

Mühlenkamp H: Kosten-Nutzen-Analysen. Oldenbourg, München (1994)

National Oceanic and Atmospheric Administration: Natural resource damage assessments under the oil pollution act of 1990. Notice of proposed rules. Federal register 58 (1993) R4612

Neumann PJ, Johannesson M: The willingness to pay for in vitro fertilization: a pilot study using contingent valuation. Med Care 32 (1994) 686-699

O'Brien B, Gafni A: When do the „Dollars" make sense? Toward a conceptual framework for contingent valuation studies in health care. Med Decis Making 16 (1996) 288-299

O'Brien B, Viramontes JL: Willingness to pay: a valid and reliable measure of health state preference? Med Decis Making 14 (1994) 289-97

O'Brien BJ, Goeree R, Gafni A, Torrance GW, Pauly MV, Erder H, Rusthoven J, Weeks J, Cahill M, LaMont B: Assessing the value of a new pharmaceutical. A feasibility study of contingent valuation in managed care. Med Care 36 (1998) 370-384

Olsen JA, Donaldson C: Helicopters, hearts and hips: using willingness to pay to set priorities for public sector health care programmes. Soc Sci Med 46 (1998) 1-12

Ortega A, Dranitsaris G, Puodziunas ALV: What are cancer patients willing to pay for prophylactic epoetin alfa? A cost-benefit analysis. Cancer 83 (1998) 2588-2596

Pauly MV: Valuing health care benefits in money terms. In: Sloan FA: Valuing health care. Costs, benefits, and effectiveness of pharmaceuticals and other medical technologies. Cambridge University Press, Cambridge (1995) 99-124

Phillips KA, Homan RK, Luft HS, Hiatt PH, Olson KR, Kearney TE, Heard SE: Willingness to pay for poison control centers. J Health Economics 16 (1997) 343-357

Rieger J, Krauth C, Albrecht M, Ehlebracht-König I, Bönisch A, Schwartz FW: Nutzen und Grenzen der Zahlungsbereitschaftsanalyse in der gesundheitsökonomischen Evaluation. In: Verband Deutscher Rentenversicherungsträger: 8. Rehabilitationswissenschaftliches Kolloquium vom 8.-10. März 1999 auf Norderney. Reha-Bedarf – Effektivität – Ökonomie. Tagungsband. DRV-Schriften Bd. 12. VDR, Bad Homburg (1999) 243-245

Stavem K: Willingness to pay: a feasible method for assessing treatment benefits in epilepsy? Seizure 8 (1999) 14-19

Tambour M, Zethraeus N: Nonparametric willingness-to-pay measures and confidence statements. Med Decis Making 18 (1998) 330-336

Van Voorhis BJ, Stovall DW, Allen BD, Syrop CH: Cost-effective treatment of the infertile couple. Fertility & Sterility 70 (1998) 995-1005

Viscusi WK: The value of risks to life and health. J Econ Lit 31 (1993) 1912-1946

Wasem J: Möglichkeiten und Grenzen der Verwendung von QALY-League-Tables bei der Allokation von Ressourcen im Gesundheitswesen. Arbeit und Sozialpolitik 52 (1-2/1997) 12-20

Weinstein MC, Siegel JE, Gold- MR, Kamlet MS, Russell LB: Recommendations of the Panel on Cost-Effectiveness in Health and Medicine. JAMA 276 (1996) 1253-1258

V – 4
Lebensqualität als Parameter von medizinischen Entscheidungsanalysen

Uwe Siebert und Tobias Kurth, Boston

Hintergrund

Entscheidungen unter Unsicherheit

Entscheidungen in der Medizin werden häufig, wenn nicht meistens, unter Unsicherheit getroffen. Für einen Patienten mit einem bestimmten Symptomenkomplex muss eine optimale Entscheidung bezüglich des weiteren diagnostischen und/oder therapeutischen Vorgehens zu einem Zeitpunkt getroffen werden, zu dem viele Aspekte bezüglich der Erkrankung und die Auswirkungen bestimmter Behandlungsformen auf den Gesundheitszustand des Patienten nicht mit vollständiger Sicherheit vorhergesagt werden können.

Die Kriterien: Restlebenserwartung, gesundheitsbezogene Lebensqualität und Kosten

Ob eine Entscheidung bezüglich eines medizinischen Prozedere optimal ist oder nicht, kann anhand verschiedener Kriterien und aus unterschiedlichen Perspektiven beurteilt werden. In jedem Falle sind aus medizinischer Sicht die Restlebenserwartung und die zu erwartende Lebensqualität für die verschiedenen medizinischen Vorgehensweisen mit einzubeziehen und gegebenenfalls gegeneinander abzuwägen. Geht man von begrenzten Ressourcen aus, so stellen aus gesamtgesellschaftlicher Perspektive die Kosten, die durch die Entscheidung für eine bestimmte medizinische Vorgehensweise und deren Konsequenzen induziert werden, ein weiteres Entscheidungskriterium dar. Ferner kommt der Verteilungsgerechtigkeit eine wichtige Bedeutung zu.

Bei der Abwägung der Konsequenzen verschiedener medizinischer Alternativen ist zu berücksichtigen, dass sich diese nicht nur auf therapeutische Vorgehensweisen bezieht, sondern auch auf Präventivmaßnahmen und diagnostische Maßnahmen. Viele diagnostische Prozeduren, die zur Aufklärung des Krankheitsgeschehens eingesetzt werden, besitzen selbst ein medizinisches Risiko, welches dem möglichen klinischen Nutzen der durch den diagnostischen Test gewonnenen Information gegenüberzustellen ist. Ein Beispiel hierfür ist die Durchführung des PSA-Bluttestes zur Früherkennung des Prostatakarzinoms. Ein positiver PSA-Test zieht eine Biopsie der Prostata nach sich, zu deren Komplikationen Infektionen und Todesfälle gehören. Der potenzielle medizinische Nutzen aufgrund des Informationsgewinns durch den diagnostischen Test ist dem Risiko des diagnostischen Tests mit all den Konsequenzen der möglichen Testergebnisse gegenüberzustellen.

Aber auch der Erfolg von therapeutischen Verfahren ist in vielen Fällen unsicher. Zum Zeitpunkt des Behandlungsbeginns steht häufig noch nicht fest, ob bzw. zu welchem Grad die Therapie bei welchem Patienten zu einem Heilungserfolg führt und welche therapieinduzierten Komplikationen bzw. Nebenwirkungen in welcher Stärke auftreten. Therapieerfolg, Komplikationskonsequenzen und Nebenwirkungen können wiederum in Restlebenserwartung und gesundheitsbezogener Lebensqualität ausgedrückt werden. So ist bei einem Patienten mit Prostatakarzinom im Frühstadium in keinem Falle sicher gewährleistet, dass die Erkrankung durch eine radikale Entfernung der Prostata und des anhängenden Gewebes (radikale Prostatektomie) vollständig und beschwerdefrei geheilt wird. Ferner kann es durch die Operation selbst zur Harninkontinenz, sexuellen Funktionsstörungen oder anderen Komplikationen kommen, was bei der Therapieentscheidung berücksichtigt werden sollte. Auf der anderen Seite kann diese Operation zur Heilung und einem beschwerdefreien Leben führen (SIEBERT et al. 1999b, 2000). In manchen Fällen geht es darum, eine Entscheidung zwischen einer Therapie mit einer erhöhten Lebenserwartung unter geringerer Lebensqualität und keiner bzw. einer weniger belastenden Therapie mit einer kürzeren Lebenserwartung aber mit höherer Lebensqualität zu treffen. Eine Knochenmarktransplantation unmittelbar nach Diagnose einer chronischen myeloischen Leukämie stellt ein solches Beispiel dar. Aufgrund der Behandlung und möglicher Abstoßungsreaktionen geht die langfristige Reduzierung der Mortalität bei diesem Verfahren zumindest in den ersten Jahren mit einem deutlichen Verlust an erwarteter Lebensqualität einher. Die Aufschiebung der Knochenmarktransplantation ist in vielen Fällen in den ersten Jahren nicht mit Einbußen der Lebensqualität verbunden, eine Beeinträchtigung der Lebensqualität stellt sich meist erst relativ kurz vor dem letalen Ausgang der Erkrankung ein (LEE et al. 1997).

Auch unter Unsicherheit muss eine optimale Entscheidung für den Patienten getroffen werden. Deshalb stellt sich die Aufgabe, unter Berücksichtigung der Unsicherheit und durch Abwägung der verschiedenen präventiven, diagnostischen und therapeutischen Konsequenzen, die für den Patienten oder eine bestimmte Patientengruppe optimale medizinische Vorgehensweise zu identifizieren.

Definitionen

Medizinische Entscheidungsfindung und Entscheidungsanalyse

Der Begriff der Entscheidungsanalyse (decision analysis) ist von dem weiter gefassten Bereich der allgemeinen medizinischen Entscheidungsfindung (medical decision making) abzugrenzen. In Medical Decision Making kommen verschiedene rationale und systematische Ansätze zur Entscheidungsfindung zum Einsatz. Das Ziel von Medical Decision Making ist die Verbesserung der Gesundheit und der klinischen Versorgung von Individuen und/oder Populationen, sowie die Unterstützung der Entscheidungsfindung im gesundheitspolitischen Bereich. Dies schließt neben der Entscheidungsanalyse im engeren Sinne die Anwendung verschiedener quantitativer Methoden im klinischen Alltag, in der epidemiologischen Forschung und in der Evaluation von Public Health Maßnahmen ein. Ferner beschäftigt sich Medical Decision Making mit der Untersuchung menschlicher Kognition und der Psychologie klinischen Denkens und Schlussfolgerns sowie der Verwendung von Computern und künstlicher Intelligenz zur Entscheidungsunterstützung.

Dieses Kapitel widmet sich ausschließlich der Entscheidungsanalyse im engeren Sinne, die ein Teilgebiet des gesamten Bereiches der medizinischen Entscheidungsfindung darstellt. Die Entscheidungsanalyse im engeren Sinne stellt einen mathematisch-formalen Ansatz dar und verwendet festgelegte Algorithmen zur Optimierung des Ergebnisses einer Entscheidung. Deshalb wird sie auch formale Entscheidungsanalyse genannt. Ein weiteres Synonym ist der Begriff *entscheidungsanalytische Modellierung*. Dieser Begriff verdeutlicht die Tatsache, dass in der formalen Entscheidungsanalyse verschiedene Parameter der Krankheit, ihrer Behandlung und ihrer Konsequenzen (wie beispielsweise Mortalität und gesundheitsbezogene Lebensqualität) innerhalb eines mathematischen Modells zusammengeführt werden. Meist wird einfach kurz von Entscheidungsanalyse (decision analysis) gesprochen. Auch im Folgenden wird der Begriff Entscheidungsanalyse synonym mit dem präziseren Begriff der formalen Entscheidungsanalyse verwendet.

Elemente der Entscheidungsanalyse

Die Entscheidungsanalyse ist definiert als ein systematischer, expliziter und quantitativer Ansatz zur Entscheidungsfindung unter Unsicherheit. Die Struktur des Ablaufs aller möglichen Ereignisse wird in Form von Ereignisbäumen dargestellt, welche die Wahrscheinlichkeiten dieser Ereignisse mit ihren verschiedenen medizinischen und/oder ökonomischen Konsequenzen beinhalten. Zur Analyse dieser Daten werden probabilistische Modelle und Verfahren herangezogen, insbesondere sind dies das Entscheidungsbaumverfahren und die Markov-Modelle (Weinstein et al. 1980). Das Ziel der Entscheidungsanalyse ist die Auswahl einer Handlungsstrategie nach Gewichtung des medizinischen Nutzens, der Risiken und gegebenenfalls der Kosten der verschiedenen Handlungsalternativen. Die Entscheidungsanalyse verfolgt dabei das Prinzip der Nutzenmaximierung. Die Art des zu maximierenden Nutzens ist dabei vor der Analyse festzulegen bzw. zu operationalisieren. Dies kann ein einzelner Parameter wie beispielsweise höhere Überlebenswahrscheinlichkeit, bessere Lebensqualität oder geringere Kosten sein, oder eine gewichtete Kombination bzw. ein Verhältnis verschiedener Parameter. Der Prozess der Entscheidungsanalyse legt Struktur, Elemente und Parameter des Entscheidungsproblems offen und macht sie damit einer Diskussion zugänglich.

Es sei an dieser Stelle angemerkt, dass der Entscheidungsanalyse bezüglich des Entscheidungsprozesses nur eine unterstützende Funktion zukommt. Die Entscheidungsanalyse wird den Entscheidungsprozess nicht ausschließlich determinieren, ohne weitere, weniger formalisierbare Elemente zu berücksichtigen wie beispielsweise die praktische Durchführbarkeit im Einzelfall oder die Verteilungsgerechtigkeit unter Einnahme der gesamtgesellschaftlichen Perspektive (Rawls 1991). Politik und Ethik sind letztlich wichtige, aber leider oft komplexe Determinanten einer Entscheidung auf gesamtgesellschaftlicher Ebene. Insbesondere die Prämisse der Verteilungsgerechtigkeit kann zu Entscheidungen führen, die einer Nutzenmaximierung im oben angesprochenen Sinne entgegenstehen.

Eine vollständige gesundheitsökonomische Entscheidungsanalyse vergleicht mindestens zwei medizinisch effektive Handlungsstrategien miteinander und berücksichtigt dabei Kosten und Effekte. Dabei wird immer der sogenannte inkrementelle Ansatz gewählt (Leidl 1997), d.h. die Differenzen der Kosten werden den Differenzen der medizinischen Effektivität der evaluierten Verfahren gegenübergestellt (s. *Kap. V – 3*).

Bei der Modellierung bzw. Analyse des Entscheidungsproblems werden zwei Verfahren unterschieden, das Entscheidungsbaumverfahren und Markov-Modelle. Das Entscheidungsbaumverfahren ist bei einfacheren Entscheidungssituationen anzuwenden, die einen kurzen Zeithorizont besitzen, in dem alle handlungsstrategiebedingten Ereignisse eintreten. Demgegenüber werden Markov-Modelle vorwiegend bei komplexeren Problemen mit längerem Zeithorizont eingesetzt (Beck & Pauker 1983, Sonnenberg & Beck 1993).

Überleben, Lebensqualität und qualitätsadjustierte Lebensjahre (QALYs)

Der einfachste Fall einer Entscheidungsanalyse liegt vor, wenn ausschließlich ein einzelner Parameter, wie beispielsweise die Erkrankungswahrscheinlichkeit oder Mortalität verschiedener medizinischer Alternativen analysiert werden soll. Implizit werden in solchen Analysen ausschließlich zwei Zustände berücksichtigt, z.B. „Leben" und „Tod" in Überlebenszeitanalysen. Diese beiden Zustände werden dann (wenn nötig im zeitlichen Verlauf) mit entsprechenden Ereigniswahrscheinlichkeiten gewichtet, so dass die Alternative mit dem höheren Erwartungswert bezüglich Freiheit von Krankheit bzw. Überleben bestimmt werden kann. Selbst innerhalb der Überlebenszeitanalysen kann es zu Problemen kommen, wenn sich die Überlebenskurven im Verlauf kreuzen. Dies ist der Fall für viele chirurgische Operationen, bei welchen der Patient ein sofortiges Mortalitätsrisiko eingeht, um in den Folgejahren eine erhöhte Lebenserwartung gegenüber beispielsweise einer Arzneimitteltherapie geringerer Wirksamkeit zu erlangen. Methoden der Risikopräferenz und Zeitpräferenz erlauben eine Analyse auch unter diesen Umständen (Lipscomb et al. 1996).

Auf der anderen Seite gibt es Situationen, bei welchen es um die Wahl verschiedener präventiver oder therapeutischer Alternativen geht, die sich nicht bezüglich der Lebenserwartung unterscheiden, für die aber die Verteilung der zu erwartenden Gesundheitszustände und deren zeitlicher

Verlauf unterschiedlich sein kann. Ein Beispiel hierfür wäre die Früherkennung und Prävention von Dorsopathien bei stark belasteten Berufsgruppen wie Bürokräften oder Bauarbeitern (SIEBERT et al. 1997). Ein weiteres Beispiel ist die Frage, ob bei Vorliegen eines Heuschnupfens die Symptomatik durch den Heuschnupfen oder die unerwünschten Arzneimittelwirkungen (z.B. Müdigkeit bei Antihistaminika-Einnahme) stärker bewertet wird. In diesen Fällen ist es notwendig, die verschiedenen Gesundheitszustände auf einer gemeinsamen Skala bezüglich ihrer Lebensqualität zu bewerten und damit vergleichbar zu machen.

Die am häufigsten angetroffene Situation beinhaltet den Vergleich verschiedener Strategien, die sich sowohl bezüglich der Lebenserwartung als auch der Lebensqualität unterscheiden. Ein besonders extremes Beispiel hierfür ist die Wahl zwischen einer prophylaktischen Mastektomie bei einem positiven BRCA1- oder BRCA2-Gentest und der Strategie des Abwartens (SCHRAG et al. 1997).

Fallbeispiel periphere Durchblutungsstörung

Im Folgenden wird ein zu Demonstrationszwecken vereinfachtes Fallbeispiel einer Entscheidungsanalyse mit verschiedenen Gesundheitszuständen unterschiedlicher Lebensqualität vorge-

Fallbeispiel 1: Periphere Durchblutungsstörung

Ein männlicher Patient im Alter von 60 Jahren leidet an Diabetes und infolgedessen bereits seit Jahren an peripheren Durchblutungsstörungen. Nun hatte der Patient eine Fußverletzung mit folgender Infektion und Gangrän (feuchter Brand, Absterben des Gewebes), die sich in einem Stadium befindet, in dem eine Amputation unterhalb des Knies in Erwägung gezogen werden muss. Allerdings besteht in diesem Stadium auch noch Hoffnung auf eine Heilung des Fußes ohne Amputation. Falls die Amputation verzögert wird, kommt das Risiko einer Ausbreitung der Infektion und der Gangrän hinzu, was eine Amputation oberhalb des Knies erforderlich machen würde. Die Operationsletalität ist bei der Amputation oberhalb des Knies größer als bei der Amputation unterhalb des Knies. Darüber hinaus ist die Amputation oberhalb des Knies mit einer deutlich reduzierten Lebensqualität verbunden.

Die medizinischen Handlungsalternativen sind infolgedessen:
– Sofortige Amputation unterhalb des Knies
– Abwarten und bei Progression Amputation oberhalb des Knies

Folgende Daten stehen zur Verfügung: Bei sofortiger Amputation unterhalb des Knies liegt die Operationsletalität bei 1%. Bei Abwarten besteht eine 70%ige Heilungswahrscheinlichkeit. Im Falle der Progression besitzt die Amputation oberhalb des Knies eine Überlebenswahrscheinlichkeit von 90%. Bei beiden Operationsverfahren kann im Falle des Überlebens davon ausgegangen werden, dass die Infektion mit Gangrän durch die Operation erfolgreich behandelt wird. Die durchschnittliche Lebenserwartung für einen 60-jährigen Mann mit der entsprechenden Symptomatik beträgt nach überlebter Operation 10 Jahre (unabhängig von der durchgeführten Operation).

Die Ermittlung der gesundheitsbezogenen Lebensqualität aufgrund der Standardlotterie ergab folgende Werte für die einzelnen Zustände:
– vollständige Heilung ohne Amputation: 1 (Festlegung)
– Tod: 0 (Festlegung)
– Zustand nach Amputation unterhalb des Knies 0,9 (aus Standardlotterie)
– Zustand nach Amputation oberhalb des Knies: 0,8 (aus Standardlotterie)

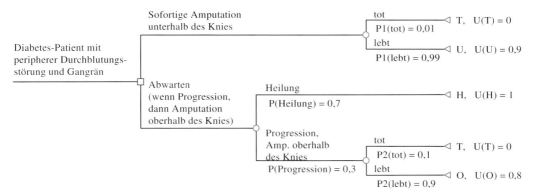

Abb. 1: Entscheidungsbaumstruktur für das Beispiel periphere Durchblutungsstörung mit Modellparametern.

stellt. Es handelt sich um das Entscheidungsproblem bezüglich des therapeutischen Vorgehens bei diabetischen Patienten mit peripherer Durchblutungsstörung. Das Beispiel ist ein beliebtes Lehrbeispiel, da die einzelnen Rechenschritte einer formalen Entscheidungsanalyse mit Papier und Bleistift nachvollzogen werden können (WEINSTEIN et al. 1980, TRAMPISCH & WINDELER 1997). Es besitzt nicht den Anspruch einer adäquaten Analyse des zugrunde liegenden klinischen Entscheidungsproblems. Um dem Leser die Möglichkeit zu bieten, die Rechnungen leicht nachzuvollziehen, wurden weitgehend runde Zahlen gewählt. Der entsprechende Entscheidungsbaum ist in *Abb. 1* dargestellt.

Es wird sofort deutlich, dass es bei diesem Beispiel um das Abwägen von Überlebenswahrscheinlichkeit und Lebensqualität geht. Die Überlebenswahrscheinlichkeit wird durch die verschiedenen Operationsletalitäten bestimmt und die Lebensqualität durch die Frage, ob und an welcher Stelle (oberhalb/unterhalb des Knies) amputiert wird. In diesem Beispiel gibt es die vier „Gesundheitszustände" vollständige Heilung, Amputation unterhalb des Knies, Amputation oberhalb des Knies und Tod. Diese Zustände können mit den üblichen direkten Verfahren der Lebensqualitätsmessung wie Messung anhand visueller Analogskala, Standardlotterie oder Time-Trade-Off-Verfahren bestimmt werden. Alternativ kann die gesundheitsbezogene Lebensqualität für die einzelnen Zustände mittels Indexinstrumenten in Form von Interviews oder Fragebögen ermittelt werden (z. B. EuroQoL, SF-6D, etc.). Für Details zu Methoden und Instrumenten der Messung gesundheitsbezogener Lebensqualität sei auf die entsprechenden Kapitel in diesem Band verwiesen (s. *Kap. II – 1 bis II – 5*).

Bevor die einzelnen rechnerischen Verfahren und die rechnerischen Lösungsschritte für das Problem dargestellt werden, soll auf die Rahmenbedingungen einer Entscheidungsanalyse eingegangen werden und der Algorithmus zur Strukturierung und Analyse eines Entscheidungsproblems unter Unsicherheit erläutert werden. Diese Schritte beinhalten Hinweise für beide Anwendungsfelder:

1. die rein klinische Entscheidungsanalyse, in der ausschließlich medizinische Konsequenzen wie Lebenserwartung und Lebensqualität berücksichtigt werden und

2. Kosten-Effektivitätsanalysen, welche die Kosten in Beziehung zur medizinischen Effektivität setzten.

Rahmenbedingungen und Schritte der Entscheidungsanalyse

Vor der Durchführung einer Entscheidungsanalyse sind detailliert die Rahmenbedingungen zu definieren, unter denen das Entscheidungsproblem analysiert werden soll. Ferner sind Annahmen festzulegen, unter denen das Analyseergebnis Gültigkeit haben soll. Die Festlegung der Rahmenbedingungen und die einzelnen Schritte, die bei der Aufstellung des entscheidungsanalytischen Modells und dessen Analyse notwendig sind, werden im Folgenden erläutert.

1. **Hintergrund und präzise Formulierung des Entscheidungsproblems**
   Das Entscheidungsproblem ist genau zu spezifizieren. Es ist z.B. festzulegen, welche medizinischen Handlungsalternativen für welche Population (z. B. Krankheitsgruppe, Altersgruppe) und welches Setting (z. B. ambulant oder stationär) auf medizinische Effektivität bzw. Kosten-Effektivität zu prüfen sind und welche Effekte dabei primär zu berücksichtigen sind. Hierbei sind der medizinische und ökonomische Problemkontext zu berücksichtigen.

2. **Wahl der Perspektive**
   Die Wahl der Perspektive hängt entscheidend von der Fragestellung ab. Beispiele für Perspektiven, aus denen das Entscheidungsproblem betrachtet werden kann, sind: Patienten, Leistungserbringer (z. B. Kliniken, niedergelassene Ärzte), Kostenträger (z. B. Krankenkassen), Hersteller von Arzneimitteln und medizinischen Geräten, Arbeitgeber, Gesundheitsbehörden oder die Gesellschaft (KÖNIG et al. 1998). Prinzipiell ist die Durchführung von Analysen unter verschiedenen Perspektiven möglich. Einzelheiten bezüglich der Wahl der Perspektiven und der Konsequenz für die Analyse sind an anderer Stelle in diesem Band beschrieben.

3. **Festlegung des Zeithorizonts**
   Es ist ein Zeithorizont festzulegen, der für das medizinische und/oder ökonomische Problem adäquat ist. Es sollten gegebenenfalls medizinische und ökonomische Langzeitkonsequenzen abgedeckt sein. Darunter fallen z.B. Spätkomplikationen oder Rezidive einer Erkrankung. Sollten sich Risiken oder Kosten im Laufe der Zeit verändern, so ist dies bei der Wahl des Zeithorizontes entsprechend zu berücksichtigen. Insbesondere für Erkrankungen, die mehrfach auftreten können, wie beispielsweise Infektionskrankheiten oder schubartig verlaufende chronische Erkrankungen, ist ein adäquater Zeithorizont zu wählen. Ferner gibt es viele Erkrankungen, bei denen es nicht nur darum geht, ob ein medizinisches Vorgehen zur Heilung führt oder nicht, sondern die krankheitsfreie Zeit bis zum Wieder- oder Neuauftreten der Erkrankung wesentlich ist. Beispiele dafür sind Impfungen oder andere Präventivmaßnahmen und die Therapie von Krebserkrankungen. Für diese Situationen ist ein entsprechend langer Zeithorizont zu wählen, der auch diejenigen Konsequenzen erfasst, die zeitlich sehr weit von der eigentlichen Intervention entfernt sind.

4. **Identifikation der medizinischen Handlungsalternativen**
   Alle relevanten Handlungsalternativen sind zu berücksichtigen. Dazu gehören alle Kombinationen von präventiven, diagnostischen und therapeutischen Verfahren. Oft ist eine Handlungsalternative ein festgelegter Plan bzw. Ablauf von diagnostischen und therapeutischen Schritten. Dieser Plan besteht dann aus mehreren „wenn-dann-Regeln". Insbesondere in der schrittweisen Diagnostik werden zunächst die risikoarmen und billigeren Verfahren eingesetzt, bevor man zu den invasiveren und teureren Verfahren greift. Eine a priori festgelegte Abfolge von „wenn-dann-Regeln" wird als Strategie bezeichnet. Insbesondere, wenn mehrere diagnostische Verfahren parallel oder sequentiell eingesetzt werden können, um eine Erkrankung zu identifizieren, sind alle sinnvollen Kombinationen und logischen Verknüpfungen der diagnostischen Einzeltests in die Evaluation einzubeziehen.

5. **Spezifizierung der möglichen klinischen Konsequenzen**
   Es sind alle möglichen Gesundheitszustände festzulegen. Als Gesundheitszustand wird jeder Zustand verstanden, der sich von anderen Zuständen bezüglich zukünftiger Mortalitätsraten, Morbiditätsraten, Risikoraten, Le-

bensqualität und Kosten unterscheidet, je nachdem welche Parameter in der Entscheidungsanalyse berücksichtigt werden sollen. Gesundheitszustände sollen sich gegenseitig ausschließen und bezüglich der Fragestellung erschöpfend sein.

6. **Darstellung des Ereignisablaufs**
Nun wird der Ereignisablauf schematisch dargestellt. Hierfür eignet sich ein Entscheidungsbaumdiagramm wie in *Abb. 1*. Dieses Diagramm bildet für jede der zu evaluierenden Handlungsalternativen alle möglichen Verläufe in Form von Verzweigungen ab. Ein durchgehender Pfad vom Stamm des Entscheidungsbaumes (linkes Ende des Baumdiagrammes) bis zu einem Blatt des Entscheidungsbaumes (rechtes Ende des Baumdiagrammes) wird als Ereignispfad bezeichnet. Am Ende des Entscheidungsbaumes wird jedem Ereignispfad ein bestimmter Gesundheitszustand zugeordnet.

7. **Bestimmung der Ereigniswahrscheinlichkeiten**
An jeder Verzweigung eines Entscheidungsbaums treten die folgenden Ereignisse mit einer bestimmten Wahrscheinlichkeit ein, die in das Entscheidungsbaumdiagramm eingetragen wird. Dabei müssen sich die Wahrscheinlichkeiten an jeder Verzweigung zu eins summieren. Einige immer wiederkehrende Beispiele für Eintrittswahrscheinlichkeiten sind: Prävalenz (Wahrscheinlichkeit für das Vorliegen eines Zustandes), Inzidenz (Wahrscheinlichkeit für das Eintreten eines Ereignisses in einem fest definierten Zeitraum), Mortalität (Wahrscheinlichkeit für das Eintreten des Todes), Letalität (bedingte Wahrscheinlichkeit für das Eintreten des Todes bei Vorliegen einer bestimmten Erkrankung oder bei der Durchführung eines bestimmten diagnostischen oder therapeutischen Verfahrens), und Kenngrößen der diagnostischen Testgüte (Sensitivität, Spezifität, positiver prädiktiver Wert, negativer prädiktiver Wert).

8. **Medizinische und/oder ökonomische Bewertung der Konsequenzen**
Am Ende des Entscheidungsbaums mündet jeder Pfad in einen bestimmten Gesundheitszustand (Individuum) oder eine Maßzahl (Population), welche die medizinischen Konsequenzen repräsentieren. Für die adäquate Bewertung dieser Konsequenzen ist eine geeignete Maßzahl auszuwählen, wie beispielsweise die Remissionsrate, die 5-Jahres-Überlebensrate, die Restlebenserwartung, die gesundheitsbezogene Lebensqualität oder die qualitätsadjustierten Lebensjahre (QALYs). Ferner sind bei gesundheitsökonomischen Entscheidungsanalysen die verschiedenen eingesetzten Maßnahmen entlang eines Ereignispfades mit Kosten zu bewerten und entlang des jeweiligen Pfades zu summieren.

9. **Explizite Formulierung der Annahmen**
Der aufgestellte Entscheidungsbaum und seine Parameter sind als Modell zu verstehen. Dieses Modell macht bestimmte Annahmen über die Wirklichkeit. Man unterscheidet strukturelle und numerische Annahmen. Strukturelle Annahmen betreffen den Aufbau des Entscheidungsbaums, ein Beispiel für eine numerische Annahme wäre die Annahme, dass zwei verschiedene Gesundheitszustände dieselbe gesundheitsbezogene Lebensqualität besitzen. Alle Annahmen, die bei der Erstellung eines Ereignisbaums und bei der Belegung mit Wahrscheinlichkeiten und Bewertungen der Gesundheitszustände gemacht worden sind, sind explizit zu formulieren, um deutlich zu machen, unter welchen Bedingungen die Ergebnisse der Entscheidungsanalyse gelten.

10. **Ausmitteln und Zurückfalten (Berechnung der Erwartungswerte)**
    - Ausmitteln (averaging out): Für jede Strategie wird der mit den Pfadwahrscheinlichkeiten gewichtete Mittelwert der diskontierten Ergebnisparameter (z.B. Kosten und QALYs in einer Kosten-Nutzwert-Analyse) berechnet.
    - Zurückfalten (folding back): Nach Eliminieren aller unterlegenen Strategien aus dem Entscheidungsbaum steht die Strategie mit dem maximalen Erwartungswert fest. Aus dem Vergleich der Erwartungs-

werte zweier Strategien lassen sich inkrementelle medizinische Effekte, inkrementelle Kosten und die Relation zwischen beiden errechnen. Dieses Ergebnis wird auch als Basisergebnis bezeichnet.

11. **Sensitivitätsanalysen**
Zur Prüfung der Stabilität der Ergebnisse werden Annahmen systematisch verändert und die Auswirkung dieser Veränderung auf das Ergebnis der Entscheidungsanalyse betrachtet. Verschiedene Ansätze und Verfahren der Sensitivitätsanalysen werden im Unterkapitel „Sensitivitätsanalysen" erläutert.

12. **Deutung und Interpretation der Ergebnisse**
Das Ergebnis der Entscheidungsanalyse ist unter Berücksichtigung der getroffenen Annahmen und der Datenqualität innerhalb des medizinischen und ökonomischen Problemkontextes zu bewerten. Sowohl Richtung als auch Größe des Einflusses unsicherer oder verzerrter Parameterschätzungen auf das Ergebnis sind zu diskutieren. Bei der Interpretation der Ergebnisse gesundheitsökonomischer Evaluationen sind das jeweilige Gesundheitssystem, die Kosten-Effekt-Relationen anderer finanzierter Gesundheitsprogramme und die eingenommene Perspektive zu berücksichtigen. Schließlich sind Aussagen über die Generalisierbarkeit bzw. Übertragbarkeit der Schlussfolgerungen zu machen.

Die Parameter für die Ereigniswahrscheinlichkeiten und die Parameter der Konsequenzenbewertung können sowohl in Primäruntersuchungen (d.h. eigener Datenerhebung) als auch in Sekundäranalysen (d.h. Desk Research) gewonnen werden (MANDELBLATT et al. 1996, 1997). Liegen mehrere Ergebnisse aus der wissenschaftlichen Literatur oder aus medizinischen bzw. gesundheitsökonomischen Datenbanken vor, können Metaanalysen eingesetzt werden, um Maßzahlen mit hohem Evidenzgrad zu erhalten (WASEM & SIEBERT 1999). Falls keine Sekundärdaten vorliegen und keine Primärerhebung durchgeführt werden kann, muss auf Expertenbefragungen zurückgegriffen werden.

Entscheidungsbaum-Analyse

Nun werden die einzelnen Rechenschritte bei der Durchführung einer Analyse eines Entscheidungsbaums anhand des oben vorgestellten Beispiels vorgeführt.

Die Fragestellung (*Schritt 1*), die durch diese Angaben impliziert wird, könnte man folgendermaßen formulieren: „Welche der beiden medizinischen Vorgehensweisen ist vorzuziehen, wenn die Kombination aus Lebensdauer und Lebensqualität bei diabetischen Patienten mit der beschriebenen Symptomatik maximiert werden soll:

1. Sofortige Amputation unterhalb des Knies oder
2. Abwarten und bei Progression Amputation oberhalb des Knies?"

Für die medizinische Entscheidungsanalyse soll die Perspektive des Patienten eingenommen werden (*Schritt 2*). Das vorliegende Beispiel legt einen relativ kurzen Zeithorizont bis nach der Durchführung der Operation zugrunde. Dies impliziert die Annahme, dass bis dahin alle relevanten Ereignisse eingetreten sind und die untersuchten Gesundheitszustände sich danach nicht wesentlich in Abhängigkeit von der gewählten medizinischen Alternative verändern (*Schritt 3*). Die medizinischen Handlungsalternativen (*Schritt 4*) wurden in der Fragestellung bereits explizit formuliert. Es werden vier Gesundheitszustände verwendet: vollständige Heilung, Amputation unterhalb des Knies, Amputation oberhalb des Knies und Tod, welche bezüglich der gesundheitsbezogenen Lebensqualität skaliert wurden (*Schritt 5*). Für die vollständige Heilung ohne Amputation wurde die Lebensqualität gleich 1 gesetzt, für den Tod 0. Für die Amputation unterhalb des Knies wurde in der Standardlotterie ein Wert von 0,9 ermittelt und für die Amputation oberhalb des Knies ein Wert von 0,8.

Der Entscheidungsbaum in *Abb. 1* repräsentiert ein einfaches Modell für das vorliegende Entscheidungsproblem und stellt den Ereignisablauf gemäß den gewählten Rahmenbedingungen dar (*Schritt 6 bis 8*).

Der Entscheidungsbaum beginnt an seinem Stamm links in der Darstellung, in dem die Zielpopulation des Entscheidungsproblems genannt wird. Es folgt ein sogenannter Entscheidungsknoten (Rechteck), welcher die Wahl (Entscheidung) zwischen verschiedenen medizinischen Alternativen repräsentiert. Synonym zum Begriff medizinische Alternativen werden je nach Kontext oft folgende Begriffe verwendet: Handlungsalternativen, Alternativen, medizinische Vorgehensweisen, medizinische Verfahren, Interventionen, medizinische Technologien, Procedere, Strategien, Optionen. Für jede Handlungsalternative ergeben sich Stellen im Baum, die durch sogenannte Zufallsknoten (Kreise) gekennzeichnet sind. An einem Zufallsknoten (Synonym: Ereignisknoten) können verschiedene Ereignisse eintreten oder Merkmale offengelegt werden, die nicht vorsehbar sind und damit die Unsicherheit des Entscheidungsproblems verkörpern. Es gibt verschiedene Ereignispfade, die vom Stamm zur rechten Seite des Entscheidungsbaumes führen und dort an den „Blättern" des Baumes, den Ergebnisknoten, enden. An einem Ergebnisknoten stehen die interessierenden Konsequenzen der Entscheidung, Beispiele sind epidemiologische Maßzahlen, Gesundheitszustände, Laborwerte oder Kosten. Ein Ereignis mit allen nachfolgenden Ereignispfaden nennt man einen Ast des Ereignisbaums. Prinzipiell können auch innerhalb des Baums Entscheidungsknoten auftreten, in diesem Fall lässt sich allerdings der Baum entsprechend umstrukturieren, sodass es nur einen Entscheidungsknoten zu Beginn gibt. Die Regeln und Algorithmen der Entscheidungsbaumtransformation sind im Lehrbuch von WEINSTEIN u. a. nachzulesen (WEINSTEIN et al. 1980).

Der Entscheidungsbaum des Fallbeispieles für periphere Durchblutungsstörung soll anhand *Abb. 1* erläutert werden. Nach der Beschreibung „Diabetes-Patient mit peripherer Durchblutungsstörung und Gangrän" zeigt der rechteckige Entscheidungsknoten die beiden Handlungsalternativen „Sofortige Amputation" und „Abwarten" an. Die Alternative „Abwarten" ist eine Strategie, da sie eine „wenn-dann-Regel" darstellt: „Abwarten, wenn Progression, dann Amputation oberhalb des Knies, sonst keine Amputation". Bei der Alternative „Sofortige Amputation" besteht Unsicherheit gegenüber dem Ausgang der Operation; deshalb gabelt sich der Baum am Zufallsknoten in die beiden Äste „tot" und „lebt". Die Operationsletalität entspricht einer Wahrscheinlichkeit von $P1(tot) = 0,01$ und wird dem Ast „tot" zugeordnet. Der Wert $P1(lebt) = 0,99$ entspricht der Wahrscheinlichkeit, die Amputation unterhalb des Knies zu überleben. Die Zustände an den beiden Ästen sind der Tod (T) und Überleben nach Amputation unterhalb des Knies (U). Bei dem Ast für die Strategie „Abwarten" repräsentiert der erste Zufallsknoten die Unsicherheit bezüglich der Progression der Infektion. Die Heilungswahrscheinlichkeit beträgt $P(Heilung) = 0,7$, die Wahrscheinlichkeit einer Progression beträgt $P(Progression) = 0,3$. Nach der Heilung besteht keine Unsicherheit mehr, der entsprechende Gesundheitszustand wurde ebenfalls Heilung (H) genannt. Für den Fall der Progression kommt es zu einer weiteren Gabelung an einem Zufallsknoten, da Unsicherheit bezüglich des Ausganges der Amputation oberhalb des Knies besteht. Die Operationsletalität der Amputation oberhalb des Knies ist mit $P2(tot) = 0,1$ angegeben, der zugeordnete Zustand ist wiederum der Tod (T). Überlebt der Patient die Amputation oberhalb des Knies, so befindet er sich im Zustand Überleben nach Amputation oberhalb des Knies (O).

Der Zustand nach Heilung wurde mit $U(H) = 1$ festgelegt und der Tod mit $U(T) = 0$. Die zwei Gesundheitszustände „Zustand nach Amputation unterhalb des Knies" und „Zustand nach Amputation oberhalb des Knies" wurden anhand der Standardlotterie bewertet. Es ergaben sich die Werte $U(U) = 0,9$ für die Amputation unterhalb des Knies und $U(O) = 0,8$ für die Amputation oberhalb des Knies.

Es sei kurz auf einige Annahmen eingegangen (*Schritt 9*), die der verwendete Entscheidungsbaum impliziert. In beiden Therapieästen kommt der Ausgang Tod vor und an beiden Stellen wird ihm der Wert 0 zugeordnet. Dies impliziert die Annahme, dass die Lebenszeit während des „Abwartens" bis zur Operation vernachlässigt wird gegenüber der (längeren) Lebenszeit nach der Operation. Die wesentliche Annahme dieser Analyse ist das Verwenden einer fixen Lebensqualität und Lebenserwartung für die Zeit nach der Operation. Wenn die Analyse eine sinnvolle Entscheidungshilfe geben soll, muss gewährleistet sein, dass die Lebensqualitätswerte nach der Operation relativ konstant sind und die Lebenserwartung sich nicht unterscheidet für die drei Zustände „geheilt", „amputiert unterhalb des Knies" und „amputiert oberhalb des Knies". Würden sich entweder Lebensqualität oder Lebenserwartung in den beiden Therapiearmen relativ zueinander verändern, müsste anstelle eines Entscheidungsbaumes ein Markov-Modell (s. unten) aufgestellt werden, welches den zeitlichen Verlauf der Ereignisse und deren Bewertung in der Analyse berücksichtigen kann. Da es sich hier nicht um eine gesundheitsökonomische Studie handelt, wurde der Zeithorizont nicht an den anfallenden Kosten ausgerichtet.

Im nächsten Schritt (*Schritt 10*) werden die Erwartungswerte (E) für jede Alternative berechnet. Der Erwartungswert einer jeden Handlungsalternative ergibt sich aus der gewichteten Summe aus den einzelnen Werten an den Blättern des Baumes. Die Gewichte repräsentieren die Wahrscheinlichkeiten der einzelnen Pfade innerhalb einer Alternative. Sie ergeben sich durch Multiplikation aller Eintrittswahrscheinlichkeiten entlang eines Pfades. Für die praktische Berechnung der Erwartungswerte E gibt es verschiedene Rechenansätze, die alle zum gleichen Ergebnis führen. Eine Möglichkeit sieht folgendermaßen aus (Notation s. *Abb. 1*):

Dies sind:

für die Alternative „Sofortige Amputation":
0,891 × 10 Jahre = 8,91 QALYs;
für die Alternative „Abwarten":
0,919 × 10 Jahre = 9,16 QALYs.
Daraus resultiert eine inkrementelle medizinische Effektivität von 9,16-8,91 = 0,25 QALYs für die Handlungsalternative „Abwarten".

Eine weitere (effizientere) Art, die Analyse durchzuführen, besteht in einem Verfahren, das *Ausmitteln und Zurückfalten* genannt wird. Hierbei wird auf der rechten Seite des Baums begonnen und für die letzten (am weitesten rechts stattfindenden) Verzweigungen jeweils die Erwartungswerte für den jeweiligen gesamten Zufallsknoten berechnet, diese werden dann wiederum als Ausgangswerte für weitere Zurückfaltungen verwendet, usw.

Die Ergebnisse des vorgestellten Beispieles sind folgendermaßen zu interpretieren (*Schritt 12*): die Handlungsalternative „Abwarten" hat die besten Aussichten, wenn sowohl Restlebenserwartung, gesundheitsbezogene Lebensqualität und die Patientenpräferenzen berücksichtigt werden sollen. Für einen Patienten mit einer Restlebenserwartung von 10 Jahren ist sie der Alternative „Sofortige Operation" um 0,25 QALYs überlegen.

Man kann unschwer erkennen, dass das gefundene Ergebnis von bestimmten Parametern abhängt. Bei größeren Unterschieden in den Operationsletalitäten oder geringeren Unterschieden in

$$E(\text{Sofortige Amputation}) =$$
$$= P1(\text{tot}) \times U(T) + P1(\text{lebt}) \times U(U) =$$
$$= 0{,}01 \times 0 + 0{,}99 \times 0{,}9 = \underline{0{,}891}$$

$$E(\text{Abwarten}) =$$
$$= P(\text{Heilung}) \times U(H) + P(\text{Progression}) \times P2(\text{tot}) \times U(T) + P(\text{Progression}) \times P2(\text{lebt}) \times U(O) =$$
$$= 0{,}7 \times 1 + 0{,}3 \times 0{,}1 \times 0 + 0{,}3 \times 0{,}9 \times 0{,}8 = \underline{0{,}916}$$

Durch die Gewichtung der Restlebenserwartung (hier 10 Jahre) mit den Nutzwerten (gesundheitsbezogene Lebensqualität) ergeben sich die erwarteten qualitätsadjustierten Lebensjahre (QALYs).

den Nutzwerten aus der Standardlotterie für die Zustände nach Amputation unterhalb bzw. oberhalb des Knies oder geringeren Heilungswahrscheinlichkeiten ohne Amputation, könnte sich der Unterschied reduzieren oder sich die Verhältnisse zugunsten der Alternative „Sofortige Amputation" umkehren. Um also die Stabilität bzw. die Robustheit des Ergebnisses zu prüfen, werden die Modellannahmen und -parameter systematisch variiert und analysiert, ob diese Variationen eine Änderung des Ergebnisses bzw. der Entscheidung zur Folge haben. Dieser Typ von Analysen wird Sensitivitätsanalyse genannt und schließt sich an die Analyse der Basisergebnisse an (*Schritt 11*). Auf die verschiedenen Verfahren der Sensitivitätsanalysen wird weiter unten im Kapitel „Sensitivitätsanalysen" eingegangen.

Nachdem die medizinische Entscheidungsanalyse abgeschlossen ist, kann eine ökonomische Evaluation stattfinden. Da im vorgestellten Beispiel davon ausgegangen wird, dass die Alternative „Abwarten" weniger Kosten verursacht, liegt eine dominate Entscheidungssituation vor: die Strategie „Abwarten" ist kostengünstiger und medizinisch effektiver als die Alternative „Sofortige Operation".

Ansonsten erfolgt die Berechnung der Kosten und inkrementellen Kosten verschiedener Handlungsalternativen nach dem selben Schema wie die Evaluation der medizinischen Effekte. Auch hier sind die einzelnen Schritte zur Aufstellung und Berechnung des entscheidungsanalytischen Modells zu beachten.

Markov-Modelle

Neben der Entscheidungsbaum-Analyse gehören die Markov-Modelle zu den mathematischen Verfahren der formalen Entscheidungsanalyse. Ein Markov-Modell enthält eine endliche Zahl von disjunkten und erschöpfenden Gesundheitszuständen, die vom Patienten durchlaufen werden können. Die sogenannten Übergangswege geben die möglichen Ereignisse im zeitlichen Verlauf an (BRIGGS & SCULPHER 1998). Der zeitliche Verlauf wird in diskrete Zeitintervalle (Zyklen) eingeteilt, in denen die Übergangswahrscheinlichkeiten zwischen den einzelnen Gesundheitszuständen einzig und allein vom momentanen Gesundheitszustand abhängen. Markov-Modelle sind anzuwenden, wenn aus medizinischen oder ökonomischen Gründen längere Zeithorizonte zu wählen sind. Hierfür kann es dreierlei Gründe geben (SLOAN 1995):

1. Das Entscheidungsproblem beinhaltet zeitveränderliche Risiken, Lebensqualität oder Kosten.
2. Der Zeitpunkt des Eintretens eines bestimmten Ereignisses (time-to-event) spielt eine Rolle.
3. Relevante Ereignisse können mehrmals auftreten.

Beispielsweise muss bei der entscheidungsanalytischen Modellierung des Screenings für Prostatakarzinom (KRAHN et al. 1994, BARRY et al. 1995) auf Markov-Modelle zurückgegriffen werden, da

- die Inzidenzraten mit fortschreitendem Lebensalter zunehmen.
- der Unterschied zwischen dem Auftreten des Karzinoms in jungen Jahren und im hohen Alter mehrere Jahrzehnte betragen kann, sodass diese Ereignisse sowohl medizinisch als auch in Bezug auf einen potenziellen krankheitsbedingten Produktivitätsausfall unterschiedlich zu bewerten sind.
- falschpositive Ergebnisse erhöhte Kosten durch intensivierte Kontrolluntersuchungen in der Zukunft verursachen. Diese sind aufgrund der längeren Lebenserwartung bei jüngeren Screeningteilnehmern durchschnittlich höher als bei älteren.

Auch bei der Modellierung der Behandlung einer HIV-Infektion kommen Markov-Modelle zum Einsatz, da die Patienten um so länger in einem Zustand höherer gesundheitsbezogener Lebensqualität verweilen, je später ein Übergang ins AIDS-Stadium erfolgt. Außerdem können stationär behandlungsbedürftige Krankheitsereignisse im Langzeitverlauf mehrmals auftreten, sodass dies bei der Analyse der Kosten und der Lebensqualität zu berücksichtigen ist (CORZILLIUS et al. 2000).

Zur Berücksichtigung des zeitlichen Verlaufes wird die Zeit in aufeinanderfolgende Intervalle (Zyklen) aufgeteilt, innerhalb derer konstante Ereignisraten angenommen werden. Nach Ablauf eines Zyklus wechseln die Patienten vom aktuellen Gesundheitszustand in den Gesundheitszustand des nächsten

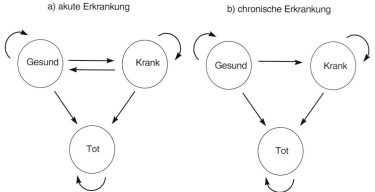

Abb. 2: Blasendiagramm zur Veranschaulichung eines Markov-Modells

Zyklus und verharren dort für eine Zyklusdauer etc. Die Erwartungswerte für Kosten und Effekte ergeben sich durch Summieren der zyklenspezifischen Werte (SONNENBERG & BECK 1993). Die Schritte der Aufstellung eines Markov-Modells und dessen Analyse ähneln denen des Entscheidungsbaumverfahrens, allerdings ist die Modellstruktur komplexer. Zusätzlich sind die möglichen Übergangswege mit den zugehörigen Übergangswahrscheinlichkeiten zwischen den einzelnen Gesundheitszuständen festzulegen. Jeder Gesundheitsstatus ist für jede Zyklusdauer mit Kosten und Effektmaß zu bewerten. Falls nötig, müssen Übergangswahrscheinlichkeiten, Kosten und Effekte für jeden Zyklus separat angesetzt werden. Eine Besonderheit des Markov-Modells ist die Annahme, dass die Übergangswahrscheinlichkeiten ausschließlich vom Gesundheitszustand des aktuellen Zyklus abhängen, d.h. das Markov-Modell hat kein „Gedächtnis" für frühere Zustände. Diese Annahme wird Markov-Annahme genannt (BECK & PAUKER 1983).

Eine sehr anschauliche Darstellung eines Markov-Modells ist das sogenannte Blasendiagramm (bubble diagram). *Abb. 2* zeigt je ein Blasendiagramm für eine akute und eine chronische Erkrankung. Es sind verschiedene Übergänge zwischen den Gesundheitszuständen möglich. Den Tod nennt man einen absorbierenden Zustand, da kein Übergangsweg aus ihm herausführt. Es ist zu beachten, dass bei der chronischen Erkrankung in *Abb. 2b* die Annahme gemacht wurde, dass es keine Heilung der chronischen Erkrankung gibt, d. h. eine kranke Person kann nicht wieder in den Zustand „Gesund" zurück.

Dieses Blasendiagramm ist Grundlage für das folgende Fallbeispiel 2.

Fallbeispiel 2: Prävention

Eine chronische Erkrankung K sei mit einem bestimmten Symptom S assoziiert, welches für sich selbst genommen harmlos ist. Die Zeit zwischen dem Auftritt des Symptoms S und dem Ausbruch der Erkrankung K variiert von Patient zu Patient. Die Krankheit K ist mit einer reduzierten Lebensqualität und einer erhöhten Mortalität verbunden. Für Patienten mit dem Symptom S wird eine Prävention mit dem Arzneimittel A in Erwägung gezogen. Das Risiko des Auftretens der Krankheit K kann durch die dauerhafte Einnahme dieses Arzneimittels reduziert werden. Es wurde allerdings festgestellt, dass das Arzneimittel A über einen unerwünschten Effekt zu einer direkten und sofortigen Erhöhung der Mortalität führt. Es wird angenommen, dass alle Risiken und Effekte über die Zeit hinweg konstant sind.

In *Tab. 1* und *2* sind die sogenannten Übergangsmatrizen für diese chronische Erkrankung dargestellt, welche die Menge aller Übergangswahrscheinlichkeiten pro Zeitintervall (hier 1 Jahr) zwischen den Gesundheitszuständen abbildet. Der Zustand "Gesund" bezeichnet einen Patienten mit dem Symptom S, der noch nicht an der Krankheit K erkrankt ist. Die Ausgangszahlen zur Aufstellung der Übergangsmatrizen basieren auf folgenden Angaben:

Ohne Prävention:
Die jährliche Sterbewahrscheinlichkeit der Patienten mit dem Symptom S wird als 5% angenommen. Die jährliche Krankheitswahrscheinlichkeit beträgt ohne Prävention 30%. Für an der Krankheit K erkrankte Patienten ist die jährliche Sterbewahrscheinlichkeit 40%. Die Krankheit ist chronisch, es gibt keine Genesung. Da bei Eintritt der Erkrankung die Einnahme des Arzneimittels keinen Sinn mehr macht, wird diese bei Erkrankungseintritt abgesetzt, so dass sich die Mortalität der erkrankten Patienten mit Prävention nicht von den erkrankten Patienten ohne Prävention unterscheidet.

Mit Prävention:
Unter Prävention mit dem Arzneimittel A reduziert sich die jährliche Erkrankungswahrscheinlichkeit für die Erkrankung K auf ein Drittel (nun 10% statt 30%). Allerdings erhöht sich die jährliche Sterbewahrscheinlichkeit bei Gesunden um 10% (nun 15% statt 5%).

Aus einem Time Trade-Off Verfahren ergaben sich folgende zeitunabhängige Nutzwerte:
U1 = Nutzwert(Gesund) = 1
U2 = Nutzwert(Krank) = 0,6
U3 = Nutzwert(Tot) = 0

Frage:
Ist eine Prävention mit dem Arzneimittel A aus medizinischer Sicht sinnvoll?

Anmerkung: In der Praxis stellt die Erhebung der Übergangswahrscheinlichkeiten aus Primärdaten oder Literatur einen nicht unerheblichen Aufwand dar. Die Daten liegen meist in anderer Form vor, als sie für die Markov-Modelle benötigt werden. So sind z. B. Raten (Inzidenzdichten) in Wahrscheinlichkeiten (kumulative Inzidenzen) umzurechnen oder es müssen 5-Jahres-Wahrscheinlichkeiten in 1-Jahres-Wahrscheinlichkeiten umgerechnet werden. Während man bei Raten in diesem Falle problemlos durch 5 dividieren könnte, um das richtige Ergebnis zu erhalten, ist dies bei Wahrscheinlichkeiten aufgrund des sich innerhalb des Zeitraums verändernden Nenners (Risk-Set) nicht ohne weiteres möglich. Detaillierte Beschreibungen der Umrechnungen mit den entsprechenden Formeln finden sich in MILLER & HORMAN (1994). Im vorgestellten Fallbeispiel wird von bereits gegebenen bzw. errechneten 1-Jahres-Wahrscheinlichkeiten ausgegangen. Ferner ist zu definieren, wann innerhalb eines Zyklus durchschnittlich das Auftreten eines Ereignisses (Genesung, Erkrankung, Tod) angenommen wird. Der Einfachheit halber wurde in diesem Beispiel angenommen, dass alle Ereignisse am Ende eines Zyklus auftreten. Es gibt andere Ansätze, z.B. dass ein Ereignis am Anfang bzw. in der Mitte des Zyklus auftritt (sogenannte „half-cycle correction"). Je kürzer die Zyklendauer des Markov-Modelles gewählt wird, desto weniger beeinflussen diese Annahmen das Ergebnis.

Tabelle 1: Matrix der Übergangswahrscheinlichkeiten eines Markov-Modells für eine chronische Erkrankung mit den Gesundheitszuständen „Gesund", „Krank" und „Tot" *ohne Prävention*

Zustand:	Gesund	Krank	Tot
Von Gesund nach …	0,65	0,30	0,05
Von Krank nach …	0,00	0,60	0,40
Von Tot nach …	0,00	0,00	1,00

Tabelle 2: Matrix der Übergangswahrscheinlichkeiten eines Markov-Modells für eine chronische Erkrankung mit den Gesundheitszuständen „Gesund", „Krank" und „Tot" *mit Prävention*

Zustand:	Gesund	Krank	Tot
Von Gesund nach ...	0,75	0,10	0,15
Von Krank nach ...	0,00	0,60	0,40
Von Tot nach ...	0,00	0,00	1,00

Fügt man die gegebenen Werte in das entsprechende Blasendiagramm aus *Abb. 2b* ein, so ergibt sich das in *Abb. 3* dargestellte Modell. U1 bis U3 sind die Nutzwerte für die entsprechenden Gesundheitszustände. In diesem Beispiel werden die Übergangsraten und -wahrscheinlichkeiten als über die Zeit hinweg konstant angenommen. Eine weitere Veranschaulichung dieser Zahlen, die bereits in die mathematische Analyse übergeht, ist in *Abb. 4* dargestellt. Es handelt sich um die ersten zwei Zyklen der genannten chronischen Erkrankung. Es ist zu beachten, dass aufgrund der Chronizität der Erkrankung der Übergangsweg von „Krank" nach „Gesund" nicht existiert.

Es sei an dieser Stelle nochmals darauf hingewiesen, dass bei der vorliegenden Fragestellung die Zeit, die innerhalb der einzelnen Gesundheitszustände verbracht wird eine Rolle spielt, da diese mit den Nutzwerten (Utilities) gewichtet wird. Diese Zeit würde im Entscheidungsbaumverfahren nicht berücksichtigt, sondern es würde nur der *nach* einem bestimmten Zeitraum bestehende Gesundheitszustand in das Ergebnis eingehen.

Um den Verlauf der Zustandswahrscheinlichkeiten über eine bestimmte Anzahl von Zyklen hinweg darzustellen wird eine sogenannte Markov-Spur erstellt. Diese gibt für jeden Zyklus die erwartete Verteilung der Zustände an, so dass daraus die kumulative Zeit berechnet werden kann, die ein Patient für einen gegebenen Gesamtzeitraum erwartungsgemäß in den Zuständen „Gesund", „Krank" und „Tot" verbringt. Diese Zeiten können dann wiederum mit den Nutzwerten gewichtet werden und ergeben als Summe die erwarteten

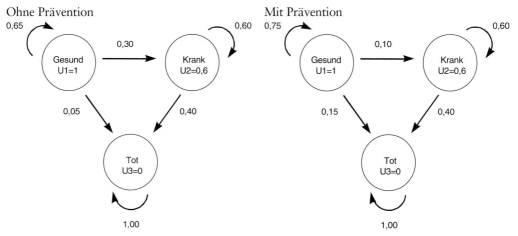

Abb. 3: Blasendiagramm mit Übergangswahrscheinlichkeiten und Nutzwerten (U1 bis U3) ohne und mit Prävention.

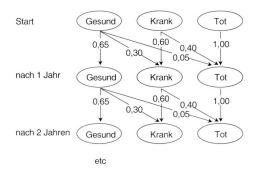
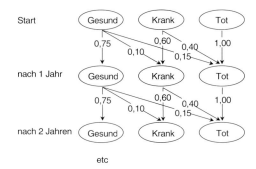

Abb. 4: Schematische Darstellung eines Markov-Modells für eine chronische Erkrankung mit Gesundheitszuständen, Übergangswegen und Übergangswahrscheinlichkeiten für zwei Zyklen ohne und mit Prävention.

QALYs für jede Handlungsalternative. Die Markov-Spur ist in *Tab. 3* beispielhaft für die Alternative „Ohne Prävention" dargestellt. Es sei dem Leser überlassen, die Markov-Spur für die Alternative „Mit Prävention" aufzustellen. Die Lösung wird für beide Alternativen angegeben.

Zur Nachvollziehbarkeit mittels Taschenrechner wurde die Markov-Spur im Beispiel nach 20 Zyklen (0 bis 19) abgebrochen. Danach findet kein wesentlicher Beitrag zu den kumulativen QALYs mehr statt. In diesem rein klinischen Beispiel wurde keine Diskontierung vorgenommen.

Gemäß *Abb. 3* und *4* lautet die allgemeine Rechenvorschrift zur Berechnung der Markov-Spur in diesem Beispiel für die Alternative „Ohne Prävention":

$$P_{z+1}(G) = P_z(G) \times 0{,}65$$
$$P_{z+1}(K) = P_z(G) \times 0{,}30 + P_z(K) \times 0{,}60$$
$$P_{z+1}(T) = P_z(G) \times 0{,}05 + P_z(K) \times 0{,}40 + P_z(T) \times 1$$

Die erste Zeile stellt für die Alternative „Ohne Prävention" die Verteilung der drei Zustände vor dem ersten Zyklus dar (Zyklus 0). Vor dem Zyklus 0 sind noch alle Personen gesund (1,000) und niemand krank (0,000) und niemand tot (0,000). Die Summe ergibt die QALYs für diesen Zyklus und beträgt 1,000.

Die Verteilung nach dem ersten Zyklus ist in der zweiten Zeile (Zyklus 1) dargestellt. Sie ergibt sich aus den Zustandswahrscheinlichkeiten der ersten Zeile und den Übergangswahrscheinlichkeiten aus *Tab. 1* bzw. *Abb. 3* und *4* (ohne Prävention):

$$P_1(G) = P_0(G) \times 0{,}65 = 1 \times 0{,}65 = 0{,}65$$
$$P_1(K) = P_0(G) \times 0{,}30 + P_0(K) \times 0{,}60 =$$
$$= 1 \times 0{,}30 + 0 = 0{,}30$$
$$P_1(T) = P_0(G) \times 0{,}05 + P_0(K) \times 0{,}40 + P_0(T) \times 1 =$$
$$= 1 \times 0{,}05 + 0 + 0 = 0{,}05$$

Die mit den Nutzwerten gewichtete Summe ergibt die QALYs für diesen Zyklus und beträgt:

$$0{,}65 \times 1 + 0{,}30 \times 0{,}6 + 0{,}05 \times 0 = 0{,}83.$$

Addiert man diese Zahl zu den QALYs aus dem ersten Zyklus, so ergibt sich eine kumulative Summe von 1,83 QALYs.

Für die dritte Zeile der Markov-Spur (Zyklus 2) ergibt sich:

$$P_2(G) = P_1(G) \times 0{,}65 = 0{,}65 \times 0{,}65 = 0{,}4225$$
$$P_2(K) = P_1(G) \times 0{,}30 + P_1(K) \times 0{,}60 =$$
$$= 0{,}65 \times 0{,}30 + 0{,}30 \times 0{,}60 = 0{,}375$$
$$P_2(T) = P_1(G) \times 0{,}05 + P_1(K) \times 0{,}40 + P_1(T) \times 1 =$$
$$= 0{,}65 \times 0{,}05 + 0{,}30 \times 0{,}40 + 0{,}05 \times 1 =$$
$$= 0{,}2025$$

Daraus ergibt sich eine Summe an QALYs für den Zyklus 2 von:

$$0{,}4225 \times 1 + 0{,}375 \times 0{,}6 + 0{,}203 \times 0 = 0{,}6475.$$

Die kumulative Summe der QALYs beträgt für die ersten drei Zyklen 2,4775.

Tabelle 3: Markov-Spur für die Handlungsalternative „Ohne Prävention" für 20 Zyklen (0-19). Die Ergebnisse sind für beide Markov-Spuren (ohne und mit Prävention) ohne Diskontierung dargestellt. Die angegebene Ergebnisse sind gerundet, die Rechnungen erfolgten mit den exakten Werten. $P_z(G)$, $P_z(K)$ und $P_z(T)$ stellen die Zustandswahrscheinlichkeiten für den Zyklus z dar. U1 bis U3 sind die entsprechenden Nutzwerte.

Zyklus z	Gesund U1=1 $P_z(G)$	Krank U2=0,6 $P_z(K)$	Tot U3=0 $P_z(T)$	QALYs pro Zyklus	Kumulative QALYs
0	1,000	0,000	0,000	1,000	1,000
1	0,650	0,300	0,050	0,830	1,830
2	0,423	0,375	0,203	0,648	2,478
3	0,275	0,352	0,374	0,486	2,963
4	0,179	0,293	0,528	0,355	3,318
5	0,116	0,230	0,654	0,254	3,572
6	0,075	0,173	0,752	0,179	3,751
7	0,049	0,126	0,825	0,125	3,875
8	0,032	0,090	0,878	0,086	3,961
9	0,021	0,064	0,915	0,059	4,020
10	0,013	0,044	0,942	0,040	4,060
11	0,009	0,031	0,961	0,027	4,088
12	0,006	0,021	0,973	0,018	4,106
13	0,004	0,014	0,982	0,012	4,118
14	0,002	0,010	0,988	0,008	4,127
15	0,002	0,007	0,992	0,005	4,132
16	0,001	0,004	0,995	0,004	4,136
17	0,001	0,003	0,996	0,002	4,138
18	0,000	0,002	0,998	0,002	4,140
19	0,000	0,001	0,998	0,001	4,141
Summe "Ohne Prävention"	2,857	2,140	15,003	4,141	
Zum Vergleich: Summe "Mit Prävention"	3,987	0,992	15,021	4,582	

Zu beachten ist, dass in *Tab. 3* die Werte auf drei Dezimalen gerundet dargestellt sind, jedoch immer mit dem exakten Ergebnis weitergerechnet wurde. Das Verfahren wird entsprechend bis zum Erreichen des letzten Zyklus fortgesetzt. Das Ergebnis der Markov-Spuren zeigt die Überlegenheit der Handlungsalternative „Mit Prävention". Während die Alternative „Ohne Prävention" nach 20 Zyklen einen Erwartungswert von 4,141 zu erwartenden QALYs besitzt, ist der entsprechende Wert für die Alternative „Mit Prävention" 4,582. Dies entspricht einer inkrementellen Effektivität von 0,441 QALYs, welcher der Prävention zuzuschreiben ist. Die Summen unter den einzelnen Zuständen „Gesund", „Krank" und „Tot" entsprechen den erwarteten kumulativen

"Aufenthaltszeiten" in jedem Gesundheitszustand. So ist für eine Population unter der Alternative „Ohne Prävention" zu erwarten, dass im Mittel jedes Individuum 2,857 Jahre gesund ist und 2,140 Jahre krank, bevor der Tod eintritt (der Rest der 20 Jahre, d. h. 15,003 Jahre wird im Zustand „Tot" verbracht). Man erkennt deutlich das Profil, welches durch die Prävention erzeugt wird. Die Lebenserwartung ist bei beiden Alternativen etwa gleich, jedoch werden unter der Prävention mehr Jahre gesund statt krank verbracht. Dies veranschaulicht den Impact der Prävention auf die qualitätsadjustierten Lebensjahre.

Es sei angemerkt, dass die inkrementelle Effektivität von der Bewertung des Gesundheitszustandes „Krank" mit einem Nutzwert von 0,6 abhängt. Bei einem höheren Nutzwert für diesen Zustand nimmt die inkrementelle Effektivität kontinuierlich ab, da ohne Prävention die kumulative Zeit im Zustand Tod etwas niedriger ist als mit Prävention. Es wird damit deutlich, dass eine reine Überlebenszeitanalyse ein anderes Ergebnis erbracht hätte, als die durchgeführte Markov-Analyse, die die Nutzwerte für die gesundheitsbezogene Lebensqualität für jeden Zyklus mitberücksichtigt. Die reine Lebenserwartung lässt sich einfach als Summe der kumulativen Zeiten in den Zuständen „Gesund" und „Krank" errechnen und ergibt mit 4,997 Jahren ohne Prävention einen etwas höheren Wert als für die Alternative mit Prävention, bei der die Lebenserwartung 4,979 Jahre beträgt. Die Markov-Spuren verdeutlichen anschaulich, dass eine reine Überlebenszeitanalyse der Zuordnung von Nutzwerten von Eins für die Zustände „Gesund" und „Krank" und der Zuordnung des Nutzwertes Null für den Zustand „Tod" entspricht und damit die gesundheitsbezogene Lebensqualität unberücksichtigt bleibt.

Man unterscheidet bei Markov-Modellen zwischen Markov-Ketten und Markov-Prozessen. Während bei Markov-Ketten die Übergangswahrscheinlichkeiten zwischen den Gesundheitszuständen über die Zeit hinweg konstant sind, können sich diese bei Markov-Prozessen im zeitlichen Verlauf ändern. Abb. 4 stellt eine Markov-Kette dar. Der Grundgedanke aller Typen von Markov-Modellen ist, dass für jede Handlungsalternative das in Abb. 4 dargestellte Rechenverfahren durchgeführt wird und eine hypothetische Kohorte von Patienten die dargestellten Zyklen durchläuft. In einer etwas genaueren Analyse müsste man im obigen Präventionsbeispiel etwa die sich mit zunehmendem Alter erhöhende Mortalität berücksichtigen. Damit würde sich für jeden Zyklus eine andere Matrix der Übergangswahrscheinlichkeiten ergeben. Ansonsten bliebe der Berechnungsmodus derselbe.

Bei gesundheitsökonomischen Evaluationen werden die Zeiten und Kosten, die kumulativ in jedem der Gesundheitszustände anfallen, aufsummiert. Anschließend kann dieses Ergebnis deskriptiv zwischen den Handlungsalternativen verglichen oder zuvor auf eine einheitliche Skala gebracht werden wie QALYs und/oder Kosten. Zur Ermittlung von QALYs wird jeder in einem bestimmten Zustand verbrachte Zeitraum mit der entsprechenden gesundheitsbezogenen Lebensqualität gewichtet. Ferner können die in der Zukunft anfallenden QALYs und Kosten diskontiert werden.

Damit entspricht das Vorgehen innerhalb einer Entscheidungsanalyse mit Markov-Modellen der bereits oben vorgestellten Schrittfolge (s. Abschnitt „Rahmenbedingungen und Schritte der Entscheidungsanalyse", S. 369). Auch innerhalb der Markov-Modellierung werden für jede Handlungsalternative die erwarteten Konsequenzen errechnet und gegenübergestellt. In einer Kosten-Nutzwert-Analyse liefert das Markov-Modell sowohl die inkrementellen Kosten als auch den inkrementellen medizinischen Nutzwert, so dass das entsprechende Kosten-Nutzwert-Verhältnis bestimmt werden kann.

Für diejenigen Leser, die sich bereits mit der Software zur Darstellung von Markov-Modellen beschäftigt haben, wird in Abb. 5 das visualisierte Markov-Modell für das Fallbeispiel Prävention wiedergegeben. An technischen Details weniger interessierte Leser können ohne inhaltlichen Bruch direkt zum Kapitel „Gesundheitsökonomische Entscheidungsanalysen" springen.

Für die in *Abb. 5* dargestellte Analyse wurde das Softwarepaket DATA™ for Health Care (Fa. Tree Age, Williamstown, MA, USA) verwendet. In der Darstellung sind die knotenspezifischen Parameter mit angegeben. Parameter, die mit u beginnen stehen für Nutzwerte, so bedeutet z. B. uKrank = Nutzwert(Krank). Parameter, die mit p beginnen stehen für Wahrscheinlichkeiten bzw. bedingte Wahrscheinlichkeiten, so bedeutet pErkranken_Gesund die bedingte Wahrscheinlichkeit zu Erkranken unter den Gesunden, also P(Erkranken|Gesund). Die Modellstruktur ist dieselbe für beide Handlungsalternativen, die Software verwendet für die Alternative „Mit Prävention" einen sogenannten Klon der Alternative „Keine Prävention". Ein Klon ist eine dynamische Kopie. Dynamisch bedeutet in diesem Zusammenhang, dass sich jede Programmieränderung, die an der Klonvorlage vorgenommen wird, automatisch auf den Klon überträgt. Dies ist eine wesentliche Arbeitserleichterung und hilft dem Programmierer, Fehler zu vermeiden. Die numerischen Parameter für

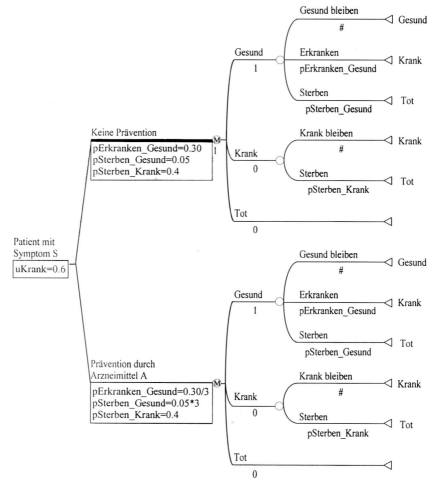

Abb. 5: Veranschaulichung des Markov-Modelles für das Fallbeispiel Prävention mit Angabe der knotenspezifischen Parameter. Software: DATA™ for Health Care (Fa. TreeAge, Williamstown, MA, USA).

die einzelnen Äste können für jeden Ast individuell gesetzt werden. So gilt für das gesamte Modell der Nutzwert 0,6 für den Zustand „Krank". Jedoch wurden für die Äste „Keine Prävention" und „Mit Prävention" zum Teil verschiedene Parameter für die Übergangswahrscheinlichkeiten gewählt. Nach der jeweils ersten Gabelung in jeder Strategie (am sogenannten Markov-Knoten) werden die möglichen Gesundheitszustände aufgeführt, also „Gesund", „Krank" und „Tot". Die zugehörigen Wahrscheinlichkeiten repräsentieren die Startverteilung, in diesem Fall sind zu Beginn der Analyse alle Individuen gesund. Die zweite Gabelung am Zufallsknoten repräsentiert die Übergangsmatrix und die zugehörigen Übergangswahrscheinlichkeiten (ein '#' bedeutet, dass an dieser Stelle die Wahrscheinlichkeitsverteilung automatisch zu 1 ergänzt wird). So gibt es zum

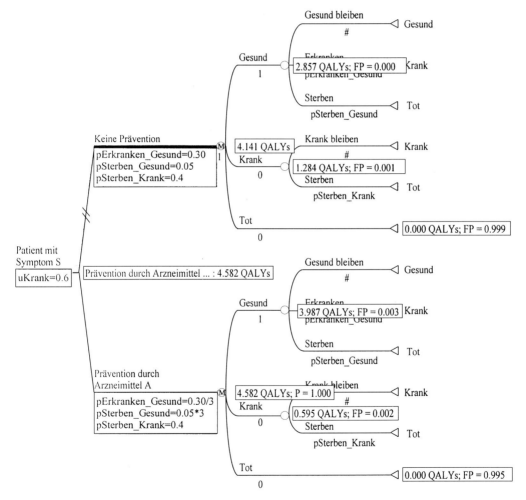

Abb. 6: Analysiertes Markov-Modelles für das Fallbeispiel Prävention mit Angabe der erwarteten QALYs je Handlungsalternative für einen Zeitraum von 20 Jahreszyklen. Software: DATA™ for Health Care (Fa. TreeAge, Williamstown, MA, USA).

Beispiel innerhalb des Zustandes „Krank" nur die Ereignisse „Krank bleiben" oder „Sterben", die dann zu den Ausgangszuständen des nächsten Zyklus führen, nämlich „Krank" und „Tot". Die Ausgangszustände für den nächsten Zyklus sind durch die dreieckigen Endknoten dargestellt. Die Anzahl der Zyklen ist nicht dargestellt, im Beispiel wurden 20 Zyklen gewählt.

Abb. 6 zeigt das Ergebnis der rechnerischen Analyse des Markov-Modells mit Angabe der erwarteten QALYs je Handlungsalternative für einen Zeitraum von 20 Jahreszyklen. Für jeden Knoten werden die Erwartungswerte angegeben. Die Handlungsalternative mit dem größten aller Erwartungswerte wird als die präferierte Alternative durch Streichen aller anderen Äste gekennzeichnet. Das Ergebnis der präferierten Alternative wird am Entscheidungsknoten ganz links im Baum angegeben. In diesem Beispiel beträgt es 4,582 QALYs. Die inkrementelle Effektivität kann als Differenz zwischen den Erwartungswerten der beiden Handlungsalternativen errechnet werden und beträgt im Beispiel 4,582 QALYs – 4,141 QALYs = 0,441 QALYs.

Gesundheitsökonomische Entscheidungsanalysen

Auch bei gesundheitsökonomischen Evaluationen ist die besprochene Schrittfolge der Entscheidungsanalyse relevant. Nach der präzisen Formulierung der gesundheitsökonomischen Fragestellung ist der gesundheitsökonomische Studientyp festzulegen (*Schritt 1*). Die zu berücksichtigenden Kostenarten hängen von der gewählten Perspektive ab (*Schritt 2*). Bei der Wahl des Zeithorizontes ist zu berücksichtigen, ob sich die Kosten im Laufe der Zeit verändern (*Schritt 3*). Bei der Definition der Gesundheitszustände sind auch solche Zustände zu unterscheiden, die bezüglich der Versorgungskosten differieren. Diese Unterscheidung muss getroffen werden, auch wenn die Zustände sich rein medizinisch betrachtet nicht unterscheiden (*Schritt 5*). So ist es bei der Analyse der medikamentösen Behandlung der Alzheimer-Erkrankung von besonderer Bedeutung für die Kostenfrage, ob ein Patient in einem Pflegeheim versorgt wird oder zu Hause von den Angehörigen. Jeder medizinische Zustand, den die Patienten bezüglich einer neurologischen Skala einnehmen können, ist demnach in zwei kostenspezifische Versorgungszustände zu unterteilen. Zum Beispiel verwendeten NEUMANN et al. (1999) in ihrer pharmakoökonomischen Analyse zur Therapie der Alzheimer-Erkrankung die folgenden sieben Gesundheitszustände:

1. leichte Symptomatik/Pflegeheim
2. leichte Symptomatik/nicht Pflegeheim
3. mittlere Symptomatik/Pflegeheim
4. mittlere Symptomatik/nicht Pflegeheim
5. schwere Symptomatik/Pflegeheim
6. schwere Symptomatik/nicht Pflegeheim
7. Tod

Bei der Darstellung des Ereignisablaufes ist vor allem auf den Übergang von ambulanter und stationärer Versorgung zu achten (*Schritt 6 und 7*). Die Kosten stellen in einer gesundheitsökonomischen Entscheidungsanalyse selbst eine Form von Konsequenzen dar und werden deshalb als solche in den Entscheidungsbaum eingefügt (*Schritt 8*). Zu den Kosten sind ebenfalls alle Annahmen explizit zu formulieren (*Schritt 9*). Die Berechnung der erwarteten Kosten erfolgt ebenfalls durch Ausmitteln und Zurückfalten (*Schritt 10*). Im Anschluss an die Basisfallanalyse werden Sensitivitätsanalysen sowohl zu medizinischen Parametern als auch zu Kostenparametern durchgeführt (*Schritt 11*). Bei der Interpretation der Ergebnisse ist vor allem die eingenommene Perspektive zu beachten. Die Auswirkung der Berücksichtigung verschiedener Kostenarten wie z.B. direkte versus indirekte Kosten sind in der Ergebnispräsentation anzugeben (*Schritt 12*).

Ein ökonomisches Panel innerhalb der „German Scientific Working Group Technology Assessment for Health Care", welche in Zusammenarbeit mit dem Bundesministerium für Gesundheit und dem Deutschen Institut für Medizinische Dokumentation und Information (DIMDI) standardisierte Berichte zur Technologiefolgenabschätzung medizinischer Verfahren (Health Technology Assessment

Reports) erstellt (BITZER et al. 1998), entwickelte ein methodisches Instrumentarium für eine standardisierte Berichterstattung und die Bewertung gesundheitsökonomischer Evaluationsstudien (SIEBERT et al. 1999a, SIEBERT et al. 1999c). Das Instrumentarium bietet einen Fragenkatalog zur Studienqualität gesundheitsökonomischer Studien, der als Checkliste für die eigene Arbeit hilfreich sein kann. Als internationale Vorlage ist das Standardwerk von GOLD et al. zu empfehlen (GOLD et al. 1996).

Sensitivitätsanalysen

In der Terminologie der Entscheidungsanalyse versteht man unter dem Begriff Basisfallanalyse die Analyse eines Entscheidungsbaums oder eines Markov-Modells unter Verwendung bestimmter, nicht variierter Ausprägungen für die Modellparameter. Eine Variation dieser Parameter ist im Rahmen von Sensitivitätsanalysen möglich, deren Ergebnisse dann mehr oder weniger vom Ergebnis der Basisfallanalyse abweichen. Sensitivitätsanalysen sind mathematische Verfahren, welche die Auswirkung von Modellannahmen und deren Veränderungen auf den Entscheidungsausgang untersuchen. Variiert werden können dabei vier Formen von Annahmen bzw. Parametern:

- Strukturelle Annahmen
- Ereigniswahrscheinlichkeiten
- Bewertungen der Gesundheitszustände
- Kosten

Zu den strukturellen Annahmen gehört die gesamte Struktur des Entscheidungsbaumes bzw. des Markov-Modells. Welche Verzweigungen in einem Entscheidungsbaum existieren oder nicht und welche Übergangswege zwischen den Gesundheitszuständen in einem Markov-Modell zugelassen sind und welche nicht, bestimmt oft maßgeblich den Ausgang der Analyse. So enthalten beispielsweise entscheidungsanalytische Modelle zu chronischen Erkrankungen meist keinen Übergangsweg vom kranken in den gesunden Zustand. Hier ist zu prüfen, inwieweit das Ergebnis der Entscheidungsanalyse von der begrenzten Möglichkeit einer Heilung abhängt. Ein ähnliches Problem besteht bei der Übernahme von Daten aus randomisierten klinischen Verlaufsstudien: In einer klinischen Studie zur Alzheimer-Erkrankung fiel auf, dass eine nicht unwesentliche Zahl von Alzheimer-Patienten im Verlaufe der Therapie vom Zustand „moderate Symptomatik" in den Zustand „milde Symptomatik" wechselten, obwohl eher von einer progressionsverzögernden Wirkung der verabreichten Medikamente ausgegangen wird, als von einer Wirkung, die den Zustand akut verbessert (ROGERS et al. 1998). Da die Messfehlerrate bei den verwendeten kognitiven Messinstrumenten relativ hoch ist, kann nicht ausgeschlossen werden, dass die angesprochenen Phänomene zum Teil Artefakte darstellen, die den verwendeten Messinstrumenten zuzuschreiben sind.

Sensitivitätsanalysen werden am häufigsten zur systematischen Variation von Ereigniswahrscheinlichkeiten in Entscheidungsbäumen oder von Übergangswahrscheinlichkeiten in Markov-Modellen eingesetzt. Da diese Parameter oft aus klinischen oder epidemiologischen Studien statistisch geschätzt werden, sind sie mit einem gewissen Grad an Unsicherheit behaftet. So werden Sensitivitätsanalysen häufig über die Spannweite von angenommenen minimalen und maximalen Werten durchgeführt oder beispielsweise über den Bereich eines 95 %-Konfidenzintervalles. Einen besonders wichtigen Fall einer Sensitivitätsanalyse von Wahrscheinlichkeiten ist die Variation der Krankheitsprävalenz oder -inzidenz, dieses wird weiter unten noch an einem Beispiel dargestellt. Auch die Bewertung der Gesundheitszustände kann einer Sensitivitätsanalyse unterzogen werden. So können etwa in einer Kosten-Nutzwert-Analyse die QALY-Werte für bestimmte Gesundheitszustände variiert werden. Ferner bietet sich die Variation der Preisstruktur an, um beispielsweise den Effekt zukünftiger Preisentwicklungen auf das Ergebnis der Entscheidungsanalyse abschätzen zu können.

Das Ziel der Sensitivitätsanalyse ist neben der Prüfung der Stabilität der Entscheidung die Identifizierung von Parametern, die einen starken Einfluss auf das Ergebnis der Entscheidungsanalyse haben. Werden solche Parameter identifiziert, so kann eine intensivierte Forschung bezüglich dieser Parameter zu einer sichereren Einschätzung des Ergebnisses verhelfen. Ein besonderer Typ der Sensitivitätsanalyse ist die Schwellenwertanalyse: Unsichere Einflussparameter werden über einen bestimmten Bereich variiert, um denjenigen Wert dieser Parameter zu bestimmen, für den sich die Entscheidung ändern würde. Die Ermittlung von Schwellenwerten ist von besonderer Bedeutung für die Kliniker, um unter gegebenen Umständen schnell entscheiden zu können, welche Handlungsalternative unter gegebenen Umständen die optimale ist. Eine weitere Sonderform ist die Extremwertanalyse. In einer Extremwertanalyse werden alle unsicheren Einflussparameter so gewählt, dass sie sich maximal für bzw. gegen eine bestimmte Entscheidung auswirken. Damit kann geprüft werden, ob eine Entscheidung auch unter extremen Annahmen stabil bleibt. Das Problem der Extremwertanalysen liegt in der Tatsache, dass bei vielen der nichttrivialen Entscheidungsprobleme eine Extremwertanalyse lediglich zu dem Ergebnis führt, dass die optimale Entscheidung von dem Szenario abhängt, da die Annahmen sehr konservativ zusammengeführt werden. Ferner kann es unter Umständen Schwierigkeiten bereiten, systematisch zu identifizieren, welche Parameterkonstellationen für oder gegen bestimmte Entscheidungen sprechen.

Man unterscheidet Ein-Weg- und Mehr-Weg-Sensitivitätsanalysen, je nachdem, ob ein oder mehrere Parameter simultan variiert werden. Eine weitere Einteilung der Sensitivitätsanalysen erfolgt nach deterministischen versus probabilistischen Sensitivitätsanalysen. In deterministischen Sensitivitätsanalysen werden einzelne oder mehrere unsichere Einflussparameter jeweils über einen vorgegebenen Bereich variiert und die Ergebnisparameter in Abhängigkeit der Einflussparameter dargestellt. Die probabilistische Sensitivitätsanalyse wird auch verteilungsorientierte Sensitivitätsanalyse genannt und ist ein entscheidungsanalytisches Simulationsverfahren (Monte Carlo-Simulation), dem folgendes Prinzip zugrunde liegt: den einzelnen Parametern des entscheidungsanalytischen Modells werden Verteilungen zugeordnet. Unter Verwendung eines Zufallsgenerators können dann für jeden unsicheren Einflussparameter Werte zufällig und wiederholt aus den zugehörigen Verteilungen gezogen werden. Es resultiert eine Wahrscheinlichkeitsverteilung der erwarteten Ergebnisparameter. Die Vorteile der probabilistischen Sensitivitätsanalyse liegen u.a. in der Möglichkeit, multiple Sensitivitätsanalysen auch über eine große Zahl von Parametern simultan durchzuführen und außerdem ein Maß für die Unsicherheit des Ergebnisses zu erhalten wie etwa ein Konfidenzintervall für die Erwartungswerte bzw. das Kosten-Effektivitäts-Verhältnis.

An dieser Stelle erfolgt eine Darstellung der Möglichkeiten anhand des bereits verwendeten Fallbeispiels zur peripheren Durchblutungsstörung. Zunächst wird exemplarisch eine Ein-Weg-Sensitivitätsanalyse dargestellt. Angenommen, es besteht Unsicherheit gegenüber der Heilungswahrscheinlichkeit in der Strategie „Abwarten", daher wird diese zwischen 0 und 1 variiert. *Abb. 7* zeigt das Diagramm der Sensitivitätsanalyse.

Die beiden Graphen stellen die Erwartungswerte der beiden verschiedenen Handlungsalternativen „Sofortige Amputation" und „Abwarten" als Funktion der Heilungswahrscheinlichkeit dar. Auf der Rechtsachse (X-Achse) ist der Parameter abgetragen, der variiert wird, in diesem Falle die Heilungswahrscheinlichkeit. Auf der Hochachse (Y-Achse) lässt sich der Erwartungswert, also der Erwartungswert der gesundheitsbezogenen Lebensqualität, in Abhängigkeit von der Heilungswahrscheinlichkeit für beide Alternative ablesen. Zunächst ist festzustellen, dass nur der Erwartungswert für die Alternative „Abwarten" von der Heilungswahrscheinlichkeit abhängt, da nur in dieser Strategie eine Heilung ohne Amputation stattfinden kann. Der Erwartungswert für die Alternative „Abwarten" nimmt naturgemäß mit steigender Heilungswahrscheinlichkeit zu und erreicht volle Lebensqualität bei einer Heilungswahrscheinlichkeit von 100%. Die Sensitivitätsanalyse ergibt einen Schwellenwert von 0,611 für den untersuchten Parameter Heilungswahrscheinlichkeit. Dies bedeutet, dass die Alternative „Abwarten" der anderen Alternative nur überlegen ist, wenn die Heilungswahrscheinlichkeit über

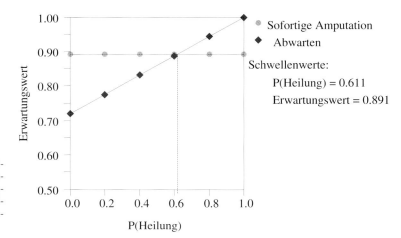

Abb. 7: Ein-Weg-Sensitivitätsanalyse für die Heilungswahrscheinlichkeit der Strategie „Abwarten" im Fallbeispiel periphere Durchblutungsstörung.

61,1% liegt (was in unserer Basisfallanalyse mit einer Heilungswahrscheinlichkeit von 70% der Fall war).

Die Rechenschritte für die Ein-Weg-Sensitivitätsanalyse sind im Folgenden dargestellt:

1. Schritt: Berechnen der Erwartungswerte (E) für beide Alternativen in Abhängigkeit von den Heilungswahrscheinlichkeiten:

E(Sofortige Amputation) =
= P1(tot) × U(T) + P1(lebt) × U(U) =
= 0,01 × 0 + 0,99 × 0,9 = 0,891

E(Abwarten) =
= P(Heilung) × U(H) + P(Progression) × P2(tot) × U(T) + P(Progression) × P2(lebt) × U(O) =
= P(Heilung) × 1   + [1-P(Heilung)] × 0,1   × 0   + [1-P(Heilung)] × 0,9   × 0,8 =
= P(Heilung)   + [1-P(Heilung)]   × 0,72   = 0,72 + 0,28 × P(Heilung)

2. Schritt: Schwellenwertanalyse (Threshold Analysis). Durch Gleichsetzten der Erwartungswerte der beiden zu vergleichenden Alternativen kann, falls vorhanden, der Schwellenwert bestimmt werden, für den eine Entscheidung „kippen" würde:

E(Sofortige Amputation) = E(Abwarten)
0,891 = 0,72 + 0,28 × P(Heilung)
0,891 - 0,72 = 0,28 × P(Heilung)
P(Heilung) = 0,611

Der Schwellenwert 0,611 für die Heilungswahrscheinlichkeit bestimmt, welche Handlungsalternative vorzuziehen ist. Die Lösung könnte auch graphisch durch die Auftragung der beiden Erwartungswertgraphen und deren Schnittbildung ermittelt werden (s. Abb. 7).

Abb. 8 zeigt eine Zwei-Weg-Sensitivitätsanalyse für die beiden Nutzwerte der Zustände nach Amputation (unterhalb/oberhalb). Diese Grafik zeigt keine Erwartungswerte mehr an, kennzeichnet jedoch für jede Kombination von den beiden Lebensqualitätsparametern die optimale Handlungsalternative. In jedem der zwei

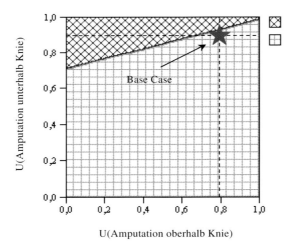

Abb. 8: Zwei-Weg-Sensitivitätsanalyse für die beiden Nutzwerte der Zustände nach Amputation (unterhalb/oberhalb) mit Basisfall (Base case).

schraffierten Bereiche in *Abb. 8* ist jeweils eine der beiden Handlungsalternativen der verbleibenden Handlungsalternative überlegen. Die Grenzlinien beschreiben die Indifferenzkurven zwischen beiden Alternativen. Es erweist sich z.B. für einen Nutzwert von 0,6 für „Amputation oberhalb des Knies" und einen Nutzwert von 0,95 für „Amputation unterhalb des Knies" die Handlungsalternative „sofortige Amputation" überlegen. Dies ist begründet durch einen extremeren Unterschied der beiden Lebensqualitätsbewertungen: wenn die Lebensqualität der Amputation unterhalb des Knies nach oben variiert wird und diejenige der Amputation oberhalb des Knies nach unten, dann kann dies zu einem Umschlag der Therapieentscheidung führen.

Die Rechnung für die Zwei-Weg-Sensitivitätsanalyse ist im Folgenden dargestellt:

1. Schritt: Berechnen der Erwartungswerte für beide Alternativen in Abhängigkeit von den beiden Nutzwerten:

E(Sofortige Amputation) =
= P1(tot) × U(T) + P1(lebt) × U(U) =
= 0,01   × 0   + 0,99   × U(U) = $\underline{0,99 \times U(U)}$

E(Abwarten) =
= P(Heilung) × U(H) + P(Progression) × P2(tot) × U(T) + P(Progression) × P2(lebt) × U(O) =
= 0,7   × 1   + 0,3   × 0,1   × 0   + 0,3   × 0,9   × U(O) =
≡ $\underline{0,7 + 0,27 \times U(O)}$

2. Schritt: Bestimmung der Indifferenzkurve. Dies erfolgt durch Gleichsetzen der beiden Gleichungen und Auflösen nach einer der Unbekannten:

E(Sofortige Amputation) = E(Abwarten)
0,99 × U(U)   = 0,7   + 0,27 × U(O)
U(U)   = 0,707   + 0,273 × U(O)

Diese Gleichung repräsentiert die Indifferenzkurve bezüglich der beiden Alternativen. Je nachdem, auf welcher Seite der Indifferenzkurve in *Abb. 8* der aktuelle Fall liegt, ist die eine oder die andere Entscheidung überlegen. Die Lage des Basisfalles in *Abb. 8* erlaubt eine Interpretation der Robustheit der Analyse. In unserem Beispiel liegt der Basisfall in der Nähe der Indifferenzkurve, so dass es bei nennenswerten Verschiebungen zu einer Umkehr der Entscheidung kommen könnte.

Software

An dieser Stelle sollen noch Hinweise für die praktische Umsetzung einer Entscheidungsanalyse und die Verwendung von Softwarepaketen gegeben werden. Es existieren inzwischen komfortable Programmpakete, die die Analyse von Entscheidungsbäumen und Markov-Modellen unterstützen. Zum Teil sind diese allgemein im Rahmen von Entscheidungsanalysen anwendbar, zum Teil sind Softwarepakete speziell für Fragestellungen des Gesundheitswesens ausgerichtet worden. Zu nennen wäre in diesem Zusammenhang beispielsweise das Programm DATA™ for Health Care (© 1999, TreeAge Software, Inc., Williamstown, MA, USA), welches auch für die Analysen und Graphiken dieses Beitrages verwendet wurde. Die Erstellung der Struktur des Entscheidungsbaumes ist mit Hilfe entscheidungsanalytischer Software sehr anwenderfreundlich und die Erstellung von Ergebnisgraphiken ist Teil des Aufgabenprofils dieser Programme. Weitere Programme sind SMLTREE (© 1989, J. HOLLENBERG) und Decision Maker (© 1980, 1993, S. G. PAUKER, F. A. SONNENBERG, J. B. WONG, New England Medical Center, Boston, MA, USA). Für sehr komplexe Entscheidungsanalysen kann es sinnvoll sein, die Analyse in einer allgemeinen Statistiksoftware (z.B. SAS, SAS Institute Inc., 1999) oder einer Programmiersprache (z.B. C+) zu programmieren. Einfachere Entscheidungsbaum-Analysen können theoretisch auch in einem Tabellenkalkulationsprogramm (z.B. Microsoft® Excel, Microsoft Corporation) programmiert werden, jedoch besteht hier die große Gefahr, dass aufgrund mangelnder Übersicht bei Programmänderungen nicht alle betroffenen Zellen innerhalb der Kalkulationsblätter oder Arbeitsmappe berücksichtigt werden und diese Fehler unerkannt bleiben. Ein systematischer Modellvalidierungsprozess und das gründliche Testen auf Programmierfehler ist jedoch wesentlicher Bestandteil der Analysearbeit, auch bei Verwendung der anderen Softwarepakete.

Kritische Würdigung der Entscheidungsanalyse

Der Begriff der entscheidungsanalytischen Modellierung darf bezüglich der Studienplanung und -durchführung nicht missverstanden werden. Ebenso wie bei einer klinischen oder epidemiologischen Studie ist a priori die Fragestellung präzise zu formulieren. Ein- und Ausschlusskriterien bezüglich Publikationen oder sonstiger Information sind zu Beginn festzulegen. Ferner ist ein detaillierter Zeitplan mit organisatorischem Ablauf notwendig und ein Studienprotokoll, das die einzelnen Arbeitsschritte und die qualitativen und quantitativen Methoden beschreibt. Statistische Analysestrategien, wie sie beispielsweise bei Metaanalysen oder Entscheidungsanalysen eingesetzt werden, sind detailliert festzulegen und eine Abweichung vom Studienprotokoll ist zu begründen und im Bericht bzw. der Publikation zu dokumentieren. Nur wenn diese Punkte beachtet werden, kann dem aus der Entscheidungsanalyse resultierenden Ergebnis der entsprechende Stellenwert zugeordnet werden.

In vielen Situationen wird die wissenschaftliche Gemeinschaft oder ein Forscher(team) nicht in der Lage sein, prospektiv Daten zu erheben. Gründe können mangelnde finanzielle oder zeitliche Ressourcen sein, ethische Gründe oder schlicht und einfach die Tatsache, dass bis zum Erhalt von Ergebnissen laufender klinischer Studien eine vorläufige Entscheidung zu treffen ist. Diese muss dann aufgrund der besten verfügbaren aktuellen Datenlage getroffen werden. Eine entscheidungsanalytische Modellierung ist dann oft unvermeidbar (BUXTON et al. 1997). Selbst wenn eine klinische

Studie abgeschlossen ist, so besitzt diese aufgrund der gegebenen Rahmenbedingungen (Studienpopulation, Versorgungsstruktur) immer nur eine begrenzte Übertragbarkeit. Dies kann beispielsweise durch Entscheidungsanalysen ausgeglichen werden, die verschiedenartige Parameter zusammenführen und in Sensitivitätsanalysen systematisch variieren.

Ein weiterer Anlass für eine entscheidungsanalytische Modellierung ist der begrenzte Untersuchungszeitraum einer jeden klinischen Studie. Wenn Schlussfolgerungen zu ziehen sind, die eine Berücksichtigung eines längeren Zeithorizontes erfordern, sind weitere (Literatur-)Daten hinzuzuziehen und die Ergebnisse über den Studienzeitraum hinaus zu extrapolieren bzw. zu modellieren. Beispiele sind Spätkomplikationen, Rezidive bei Krebserkrankungen und ein krankheitsabhängiges Langzeitmonitoring.

Die Stärken der Entscheidungsanalyse liegen in der anschaulichen Strukturierung des Entscheidungsproblems, die in klinischen Studien oft nicht sichtbar wird, da nur der primäre Endpunkt für jeden Interventionsarm einer Studie gemessen wird. Insbesondere bei schlechter Datenlage beispielsweise im Frühstadium des Lebenszyklus eines medizinischen Verfahrens kann eine Entscheidungsanalyse zu einer Schätzung der klinischen und ökonomischen Konsequenzen beitragen.

Eine der größten Vorteile der Entscheidungsanalyse gegenüber der klinischen Forschung oder der Feldforschung liegt darin begründet, dass für klinische oder gesundheitspolitische Entscheidungen Daten aus verschiedenen Disziplinen zusammenzutragen sind. So werden für die medizinische und gesundheitsökonomische Evaluation eines Screeningprogramms unter anderem folgende Parameter benötigt: die Prävalenz der Erkrankung, die Inzidenz, die Mortalität, die Stadienverteilung, die Sensitivität und Spezifität des Screeningtests, die Effektivität und die Risiken von Behandlungsmaßnahmen einschließlich Lebenserwartung und Lebensqualität und schließlich die assoziierten Akut- und Langzeitkosten. Diese Informationen sind aus Studien zu den verschiedenen klinischen, epidemiologischen und ökonomischen Einzeluntersuchungen zusammenzuführen und zu analysieren. Ferner sind häufig verschiedene Konsequenzen wie Lebenserwartung, Heilungsraten, Nebenwirkungen etc. auf eine gemeinsame Skala (z.B. QALYs) zu übertragen, um die Vor- und Nachteile eines medizinischen Verfahrens gegenüber einem anderen quantitativ abzuwägen.

Eine Entscheidungsanalyse erlaubt die Gegenüberstellung beliebig vieler Handlungsstrategien, sofern ausreichende und vergleichbare Daten dafür vorhanden sind. Ein Problem besteht oft darin, dass verschiedene medizinische Verfahren unter verschiedenen Rahmenbedingungen bzw. Settings durchgeführt wurden und eine Integration dieser Daten in ein einheitliches Modell nur unter vielen Annahmen möglich ist.

Die gesundheitsökonomische Entscheidungsanalyse erlaubt die Problemanalyse aus unterschiedlichen Perspektiven, wie beispielsweise der Perspektive des Patienten, des Leistungserbringers, der Krankenkassen oder der gesamten Gesellschaft.

Mit Hilfe von Sensitivitätsanalysen können die Auswirkungen verschiedener Modellannahmen auf die zu treffende Entscheidung systematisch evaluiert werden. Ein großer Wert von Sensitivitätsanalysen liegt darin, diejenigen unsicheren Parameter zu identifizieren, deren Ausprägungen einen Einfluss auf das Ergebnis haben, d.h. für die die Entscheidung sensitiv ist. Die Identifikation dieser „einflussreichen" Parameter kann erheblich zur Festlegung weiterer Forschungsvorhaben und der sinnvollen Allokation von Forschungsressourcen beitragen.

Allerdings birgt die Anwendung entscheidungsanalytischer Modelle insbesondere bei unsachgemäßer Anwendung und Interpretation einige Gefahren. So ist darauf zu achten, dass nicht aufgrund unrealistischer Annahmen komplexe Zusammenhänge zu sehr vereinfacht oder die Ergebnisse in eine bestimmte Richtung verzerrt werden. Hierbei wirkt sich insbesondere die komplexe Methodik der Entscheidungsanalyse negativ aus, da diese bei unzureichender Dokumentation nicht mehr transparent und damit schwer vermittelbar ist. Für Anwender der Ergebnisse kann sich ein

Modell als Black Box darstellen, deren Inhalt nicht nachvollzogen werden kann.

Zusammenfassend kann gesagt werden, dass die formale Entscheidungsanalyse in Situationen, in denen herkömmliche Studienansätze an ihre Grenzen stoßen, die einzige Möglichkeit zur strukturierten, systematischen und expliziten Entscheidungsfindung ist. Wichtig ist jedoch eine verantwortungsvolle Ergebniskommunikation: die Ergebnisse basieren auf dem aktuellen Wissensstand und ihre Validität hängt von der Richtigkeit der Modellstruktur, der zugrunde gelegten Annahmen und der gewählten Parameter ab. Sensitivitätsanalysen erlauben die Beurteilung der Robustheit der Analyseergebnisse bei Veränderung der Modellannahmen.

Literatur

BARRY MJ, FLEMING C, COLEY CM, WASSON JH, FAHS MC, OESTERLING JE: Should Medicare Provide Reimbursement for Prostate-Specific Antigen Testing for Early Detection of Prostate Cancer? Part IV: Estimating the Risks and Benefits of an Early Detection Program. Urology 46 (4) (1995) 445-461

BECK JR, PAUKER SG: The Markov process in medical prognosis. Medical Decision Making 3(4) (1983) 419-458

BITZER EM, BUSSE R, DÖRNING H, DUDA L, KÖBBERLING, J, KOHLMANN T, LÜHMANN D, PASCHE S, PERLETH M, RASPE H, REESE E, RICHTER K, RÖSELER S, SCHWARTZ FW: Bestandsaufnahme, Bewertung und Vorbereitung der Implementation einer Datensammlung 'Evaluation medizinischer Verfahren und Technologien' in der Bundesrepublik. Nomos, Baden-Baden (1998)

BRIGGS A, SCULPHER M: An introduction to Markov modelling for economic evaluation. PharmacoEconomics 13 (4) (1998) 397-409

CORZILLIUS M, MÜHLBERGER N, PEETERS J, SROCZYNSKI G, SIEBERT U, WASEM J: Wertigkeit des Einsatzes der genotypischen und phänotypischen HIV-Resistenzbestimmung im Rahmen der Behandlung von HIV-infizierten Patienten. Systematischer medizinischer und gesundheitsökonomischer Review. Aufbau einer Datenbasis 'Evaluation medizinischer Verfahren und Technologien' in der Bundesrepublik Deutschland. Nomos, Baden-Baden, im Druck (2000)

GOLD MR, SIEGEL JE, RUSSELL LB, WEINSTEIN MC: Cost-Effectiveness in Health and Medicine. Oxford University Press, New York, Oxford (1996)

KÖNIG HH, STRATMANN D, LEIDL R: Effektivität der Kosten medizinischer Leistungen. Grundprinzipien und Qualitätskriterien der ökonomischen Evaluation. In: PERLETH M, ANTES G (Hrsg.): Evidenz-basierte Medizin. Wissenschaft im Praxisalltag, München (1998) 84-93

KRAHN MD, MAHONEY JE, ECKMAN MH, TRACHTENBERG J, PAUKER SG, DETSKY AS: Screening for Prostate Cancer. A Decision Analytic View. JAMA 272(10) (1994) 773-780

LEE SJ, KUNTZ KM, HOROWITZ MM, McGLAVE PB, GOLDMAN JM, SOBOCINSKI KA, HEGLAND J, KOLLMAN C, PARSONS SK, WEINSTEIN MC, WEEKS JC, ANTIN JH: Unrelated donor bone marrow transplantation for chronic myelogenous leukemia: a decision analysis. Annals of Internal Medicine 127(12) (1997) 1080-1088

LEIDL R: Der Effizienz auf der Spur: Eine Einführung in die ökonomische Evaluation. In: SCHWARTZ FW, BADURA B, LEIDL R, RASPE H, SIEGRIST J (Hrsg.): Das Public Health Buch. Gesundheit und Gesundheitswesen, München, Wien, Baltimore (1997) 347-369

LIPSCOMB JL, WEINSTEIN MC, TORRANCE GW: Time preference. In: GOLD MR, SIEGEL J, RUSSELL L, WEINSTEIN M (eds.): Cost-effectiveness in health and medicine. Oxford University Press, New York, Oxford (1996) 135-175

MANDELBLATT JA, FRYBACK DG, WEINSTEIN MC, RUSSELL, LB, GOLD MR, HADORN DC: Assessing the effectiveness of health interventions. In: GOLD MR, SIEGEL J, RUSSELL L, WEINSTEIN M (eds.): Cost-effectiveness in health and medicine. Oxford University Press, New York, Oxford (1996) 135-175

MANDELBLATT JS, FRYBACK DG, WEINSTEIN MC, RUSSELL LB, GOLD MR, and members of the Panel on Cost-Effectiveness in Health and Medicine: Assessing the effectiveness of health interventions for cost-effectiveness analysis. Annals of General Internal Medicine 12 (1997) 551-558

MILLER DK, HOMAN SM: Determining transition probabilities: Confusion and suggestions. Medical Decision Making 14 (1) (1994) 52-58

NEUMANN PJ, HERMANN RC, KUNTZ KM, ARAKI SS, DUFF SB, LEON J, BERENBAUM PA, GOLDMAN PA, WILLIAMS LW, WEINSTEIN MC: Cost-effectiveness of donepezil in the treatment of mild or moderate Alzheimer's disease. Neurology 52 (6) (1999) 1138-1145

RAWLS J: A theory of justice. Cambridge (1991)

ROGERS SL, FARLOW MR, DOODY RS, MOHS R, FRIEDHOFF LT, and the Donepezil Study Group: A 24-week, double-blind, placebo-controlled trial of donepezil in patients with Alzheimer's disease. Neurology 50 (1) (1998) 136-145

SAS Institute Inc.: SAS Language: Reference, 1st ed. Cary, NC: SAS Institute Inc. (1990)

Schrag D, Kuntz KM, Garber JE, Weeks JC: Decision analysis – effects of prophylactic mastectomy and oophorectomy on life expectancy among women with BRCA1 or BRCA2 mutations. The New England Journal of Medicine 336 (20) (1997) 1465-1471

Siebert U, Behrend C, Mühlberger M, Wasem J, Greiner W, von der Schulenburg JM, Welte R, Leidl R: Entwicklung eines Kriterienkataloges zur Beschreibung und Bewertung ökonomischer Evaluationsstudien in Deutschland. In: Leidl R, von der Schulenburg JM, Wasem J (Hrsg.): Ansätze und Methoden der ökonomischen Evaluation – eine internationale Perspektive. Health Technology Assessment, Bd. 9. Nomos, Baden-Baden (1999a)

Siebert U, Behrend C, Mühlberger N, Wasem J: Medizinische und gesundheitsökonomische Evidenz des PSA-Screenings beim Prostatakarzinom. Systematischer Review im Rahmen von Health Technology Assessment in Deutschland. Das Gesundheitswesen 61 (1999b) A184

Siebert U, Mühlberger N, Behrend C, Wasem J: Instrumentarium zur Evaluation und systematischen Berichterstattung gesundheitsökonomischer Studien im Rahmen von Technology Assessment for Health Care. Das Gesundheitswesen 61 (1999c) A184-A185

Siebert U, Mühlberger N, Behrend C, Wasem J: PSA-Screening beim Prostatakarzinom. Systematischer gesundheitsökonomischer Review. Aufbau einer Datenbasis 'Evaluation medizinischer Verfahren und Technologien' in der Bundesrepublik Deutschland. Nomos, Baden-Baden, im Druck (2000)

Siebert U, Rothenbacher D, Daniel U, Brenner H: Der Healthy Worker Effekt bei Arbeitnehmern in der Bauwirtschaft: Resultate einer epidemiologischen Kohortenstudie. Gmds-Tagungsband 1997. In: Medizinische Informatik, Biometrie und Epidemiologie. GMDS '97. 42. Jahrestagung der GMDS in Ulm, September 1997. Muche R, Büchele G, Harder D, Gaus W (Hrsg.): Medizin 1997. Mediz. Informatik, Biometrie und Epidemiologie 82. MMV, München (1997) 527-531

Sloan FA: Valuing health care, costs, benefits, and effectiveness of pharmaceuticals and other medical technologies. Cambridge University Press, Cambridge, New York, Melbourne (1995)

Sonnenberg FA, Beck JR: Markov model in medical decision making: A practical guide. Medical Decision Making 13 (4) (1993) 322-338

Szucs TD: Medizinische Ökonomie. Eine Einführung. Medizin & Wissen, München (1997)

Trampisch HJ, Windeler J: Medizinische Statistik. Springer, Berlin (1997)

Wasem J, Siebert U: Gesundheitsökonomische Parameter einer Evidence-based medicine. Zeitschrift für Ärztliche Fortbildung und Qualitätssicherung 93 (6) (1999) 427-36

Weinstein MC, Fineberg HV, Elstein AS, Frazier HS, Neuhauser D, Neutra RR, McNeil BJ: Clinical decision analysis. Saunders, Philadelphia (1980)

V – 5
Gesundheitsbezogene Lebensqualität als Parameter der Gesundheit von Bevölkerungen

Bärbel-M. Bellach und Michael Radoschewski, Berlin

Lebensqualität und Gesundheit

Seit geraumer Zeit haben Konzepte und empirische Studien zur Lebensqualität einen angemessenen Platz nicht nur in der Gesundheitsforschung, sondern in den verschiedensten Wissenschaften (wie Philosophie, Soziologie, Psychologie, Ökonomie u.a.), stellen also ein übergreifendes, interdisziplinäres Forschungsfeld dar, in das sich die gesundheitsbezogene Lebensqualität konzeptionell einordnen muss. Was unter Lebensqualität zu verstehen ist, definiert sich vor allem über die inzwischen reichlich vorhandenen Messinstrumente. Eine allgemein akzeptierte und verbindliche Definition der Lebensqualität gibt es weder auf nationaler noch internationaler Ebene. Die von der WHO eingesetzte WHO Quality of Life Assessment Group geht von einem Agreement der Lebensqualitäts-Forscher zu drei Charakteristiken des Konstruktes „Lebensqualität" aus:

1. Lebensqualität ist eine subjektive Kategorie,
2. Lebensqualität ist multidimensional und enthält minimal
   – die physische (individuelle Wahrnehmung des eigenen physischen Zustandes),
   – die psychologische (individuelle Wahrnehmung des eigenen kognitiven und affektiven Zustandes) und
   – die soziale (individuelle Wahrnehmung der zwischenmenschlichen Beziehungen und der sozialen Rolle im Leben) Dimension.
3. Lebensqualität schließt sowohl positive als auch negative Dimensionen ein und muss die diesbezügliche individuelle Wahrnehmung enthalten (The WhoQol-Group 1995).

Lebensqualität ist kein der Medizin vorbehaltenes Konzept der Gesundheit und kann auch schwerlich auf diese beschränkt sein, wenngleich der Gesundheitsdefinition der WHO (Zustand des vollständigen Wohlbefindens in physischer, psychischer und sozialer Hinsicht) dieser Anspruch durchaus inhärent ist. Die WHO-Definition macht allerdings deutlich, dass das jeweilige Konzept von Gesundheit selbst auch den entscheidenden Zugang zum Konstrukt „Lebensqualität" bildet. Die Definition menschlicher Gesundheit sowohl auf physischer als auch auf psychischer und sozialer Ebene entspricht den Basiselementen der Daseinsweise des Menschen. Dies mag als Pleonasmus angesehen werden, hat aber die Konsequenz, dass die Konzepte Gesundheit und Lebensqualität gleiche Hauptdimensionen aufweisen müssen, was die z.T. anzutreffende wahlweise Nutzung und Austauschbarkeit der Termini in gewisser Weise verständlich und erklärbar macht.

Spitzer (1986) verwies bereits vor Jahren auf eine erhebliche Konfusion der Terminologie in der medizinischen und sozialwissenschaftlichen Literatur bezüglich jener Eigenschaften und Indikatoren, die als „Medical-Outcome" gemessen werden. „Die Bezeichnungen ‚Gesundheitszustand', ‚Lebensqualität' und ‚Funktionaler Status' werden zunehmend austauschbar verwendet. Untersucher, die früher über ihre Instrumente zur Messung des Gesundheitszustandes redeten, sprechen oder schreiben nun über die Messung der Lebensqualität."

Dies ist nicht zuletzt auch ein die Argumentations- und Durchsetzungsfähigkeit im wissenschafts- und gesundheitspolitischen Umfeld berücksichtigender Wandel der Termini, denn „Lebensqualität ist als Titel solch ein Gewinner, dass niemand von uns wünscht, ihn aufzugeben"

(MOSTELLER 1989). Es ist deshalb angebracht, Lebensqualität und gesundheitsbezogene Lebensqualität deutlich zu unterscheiden, um den breiten und fachübergreifenden Ansatz von Lebensqualität fachspezifisch einzugrenzen und zu präzisieren. Dies entspricht auch dem seit Ende der 80er Jahre in der englischsprachigen Literatur zu findenden Terminus der „Health related Quality of Life – HRQOL" (z.B. KAPLAN et al. 1989, PATRICK & DEYO 1989).

Entwicklung und Diskussion von Maßen und Instrumenten der HRQOL resultieren vor allem aus dem grundlegenden Wandel der Morbiditätssituation in Bevölkerungen. Mit zunehmender Lebenserwartung bestimmen Krankheiten, die beim erreichten medizinischen Erkenntnisstand vorerst weder grundsätzlich vermeidbar noch im Sinne der „restitutio ad integrum" heilbar sind, das Morbiditätsspektrum. Das Leben mit diesen (chronisch-degenerativen) Krankheiten (als medizinisch-diagnostische Entitäten) wird typisch. Wesentlich wird dann, ob und wie sich Krankheiten oder Gesundheitsstörungen für die Betroffenen auswirken und wie diese Wirkungen verhindert, reduziert oder verzögert werden können oder anders ausgedrückt, welche Qualität der gewonnenen Lebenszeit gegeben wird (KAPLAN et al. 1990). Konsequenz dieser Entwicklung ist, dass der Gesundheitszustand von Personen und auch Populationen mit dem tradierten medizinischen Krankheitsbegriff als Abweichung von biologischen Normen (strukturellen oder funktionalen) und darauf basierenden Maßen nicht mehr hinreichend beschrieben und differenziert werden kann. Die epidemiologischen Kennziffern der Morbidität verlieren an definitorischer Kompetenz für den Gesundheitszustand von Bevölkerungen und seine Differenzierbarkeit, sofern sie Krankheit weiterhin lediglich in diesem Sinne definieren und messen.

Gründe und Ziele der notwendigen wissenschaftlichen Auseinandersetzung mit Lebensqualität und gesundheitsbezogener Lebensqualität, ihrer Messung, Analyse und Bewertung auf Bevölkerungsebene sind damit schon weitgehend umrissen – die mit der wachsenden Lebenserwartung abnehmende Leistungsfähigkeit „klassischer" Morbiditätsmaße in der Differenzierung des Gesundheitszustandes bedarf der Ergänzung und Erweiterung durch Maße (und Instrumente), die die unterschiedlichen physischen, psychischen und sozialen Folgen/Auswirkungen von Krankheiten erfassen und messen. Der Gesundheitsbericht für Deutschland stellt dazu fest: „Chronisch-degenerative Krankheiten beeinflussen gerade dann das Alltagsleben und die Lebensqualität des Patienten, wenn sie ihn wegen erfolgreicher Behandlung oder geringer Lebensbedrohung über Jahrzehnte hinweg begleiten. Deshalb gewinnt die Beschreibung der Lebensqualität, des subjektiven Gesundheitszustandes sowie der sozialen und ökonomischen Folgen von Krankheit und Behinderung immer mehr Bedeutung. Mit diesem Anspruch betritt die Gesundheitsstatistik teilweise Neuland. Insbesondere zur Lebensqualität und den sozialen Folgen von Krankheit fehlen bis heute systematische und periodisch wiederholte Bestandsaufnahmen" (Statistisches Bundesamt 1998).

Ein grundsätzlich gegebener Konsens zur Notwendigkeit der Erweiterung des tradierten medizinischen Krankheitsmodells um die gesundheitsbezogene Lebensqualität schafft jedoch noch keineswegs hinreichende Voraussetzungen für systematische empirische Forschung und vergleichbare Ergebnisse, wenn die theoretisch-konzeptionellen und instrumentellen Voraussetzungen nicht in gleicher Weise entwickelt sind. Für die Messung der gesundheitsbezogenen Lebensqualität auf Bevölkerungsebene sind international akzeptierte und anerkannte einheitliche Konzepte und verbindliche instrumentelle Standards bislang nicht gegeben (dies gilt z.B. auch für die WHO-Empfehlungen zu einzelnen Indikatoren der Lebensqualität und den WHOQOL–Fragebogen).

Im Bundes-Gesundheitssurvey 1998 wurde nunmehr mit dem SF-36-Fragebogen erstmalig in Deutschland ein für die Medical-Outcome-Messung entwickeltes und dort bewährtes generisches Messinstrument der HRQOL auf Bevölkerungsebene verwendet.

Der SF-36 im Bundes-Gesundheitssurvey

Der Bundes-Gesundheitssurvey ist eine repräsentative Untersuchung zum Gesundheitszustand der erwachsenen Bevölkerung der Bundesrepublik Deutschland. Beginnend im Oktober 1997, wurden über das gesamte Kalenderjahr 1998 insgesamt 7124 Personen im Alter von 18 bis 80 Jahren zu gesundheitsrelevanten Themen befragt und einer medizinischen Untersuchung unterzogen. (Nähere Ausführungen zum Bundes-Gesundheitssurvey siehe BELLACH et al. 1998.)

Der erstmalige Einsatz des SF-36-Fragebogens (Short Form 36-Questionnaire (WARE 1992)) im Rahmen dieser Querschnittserhebung hatte verschiedene Gründe. Zum einen ist dieses Instrument das wohl inzwischen international am häufigsten eingesetzte zur Messung der subjektiven Lebensqualität, wodurch eine internationale Vergleichbarkeit der Ergebnisse gewährleistet ist. Zum anderen ergibt sich die Möglichkeit, sechs Jahre nach Erhebung der ersten deutschen Normstichprobe für die Bundesrepublik Deutschland (BULLINGER 1998) anhand einer neuen Normstichprobe auf zeitliche Trends zu untersuchen. Die Tatsache, dass zusätzlich zu den 36 Fragen des SF-36 weitere Informationen zum Gesundheitsverhalten und zur Inanspruchnahme von Leistungen des Gesundheitswesens erhoben wurden, ermöglicht es, mehrere Ziele von Lebensqualitätsforschung gleichzeitig zu verfolgen. So ist die Beschreibung der gesundheitsbezogenen Lebensqualität einer gesamten Population, hier speziell der bundesdeutschen erwachsenen Bevölkerung, möglich. Dadurch erhält man Referenzdaten zur Einordnung klinischer Gruppen hinsichtlich ihrer gesundheitsbezogenen Lebensqualität. Darüber hinaus können aber auch anhand derselben Stichprobe Untersuchungen zur Auswirkung bestimmter Erkrankungen auf die subjektive Einschätzung der Lebensqualität vorgenommen werden. Der zusätzliche Aspekt der Zusammenhangsanalyse zwischen Lebensqualität und Inanspruchnahme medizinischer Leistungen ermöglicht es prinzipiell, auch gesundheitsökonomische Fragestellungen mit dem Instrument SF-36 abzubilden.

Allen drei Aspekten soll hier nachgegangen werden.

Die Verteilungen der SF-36-Dimensionen in der Bevölkerung

Die 7124 Personen, die am Bundes-Gesundheitssurvey teilnahmen, entsprechen einer Responserate von 61,4 % (THEFELD et al. 1999). Von 6964 dieser Probanden wurde der Fragebogen des Bundes-Gesundheitssurveys so weit vollständig ausgefüllt, dass die Angaben zu SF-36 vorlagen. Das Instrument SF-36 erfasst acht Dimensionen von Gesundheit, die im weiteren mit den hier angegebenen Abkürzungen verwendet werden.

Körperliche (physikalische) Funktionsfähigkeit	KÖFU
Rollenverhalten wegen körperlicher Funktionsbeeinträchtigung	KÖRO
Schmerzen	SCHM
Allgemeiner Gesundheitszustand	AGES
Vitalität und körperliche Energie	VITA
Soziale Funktionsfähigkeit	SOFU
Seelische (psychische) Funktionsfähigkeit	PSYC
Rollenverhalten wegen seelischer Funktionsbeeinträchtigung	EMRO

Die deskriptive Statistik zu den einzelnen Dimensionen des SF-36 in der Stichprobe des Bundes-Gesundheitssurveys ist bei ELLERT & BELLACH (1999) bereits publiziert. Beim Vergleich der Skalenmittelwerte der Normstichprobe von 1994 mit denen von 1998 ergibt sich kaum ein Unterschied über die Zeit. Dies mag zum einen für die „Robustheit" des SF-36 gegenüber Störeinflüssen und Unterschieden im Stichprobenziehungskonzept sprechen, kann aber andererseits auch mangelnde Sensitivität gegenüber tatsächlich vorhandenen Veränderungen widerspiegeln.

Tiefergehende Untersuchungen der Eigenschaften und Verteilungen der diversen Skalen des SF-36 wurden bei RADOSCHEWSKI & BELLACH (1999) vorgenommen. Dabei wurde untersucht, welche

Faktoren die Ausprägung der Skalenwerte bestimmen und inwieweit es funktionale Zusammenhänge gibt.

Neben der Feststellung eines zu erwartenden „Altersganges" der Skalenmittelwerte, der jedoch bei den Einzelskalen unterschiedlich stark zu verzeichnen ist, und einem unterschiedlichen Skalenprofil bei Männern und Frauen wurden signifikante Unterschiede der Skalenmittelwerte in den verschiedenen Sozialschichten festgestellt. Ein multivariates Modell für den Zusammenhang zwischen Skalenwerten und Alter, Geschlecht und Sozialschichtzugehörigkeit erlaubte es, für die unterschiedlichen Skalen den Einfluss der Faktoren zu quantifizieren. Die dabei erzielten Ergebnisse belegen die Plausibilität der Einzelskalen und deren Brauchbarkeit für die Einschätzung der subjektiven Lebensqualität.

Die Skalen des SF-36 weisen sogenannte Boden- und Deckeneffekte auf, die sich aus der Operationalisierung der zugrunde liegenden Items und den dabei gewählten Begrenzungen des Messbereiches ergeben. Bei einer Spanne von 0 Prozentpunkten (schlechtester möglicher Wert = maximale Beeinträchtigung durch Gesundheitszustand in dieser Dimension = Boden) bis zu 100 Prozentpunkten (bestmöglicher Wert = keine Beeinträchtigung durch Gesundheitszustand in dieser Dimension = Decke) in jeder Skala befindet sich jeweils ein mehr oder minder großer Teil der Respondenten an den Endpunkten der Skalen. Wie bereits auf Grund der Mittelwert-Profile anzunehmen ist, sind dabei enorme Unterschiede zwischen den SF-36-Dimensionen zu verzeichnen, die beispielhaft für die Frauenpopulation des Bundes-Gesundheitssurveys aufgezeigt sind (*Abb. 1*). In drei Skalen ergeben sich Deckeneffekte von 50% und mehr (EMRO = 80%; KÖRO = 67%; SOFU = 50%), die bei den Männern noch deutlich höher ausfallen (EMRO = 87%; KÖRO = 75%; SOFU = 60%). Auch hinsichtlich der Körperlichen Funktionsfähigkeit ist es immerhin noch nahezu ein Drittel der Frauen (Männer: KÖFU = 40%), das sich in dieser SF-36–Dimension nicht beeinträchtigt fühlt. Lediglich drei Skalen (AGES, VITA, PSYC) weisen nur minimale Boden- und Deckeneffekte auf, differenzieren die Untersuchungspopulation also nahezu vollständig (*Abb. 1*).

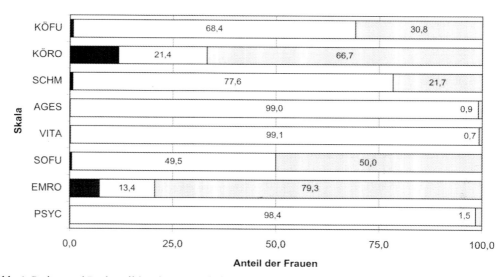

Abb. 1: Boden- und Deckeneffekte der SF-36-Skalen – Frauen 1998

Die für Indikatoren des Gesundheitszustandes typische Altersabhängigkeit und Geschlechtsspezifik weisen auch die Dimensionen des SF-36 auf. Dabei zeigen sich jedoch wesentliche Unterschiede zwischen den Skalen. So geht im Altersgang auch in den SF-36-Skalen mit großen Deckeneffekten deren Anteil zurück (*Abb. 2*), allerdings ist dieser Rückgang nur in der Dimension KÖFU gravierend, bei KÖRO noch deutlich, aber moderater, bei SOFU und EMRO tendenziell vorhanden, aber gering ausgeprägt. Ein weitgehend analoges Bild zeigt sich bei den Männern, wenngleich die Skalenwerte jeweils um einige Prozentpunkte über denen der Frauen liegen.

In den Skalen mit großen Deckeneffekten dominieren diese zwangsläufig auch die Gesamtverteilungen der von den Respondenten jeweils erreichten Prozentpunkte in den gegebenen Skalenspannen und führen zu zum Teil extremen Rechtssteilverteilungen in diesen Skalen. Dies betrifft nicht nur die Gesamtverteilungen, sondern auch die der Altersgruppen bei Frauen wie Männern. Bei den deutlich altersabhängigen Dimensionen KÖFU und KÖRO verschieben sich die Verteilungen (und dementsprechend auch ihre Parameter) zwar mit dem Alter zunehmend nach links in niedrigere Punktwertbereiche, bleiben aber Schiefverteilungen, wie das Beispiel der Häufigkeitsverteilung der erreichten %-Punkte in der KÖFU-Dimension für Frauen zeigt (*Abb. 3*). In allen Altersgruppen liegt der überwiegende Teil der Respondenten in der oberen Hälfte der Dimensionsskala. 58% der 20- bis unter 30-jährigen Frauen weist einen Skalenwert von 100% auf, aber auch in der Altergruppe der 70- bis unter 80-Jährigen erreicht jede zweite Frau noch 65 und mehr %-Punkte in der körperlichen Funktionsfähigkeit.

In den Dimensionen AGES, VITA und PSYC sind die Skalen sensitiver operationalisiert und differenzieren nahezu die gesamte Untersuchungspopulation innerhalb des Skalenbereiches. Auch in diesen Skalen liegen asymmetrische, rechtssteile Häufigkeitsverteilungen der erreichten Punktwerte vor, die sich altersabhängig hin zu niedrigeren Punktwerten verschieben. Die Dimension Allgemeine Gesundheit steht hier exemplarisch für diese Verteilungsmuster. Deutlich zeigt sich die altersabhängige Linksverschiebung der Verteilungen sowohl bei Frauen als auch bei Männern (*Abb. 4*).

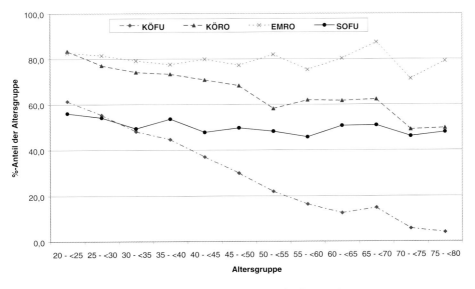

Abb. 2: Deckeneffekte ausgewählter SF-36-Skalen – Frauen nach Alter 1998

Parameter der Gesundheit

V – 5

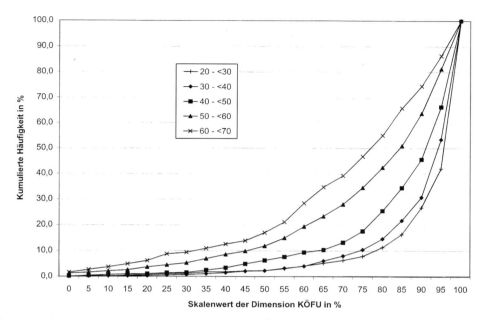

Abb. 3: Kumulierte Skalenwertverteilungen der Dimension KÖFU – Frauen 1998

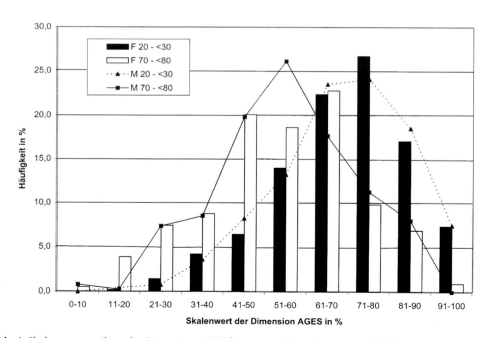

Abb. 4: Skalenwertverteilung der Dimension AGES für ausgewählte Altersgruppen 1998

Diese hier beschriebenen zum Teil extreme Verteilungseigenschaften der Einzelskalen des SF-36 in einer Normalpopulation lassen Zweifel an deren Brauchbarkeit für die Einschätzung der gesundheitsbezogenen Lebensqualität auf Populationsebene aufkommen. Wenn mehr als die Hälfte der Population den maximalen Punktwert von 100% erreicht, so bleibt zu hinterfragen, ob sich dieser hohe Anteil an der Bevölkerung nicht doch weiter differenzieren lässt. Es erhebt sich außerdem die Frage, inwieweit sich Personengruppen mit vergleichbarem Kankheitsspektrum in der subjektiven Einschätzung ihrer Lebensqualität unterscheiden.

Da der Bundes-Gesundheitssurvey ein großes Spektrum der Morbidität und der individuellen Risikofaktoren erfasst und zudem Informationen zum Inanspruchnahmeverhalten sowie zur Sozialschichtzugehörigkeit besitzt, wird im Folgenden der Versuch unternommen, die beiden eben geschilderten Probleme näher zu untersuchen.

Die SF-36-Profile „Gesunder" und „Kranker"

Wird ein HRQOL-Profilmaß in Patientengruppen mit überwiegend gleichem Grundleiden eingesetzt, so interessiert zumeist die Veränderung bzw. Verbesserung der HRQOL unter dem Einfluss von Therapie- oder Rehabilitationsmassnahmen. Die Sensitivität des Messinstruments ist darauf ausgerichtet, und es wird nötigenfalls statt eines generischen ein krankheitsspezifisches Maß der gesundheitsbezogenen Lebensqualität eingesetzt. Die gesundheitliche Situation einer Bevölkerung ist demgegenüber durch ein weitaus höheres Ausmaß von Inhomogenität gekennzeichnet. Bei Gesunden und Kranken, bei Personen mit einer Krankheit und solchen mit Multimorbidität, mit akuten und/oder chronischen Erkrankungen sind sehr unterschiedliche Auswirkungen und Folgen auf die gesundheitsbezogene Lebensqualität zu erwarten. Wird in einem bevölkerungsweiten, repräsentativen Gesundheitssurvey mit dem gleichen HRQOL-Maß gemessen, so interessieren einerseits die Auswirkungen unterschiedlicher „Gesundheitszustände" auf die HRQOL selbst, andererseits sollte eine unterschiedliche HRQOL möglichst auch durch Morbiditätsunterschiede erklärbar sein. Im besten Fall sind in beiden Richtungen Gruppierungen und Typisierungen möglich, die wechselseitigen Erklärungsgehalt aufweisen.

Im Bundes-Gesundheitssurvey wurden die Teilnehmer in einem ärztlichen Interview zu Auftreten und aktueller Präsenz von 41 benannten Krankheiten bzw. Krankheitsgruppen (Checkliste) befragt. Zusätzlich hatten sie die Möglichkeit, weitere durchlittene und prävalente Krankheiten zu nennen. Durch dieses Vorgehen kann die weitgehende Erfassung aller Krankheiten und Krankheitsepisoden, sofern diese den Respondenten erinnerlich waren, vorausgesetzt werden. Trotz des großen Stichprobenumfangs des Bundes-Gesundheitssurvey ist die Prüfung des Einflusses, einzeln auftretender Krankheiten auf die mit dem SF-36 gemessene HRQOL ein Problem, weil unter Berücksichtigung der Alters- und Geschlechtsspezifik die kleinen „N" der entstehenden Gruppen statistisch wenig belastbar werden. Dominierend sind nicht einzelne Erkrankungen, sondern die Kombinationen gleichzeitig bestehender, d.h. Multimorbidität (s. Tab. 1). Die Zahl der im Zeitraum des letzten Jahres bis zum Befragungszeitpunkt aufgetretenen und vorhandenen Krankheiten (Perioden-Prävalenz) kann jedoch durchaus als taugliche Surrogat-Variable für die „Morbidität" der betroffenen Personen stehen.

Frauen weisen gegenüber Männern in allen Altersbereichen eine höhere Zahl benannter prävalenter Krankheiten auf. Dementsprechend ist der Anteil der Männer, die keine Erkrankung in den letzten zwölf Monaten vor der Befragung aufweisen, erheblich größer als bei den Frauen. Dies ist ein aus vielen Surveys bekannter Befund, dessen Ursachen vielschichtig sind, der jedoch keinesfalls einen besseren Gesundheitszustand der Männer oder einen schlechteren Gesundheitszustand der Frauen signalisiert (GRIMM et al. 1998).

Wie bereits bei RADOSCHEWSKI & BELLACH 1999 untersucht, besteht ein durchaus plausibler Zusammenhang zwischen den im Gesundheitssurvey erfassten Angaben zur Morbidität der jeweiligen Probanden und den Skalenwerten des SF-

Tabelle 1: Multimorbidität nach Alter und Geschlecht – Periodenprävalenz (letztes Jahr)

	Anzahl Krht.	N unge.	N gew.	% Ges.	% der Altersgruppe (gew.)					
					< 30	30 - < 40	40 - < 50	50 - < 60	60 - < 70	70 - < 80
Frauen	0	676	643	16,6	31,7	24,7	17,7	9,4	7,3	4,9
	1	865	845	21,8	32,0	28,5	26,5	17,8	12,7	9,4
	2	692	663	17,1	17,6	19,1	17,5	19,6	12,0	16,1
	3	543	558	14,4	8,9	12,0	13,2	16,6	19,1	17,9
	4	368	380	9,8	4,4	6,4	9,4	11,2	16,4	12,6
	5	222	229	5,9	1,9	4,0	5,6	8,8	7,8	8,3
	6	124	138	3,6	1,1	1,9	2,7	4,1	6,3	6,2
	7 u.m.	184	207	2,4	1,1	1,7	3,7	6,2	9,2	12,3
	Gesamt	3674	3663	100,0	100,0	100,0	100,0	100,0	100,0	100,0
	⌀ Zahl der Krankheiten			2,3	1,3	1,7	2,1	2,7	3,1	3,4
Männer	0	1082	1051	29,7	50,5	41,8	29,7	17,4	11,0	8,9
	1	882	893	25,2	27,9	32,5	28,8	21,9	16,4	13,7
	2	605	612	17,3	14,3	15,2	18,3	21,6	16,1	20,6
	3	393	405	11,4	5,0	5,7	11,9	15,4	19,5	17,5
	4	227	233	6,6	1,4	2,4	7,1	8,3	13,0	13,5
	5	107	111	3,1	0,5	0,9	2,7	5,4	5,0	8,2
	6	76	74	2,1		0,4	0,9	3,7	5,5	4,4
	7 u.m.	78	82	2,3	0,2	0,6	0,3	3,1	6,8	6,7
	Gesamt	3450	3461	100,0	100,0	100,0	100,0	100,0	100,0	100,0
	⌀ Zahl der Krankheiten			1,6	0,8	1,0	1,4	2,2	2,7	2,9

36. Mit wachsender Zahl der Krankheiten sinken auch die Mittelwerte der Einzelskalen in allen Altersgruppen.

Erwartungsgemäß nimmt der Anteil der Personen, die angeben, im Laufe des vergangenen Jahres überhaupt keine Krankheit gehabt zu haben, mit zunehmendem Alter ab, wobei bei Frauen durchgängig ein geringerer Prozentsatz ohne Krankheit war. Wie jedoch aus *Abb. 5* ersichtlich, hat das Fehlen von Krankheit nicht automatisch eine hohe (> 75%) subjektive Bewertung der allgemeinen Gesundheit zur Folge.

Durch die wechselseitige Verwendung der SF-36-Scores und der Level von Mehrfacherkrankungen sowohl als Struktur- als auch als Zielvariable lässt sich das Bild präzisieren. Auch wenn (seit einem Jahr) keine Erkrankungen eintraten oder vorliegen, schätzen sowohl Männer als auch Frauen ihren allgemeinen Gesundheitszustand erwartungsgemäß sehr unterschiedlich ein (*Abb. 5*). Keine Krankheit zu haben oder keine benennen zu können, ist also kein Kriterium für gutes gesundheitliches Befinden.

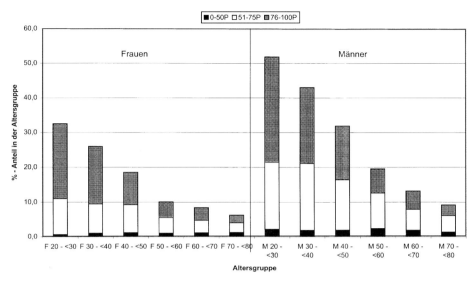

Abb. 5: Skalenwertverteilung der Dimension AGES für ausgewählte Altersgruppen 1998

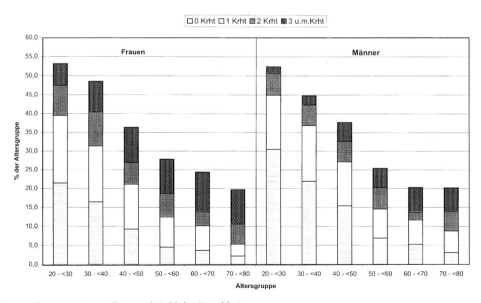

Abb. 6: Allgemeine Gesundheit und Zahl der Krankheiten

Umgekehrt bedeutet das Vorhandensein von Krankheit aber auch nicht, dass die Skalenwerte bei der Einschätzung der allgemeinen Gesundheit automatisch absinken, was sich in *Abb. 6* sehr deutlich zeigt.

Trotz der insgesamt minderen Anzahl von genannten Krankheiten bei Männern ist dort der Anteil, die das obere Quartil der AGES-Skala erreichen, in allen Altersgruppen geringer als bei den Frauen. Die Zahl vorliegender Krankheiten erweist sich

Parameter der Gesundheit

V – 5

somit erneut als ein nicht hinreichend erklärendes Kriterium für die Selbsteinschätzung der allgemeinen Gesundheit im Vergleich der Geschlechter, und es wird ersichtlich, dass Morbidität als Krankheitshäufigkeit gemessen nicht alleinbestimmend für die subjektive Befindlichkeit ist.

Zwar nimmt der Anteil der Personen, die ihren Gesundheitszustand als gut bis sehr gut einschätzen, naturgemäß mit zunehmendem Alter ab, gleichzeitig nimmt der Anteil von Probanden zu, die trotz Multimorbidität ihren Gesundheitszustand subjektiv als gut bis sehr gut einschätzen. Dies begründet sich aus den Veränderungen der subjektiven „Maßstäbe" im Altersgang, auf die zudem auch das eingesetzte SF-36-Messinstrument selbst abstellt. Die zwei hier beschriebenen Tatbestände verdeutlichen exemplarisch, dass die subjektive Einschätzung des allgemeinen Gesundheitszustandes von sehr viel mehr oder anderen Einflüssen bestimmt ist, als nur durch das Auftreten von Krankheiten. Dies ließe sich möglicherweise näher bestimmen, indem man den Einfluss der Morbidität auf die Einzelskalen des SF-36 untersucht.

Vergleicht man den Einfluss der Zahl prävalenter Krankheiten auf die SF-36-Profile getrennt für beide Geschlechter, so lassen sich sehr deutliche Abhängigkeiten feststellen (*Abb. 7 und 8*).

So weisen Frauen im Alter von 60 und mehr Jahren ohne Krankheiten (n = 64) deutlich bessere Profilwerte auf als die 30- bis unter 40-Jährigen mit mehreren Krankheiten. Innerhalb der Altersgruppen wirkt sich eine zunehmende Zahl von Krankheiten vor allem in den Dimensionen Körperfunktion und -rolle (KÖFU, KÖRO) sowie der sozialen Rollenfunktion (SOFU) besonders stark differenzierend aus, zeigt aber auch Wirkung in allen anderen SF-36-Dimensionen. Dabei werden die Unterschiede in den Skalenmittelwerten weitaus stärker durch die Multimorbidität als durch den Altersunterschied bestimmt. Dies gilt für Frauen und Männer gleichermaßen.

Einfluss einzelner Krankheiten auf SF-36-Profile – Beispiel „Arthrose"

KEMPEN et al. (1997) überprüften an einer Stichprobe älterer Personen (≥ 57 Jahre / Groningen

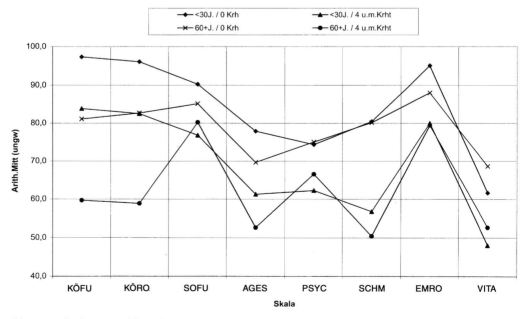

Abb. 7: Vergleich ausgewählter Altersgruppen nach Zahl der Krankheiten bei Frauen

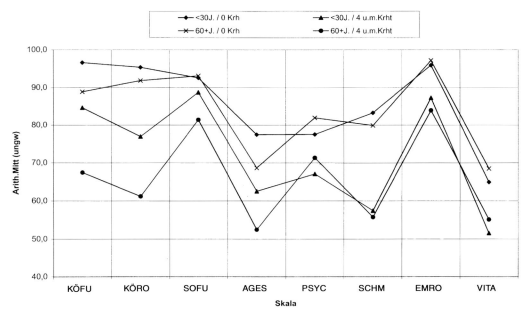

Abb. 8: Vergleich ausgewählter Altersgruppen nach Zahl der Krankheiten bei Männern

Longitudinal Aging Study) den Einfluss von chronischen Krankheitszuständen auf die mit dem SF-36 gemessene HRQOL. Psychische/mentale Befindlichkeit (PSYC) war die in diesem Altersbereich am geringsten von chronischen Krankheiten beeinflusste Dimension, physische Funktionsfähigkeit (KÖFU) und Gesundheitswahrnehmung (AGES) die mit den stärksten Effekten. Den höchsten Erklärungsgehalt für die unterschiedliche subjektive Bewertung der Gesundheit hatten zwei Krankheitszustände, nämlich Rückenbeschwerden (Back problems) und Rheumatoide Arthritis bzw. andere Gelenkbeschwerden.

Im Bundes-Gesundheitssurvey waren in einer Nettostichprobe mit 7124 Respondenten die am häufigsten jemals aufgetretenen (bzw. prävalenten) Krankheitszustände Gelenkverschleiß/Arthrose von Hüfte/Knie/Wirbelsäule mit 2129 (bzw. 1909) Nennungen und Bluthochdruck/Hypertonie mit 1681 (bzw. 1135) Nennungen, überwiegend jedoch in Kombination mit anderen Krankheiten. Um einen Eindruck vom Einfluss der „Arthrose"-Prävalenz auf die HRQOL zu erlangen, wurden allen Personen mit Nennungen zu Krankheiten in zwei Gruppen, jene mit Arthrose und jene ohne Arthrose, getrennt. Dies sichert eine hinreichend große Besetzung in den Altersgruppen bei beiden Geschlechtern.

Allein die Präsenz bzw. das Fehlen dieses Leidens differenziert die betroffenen Personen in allen Altersgruppen gravierend, wie es sich auch optisch eindrucksvoll in den *Abb. 9 und 10* für die ausgewählten Altersgruppen zeigt. Neben den bei diesem Krankheitsbild zu erwartenden Auswirkungen in Schmerz, Körperfunktion und Körperrolle beeindruckt der Einfluss von Arthrose auf die Soziale Funktion (SOFU). Verblüffend ist zudem bei beiden Geschlechtern eine weitgehende Altersinvarianz der Mittelwerte der Schmerzskalen beim Fehlen von Arthrose. Dies lässt eine zukünftig zu leistende, zusätzliche Prüfung des gemeinsamen Einflusses von „Arthrose" und Schmerz für die HRQOL lohnend erscheinen.

Zu beachten sind bei einem solchen Vergleich natürlich die unterschiedlichen Abstufungen und

Parameter der Gesundheit

V – 5

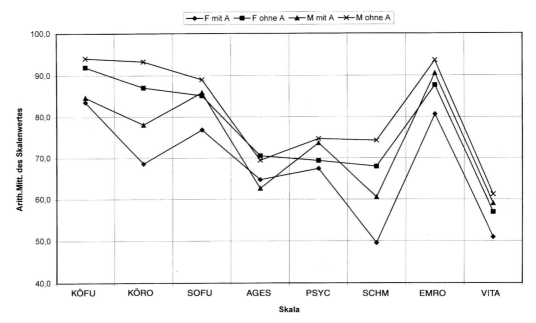

Abb. 9: Arthrosewirkung bei 30- bis < 40-Jährigen

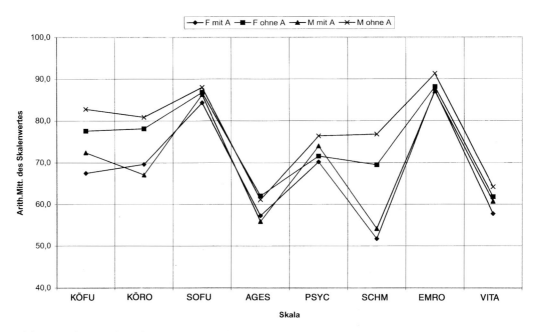

Abb. 10: Arthrosewirkung bei 60- bis < 70-Jährigen

Tabelle 2a: Einfluss von „Arthrose" auf das SF-36-Profil bei Frauen

Frauen mit Krankheitsangaben inkl. Arthrose						
Altersgruppe	< 30	30 - < 40	40 - < 50	50 - < 60	60 - < 70	70 - < 80
KÖFU	84,6	83,6	76,4	69,1	67,5	58,8
KÖRO	81,5	68,6	69,1	64,0	69,6	56,5
SOFU	86,2	76,9	77,9	79,3	84,3	77,4
AGES	63,0	64,7	59,4	56,9	57,3	56,3
PSYC	67,3	67,4	66,7	66,7	70,2	68,0
SCHM	52,4	49,5	51,4	47,6	51,7	49,7
EMRO	91,4	80,7	80,6	82,1	87,3	76,5
VITA	51,3	50,9	53,0	52,8	57,7	51,7
N	28	87	157	265	275	170
Frauen mit Krankheitsangaben exkl. Arthrose						
Altersgruppe	< 30	30 - < 40	40 - < 50	50 - < 60	60 - < 70	70 - < 80
KÖFU	92,6	92,0	89,6	84,0	77,6	67,8
KÖRO	87,8	87,0	85,0	79,2	78,1	72,0
SOFU	85,2	85,1	85,8	85,2	86,8	87,7
AGES	71,6	70,5	67,4	64,5	62,0	59,9
PSYC	69,0	69,4	69,8	69,1	71,6	70,4
SCHM	67,0	68,0	65,9	64,6	69,5	70,5
EMRO	87,8	87,6	87,8	85,2	88,2	85,3
VITA	56,5	56,9	58,7	59,6	61,8	60,0
N	394	480	387	333	202	130

Spannen der Einzelskalen selbst, wodurch ein direkter Vergleich relativer Veränderungen zwischen den Einzelskalen obsolet wird. Gerade für den Vergleich des Einflusses unterschiedlicher Erkrankungen auf die gesundheitsbezogene Lebensqualität der Bevölkerung wäre allerdings eine „Wichtung" der Einzeldimensionen gegeneinander überaus wünschenswert, um deren jeweilige Bedeutung im Gesamtkontext der Lebensqualität würdigen zu können. Dies ist insbesondere auch für die gezielte Ableitung von Interventionsmöglichkeiten präventiver oder auch kurativer Konzepte bedeutsam. Die Bildung dimensionsübergreifender Scores für physische und psychische Summenskalen mittels Faktorenanalyse leistet dies gegenwärtig nicht.

Die relativ gleichartige Differenzierung der Profile in den Altersgruppen sowohl bei Männern als auch bei Frauen in Abhängigkeit von der Arthrose-Präsenz (s. *Tab. 2a und b*) lässt dennoch auf einen erheblichen Einfluss dieses Leidens auf die HRQOL der davon betroffenen Personen schließen, wenngleich die betrachteten Gruppen zweifellos bezüglich diverser anderer Variablen recht inhomogen sind. Dies entspricht auch der von KEMPEN et al. (1997) ausgewiesenen Bedeutung dieser Krankheitsgruppe für die HRQOL insgesamt und bestätigt dieses Ergebnis.

Tabelle 2b: Einfluss von Arthrose auf das SF36-Profil bei Männern

	Männer mit Krankheitsangaben inkl. Arthrose					
Altersgruppe	< 30	30 - < 40	40 - <5 0	50 - < 60	60 - < 70	70 - < 80
KÖFU	89,7	84,7	84,1	75,9	72,4	65,5
KÖRO	83,0	78,1	81,4	68,6	67,1	67,2
SCHM	58,8	60,5	59,6	51,4	54,2	52,9
AGES	63,7	62,6	62,7	56,7	55,9	56,6
VITA	57,3	59,0	60,5	55,6	60,7	58,1
SOFU	91,3	85,9	87,5	81,6	86,3	84,4
EMRO	89,4	90,5	90,8	82,2	87,1	89,0
PSYC	76,3	73,7	73,1	69,1	74,0	73,9
N	44	97	173	272	235	101
	Männer mit Krankheitsangaben exkl. Arthrose					
Altersgruppe	< 30	30 - < 40	40 - < 50	50 - < 60	60 - < 70	70 - < 80
KÖFU	95,7	94,1	93,5	87,6	82,8	76,2
KÖRO	90,6	93,3	88,1	85,7	80,9	72,2
SCHM	74,0	74,3	72,7	71,3	76,8	74,1
AGES	72,1	69,4	67,9	62,8	61,1	60,0
VITA	60,9	61,2	64,3	63,6	64,2	60,9
SOFU	87,6	89,0	89,0	88,2	88,0	88,5
EMRO	92,7	93,6	91,4	89,6	91,3	86,7
PSYC	72,8	74,7	75,4	75,3	76,4	77,5
N	259	332	246	263	180	106

Der SF-36 – Ein Seismograph für Schmerz

Schmerz ist zweifellos eines der wichtigsten Zeichen für beeinträchtigte Gesundheit und häufig entscheidender Anlass für die Inanspruchnahme ärztlicher Hilfe. Im Rahmen des SF-36 werden mit der Schmerzskala vor allem auch die aus Schmerz resultierenden funktionalen Einschränkungen gemessen, ohne dass nähere Informationen zu Lokalisation, Stärke und zeitlicher Dauer des Schmerzes vorhanden sind.

Die Teilnehmer des Bundes-Gesundheitssurvey wurden im Selbstausfüllfragebogen zusätzlich zum zeitlichen Auftreten von Schmerzen in verschiedenen Körperregionen und zur Schmerzstärke bei der in den letzten sieben Tagen am stärksten betroffenen Lokalisation befragt. Dieser kurze „Schmerzfragebogen" hält sich an die für Bevölkerungssurveys ausgesprochenen Empfehlungen zur Schmerzerfassung (RASPE & KOHLMANN 1994) und erfragt sowohl die Lokalisation von Schmerzen im Verlauf von zwölf Monaten und in den letzten sieben Tagen als auch die stärkste Schmerzintensität und deren Lokalisation, sofern Schmerzen in der letzten Woche aufgetreten sind. Der Proband hatte die Möglichkeit, auf einer Skala von 1 bis 9, (beginnend mit 1 für „kaum spürbare Schmerzen" und endend mit 9 für „unerträgliche Schmerzen") seine Schmerzintensität zu quantifizieren.

Durch die parallele Erfassung von Informationen zum Schmerz, seiner Stärke und seiner Lokalisation sowie der Einzelskalen des SF-36 (dieser weist ein „Zeitfenster" von vier Wochen auf) können nun differenzierter die Auswirkungen von Schmerz auf die subjektive Einschätzung des Gesundheitszustandes untersucht werden. Dabei interessieren im ersten Zugriff die folgenden Fragen:

- Welche Komponenten des subjektiven Gesundheitszustandes werden durch aktuellen Schmerz am stärksten beeinträchtigt?
- Spielt die Schmerzintensität eine dominierende Rolle bei der Verschlechterung der subjektiven Befindlichkeit?
- Gibt es Unterschiede zwischen den verschiedenen Schmerzlokalisationen im Hinblick der Auswirkungen auf die gesundheitsbezogene Lebensqualität?
- Gibt es altersspezifische Auswirkungen von Schmerz?

Tab. 3 zeigt deutlich den Einfluss aktueller Schmerzen (d.h. in den letzten sieben Tagen) unabhängig von deren Lokalisation und Intensität auf die SF-36-Profile in allen Altersgruppen sowohl bei Frauen als auch bei Männern. Nicht nur bei der Schmerzskala des SF-36, sondern durchgängig bei allen anderen Skalen auch, zeigt sich eine drastische Reduzierung der Prozentwerte, wenn der Proband in der letzten Woche unter Schmerzen zu leiden hatte.

Berücksichtigt man zusätzlich noch die Schmerzintensität (S1 = kaum spürbar,....S9 = unerträglich), so differenzieren sich die Einzelskalen des SF-36 auf derart gleichmäßig monotone Art und Weise (je größer die Schmerzintensität, desto geringer der Skalenwert), dass man die in den *Abb. 11* und *12* dargestellten Zusammenhänge fast ungläubig betrachtet.

Da sich das mittlere Alter in den einzelnen Schmerzintensitätsgruppen bei Frauen kaum, bei Männern nur geringfügig unterscheidet, scheint der aktuelle Schmerz in seinen unterschiedlichen

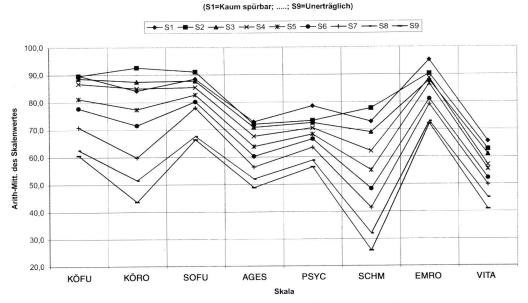

Abb. 11: SF-36-Profile der Frauen nach der Stärke des Schmerzes (in den letzten 7 Tagen)

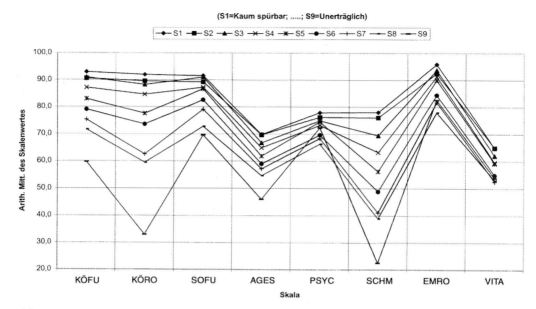

Abb. 12: SF-36-Profile der Männer nach der Stärke des Schmerzes (in den letzten 7 Tagen)

Ausprägungen der Intensität ein Indikator für die allgemeine subjektive Befindlichkeit zu sein. Dies steht im Einklang mit Alltagserfahrungen, macht aber auch deutlich, wie sehr die hier untersuchten Einzelskalen des SF-36 von aktuellen Schmerzeinflüssen abhängig sind. Ist das auf Bevölkerungsebene das, was wir messen wollen? Lassen sich die Auswirkungen chronischer Schmerzen von kurzzeitigen akuten Schmerzzuständen mit diesem Messinstrument überhaupt unterscheiden?

Diskussion: Die Zukunft des SF-36 bei Bevölkerungserhebungen

Gewöhnlich wird ein Instrument für eine bestimmte Fragestellung entwickelt, getestet und dann eingesetzt, um genau die Eingangsfragestellung beantworten zu können. Im Falle des SF-36 wurde ein Instrument zur Messung gesundheitsbezogener Lebensqualität entwickelt, das bei Patientengruppen die Erfolge von Therapien quantifizieren soll, indem die Veränderung der körperlichen, emotionalen und sozialen Befindlichkeit vor und nach einer Behandlung gemessen wird. In dieser Funktion hat das Instrument seine Brauchbarkeit bereits vielfach international unter Beweis gestellt. Die Tatsache, dass die Lebensqualitätsforschung insgesamt an Bedeutung gewonnen hat und eine über die Dimension der Morbidität und Lebenserwartung hinausgehende Bewertung des Gesundheitszustandes von Populationen immer mehr in den Blickpunkt des Interesses gerückt ist, legte es nahe, bereits existierende Instrumente zur Messung der Lebensqualität bei Personen mit bestimmten Erkrankungen auch auf „gesunde" Gesamtpopulationen anzuwenden und damit deren Lebensqualität einzuschätzen. Dies ist im Rahmen des Bundes-Gesundheitssurveys mit Hilfe des SF-36 erfolgt. In den bisherigen Ausführungen wurde anhand von Auswertungsbeispielen aus ganz verschiedenen Blickwinkeln heraus die Frage beleuchtet: Ist der SF-36 überhaupt ein brauchbares Instrument, um auf Bevölkerungsebene die gesundheitsbezogene Lebensqualität zu beurteilen? Da aus dem Surveydatensatz zusätzliche Informationen zur Mor-

Tabelle 3: Einfluss von Schmerzen auf die SF-36-Profile

Altersgruppe	Durchschnittlicher Punktwert der SF36-Skala								n
	KÖFU	KÖRO	SOFU	AGES	PSYC	SCHM	EMRO	VITA	
Frauen **ohne** Schmerzen in den letzten 7 Tagen									
<30	98,2	96,7	93,8	79,8	75,8	93,7	95,9	65,4	153
30 - <40	95,4	93,0	93,1	76,7	75,8	89,9	94,7	64,8	201
40 - <50	95,4	96,6	92,4	74,8	76,1	88,8	95,2	67,2	141
50 - <60	89,9	90,4	91,1	71,7	74,8	87,8	91,6	67,8	146
60 - <70	82,3	85,8	89,8	67,4	75,2	88,0	91,6	65,7	136
70 - <80	78,9	80,7	87,4	67,2	73,5	86,4	88,5	65,0	92
Männer **ohne** Schmerzen in den letzten 7 Tagen									
<30	98,5	97,9	95,2	79,6	79,4	93,0	97,9	68,0	266
30 - <40	96,2	97,2	93,1	73,7	77,7	92,3	96,9	67,3	313
40 - <50	95,7	96,9	93,9	72,9	79,0	90,6	97,0	70,0	258
50 - <60	92,1	94,0	91,7	68,7	78,3	89,5	92,6	68,9	215
60 - <70	89,1	93,2	92,4	65,1	79,4	89,7	94,7	70,2	158
70 - <80	86,9	87,0	92,4	66,5	83,4	89,8	92,0	68,9	75
Frauen **mit** Schmerzen in den letzten 7 Tagen									
<30	92,2	87,9	84,6	71,0	68,9	62,9	88,4	55,4	461
30 - <40	90,4	83,4	82,9	69,9	68,3	59,9	86,6	54,7	559
40 - <50	84,7	78,6	82,3	63,9	68,0	56,7	84,7	55,1	510
50 - <60	75,6	69,6	81,2	59,3	67,5	50,4	82,9	55,1	511
60 - <70	68,7	69,5	83,7	57,7	69,3	50,8	85,5	57,8	370
70 - <80	57,3	56,4	78,9	54,6	67,4	48,9	77,3	52,4	219
Männer **mit** Schmerzen in den letzten 7 Tagen									
<30	93,7	88,7	87,0	70,4	72,6	66,4	91,5	58,9	356
30 - <40	92,4	89,4	88,0	68,1	74,1	64,3	92,7	59,4	423
40 - <50	88,3	82,4	86,9	64,4	73,0	58,5	89,9	60,4	349
50 - <60	79,9	72,9	83,7	57,8	71,7	53,3	86,2	58,1	440
60 - <70	73,4	66,6	85,7	56,5	74,3	53,9	87,4	59,3	309
70 - <80	63,7	62,5	83,8	54,7	72,3	52,4	87,3	56,0	144

bidität, zum gesundheitsrelevanten Verhalten und zu sozialen Komponenten vorliegen, konnte der SF-36 hinsichtlich seiner Plausibilität, seiner Interpretierbarkeit, seiner Robustheit gegenüber kurzzeitigen Veränderungen, seiner Differenzierungsmöglichkeiten und seiner Prognosefähigkeit für Inanspruchnahmeverhalten und andere gesundheitsökonomisch relevante Aspekte untersucht werden.

Im Ergebnis dieser Untersuchungen lässt sich derzeit folgendes zusammenfassen:

Der SF-36 mit seinen verschiedenen Dimensionen gesundheitsbezogener Lebensqualität verhält

Tabelle 4: Einfluss der Schmerzstärke auf die SF-36-Profile

Schmerz-stärke	KÖFU	KÖRO	SOFU	AGES	PSYC	SCHM	EMRO	VITA	N	Mittl. Alter
Frauen										
S1	89,7	84,2	88,4	72,8	78,6	72,9	95,3	65,6	58	49,8
S2	89,6	92,6	91,1	71,9	73,2	77,7	90,3	62,8	154	45,4
S3	88,7	87,4	87,7	70,8	72,5	69,0	87,8	60,9	411	44,0
S4	86,8	85,0	85,4	67,5	70,6	62,1	88,6	57,0	472	44,1
S5	81,2	77,3	82,7	63,8	68,3	55,1	86,6	55,5	671	46,6
S6	77,8	71,6	80,2	60,2	66,5	48,3	81,0	52,2	377	46,6
S7	70,9	59,8	77,9	56,3	63,5	41,4	79,1	49,8	287	47,2
S8	62,6	51,6	67,6	52,0	58,8	32,0	72,9	45,1	98	48,4
S9	60,6	43,7	66,4	48,8	56,4	25,7	72,1	40,8	102	47,0
Männer										
S1	92,9	92,0	91,6	69,8	77,9	78,0	95,8	64,8	56	46,4
S2	90,6	89,6	89,2	69,7	76,1	76,0	92,4	64,9	146	44,1
S3	91,0	88,3	91,0	66,7	74,8	69,4	93,7	62,0	399	44,8
S4	87,1	84,6	87,3	64,9	73,1	63,2	91,3	59,5	413	45,3
S5	83,0	77,5	86,7	61,8	74,4	56,2	90,0	59,2	469	46,6
S6	79,1	73,5	82,6	59,0	69,6	48,9	84,4	54,8	273	45,0
S7	75,2	62,5	79,0	57,2	68,4	41,1	81,8	52,4	160	48,0
S8	71,6	59,4	72,7	54,7	66,3	38,9	77,9	53,0	61	53,1
S9	59,8	33,0	69,6	46,0	72,3	22,5	82,6	53,8	44	51,8

sich auf Bevölkerungsebene durchaus „vernünftig". Seine Einzelskalen zeigen einen Altersgang, eine Sozialschichtabhängigkeit und eine Geschlechtsdifferenzierung (RADOSCHEWSKI & BELLACH 1999), die mit sonstigen Erkenntnissen aus der Lebensqualitätsforschung in Einklang stehen. Die Tatsache, dass sich Morbidität und Multimorbidität in den Skalenwerten entsprechend widerspiegeln, entspricht der historischen Entwicklung dieses Instruments, das insbesondere die Verbesserung der Lebensqualität bei Patientengruppen nach bestimmten Therapien misst. Dass das Messinstrument abhängig von aktuellen Erkrankungen ist, ist durchaus auch auf Bevölkerungsebene wünschenswert, aber es ist mehr als die Reflexion des Vorhandenseins von Krankheiten. Dies wurde bei der Auswertung der Bevölkerungsdaten eindrucksvoll deutlich: Das Nicht-vorhandensein einer definierten Krankheit bedeutet nicht, dass die Skalen des SF-36 Punktewerte in den oberen Skalen aufweisen. Umgekehrt gibt es Probanden, die es gelernt haben, mit ihren chronischen Krankheiten zu leben und die ihren Gesundheitszustand subjektiv als gut einschätzen.

Am Beispiel des Einflusses von Schmerz, auf den der SF-36 als Instrument zur Messung der gesundheitsbezogenen Lebensqualität ausgesprochen sensibel reagiert, wird zweierlei deutlich:

Für den einzelnen Probanden können die Skalenwerte durch aktuelle (unter Umständen auch nur sporadisch auftretende) Schmerzepisoden großen Schwankungen unterworfen sein.

So wie die Frage „Wie geht's?" sehr in Abhängigkeit von der Tagesform beantwortet wird, so werden auch die einzelnen Dimensionen des SF-36 im Jahresverlauf für jedes einzelne Individuum in Abhängigkeit von punktuell auftretenden Einflüssen schwanken. Ob dieser „random error" bei der Einschätzung von gesundheitsabhängigen Parametern der Lebensqualität stört, hängt zum einen von der Fragestellung, zum anderen von der genaueren Kenntnis um die Struktur der Schwankungen ab. Es seien hier als Beispiel auch die verschiedenen Ernährungserhebungsmethoden genannt, die jeweils nur über eine gewisse Zeitspanne (von 24 Stunden bis etwa ein halbes Jahr) das Ernährungsverhalten des Individuums widerspiegeln. Trotz der individuellen Schwankungen dieser Messungen sind sie dennoch geeignet, Aussagen über das „durchschnittliche" Ernährungsverhalten einer Bevölkerung zu treffen. Um dies mit Sicherheit feststellen zu können, bedurfte es aber zusätzlicher methodischer Untersuchungen, insbesondere Mehrfachmessungen über einen bestimmten Zeitraum. Die für die Messung von „Ernährung" postulierte Forderung, die eingesetzte Methode von der Art der Fragestellung abhängig zu machen (BEATON 1994) ist für die Messung von „Lebensqualität" noch nicht erfüllt.

Die Tatsache, dass der SF-36 sich als Instrument zur Messung der gesundheitsbezogenen Lebensqualität „recht vernünftig" verhält und man durch dessen Anwendung durchaus Informationen erhält, die über das hinausgehen, was man über die Morbiditätserfassung z.B. in Surveyerhebungen erhalten kann, darf nicht darüber hinwegtäuschen, dass ein Instrument, das von vornherein für den Einsatz auf Bevölkerungsebene konzipiert worden wäre, wohl anders aussähe. Dann hätte zu Beginn der Arbeit nicht die Frage gestanden, „was kann mir das fertige Instrument eigentlich für Fragen beantworten (unter Umständen nur solche, die vom Public Health Gesichtspunkt vielleicht gar nicht relevant sind?)", sondern „was will ich über die Lebensqualität einer Bevölkerung wissen und mit welchem Ziel?"

Bislang sind die Ergebnisse des Einsatzes des SF-36 auf Bevölkerungsebene einfach nur „interessant", weil wir Antworten auf Fragen finden, die noch gar nicht gestellt sind. An dieser Stelle entwickelt sich aus unserer Sicht die Chance des Messinstruments. Da wir zum einen auf der Grundlage einer so komplexen Erhebung wie dem Bundes-Gesundheitssurvey in Deutschland feststellen können, wodurch die Werteskalen des SF-36 beeinflussbar sind, ergeben sich durchaus Schwerpunkte für Public Health. Denn – besteht die prioritäre Zielstellung von Public Health darin, die gesundheitsbezogene Lebensqualität der Bevölkerung trotz Morbidität so hoch wie möglich zu halten, so wird man sein Hauptaugenmerk auf die „Störfaktoren" legen. Unsere Ergebnisse zum durchgängig negativen Einfluss von Schmerz auf die subjektive Einschätzung der Lebensqualität sind ein Beispiel hierfür. Weiterhin ist es durchaus von gesundheitspolitischem Interesse festzustellen, wodurch die positive Einschätzung der Lebensqualität bei multimorbiden Personen bewirkt wird im Vergleich mit „gesunden, d.h. krankheitsfreien" Personen, die dennoch ihren subjektiven Gesundheitszutand als schlecht einschätzen. Die nähere Untersuchung der Faktoren, die zu diesem positiven Lebensgefühl beitragen, ist in Anbetracht des größer werdenden Anteils chronisch Kranker und multimorbider Älterer in der Bevölkerung von großem Interesse.

Allerdings erscheint der SF-36 ein zu grobes Messinstrument, um hierbei auf Bevölkerungsebene differenzieren zu können. Die Tatsache, dass für einzelne Skalen des SF-36 mehr als die Hälfte der Bevölkerung die 100% erreicht, lässt unweigerlich den Wunsch nach weiteren Differenzierungsmöglichkeiten in diesen Dimensionen entstehen. Diese Möglichkeiten könnten sich beispielsweise durch ein größeres Zeitfenster als Messzeitraum oder eine differenzierte Operationalisierung der Items erschließen.

Hier eröffnet sich ein derart weites Feld für weitere Untersuchungen und künftige Entwicklungen, dass es fast schon überflüssig erscheint zu erwähnen, dass subjektive Befindlichkeit auch etwas mit Gesundheitsökonomie zu tun hat. Aus unseren Daten geht hervor, dass es vorrangig die Personengruppen mit schlechten Skalenwerten des SF-36 sind, die medizinische Leistungen verstärkt in Anspruch nehmen. Letztendlich könnte ein gutes Messinstrument für gesundheitsbezogene Lebensqualität auch Grundlage für Prognosen sein, Prognosen von individuellem und gesellschaftlichem Nutzen.

Dies alles berechtigt wohl zu der Annahme, dass die Forschung zur gesundheitsbezogenen Lebensqualität von Bevölkerungen, sowohl was die Entwicklung der Instrumente als auch die Methoden zur Ergebnisauswertung betrifft, zwar noch am Anfang steht, aber eine hoffnungsvolle Zukunft vor sich hat. Die bereits erfolgten vielschichtigen Bevölkerungserhebungen geben noch ausreichend Stoff, um durch weitere inhaltliche und methodische Auswertungen auf diesem Weg weiter voranzukommen.

Literatur

BEATON GH: Approaches to analysis of dietary data: relationship between planned analyses and choice of methodology. Am J Clin Nutr 59 (suppl) (1994) 253S-261S

BELLACH BM et al.: Bundes-Gesundheitssurvey 1997/98 – Ziele, Aufbau, Kooperationspartner. Gesundheitswesen 60; Sonderheft 2 (1998) S59-S114

BULLINGER M, KIRCHBERGER I: Der SF-36-Fragebogen zum Gesundheitszustand: Handbuch für die deutschsprachige Fragebogenversion. Hogrefe-Verlag für Psychologie (1997)

ELLERT U, BELLACH BM: Der SF-36 im Bundes-Gesundheitssurvey – Beschreibung einer aktuellen Normstichprobe. Gesundheitswesen 61 (1999), Sonderheft 2

GESUNDHEITSBERICHT FÜR DEUTSCHLAND: Statistisches Bundesamt (Hrsg.): Metzler-Poeschel, Stuttgart (1998)

GRIMM J, BITTNER E, WIESNER G: Geschlechtsdifferenzen bei Mehrfacherkrankungen. Bundesgesundhbl 11 (1998) 483-491

KAPLAN R, ANDERSON J, WU A, MATHEWS C, KOZIN F, ORENSTEIN D: The Quality of Well Being Scale: Applications in AIDS, Cystic Fibrosis and Arthritis. Med Care 27 (1989) 27-43

KAPLAN RM, ANDERSON JP: The general health policy model: An integrated approach. In: SPIKER B (ed.): Quality of life assessments in clinical trials. Raven Press Ltd., New York (1990)

KEMPEN GIJM, ORMEL J, BRILMAN EI, RELYVELD J: Adaptive Responses among Dutch Elderly: The Impact of Eight Chronic Medical Conditions on Health-Related Quality of Life; Am J Public Health 87 (1997) 38-44

MOSTELLER F: Final panel: Comments on the Conferens on Advances in Health Status Assessment. Med Care 27 (1989) 282-286

PATRICK DL, DEYO RA: Generic and Disease-Specific Measures in Assessing Health Status and Quality of Life. Med Care 27 (1989) 217-232

RADOSCHEWSKI M, BELLACH BM: Der SF-36 – Ein Instrument zur Messung der Lebensqualität von Populationen: Möglichkeiten und Grenzen. Gesundheitswesen 61 (1999), Sonderheft 2

RASPE H, KOHLMANN H: Discorders characterised by pain: a methodological review of population surveys. J Epidemiol and Comm Health 48 (1994) 531-537

SPITZER WO: The State of Science 1986: Quality of Life and functional Status as Target Variables for Research. J Chron Dis 40 (1987) 465-4471

THEFELD W, STOLZENBERG H, BELLACH BM: Bundes-Gesundheitssurvey: Response, Zusammensetzung der Teilnehmer und Non-Responder-Analyse. Gesundheitswesen 61 (1999), Sonderheft 2

THE WHOQOL GROUP: The World Health Organisation Quality of Life Assessment (WHOQOL): Position Paper from the World Health Organisation. Soc Sci Med 41 (1995) 1403-1409

WARE JE, SHERBOURNE CD: The MOS 36-item Short Form Health Survey (SF-36): I. Conceptual framework and item selection. Medical Care 30 (1992) 473-483

V – 6
Lebensqualität und Qualitätsmanagement im Krankenhaus

Oliver Sangha und Sebastian Schneeweiß, München, Boston

In Anbetracht begrenzter Ressourcen ist es Ziel des Gesundheitssystems, eine qualitativ hohe Gesundheitsversorgung möglichst effizient zu erbringen. Dabei gewinnen in den vergangenen Jahren Aspekte des Qualitätsmanagements und der Wirtschaftlichkeit eine zunehmende Bedeutung. Das deutsche Gesundheitswesen gilt als eines der besten der Welt und gleichzeitig unterliegt auch dieses Gesundheitssystem extremen Kostenzwängen. In Deutschland gab es 1998 2.263 Krankenhäuser mit insgesamt 572.000 Betten, einer durchschnittlichen Liegezeit von 10,7 Tagen und einer Auslastung von 81,9% (Statistisches Bundesamt 1999). Damit nimmt Deutschland im internationalen Vergleich einen Spitzenplatz ein (OECD 1999). In Anbetracht dieser Leistungsdaten und jährlichen Gesamtkosten der Krankenhäuser von ca. 100 Mrd. DM ist es nachvollziehbar, dass Gesundheitspolitiker und Kostenträger in Deutschland verstärkt um eine Kostenreduktion im Bereich der stationären Versorgung bei gleichbleibender Qualität bemüht sind.

Das Bestreben nach messbarer Qualität im Krankenhaus ist jedoch nicht nur durch notwendige Kostenreduktionen begründet; vielmehr haben die verschiedenen Beteiligten im Gesundheitswesen unterschiedliche Motivationen, die für das in den letzten Jahren gesteigerte Interesse an Qualität und deren Erfassung mit verantwortlich sind (*Tab. 1*)

Für die Kostenträger wird es künftig wichtig sein, neben rationalen Kostenentscheidungen auch einen informativen und umfassenden Vergleich der Leistungserbringer untereinander vorzunehmen. Gegenwärtig beschränken sich diese Krankenhausbetriebsvergleiche vornehmlich auf finanzielle Leistungsdaten, obwohl es bereits erste Bestrebungen gibt, auch medizinische Leistungsparameter in diesen Vergleich zu integrieren.

Patienten, bislang überwiegend passive „Nutznießer" des Systems, übernehmen zunehmend eine Eigenverantwortung über Umfang und Inhalt ihrer Gesundheitsversorgung. Diese Eigenverantwortung ist von Medizinern und Gesundheitspolitikern erwünscht, erfordert aber eine erweiterte Transparenz der erbrachten Leistungen, um informierte Entscheidungen der Patienten zu ermöglichen. Aus Sicht der Patienten spielen Informationen über die Ergebnisqualität eine wesentliche Bedeutung. Dadurch, dass Patienten zunehmend an den Kosten von in Anspruch genommenen Gesundheitsleistungen beteiligt werden, z.B. durch vermehrte Zuzahlungen, werden diese für das „Produkt" Gesundheit und dessen Qualitätsmerkmale sensibilisiert.

Tabelle 1: Motivation für Qualität im Krankenhaus

- Kostenträger
  - Effizienz in der stationären Versorgung
  - Benchmarking
  - Entscheidungsgrundlage für künftige Einkaufs-/Verkaufsmodelle
- Krankenhäuser
  - Qualitätsmanagement
  - Positionierung in kompetitiven Märkten
  - Qualitätskriterium in regionalen integrierten Versorgungsnetzwerken
  - Marketing
- Patienten
  - Leistungstransparenz
  - Informationen über relevante Effekte
  - informierte Entscheidungen

Bei der Transparenz von Qualitätsmerkmalen des Gesundheitssystem bestehen jedoch bislang erhebliche Defizite. Die wenigen Informationen über die Ergebnisqualität des Systems beziehen sich entweder auf ökonomische Leistungsdaten oder aber Indikatoren, die für den individuellen Patienten weniger relevant sind (z.B. durchschnittliche Lebenserwartung, Säuglingssterblichkeit). Hier werden zunehmend Forderungen laut, patienten-zentrierte Indikatoren, also auch die Lebensqualität, in das Qualitätsmanagement zu integrieren. Wissenschaftliche Untersuchungen, die die Bedeutung von gesundheitsbezogener Lebensqualität als Indikator der Ergebnisqualität untermauern, fehlen jedoch bislang weitestgehend.

In diesem Beitrag versuchen wir durch die Beantwortung einiger kritischer Fragen die Bedeutung der Lebensqualität im Rahmen der gegenwärtigen Qualitätsdiskussion zu positionieren. Das Problem der fehlenden Evidenz kann dadurch selbstverständlich nicht gelöst werden, dennoch scheint die Bedeutung der Lebensqualität für den individuellen Patienten konzeptionell zunächst unumstritten.

Was ist Qualität im Krankenhaus ?

Lässt sich der Qualitätsbegriff und entsprechende Indikatoren im produzierenden Gewerbe oder bei eindeutig determinierten Dienstleistungen relativ gut definieren, ist dieses im Gesundheitswesen, mit seinen komplexen und vielfältigen Leistungen erheblich schwieriger.

Die Qualitätsbeurteilung im Krankenhaus ist in hohem Maße von der Perspektive der Betrachtung und Präferenzen und Erwartungshaltungen abhängig. Während die Gesundheitspolitiker sowie Kostenträger häufig eine gesellschaftliche Perspektive einnehmen, also Qualität vornehmlich unter System- und Effizienzaspekten beurteilen, wollen der Patient und seine Angehörigen eine maximale Qualität ungeachtet der Systemkosten, möglicherweise jedoch in Abhängigkeit der persönlichen Kosten. Ähnlich neigen die Leistungserbringer dazu, sei es nun ein individueller Arzt oder ein Krankenhaus, Qualität eher aus der eigenen, umschriebenen Perspektive zu betrachten.

Daneben wird die Qualitätsbeurteilung im Gesundheitswesen durch eine Inbalance der Informationen gekennzeichnet. Einige Akteure – insbesondere die Leistungserbringer – verfügen über andere Informationen als die Nutznießer des Systems, also Patienten und deren Angehörige. Schon aus diesem Grund kann im Gesundheitswesen kein echter Markt existieren. Viele Experten machen dieses Phänomen für vermeintlich unvernünftiges Verhalten einiger Beteiligter verantwortlich.

Ungeachtet der perspektivischen Unterschiede und Diskrepanzen auf der Informationsebene wurde Qualität im deutschen Gesundheitswesen überwiegend durch die Leistungsanbieter definiert und operationalisiert. Häufig wurde Qualität mit dem Synonym „Mehr" assoziiert. Mehr Versorgung, mehr Intensivstation, mehr Technologie – alles vermeintliche Attribute einer besseren Qualität. Daneben wurde Qualität oft mit „negativen" Indikatoren, wie postoperativen Komplikationen, Mortalität oder Morbidität gemessen, alles Indikatoren, die ein Patient eigentlich vermeiden möchte und nicht anstrebt. Ein kranker Patient will am Leben bleiben, körperlich, seelisch und sozial funktionieren und idealerweise beschwerdefrei sein. Diese Belange gehen bislang kaum in die Beurteilung von Qualität im Gesundheitswesen ein. Die Tatsache, dass Patienten und deren Angehörigen vordringlich an diesen „Qualitäten" des Lebens interessiert sind, motiviert diesen Beitrag über Lebensqualität und Qualitätsmanagement im Krankenhaus.

Bei der Bewertung von Qualität im Krankenhaus ist neben der Berücksichtigung der verschiedenen Betrachtungsperspektiven auch eine inhaltliche Segmentierung notwendig. Als praktikabel hat sich dabei eine Typologie bewährt, die bereits in den 60er Jahren von AVEDIS DONABEDIAN definiert wurde und der Multidimensionalität des Qualitätsbegriffes Rechnung trägt (DONABEDIAN 1966).

Mit der Definition von *Struktur*, *Prozess* und *Ergebnis* fasste DONABEDIAN alle Ebenen zusammen, auf denen Qualität im Krankenhaus definiert werden muss.

Struktur beinhaltet dabei die Qualifikation des ärztlichen und nicht-ärztlichen Personals, die Infrastruktur, administrative Einrichtungen oder aber standardisierte Handlungsabläufe, die zuvor auf medizinischer bzw. administrativer Seite festgelegt wurden.

Prozesse beschreiben die medizinische Versorgung *per se*, also wie Diagnosen gestellt, Interventionen durchgeführt oder Medikamente verabreicht werden.

Ergebnisse sind schließlich alle Effekte, die aus den vorgenannten Prozessen resultieren, z.B. die Linderung von Schmerzen, eine Lebensverlängerung, die Verkürzung der Liegezeit oder aber die Lebensqualität und Zufriedenheit von Patienten.

Die meisten der aktuellen Bemühungen in Deutschland, Qualität im Krankenhaus zu bewerten, befinden sich auf der Strukturebene; hierzu zählen vor allem die Bestrebungen, Krankenhäuser zu akkreditieren, wie es in den USA seit fast 50 Jahren durch die Joint Commission for the Accreditation of Healthcare Organizations (JCAHO) vorgenommen wird.

Die aktuellen, vielfältigen Bemühungen Evidenzbasierte Leitlinien zu entwickeln, dienen primär dem Zweck, die Prozessqualität zu verbessern. Im Gegensatz zu den USA sind diesen Aktivitäten in Deutschland so gut wie keine Untersuchungen zur Quantifizierung von Defiziten in diesem Bereich vorausgegangen. Entsprechend finden sich auch kaum empirische Informationen über eine Verbesserung der stationären Versorgung durch Leitlinien. Ergebnisqualität wird bisher lediglich an groben, nicht Patienten-orientierten Indikatoren gemessen.

Warum ist Lebensqualität ein wichtiger Indikator im Gesundheitswesen ?

Unbestrittenes Ziel der Gesundheitsversorgung in jedem politischen System ist die Wiederherstellung bzw. der Erhalt der Gesundheit seiner Bevölkerung. Entsprechend gilt Gesundheit als das höchste Gut in jeder Gesellschaft. Dabei ist die Definition von Gesundheit als operationalisierbares Konzept nie richtig fassbar gewesen. Seit der Antike betrachtet man Gesundheit als einen körperlichen oder mentalen Zustand. Entsprechend hat sich die Erhaltung von Gesundheit überwiegend mit der Abwehr von Geißeln der jeweiligen Epoche, wie z.B. mit Hungersnöten, Epidemien, Infektionen und während der vergangenen 100 Jahre mit chronischen Krankheiten, befasst.

Abweichend von früheren Definitionen von Gesundheit, die eine Abwesenheit von Krankheiten betonten, postulierte HENRY E. SIEGEREST, Professor für Geschichte der Medizin an der Johns Hopkins Universität in Baltimore im Jahre 1941, *„...Gesundheit muss auch vor einem sozialen Hintergrund betrachtet werden. Ein gesundes Individuum ist jemand der körperlich und mental ausgeglichen und entsprechend an sein körperliches und soziales Umfeld angepasst ist. Er hat die vollständige Kontrolle über seine körperlichen und mentalen Fähigkeiten und kann sich an Veränderungen seiner Umwelt anpassen so lange diese normale Grenzen nicht überschreiten. ... Gesundheit ist deshalb nicht einfach die Abwesenheit von Krankheit; es ist etwas Positives, ein anerkennendes Bejahen des Lebens und ein Akzeptieren der Verantwortlichkeiten die das Leben jedem Individuum abverlangt ... der Heilungsprozess ist nicht abgeschlossen solange der Patient nicht wieder in sein soziales Umfeld mit den früheren Verantwortlichkeiten integriert werden kann bzw. an neue Aufgaben adaptiert wird"* (SIEGEREST 1941). Basierend auf SIEGEREST's Gesundheitskonzept konstituierte die Weltgesundheitsorganisation (WHO) im Jahr 1947, „Gesundheit ist ein Zustand von vollständigem körperlichen, mentalen und sozialen Wohlbefinden und nicht lediglich die Abwesenheit von Krankheit oder Gebrechen" (WHO 1947).

Diese Definition von Gesundheit durch die WHO vor mehr als 50 Jahren bedeutete einen fundamentalen Wandel bei der Betrachtung des Gesundheitskonzeptes. Eine Betonung der Aspekte von positivem Wohlbefinden und sozialen Interaktionen auf die Gesundheit wurde eingeführt und akzeptiert.

Obschon dieser „erweiterte" Gesundheitsbericht seit mehr als 50 Jahren existiert, beschränkte sich die Medizin bis in jüngster Zeit vornehmlich auf die Diagnose, Dokumentation und Therapie von pathologischen Zuständen (impairments) und befasst sich weniger mit den Krankheitskonsequenzen in Form von Funktionseinschränkungen (disability) oder Behinderungen (handicaps). Entsprechend werden die in den vergangenen Jahren zunehmend entwickelten Instrumente zur Erfassung der gesundheitsbezogenen Lebensqualität, die u.a. diese Bereiche abdecken, nur zögerlich in die klinische Routine integriert. Erst die Forderung der Clinton-Administration im Rahmen des später gescheiterten Health Security Act von 1992, den Einsatz des SF-36, ein standardisiertes Instrument zur Erfassung der Lebensqualität, für alle Leistungsanbieter verbindlich zu regeln, hat der formellen Erfassung von Lebensqualität einen prominenten Stellenwert eingeräumt. Heute sind Elemente des SF-36 in die Qualitätsdokumentation des National Council for Quality Assurance (NCQA) fest integriert. Die meisten Managed Care Organisationen in den USA streben eine NCQA Akkreditierung an, da deren Qualitätsreports Versicherern und Arbeitgebern einen direkten Vergleich unterschiedlicher Leistungsanbieter (v.a. Health Maintanance Organisationen, HMOs) erlaubt. Bislang werden die Leistungsanbieter auf dem Boden des NCQA nur verpflichtet, Querschnittsdaten zur Lebensqualität ihrer Patienten zu generieren, die eine Bewertung von Effekten der Patientenversorgung auf die Lebensqualität nicht erlauben.

Womit kann Qualität im Krankenhaus erfasst werden?

Zu einer Zeit, in der nicht nur hohe Ergebnisqualität sondern gleichermaßen Effizienzaspekte zu berücksichtigen sind, konzentrieren sich heute vielfältige Aktivitäten auf der Quantifizierung von Ergebnisqualität im Krankenhaus. Grund-

Tabelle 2: Anforderungen an Qualitätsindikatoren im Krankenhaus

Qualitätsindikatoren sollten sein:
- relevant
- valide (gültig)
- reliabel (zuverlässig)
- sensitiv (verlaufsempfindlich)
- präzise definiert
- dem Patienten zuzuordnen
- verschiedene Aspekte der Versorgung abdeckend
- praktikabel in der Erfassung und Bewertung

voraussetzung und gleichzeitig die größte Herausforderung ist dabei die Definition von geeigneten Qualitätsindikatoren (*Tab. 2*).

Die *Relevanz* eines Indikators muss vor allem die verschiedenen Betrachtungsebenen bei der Qualitätsbeurteilung berücksichtigen. Hierbei müssen also nicht nur medizinische Indikatoren Berücksichtigung finden, sondern vielmehr auch die direkt für den Patienten wichtigen Aspekte erfasst werden. FRIES subsumiert die relevanten „Outcome" Bereiche einer Gesundheitsversorgung entsprechend von fünf „D's": *death* (Tod), d*isability* (Behinderung), *dissatisfaction* (im Sinne von Zufriedenheit), *drugs* (im Sinne von Medikamentenwirkungen bzw. unerwünschten Wirkungen) und *dollars* (Kosten) (FRIES 1980).

Validität, Reliabilität und Sensitivität beziehen sich auf die metrischen Eigenschaften eines Indikators.

Validität beschreibt dabei die Fähigkeit eines Indikators, das zu erfassen, was dieser vorgibt zu erfassen. Erschwert wird die Definition eines gültigen Indikators häufig durch das Fehlen allgemein gültiger Kriterien („goldener Standard"). Um diesen Mangel zu kompensieren, sollte ein Indikator hinsichtlich der Gültigkeit zumindest die folgenden Eigenschaften besitzen (PAYNE 1987):

- *Gesichtsvalidität*: Hierbei bewerten Experten die Eigenschaften eines Indikators.
- *Inhaltsvalidität*: Dieser Begriff beschreibt die Fähigkeit eines Indikators alle relevanten Aspekte zu erfassen.
- *Konvergenzvalidität*: Hierbei wird überprüft, inwieweit sich Verbesserungen eines Qualitätsindikators mit anderen, akzeptierten Maßen einer guten Versorgung korrelieren lassen, z.B. niedrige Sterblichkeit im Krankenhaus.

Die *Zuverlässigkeit* eines Indikators wird durch dessen Reproduzierbarkeit definiert. Ein Indikator ist zuverlässig, wenn dieser bei wiederholtem Einsatz unter vergleichbaren Bedingungen bei den selben Patienten eingesetzt, zum selben Ergebnisse führt.

Die *Sensitivität* eines Indikators bezieht sich auf dessen Fähigkeit Veränderungen im Zeitverlauf zu erfassen. Bezieht sich diese Fähigkeit auf (klinisch) relevante Veränderungen wird im angloamerikanischen Sprachraum von „responsiveness" gesprochen.

Die *präzise Definition* ist vor allem bei Untersucher-abhängigen Indikatoren notwendig; nur so lassen sich unvermeidliche Messfehler kontrollieren. Sind Indikatoren nicht hinreichend definiert, besteht die Gefahr, dass der Messfehler (Rauschen) größer ist als die tatsächlich vorhandene Veränderung (Signal).

Geeignete Indikatoren müssen sich einem Patienten *direkt zuordnen* lassen und *unterschiedliche Aspekte der Versorgung abdecken* können.

Legt man die oben genannten Kriterien an das Konzept der Lebensqualität an, dann sind die metrischen Eigenschaften inzwischen für viele Instrumente wissenschaftlich untersucht.

Die Eignung der Lebensqualität als Qualitätsindikator für die Krankenhausversorgung sollte jedoch kritisch betrachtet werden. Dieses gilt weniger für die inhaltliche Bedeutung der Lebensqualität sondern für die Frage der Sensitivität im Krankenhaus. Viele Effekte einer stationären Behandlung, die Elemente der Lebensqualität betreffen, treten erst in zeitlicher Distanz zur Krankenhausentlassung auf. Würde man also Lebensqualität nur bei Aufnahme und Entlassung erfassen, würden sich Verbesserungen oder Verschlechterungen möglicherweise nicht nachweisen lassen. Führt man die Erfassung der Lebensqualität in zeitlicher Distanz zur Entlassung durch, besteht die Gefahr der Kontamination. Man weiß nicht, inwieweit sich etwaige Effekte tatsächlich der stationären Versorgung zuordnen lassen. Dieses Problem ist insbesondere in Deutschland relevant, wo eine strikte Trennung der stationären und ambulanten Versorgung besteht.

Neben den oben erwähnten Kriterien ist der erfolgreiche Einsatz von Indikatoren in großem Maße auch von deren *Akzeptanz* und *Praktikabilität* abhängig. Erfahrungen haben gezeigt, dass Messungen der Ergebnisqualität nur dann mittelfristig erfolgreich eingesetzt werden, wenn eine aktive Integration in den Ablauf der Kliniken stattfindet. Entsprechend ergeben sich für ein erfolgreiches Messsystem der Ergebnisqualität im Krankenhaus folgende Anforderungen:

- *Evidenz-basierte und relevante Qualitätsindikatoren und -instrumente*: Die Qualitätsindikatoren und korrespondierenden Messinstrumente müssen dem gegenwärtigen wissenschaftlichen Stand entsprechen. Sie müssen sich direkt aus den Prozessen ableiten lassen und generell akzeptiert sein.
- *Integration in die klinische Versorgung*: Erfasste Indikatoren sind Bestandteil der Routinedokumentation der Leistungserbringer und gehen direkt in den Behandlungsplan ein.
- *Schnittstellen zu bestehenden Systemen*: bereits bestehende Klinikinformationssysteme müssen soweit wie möglich über geeignete Hardware-/Software-Schnittstellen mit eingebunden werden.
- *Feedback*: Die Ergebnisse bzw. Qualitätsinformationen müssen in aggregierter und graphisch aufgearbeiteter Form allen Beteiligten zeitnah zur Verfügung gestellt werden. Unter der Wahrung datenschutzrechtlicher Aspekte sollen die Daten einen Vergleich auf der Ebene von Abteilungen, Institutionen, Regionen bzw. für spezifische Patientengruppen zulassen. Dies wird als ein wesentlicher

Schritt zur Qualitätsverbesserung (Leistungserbringer) und Complianceverbesserung (Patienten) angesehen (BLUMENTHAL 1995)

- *Anreize*: Akzeptanz und Beteiligung von Ärzten und Patienten müssen durch Anreize geschaffen werden. Punitive Ansätze bei Nichtbeteiligung sind wenig erfolgversprechend. Anreizsysteme beziehen sich dabei nicht zwingend auf eine monetäre Kompensation der dokumentierenden Ärzte, Pflegekräfte, Therapeuten bzw. Patienten, sondern vielmehr in der Vermittlung eines „Mehrwertes" für die tägliche Arbeit (Leistungsanbieter) bzw. in der Schaffung zusätzlicher, patienten-gerechter Kommunikationsebenen in der Arzt/Pflegekraft/Therapeut – Patienten Interaktion.
- *(Risiko-)Adjustierung*: Um eine vergleichbare Bewertung der Ergebnisqualität zu gewährleisten, muss eine Adjustierung auf der Strukturebene (z.B. Krankenhausdaten, Diagnosespektrum, Abteilungsgröße) sowie auf der Patientenebene („case-mix") vorgenommen werden.
- *Patientenverläufe im Versorgungssystem*: Longitudinale Verlaufsbeobachtungen und -analysen, z.T. über verschiedene Versorgungsebenen hinweg (ambulant, stationär, Rehabilitation) sind für eine realistische Bewertung der Versorgungsqualität essentiell.

Wie lässt sich Qualität im Krankenhaus erfassen?

Die Erfassung von Qualität im Krankenhaus muss der Komplexität des Versorgungssystems Rechnung tragen und sollte sich nicht nur auf die eigentliche Episode der Hospitalisierung beschränken, sondern auch die Episode des Übergangs in die ambulante haus- bzw. fachärztliche Versorgung umfassen. Ein Erfassungsmodell und die entsprechenden Qualitätsbereiche sind in *Tab. 3* dargestellt.

Die Qualitätsbeurteilung auf der medizinischen Ebene sollte sich zunächst auf Tracer-Diagnosen bzw. Tracer-Syndrome beschränken, die sich

Tabelle 3: Erfassung der Ergebnisqualität im Krankenhaus

	Krankenhaus		
	Aufnahme	Entlassung	3 Wochen nach Entlassung
Klinikarzt	• med. Indikatoren (Tracer-Diagnosen) • Globalbeurteilung	• med. Indikatoren (Tracer-Diagnosen) • Globalbeurteilung • relative Veränderung	
Pflegekräfte	• Globalbeurteilung	• Globalbeurteilung • relative Veränderung	
Patient	• allg. Gesundheitsstatus (z.B. SF-36) • krankheitsspez. Gesundheitsstatus • Globalbeurteilung	• allg. Gesundheitsstatus (z.B. SF-36) • krankheitsspez. Gesundheitsstatus • Globalbeurteilung	• Zufriedenheit mit dem Krankenhaus
Hausarzt			• med. Indikatoren (Tracer-Diagnosen) • Zufriedenheit mit dem Krankenhaus

in expliziten Indikatoren abbilden lassen. Bei eindeutigen Diagnosen, z.B. akuter Herzinfarkt, Asthmaanfall, Schlaganfall) finden sich geeignete Indikatoren in der Literatur; sofern für die entsprechenden Diagnosen evidenz-basierte Leitlinien existieren, lassen sich hieraus häufig geeignete Indikatoren ableiten. Mediziner sollten auch eine Globalbeurteilung des Gesundheitszustands des Patienten vornehmen. Hierzu bietet sich z.B. eine numerische Ratingskala an, die von 0 (extrem schlechter Gesundheitszustand) bis 10 (exzellenter Gesundheitszustand) reichen sollte. Alternativ bietet sich auch die Verwendung einer Abwandlung der ersten Frage des SF-36 (WARE 1993, BULLINGER 1997) an („Wie würden Sie den Gesundheitszustand im Allgemeinen beschreiben ?"). Der Gesundheitszustand würde hier von schlecht über weniger gut, gut und sehr gut bis ausgezeichnet beantwortet. Obwohl die Frage eigentlich einem Patienten-Fragebogen entstammt, erlaubt dessen Verwendung durch Mediziner/Therapeuten einen direkten Vergleich mit den Angaben des Patienten. Am Entlassungstag (- 24 Std.) werden sowohl die medizinischen Indikatoren als auch die Globalbeurteilung noch einmal vorgenommen. Daneben sollte die relative Veränderung des Gesundheitszustandes kategorisch (deutlich verbessert, verbessert, unverändert, verschlechtert, deutlich verschlechtert) quantifiziert werden. Die Globalbeurteilung des Gesundheitszustandes sollte ebenso durch Pflegekräfte vorgenommen werden.

Qualitätsindikatoren seitens der Patienten betreffen vor allem Aspekte der gesundheitsbezogenen Lebensqualität. Zur Messung dieser Bereiche sollten international akzeptierte und in Deutschland validierte Instrumente zum Einsatz kommen.

Grundsätzlich lassen sich Instrumente zur Erfassung des allgemeinen sowie des speziellen bzw. krankheitsspezifischen Gesundheitszustandes unterscheiden.

Instrumente zur Beurteilung des *allgemeinen Gesundheitszustandes* erfassen multiple Aspekte von Gesundheit, einschließlich körperlicher Funktion, sozialer Funktion, seelischer Funktion und Schmerzen. Diese Instrumente eignen sich vor allem für den Vergleich von Patienten mit unterschiedlichen chronischen Krankheiten oder für die Bewertung von konkurrierenden gesundheitlichen Interventionsmaßnahmen. Letzteres gewinnt zunehmend unter gesundheitsökonomischen Gesichtspunkten an Bedeutung, z.B. wenn es darum geht, das Leistungsangebot der gesetzlichen Krankenversicherung zu definieren. Instrumente zur Erfassung des allgemeinen Gesundheitsstatus eignen sich auch zur Beurteilung von Patienten mit multiplen chronischen Erkrankungen, da diese Veränderungen von unterschiedlichen Organsystemen erfassen können. Dieses ist vor allem dann von Bedeutung, wenn eine Intervention Effekte und unerwünschte Wirkungen auf verschiedene Organsysteme hat. Geeignete Instrumente werden an anderer Stelle dieses Buches ausführlich beschrieben (z.B. Short Form 36, Nottingham Health Profile, EuroQoL).

Instrumente zur Erfassung des *krankheitsspezifischen Gesundheitsstatus* eigenen sich vor allem zur Erfassung von klinisch relevanten Veränderungen als Konsequenz einer Behandlung (PATRICK 1989). Instrumente zur Erfassung der körperlichen Funktion oder des Gesundheitsstatus können Mortalität oder die Inanspruchnahme von Gesundheitsleistungen vorhersagen (MITCHELL 1986, NEVITT 1986).

Patienten sollten den Gesundheitszustand bei Aufnahme und Entlassung ausfüllen. Es ist aber darauf zu achten, dass der Zeitraum der abgefragt wird, nicht überlappt. So existieren für den SF-36 eine Standardversion, die die vorangegangen 4 Wochen betreffen, sowie eine Akutversion, die sich auf die vorangegangen 7 Tage bezieht.

Wie bereits weiter oben beschrieben sollten die Patienten auch die relative Veränderung ihres Gesundheitszustandes beurteilen.

Die Beurteilung der Zufriedenheit ist wesentlicher Bestandteil einer umfassenden Qualitätsbeurteilung der Versorgung durch den Patienten. Bei der Zufriedenheit handelt es sich um ein breit akzeptiertes Konzept, welches Patienten auch aus anderen Bereichen sehr gut kennen. Zufriedenheit hat für jede Bevölkerungsgruppe

Tabelle 4: Dimensionen von Patientenzufriedenheit

• Humanitäre Aspekte • Vorhandensein einer adäquaten Versorgung • Zugänglichkeit • Bequemlichkeit • Informationsvermittlung/Aufklärung • globale Qualität	• Struktur (Gebäude, Zimmer, etc.) • kontinuierliche Versorgung • Berücksichtigung der individuellen psychosozialen Situation • Ergebnisse • Bürokratie • Kosten • Kompetenz

Gültigkeit und lässt sich in sehr einfachen Worten persönlich und allgemein verständlich kommunizieren. Es gibt einen direkten Zusammenhang zwischen Patientenzufriedenheit und Compliance sowie mit der Einschätzung von gesundheitlichen Outcomes.

Das Konzept Patientenzufriedenheit ist multidimensional (*Tab. 4*).

Obwohl das Konzept der Patientenzufriedenheit einfach und intuitiv erscheint ist die Messung mit methodischen Herausforderungen behaftet. Neben der Notwendigkeit metrisch einwandfreie Fragen (valide, zuverlässig, sensitiv) zu verwenden, müssen die Auswahl von Patienten (Vollerhebung oder Stichprobe) sowie der Befragungszeitraum definiert werden. Die meisten Krankenhäuser befragen ihre Patienten am Entlassungstag bzw. kurz davor. Dieses unter praktischen Aspekten verständliche Vorgehen erlaubt jedoch keine Beurteilung des Entlassungsprozesses sowie den Übergang von der stationären in die ambulante Versorgung. Beide Bereiche sind seitens der Patienten häufig Grund von Kritik und sollten durch eine zeitversetzte Patientenbefragung (ca. 3 Wochen nach Entlassung) abgedeckt werden.

Zu diesem Zeitpunkt sollten auch die nachbehandelnden Haus- bzw. Fachärzte den Übergang von der stationären Versorgung beurteilen; dabei sind vor allem die folgenden Aspekte bedeutsam: Wurden ausreichende Informationen über notwendige, ambulant durchführbare diagnostische und therapeutische Maßnahmen zeitnah übermittelt? Werden die empfohlenen Medikamente/therapeutischen Maßnahmen durch ambulante Budgets gedeckt? Wurde der Patient ausreichend über sein Leiden und seine weitere Genesung aufgeklärt?

Wohin entwickelt sich die Qualitätserfassung im Krankenhaus?

Es ist zu erwarten, dass der Kostendruck auf unser Gesundheitssystem in den nächsten Jahren weiter zunimmt. Hierfür sind insbesondere die Penetration von neuen, teuren Technologien sowie eine zunehmend alternde Bevölkerung verantwortlich. Krankenhäuser, bereits heute einer der Hauptkostenverursacher im Gesundheitswesen, werden dementsprechend noch effizienter arbeiten müssen und sich in naher Zukunft in Hinsicht auf die Qualität der Versorgung einem direkten Vergleich stellen müssen („Benchmarking"). In Anbetracht vermeintlicher Überkapazitäten birgt ein solcher Vergleich die Gefahr, dass Qualitätsaspekte Entscheidungen über die Schließung von Krankenhäusern mit beeinflussen werden.

Dieser Auslesemechanismus wirkt der Gefahr entgegen, dass durch Kosteneinsparungen im Bereich der Qualität Abstriche gemacht werden. Diese Selektion kann jedoch nur dann zu positiven Resultaten führen, wenn Qualität richtig gemessen wird und Qualitätsinformationen zunehmend den Kostenträgern und Patienten ungefiltert zur Verfügung stehen. Gerade für den Patienten haben dabei Aspekte der Ergebnisqualität einen besonderen Stellenwert.

Für die Krankenhäuser besteht dementsprechend ein großes Interesse Qualität in Zukunft besonders zu untermauern und sich damit aktiv auf zukünftige Krankenhausvergleiche vorzubereiten. Die Rolle von Lebensqualität bei der Beurteilung der gesundheitlichen Versorgung ist dabei unbestritten, dieses gilt jedoch nur für eine sektorenübergreifende Qualitätserfassung. Das Krankenhaus wird die Messung von Lebensqualität integrieren müssen, insbesondere dann, wenn das Krankenhaus eine Behandlungsepisode einleitet. In den nächsten Jahren werden wir auch in Deutschland integrierte Versorgungssysteme sehen; sofern diese Systeme eine übergreifende Budgetverantwortung erhalten, tragen alle Beteiligten die Versorgung eines Patienten zu gleichen Teilen. Spätestens dann werden Aspekte der Lebensqualität und deren Erfassung zur Qualitätsbeurteilung routinemäßig im deutschen Gesundheitssystem Einzug halten.

Literatur

BLUMENTHAL D, SCHECK AC (eds.): Improving clinical practice. Total quality management and the physician. Jossey-Bass, San Francisco (1995)

BULLINGER M: German translation and psychometric testing of the SF-36 Health Survey: preliminary results from the IQOLA Project. International Quality of Life Assessment. Social Science & Medicine 41 (1995) 1359-1366

DONABEDIAN A: Evaluating the quality of medical care. Milbank Memorial Fund Quarterly 44 (1966) 166-206

FRIES JF, SPITZ PW, KRAINES RG, HOLMAN HR: Measurement of patient outcome in arthritis. Arthritis Rheum 23 (1980) 137-145

MITCHELL DM, SPITZ PW, YOUNG DY, BLOCH DA, MCSHANE DJ, FRIES JF: Survival, prognosis, and causes of death in rheumatoid arthritis. Arthritis & Rheumatism 29 (1986) 706-714

NEVITT MC, YELIN EH, HENKE CJ, EPSTEIN WV: Risk factors for hospitalization and surgery in patients with rheumatoid arthritis: implications for capitated medical payment. Annals of Internal Medicine 105 (1986) 421-428

PATRICK DL, DEYO RA: Generic and disease-specific measures in assessing health status and quality of life. Medical Care 27 (1989) S217-S232

SIEGEREST HE: Medicine and Human Welfare. Yale University Press, New Haven (1941)

WARE JE, JR., SHERBOURNE CD: The MOS 36-item short-form health survey (SF-36). I. Conceptual framework and item selection. Medical Care 30 (1992) 473-83

WHO: World Health Organization Constitution. World Health Organization, Geneva (1947)

V – 7
Evidenz-basierte Medizin und Lebensqualitätsmessung

Karl W. Lauterbach und Markus Lüngen, Köln

Einleitung

Die Begrenzung der zur Verfügung stehenden Ressourcen ist auch für den medizinischen Bereich eine immer stärker zu beachtende Rahmenbedingung. In der Praxis muss daher häufig bei der Therapiewahl auch der ökonomische Gesichtspunkt abgewogen werden. Gesucht sind daher Instrumente, die dem Arzt eine Hilfestellung bieten, auf welche Therapie er unter ökonomischen Gesichtspunkten zurückgreifen kann, ohne in das Umfeld der Rationierung zu gelangen. Hinzu kommt, dass die Gesundheitspolitik Anhaltspunkte braucht, welche Therapien im Rahmen einer Versorgung mit nachgewiesenermaßen wirksamen Therapien jedem Versicherten aus den volkswirtschaftlich zur Verfügung stehenden Ressourcen bereitgestellt werden sollten und welche Therapien alternativ im Entscheidungsbereich des Patienten im Sinne einer privat finanzierten Medizin verbleiben können (Heyland et al. 1999).

Die Evidenz-basierte Medizin bietet für diese Fragen ein Fundament, auf dem Antworten gebildet werden können. Sie gibt zum einen Antwort über die Wirksamkeit von Therapien und kann zusätzlich Anhaltspunkte über die Kosten-Nutzen-Verhältnisse von Anwendungen geben. In der praktischen Umsetzung erhält der Mediziner in der Form von Leitlinien ein praktikables Instrument, um im Alltag dem Patienten die beste Versorgung bieten zu können.

In Verbindung mit Lebensqualitätsmessungen, vor allem in der Form von qualitätsadjustierten Lebensjahren (Quality adjusted life years, QALYs), werden auch Therapien der verschiedensten Krankheiten vergleichbar. Die Gesundheitspolitik erhält hier ein Instrument, welches eine rationale Abwägung zwischen alternativen Ressourceneinsätzen erlaubt (Guyatt et al. 1997, Masou et al. 1999).

Der Beitrag soll die Grundlagen der Evidenz-basierten Medizin vorstellen und die Verknüpfung zur Kosten-Nutzen-Analyse, insbesondere unter Einbeziehung der QALYs, herstellen. Die noch bestehenden Einschränkungen in der Anwendung der Instrumente werden aufgezeigt.

Evidenz-basierte Medizin (EBM)

Zur Zeit existieren weltweit ca. 23.000 medizinisch-wissenschaftliche Journale, die bereits für einen Allgemeinmediziner 7.000 relevante Artikel jährlich publizieren. Möchte ein Allgemeinmediziner diese Literatur lesen, würde er ein Pensum von 19 Artikeln an jedem Tag der Woche inklusive des Wochenendes bewältigen müssen. Es ist nicht verwunderlich, dass dies kaum ein Mediziner bewältigen kann. Umfragen haben ergeben, dass der durchschnittliche praktische Arzt weniger als 1% seiner Zeit mit der Lektüre von Peer Review-Journalen verbringt. Daraus ergibt sich, dass für den Allgemeinmediziner ein Überblick über den neuesten Stand der medizinischen Forschung selbst für das eigene Fachgebiet auf dem Weg der Journallektüre praktisch nicht aufrecht zu erhalten ist.

Diese Erkenntnis hat unmittelbare Folgen für die Behandlungsqualität. Schreiber et al. (1995) haben in einer Studie zur Sekundärprävention von Herzinfarkten sowie bei der Behandlung der Herzinsuffizienz einen Vorteil für Kardiologen gegenüber Internisten dokumentieren können. Es wurden Daten von 890 Patienten mit der Diagnose instabile Angina in einem amerikanischen Krankenhaus prospektiv erhoben. Die von Internisten behandelten Patienten wurden dabei weniger häufig mit der effektivsten medizinischen Therapie behandelt und erreichten eine schlechtere Ergebnisqualität inklusive einer höheren Mortalität während des Krankenhausaufenthaltes, obwohl die Vorerkrankungen der Patienten geringer waren. Auch AYANIAN et al. (1997) konnten eine bessere Versorgung von Patienten mit akutem Myokardinfarkt bei Kardiologen gegenüber Allgemeinmedizinern feststellen. Als Indikatoren wurden die durchgeführten Prozeduren herangezogen. Allerdings wurden keine Unterschiede in der 1-Jahres-Mortalität festgestellt.

Auch wenn die Studienergebnisse nur einen kleinen Ausschnitt zeigen, schient es einen breiten Bedarf zu geben, dem behandelnden Arzt Hinweise zur Behandlung der Patienten anhand der besten wissenschaftlichen Ergebnisse bereitzustellen. Ein Instrument zur Lösung dieser Problematik ist Evidenz-basierte Medizin. Nach der Definition von SACKETT (1996) ist Evidence Based Medicine die bewusste, ausdrückliche und verständliche Nutzung der jeweils besten Evidenz bei Entscheidungen über die Versorgung individueller Patienten. Um diese beste Evidenz bei der Versorgung anwenden zu können, wurden verschiedene Methoden entwickelt. Dies sind standardisierte medizinische und gesundheitsökonomische Reviews und Evidenz-basierte Leitlinien. Davon abgegrenzt werden Outcome-Studien sowie Konsensusleitlinien.

Standardisierte medizinische Reviews

Ziel der Reviews ist es, einen validen Überblick über den Stand der Forschung in einem medizinischen Bereich zu geben. Standardisierte medizinische Reviews werden nach strikten Kriterien zusammengestellt. Die bekanntesten Kriterien stammen von der COCHRANE-COLLABORATION[1] (s. auch BERO et al. 1995):

- Klare Definition der Ziele der Studie.
- Ausreichend detaillierte Darstellung, um die Studie wiederholen zu können.
- Einbeziehung einer randomisiert ausgewählten Kontrollgruppe, die in Bezug auf die Therapiegruppe gleiche soziodemographische Verteilungen aufweist.
- Ausweis der Anzahl der Teilnehmer in der Therapie- und der Kontrollgruppe.
- Aufstellung von Patientendaten, welche die Situation vor Eintritt in die Studie darstellt.
- Aufstellung von Patientendaten, welche die Situation nach Austritt aus der Studie darstellt.
- Raten der Ausfälle in der Therapie und Kontrollgruppe.
- Darstellung der Ergebnisse für jeden der Outcome-Parameter, der in den Zielen der Studie beschrieben wurde.

Derzeit genügen jedoch bei weitem nicht alle veröffentlichten Reviews diesen Kriterien. Eine Untersuchung über die im Journal of Chemical Oncology (JCO) publizierten Reviews zeigte, dass dort lediglich 10% die Kriterien erfüllte.[2] Die generell verbesserungsfähige Qualität von Reviews hat viele Hintergründe. Sicherlich muss sich der Leitgedanke der Qualität für Reviews erst noch stärker durchsetzen. So werden derzeit nur 50% der Studien, die auf wissenschaftlichen Kongressen vorgestellt werden, später auch in einem Peer Review-Journal zur Publikation angenommen. Darüber hinaus werden wiederum bis zu 50% der schließlich publizierten Studien in Reviews nicht erfasst, wobei der Hauptgrund in der fehlenden englischsprachigen Publikation zu finden ist.

Ein Review ist jedoch nur dann valide, wenn Verzerrungen in der zugrundeliegenden Literatur aufgedeckt und bei der Formulierung der Evidenz berücksichtigt werden können. Diese Verzerrungen können durch den Publication Bias (positive Forschungsergebnisse werden häufiger bekannt gegeben und häufiger zur Publikation, gleich welcher Sprache, angenommen), den Language Bias (nicht-englischsprachige Publikationen werden gegenüber englischsprachigen seltener berücksichtigt), den Retrieval Bias (gängige Datenbanken für medizinische Literatur wie Medline enthalten nicht alle Fachzeitschriften der Medizin, und die

---

[1] Informationen finden sich unter http://www.cochrane.de/.

[2] Die Untersuchung wurde vom Cochrane Cancer Net durchgeführt. Die Angabe beruht auf einer persönlichen Mitteilung von CHRIS WILLIAMS von Cochrane Cancer Network.

dort enthaltenen Fachzeitschriften werden signifikant häufiger herangezogen) und den Multiple Publication Bias (positive Ergebnisse haben eine höhere Wahrscheinlichkeit, mehrfach publiziert zu werden) entstehen. Ein Beispiel für einen systematischen medizinischen Review stellt die Arbeit von SCHRAPPE & LAUTERBACH (1998) zur Effektivität der Primärprävention im HIV-Bereich dar.

Standardisierte ökonomische Reviews

Standardisierte ökonomische Reviews beziehen gegenüber den ausschließlich medizinischen Reviews solche Studien ein, die eine Aussage über die Kosten der Behandlung treffen. Damit ändert sich die Sichtweise von der Effektivität einer Maßnahme (dem Grad der Zielerreichung) zur Effizienz einer Maßnahme (dem Verhältnis von Kosten und Nutzen). Die Effizienz, insbesondere der Nutzen, muss dabei nicht unbedingt in Geldeinheiten ausgedrückt werden. Üblicherweise werden medizinische Indikatoren ins Verhältnis zu den zur Erreichung dieser Indikatoren entstehenden Kosten gesetzt. Die Vergleichsgröße lautet dann DM pro gemessener Blutdrucksenkung in mmHg oder auch DM pro gewonnenem Lebensjahr. Der medizinische Indikator richtet sich jeweils nach den zugrundeliegenden medizinischen Sachverhalten.

Eine immer häufiger eingesetzte Outcomevariable stellt die Messung der qualitätsadjustierten Lebensjahre (quality adjusted life years, QALYs) dar. QALYs stellen dabei eine Größe dar, welche sich aus der Multiplikation von Lebensdauer mit der während dieser Lebensdauer empfundenen Lebensqualität ergibt. Die Berücksichtigung der Lebensqualität erweitert den Blick wesentlich über die reine Lebensverlängerung hinaus. Insbesondere ist es möglich, völlig unterschiedliche Therapien in ihren Erfolgen zu vergleichen. Studien mit der Outcome-Variablen QALY werden als Untergruppe der Cost-Effectiveness-Studien (Kosten-Effektivitäts-Studien) als Cost-Utility Studien (Kosten-Nutzwert-Studien) bezeichnet. Die Bewertung der durch eine Therapie gewonnenen QALYs mit den entstandenen Kosten führt zu dem Quotienten Kosten pro QALY, der teilweise in sogenannten League Tables für unterschiedlichste Therapien gegenübergestellt wird.

Auch für standardisierte ökonomische Reviews wurden Kriterien entwickelt. Wie bei den standardisierten medizinischen Reviews ist es das Ziel der Kriterien, einen validen Überblick über die verfügbare Evidenz zu erhalten. Publication-, Language- und Retrieval-Bias sollen zudem erkannt und vermieden werden. Die nachfolgenden Kriterien stellen einen Auszug der Kriterien dar, wie sie auf Studien angewandt werden, die beim BRITISH MEDICAL JOURNAL (BMJ) eingereicht werden. Insgesamt werden 35 Kriterien aufgelistet (DRUMMOND et al. 1996).

- Studien-Design:
    - Die Fragestellung der Studie wird explizit angegeben.
    - Die ökonomische Wichtigkeit der Studie wird begründet.
    - Die Sicht der Kostenerhebung wird dargelegt.
    - ....
- Datenerhebung
    - Die Quellen zur Abschätzung der Effektivität werden angegeben.
    - Details des Studiendesigns oder der Metaanalyse werden angeboten.
    - Die primären Outcome-Messungen für die ökonomische Evaluation werden aufgezeigt.
    - ...
- Analyse und Interpretation der Ergebnisse
    - Der Zeithorizont von Kosten und Nutzen ist angegeben.
    - Die Diskontierungsrate ist angegeben.
    - Die Wahl der Diskontrate ist begründet.
    - ...

Als Beispiel für einen standardisierten ökonomischen Review kann auch hier die erwähnte Arbeit von SCHRAPPE & LAUTERBACH (1998) dienen. Eine in der wissenschaftlichen Diskussion noch nicht geklärte Frage ist, inwieweit zukünftig zu erwartende Kosten in die Untersuchung einbezogen werden sollen, die erst durch die höhere Lebenserwartung der behandelten Patienten entstehen. Bei solchen sog. produzierten Kosten handelt es sich beispielsweise um die Behandlungskosten von Alterskrankheiten, die erst dadurch ausbrechen konnten, weil der Patient beispielsweise in früheren Jahren erfolgreich von seiner koronaren Herzerkrankung oder einem Krebsleiden geheilt werden konnte. So haben JOHANNESSON et al. (1997) errechnet, dass die Kosten der antihypertensiven Therapie pro qualitätsadjustiertem Lebensjahr (QALY) zwischen 25.000 und 49.000 DM steigen, falls diese produzierten Kosten einbezogen werden. Die Entscheidung, ob eine Einbeziehung ratsam ist oder nicht, berührt natürlich sehr stark auch ethische Aspekte.

Evidenz-basierte Leitlinien

Evidenz-basierte Leitlinien gehen über einen standardisierten Review hinaus, indem sie neben der Zusammenfassung der Evidenz auch noch Handlungsempfehlungen für den behandelnden Arzt aussprechen. Um den Schritt vom Review in die Praxis sinnvoll umsetzen zu können, ist die Einbeziehung von Experten der entsprechenden medizinischen Fachrichtung nötig. Deren Beitrag soll jedoch weniger in der Stützung der Evidenz der Behandlung liegen (dazu dienen die einbezogenen Forschungsarbeiten), als vielmehr in der Abwägung, ob eine Behandlung in bestimmten Situationen überhaupt durchgeführt werden kann. Dazu ist langjährige Erfahrung nötig, die aus Forschungsarbeiten nicht abgeleitet werden kann.

Kriterien für die Erstellung von Leitlinien stellen die AHCPR[3]-Guidelines dar. Danach wird bei der Bewertung der zugrundeliegenden Studien eine Einteilung in sechs Härtegrade (bzw. Evidenzklassen) vorgenommen. Der Härtegrad einer Studie richtet sich nach der Methodik, wie die Evidenz der Studie gesichert wurde. Den höchsten Härtegrad erhalten Studien, die ihre Evidenz aus Metaanalysen über randomisierte, kontrollierte Studien aufgebaut haben. Den niedrigsten Härtegrad erhalten Studien, die ihrer Evidenz Berichte oder Meinungen von Expertenausschüssen oder auch klinische Erfahrung von anerkannten Autoritäten des medizinischen Fachgebietes zugrunde legen.

Beispiel für nach diesen strengen Regeln erstellte Leitlinie ist die in der Literaturübersicht aufgeführte Leitlinie zur Behandlung der Adipositas (HAUNER et al. 1998). Wünschenswert ist, dass jede Leitlinie neben der Evidenz über Validität und Reliabilität verfügt. Sie sollte reproduzierbar und klar formuliert sein sowie klinische Relevanz und Flexibilität aufweisen. Zudem sollte ein wahrscheinliches Ergebnis der Behandlung aufgeführt sein. Außerdem muss sie regelmäßig überprüft werden, dabei möglichst auch andere Fachdisziplinen einbeziehen und über eine gute Dokumentation verfügen.

Neben den Evidenz-basierten Leitlinien existieren auch noch sog. Konsensusleitlinien und Wissenschafts-basierte Leitlinien. Die Abgrenzung besteht darin, dass Konsensus-basierte Leitlinien lediglich auf dem einheitlichen Votum von Experten beruhen. Dieses Votum leitet sich aus langjähriger praktischer Erfahrung ab, bleibt jedoch immer eine subjektive Einschätzung und kann sich nicht auf die Stärke von randomisierten kontrollierten Studien stützen. Wissenschafts-basierte Leitlinien verzichten im Gegensatz zu Evidenz-basierten Leitlinien auf den einheitlichen systematischen Standard zur Bewertung der zugrundeliegenden Studien. Dieser Standard zur Bewertung der klinischen Studien wurde von der AWMF sowie den Organen der Selbstverwaltung empfohlen. Zusammenfassend stellen Evidenz-basierte Leitlinien damit die wissenschaftlich höchste Stufe in der Hierarchie der Leitlinien dar.

Outcome-Studien

Die Bezeichnung Outcome-Studie ist ein Oberbegriff, der alle Studien umfasst, die das Ergebnis einer Behandlung betrachten. Daher können in einem weiteren Sinne alle oben aufgeführten Methoden auch unter dem Begriff Outcome-Studie subsummiert werden.

Outcome-Studien im engeren Sinne betrachten im Unterschied zu den standardisierten medizinischen Reviews nicht die Effektivität (efficacy) und auch nicht die Effizienz (wie die standardisierten öko-

---

[3] Agency for Health Care Policy and Research (AHCPR). Die AHCPR wurde im Dez. 1989 als staatliche Organisation gegründet. Sie unterstützt die Forschung in den Bereichen Qualität der Leistungserbringung, Kosteneffektivität und Zugang zu Gesundheitsleistungen. Weitere Informationen finden sich unter http://www.ahcpr.gov/

nomischen Reviews), sondern die *effectiveness*. Im Gegensatz zur *efficacy* wird damit die Zielerreichung einer Behandlung nicht unter den meist idealen Bedingungen einer klinischen Studie betrachtet, sondern unter realen Bedingungen wie sie der Patient vorfindet, wenn er außerhalb von Studien in der alltäglichen Praxis behandelt werden muss. Erfahrungsgemäß ist die *effectiveness* einer Behandlung sehr viel schlechter als die *efficacy*, da z.B. Patienten mit Nebenerkrankung, welche in der Regel nicht in efficacy-Studien eingeschlossen werden, weniger gut auf eine Behandlung ansprechen.

Einbeziehung von Kosten-Effektivität in die Therapieempfehlung

Eine vieldiskutierte Frage lautet, inwieweit der Kostenaspekt der Patientenbehandlung bei der Erstellung von standardisierten medizinischen Reviews und vor allem bei der Abfassung von Evidenz-basierten Leitlinien Berücksichtigung finden soll und darf.

Gegner dieser Vermischung von wirtschaftlichen und medizinischen Aspekten betonen, dass die beste medizinische Behandlung (Best Medical Practice) unabhängig von den Kosten dieser Behandlung festgestellt werden muss. Dies würde bedeuten, dass Allokationsfragen völlig außen vor gelassen werden. Weiter wird eingewandt, dass die derzeitige Qualität der gesundheitsökonomischen Studien noch zu stark schwankt und auch bei Anwendung von strikten Kriterien für den Reviewprozess keine belastbare Aussage über die ökonomischen Auswirkungen gefunden werden kann. Als Ausweg böte sich die Beschränkung auf die oben angesprochenen standardisierten ökonomischen Reviews an.

Befürworter der parallelen Betrachtung von ökonomischen und medizinischen Aspekten sehen jedoch, dass in der Praxis bei einer Therapieentscheidung des behandelnden Arztes auf jeden Fall ökonomische Rahmenbedingungen Berücksichtigung finden, sei es nun bewusst oder auch unbewusst. Dies wird mit Sicherheit immer dann der Fall sein, wenn die medizinisch beste Behandlung (Best medical Practice) für die breite Masse überhaupt nicht finanzierbar ist. Diese Situation wird zukünftig mit Fortschreiten der medizinischen Forschung häufiger auftreten. Darüber hinaus bedeutet unter der Restriktion eines Gesamtbudgets jede Entscheidung für eine Therapie automatisch die Entscheidung gegen eine andere Therapie. Ist eine Behandlung nun sehr teuer und wird diese angewandt, weil sie von Leitlinien empfohlen wird, bedeutet dies zwangsläufig, dass Opportunitätskosten in Form von verweigerten Behandlungen für andere Patienten entstehen. Diese anderen Patienten können unter der gleichen Diagnose behandelt werden wie der „teure" Patient oder auch unter beliebigen anderen Diagnosen. Jede Ausgabe aus dem Gesamtbudget kann nur einmal getätigt werden. Der völlige Ausschluss von allokativen Aspekten kann daher zu einer massiven Verletzung distributiver Aspekte führen. Darüber hinaus ist es in vielen Therapien nicht mehr abschätzbar, ob die gewonnene Lebensdauer für den Patienten auch einen Zuwachs an Lebensqualität bedeutet. Spätestens in diesen Fällen muss mit Hilfe einer Kosten-Nutzwert-Analyse festgestellt werden, inwiefern für den Patienten der Outcome noch steigt. Diese Messung wird wie oben dargestellt gewöhnlich mit qualitätsadjustierten Lebensjahren (QALYs) durchgeführt.

In der Praxis müssen sowohl allokative Aspekte (welche Mengen an Produktionsfaktoren werden für die Produktion welcher Gesundheitsgüter- und Dienstleistungen eingesetzt) als auch distributive Aspekte (wer nimmt die erstellten Gesundheitsgüter- und Dienstleistungen in Anspruch) einbezogen werden. Häufig werden diese Entscheidungen unter Zuhilfenahme von wissenschaftlichen Erkenntnissen auf einer politischen Ebene im weitesten Sinne getroffen. Zukünftig wird die Nachfrage nach belastbaren wissenschaftlichen Aussagen zu gesundheitsökonomischen Fragestellungen steigen, was zu einer Zunahme der Forschungsintensität führen wird und mittelfristig eine Verbesserung der Qualität standardisierter ökonomischer Reviews bewirkt. Das Argument der mangelnden Qualität dieser Reviews wird sich daher zukünftig abschwächen.

Gesundheitsforschung

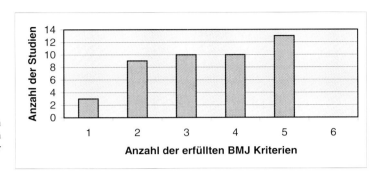

Abb. 1: Anzahl der gefundenen Studien in Bezug zu den erfüllten Qualitätskriterien des BMJ für die HIV-Prävention.

In dem bereits oben erwähnten Review zur HIV-Prävention wird beispielsweise festgestellt, dass unter Zugrundelegung der Kriterien des BRITISH MEDICAL JOURNAL (DRUMMOND et al. 1996) die Qualität der gefundenen Studien sehr heterogen und eher schlecht ist.

Zwar erfüllen alle Studien mindestens eines der BMJ-Kriterien, jedoch berücksichtigte keine der Studien mehr als 5 der Kriterien. Die meisten Studien berücksichtigen zwischen 3 und 5 der geforderten Kriterien. Insgesamt wurden 45 Studien in den Review einbezogen. Um eine Verzerrung zu vermeiden und dem Nutzer des Reviews zur HIV-Prävention eine eigenständige Meinungsbildung zu ermöglichen, wurden diese Studien daher in einem eigenen Kapitel untergebracht. Von den 881 für die Erstellung der Evidenz-basierte Leitlinie zur Behandlung der Adipositas herangezogenen Quellen waren lediglich 15 Cost-Effectiveness-Studien, und diese waren ebenfalls von heterogener Qualität. Für andere medizinische Fachgebiete kann sich die Situation jedoch auch anders darstellen.

Zusammenfassend lässt sich daher der Kompromiss formulieren, dass die Kosten-Effektivität einer Behandlung für die Therapieempfehlung Bedeutung haben sollte, dass jedoch dem Nutzer der Leitlinie oder des Reviews die Qualität der Studien deutlich bewusst gemacht werden muss. Für Evidenz-basierte Leitlinien oder auch standardisierte Reviews ist ein ebenfalls standardisierter Review der verfügbaren gesundheitsökonomischen Studien stark zu empfehlen. Stellt sich heraus, dass die herangezogenen Cost-Effectiveness-Studien von hoher Qualität sind, sollten sie unmittelbar in die Therapieempfehlung integriert werden. Damit hätten Allokationsaspekte bei der Therapieempfehlung Berücksichtigung gefunden. Weisen die verfügbaren Cost-Effektiveness-Studien jedoch nur mangelhafte Qualität auf, sollte auf diese Mängel explizit hingewiesen werden. Ein gangbarer Weg ist in diesen Fällen die Berücksichtigung der Cost-Effektiveness-Studien in einem gesonderten der unterstützenden Information dienenden Kapitel.

Kostenauswirkung von Evidence Based Medicine

Die Kostenauswirkungen von Evidence Based Medicine ergeben sich aus den Kosten für die Bereitstellung der Leitlinien und standardisierten Reviews in Bezug gesetzt zu den erreichten Kosteneinsparungen oder auch zusätzlichen Kosten durch den Einsatz dieser Leitlinien.

Die Kosten für Erstellung der Evidenz-basierten Leitlinie zur Behandlung der Adipositas betrugen rund 400.000 DM (LAUTERBACH 1998). Da im Bereich der Adipositas im Vergleich zu anderen medizinischen Fachgebieten noch nicht sehr viele klinische Studien vorliegen, ist in anderen Fachgebieten mit erheblich höheren Kosten zu rechnen. Die Kostenentwicklung dürfte jedoch leicht unterproportional im Verhältnis zu den vorliegenden klinischen Studien verlaufen. Die amerikanische Agency of Health Care Policy and Research gibt durchschnittliche Kosten von 500.000 US-$ für die von ihr in der Vergangenheit erstellten Leitlinien an. Bezogen auf das gesamte Gesundheitssystem könnte man von jeweils 10 Leitlinien für die 30 wichtigsten Fachgebiete in Bezug auf Qualitäts- und Kostenrelevanz ausgehen. Diese 300 Leitlinien hätten eine durchschnittliche Lebensdauer von 3 Jahren bis das medizinische Wissen weiter fortgeschritten ist und die Leitlinie überarbeitet werden muss. Pro Jahr würden daher rund 100 Leitlinien neu zu erstellen sein. Berücksichtigt man, dass nach Ablauf der 3 Jahre lediglich die neu hinzugekommenen Studien bewertet werden müssen, ist auch für forschungsintensive Bereiche ein Kostenvolumen von 300.000 bis 500.000 DM pro Leitlinie anzunehmen. Daraus ergeben sich Kosten von 30 bis 50 Mio. DM für das Gesundheitswesen insgesamt pro Jahr für die Erstellung von Evidenz-basierten Leitlinien.

Diesen Kosten der Erstellung können Kosteneinsparungen oder auch Mehrausgaben für die Behandlung folgen. Evidenz-basierte Medizin ist keinesfalls immer mit Kosteneinsparungen verbunden und daher auch kein Instrument zur Kostensenkung. Kosteneinsparungen treten im Allgemeinen bei einer Reduktion von Über- und Fehlversorgung auf. Beispiele sind die Eradiktion obsoleter Verfahren (beispielsweise die Reduzierung von Krankenhausaufenthalt in der Adipositastherapie) und die verzögerte Diffusion von neuen Verfahren, deren Evidenz noch nicht abgesichert ist. Beispiel ist hier die Lasertherapie der Koronargefäße. Kostensteigerungen ergeben sich durch Evidenz-basierte Leitlinien in der Praxis vor allem durch eine Reduktion der Unterversorgung, z.B. wenn preiswerte, jedoch nicht wirksame Therapien durch etwas wirksamere, jedoch teurere Therapien ersetzt werden. Beispiel ist der Ersatz pflanzlicher Arzneimittel und Homöopathika.

Würde unterstellt, dass durch die Leitlinien die Kosten-Nutzen-Relation der Behandlung insgesamt um 1% verbessert werden kann, so ist der Einsatz Evidenz-basierter Leitlinien dann sinnvoll, wenn die Therapiekosten für die betroffene Patientengruppe durchschnittlich mehr als 40 Mio. DM betragen. Diese Therapiekosten werden für die meisten Behandlungsbereiche erreicht. Um genauere Abschätzungen über die Kosten-Nutzen-Relation des Einsatzes von Evidenz-basierten Leitlinien vornehmen zu können, sind weitere randomisierte, kontrollierte Studien notwendig, die eine Gegenüberstellung des Einsatzes von Evidenz-basierten Leitlinien und der bisher besten Standardtherapie unter Alltagsbedingungen leisten.

Neben den unmittelbaren Kostenauswirkungen sollten Evidenz-basierte Leitlinien auch eine Verbesserung der Qualität der Behandlung erreichen. Um zu einem abschließenden Urteil zu kommen, müssen die anfallenden Kosten den Qualitätsverbesserungen gegenübergestellt werden. Diese Qualitätsverbesserungen sind jedoch schwer zu messen. Die bisher durchgeführten Studien haben heterogene Ergebnisse aufgezeigt. GRIMSHAW und RUSSELL (1993) untersuchten 59 Publikationen, welche die Wirksamkeit von Leitlinien unter einem strengen wissenschaftlichen Versuchsdesign evaluierten. Die untersuchten Leitlinien umfassten die verschiedensten medizinischen Fachgebiete. Ergebnis war, dass 55 der 59 Studien eine signifikante Verbesserung der Prozessqualität durch den Einsatz von Leitlinien feststellen konnten. Die Veränderung der Ergebnisqualität untersuchten 11 Studien, wobei 9 davon einen signifikanten Anstieg der Ergebnisqualität feststellen konnten. Die Höhe des Effektes war in den untersuchten Studien abhängig davon, wer die Leitlinien entwickelte, wie sie verbreitet und wie sie implementiert wurden.

Evidenz-basierte Medizin und Lebensqualität

Die Lebensqualitätsmessung in der Medizin prüft üblicherweise über das subjektive Urteil des Patienten, welche Lebensqualitätsänderung von ihm wahrgenommen wurde. Auch wenn das Urteil des Patienten an möglichst für ihn teilweise operationalisierbaren Kriterien (wie beispielsweise Treppensteigen) verankert wird, bleibt die subjektive Komponente erhalten. Zudem kann nicht davon ausgegangen werden, dass der Patient lediglich medizinische Sachverhalte in sein Urteil einbezieht. Zufällig zeitgleich eintretende, unabhängig von der medizinischen Behandlung erscheinende Umstände können das Urteil ebenso verzerren wie die geäußerten Meinungen anderer Patienten oder von Angehörigen.

Die erfolgte Validierung von Fragebögen, die zur Messung der medizinischen Lebensqualität eingesetzt werden, erlaubt jedoch den Schluss, dass medizinische Sachverhalte, insbesondere die Prozess- und Ergebnisqualität, einen maßgeblichen Anteil an dem Urteil des Patienten haben. Ansonsten wäre eine Lebensqualitätsmessung zur Abschätzung der Erfolgs medizinischer Maßnahmen wenig sinnvoll. Leistungserbringer müssen daher ein erhöhtes Interesse daran haben, Methoden zu finden, die ihnen die Auswahl von Therapien zur Erzielung hoher Prozess- und Ergebnisqualität ermöglicht, um dem Patienten einen möglichst hohen Zuwachs an Lebensqualität anbieten zu können. Der Einsatz von Evidence Based Medicine stellt eine solche Methode dar.

Es kann stark vermutet werden, dass durch den Einsatz von Evidence Based Medicine der medizinisch maximal erreichbare Outcome eher erreicht wird und damit auch die subjektiv erlebte Lebensqualität bei dem behandelten Patienten steigt. Evidence Based Medicine würde daher einen wesentlichen Erfolgsfaktor für die Erzielung hoher Messwerte in der Lebensqualitätsmessung darstellen.

Da Evidenz-basierte Medizin wie oben gezeigt neben dem Outcome auch die Kosten betrachtet, wird sich zugleich das Kosten-Nutzen-Verhältnis von Behandlungen verbessern. Beim Einsatz von Evidence Based Medicine werden daher auch unter der Nebenbedingung des konstant bleibenden Ressourceneinsatzes die erreichten Lebensqualitätssteigerungen höher ausfallen. Stimmt man den oben aufgezeigten Einbeziehungen von Kosten in die Suche nach der besten Evidenz zu, ist mit der Evidenz-basierten Medizin ein Instrument gefunden, welches eine Optimierung der Kosten-Effektivität auch bei Messung der Effektivität über Lebensqualität zulässt.

Verbreitung der Evidenz-basierten Medizin

TUNIS et al. (1994) untersuchten, welche Einstellungen, Kenntnisse und Erwartungen Ärzte gegenüber Leitlinien haben. Es wurden 2.600 Internisten in Amerika angeschrieben, von denen 1.513 antworteten. Die Kenntnisse über ausgewählte Leitlinien schwankten zwischen 11% und 59%. Sehr viel höhere inhaltliche Zustimmung und Glaubwürdigkeit wurde dabei den Leitlinien der medizinischen Standesorganisationen gegenüber denjenigen der Krankenversicherer zugebilligt. 70% der Internisten glaubten, dass die Leitlinien die Qualität der Gesundheitsversorgung verbessern würden, dennoch maßen nur 20% der Ärzte den Leitlinien einen großen Einfluss bei den von ihnen getroffenen klinischen Entscheidungen zu. 43% der befragten Ärzte vermuteten eine Erhöhung der Gesundheitsausgaben in Folge der Ausrichtung der Behandlung nach Leitlinien.

Inwieweit die Leitlinie eine Wirkung entfalten kann, hängt insgesamt im Wesentlichen von den Kriterien Güte der Leitlinie, Akzeptanz bei Ärzten und Patienten, Verbreitung der Leitlinie, Umsetzbarkeit, finanzielle Implikationen für den behandelnden Arzt, die Krankenkasse und den Patienten, und schließlich dem Outcome der Leitlinienbehandlung ab (BAKER et al. 1995). Die Kriterien sind jedoch nicht unabhängig voneinander. Das Kriterium Akzeptanz bei den anwendenden Ärzten und Patienten richtet sich sehr stark nach der Qualität der Leitlinie. Da die strengen Maßstäbe, welche an Evidenz-basierte Leitlinien geknüpft werden, ein Garant für deren Qualität sind, ist deren Akzeptanz sehr hoch. Dennoch können auch qualitativ hochwertige Leitlinien geringe Verbreitung finden, wenn die Akzeptanz aus anderen Gründen nicht hergestellt werden kann. Dies können teilweise kulturelle bis irrationale Gründe sein. Am Beispiel der Physician Data Query Database (PDQ) des U.S. National Cancer Institute mit aktuellen Informationen zum Thema Krebsbehandlung konnte gezeigt werden, dass auf diese Datenbank in den USA sehr viel häufiger zurückgegriffen wird als in Europa (ARRIGO 1997).

Neben scheinbar generellen Vorbehalten gegenüber der Informationsbeschaffung über Datenbanken kam die Sprachbarriere hinzu. Englischsprachige Leitlinien oder Reviews finden bei praktizierenden Ärzten weniger Aufmerksamkeit als solche in der Muttersprache.

Hinzu kommt die Unsicherheit des behandelnden Arztes, ob eine gefundene Studie tatsächlich die Patientengruppe abdeckt, für deren Behandlung er momentan Informationen sucht. Dieses Übertragungsproblem wird durch die Anfertigung von Reviews und insbesondere Leitlinien entschärft, weil es dort explizit Berücksichtigung findet und dem behandelnden Arzt eine eindeutige Zuordnung ermöglicht (RANDOLPH et al. 1998).

Zuversichtlich stimmt auch, dass die Forschung im Schnittpunkt von Lebensqualitätsmessung und Evidenz-basierter Medizin an Intensität zunimmt. Eine Abfrage über Medline mit den Suchbegriffen „randomized controlled trial" und „quality of life" ergab für die Jahre 1993 bis 1998 eine stetig ansteigende Zahl von Publikationen. So waren es 1993 noch 134 Publikationen, was über 143 (1994), 195 (1995), 245 (1996), 247 (1997) bis auf 297 (1998) stieg. Für 1999 waren bis September bereits 213 Publikationen eingestellt.

Zusammenfassend sollten die Instrumente der Evidenz-basierten Medizin auch im Hinblick auf eine Steigerung der Lebensqualität der Patienten nach der medizinischen Behandlung eine stärkere Verbreitung finden. Es genügt jedoch nicht, diese Instrumente lediglich bereitzustellen. Vielmehr müssen sie in einem aktiven Überzeugungsprozess den betroffenen Ärzten und Patienten nahe gebracht werden. Inwieweit dabei auf finanzielle Anreize verzichtet werden kann, ist nicht abschließend zu beurteilen. Vieles spricht jedoch dafür, dass solche Anreize eine entscheidende Hilfe bei der Verbreitung sein werden.

Ausblick

Evidenz-basierte Medizin ist mit dem Forschungsfeld der Lebensqualitätsmessung in zweierlei Hinsicht verbunden. Zum einen stellt die Evidenz-basierte Medizin wie dargestellt Instrumente bereit, um dem behandelnden Mediziner eine hohe Sicherheit zur Erzielung von hoher Lebensqualität als Outcomeparameter der medizinischen Behandlung bei seinen Patienten zu erreichen. Zum anderen dient die Lebensqualitätsmessung über QALYs dazu, als Input in Kosten-Nutzwert-Analysen eine Vergleichbarkeit zwischen Studien herzustellen und damit sowohl dem Arzt als auch dem Gesundheitspolitiker eine Entscheidungsgrundlage zu bieten. Während Lebensqualität damit einmal als Outcome einer klinischen Studie eingesetzt wird, dient sie nachfolgend wiederum als Inputparameter bei der Erstellung von standardisierten Reviews oder Evidenz-basierten Leitlinien (BROWN et al. 1999).

Für die Zukunft verbleiben noch mehrere Aufgaben. So schwankt die Qualität der gesundheitsökonomischen Studien noch weitaus stärker als die Qualität der klinischen Studien. Vielfach bestehen auch noch unterschiedliche Auffassungen über die einzubeziehenden Kosten und deren Messung. Dies erschwert insbesondere den Vergleich über verschiedene Gesundheitssysteme hinweg. Eine Vereinheitlichung der Studien auf hohem Niveau würde die Belastbarkeit der gefundenen Ergebnisse in der Diskussion sichtlich erhöhen. Zudem sollten Kostenerhebungen nicht nach der Frage der Machbarkeit ausgerichtet werden, sondern nach der Frage der wissenschaftlichen Notwendigkeit. Das heißt, dass die gesundheitsökonomischen Studien nicht nur die Bezeichnung der Kostenarten vereinheitlichen, sondern auch die Art der Erfassung und ihre Abgrenzung.

Schließlich muss auch das QALY-Konzept weiterhin einer kritischen Diskussion seiner theoretischen Fundierung sowie seiner praktischen Umsetzbarkeit unterzogen werden. Die gängige Messung der Lebensqualität über Fragebögen hängt wesentlich von deren Konzeption und Validierung ab (GREENHALGH et al. 1998).

Schließlich muss eine Einbettung des QALY-Konzeptes in das gesellschaftliche Umfeld erfolgen. Ethische Aspekte der Verteilung von Gesundheitsleistungen auf Patienten sind zu berücksichtigen, wenn anhand qualitätsadjustierter Lebensjahre eine Entscheidung über die Verwendung knapper Ressourcen erfolgt. Evidenz-basierte Medizin kann unter Rückgriff auf das QALY-Konzept dazu beitragen, dass die gesellschaftliche Diskussion auf einer wissenschaftlich fundierten und konkreten Ebene geführt wird.

Literatur

Agency for Health Care Policy and Research (AHCPR): AHCPR Guidelines (1992)

Arrigo C: An evaluation of the NCI Physician Data Query (PDQ) dissemination in Europe. Eur J Cancer Jun, 33(7) (1997) 997-1001

Ayanian JZ, Guadagnoli E, McNeil BJ, Cleary PD: Treatment and outcomes of acute myocardial infarction among patients of cardiologists and generalist physicians. Arch Intern Med, Dec 8-22, 157(22) (1997) 2570-2576

Baker R, Fraser RC: Development of review criteria: linking guidelines and assessment of quality. BMJ Aug 5, 311(7001) (1995) 370-373

Bero L, Rennie D, Berard CM, Mahoney DC: The Cochrane Collaboration. Preparing, maintaining, and disseminating systematic reviews of the effects of health care. JAMA, Dec 27, 274(24) (1995) 1935-1938

Bonneux L, Barendregt JJ, Nusselder WJ, der Maas PJ: Preventing fatal diseases increases healthcare costs: cause elimination life table approach. BMJ, Jan 3, 316(7124) (1998) 26-29

Brown MM, Brown GC, Sharma S, Garrett S: Evidence-based medicine, utilities, and quality of life. Curr Opin Ophthalmol Jun, 10(3) (1999) 221-226

Drummond M, Jefferson TO, on behalf of the BMJ Economic Evaluation Working Party: Guidelines for authors and peer reviewers of economic submissions to the BMJ. BMJ, 313 (1996) 275-283

Greenhalgh J, Long AF, Brettle AJ, Grant MJ: Reviewing and selecting outcome measures for use in routine practice. J Eval Clin Pract Nov 4(4) (1998) 339-350

Grimshaw JM, Hutchinson A: Clinical practice guidelines – do they enhance value for money in health care? Br Med Bull Oct, 51(4) (1995) 927-940

Grimshaw JM, Russell TI: Effect of clinical guidelines on medical practice: a systematic review of rigorous evaluations. Lancet Nov 27, 342(8883) (1993) 1317-1322

Guyatt GH, Naylor CD, Juniper E, Heyland DK, Jaeschke R, Cook DJ: Users' guides to the medical literature. XII. How to use articles about health-related quality of life. Evidence-Based Medicine Working Group. JAMA Apr 16, 277(15) (1997) 1232-1237

Hauner H, Westenhöfer J, Wirth A, Lauterbach KW, Fuchs C, Gandjour A, Hunsche E, Kautz-Segadlo U, Kurscheid T, Maringer R, Mayer M, Steiner S: Adipositas. Leitlinie. Evidenz-basierte Leitlinie zur Behandlung der Adipositas in Deutschland. Expertenversion. ISBN 3-933740-01-0 (1998)

Heyland DK, Gafni A, Kernerman P, Keenan S, Chalfin D: How to use the results of an economic evaluation. Crit Care Med Jun 27 (6) (1999) 1195-1202

Johannesson M, Meltzer D, O'Conor RM: Incorporating future costs in medical cost-effectiveness analysis: implications for the cost-effectiveness of the treatment of hypertension. Med Decis Making Oct-Dec 17 (4) (1997) 382-389

Lauterbach KW: Chancen und Grenzen von Leitlinien in der Medizin. Z ärztl Fortbild Qual sich 92 (1998) 99-105

Lauterbach KW: Ökonomische und ethische Aspekte der Entwicklung von Behandlungsleitlinien. Z ärztl Fortbild Qual sich 91 (1997) 277-282

Mason J, Eccles M, Freemantle N, Drummond M: A framework for incorporating cost-effectiveness in evidence-based clinical practice guidelines. Health Policy Apr 47 (1) (1999) 37-52

Misset B, Artigas A, Bihari D, Carlet J, Durocher A, Hemmer M, Langer M, Nicolas F, de Rohan-Chabot P: Short-term impact of the European Consensus Conference on the use of selective decontamination of the digestive tract with antibiotics in ICU patients. Intensive Care Med Sep 22 (9) (1996) 981-984

Pearson TA, Peters TD: The treatment gap in coronary artery disease and heart failure: community standards and the post-discharge patient. Am J Cardiol Oct 30, 80 (8B) (1997) 45H-52H

Randolph AG, Guyatt GH, Carlet J: Understanding articles comparing outcomes among intensive care units to rate quality of care. Evidence Based Medicine in Critical Care Group. Crit Care Med Apr 26 (4) (1998) 773-781

Sackett DL, Rosenberg WM, Gray JA, Haynes RB, Richardson WS: Evidence based medicine: what it is and what it isn't. BMJ Jan 13, 312(7023) (1996) 71-72

Schrappe M, Lauterbach KW: Expertise zur ökonomischen Evaluation der primären HIV-Prävention (1998)

Schreiber TL, Elkhatib A, Grines CL, O'Neill WW: Cardiologist versus internist management of patients with unstable angina: treatment patterns and outcomes. J Am Coll Cardiol Sep, 26(3) (1995) 577-582

Tunis SR, Hayward RS, Wilson MC, Rubin HR, Bass EB, Johnston M, Steinberg EP: Internists' attitudes about clinical practice guidelines. Ann Intern Med Jun 1, 120(11) (1994) 956-963

VI
Ausblick

Inhalt

VI		**Ausblick**
VI – 1		Lebensqualität: Künftige Bedeutung im Gesundheitsmanagement F. Porzsolt (Ulm)
VI – 2		Der Nutzen der Lebensqualitätsdiskussion für die Patienten P. Herschbach (München)
VI – 3		Gesundheitsbezogene Lebensqualität: Eine Anmerkung über verschiedene Menschenbilder und ethische Konsequenzen E. Pöppel (München)

VI – 1
Lebensqualität: Künftige Bedeutung im Gesundheitsmanagement

Franz Porzsolt, Ulm

Als Betrachter täglicher Ereignisse könnte man sich die Frage stellen, weswegen sich die Gesundheitssysteme aller Industriestaaten zur Zeit in einer ungemein unruhigen Phase befinden, die gekennzeichnet ist von Unsicherheit, Ratlosigkeit und resultierender Nervosität der Verantwortlichen. Die Antwort ist einfach, die Systeme sind im Umbruch. Dass aber dieser Umbruch durch komplexe Ereignisse eingeleitet wurde, ist nicht so leicht zu erkennen. Wir meinen, das Zusammentreffen von drei neuen Strategien (um nicht von einer „Triage der Paradigmenwechsel" zu pathetisieren) ist als Ursache dieser Unsicherheit in den Gesundheitssystemen anzusehen. Die drei neuen Strategien sind nicht unabhängig von einander entstanden, im Gegenteil, sie stellen jeweils nur die rasche Weiterentwicklung der vorausgegangenen Strategie dar und machen deutlich, dass die Gesundheitssysteme mit allen ihren „players" innerhalb weniger Jahre drei konsekutive Richtungswenden nachvollziehen mussten, wodurch die beobachteten Irritationen verständlich werden.

Die drei neue Strategien/ Richtungswenden

Die Gesundheitssysteme mussten erstens, als Neuerung

„... die Ökonomisierung der Medizin
mit der Einführung ökonomischer Analysen
zur Bewertung von Gesundheitsleistungen"

vollziehen. Zweitens ist ein Umdenken

„... von einer Wirksamkeits-orientierten Medizin
zu einer Nutzen-orientierten Medizin"

notwendig und drittens wurde eine Policy-Änderung
„... von „find and fix"
hin zu „prevent""

eingeleitet. Was bedeutet das im Einzelnen?

1. Eine ökonomische Analyse ist definiert als Bewertung der Kosten und Konsequenzen alternativer Handlungsmöglichkeiten (Drummond et al. 1997). Dieses einfache Prinzip wenden wir regelmäßig bei vielen Entscheidungen des täglichen Lebens an. Deshalb ist zunächst erstaunlich, dass wir bei Entscheidungen in der Arztpraxis oder am Krankenbett diese Regel nicht beachten: In manchen Fällen werden nur die Konsequenzen (das Ergebnis) ins Auge gefasst, ohne die Kosten (monetäre wie intangible Kosten, z.B. Einschränkungen der gesundheitsbezogenen Lebensqualität, die der Patient „in Kauf zu nehmen" hat) kritisch zu bewerten. In anderen Fällen werden sehr wohl beide Komponenten, die Kosten und Konsequenzen beachtet, allerdings wird nur ein einziger Lösungsweg gesehen und auf die Abwägung der alternativen Handlungsmöglichkeiten verzichtet.

Diese rudimentäre Anwendung ökonomischer Analysen trifft nahezu regelmäßig auf neue Verfahren in der Medizin zu: Weil ein neues Verfahren hinsichtlich seiner Wirksamkeit (z.B. die Senkung des Blutdrucks gemessen in mmHg) dem bisherigen Verfahren eindeutig überlegen ist, wird angenommen – ohne es zu prüfen – dass auch der resultierende Nutzen des neuen Verfahrens aus der Sicht des Patienten (die in den Dimensionen der Quantität und Qualität des Lebens gemessen werden sollte) höher als der des bisherigen Verfahrens sein muss (PORZSOLT 1994, 1996a, 1996b, 1997).

Mit der Begründung, „man könne dem Patienten das neue Verfahren nicht vorenthalten" wird verhindert, dass eine vergleichende Prüfung nach den Regeln der klinischen Epidemiologie durchgeführt wird, um den erzielbaren Nutzen für den Patienten tatsächlich nachzuweisen. Wir möchten deshalb zur Diskussion stellen, ob nicht geradezu eine gegenteilige Schlussfolgerung zu ziehen ist, dass nämlich vor Einführung einer neuen diagnostischen oder therapeutischen Methode der Verzicht auf den Nachweis des Patientennutzens aus ethischen, wissenschaftlichen und ökonomischen Gründen nicht zu akzeptieren ist. Eine Methode, die einmal als Standard in der Medizin akzeptiert wurde – unabhängig davon ob mit oder ohne vorausgegangenen Nachweis des Patientennutzens – kann im Nachhinein aus verschiedenen, auch psychologischen, Gründen kaum mehr überprüft werden.

Als erstes Ergebnis unserer Überlegungen möchten wir festhalten, dass die Leistungen des Gesundheitssystems künftig danach beurteilt werden, ob durch die eingeleitete Aktion – unabhängig davon ob durch Gentherapie oder Handauflegen – eine klinisch relevante Verbesserung in den Dimensionen der Quantität und/oder Qualität des Lebens erreicht wurde. Mit anderen Worten, wir werden erheblich kritischer als bisher hinterfragen, welche Konsequenzen sich als Gegenwert der akzeptierten Kosten ergeben. Die Medizin wird ökonomisiert.

2. Die Tatsache, dass wir die Grenzen der Finanzierbarkeit des Gesundheitssystems erreicht haben ist in erster Linie durch diese Art des „Fortschritts" der Medizin zu erklären. Leider beschreibt die traditionelle Betrachtungsweise des „Fortschritts" lediglich die Wirksamkeit der neuen Methoden. Würden wir nur jene diagnostischen und therapeutischen Methoden anwenden, deren Nutzen für den Patienten nachgewiesen ist, könnten wir die Gesundheitsversorgung kostenlos anbieten. Diese Aussage klingt zu provokativ, um sie alleine verantworten zu können. Sie wurde in ähnlicher Weise auch bereits in den 30er Jahren von Archie Cochrane vertreten („All effective treatment might be free") und kürzlich von KENNETH S. WARREN und FREDERICK MOSTELLER bekräftigt (WARREN & MOSTELLER 1993).

Diese wirksamkeits-orientierten Entscheidungen werden zunehmend nachgefragt, wobei jedoch das erforderliche Umdenken das größte Hindernis darstellt. Es vollzieht sich nur langsam von einer wirksamkeits-orientierten zu einer nutzen-orientierten Medizin. Bleiben wir bei dem Beispiel, dass es die meisten Kollegen zunächst als unverantwortlich empfinden, eine neue Methode, die zu besseren Ergebnisse als die bisherige Methode zu führen scheint, einem Patienten nur deshalb vorzuenthalten, weil vor der regelmäßigen Anwendung der neuen Methode der formale Nachweis des Nutzens noch nicht erbracht wurde. Wenn allerdings in der Diskussion ein konkretes Beispiel genannt wird, dass ein mit hoher Wahrscheinlichkeit erwarteter Nutzen bei systematischer Prüfung dennoch nicht nachgewiesen werden konnte und die unkritische Anwendung des neuen Verfahrens zu „more harm than good" führte, gelingt es in der Regel, die meisten health care professionals für eine kritische Betrachtung zu gewinnen. Eine nicht selten zu beobachtende Reaktion ist dann eine gewisse Enttäuschung über die mangelhafte wissenschaftliche Unterstützung von Handlungsweisen, die in „allen Lehrbüchern und Leitlinien (allerdings ohne Hinweis auf die zugrundeliegende Evidenz)" als gesichert gegolten hatten.

Das zweite Ergebnis der Diskussion ist, dass der Nachweis der Wirksamkeit einer medizinischen Leistung als stellvertretendes Zielkriterium (Surrogat) künftig nicht mehr ausreicht. Wir werden zunehmend dazu übergehen, die Frage zu stellen, um wieviel besser ein Patient infolge der Gewährung einer Versorgungsleistung als ohne diese leben kann. Für diesen Nachweis benötigen wir einfache, entscheidungsrelevante und problemorientierte Messmethoden. Der Nutzen, nicht nur die Wirksamkeit medizinischer Maßnahmen ist nachzuweisen. Dazu ist das Translationsproblem „to tell the brain what the heart can feel" zu lösen. Eine harte Nuss!

3. Aus zahlreichen Beispielen des klinischen Alltags wissen wir, dass die Gesundheitsversorgung wesentlich (medizinisch) effektiver und (ökonomisch) effizienter sein kann, wenn fortgeschrittene Stadien einer Erkrankung durch eine frühzeitige Intervention verhindert werden können. Leider gilt auch diese Regel nicht ohne Einschränkung. Die klinische Epidemiologie sagt, dass Früherkennung nur sinnvoll ist, wenn sie so frühzeitig erfolgt, dass eine Intervention noch vor dem kritischen „point of no return" erfolgen kann. Demnach ist nicht jeder früh entdeckte Rückfall einer bösartigen Erkrankung mit einem Gewinn gleichzusetzen.[1]

Manchem erfahrenem Praktiker fällt dieser Schritt, von der Therapie eingetretener Kom-

Tabelle 1: Vergleich von Gesundheitsökonomie und Klinische Ökonomik (PORZSOLT et al. in Druck)

	Gesundheitsökonomie	Klinische Ökonomik
Ziel	Vergleich von Kosten und Konsequenzen alternativer Handlungsmöglichkeiten	Darstellung des erzielten Gewinns für den Patienten und die Solidargemeinschaft
Primäre Zielparameter	Monetäre Kosten (Ökonomie)	Quantität und Qualität des Lebens (Medizin)
Erforderliche Ausbildung	Wirtschaftswissenschaften in Theorie oder Praxis	Klinische Epidemiologie und Facharzt für Arbeitsgebiet
Arbeitsfeld	Hypothetisches Modell (meist nicht falsifizierbares Modell)	Klinische Studie (meist falsifizierbare Hypothese)
Methoden	Kosten-Vergleichs-Analyse, Kosten-Effektivitäts-Analyse, Kosten-Nutzwert-Analyse und (Kosten-Nutzen-Analyse)	Number Needed to Treat,* Likelihood Ratio, Health-related Quality of Life, Quality of Well Being
Bedarf	Ist entbehrlich, wenn die verfügbaren Ressourcen quasi unbegrenzt zur Verfügung stehen, d.h. wenn Geld keine limitierende Rolle spielt, z.B. in Dubai. Ist aber nicht entbehrlich, wenn Geld sehr wohl limitierend ist, wie überall hierzulande in „Dubenhausen".	Ist weder in Dubai noch in „Dubenhausen" entbehrlich, weil Verbraucher von Gesundheitsleistungen den nicht-monetären Wert der Gesundheitsleistungen unabhängig von anderen Limitation kennen möchten.

* Weitere Informationen zu methodischen Details, z.B. auch der elektronischen Erfassung, Verarbeitung und Präsentation von Lebensqualitätsdaten sind im internet beschrieben und dort kostenlos erhältlich (http://www.uni-ulm.de/cebm/angebot.html).

[1] Wenn die Erkrankung eines Patienten, an der er im Dezember verstirbt, durch eine exzellente Früherkennung nicht erst im Juni, sondern bereits im Februar erkannt wird, würde alleine durch die Vorverlegung des Diagnosezeitpunkts eine scheinbare Verlängerung der Überlebenszeit um 4 Monate resultieren. Wegen dieses als „Lead Time Bias" (Fehler der falschen Anfangszeit) bekannten Phänomens wird durch die Früherkennung das Intervall zwischen Diagnose und Tod in jedem Fall verlängert; die Frage, ob nicht nur die Leidenszeit, sondern auch die Lebenszeit verlängert wird, ist in aufwendigen kontrollierten Studien zu klären.

plikationen zur Prävention drohender Komplikationen, besonders schwer, weil damit das traditionelle Arztbild nicht zu vereinbaren ist. Noch problematischer wird die Akzeptanz dieser Änderung von „find and fix" hin zu „prevent", wenn die damit verbundenen deutlich höheren Anforderungen an die Dokumentationsqualität berücksichtigt werden. Ohne eine sorgfältige Dokumentation lässt sich der schwierige Nachweis einer sinnvollen, d.h. nützlichen Prävention nicht nachweisen. Die Ausdehnung der Prävention auf Phantomrisiken ist unter allen Umständen zu verhindern.

Als drittes Ergebnis lässt sich ableiten, dass die Prävention in der Gesundheitsversorgung erheblich an Bedeutung gewinnen wird. Da in erster Linie Daten zur gesundheitsbezogenen Lebensqualität benötigt werden, wird die Vergütung der ärztlichen Präventions-Leistungen möglicherweise an eine professionelle Datenerhebung gekoppelt, weil ohne spezielle Kenntnisse keine Erhebung valider psychometrischer Daten möglich ist. Wer über spezielle Kenntnisse zur Messung der Lebensqualität verfügt, wird Vorteile haben.

Umsetzung der neuen Strategien: Klinische Ökonomik

Man kann jetzt die berechtigte Frage stellen, wie health care manager die Umsetzung dieser Strategien realisieren sollen. Wir meinen, dass sich jede Fachgruppe der Medizin darum selbst bemühen muss, weil kaum vorstellbar ist, dass sich ein Gynäkologe vom Oph-

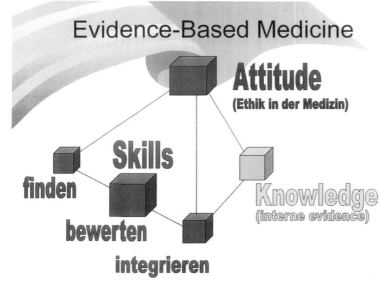

Abb. 1: Evidence-based Medicine*

---

*Evidence-based Medicine wollen wir als Konzept verstanden wissen. Ziel dieses Konzepts ist, die externe evidence („das, was andere wissen") zur Lösung eines bestimmten Problems „wie die Nadel im Heuhaufen" zu finden.
Die gefundene evidence ist, zweitens, kritisch zu bewerten. Die Bewertung erfolgt immer auf drei Stufen: a) stimmt das, was das paper behauptet, b) ist die Aussage klinisch bedeutend/relevant und c) kann ich die zutreffende und bedeutende Erkenntnis bei meinem Patienten anwenden? Wenn die Aussage klinisch bedeutend ist, wird man versuchen, sie in die interne evidence („was wir selbst erlernt und an Erfahrung erworben haben") zu integrieren. Das übergeordnete Prinzip, welches darüber entscheidet, ob es einem Arzt gelingt, sein eigenes Wissen durch gute externe evidence „aufzuforsten", bezeichnen wir als „attitude" und meinen damit, die Inhalte der medizinischen Ethik: Wer nicht in der Lage ist, sich selbst zurückzunehmen und die Meinung anderer gelten zu lassen, wer das nicht fertigbringt, wird Evidence-based Medicine weder verstehen noch anwenden können.

thalmologen den Wert seiner Leistungen bemessen lässt. Neben dem fachspezifischen klinischen Wissen ist allerdings eine grundsätzliches Verständnis ökonomischer Zusammenhänge, epidemiologischer Methoden und psychometrischer Konzepte notwendig, eine Konstellation, die wir als „Klinische Ökonomik" zusammenfassen. Die Charakteristika der „Klinische Ökonomik" haben wir in *Tab. 1* beschrieben und mit jenen der Schwesterdisziplin, der wirtschaftswissenschaftlich orientierten Gesundheitsökonomie verglichen.

Für die Klinische Ökonomik lassen sich drei Aufgaben ableiten: Sie hat das notwendige „attitude" zu induzieren und den Erwerb von „skills" und „knowledege" zu fördern.

Attitude: Die Einstellung zur Medizin und das Verantwortungsbewusstsein gegenüber wissenschaftlichen Daten sowie das Verhalten in der Diskussion mit den Kollegen so zu prägen, dass ein Umdenken von einer Wirkungsorientierten zu einer Nutzen-orientierten Betrachtungsweise ermöglicht wird.

Skills: Zur Umsetzung der *attitudes* sind Werkzeuge erforderlich, deren Anwendung es zu vermitteln gilt. Neben der ökonomischen Analyse sind psychometrische Verfahren zum Nachweis des Nutzens medizinischer Maßnahmen anzuwenden (Entwicklung und Anwendung von Instrumenten zur Messung der gesundheitsbezogenen Lebensqualität). Der Umgang mit den Methoden der klinischen Epidemiologie ist eine unabdingbare Voraussetzung für die kritische Bewertung klinischer Studien und die Methoden der Evidence-based-Medicine schlagen die Brücke zwischen den Lösungsmodellen aus der Theorie und dem klinischen Alltag.

Knowledge: Ohne ein medizinisches Basiswissen ist Krankenversorgung nun mal nicht möglich auch wenn wir überzeugt sind, dass künftig weniger Faktenwissen dafür aber mehr strategische Kenntnisse erforderlich sein werden. Die „interne Evidenz" (persönliches Wissen und Erfahrung, Informationen aus einer Arzt-Patient-Beziehung) ist unverzichtbar, aber alleine ebensowenig ausreichend wie alleinige „externe Evidenz" (das Wissen anderer Quellen, z.B. von Datenbanken). Die Verbindung beider Komponenten ist notwendig, um eine optimale Versorgung zu gewährleisten.

Literatur

DRUMMOND MF, O´BRIEN B, STODDART GL, TORRANCE GW: Methods for evaluation of health care programmes. Oxford Medical Publications. 2nd ed, Oxford University Press, Oxford, New York, Toronto (1997)

PORZSOLT F: Klinische Ökonomik als neue ärztliche Aufgabe. Der Klinikarzt 10 (23) (1994) 441-448

PORZSOLT F: Klinische Ökonomik. Eine wachsende Forderung der Gesellschaft an die Ärzte. Zeitschr f d ges Versicherungsw 85 (1996a) 695-705

PORZSOLT F: Rationalisierung und Rationierung im Gesundheitssystem. Münch med Wschr 138 (1996b) 608-611

PORZSOLT F: Nutzenorientierte Medizin. Deutsches Ärzteblatt 94 (13) (1997) 645

WARREN KS, MOSTELLER F (eds.): Doing more good than harm. The evaluation of health care interventions. Ann NY Acad Scoi 703 (1993) 1-4

PORZSOLT F, BIRKNER B, BUCHNER-MOLL D, ENGHOFER E: Wann ist welche Ökonomische Analyse sinnvoll? Evidenz-basierter Informationsgewinn bei der Bewertung von Gesundheitsleistungen. Der Onkologe 2000 (im Druck)

VI – 2
Der Nutzen der Lebensqualitätsdiskussion für die Patienten

Peter Herschbach, München

Einleitung

Erfahrungsgemäß beginnen viele Artikel und Buchkapitel über Lebensqualität (LQ) bzw. gesundheitsbezogene Lebensqualität mit der Feststellung, dass sich das Konzept seit den 70er Jahren stark innerhalb der Medizin ausgebreitet hat. Tatsächlich wird in vielen klinischen Studien die LQ als zusätzliches Evaluationskriterium erfasst. In machen Bereichen ist die Erfassung von LQ sogar inzwischen zum Standard erhoben worden. LQ ist Gegenstand vieler (ca. 20.000) Publikationen, Oberthema zahlreicher Tagungen und Kongresse. Zuweilen kann man sich des Eindrucks nicht erwehren, dass Begriff und Einsatz des Konzepts inflationäre Züge entwickeln. So findet man Tagungen mit entsprechender Oberthematik, auf denen sich jedoch kein einziger Vortrag mit dem Thema auseinandersetzt. Oder man hört von Studien, in denen die LQ von komatösen Patienten fremd-eingeschätzt wird. Zuweilen scheint das Evaluationskriterium LQ auch der letzte verzweifelte Versuch zu sein, an unwirksamen Behandlungen doch noch einen Effekt demonstrieren zu können.

Über derartige Auswüchse (die nichts an der großen Bedeutung des Konzepts ändern) soll hier jedoch nicht nachgedacht werden – auch wenn sie dem Patienten vielleicht eher schaden als nutzen – sondern darüber, welche Wirkungen die Ausbreitung des Konzepts in der Medizin auf die Patientenversorgung und die klinische Praxis hat.

Die den folgenden Überlegungen zugrundegelegte Definition von LQ ist: LQ ist ein subjektives psychologisches Konstrukt, das mindestens somatische, soziale und psychische Dimensionen des Erlebens beinhaltet und durch den Patienten selbst eingeschätzt wird.

Theoretische Möglichkeiten der klinischen Praxisrelevanz

Zunächst ist zu fragen, welchen potenziellen Nutzen der Patient denn theoretisch haben könnte. Verschiedene Möglichkeiten sind denkbar:

- Der Patient profitiert von den Ergebnissen klinischer Studien, insofern er therapeutische Interventionen erwarten kann, die bzgl. Radikalität bzw. Verträglichkeit geprüft sind.
- Er profitiert von psychosozialen Interventionen, für die eine Indikation auf der Basis ungünstiger Lebensqualitätswerte gestellt wurde.
- Er profitiert von neuen psychosozialen Interventionen, deren interdisziplinäre Entwicklung auf der Basis von LQ-Diskussionen oder Forschungsergebnissen entwickelt worden sind.
- Er profitiert von bewusstseinsveränderten Ärzten, die sensibel für das psychosomatische Gesamtbefinden der Patienten geworden sind und rechtzeitig erkennen, wann im Krankheitsverlauf zusätzliche oder veränderte Therapiemaßnahmen erforderlich werden.
- Er profitiert von bewusstseinsveränderten Ärzten, die die Arzt-Patient-Beziehung neu gestalten: Sie würdigen seine Selbsteinschätzung der LQ, die ja auch Erfolgskriterium ihres Handels ist, und behandeln ihn nun respektvoller und mehr als mündigen Kooperationspartner.
- Er profitiert davon, dass seine regelmäßig erhobenen Fragebogenwerte dem Arzt vorliegen und dieser auf dieser Basis Therapiealternativen mit ihm bespricht.

Die Einschätzung, welche dieser theoretischen Möglichkeiten in welchem Ausmaß bisher Einzug in die Praxis gehalten hat ist nicht leicht zu treffen. Es gibt keine flächendeckenden Statistiken oder repräsentativen Umfragen und kaum wissenschaftliche Studien. Die folgenden Ausführungen stützen sich daher auf vorliegende Studien, persönliche Beobachtungen und klinische Erfahrungen.

Akzeptanz der LQ bei Ärzten

Voraussetzung dafür, dass LQ in die Praxis Einzug hält, ist natürlich, dass die Ärzte das Konzept kennen und akzeptieren. Selbst wenn sie es aber grundsätzlich akzeptieren, kann es sein, dass sie der Auffassung sind, sie können durch den täglichen Patientenkontakt dessen LQ spontan einschätzen. Dass dies nicht funktioniert, ist inzwischen vielfach belegt (Osoba 1994). Sehr eindrücklich und plastisch demonstriert beispielsweise die Arbeit von Ford et al. (1994) das Problem. Fünf erfahrene Onkologen schätzten die psychische Belastung von insgesamt 115 ambulanten Krebspatienten ein. Diese waren insgesamt zweimal interviewt worden. Zusätzlich beantworteten die Patienten den General Health Questionnaire und die Hospital Anxiety and Depression Scale. Es stellte sich heraus, dass nur einer der fünf Onkologen substanzielle Korrelationen mit den Fragebogenwerten der Patienten erzielte. Insgesamt variierten die Einschätzungen sehr stark, wobei die Belastung der Patienten in der Regel unterschätzt wurde. Mit der Qualität ihrer Interviews waren die Ärzte durchweg zufrieden, wobei die Zufriedenheit umso höher war, desto weniger die Patienten belastet waren!

Die Studie von Fitzsimmons et al. (1999) leistet einen Beitrag zur Erklärung dieser Diskrepanzen zwischen Selbst- und Fremdeinschätzung. Es wurden Pankreaskrebspatienten und Onkologen (die zwar erfahren im Umgang mit Pankreaskrebs im Allgemeinen waren, aber die Studienpatienten selbst nicht kannten) interviewt. Inhalt der semistrukturierten Interviews war die Lebensqualität von Pankreaskrebspatienten bzw. die Aspekte, die hier von Bedeutung sind. Als Ergebnis stellte sich heraus, dass Ärzte und Patienten zwar vergleichbare Aspekte nannten, dass sie sich aber in der Bewertung derselben deutlich unterschieden. Die Ärzte gingen mechanistisch vor und machten die LQ von der Zahl und Ausprägung der Symptome und deren funktionellen Folgen abhängig (also z.B.: je mehr Schmerzen, desto mehr physische Funktionseinschränkungen, desto mehr Einschränkungen der Mobilität, desto schlechter somit letztlich auch die Lebensqualität). Bei den Patientenselbsteinschätzungen hingegen ging in die LQ-Einschätzung zusätzlich die psychologische Bewertung der Symptome ein und zwar insbesondere im Hinblick auf die Dimensionen Bedrohung und Kontrollierbarkeit. Ihre Lebensqualitätsbewertung beinhaltete also wesentlich auch Bewältigungsaspekte der Symptome und nicht alleine deren Existenz und Stärke. Dies erklärt teilweise, warum Ärzte kaum eine Chance haben, ohne eine direkte Befragung die Lebensqualität ihrer Patienten beurteilen zu können.

Es wird deutlich, dass es bei der Frage nach der Akzeptanz von LQ in der Praxis letztlich um die Frage geht, ob die Ärzte Fragebogeneinsätze auf ihrer Station zulassen bzw. durchführen würden und ob bzw. wie sie die Ergebnisse nutzen würden.

Morris et al. (1998) gingen dieser Frage in Krankenhäusern in Neuseeland, Hong Kong und Australien nach. Mit einem zu diesem Zweck entwickelten Fragebogen wurden 154 Onkologen (Rücklauf 59%) befragt. 80% gaben an, man sollte „unter allen/den meisten Umständen" ihm Rahmen der kurativen Behandlung LQ-Messungen vor Therapiebeginn durchführen. Im palliativen Bereich war die Quote sogar 87%. Tatsächlich führten allerdings weniger als 50% solche Untersuchungen durch (44% im kurativen, 49% im palliativen Setting). Nur 17% gaben an, niemals vor Therapiebeginn die LQ zu messen. Die Haupthinderungsgründe waren:

- Mangel an Zeit und Ressourcen,
- Mangel an geeigneten Fragebögen und
- die Auffassung, die subjektive Einschätzung des Arztes sei hinreichend.

Der Hauptnutzen der LQ-Messung als Entscheidungshilfe bei Einzeltherapien bezog sich auf Entscheidungen über palliative Therapie (31%), Entscheidungen zwischen zwei Interventionen (18%) und zur Abschätzung des Therapieerfolges (17%).

Insgesamt nannten die Onkologen im Rahmen der kurativen Behandlung den Tumor-Response als das Hauptergebniskriterium der Behandlung (nur 6% LQ). Im palliativen Rahmen spielten die Nebenwirkungen die wichtigste Rolle (89%), gefolgt allerdings von der LQ mit 46%.

Insgesamt weisen die Befunde auf eine erstaunlich große Kenntnis und Akzeptanz des LQ-Konzeptes (in Neuseeland, Hong Kong und Australien) hin, auf eine deutliche Unterscheidung zwischen kurativer und palliativer Onkologie aber auch auf die praktischen Implementierungsprobleme.

Eine vergleichbare Studie wurde von BEZJAK et al. (1997) in Kanada durchgeführt. Mit einem für die Studie entwickelten 31-Item-Fragebogen wurde nach Definition und Messung von LQ, Rolle der LQ in der klinischen Praxis, die Rolle der LQ in randomisierten Studien etc. gefragt. Adressaten waren 35 Teilnehmer eines LQ-Workshops auf einem internationalen Kongress über gynäkologische Onkologie 1993 in Schweden. Komplette Antworten lagen von 28 Teilnehmern vor (80% Rücklauf). Die überwiegende Mehrheit war der Auffassung, dass die LQ-Forschungsbefunde heute überzeugend genug sind, um in die Praxis eingeführt werden zu können. Nur die Hälfte allerdings hielt auch die vorliegenden Messinstrumente für praxistauglich. 85% glaubten, dass der Patient seine LQ selbst am besten einschätzen könne. Als Hauptgewinn wurde angegeben, dass wirklich der gesamte Patient gesehen und behandelt wird. Die LQ-Befunde könnten für die Ärzte eine Rechtfertigung dafür sein, dem Patienten nicht die am meisten toxische Therapie zu empfehlen. Im Entscheidungskonflikt zwischen radikaler oder weniger radikaler Therapie allerdings, könne man dies kaum mit dem Patienten direkt besprechen, ohne zuviel Druck auszuüben.

Diese interessanten und differenzierten Ergebnisse können leider nicht darüber hinwegtäuschen, dass deren Repräsentativität aufgrund der Stichprobenselektion sehr eingeschränkt sind.

Die genannten Studienergebnisse sind insgesamt ermutigend, sie sind aber zur Einschätzung der Situation in Deutschland und außerhalb der Onkologie kaum geeignet.

Routineerfassung der LQ in der klinischen Praxis

Während die oben genannten empirischen Befunde sich eher auf die allgemeine Akzeptanz der LQ bezogen, beschreibt die folgende Studie Erfahrungen mit der praktischen Umsetzung. DETMAR & AARONSON (1998) berichten im Rahmen einer Machbarkeitsstudie von den praktischen Erfahrungen der systematischen LQ-Erfassung in Amsterdam, in einer onkologischen Poliklinik. Ziele der Studie waren im Einzelnen: Praxiserfahrungen über den Einsatz eines kurzen LQ-Instrumentes (EORTC QLQ-C30) in der Alltagsroutine zu gewinnen, festzustellen, ob die Fragebogenresultate die Sensibilität der Ärzte für die physische und psychosoziale Seite ihrer Patienten tatsächlich erhöhen und die Arzt-Patient-Kommunikation entsprechend verbessern und die Einstellung von Ärzten und Patienten gegenüber einem Praxiseinsatz von LQ-Messung zu erfassen. Es nahmen 6 Ärzte und 20 Krebspatienten an der Studie teil. Grundlage waren drei Visiten. Die erste Visite diente als Baseline. Vor den letzten beiden Visiten füllten die Patienten den LQ-Fragebogen aus (vor Beginn des Arztkontaktes im Warteraum). Sofort anschließend wurden die Fragebogen EDV-gestützt ausgewertet, die Ergebnisse graphisch dargestellt. Die Darstellung der dritten Visite enthielt zusätzlich die Vergleichswerte der zweiten Visite. Sowohl Arzt als auch Patient erhielten eine Kopie der Ergebnisse zusammen mit Interpretationshilfen. Nach der Arztkonsultation kamen die entsprechenden Darstellungen in die Patientenakte.

Als Ergebnis der Studie stellte sich folgendes heraus. Das Ausfüllen des Fragebogens dauerte im Mittel 5,5 Minuten (2,5-13 Minuten). Die Dauer der Visitengespräche hatten sich nicht gegenüber vorher geändert. Während zu Beginn der Untersuchung eher die Patienten auf die LQ im Gespräch zu sprechen kamen (79%), waren es am Ende der Laufzeit mehr die Ärzte (75%). 16 der 18 Patienten erlebten es als wichtig, dass der Arzt nicht nur über Symptome und Therapie informiert war, sondern auch über psychosoziale Aspekte (was während der Baseline-Phase nicht so war). Die Hälfte der Patienten gab einen positiven Einfluss der LQ-

Erfassung auf die Arzt-Patient-Kommunikation an; die andere Hälfte stellte keine Veränderung zu vorher fest. 13 der 18 Ärzte konstatierten positive Effekte für die Kommunikation. Insgesamt ließ sich durch die Studie gut belegen, dass der Einsatz routinemäßiger LQ-Messung in diesem Setting machbar war und dass sowohl Patienten als auch Ärzte eine Bereicherung ihrer Kommunikation feststellten.

Ein zweites Modell einer routinemäßigen behandlungsintegrierten LQ-Erfassung sei aus Deutschland erwähnt. Nach mehr als 10-jähriger Forschungsarbeit wird in der Fachklinik Hornheide (Fachklinik zur Behandlung von Kranken mit Gesichts- und Hauttumoren) heute ein ökonomisches psychosoziales Screenig-Instrument in der Routineversorgung eingesetzt (vgl. STRITTMATTER 1997). Es besteht aus 9 Items zur Patienten-Selbsteinschätzung und 5 objektiven medizinischen Kriterien und kann im Rahmen der Routine bei jedem neu aufgenommenen Patienten eingesetzt werden. Auf der Basis der individuellen Ergebnisse wird in der Klinik der psychosoziale Betreuungsbedarf festgestellt. Werden definierte Schwellenwerte der Belastung überschritten, nehmen die psychoonkologischen Mitarbeiter Kontakt mit dem Patienten auf und bieten ihre therapeutische Unterstützung an. Die wissenschaftliche Begleitforschung konnte sowohl die praktische Umsetzbarkeit als auch den Nutzen für die Patientenversorgung und die Bewusstseinsbildung des Klinikpersonals belegen.

Persönliche Erfahrungen

Die genannten Studienergebnisse sind ermutigend, können jedoch auch nur punktuelle Erfahrungen wiedergeben. Sie sollen nun ergänzt werden durch einige persönliche Erfahrungen des Autors. Diese beruhen auf der Tätigkeit als psychosomatischer Konsiliarius in einem Universitätsklinikum, auf Erfahrungen in interdisziplinären Forschungsprojekten und auf Fortbildungen aber auch auf informellen Kontakten. Sie sind weder repräsentativ, noch objektiv, noch wertfrei.

Fast allen Ärzten, denen ich begegne, ist das Konzept LQ bekannt und die allermeisten begegnen ihm mit Sympathie. Im Forschungsbereich ist der Begriff LQ oft die „sprachliche Eingangstür" in die Gedankenwelt des Gesprächspartners und der Beginn gemeinsamer Projekte. Im klinischen Bereich als Konsiliarius auf den Stationen oder während Übergabegesprächen dient er der schnellen Kommunikation. Er wird zum begrifflichen Etikett (für „psychisch belastet" oder „überlagert" oder „auffällig", der psychischen Betreuung oder Diagnostik bedürftig), dient der Patientencharakterisierung und als Kurzbegründung für konsiliarische Anliegen. Es hilft, komplizierte psychopathologische Fachterminologie zu ersetzen oder zu vermeiden. Es sollte allerdings nicht dabei bleiben. Wichtig ist es, das Gesamtbefinden des Patienten zu verstehen und im Behandlungsplan zu berücksichtigen. Dies gilt von der subjektiven Bewertung von Schmerzen über reale und irrationale Ängste, depressive Phasen, Familienkonflikte, über die Bewältigungsstrategien des Patienten bis hin zu Kommunikationsproblemen mit dem Arzt. All dies muss wahrgenommen werden, in Begriffe übertragen werden und kommuniziert werden. Diese Differenzierungsfähigkeit leistet der Begriff LQ nicht, er unterscheidet sich von Befindlichkeit ebenso wie von Depressivität. LQ kann also eine differenzierte psychologische Beschreibung des Patienten nicht ersetzen, nur ergänzen.

Vor allem im Rahmen kurzer Kontakte mit den Ärzten bleibt mir verborgen, welches Verständnis sie vom Konzept der LQ haben. Die in der Studie von FITZSIMMONS (s. oben) reflektierte Problematik entspricht auch meiner Erfahrung. Viele Ärzte gehen davon aus, dass sie den Patienten ihre LQ ansehen können. Hier herrscht zuweilen eine mechanistische Sicht vor: Patienten mit Schmerzen, funktionellen Einschränkungen oder schlechten Prognosen tendieren dazu eine schlechte LQ zu haben, oder je mehr Symptome, desto schlechter die Lebensqualität. Diese Sichtweise berücksichtigt nicht die persönliche, subjektive Bewertung der Symptome durch die Patienten und wird möglicherweise durch Projektionen verfälscht (HERSCHBACH 1999). Hier besteht Fortbildungsbedarf. Es sollte vermittelt werden, dass ohne den Einsatz eines geeigneten Fragebogens oder eines gezielten Interviews niemand die LQ seines Gegenübers einschätzen kann (auch Psychologen nicht).

Es besteht nach meinen Erfahrungen auch Fortbildungsbedarf über die Möglichkeiten und Schwierigkeiten der Erfassung von LQ und der Interpretation entsprechender Studienbefunde. Immer wieder werden Fragebogen selbst gestrickt (ohne psychometrische Prüfung) oder es werden Fragebogen pauschal ausgewählt und zu wenig auf die Fragestellung bezogen oder es werden ausländische Fragebogen übersetzt ohne kreuzkulturelle Validierungen vorzunehmen. Die Interpretation der Ergebnisse, etwa aus Studien, basieren oft auf Mittelwertunterschieden oder Korrelationen und vernachlässigen klinische Relevanz und eine multivariate Betrachtungsweise.

Diese teilweise kritischen Beobachtungen können und sollen aber nicht die insgesamt positiven Erfahrungen schmälern oder einschränken. Diese beziehen sich auf die Kommunikation zwischen somatischen und psychosozialen Fächern, auf die Arzt-Patient-Kommunikation und vielleicht auch auf die gewachsene Sensibilität gegenüber psychischen Prozessen im Patienten.

Konsequenzen

Die Bedeutung der LQ für wissenschaftliche Studien steht in eklatantem Widerspruch zum Praxiseinsatz. Es ist hohe Zeit, mehr Erfahrungen über Wert und Probleme von LQ-Messungen während der Behandlungsroutine zu gewinnen (in unterschiedliche Fachgebieten, im stationären und ambulanten Setting, in der Akutmedizin und in der Rehabilitation).

Modellerfahrungen für den stationären Bereich wurden oben genannt. Für den ambulanten Bereich ist folgendes Projekt geplant: Gegenwärtig läuft eine große multizentrische Feldstudie (10 deutschen Studienzentren) zur regionalen Versorgung von Tumorpatienten (gefördert vom BMG). Untersucht wird im Längsschnitt die Nachsorgequalität bei Patienten mit Mammakarzinomen, gastrointestinalen Tumoren und Lungentumoren.

Einer der Erfolgsparameter ist die LQ. Als ein Ergebnis werden typische Verläufe der LQ für verschiedene Untergruppen der jeweiligen Diagnosen vorgelegt werden (vgl. SELLSCHOPP & NEISS 1999). Auf diesen Informationen aufbauend soll in einem Folgeprojekt die praktische Nutzbarkeit der LQ-Erfassung im ambulanten hausärztlichen Bereich geprüft werden. Zu diesem Zweck füllt der Patient im Warteraum vor dem Arztgespräch einen LQ-Fragebogen aus. Dieser wird sofort automatisch ausgewertet; das graphisch dargestellte Ergebnis erscheint auf den Computerbildschirm im Arztzimmer. Als Referenzwerte dienen die oben genannten „typischen LQ-Verläufe", ebenfalls graphisch dargestellt. Zu Beginn des Patientengespräches kann der Arzt nun ablesen, ob der LQ-Wert seines Patienten zu diesem Zeitpunkt „auffällig" ist (schlechter als zur letzten Visite oder schlechter als der Referenzwert). In diesem Fall kann er das Gespräch hierauf lenken, um die Hintergründe zu verstehen. Unter Umständen wird er nun zusätzliche oder veränderte therapeutische Maßnahmen mit dem Patienten besprechen (z.B. Einleitung einer Reha-Maßnahmen oder einer ambulanten Psychotherapie, Information über soziale Unterstützung oder Änderung der Medikation). Da nicht grundsätzlich unterstellt werden kann, dass die erforderliche Kompetenz vorliegt, um ein solches Gespräch führen zu können, kann zu diesem Zweck ein spezifisches Training in Anspruch genommen werden. Das Untersuchungsdesign für diese Studie sieht einen Vergleich von drei Ärztegruppen vor. Gruppe 1 führt die onkologische Nachsorge wie bisher durch. Gruppe 2 erhält die genannten Referenzwerte der LQ sowie die technische Ausstattung zu deren Nutzung (wie oben beschrieben). Gruppe 3 erhält zusätzlich ein Training in patientenzentrierter Gesprächsführung. Als Erfolgskriterien dienen neben der LQ und objektiven Kriterien die Behandlungszufriedenheit bei Patient und Arzt.

Zusammenfassung und Ausblick

Der Patient hat nach meinem Eindruck von der Lebensqualitätsdiskussion bisher profitiert. Im

Wesentlichen ist dieser Profit jedoch ein indirekter und ein fachlich eingeschränkter. Ein Teil der Ärzteschaft (insbesondere in der palliativen Onkologie) hat sich mit dem Begriff auseinandergesetzt und scheint sensibler und respektvoller für die Subjektivität des Patienten zu sein. Außerdem wird bei der Neuentwicklung von Therapiemaßnahmen zunehmend Wert auf deren Verträglichkeit und Einfluss auf die LQ der Patient gelegt. Auch dies ein indirekter Profit für den Patienten.

Einen direkten, verlässlichen und systematischen Nutzen im Rahmen seiner klinischen Behandlung kann er jedoch nicht erwarten. Wie oben besprochen, kann niemand davon ausgehen, seinen Patienten die LQ ansehen zu können. Deshalb sollte die Erfassung der LQ mittels Fragebogen oder gezielter Interviews Einzug in die klinische Routinepraxis halten – auch außerhalb der Onkologie und der Universitäten. Dass dies machbar ist, haben Modellprojekte gezeigt.

Es werden immer wieder drei Hürden genannt, die diesem Praxiseinsatz im Wege stehen:

- Eignung von Fragebogen,
- Belastung von Patienten und
- Probleme mit der statistischen Auswertung.

Man könnte dies auch mit Mangel an Ressourcen übersetzen, weil in der Regel kein zusätzliches Personal für LQ-Messungen eingesetzt werden kann.

Im Folgenden werden abschließend einige Aspekte zusammengetragen, deren Beachtung vor einer möglichen Praxisimplementierung nützlich sein könnte.

- Der Praxisimplemetierung sollte Aufklärung und Zustimmung durch das gesamte Personal (auf Station oder in der Praxis) vorausgehen.
- Die Ziele sollten sehr genau definiert werden. Zu welchem spezifischen Zweck werden die Daten bei welchem Patienten erhoben? Haben die individuellen Fragebogenwerte therapeutische Konsequenzen? Beispiele sind: Kontrolle der somatischen Therapie, Indikation für psychologische Unterstützung, Evaluation von Behandlungen oder Klinikaufenthalten, Vorbereitung von Arzt-Patient-Gesprächen.
- Die Fragebögen sollten (und können) nicht mehr als ein bis maximal zwei Seiten Umfang haben.
- Die Messzeitpunkte sollten standardisiert werden und nicht zu eng beieinanderliegen (nicht enger als zwei Wochen).
- Die Auswertung der Fragebögen sollte und kann automatisiert werden: der Patient füllt den Fragebogen aus oder er gibt seine Antworten direkt in den Computer ein. Die Auswertung kann innerhalb von Minuten erfolgen (entsprechende Hard- und Software bzw. Programmierung vorausgesetzt) und sollte graphische Darstellungen, Referenzwerte und Interpretationshilfen beinhalten.

Literatur

BEZJAK A, NG P, TAYLOR KM, MACDONALD K, DEPETRILLO AD: A preliminary survey of oncologists' perception of quality of life information. Psycho-Oncology 6 (1997) 107-113

DETMAR SB, AARONSON NK: Quality of life in daily clinical oncology practice: a feasibility study. European Journal of Cancer 34 (1998) 1181-1186

FITZSIMMONS D, GEORGE S, JOHNSON CD: Differences in the perception of quality of life issues between health professionals and patients with pancreatic cancer. Psycho-Oncology 8 (1999) 135-143

FORD S, FALLOWFIELD L, LEWIS S: Can oncologists detect distress in their out-patients and how satisfied are they with their performance during bad news consultations? Br J Cancer 70 (1994) 767-770

HERSCHBACH P: Editorial: Das Konzept „Lebensqualität" verändert die Medizin. Der subjektiven Wahrnehmung des Patienten Respekt zollen. Münchner Medizinische Wochenschrift 41 (1999) 57

MORRIS J, PEREZ D, MCNOE B: The use of quality of life data in clinical practice. Quality of Life Research 7 (1998) 85-91

OSOBA D: Lessons learned from measuring health-related quality of life. Journal of Clinical Oncology 12 (1994) 608-616

SELLSCHOPP A, NEISS A: Verlängerungsantrag (BMG) für die zentrale Auswertung der Lebensqualitätsdaten im Rahmen der Feldstudien zur Qualitätssicherung in der Versorgung von Krebspatienten. unveröffentlichtes Manuskript (1999)

STRITTMATTER G: Indikation zur Intervention in der Psychoonkologie. Waxmann, Münster (1997)

VI – 3
Gesundheitsbezogene Lebensqualität: Eine Anmerkung über verschiedene Menschenbilder und ethische Konsequenzen

Ernst Pöppel, München

Die Tatsache, dass in der Medizin das Konzept der gesundheitsbezogenen Lebensqualität oder der „health-related quality of life" (HRQL) eine immer größere Bedeutung erlangt hat, lässt uns einhalten und uns fragen, was der Grund hierfür sein könnte, und welches Menschenbild sich hinter diesem neuen und so wichtigen Konzept verbirgt. Eine schnelle Antwort, nämlich dass durch die Berücksichtigung der HRQL den Patienten mehr Respekt entgegengebracht wird, weil damit seine personale Identität gewürdigt und er als autonomes Individuum zum Partner des Arztes wird und damit in der Therapie nicht nur ein Behandelter ist, der dem Arzt passiv ausgeliefert ist, sondern auch ein Handelnder ist, der mitentscheiden kann, diese Antwort ist zwar richtig, doch sie allein soll uns nicht zufriedenstellen.

Ich möchte die Frage nach der HRQL in einen allgemeineren Kontext stellen, nämlich in den Kontext des Wissens, den wir über uns haben können. Was können wir überhaupt über uns wissen können? Können wir alles das wissen, was unsere HRQL ausmacht? Wenn wir den Patienten als betroffenen Experten bei der Entscheidung für eine Behandlung mit einschließen, dann unterstellen wir, dass der Patient über ein Wissen verfügt oder verfügen kann, das dem des Arztes gleichkommt oder zu diesem komplementär ist, und das als Entscheidungsgrundlage dienen kann. Nach dieser Auffassung ist dem Patienten im Prinzip Wissen verfügbar, das für eine erfolgreiche Behandlung erforderlich ist. Sind diese Voraussetzungen überhaupt gegeben?

Befasst man sich genauer mit dem menschlichen Wissen, dann stellt man fest, dass Wissen gar nicht ein monolithischer Block ist, sondern dass es dreifach gegliedert ist. Wenn wir also über HRQL sprechen, dann muss diese dreifache Begründung berücksichtigt werden. Die drei Formen des Wissens lassen sich in der folgenden Weise benennen, nämlich als *begriffliches oder semantisches* Wissen, als *Handlungswissen oder implizites* Wissen und als *personales oder bildliches* Wissen. Die dreifache Begründung des Wissens liegt in unserer Natur; sie wird von der Weise der Welterfahrung, von den Verarbeitungsprinzipien unserer Sinnessysteme und unseres Gehirns, vorgegeben.

Obwohl diese dreifache Begründung ein Wesensmerkmal des Menschen ist, müssen wir uns diese Tatsache immer wieder bewusst machen. Was selbstverständlich ist, wie beispielsweise die Gesundheit, wird in seiner Bedeutung oft verkannt; an was wir gewöhnt sind, wird leicht übersehen; erst, wenn das Selbstverständliche verloren geht, wird es als wesentlich erkannt. Was wir mühelos vollbringen – einen Patienten erkennen, auf ihn zugehen, ihm die Hand reichen, mit ihm über sein Befinden zu sprechen –, dies sind so selbstverständliche Geschehnisse, dass die Tatsache, dass wir dazu fähig sind, im Hintergrund unserer Aufmerksamkeit bleibt. Erst wenn aufgrund besonderer Ereignisse, bestimmten Störungen im Gehirn, das Sehen eingeschränkt, die Bewegung stockend oder die Sprache verworren ist, dann merken wir, dass das selbstverständliche Erkennen anderer Menschen, die mühelosen Bewegungen, die wir täglich durchführen, oder das gemeinsame Gespräch über ein Thema, dass dies Geschenke sind. Spezifische Mechanismen des menschlichen Gehirns, im Laufe der Evolution entstanden, sind für das mühelose Wirken von Grundfunktionen unseres Erlebens verantwortlich. Wie kann man die drei Formen des Wissens kennzeichnen?

Wer *semantisches* Wissen hat, der kann Auskunft erteilen. *Semantisches* Wissen ist Information mit

Bedeutung. *Semantisches* Wissen als begriffliches Wissen ist einem bewusst, und wenn man es vergessen hat, dann kann man es sich wiederholen. *Semantisches* Wissen ist katalogisiert und katalogisierbar; es steht in Enzyklopädien und Lehrbüchern, und es ist neuerdings im Internet abrufbar. Es ist jenes Wissen, das uns in unserer Geschichte der Neuzeit dominiert hat, und das manche als das eigentliche Wissen ansehen. *Semantisches* Wissen begründet sich in der Tradition des rationalistischen Denkens, wie es vor allem auf den Philosophen und Mathematiker DESCARTES zurückgeht. Mit *semantischem* Wissen als Orientierung wird der Anspruch erhoben, Probleme klar und deutlich, also explizit, formulieren und damit auch lösen zu können. Wenn einem Patienten ein Fragebogen vorgelegt wird, mit dem er Auskunft über seine Lebensqualität geben soll, dann wird angenommen, dass diese sprachlich explizit gemacht werden kann. *Semantisches* Wissen, das man mit einem Bild der Hirnforscher auch als „linkshemisphärisch" bezeichnen könnte, ist aber eingeschränkt, denn menschliches Wissen ist mehr als nur dieses analytische, begriffliche und explizite Wissen.

Handlungswissen, *implizites* Wissen oder „stummes Wissen" („tacit knowledge") bezieht sich auf das, was wir können, ohne dass wir Worte dafür haben müssen. Wenn ein Künstler eine neue Form mit seinen Händen schafft, wenn ein Arzt einen Patienten mit seinen Händen untersucht und damit schon behandelt, dann verwirklicht sich in diesen Tätigkeiten Handlungswissen, das im Augenblick der Tat stumm ist, und das erst im Rückblick explizit werden kann, aber nicht unbedingt muss. Handlungs- oder *implizites* Wissen ist auch körperliches Wissen, nämlich jenes implizite Wissen darüber, wie es uns geht oder wie bestimmte Bewegungsabläufe gesteuert werden. Selten können wir explizit mitteilen, wie wir etwas machen, und wenn wir gefragt werden, wie es uns geht, dann wird mit den Worten nur ein blasser Schimmer von dem vermittelt, was in uns vorgeht, wenn mit Worten überhaupt eine Teilmenge dieses inneren Geschehens erfasst wird. Im Alltag können wir nur bestehen, weil wir reichlich mit nichtsprachlichem Handlungswissen ausgestattet sind.

Handlungswissen oder *implizites* Wissen ist das Gewohnheitswissen des Tages, es ist das Eingebettetsein in Rituale und Abläufe, die nicht mehr hinterfragt werden. Entscheidungen erfolgen unmittelbar „aus dem Bauch heraus"; sie sind emotional begründet. Das *implizite und intuitive* Wissen ist jedoch nicht irrational; Können als implizites Wissen kennzeichnet den Experten, der ohne notwendige Reflexion handelt, und dennoch richtig handelt. Im impliziten Wissen drücken sich unsere Intuitionen aus, ohne die ein Arzt, Künstler, ein Wissenschaftler, ein Handwerker nicht wirken und nichts erreichen kann.

Bildliches, episodisches und *persönliches* Wissen ist das Wissen, das sich z.B. in den sinnlichen Erfahrungen widerspiegelt, die wir in uns tragen, und die uns in dieser Welt heimisch werden lassen. Unsere bildhaften Vorstellungen aus der Vergangenheit sind mit Orten verbunden, die sich bleibend in unser Gedächtnis eingeprägt haben. Die Bilder dieser Orte beziehen sich auf entscheidende Episoden unserer Lebensgeschichte, mögen sie beglückend oder verletzend gewesen sein. Diese Bilder bestimmen unser Selbst. Wenn wir uns fragen, welches unsere erste Erinnerung ist, dann tritt in unsere Vorstellung ein Bild, und dieses Bild bezieht sich auf einen bestimmten Ort und ein bedeutsames Ereignis, das uns nicht mehr loslässt. Somit wird unsere personale Identität durch dieses innere Museum bestimmt, und dazu gehören vor allem auch Grenzerfahrungen wie Krankheiten, die sich bleibend in uns verankern, und die wir mit niemandem teilen können.

Die drei Formen des Wissens sind an unterschiedliche Mechanismen unseres Gehirns gebunden, was aber nicht bedeutet, dass sie voneinander unabhängig sind. Es gibt in unserem Erleben keine Funktion, die jeweils unabhängig von anderen Funktionen ist, und dies trifft auch auf die drei Formen des Wissens zu. *Auskunftswissen, Handlungswissen* und *Selbstwissen* sind engstens miteinander verwoben; sie bilden ein gemeinsames Wirkungsgefüge, in dem jeweils unterschiedliche Orientierungen unseres Wissens deutlich werden können. Diese Orientierungen spiegeln sich beispielsweise in der Ich-Nähe oder der Ich-Ferne des Wissens.

Semantisches Wissen, das Wissen über Sachverhalte, das uns in den Stand setzt, andere zu informieren, ist Ich-fernes Wissen; mit diesem Wissen distanzieren wir uns von einer Sache. Wenn in einem Fragebogen die HRQL abgefragt wird, dann wird verlangt, in Distanz zu sich selber über Eigenzustände eine Aussage zu machen; es wird dabei angenommen, dass dieses Wissen explizit als Ich-fernes Wissen verfügbar sei.

Handlungswissen und *Körperwissen* ist hingegen eine Ich-nahe Wissensform. Wenn wir uns intuitiv zu einer Handlung entscheiden, wenn wir in eingeübte Abläufe und Rituale des Alltags eingebunden sind, dann geschieht dies gleichsam automatisch aus uns selbst heraus. Ich-nahes Wissen ist das Wissen um unsere Leiblichkeit, wie sie sich in unseren Bewegungen ausdrückt, und wie es sich in unserem Körpergefühl, in der Befindlichkeit und in den Ahnungen über Wohlsein oder Kranksein widerspiegelt.

Wie das *Handlungswissen* ist auch das *personale* Wissen als bildliches Wissen durch Unmittelbarkeit und Ich-Nähe gekennzeichnet. Das Wissen um unsere Identität, das auf Bildern unserer Lebensgeschichte beruht, begründet sich in jenen Bildern, die wir mit niemandem teilen können; sie sind in höchstem Maße subjektiv. Diese Ich-Nähe der eigenen Bilder kann Ursache einer nicht-aufhebbaren Einsamkeit sein, gäbe es nicht gleichzeitig die gemeinsame Grundlage gegenwärtigen Erlebens, in der sich die Du-Evidenz manifestiert und die Distanz des anderen und zum anderen überwunden wird.

Jede der drei Formen des Wissens ist wesentlich, doch keine Form des Wissens kann für sich alleine stehen. Würden wir nur *semantisches* Wissen als wichtig erachten, dann würden wir uns genauso zu Karikaturen unserer selbst machen, wie wenn es für uns nur *Handlungs-* bzw. *implizites* Wissen oder *personales* Wissen gäbe. Nur begriffliches Wortwissen ist unfruchtbar. Nur intuitives *Handlungswissen* ist ziellos. Nur individuelles Vorstellungswissen ist unverbindlich. Auf keine Form des Wissens können wir als einzelner oder als Gemeinschaft verzichten; alle drei Koordinaten des Wissens müssen in einer gemeinsamen Welt bestimmt sein: Wenn *semantisches* Wissen fehlt, dann fehlt die Klarheit; wenn *Handlungswissen* fehlt, dann fehlt die Tat; wenn *personales* Wissen fehlt, dann fehlt die Menschlichkeit.

Die drei Welten des Wissens stehen auch in einem wesentlichen Bezug zu unserer Zeiterfahrung, und hiermit wird in einer anderen Weise deutlich, wie grundlegend die dreifache Begründung des Wissens ist. *Semantisches* Wissen, das Wissen aus den Enzyklopädien, das über den einzelnen hinaus Kenntnisse von früher für später zusammenfaßt, kommt aus der Vergangenheit. Was andere vor uns gedacht und schriftlich niedergelegt haben, bestimmt den Inhalt dieses Wissens. *Handlungs-* bzw. *implizites* Wissen, das sich im Willen zu handeln äußert, das hinter den Entscheidungen steht, das uns zur Tat schreiten läßt, wird in der Zukunft wirksam. Das *personale* Wissen, das sich in den Bildern manifestiert, die wir in uns tragen, ist Wissen für die Gegenwart. Vergangenheits- und Zukunfts-orientiertes Wissen umschließen unsere Gegenwart, in der mit unmittelbarer Anschaulichkeit sinnliche Erfahrung verwirklicht ist.

Was ist diese Gegenwart, jenes zeitliche Fenster für die Verwirklichung unserer persönlichen Bilder, unserer unmittelbaren sinnlichen Erfahrung? Orientiert man sich an dem Ich-nahen Wissen, wie es sich in *Handlungswissen* und im *personalen* Wissen ausdrückt, dann wird das, was wir als Gegenwart bezeichnen, eine messbare Größe, dann hat unsere erlebte Gegenwart eine bestimmte Dauer. Experimentell hat sich gezeigt, dass die unmittelbar erlebte Gegenwärtigkeit, die subjektive Gegenwart, auf etwa 2 bis 3 Sekunden beschränkt ist (PÖPPEL 1997), und dass dieses Fenster der Gegenwart durch einen eigenständigen Mechanismus des Gehirns bereit gestellt wird. Wir finden im Sprechen, im Erinnern, im Bewegen, in Dichtung und Musik die erlebte Gegenwart als universelles Phänomen, als anthropologische Konstante. Und wir finden die Gegenwart in den Bildern unserer Anschauung. Wenn wir etwas betrachten, dann wird – ob wir es wollen oder nicht – nach wenigen Sekunden der Blick fortgezogen, um etwas anderes in den Blick zu nehmen. Rhythmisch mit einer Schrittlänge von etwa 3 Sekunden blicken wir umher, um visuelles Wissen aufzubauen, um die Welt um uns zu vereinnahmen.

Unsere empfundene Gegenwart von wenigen Sekunden ist auch jener zeitliche Hintergrund, auf dem sich unser soziales Leben verwirklicht. Wenn wir miteinander sprechen, wenn wir uns anschauen, dann geschieht dies für uns beide in unseren Gegenwarten, und diese Gegenwarten sind miteinander synchronisiert. Wir sind in derselben Zeit, und wir sind unmittelbar miteinander verbunden. Die Ich-Nähe dehnt sich auf den anderen aus und schließt ihn ein. Wir teilen die Worte, im Ausdruck erkennen wir unmittelbar das Gefühl des anderen. In dieser zeitlichen Gemeinsamkeit, in dieser Vergleichzeitigung, erlangt der andere eine unmittelbare Evidenz, er wird ein Teil von mir, und durch die mühelose Verbindung des gegenwärtigen Erlebens beider getragen von dem identischen Bezug des Bewusstseinsinhaltes bei beiden treten wir aus der potenziellen Einsamkeit unserer Innenwelten heraus. Im Angesicht des anderen bestätigen wir uns selbst. Das gegenwärtige Bild, auf das wir beide blicken, ist somit Grundlage unseres sozialen Miteinanders. Arzt und Patient stehen dann miteinander in Beziehung, wenn sie beide Ich-Nähe zulassen und miteinander synchronisiert sind.

Mit diesem Rahmen lässt sich das Konzept der HRQL nun in einer anderen Weise reflektieren. In der Beziehung zwischen Arzt und Patient müssen alle Formen des Wissens repräsentiert sein, und dies auf beiden Seiten. Eine alleinige Orientierung am *begrifflichen* Wissen wäre genauso eingeschränkt wie eine Orientierung nur am *Handlungswissen* oder nur am Selbstwissen des Patienten oder des Arztes. Wenn man sich nur am *begrifflichen* Wissen orientiert, dann wird aus der Distanz heraus über die Krankheit verhandelt. Der Patient wird, indem beispielsweise seine HRQL explizit berücksichtigt wird, zum Experten; dabei wird angenommen, dass er sachkundig über seine HRQL informieren kann. Eine solche Grundeinstellung mag für den Arzt praktisch sein, doch überfordert sie den Patienten, denn hierbei werden die beiden Ich-nahen Wissensformen ausgeschlossen, wobei nicht einmal sicher ist, ob die Selbstauskünfte des Patienten richtig sind. Genauso eingeschränkt wäre aber eine alleinige Orientierung in der Beziehung zwischen Arzt und Patient am *Handlungswissen* oder am *Selbstwissen*. Wird nur gehandelt, dann mag das ärztliche Handeln nur Geschäftigkeit widerspiegeln, und der Patient verzichtet auf explizite Information. Orientiert man sich nur am *Selbstwissen*, dann bleibt das gesamte Geschehen im Unverbindlichen; jeder stellt seine personale Identität in den Vordergrund, d.h. der Arzt mag mit seine Rolle als Heilender, der Patient seinen Wunsch nach Optimierung seines Selbstbildes in den Vordergrund stellen.

Für die HRQL ist es erforderlich, dass jede Form menschlichen Wissens Berücksichtigung findet, und weder auf der Seite des Arztes noch auf der Seite des Patienten ist auf eine Form des Wissens zu verzichten. Der Arzt muss selbstverständlich ein Handelnder sein, der sich seiner Sache sicher ist, und er muss in seiner personalen Identität erkennbar sein; darüber hinaus muss er explizites medizinisches Wissen verfügbar haben. Auf dieses allein lässt sich aber das ärztliche Handeln nicht reduzieren. Genauso ist aber auch der Patient mit seinen drei Formen des Wissens in der Beziehung zum Arzt gekennzeichnet. Die Erkrankung ist ein Ereignis, dass sich auf die personale Identität, auf das *Selbstwissen* auswirkt; allzu häufig ist das *Selbstwissen* erschüttert, das sich nicht einfach durch sachliche Information wieder zurechtrücken lässt. Die Erkrankung äußert sich nur zu oft als *implizites* Wissen; der Patient hat allenfalls eine Ahnung von sich verändernden Vorgängen in seinem Körper, die sich nicht isomorph in der Sprache abbilden lassen.

Will man das Konzept der HRQL in der modernen Medizin weiter entfalten, so darf man nicht meinen, dass durch die alleinige Erfassung der HRQL mit Hilfe von Fragebögen oder anderen expliziten Testverfahren und der Berücksichtigung von Studienergebnissen über HRQL bei der Entwicklung neuer Therapien habe man der Sache Genüge getan. Die HRQL als medizinisches Konzept muss in die Welt des ärztlichen Handelns eingebunden sein. Dies bedeutet darüber hinaus, dass auch alles daran gesetzt werden muss, Genaueres beim einzelnen Patienten über seine Ich-nahen doch verborgenen Wissensbereiche zu erfahren. Dieses erfordert auch neue methodische Herausforderungen, die über die klassischen Verfahren des Fragebogens hinausgehen.

Die Lebensqualität des Patienten ist eingebunden in eine soziale Wirklichkeit, und diese Wirklichkeit muss stärker berücksichtigt werden. Wir gehen mit unserem traditionellen Menschenbild von einem betonten Subjektivismus aus. Was entscheidend ist, das ist der Einzelne, und wir setzen in der Medizin alles daran, die personale Integrität des Einzelnen zu bewahren und seine personale Identität wieder herzustellen. Salus aegroti suprema lex – Das Heil des Kranken (des einzelnen Kranken) ist das höchste Gesetz. Dieses ist auch das zugrundeliegende Konzept für die HRQL, den einzelnen Patienten in das Zentrum zu stellen. Mit dieser eindeutigen Fokussierung auf den Einzelnen vergessen wir den sozialen Kontext. Was ist mit der Lebensqualität der Anderen, z.B. der unmittelbar Betroffenen wie Familienmitgliedern eines Patienten? Die HRQL die Patienten wird beeinflusst durch Partner, sei es in positiver oder in negativer Weise. Doch was ist für die Partner selbst zumutbar? Es wird notwendig sein, die HRQL nicht nur aus der Patientensicht zu bewerten, sondern auch aus der Sicht der Anderen und aus der Sicht der Gesellschaft. Zur gesellschaftlichen Perspektive gehört das Wissen, dass Patienten aufgrund ihrer Wissensstrukturen garnicht in der Lage sein müssen, über sich selbst Expertenwissen verfügbar zu haben. Auch dem Patienten steht nur Teilwissen zur Verfügung, und dies muss nicht einmal richtig sein. Zur HRQL gehören auch die Anderen, insbesondere der gute Arzt.

Literatur

Pöppel E: A hierarchical model of temporal perception. Trends in Cognitive Sciences 1 (2) (1997) 56-61

Herausgeber- und Autorenverzeichnis

BELLACH, BÄRBEL-MARIA, Dr.
Robert-Koch-Institut
Abteilung Epidemiologie und
Gesundheitsberichterstattung
General-Pape-Str. 62
12101 Berlin
BellachB@rki.de

BÖHMER, SONJA, Dipl.-Psych.
Institut für Sozialmedizin
Beckergrube 43-47
23552 Lübeck
Sonja.Boehmer@sozmed.mu-luebeck.de

BULLINGER, MONIKA, Prof. Dr.
Universität Hamburg
Abteilung für Medizinische Psychologie
Martinistr. 52
20246 Hamburg
bullinger@uke.uni-hamburg.de

CALAMINUS, GABRIELE, Dr.
Universitäts-Klinik Düsseldorf
Pädiatrische Onkologie
Friedestr. 16
40724 Hilden
calaminu@uni-duesseldorf.de

CIEZA, ALARCOS, Dr.
Ludwig-Maximilians-Universität
Institut für Medizinische Psychologie
Goethestr. 31
80336 München
cieza@sciencia.de

EYPASCH, ERNST, Prof. Dr.
Malteser Krankenhaus St.-Hildegardis
Chirurgische Klinik
Bachemer Str. 29-33
50931 Köln
Eypasch@netcologne.de

GERBERSHAGEN, HANS ULRICH, Prof. Dr.
DRK-Schmerz-Zentrum Mainz
Auf der Steig 14-16
55131 Mainz
Gebersh@mail.uni-mainz.de

GLÜER, MAREN, Dr.
Lobuschstr. 28
22765 Hamburg
maren-glueer@synarc.com

GOEBEL, FRANK-DETLEF, Prof. Dr.
Medizinische Poliklinik
Klinikum Innenstadt
Pettenkoferstr. 8a
80336 München
Frank-Detlef-Goebel@pk-i.med.uni-muenchen.de

GREINER, WOLFGANG, Dr.
Forschungsstelle für Gesundheitsökonomie
Königsworther Platz 1
30167 Hannover
Wg@ivbl-uni-hannover.de

HAVERKAMP, FRITZ, Priv.-Doz. Dr.
Adenauer Allee 119
53113 Bonn
f.haverkamp@uni-bonn.de

HELL, SABINE, Dipl.-Psych.
Ludwig-Maximilians-Universität
Institut für Medizinische Psychologie
Goethestr. 31
80336 München
sh@imp.med.uni-muenchen.de

HENRICH, GERHARD, Dr.
Klinikum rechts der Isar der TU München
Institut und Poliklinik für
Psychosomatische Medizin
Langerstr. 3
81664 München
G.Henrich@lrz.tu-muenchen.de

HERSCHBACH, PETER, Prof. Dr.
Klinikum rechts der Isar der TU München
Institut und Poliklinik für
Psychosomatische Medizin
Langerstr. 3
81664 München
p-herschbach@lrz.tu-muenchen.de

HESSEL, FRANZ, Dr.
Lehrstuhl für Allgemeine Betriebswirtschaftlehre
und Gesundheitsmanagement
Ernst-Moritz-Arndt-Universität Greifswald
Friedrich-Loefflerstr. 70
17489 Greifswald
hessel@mail.uni-greifswald.de

KAROW, ANNE, Dr.
Universitäts-Klinik Eppendorf
Klinik für Psychiatrie und Psychotherapie
Martinistr. 52
20246 Hamburg

KIRCHBERGER, INGRID, Dr.
QUALI – team, research and consulting
in health and social sciences
Dr.-Otto-Meyer-Str. 15 b
86169 Augsburg
I.Kirchberger@quali-team.de

KOHLMANN, THOMAS, Dr.
Institut für Sozialmedizin
Beckergrube 43-47
23552 Lübeck
100063.677@compuserve.com

KRAUTH, CHRISTIAN, Dr.
Medizinische Hochschule Hannover
Abteilung Epidemiologie, Sozialmedizin
und Gesundheitssystemforschung
Carl-Neuberg-Str. 1
30625 Hannover
Krauth@epi.mh-hannover.de

KÜCHLER, THOMAS, Priv.-Doz. Dr.
Klinik für Allgemeine und Thoraxchirurgie
der Christian-Albrechts-Universität zu Kiel
Referenzzentrum Lebensqualität
Arnold-Heller-Str. 7
24105 Kiel
qol-center@email.uni-kiel.de

KURTH, TOBIAS, Dr.
Brigham and Women's Hospital
Division of Preventive Medicine
Harvard Medical School
Boston, MA, USA
tkurth@rics.bwh.harvard.edu

LAUTERBACH, KARL W., Prof. Dr. Dr.
Institut für Gesundheitsökonomie
und Klinische Epidemiologie der
Universität zu Köln
Gleueler Str. 176-178 / III
50935 Köln
lauterIGMG@t-online.de

LIMM, HERIBERT, Dr.
Ludwig-Maximilians-Universität
Institut für Medizinische Psychologie
Goethestr. 31
80336 München
limm@sciencia.de

LOHER, FLORIAN, Dr.
Medizinische Poliklinik
Klinikum Innenstadt
Pettenkoferstr. 8a
80336 München
floher@medinn.med.uni-muenchen.de

LÜNGEN, MARKUS
Institut für Gesundheitsökonomie
und Klinische Epidemiologie der
Universität zu Köln
Gleueler Str. 176-178 / III
50935 Köln
Markus.Luengen@medizin.uni-koeln.de

MORFELD, MATTHIAS, Dipl.- Soz., MPH
Universitäts-Krankenhaus Eppendorf
Abteilung für Medizinische Psychologie
Martinistr. 52
20246 Hamburg
morfeld@uke.uni-hamburg.de

MÜHLHAUSER, INGRID, Univ.-Prof. Dr.
Universität Hamburg
IGTW – Fachwissenschaft Gesundheit
Martin-Luther-King Platz 6
20146 Hamburg
Ingrid_Muehlhauser@uni-hamburg.de

NABER, DIETER, Prof. Dr.
Universitäts-Krankenhaus Eppendorf
Klinik für Psychiatrie und Psychotherapie
Martinistr. 52
20246 Hamburg

NOEKER, MEINOLF, Dr.
Zentrum für Kinderheilkunde der
Universität Bonn
Psychologischer Dienst
Adenauer Allee 119
53113 Bonn
m.noeker@uni-bonn.de

PORZSOLT, FRANZ, Prof. Dr.
AG Klinische Ökonomik
Universitätsklinikum Ulm
89075 Ulm
franz.porzsolt@medizin.uni-ulm.de

PÖPPEL, ERNST, Prof. Dr.
Ludwig-Maximilians-Universität
Institut für Medizinische Psychologie
Goethestr. 31
80336 München
ep@imp.med.uni-muenchen.de

RADOSCHEWSKI, MICHAEL, Prof. Dr.
Robert-Koch-Institut
Abteilung Epidemiologie und
Gesundheitsberichterstattung
General-Pape-Str. 62
12101 Berlin
RadoschewskiM@rki.de

RAVENS-SIEBERER, ULRIKE, Dr.
Universität Hamburg
Abteilung für Medizinische Psychologie
Martinistr. 52
20246 Hamburg
ravens@uke.uni-hamburg.de

ROBERT-KOCH-INSTITUT
Forschungsgruppe Kinder-
und Jugendgesundheit
Stresemannstr. 90
10963 Berlin
Ravens-SiebererU@rki.de

RIEGER, JENS, Dr.
Medizinische Hochschule Hannover
Abteilung Epidemiologie, Sozialmedizin
und Gesundheitssystemforschung
Carl-Neuberg-Str. 1
30625 Hannover
rieger@epi.mh-hannover.de

ROSE, MATTHIAS, Dr.
Medizinische Klinik mit Schwerpunkt
Psychosomatische Medizin
Charité – Campus Virchow
Humboldt Universität zu Berlin
Augustenburger Platz 1
13353 Berlin
rose@charite.de

SANGHA, OLIVER, Dr.
Bayerischer Forschungsverbund
Public Health – Öffentliche Gesundheit
Tegernseer Landstr. 243 / BFV
81549 München
sangha@hsph.harvard.de

SCHNEEWEISS, SEBASTIAN, Dr. Dr. sc.
Harvard Medical School and Brigham
and Women's Hospital
Department of Medicine, Division of
Pharmacoepidemiology and
Pharmacoeconomics
221 Longwood Avenue
Boston, MA 02115
schneeweiss@post.harvard.edu

SIEBERT, UWE, MPH, SM
Harvard School of Public Health
Harvard Center for Risk Analysis
Department of Health Policy and Management
718 Huntington Avenue
Boston, MA 02115
sieb@lrz.uni-muenchen.de

STEINBÜCHEL, NICOLE VON, Prof. Dr.
Ludwig-Maximilians-Universität
Institut für Medizinische Psychologie
Goethestr. 31
80336 München
nvs@imp.med.uni-muenchen.de

Herausgeber- und Autorenverzeichnis

UBER, ANDREA, Dr.
Institut für Versicherungsbetriebslehre
Königsworther Platz 1
30167 Hannover

WASEM, JÜRGEN, Prof. Dr.
Institut für Gesundheitsökonomie
und Gesundheitsmanagement
der Universität Greifswald

Löfflerstr. 70
17489 Greifswald
wasem@mail.uni-greifswald.de

WEWEL, ALEXANDRA, Ärztin
Rehaklinik Nordfriesland
Wohldweg 9
25826 Sankt Peter-Ording
alexandra.wewel@gmx.de

Stichwortverzeichnis

Stichwort .... Seite

15D-Fragebogen 68

A

ability to pay 361
Activities of Daily Living (ADL) 267
Adaptation 296, 302
adrenogenitales Syndrom 114
Adverse-Drug-Events Profile 251
Affect Balance 253
AIDS .... 212, 213, 215, 217, 219, 221 – 226
    – AIDS-HAQ (ATHOS) 219, 221
    – Outcome-Paramter 215, 224
Akzeptanz der LQ 441
allgemeine Lebenszufriedenheit 98
allgemeiner Gesundheitszustand 419
Allokation 336
ALLTAG 117, 118, 120, 121
Anamnese 302
Anästhesie 132
Anfälle 243
Angststörungen 206
anthropologische Universalie 16
antiretrovirale Therapie (ART) .... 212 – 215, 226
– Nukleosidische Reverse-
   Transkriptase-Inhibitoren (NRTI) 214, 224
– Nicht-Nukleosidische-Reverse-
   Transkriptase-Inhibitoren (NNRTI) 214
– Proteaseinhibitoren (PI) 214, 224, 226
Anwortkategorien 101
arterielle Verschlusskrankheit 114
Arthrose 400, 401
Arzt-Patient-Interaktion 278
Arzt-Patient-Kommunikation 443
Asthma bronchiale ..... 177 – 187, 189 – 195, 300
    – asthmaspezifische Instrumente 189
    – Auslöser 180, 183, 184
    – Definition 179
    – gesundheitsbezogene
       Lebensqualität .... 182 – 187
    – Lebensqualität 182,189, 415,
       .... 190 – 192, 195
    – Lungenfunktionsmessungen 194

    – medikamentöse Therapie 181, 183
    – Mortalität 179
    – Peak-Flow-Metrie 184, 190
    – Prävalenz 178
    – Rehabilitation .... 191 – 192, 196
    – Selbstmanagement 184, 185
    – strukturierte Patienten-
       schulungen 191, 195
    – strukturiertes Schulungs-
       programm 185
    – Symptome 179, 182
attitude 441
Aufklärung, Empathie 132
Auskunftswissen 449

B

Bearbeitungszeit 77
Befragung in Interviewform 77
Befragungsansätze 355
    – bidding games 355, 356
    – budget allocation method 361
    – open ended method 355
    – payment cards 355, 356
    – range bias 356
    – starting point bias 356
    – take-it-or-leave-it-method 355, 356
begriffliches Wissen 451
Behandlungsqualität 424
Best Medical Practice 428
Bewertung der erfassten
    Leistungen 324
bias 356, 357, 425
    – amenity misspecification
       bias 357
    – compliance bias 356, 357
    – free rider Verhalten 357
    – importance bias 357
    – Language Bias 425
    – Multiple Publication Bias 426
    – Publication Bias 425
    – relational bias 357
    – Retrieval bias 425
    – starting point bias 357
    – strategic bias 357

- theoretical misspecification bias 357
bildliches Wissen 447
Blasendiagramm 376, 378
Boden- und Deckeneffekte 396
Budgetierungen 347
Bundes-Gesundheitssurvey 77, 395, 399

C

Center for Disease Control (CDC) 212–214, 215, 223
Chirurgie 127
Chronifizierungsmodell des Schmerzes 238
chronisch psychisch Kranke 203
chronische Erkrankung 293, 299
   – Definition 293
   – Sichtbarkeit 299
Cochrane-Collaboration 423, 436
community based invtervention 21
Compliance 200, 260, 263, 271, 295
computeradaptierte Technologien 22
computeradaptierte Tests 19
computergestützte Diagnostik 78
contingent valuation method 353
Controlling 347
Coping 297
cost-utility analysis (CUA) 59
cultural bias 153

D

DALYs 332
Definition der Lebensqualität 278, 440
Definition von Gesundheit 111
demenzielle Störungen 206
Depression 205
Depressivitätsskalen 16
Diabetes mellitus 135, 300
   – Typ-1-Diabetes mellitus 135
   – Typ-2-Diabetes mellitus 135
   – well-being questionnaire 137
   – Diabetes Treatment Satisfaction Questionnaire (DTQS) 37
   – globale Skalen 138
   – SF-36 138
   – Profil der Lebensqualität
   – Chronisch Kranke (PLC) 139
   – Diabetes-spezifische Skalen 139
   – Well-being Questionnaire 139
   – Treatment Satisfaction Questionnaire 139
   – Belastungsfragebogen 139
   – DCCT 139
   – Diabetes-spezifische Lebensqualität (DSQOLS) 140
   – Evaluation des DSQOL 141
   – informed choice 142
   – preference weighted treatment satisfaction score (PWTSS) 140
   – Quality of life: Status and Change 139
   – Therapiezufriedenheit 142
   – UKPDS 139
direkte Kosten 324
direkte nicht-medizinische Kosten 325
Diskontierung 326
Diskrepanzen zwischen Selbst- und Fremdeinschätzung 441
Durchblutungsstörung 368

E

EFA-Beschwerde-Index 251
Effekt des Gesundheitszustandes 120
Effektivität 425
efficacy 425
Effizienz 424, 425
Ein-Weg-Sensitivitätsanalyse 387
Einzelauswertung 255
englische Sprache 110
Entscheidungsanalysen 366, 384, 389, 390
   – Elemente 366
   – gesundheitsökonomische 384
   – kritische Würdigung 389
   – medizinische 365
Entscheidungsbaum-Analyse 372
Entwicklung der Lebensqualitätsforschung 243
EORTC-QLQ-C-30 151
   – Diagnose- und/oder behandlungsspezifische Module 152
   – European Organisation for Research and Treatment of Cancer 151
   – Kerninstrument 151
   – modulares Prinzip 151
Epidemiologie 13, 14, 293
epidemiologische Forschung 21
epidemiologische Studien 22, 77, 278
Epilepsie 113, 300
Epilepsie-chirurgische Eingriffe 247
Epilepsie-Forschung 243

Epilepsie-spezifische
    Lebensqualität 244
Epilepsy Foundation of America
    Concerns Index 246
episodisches Wissen 447
Ereignisbaum 373
Erfassung des Mengengerüstes 324
Ergebnis, Definition 414, 415
Ergebnisqualität 417
– Evidenz-basierte 417
– Integration in die klinische
– Versorgung 417
– relevante 417
– Schnittstellen zu bestehenden
    Systemen 417
– Feedback 417
– Anreiz 418
– Risiko-(Adjustierung) 418
– Patientenverläufe im Versor-
    gungsprinzip 418
Ermittlung der indivuellen Zahlungs-
    bereitschaft 353
– revealed preference approach 353
ESCAT-Studie (Early Self-Controlled
    Antikoagulation Trial) 79
ESI-55 246
EuroQol 331, 338
EuroQuol (EQ-5D) 67, 338
– visuelle Analogskala VAS 339
Evaluation von indivuellen
    Behandlungsmaßnahmen 76
Evaluation 120, 295
– Prävention 120
– Therapie 120
– Rehabilitation 120
– Schulungsprogramme 295
Evaluationsstudien 352
evaluatives Maß 249
Evidence Based Medicine 320, 422, 423,
    .... 428, 429
– Verbreitung 429
Evidenz-basierte Lebensqualität 428
Evidenz-basierte Leitlinien 425
Evidenzklassen 425
Exploration 302

F

Faktorenanalyse 114, 250
Follow-up 132
Fortschritt 436

Fragebogen (EORTC-QLC-C 30,
    SF-36 145
Fragebogen ALLTAG 113
Fragebögen 302
Frakturen .... 259 – 262, 265, 266, 268 – 271
– Knochenmasse .... 259 – 261
free rider Verhalten 357
Fremdbeurteilung 311
Fremdeinschätzung 279, 280
– Fremdbeurteilungsverfahren 279
Früherkennung 437
FSI 266, 268
Functional Assessment of Cancer
    Therapy-Fragebogen (FACT) 145, 152
Functional Living Index Cancer (FLIC) 153

G

Gastrointestinaler Lebensqualitäts-
    Index (GLQI) 131
Gegenwart 448, 449
gesamtgesellschaftliche Perspektive 321
Gesetz vom Vergleichsurteil 56
Gespräche zwischen Arzt und
    Patientinnen/en 13
Gesundheit 352
gesundheitsbezogene
    Lebensqualität 53, 144, 199, 300
– psychosoziale Aspekte 144
Gesundheitsforschung 146
– einzelne versus multiple
    Komponenten der Lebens-
    qualität 146
– Selbst- versus Fremd-
    beurteilungsverfahren 146
– übergreifende versus
    spezifische Verfahren 146
– verhaltensnahe versus
    bewertungsbezogene
    Instrumente 146
Gesundheitsforschung 278
Gesundheitsökonomie 14, 22, 336, 437
– Analysen 21
gesundheitsökonomische Evaluation 59
gesundheitsökonomische Frage-
    stellungen 77
gesundheitsökonomische Kosten-
    Nutzwert-Analyse 59
Gesundheitsverhalten 395
graphische Darstellung der FLZ^M 102

H

Handlungswissen .... 446 – 448, 449
Häufigkeitsverteilungen 397
Health Technology Assessment 320
Health Utilities Index (HUI) 67, 347
health-related quality of life
   (HRQL) 446
Heilungswahrscheinlichkeit 387
Herzinsuffizienz 164, 169
  – Herzinsuffizienz und
    Lebensqualität 169
  – Lebensqualität als Prädiktor
    der somatischen Prognose 170
  – Therapie der Herzinsuffizienz 170
Herzrhythmusstörungen 165, 171
  – Herzrhythmusstörungen und
    Schrittmachertherapie 171
  – implantierbarer Defibrillator 171
HIV .... 212 – 226
  – Befindlichkeit 282
  – EORTC QLQ-C30 .... 215, 218, 221
  – FQLS 219, 221
  – Funktionsfähigkeit 282
  – gesundheitsökonomische
    Fragen 221
  – HAT-QoL 216, 219, 221
  – HIV-QAM 220, 221
  – HIV-QL 31 .... 216, 220
  – HIV-SELT 216, 218, 221
  – HOPES 215, 218, 221
  – KPI 216, 217
  – MLDL 216, 217
  – MOS 216, 217
  – MOS-HIV .... 216 – 219, 221, 223, 224
  – NHP 216, 217
  – Proteaseinhibitoren 222
  – QLI 216, 217
  – Q-TWIST 216, 217
  – QWB 216, 217, 222
  – SF-36 .... 216, 217, 223
  – SIP 216, 217
holländische Sprache 110
Hospital Anxiety Depression Scale
   (HADS) 253
HRQL 446, 450
HUI 331
HUI-Mark-1 67
HUI-Mark-2 67
human capital-Ansatz 328
HYEs 332

Hypertonie 114, 160, 165
  – Entstehung 166
  – Hypertonie und Lebens-
    qualität 165
  – Therapie 165

I

ICD 295
Ich .... 447 – 449
Identifikation 323
Identität .... 446, 447 – 450
Impact of Epilepsy 252
impliziertes Wissen .... 447 – 449
Inanspruchnahme 395
Index-Instrumente 337
Indikation 302
Indikationsstellung einer
   Behandlung 76
indirekte Kosten 324
individualisierte Messung der
   Lebensqualität 53, 58
individuelle Gewichtung 98
Infit-Statistik 57
Inflation 326
inhaltsanalytisches Vorgehen 112
inkrementale Kosten 322
Instruktion 77
Instrumente
  – 15D-Fragebogen 68
  – 24-Hour Migraine Specific Quality of
    Life Questionnaire
    (MqoLQ) 231, 235, 236
  – Activities of Daily Living (ADL-Skala) .. 267
  – Adverse Drug Events Profile (ADEP) 251
  – Affect Balance Scale (ABS) 30, 253
  – AIDS Health Assessment Questionnaire
    (AIDS-HAQ) 221
  – Analogue Scale for Asthma (ASA) 188
  – Angina Pectoris Quality of Life
    Questionnaire APQLQ) 162, 163
  – Asthma Impact Record-Index (AIR-Index)
  – Asthma Quality of Life Questionnaire
    (AQLQ) 189, 190
  – Asthma Questionnaire 20 (AQ 20) 188
  – Asthma Questionnaire 30 (AQ 30) 188
  – Attitudes of Asthma Scale (ASS) 188
  – AUQUEI – Lebensqualitäts-Fragebogen
    für Kinder 284, 286
  – Berliner LQ Profil (BeLP) 35

Stichwortverzeichnis

- Berner Fragebogen zum Wohlbefinden (BFW/ J) 283, 287
- California Well-Being Project Client Interview (CWBPCI) 202
- Child Health and Illness Profile (CHIP) 283, 287
- Child Health Questionnaire (CHQ) 285
- Child Health Related Quality of Life (CQOL) 284, 286
- Children's Health Rating Skalen (CHRIs) 283
- Chronic Heart Failure Questionnaire (CHQ) 283
- Chronic Respiratory Questionnaire (CRQ) 188
- Client Quality of Life Interview (CQLI) 202
- Community Adjustent-Form (CAF) 202
- Comprehensive Psychopathology Rating Scale (CPRS) 169
- Diabetes Treatment Satisfaction Questionnaire (DTQS) 137
- Diabetes-Specific Quality of Life Scale (DSQOLS) 140
- DUC-25 284
- EORTC QLQ-C30 .... 18, 145, ... 151, 215, 218, 221
- Epilepsy Foundation of America Concerns Index (EFA-Beschwerde-Index) 246, 251
- Epilepsy Surgery Inventory (ESI-55) 247
- European Quality of Life Instrument (EQ-5D) 33, 67, 337–339
- Fanning Quality of Life Scale (FQLS) 219, 221
- Fragebogen Alltagsleben (ALLTAG) 34, 113
- Fragebogen für Asthmapatienten (FAP) 189
- Fragebogen zur Lebensqualität bei Asthma (FLA) 188
- Fragebogen zur Lebenszufriedenheit (FLZ) 32, 33
- Fragen zur Lebenszufriedenheit (FLZ^M) 33, 98–100, 102, 230, 233
- Functional Assessment of Cancer Therapy-Fragebogen (FACT) 145, 152
- Functional Status Index (FSI) 266
- Gastrointestinalen Lebensqualitätsindex (GLQI) 131, 154
- Generic Child Quality of Life Measure (GCQ) 284
- Health Utilities Index (HUI) 67, 331, 347
- Henry Ford Hospital Headache Disability Inventory (HDI) 231
- HIV Overview of Problems Evaluating System (HOPES) 215, 218, 221
- HIV quality audit marker (HIV-QAM) 220, 221
- HIV/AIDS-trageted quality of life (HAT-QoL) 216, 219, 221
- HIV-QL31 .... 216, 220, 221
- HIV-related Quality-of-Life Questions Questionnaire (HIV-QoL) 219
- Hospital Anxiety Depression Scale (HADS) 253
- How are you? (HAY) 284, 286
- Karnofsky Performance Index (KPI) 151, 216, 217
- KINDL – Fragebogen zur gesundheitsbezogenen Lebensqualität von Kindern und Jugendlichen 284, 288
- Lancaster Quality of Life Profile (LQOLP) 202
- Lebenszufriedenheits-Graph (LZG) 36
- Life Fulfilment Scale 252
- Liverpool Health Related Quality of Life Battery 246, 252
- Living with Asthma Questionnaire (LAQ) 187, 188
- Living with Heart Failure Questionnaire (LHFQ) 164, 165, 170
- Mastery Scale 253
- Measure Yourself Medical Outcome Profile (MYMOP) 58
- Migraine-Specific Quality of Life Questionnaire (MSQ) 230, 235
- Migraine-Specific Quality-of-Life Measure (MSQoL) 231, 235
- Modulares System zur Messung der Lebensqualität (MSQOL) .... 202, 235, ... 236
- MOS (Medical Outcome Study)-Fragebogen 73, 216, 217, 264
- Münchner-Lebensqualitäts-Dimensionen-Liste (MLDL) ... 33, 112, 118, ... 120, 121, 216, 217
- Nottingham Health Profile (NHP) ... 31, 56, ... 86, 120, 148, 216, 217, ... 230, 233, 234, 264, 268, 337, 338
- Nürnberger LQ-Fragebogen (NLQ) 35

Stichwortverzeichnis

- Ontario Child Health Study 283
- Oregon Quality of Life Questionnaire
  (OQLQ) 202
- Osteoporosis Assessment
  Questionnaire (OPAQ) 264, 265, 266
- Osteoporosis Functional
  Disability Questionnaire
  (OFDQ) 265, 266
- Osteoporosis Quality of Life
  Questionnaire (OQLQ) 264, 265
- Osteoporosis-targeted Quality of
  Life Questionnaire (OPTQoL) 264-266,
  .... 268, 269
- Pediatric Quality of Life Inventory
  (PedsQL) 284
- Profil der Lebensqualität chronisch
  Kranker (PLC) 35, 139
- Psychological General Well Being
  (PGWB) 230
- Quality of Life Checklist (QLC) 153
- Quality of Life Enjoyment and
  Satisfaction Questionnaire (Q-LES-Q) .. 202
- Quality of Life for Respiratory Illness
  Questionnaire (QOL-RIQ) 188
- Quality of Life Headache in Youth
  Questionnaire (QLH-Y) 231, 232
- Quality of Life in Epilepsy Skala
  (QOLIE-89) 246, 247, 249, 250
- Quality of Life Index - Cardiac
  Version (IV QLI) 162, 163
- Quality of life Index nach SPITZER
  (QL-I) 30, 151, 216, 217
- Quality of Life Interview (QOLI) 202
- Quality of Life Questionnaire of
  the European Foundation for
  Osteoporosis (QualEFFO) 202
- Quality of Life Scale for Chronic
  Pain Patients (QOLS) 232
- Quality of Well-Being Index
  (QWB) 32, 66, 216, 217, 222
- Quality of Well-being Scale
  (QWB) 66, 283, 331, 338
- Satisfaction with Life Domain Scale
  (SLDS) 202
- Schedule for Evaluation of Individual
  Quality of Life (SEIQoL-DW) 58
- Seattle Angina Questionnaire (SAQ) 162,
  163
- Seizure Severity Scale 252
- Self-Esteem Scale 253
- Semistrukturierte Quality of Life
  Schedule (QOLIS) 256
- Short Form Health State Classification
  (SF-6D) 68, 77, 84
- Short Form-36 Fragenbogen
  (SF-36) 34, 54, 81, 138, 145,
  .... 216, 217, 223, 230, 232, 233,
  .... 235-237, 264-266, 268
- Sickness Impact Profile (SIP) 31, 86, 88,
  .... 148, 216, 217
- Skalen zur Erfassung der Lebensqualität
  (SEL) 32
- Skalen zur Erfassung der Lebensqualität
  bei HIV-Positiven (HIV-SELT) 216, 218
- St. George's Respiratory Questionnaire
  (SGRQ) 189
- Stigma Scale 253
- Subjective Symptom Assessment Scale
  (SSA-P) 166
- Symptom Check List (SCL-90R) 105
- TACQOL – Lebensqualitäts-
  Fragebogen für Kinder 284, 285
- Time without disease symptoms and
  drug toxicity (Q-TWIST) 216, 217
- Treatment Satisfaction Questionnaire ... 139
- Well-being Questionnaire 139
- Wisconsin Quality of Life Index for
  Mental Health (QLI-MI) 202
- World Health Organization Quality
  of Life Assessment Instrument
  (WHO-QOL-100) 15, 16, 18, 34, 149

intangible Kosten 324
Integrität 450
interkulturelle Lebensqualitäts-
forschung 17
 – funktionale Äquivalenz 18
 – metrische Äquivalenz 18
 – operationale Äquivalenz 18
 – Skalenäquivalenz 18
International Quality of Life Assessment
(IQOLA) Project 75
italienische Sprache 110
Item-Response-Theorie 57

J

Jugendliche 277, 282
 – Befindlichkeit 282
 – Funktionsfähigkeit 282

K

Kalibrierung der Items 57
Karnofsky-Index 151
Kinder 277, 278, 282
 – Entwicklungsstand 280

klassische Testtheorie 300
klinische Ökonomik 437
klinische Studien 22
Knochendichte .... 259 – 261, 263, 268 – 271
Knochenfestigkeit 259
knowledge 439
Konsequenzen 435
Konstrukte 111, 112
Konstruktvalidität 358, 359
   – konvergene Validität 359
   – theoretische (interne)
      Validität 358
   – theoretische Validität 359
Kontrolle über die Anfälle 252
Konzepte der Zahlungsbereitschafts-
      analyse 353
Kopfschmerz .... 229, 232 – 234, 238
   – chronischer
      Kopfschmerz 229, 234
   – Clusterkopfschmerz 229, 234
   – episodischer
      Kopfschmerz 229, 233, 238
   – Formen 237
   – Kopfschmerzpatienten 229, 236
   – Kopfschmerz vom Spannungstyp 229,
      .... 234, 238
   – Migräne 230, 231, 238
   – prophylaktische Wirkung von
      Flunarizin 236
   – prophylaktische Wirkung von
      Propranolol 236
Koronare Herzkrankheit 161, 167
   – Koronare Herzkrankheit
      und Lebensqualität 167
   – Therapie der KHK 168
Kosten 365, 424
      435
   – Kosten der Behandlung 424
   – produzierte Kosten 424
Kosten-Effektivitäts-
      Analyse .... 193 – 194
Kosten-Effektivitäts-Relation 322
Kosten-Effektivitäts-Studien 424
Kosten-Kosten-Analyse 327, 359
Kosten-Nutzen-Analyse (cost-benefit analysis,
      CBA) 59, 328, 343, 345, 353, 360, 422
   – direkte Kosten 337
   – indirekte Kosten 337
   – Kosten-Nutzwert-Quotienten 346
Kosten-Nutzwert-Analyse 59, 61, 327, 336,
      .... 359, 360

Kosten-Nutzwert-Studien 424
Kostenträgerperspektive 321
Kosten-Wirksamkeits-Analyse
      (cost-effectiveness analysis, CEA) 59, 327,
      .... 336, 337, 381
Krankenhaus 413, 414, 418
Krankheitsbegriff 394
krankheitsbezogene Belastungen 303
krankheitsspezifische Verfahren 73
krankheitsspezifischer Gesundheitsstatus 419
krankheitsspezifisches
      Messinstrument 80
Krankheitsverarbeitung (Coping) 16
Krankheitsverarbeitung 15, 243
Krankheitsverarbeitungsprozess 277
kreuzkulturelle psychosomatische
      Überprüfung 110
kreuzkulturelle Validierung 110
Kriteriumsvalidität 249
kulturübergreifend als Universalien 111

L

Lebenserwartung 369
Lebensjahre 367
   – qualitätsadjustierte 367
Lebensqualität bei rheumatoider
      Arthritis 91
Lebensqualität in der Onkologie 144
   – psychometrische
      Gütekriterien 144
Lebensqualität .... 177, 181 – 182, 186 – 187,
      .... 199 – 207, 243, 417
   – asthmaspezifische 177, 182, 186, 187
   – generische 186
   – gesundheitsbezogene 177, 181, 182
   – generische Instrumente 186
   – Instrumente 186
   – medikamentöse Therapie 181
Lebensqualitätsanalyse 346
Lebensqualitätsforschung .. 14, 25, 208, 295, 300
   – Bevölkerungsstudien 37
   – epidemiologischer Einsatz 41
   – epidemiologische Studien 42
   – klinische Studien 37, 39
   – Kohortenstudien 37
   – Kohorten-/Populationsstudien 37
   – Neurologie 27
   – ökonomische Evaluationen 44
   – Onkologie 27
   – Psychiatrie 27

– Qualitätssicherung 37
– Qualitätssicherungsstudien 42
Lebensqualitätsindex-Wert 340
Lebensqualitäts-Messinstrumente
  (s. *Instrumente*) 201
Lebensqualitätsmessung 422
Lebensqualitätsparadoxen 301, 303
Lebenszufriedenheit 15, 111, 120
Lebenszufriedenheitsskalen 16
Lebertransplantation .... 343, 345 – 347
Leistungskatalog 347
Leitlinien 18, 22, 425
  – EORTC-Gruppe 18
  – EUROQOL-Gruppe 18
  – IQOLA-Gruppe 18
  – Konsensus 425
  – WHOQOL-Gruppe 18
  – Wissenschafts-basierte 425
Life Fulfilment Scale 252
Likert-Skala 113
linear analog self assessment scales (LASA) ... 151
Linearisierung eines Mittelwertsverlaufs 54
Liverpool Batterie 246, 252
Liverpool Seizure Severity Scale revised 252
LQ-Profil 255

M

Magnitude Estimate 329
Marginalanalyse 322
Markov-Analyse 381
Markov-Modelle ...... 375 – 379, 381 – 382, 387
Markov-Spuren 380
Mastery Scale 253
mechanischer Herzklappenersatz 79
Medical Outcomes Study (MOS) 73
medizinische Kosten 324
Menschenbilder 446, 450
mentale Gesundheit 248
Messverfahren (s. *Instrumente*) 14, 17, 20, 21,
                        202 – 203, 298
  – Fragebogenbatterien 17
  – globale Messinstrumene 301
  – Globalfragen 17
  – Indice 17
  – Inventaren zur Krankheits-
    bewältigung 298
  – krankheitsübergreifende
    Instrumente 301
  – krankheitsspezifische
    Verfahren 301
  – spezifische Inventaren 301
Metaanalysen 22

MLDL 118, 120, 121
Module 98
Morbidität 337
Morbiditätssituation 394
Mortalität 337
MOS-Short Form 36 264
multidimensionales Konstrukt 15
multidimensionales Konzept 244
Multimorbidität .... 397 – 399
Multitrait Analysis Program (MAP) 115
Münchner Lebensqualitäts-
  dimensionsliste (MLDL) 112
MYMOP-Fragebogen (Measure Yourself
  Medical Outcome Profile) 58

N

Nachsorge 132
Netzdiagramm 102
Neuroleptika .... 204 – 205
Neurologie 27
niedrige bis mittlere Anfalls-
  frequenz 249
Normdaten 107
Normierung 18, 76, 82
Normstichprobe 106
Normwerte 107
Nottingham Health Profile (NHP) ... 56, 86, 148,
                        264, 268, 337, 338
Nutzen 435, 436
  – Patientennutzen 436
nutzentheoretische Ansätze zur
  Messung der gesundheitlichen
  Lebensqualität 59
nutzentheoretische Betrachtung 53
nutzentheoretische Lebensqualitäts-
  messung 66
Nutzwert 61
Nutzwerteinheit 346
Nutzwert-Erhebung 64

O

Objektivität 230
ökonomische Analysen 435
Onkologie 27, 102, 294
Operation 132
operationale Definition 14, 17
Opportunitätskostenansatz 324
Outcome-Analysis 192
Outcome-Forschung 114
Outcome-Parameter .... 214, 215, 222 – 224
Outcomes 13

Outcome-Studien 425

P

Pädiatrie 277, 289, 290
Pädiatrische Onkologie 306, 307
   – Hirntumoren 310
   – Hochdosistherapie 311
   – Knochenmarkstrans-
      plantation 311
   – Knochentumoren 311
   – Leukämie 309, 310
Patientengruppen 108
Patientenschulungen 295
Patientenzufriedenheit 420
   – Dimensionen 420
personales oder bildliches Wissen 446, 448
persönliches Wissen 447
Person-Trade-Off 329, 330
Phantomrisiken 438
physische Gesundheit 248
postoperative Therapie 132
Präferenz-(wert) 61
Praktikabilität 330, 347
Präoperative Diagnostik 132
Prävention 376, 437
Praxisimplementierung 445
Praxisrelevanz 440
Problem Elicitation-Techniken (PET) 58
Produktivitätsausfall 325
Profile 59, 87
Profilinstrumente 337, 343, 347
Prognose 132
Prozess 414, 415
Psychiatrie .... 27, 199 – 203, 208
psychometrische Eigenschaften 76
psychometrische Kriterien 245
psychometrische Testung 18
Psychopathologie 296
psychosozialer Ansatz 254
Public Health-Studien 77

Q

Quality Adjusted Life Years (QALY) 60, 153,
                  345, 346, 352. 381, 384, 390
QALY-Konzept .... 336, 337, 352, 359 – 363
   – QALY-League-Tables 360
   – rating scale (RS) .... 360 – 362
   – standard gamble (SG) .... 360 – 362
   – time trade off (TTO) 360, 361
QualEFFO .... 265 – 267
Qualität der Versorgung 21

Qualität der vorhandenen
     Skalen 256
Qualität 415, 418
qualitative Interviews 251
qualitativer Ansatz 255
qualitätsadjustierte Lebensjahre 332
qualitätsberechtigte Lebensjahre 60
Qualitätsindikatoren 416
   – Akzeptanz 417
   – präzise Definition 417
   – Praktikabilität 417
   – Reliabilität 416
   – Sensitivität 416, 417
   – Validität 416
   – Zuverlässigkeit 417
Qualitätsmanagement 413
Qualitätssicherung 14, 76, 278
   – Geschlechtszugehörigkeit 281
Quality of Life Cancer Scale 153
   – Cancer Inventory of Problem
      Situations (CIPS) 153
   – gastrointestinales Lebens-
      qualitätsindex 154
Quality of Well Being Scale (QWB) .. 66, 331, 338
quantitative Ansätze 245

R

randomisierte klinische Studien 76
randomisierte Studien 321
Rasch-Modell 57
Rating scale 329
Rating Skala (RS) 61, 329, 339
Rationierung 422
Reliabilität .... 115 – 117, 245, 230, 347
Repertory-Grid Technik 255
repräsentative Bevölkerungs-
     stichproben 108
repräsentative Stichproben 106
responsiv 249
Responsivität 245, 250, 254
Ressourcenverbräuche 323
revealed preference approach 353
   – wage rist studies 353
Review 423, 424
   – standardisierte medizinische 423
   – standardisierte ökonomishce 424
Risiko- und Schutzfaktoren 296
   – Sensitivität 296
   – Validität 297
Rosser Matrix 338
Routineerfassung der LQ 442

S

SAVEs 332
Schedule for Evaluation of Individual
  Quality of Life (SEIQoL-DW) 58
schizophrene Patienten 204
Schizophrenie 203
Schmerz 235, 237, 238, 402
  – aktuter 237, 238
  – Akutschmerz 238
  – chronischer 237, 238
  – Entwicklungsprozess 238
  – Lokalisation 237
  – Schmerzintensität 402
  – Schmerzstärke 402
Schmerzchronifizierung 238
Schmerzen 132
Schweregrade 252
Screening-Instrument 250
Selbstbeurteilung 290, 311
Selbstbeurteilungsinstrumente 244
Selbsteinschätzung 279
  – Selbstbeurteilungsverfahren 280
Selbstkonzept 15
Selbstwertgefühl 254
Selbstwissen 447, 449
Self-Esteem 253
semantisches Wissen .... 446 – 448
semistrukturierte Interviews 256
Sense of Coherence 270
Sensitivität 118, 121, 230, 397
Sensitivitätsanalysen 385
SF-12 .... 75 – 79, 84, 269
SF-36-Fragebogen 54, 120, 222, 247,
  .... 264 – 266, 268, 337
SF-36-Health-Survey 73, 75, 76, 84, 149
SF-8 84
Short Form Health State Classification
  (SF-6D) 68, 77, 84
Sickness Impact Profile (SIP) 86, 88, 264,
  .... 337, 338
Skalen 244
Skalierung 98
skills 439
soziale Erwünschtheit 77
spanische Sprache 110
Spitzer-Index 151
Standard Gamble (SG) 61, 329, 330
Standardisierung von Bewältigungs-
  inventaren 299
Stigma 253

Stigmatisierung 254
Stresstheorie 299
Struktur 414, 415
Studien mit gesundheitsökonomischer
  Ausrichtung 69
Studien .... 213, 222 – 226
Subjective Handicap in Epilepsy
  Scale 246
subjektive Befindlichkeit 199
subjektive Bewertung 98
subjektive Gesundheit 53
subjektiver Gesundheitsstatus 251
Subjektivität und Objektivität 201
Subjektivität 98
Subskalen 248
Sucht 207

T

Taxonomie von Belastungs-
  faktoren 299
Taxonomie von Bewältigungs-
  strategie 299
Telefoninterviews 78
Therapie der Osteoporose 260, 262
  – Bewältigung 260, 270
  – Coping 271
Therapie 235
  – akute Therapie 235
  – Zolmitriptan 235
  – präventive Therapie 235
  – prophylaktische Therapie 235
  – Rizatriptan 236
  – subkutane Therapie 23
  – Sumatriptan .... 235 – 237
Therapieerfolg 278
Therapieforschung 13, 14
  – Effekt 21
Time-Trade-Off 329, 330
Time-Trade-Off-Ansatz 340, 347
Time-Trade-Off-Methode 61
Time-Trade-Off-Technik 63
Time-Trade-Off-Verfahren 341, 369
Tracer-Diagnosen 418

U

Übersetzung 18
Übertragbarkeit 323
ungewichteter Summenwert 53
Unsicherheit 354, 355
Unterversorgung 428

US-amerikanische Sprache 110
Utilities 151
   – Standard Gamble 151
   – Time-Trade-Off 151

V

Validität 230, 245, 301, 347, 358
   – Inhaltsvalidität 358
   – Konstruktvalidität 358
   – Kriteriumsvalidität 358
venöse Insuffizienz 114
Veränderungssensitivität 81
   – Effektstärke 81
Version 2.0 des SF-36 81
Versorgungsanalysen 22
Visualanalogskalen 113
visuelle Analog-Skala 61

W

Washington Psychosocial Seizure
      Inventory 244
Weltgesundheitsorganisation 111
WHO-Definition 21
WHO-Defintion von Gesundheit 13, 15
   – The WHOQOL 15
   – WHOQOL-Arbeitsgruppe 15
   – WHOQOL-Gruppe 16
WHO-Quality of Life-Fragebogen
      (WHOQOL) 149

willingness to approach 352, 354, 359, 361
   – ability to pay 359, 361
   – Ermittlung der indivuellen
      Zahlungsbereitschaft 353
   – WTP 361
willingness to pay 354, 361
willingness-to-pay-Ansatz 328
Wirksamkeit 436
Wirtschaftlichkeitsuntersuchungen 347
Wohlbefinden 111
Wohlfahrtstheorie 352
   – Kaldor-Hicks-Kriterium 352
   – Pareto-Kriterium 352

Z

Zahlungsbereitschaft 359, 360
Zahlungsbereitschaftsanalyse 359, 360, 362, 363
Zeitfenster 101
Zeithorizont 370
Ziel der Lebensqualitätsforschung 144
   – Gesundheitsversorgung 144
Zielgruppe 323
Zufriedenheit mit der Gesundheit 98
Zufriedenheit 419
Zufriedenheitformel 145
   – Konzeptualisierung 145
   – Orientierungshilfe für die
      Auswahl der Instrumente 146
Zwei-Weg-Sensitivitätsanalyse 387